欧洲肠外和肠内营养学会继续教育指定教材

BASICS IN CLINICAL NUTRITION FOURTH EDITION

临床营养基础 第4版

Luboš Sobotka 主编　　蔡　威 译

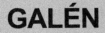

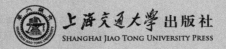

内 容 提 要

本书为国际著名的营养学专家权威专著的第 4 版, 亦是欧洲肠外和肠内营养学会继续教育专用课本。本书系统介绍临床营养应用指征、各种应用方法的合理选择及并发症的防治, 并着重对各类疾病的合理营养提出了应用原则。原著作者群体为世界一流的营养学专家, 所述内容更新快速、特色鲜明、临床实用, 问世以来一直为广大临床医师喜爱和欢迎, 并成为学科里程碑式的重要参考书。本版在第一时间引进翻译, 以飨国内读者。本书译文表达准确、通俗易懂, 不但适合临床营养师和医生, 也是医学院校学生和科研人员很好的参考书。

图书在版编目(CIP)数据

临床基础营养：第 4 版/[捷克]索博特卡(Sobotka. L)主编；蔡威译. —4 版. —上海：上海交通大学出版社，2013(2020 重印)
ISBN 978 - 7 - 313 - 09689 - 0

Ⅰ. ①临… Ⅱ. ①索…②蔡… Ⅲ. ①临床营养
Ⅳ. ①R459.3

中国版本图书馆 CIP 数据核字(2013)第 094570 号

© ESPEN, 2011
© Galén, 2011
BASICS IN CLINICAL NUTRITION
Fourth edition
Editor-in-Chief Luboš Sobotka

Managing Editor Lubomír Houdek, Dr.
Editor-in-Chief Soňa Dernerová, Dr.
Composition Kateřina Dvořáková-Galén, Prague
本书经 Publishing House Galén 授权出版中文版

临床营养基础(第 4 版)
Luboš Sobotka　主编　蔡　威　译
上海交通大学出版社出版发行
(上海市番禺路 951 号　邮政编码 200030)
电话：64071208
当纳利(上海)信息技术有限公司　全国新华书店经销
开本：787 mm×960 mm　1/16　印张：42.75　字数：803 千字
2013 年 5 月第 1 版　2020 年 7 月第 3 次印刷
ISBN 978 - 7 - 313 - 09689 - 0　定价：98.00 元

编委名单

主　编	Luboš Sobotka	译	蔡　威
副主编	Simon P. Allison		Alastair Forbes
	Olle Ljungqvist		Rémy F. Meier
	Marek Pertkiewicz		Peter B. Soeters

翻译人员

蔡　威	上海交通大学医学院附属新华医院
汤庆娅	上海交通大学医学院附属新华医院
吴　江	上海交通大学医学院附属新华医院
王　莹	上海交通大学医学院附属新华医院
陆丽娜	上海交通大学医学院附属新华医院
阮慧娟	上海交通大学医学院附属新华医院
陶晔璇	上海交通大学医学院附属新华医院
孙玉婷	上海交通大学医学院附属新华医院
陆雯昳	上海交通大学医学院附属新华医院
万燕萍	上海交通大学医学院附属仁济医院
冯　一	上海儿童医学中心
钱林溪	上海市儿科医学研究所
文　洁	上海市儿科医学研究所
沈秀华	上海交通大学医学院营养系
杨科峰	上海交通大学医学院营养系
钟　燕	上海交通大学医学院营养系
毛绚霞	上海交通大学医学院营养系

译者序

　　临床营养支持技术开创至今已经历了 40 余年的发展，目前已成为许多疾病临床治疗中不可或缺的部分，近 20 年来的发展尤其迅速。尽管中国有中华医学会肠外肠内营养学分会、中华医学会外科学分会营养支持学组，北京、上海、江苏、广东、浙江等地的相关学术组织也在不断地开展各类培训和教育项目，但各级临床医护人员对临床营养学理论及技术更细化而深入的进展知识还有待进一步理解和提高，因此临床上还有相当比例的患者难以及时获得合理的营养支持。

　　国际上，美国肠外和肠内营养学会以及欧洲肠外和肠内营养学会在临床营养支持的教育普及和规范临床应用等方面为全球作出了很大贡献，并出版了相关科学杂志和书籍。我有幸再次得到 ESPEN 主席 Pierre Singer 教授的允许，将 ESPEN 继续教育指定教材 *Basics in Clinical Nutrition* 的第 4 版翻译成中文出版，目的是将国际上最新的临床营养知识介绍给中国的临床医师，帮助他们掌握开展合理的临床营养支持所需的知识。

　　本书得以出版得到了方方面面的支持，尤其是原著主编 Luboš Sobotka 博士以及 Galen 出版社给予我们无私的支持和帮助，在此一并致以真挚的谢意。

蔡威

2013.4

原书序

　　欧洲肠外和肠内营养学会(ESPEN)自豪地推出了久为世人熟知的《临床营养基础》的最新版——第4版。在 ESPEN 以及主编 Luboš Sobotka 的积极努力下，提出《临床营养基础》的全新改版方案，并组织相关领域的权威专家撰写。本书为读者提供了涵盖临床营养所有领域的最新知识。ESPEN 致力于将最先进的知识和技能传递给临床医师，使他们掌握必备的方法，临床医师可以通过这本具有实践性和实用性的优秀教材来完善自己的专业知识。

　　本版书不仅是内容上的增加，更是质量上的提高。医学院校学生、营养师、护士、药剂师以及全科医师都可以从本书中找到日常工作所遇问题的答案。本书可作为医师及健康从业人员寻求营养相关问题答案的必备参考书。本书的前3版已被译成多国语言，使 ESPEN 的营养信息和知识在全世界(从中国到南美)范围内广泛传播。

　　我相信本书的新版将会和前几版一样受到热烈欢迎，成为本领域的畅销书籍之一。

欧洲肠外和肠内营养学会　主席

Pierre Singer

编者的话

近 10 年来,现代医学越来越侧重于分子水平的研究,这常常会影响整体研究。临床营养和代谢综合了几乎所有医学学科,因而带来了整体研究的可能性。欧洲肠外和肠内营养学会(ESPEN)迎接挑战,在过去的 30 多年通过营养和代谢研究途径将不同的医学学科进行整合研究。这方面的科学进展令人兴奋,传递最新信息以及可靠的教育对于新科学知识的传播,使其与临床相结合至关重要。因此 20 世纪 90 年代起,ESPEN 就开始组织教育活动如初级和高级课程,以及 ESPEN 终身学习项目。

10 多年前,我和同事们讨论后决定编写 ESPEN 基础课程教材,并从 1994 年开始组织编写,《临床营养基础》第一版于 1999 年出版。读者积极的反馈以及建设性的意见,促成了 2000 年和 2004 年的再版。每一版的提高和进步都离不开编辑团队和优秀作者们的努力,感谢他们使本书质量提升并且实用性增强。本书的普及性和实用性极强,最近两版的译本超过 9 种语言。

3 年前,我们开始第 4 版的编写并于今年完成。6 位副主编和 99 位作者参与了本书的编写。他们中的绝大多数是该领域的学科带头人,代表着世界上营养和代谢研究领域的最高水平。

借此机会,我感谢所有提供科学知识和临床经验的作者们,也要缅怀 Peter Furst 教授和 Xavier Leverve 教授,虽然他们已离开了我们,但他们的学术贡献依然在书中熠熠生辉。感谢副主编们的帮助,特别是要感谢 Simon Allison 和 Alastair Forbes,他们负责了所有章节的英文校对。

我们努力保持本书的独特风格,但不可避免还是存在一些内容上的交叉,原因是由于目前我们对一些问题尚无统一的答案,但我们希望这一版对读者是更有价值的。

今后我们还会根据最新知识进行再版并涵盖临床营养中的新内容,因此我衷心地希望读者对本书提出宝贵意见和批评,这对我们将来的再次修订是非常有帮助的。

我衷心希望本书能为医师、营养师、药剂师、护士和学生提供实用的知识和最新的信息,希望本书有助于临床营养工作的开展。

主编 Luboš Sobotka

2011 年 8 月

目　录

1 营养学基础

1.1 能量与蛋白质平衡

J Kondrup，M Elia

【学习目的】
- 了解人体在健康和疾病状态下能量和氮平衡的基本概念。
- 熟悉内稳态、动态平衡、适应、调节等名词。

1.1.1 概述

内稳态是指机体的代谢调节机制，它使机体的各项生理功能及各种营养素的储存维持在相对恒定的状态。

动态平衡是指使机体从一个稳定的状态转变为另一个稳定状态的调节机制。例如，婴儿由哺乳期向生长期的转变。

这一概念可延伸至体重丢失后的增重，以及体重丢失本身，直到它遵循一定的程序模式。轻度的内环境紊乱或动态平衡失调会引起机体发生功能适应，并不会导致机体功能的改变。例如，人在饥饿时能量消耗的减少。但严重失衡导致机体开始调节的过程，功能也随之发生改变。例如，长期的半饥饿状态会引起机体活动减少，以维持机体其他更重要的功能。

尽管对内稳态机制本身了解不多，但是关于内稳态的调节机制目前已经了解较多，这一机制调节禁食和进食之间的转换。因此短期或较长时间轻微内环境紊乱主要导致适应的过程。较严重的紊乱会破坏适应过程，机体开始调节过程，这时各项生理功能逐渐降低或丧失，从而导致疾病的发生或恶化。

蛋白质和能量平衡最重要的区别是增加摄入量的作用不同。随着蛋白质摄入量的增加（维持稳定和充足的能量摄入），蛋白质在组织内的沉积，体内氮平衡趋向正氮平衡；而随着摄入量进一步增加，蛋白质在体内的储留不再进一步增加；维持氮平衡而多余的蛋白质被氧化。相反，机体没有能力氧化过多的能量，因此当能量供给过多时,多余的能量在体内储存。因此在制定健康个体维持氮平衡所需要的膳食蛋白质需要量时,摄入量是一个范围。与之相反,在确定维持健康个体能量平衡所需要的能量时,只有一个摄入量;对群体而言,能量摄入平均值导致能量平衡。

1.1.2 能量平衡

健康个体的总能量消耗(total energy expenditure,TEE)主要包括静息能量消耗(resting energy expenditure,REE,约占 TEE 的 60%)和体力活动引起的能量消耗(约占 TEE 的 30%)。此外,食物的热效应大约占 TEE 的 10%(见第 2.3 章节)。

静息能量消耗是由内稳态反应所引起的,如用于维持细胞膜内外离子梯度以及代谢底物循环,如蛋白质、糖原、脂肪组织及糖异生中间产物的合成和降解。这种循环的目的是为了维持活跃的机体代谢状态,从而使机体对外界环境保持快速应激。

注意:当一个反应同时以 100 个单位的速率向正向方向,和以 99 个单位的速率向反向反应时,如果每个方向发生 10% 的调节(上调或下调),则产生的效果是以 10% 刺激调节以 1 个单位速率进行的单方向反应效果的 210 倍。

静息能量消耗主要由瘦体质代谢产生,与体重、身高、性别、年龄有关。创伤或感染时儿茶酚胺和神经递质分泌发生变化,导致静息能量消耗升高。体力活动引起的能量消耗变化很大,取决于体力活动的强度以及个体体力活动的能力。如一个截瘫患者做一个相同的动作可能要比健康者消耗多达几倍的能量。

在临床上可以用 30 kcal/(kg · d)(1 kal=4.184 kJ)作为估计人体总能量消耗的固定数值,当然这个数值会随着环境变化而有所波动。因此个体必须随时准备根据检测结果调整能量摄入。

食物产能可以用弹式量热器测量,也可以首先测量食物中含有的脂肪、氮(相当于蛋白质)、水、灰分和碳水化合物,再分别计算它们的热量。用摄入食物中含有的能量减去粪中排出的能量就得到吸收量,它的吸收率大约在 95%。代谢能是指食物被吸收后真正被机体器官所利用的能量,但是对于蛋白质,还要考虑到尿中丢失的含氮代谢产物的丢失能量。例如,尿的可燃性能量值是 5.5 kcal/gN,而其他代谢产物如 CO_2 和 H_2O 的可燃性能量值是零。碳水化合物和脂肪的基本代谢产物是 CO_2 和 H_2O(尽管空腹时酮体也可以出现在尿中,糖尿病时糖和酮都可以从尿中排泄)。

采用不同能量系统计算膳食能量的详细方法原则可以在相关文献中查阅[1]。采用间接测热法测静息能量消耗和同位素示踪法测总能量消耗的原则也可参考有关材料[2]。这些方法也被用来估算健康个体的平均能量需要量[3,4],而该需要量也可以作为估计疾病时能量需要量的基础[5]。后者需要考虑疾病(疾病阶段)以及营养不良对能量转化的影响。

1.1.3 氮平衡

健康个体蛋白质的参考摄入量(或推荐摄入量)为 0.8 g/(kg·d)[3] 或 0.83 g/(kg·d)[6]，这是根据长期的氮平衡研究得出的结果[7]，并考虑到以下 3 个方面。

(1) 维持氮平衡的优质蛋白平均需要量[0.6 g/(kg·d)]。

(2) 安全系数，能够满足健康群体中 95% 个体的需要[0.15 g/(kg·d)]。

(3) 日常膳食中的蛋白质中非优质蛋白的比例[0.05 g/(kg·d)]。

通过用某种营养素来治疗或预防特异的营养缺乏症(如维生素 C 与坏血病)可以确定人体对这种营养素的需要量，但蛋白质缺乏通常没有特异性症状，所以一般需测定氮平衡来确定人体需要量。然而，长期的负氮平衡可以导致机体瘦体质的丢失，主要是肌肉。

氮平衡的测量首先测量人体通过尿液、粪便、皮肤以及其他途径(汗液、分泌液等)流失的氮，将摄入氮减去以上各种途径排出的氮就可以计算出氮平衡。为了确定蛋白质的需要量，氮平衡测定需在蛋白质从缺乏到过剩几种不同的摄入水平下进行。每个摄入水平的测定都需要持续几日，使机体保持代谢稳定。由于技术上的原因，目前按照以上要求进行的代谢试验较少，仍缺乏可用于临床患者的标准化方法，但使用改良的程序对不同患者群体进行的一些试验已经得出有意义的结果。

通过对健康个体的试验可以发现，如果每日摄入 1 g/kg 的蛋白质，尿液中的氮约为 0.85 g/kg，粪便中的氮为 0.1 g/kg，皮肤和其他途径排出的氮为 0.03 g/kg。尿中排出的氮会随着摄入氮的变化而变化，但粪排出的氮和皮肤排出的氮就相对比较稳定。膳食纤维会影响粪排出氮，因为膳食纤维会增加肠道菌群从而增加粪便中微生物产生的氮，另外消化率较低的食物蛋白也会使粪便中排出的氮增加。生物价较低的食物蛋白还会增加尿中排出氮。

维持氮平衡的蛋白质需要量包括 2 个主要成分：必需氨基酸(EAA)和其他形式氮(主要以非必需氨基酸的形式提供)[8]。后者指的是可以在体内通过氨基化或转氨作用转化为氨基酸的任何形式氮。成年健康个体所需要的必需氨基酸的量约为总蛋白需要量的 27.7%，儿童根据年龄不同需要量更高(28.6%~33.5%)[6]。对于患者来说，所需氨基酸模式与健康人有所不同，他们需要更多的脯氨酸来合成胶原蛋白、芳香族氨基酸来合成抗体以及谷氨酰胺使细胞分化加速。在机体合成蛋白能力受限情况下，一些非必需氨基酸变成了条件必需氨基酸，比如肝脏功能损害的患者，蛋氨酸合成为半胱氨酸的过程受到限制，因此这些患者的含硫氨基酸来源仅仅依靠蛋氨酸是不够的。此外,经过一段时间体重丢失后,成年人对 EAA 的需要量可能与生长发育的儿童类似,因为为了满足组织重建的需要。

健康人与患者维持氮平衡所需要的氨基酸的结构及数量都不相同。急性期患者氮平衡的目标是恢复和保持机体生理功能,阻止身体瘦体质的继续丢失。恢复期患者氮平衡的目标是恢复生理功能和身体瘦体质。氮平衡只是评价机体蛋白质丢失或增加的一个指标,不是最终目的。但是在缺乏评价蛋白质摄入是否充足特异方法的前提下,临床上测定氮平衡是有意义的,因为负氮平衡状态不应该长期存在。

1.1.4　能量的代谢

在机体从饱腹到饥饿的转变过程中,能量的供给主要依靠糖原分解,这时血浆中胰岛素浓度降低使糖原的合成受到抑制,胰高血糖素升高从而刺激糖原分解。如果机体连续饥饿 2～4 d,体内糖原储存会减少,而糖原异生作用会增强,即肝脏利用来源于肌肉组织的氨基酸来合成糖原。糖原异生作用仍然受到胰岛素降低和胰高血糖素升高的调控,伴随糖皮质激素和生长激素增高,刺激糖原异生和蛋白质分解。

如果机体持续饥饿超过 72 h,血中酮体升高,原先主要依靠葡萄糖供能的脑组织会调整为从酮体获得 60% 能量,同时静息能量消耗开始降低。这些变化不仅仅是由上面已提到的激素水平变化所引起的,同时还与其他一些因素有关,包括三碘甲腺原氨酸(T3)浓度降低,这与失活的反转 T3 增加有关。此时机体的活动明显减少,肌肉功能降低,对周围反应冷淡。在神经肌肉功能测试中发现肌肉舒张时间延长,这是线粒体中电子传递和氧化磷酸化速度降低的结果。

在长期体重增加的过程中,机体每增加 1 kg 体重需要的能量约为 7 500 kcal,而 1 kg 体重产生能量约为 5 200 kcal。这表明机体合成瘦体质和脂肪组织所需要的能量是不同的,机体合成瘦体质和脂肪组织的比例取决于机体的营养状况,如果个体体重偏轻并且没有活跃的分解代谢,组织合成的主要是瘦体质。而对于体重正常、超重或肥胖的个体,增加的体重主要是脂肪。因为脂肪的能量密度是瘦体质的 10 倍以上,合成脂肪组织需要的能量要远远高于合成瘦体质。因此增加 1 kg 体重所消耗的能量取决于机体最初的体重以及分解代谢过程。

1.1.5　蛋白质平衡

从摄入到吸收的过程中,蛋白质分解加快而合成基本上保持不变,蛋白质分解随着蛋白质摄入量的增高而增加。当健康个体长期完全不摄入蛋白质时,每日排出氮由 1 g/kg 下降到 0.4 g/kg,这是机体在蛋白质摄入不足时的自身适应,这种适应过程是由于脂肪酸氧化以及肝脏内氨基酸(包括必需氨基酸)的分解下调所致。在短暂饥饿状态时,蛋白质分解代谢后产生的必需氨基酸约 60% 被重新利用,如果机体长期饥饿对必需氨基酸的利用率会增高到 80%。对于重症患者,如果完全不摄入蛋白质时氮排出可达到 1~2 g/(kg·d),导致肌肉组织蛋白质流失。这些重症患者(或其他患者)流失氮比正常人多的原因主要是由于疾病所造成的代谢紊乱。最后,蛋白质大量流失会严重影响机体的肌肉、肠道、皮肤、免疫细胞、肝脏等很多器官和组织的功能。但目前还不能准确区别蛋白质缺乏或是能量以及其他营养素缺乏所引起的功能紊乱。现有资料表明,在各系统功能紊乱中免疫系统受到的影响较小,这提示机体在饥饿过程中各器官功能的逐渐丧失受到某种调节机制的调控,而且这种适应机制可能在疾病状态时有所减弱。

在长期体重增加的过程中,单纯性营养不良成人在每日摄入 1.5 g 蛋白质的情况下,约可达到 40% 的正氮平衡,也就是说,增加的蛋白质摄入中约有 75% 留在体内。婴儿的情况也相近。这说明机体利用蛋白质合成瘦体质的效率在不同生理阶段是相似的。这一过程的机理还不十分清楚,但血浆中持续的高浓度氨基酸和胰岛素可能起到关键作用,这种合成过程也需要能量,因为蛋白质分解和合成速度在此过程中都有所增加,反映了机体重建的组织处于持续重构中。在评价营养耗竭个体的能量和氮平衡时,还需要考虑分解代谢的作用。对于健康个体,当处于持续的负能量平衡时,是不可能存在持续正氮平衡的。但是对于营养不良的个体这种情况是可以发生的。关于营养不良个体分解代谢的影响程度在临床上的应用,还需要进一步考虑。

1.1.6　临床营养中的问题

临床营养中需要考虑的关键问题是需要达到氮和能量平衡,还是正/负平衡(改变身体组成)。

(1) 对体重超重/肥胖而且没有急性疾病的个体,应该达到长期的负能量平衡,这也就不可避免地会引起比较弱的负氮平衡。

(2) 营养耗竭个体的长期目的是通过增加瘦体质和脂肪组织以改善机体功能,这也意味着建立正氮平衡和正的能量平衡。

(3) 急性疾病,尤其是重症患者进食过量会导致不良作用,而且即使对营养耗竭的个体也会出现该问题。对这些患者重要的是,首先建立良好的氧合作用、酸碱平衡和代谢稳定。正氮平衡的建立可能需要等到疾病急性期过后才能建立(如知道恢复阶段)。败血症动物模型提示过度喂养能够增加正氮平衡,但是也会增加死亡率。重症监护室(ICU)的患者因为创伤或不能移动引起的分解代谢作用,所以通常很难达到正氮平衡。

(4) 给瘦组织耗竭患者补充生物活性物质可以导致正氮平衡,但是这些物质的补充应该根据临床和功能作用而不是仅仅为了达到正氮平衡作用。

【小结】

本章节介绍了能量和蛋白质平衡的基本概念和原理,机体内稳态、动态平衡的概念。各种疾病患者达到能量和蛋白质推荐摄入量的措施是根据正常个体的需要量的基础上建立的,其目的是通过维持氮和能量平衡保持健康体重。然而,在疾病情况下,还需要考虑身体成分改变的需要(氮和能量平衡的改变),以及疾病的不同阶段,后者会影响身体成分的改变。在不同生理条件下人体的代谢和营养状况会在本书的其他章节中详细讨论。

────── 推荐阅读文献 ──────

1. Elia M,Commings JH. Physiological aspects of energy metabolism and gastrointestinal effects of carbohydrates. *Eur J Clin Nutr* 2007;61(Suppl 1);S 40－74.

2. Elia M,Livesey G. Energy expenditure and fuel selection in biological systems;the theory and practice of calculations based on indirect calorimetry and tracer methods. *World Rev Nutr Diet* 1992;70;68－131.

3. Institute of Medicine. *Dietary reference intakes for energy,carbohydrate,fiber,fat,fatty acids,protein,and amino acid*. Washington;The National Academies Press 2005.

4. FAO/WHO/UNU Expert Consultation. *Human energy requirements. Food and Nutrition Technical Series 1*. Rome;FAO,2004.

5. Elia M. Insights into energy requirements in disease. *Public Health Nutr* 2005;8;1037－1052.

6. WHO Technical Report Series;No. 935. *Protein and amino acid requirement in human nutrition. Report of a joint WHO/FAO/UNU Expert consultation*. Geneva;WHO 2007;265.

7. Rand WM,Pellett PL,Young WR. Meta-analysis of nitrogen balance studies for estimating protein requirements in healthy adults. *Am J Clin Nutr* 2003;77;109－127.

8. Furst P,Stehle,P. What are the essential elements needed for the determination of amino acid requirements in humans? *J Nutr* 2004;134;1558S－1565S.

1.2 体 成 分

1.2.1 体成分及其测量

KR Westerterp

【学习目的】

● 掌握人体成分测定的方法及其应用。

● 熟悉人体成分测定方法的精确度和局限性。

● 了解人体成分的 2 室、3 室、4 室模型。

1.2.1.1 概述

对于活体，人体成分测量只能通过间接的方法，现在方法很多。目前使用的这些方法都起源于早先的尸体直接化学分析方法。一般我们使用的是的 2 室人体成分模型，就是将机体分为脂肪组织（fat mass，FM）和去脂组织（fat-free mass，FFM）。普遍使用的体成分测定方法是密度测定法，身体总水量测定及体格测量法。更详细的内容可以参见人体成分评价理论[1]和实践[2]手册，和动物无创方法[3]。

1.2.1.2 密度测定法

脂肪组织和去脂组织的密度是不同的，分别是 0.90 和 1.10，这是密度测定法的理论基础。测定人体密度首先需要测定体重和人体体积，测定人体体积最常用的原理是阿基米德定律———一个物体浸没在水下的体积等于它排出水的体积，一个物体在水中的重量和在空气中重量的差别经过校正（用测量时水的密度）后，就是这个物体的体积。人体体积必须要校正肺的体积，最理想的方法是人体浸没在水中时同时测量肺部的残余气体（见图 1-1）。密度测定法被广泛地应用，到目前为止仍是人体成分测量的金标准。

用密度测定法预测 FM 和 FFM在理论上误差在 3%～4%，这是由于 FFM 的密度和化学组成的不确定性所造成的，这种不确定性主要是指水的含量及骨骼密度。在实际

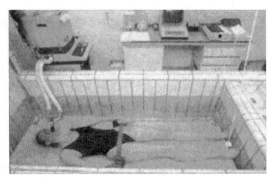

图 1-1　密度测定法测人体成分

注：水下称重时身体淹没在水中，被测量者躺在一个有刻度计的托盘上，通过肺活量计来呼吸，同时用氦稀释法测定其肺容量

测量中，变异还可能来源于胃肠道气体容量及肺部残余气体，肺部残余气体引起误差主要是因为没有同时测量。当两者之一的误差为 0.11 时，大致相当于 FM 和 FFM 误差 1%。通常误差不被计入计算结果，密度法测量身体成分的准确性为 1%～2%。

通过浸没在水中测定人体体积对于成人来说不一定总是适用的，比如对于患

者和老人就不适用。最新测定方法测量人体在空气中体积而不是在水中体积[4]，这种方法不仅应用范围更广，而且测量时间也缩短了，在水中测量需要约 30 min，而在空气中测量只需 5~10 min。

可以根据体重和身体体积计算体脂肪，计算公式：

$$体重 = FFM + FM$$
$$身体体积 = FFV + FV$$

FFV——去脂体积；

FV——脂肪体积。

根据假定的 FFM 密度为 1.1，FM 的密度为 0.9，则身体体积 $= FFM/1.1 + FM/0.9$。用 2 个未知数替代等式，我们得到 Siri 公式[5]：

$$FM(\%) = 100 \times (4.95/D_b - 4.5) \times 100$$

D_b——身体密度＝体重/身体体积。

1.2.1.3 身体总水量

身体总水量(total body water，TBW)是比较固定的，大约是 73%，所以我们可以通过测量体重和总体水来计算脂肪组织和去脂组织的含量，即总含水量/0.73 为去脂组织含量，再拿体重减去去脂组织含量即为脂肪组织含量。总体水测定采用同位素方法，如氢元素和氧元素的同位素：^{3}H，^{2}H，^{18}O，这些同位素与水在体内的分布是一致的。受试个体口服或静脉注射一定剂量同位素标记的水，平衡至少 2 h 后对体液取样。剂量、平衡的时间以及采样的方法取决于同位素、给予的途径以及样品分析的设备要求。氚或 ^{3}H 是放射性同位素，用液体闪烁计数法来测量。氘、^{2}H 或 ^{18}O 都是稳定同位素，较高浓度的 ^{2}H 可以用红外吸收法来测定，低浓度的稳定同位素可以通过同位素比质谱仪来测定。体液采样包括唾液、血液和尿液。通过静脉给予同位素平衡时间最少需要 2 h，采血样进行检测。经口摄入平衡时间最少需要 4~6 h，采尿液进行检测。

总体水的计算公式：

$$C_d \times V_d = (C_1 - C_0) \times TBW$$

C_d——放射性示踪物在口服或静脉给予剂量中的浓度；

V_d——测试中口服或静脉给予剂量的体积；

C_0——放射性示踪物在体液中的本底浓度；

C_1——在口服或静脉给予后放射性示踪物在体液中的浓度(见图 1-2)。

在实际运用中，采用无侵入性的低剂量稳定同位素方法，受试者在后吸收状态摄入一定量的标记水,口服之前需要测定唾液和尿液中 ^2H 和 ^{18}O 的本底含量,约为 0.15 mmol/L 和 2 mmol/L。在平衡 4~6 h 后,收集唾液和尿液样本。使用 ^{18}O 作为放射性示踪物比 ^2H、^3H 效果好,这是因为 ^{18}O 稀释的范围和体液相似。由于标记原子与体内非水物质的交换,氢同位素稀释的范围平均比 TBW 高 4%,^{18}O 的稀释范围平均高 1%。

1.2.1.4 体格测量法

测量人体成分最经济、最快的方法是测量皮褶厚度。这种测量方法的依据是:

(1)皮下脂肪厚度能够反映总体脂含量多少。

(2)在特定部位测量的皮褶厚度代表了皮下脂肪的含量。

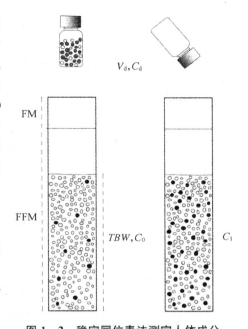

图 1-2　稳定同位素法测定人体成分
注:使用同位素稀释法测量脂肪组织(FM)和去脂组织(FFM),进而计算出总体水

我们经常在 4 个部位测量皮褶厚度:肱三头肌、肱二头肌、肩胛下和髂脊。一般要求在同一部位测量 3 次,取平均值为测量结果。因为体脂含量与皮褶厚度不是线形关系,要把皮褶厚度进行对数转换后再用来估计体脂含量。

测量皮褶厚度使用卡尺,先用拇指和食指将皮肤捏起,轻轻地振动以去掉下面的肌肉,然后拉住皮褶用卡尺夹住。卡尺上有压力标度以确保压力是一定的,测量的准确与否取决于在正确的部位用正确的方法捏起皮褶(图 1-3)。另外不同个体皮下组织压缩率的不同也会造成测量结果的差异,有的人皮下组织很结实而有的人却很松弛。这个种方法不适用于特别肥胖的人,因为他们的皮下脂肪层太厚以至于不能够正确的捏起皮褶。通过皮褶厚度估计脂肪组织和去脂组织的误差是 3%~9%,误差的大小主要取决于测量者的经验,一般这种估计脂肪含量方法的误差比前面提到的几种方法要高一些。

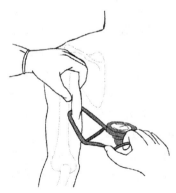

图 1-3　肱三头肌皮褶厚度测定法

1.2.1.5 其他测量人体成分的方法

目前使用最广泛的测量人体成分的新技术是利用人体的导电性。人体的导电性是去脂组织的特性,因为去脂组织主要是由水分构成的,因此具有导电性。通过测量导电率来估计人体成分有 2 种方法:身体总导电率(total body electrical conductivity,TOBEC)和身体电阻抗(body impedance,BI)。

身体总导电率:测量总导电率的仪器包括电磁铁线圈,它能产生振荡电场使任何处于线圈内的物体产生电流。电磁铁线圈在有无物体时线圈阻抗是不同的,这就是人体成分测量的依据。

身体电阻抗:测量仪器产生一个电流通过身体,然后通过事先放置在手和脚上的电极来测量电阻。该方法见 1.2.1.6 介绍。

使用以上 2 种测量方法都需要校正导体的长度和构型。为此,测 TOBEC 的设备常需要采用已知组成的模型来校正。而 BI 的结果需要同时采用同位素稀释的 TBW 来校正。在使用这 2 种方法时,如果通过电阻抗采用适宜的公式计算人体组成则可以得到较好的结果。由于设备和方法的差异,大多数实验室都使用他们自己的计算公式。

此外,还有一些定量测定身体成分的新方法,但这些新方法都不是直接的人体成分测量方法,因为每种方法的理论依据都不同,大多需要昂贵的仪器。比如测定总氮量和总钙量需要中子活化分析仪、磁共振成像仪以及双能 X 线吸收仪。后者也已用于估算体脂含量[7]。

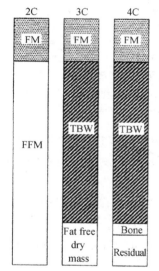

图 1-4 人体成分模型

2C:2 室模型通过测量体重和身体体积或测量体重和总体水分得到脂肪组织和去脂组织

3C:3 室模型通过测量体重、身体体积和总体水分得到脂肪组织和去脂组织

4C:4 室模型通过测量体重、身体体积和骨质得到脂肪组织和去脂组织

1.2.1.6 体成分测定的精密度

以上测定脂肪和去脂体重的各种方法至少有 1.5 kg 的误差,不同的方法结合在一起使用可以降低测量误差,采用三室或四室模型(图 1-4)。在人体成分的三室模型中测量体重,身体体积和总体水,这个方法测量脂肪组织的误差是 1.0 kg,去脂组织是 0.7 kg。在体成分的四室模型中把去脂组织分为总体水、蛋白质和骨或矿物质,这样测量误差可以略微降低一些。目前这种四室模型是体成分金标准测量方法,即用传统方法测量体重、体积和总体水,用双能 X 线吸收仪测量骨矿物质。

用电子天平测量体重最高可精确到 0.001 kg,一般家用体重计的读数最高只能达到 1.0 kg。把体重计放在房间另一个角落也会导致 0.5～1.0 kg 的差异,而且不同的体重计称量结果肯定有差异。因此需要精确测量体成分时首先要采用校对好的体重计准确地测量体重,在需要前后对比的研究中,被测量者着装应尽可能少,胃肠道和膀胱内容物也应尽可能排出。

衰老、饥饿和疾病都会影响两室模型的假设,因为两室采用了密度测量和总体水分测量。如年龄相关骨丢失、疾病诱导的脱水或水肿等都会引起 FFM 密度降低。采用体格测量方法时,男性肥胖或小胖威利症候群者的腹部脂肪没有采用皮褶厚度进行测量,导致相当大的误差。在这种情况下,可以采用三室或四室模型。

【小结】

对活体进行人体成分测量都是间接的,即假定体成分包括脂肪组织以及去脂组织,其中去脂组织又包括水、蛋白质和骨骼。例如使用密度法测量总体水。其他测量方法需要使用这种间接方法来验证,因此更加间接,所依据的假说也越多。不管用何种方法,人体成分测量的第一步都是要准确的测量体重,接下来把体重划分为脂肪组织和去脂组织的准确性大概为 1 kg。对于有些患者测量准确性可能会更低,因为对于他们,体格测量所依据的假说往往不成立。

推荐阅读文献

1. Heymsfield SB, Lohman TG, Wong Z, Going SB. *Human body composition*. Champaign: Human Kinetics 2005.

2. Heyward VH, Stolarczyk LM. *Applid body composition assessment*. Champaign: Human Kinetics, 1996.

3. Speakman JR. *Body composition analysis of animals: a handbook of non-destructive methods*. Cambridge: Cambridge University Press, 2001.

4. Field DA, Higgins PB, Radley D. Air-displacement plethysmography: here to stay. *Curr Opin Clin Nutr Metab Care*, 2005, 8: 624 - 629.

5. Siri WE. The gross composition of the body.//Tobias CA, Lawrence JH, eds. *Advances in biological and medical physics*. New York: Academic, 1956, 239 - 280.

6. Westerterp KR. Body composition, water turnover and energy turnover assessment with labeled water. *Proc Nutr Soc*, 1999, 58: 945 - 951.

7. Schoeller DA, Tylavsky FA, Baer DJ et al. QDR 4500A dual-energy X-ray absorptiometer underestimates fat mass in comparison with criterion methods in adults. *Am J Clin Nutr*, 2005, 81: 1018 - 1025.

1.2.2　生物电阻抗分析

MC Gonzalez，*LA Nin*，*PLM Reijven*

【学习目的】
- 了解生物电阻抗分析的基础知识。
- 了解临床应用于人体成分测量的适应证和禁忌证。
- 了解作为预测工具如何运用。

1.2.2.1　概述

已有多种方法可用于测量人体成分(见第 1.2.1 章节)。但许多方法由于耗时多且价格昂贵,仅适用于研究。在过去的 20 年,人们已对生物电阻抗分析(bioelectrical impedance analysis, BIA)做了大量研究。这一方法是测量人体成分的相对可行方法,在临床上的应用越来越普遍。本章主要介绍这一方法的适用原则、局限性以及临床应用。

1.2.2.2　该方法的基本原理

BIA 法的原理依据是交流电流的阻力取决于身体组成(尤其是水分和电解质的含量和分布)[1]。健康机体去脂组织(FFM)的水分含量相对恒定。而脂肪组织(FM)因水分和电解质含量少,故电阻值较高。

电流的电导率取决于交流电的频率。低频交流电通过细胞外间隙穿过人体,而高频电流主要是通过细胞外液和细胞内液穿过人体[2]。其他组织,如骨骼、肺和消化系统中的空气属于不良导体,不需要考虑[3]。但某些临床症状(如炎症)会影响电导率[4]。

阻抗(Z)由 2 部分组成。

(1) 电阻(R):阻止电流通路,主要取决于细胞外液。

(2) 电抗(Xc):取决于细胞膜的绝缘性能,类似于电容器,能够以交流电的方式产生电力负荷,再将其释放,产生电流传导的延迟。这种效应在一定程度上取决于体细胞量[5]。

低频(低于 50 kHz)电流的电阻(R)率主要与细胞外液成比例关系,而高频(100~200 kHz)电流的电抗(Xc)与功能细胞的数量有关,后者有利于高频交流电的穿透。电流的频率越高,则电阻越小,电抗越大[6,7]。

图 1-5 所示为频率对 R 和 Xc 的影响。低频时 R 很高,而 Xc 几乎可以忽略不计。换言之,频率达到 50 kHz 时,阻抗 Z 实际上只取决于R, Xc 值不足总量的10%。频率较高(100~200 kHz)时,电流穿过细胞膜,电抗增大,电阻减小。

尽管相位角(PA)这一概念不易理解且难以解释,但具有潜在的临床应用价

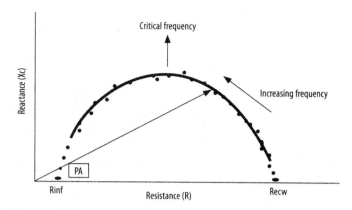

图 1 - 5　提高频率后生物体内电抗和电阻与电容性能之间的关系

注：Recw：频率为 0 时的电阻，Rinf：频率为无限大时的电阻，PA 是在特定频率的相位角

值。任意频率的 $PA=$ 反正切$(Xc/R)\cdot(180/\pi)$。

PA 与人体细胞量成正比，但疾病可通过膜电位对 PA 产生较大影响。高于临界频率(50 kHz)时，之前上升的电抗再次下降，电阻也是如此。所测电流穿透率与细胞膜的离子振荡相对应。

如果以经典的装有水和电解质溶液圆柱体为例，这一方法的基本原理很容易理解。阻抗与圆柱体的长度、横断面面积和含水量成比例关系。如果一半的水和电解质被油(脂肪)所取代，电阻值将增加 1 倍左右，这是因为脂肪是高阻抗低电导率组件(图 1 - 6)[8]。

应用于人体时，假设人体的高度相当于电流通过路径的长度(L)。电流通过非均相的由不同组织组成的混合物(含有水和电解质)，各组织的细胞组成各异。

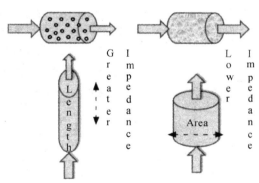

图 1 - 6　阻抗取决于被测对象的结构和组成

注：左侧阻抗较高(含脂肪细胞，长度较长，直径较小)
右侧的阻抗较低(含水分和电解质，长度较短，直径较大)

可以认为人体由 5 个圆柱体构成(双侧上肢、双侧下肢和躯干)，各圆柱体对整体阻抗的贡献率不同。因为阻抗还取决于组织的成分和几何形状，所以与体积并不完全一致。因此实际上，尽管它几乎占了身体总重量的 50%，对被测机体总阻抗的贡献率只有 10%。

市售 BIA 的设备可在单频率(通常是 50 kHz)或多频率(通常为 4 种频率或更多)下运行，可对全身或局部进行阻抗分析(图 1 - 7)。

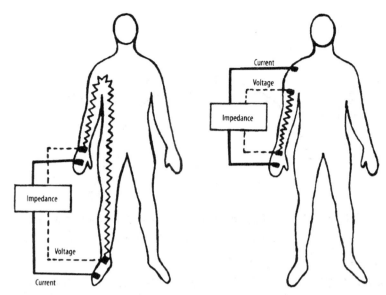

图 1-7　全身阻抗测量(左)和上肢的局部阻抗测量(右)

重要的是要记住,BIA 不是一个直接测量身体组成的方法。而是通过与 BIA 参考方法的比较,估计身体各部分的阻抗值。根据回归分析的结果得到预测方程。已发表的类似方程有数百个,而其中 2 个在欧洲和美国的应用最广泛,如表 1-1 所示。

表 1-1　文献报道常用的估计去脂质量(FFM)的生物阻抗分析方程

去脂质量(FFM)的生物阻抗分析方程	BIA 仪器	标准方法	参考文献
$-4.104+0.518\,Ht^2/R_{50}+0.231\text{weight}+0.130Xc+4.229\text{sex}$	Xitron	DXA	9
女性:$-9.529+0.696\,Ht^2/R_{50}+0.168\,\text{weight}+0.016\,R_{50}$			
男性:$-10.678+0.652\,Ht^2/R_{50}+0.262\,\text{weight}+0.015\,R_{50}$	RJL-101	4 室模型	10

注:性别:男＝1,女性＝0

1.2.2.3　BIA 测量的影响因素

目前尚无适用于所有情况的通用方程[1],有些情况下需要特定的方程,而最重要的是不同种族人群躯干和下肢的比例有所不同。当瘦组织含量并非正常值 73% 时(常见于肥胖者和疾病状态)也无法使用未经调整的通用预测方程,见表 1-2[11]。

然而,即使采用最优方程,BIA 法进行体成分分析过程中产生的误差仍在预计范围内。原因包括缺乏标准化的测量方法、方程存在的标准误、用于验证的参考方法有局限性、用于产生方程的身体几何形状存在偏差,以及被测对象检测过程中的生物变异性[9]。人群样本中标准误在 1.8 kg 左右是可以接受的,但不适用于个体测量或评估特定的临床疾病[2]。

表1-2　人口学因素和临床疾病对生物电阻抗分析结果人的影响

	影　响	建　议
人口学因素		
人种	躯干与四肢的长度比例以及去脂组织的含水量存在差异	采用特定人种的 BIA 方程
年龄	横截面面积和组织含水量的差异	采用特定年龄的 BIA 方程
临床疾病		
含水量异常（水肿、腹水、脱水）	影响测量准确性	采用 BIVA 或局部 BIA
肥胖	含水量异常,脂肪比例增加和体形改变	注意：当 $BMI > 35\ kg \cdot m^2$ 时,考虑局部 BIA
严重的营养不良（$BMI < 16\ kg \cdot m^2$）或神经性厌食	影响组织含水量（细胞外液∶细胞内液的比值）	注意：存在较大预测误差
神经疾病	瘦组织异常引起的导电性改变	长期随访采用局部 BIA

1.2.2.4　BIA 作为组织健康的标志

此外,除了用作测量身体成分的方法,通过 BIA 可获得组织含水量和细胞膜完整性的信息。根据 BIA 可得到阻抗、电阻和电抗的测量值。结合这些原始的测量值可以得到相位角（PA）和生物电阻抗矢量分析（BIVA）。最近发现,通过 $Z_{200\ kHz}$ 和 $Z_{5\ kHz}$ 可得到一个更强大的疾病标志物[12]。

目前正在考虑将 PA 作为全球性的组织健康指标[7]。它是相当不错的反映人体细胞量的指标,同时也是一个反映细胞膜完整性和功能的指标[7,13]。必须指出的是,即使人体细胞数量没有发生变化,PA 也会随人体细胞膜的通透性而发生改变。早期的文献证实,PA 是一些疾病(包括败血症、艾滋病毒感染、重症监护治疗、肺癌和大肠癌,手术、化疗以及最近报道的慢性肝脏疾病和移植)的可靠预后指标[9]。其他文献表明,PA 与外科和老年患者的营养状况有关,可以作为营养干预后的一个敏感监测指标[14,16]。上述文献赞同将 PA 作为预后指标的原因并不能完全通过人体细胞的数量来解释,但 PA 确实是一个独立的预测指标。由于目前缺乏 PA 的健康人群参考值,各类人群采用的临界值也各不相同,阻碍了上述结论的普遍应用。

2005 年之前,仅有小样本的研究资料,不足以证实 PA 在健康人群中的真实分布情况。最近的研究表明：PA 和其他许多生物测量值一样,男性大于女性,随年龄增加而降低。因此,目前 PA 有特定性别和年龄的参考值。至于其他生物变量,PA 的正常值随人群而变化(如比较美国,瑞士和德国人群的文献所示)[17]。

PA 是一个反映患者功能状态的有潜在价值的指标[18],但 Piccoli 提出了另一种有意思的方法来解释 BIA 的信息,称为生物电阻抗矢量分析（bioelectrical impedance vector analysis，BIVA)。它是将患者的身高标准化后，采用50 kHz时的电阻和电抗绘制的二元向量图。各待测值可与根据健康人群得到的可信限(椭圆)进行比较。这个椭圆的位移向量可表示身体的组成(软组织的多少)，向量的缩短或延长表示含水量的变化(液体的多少)。

1.2.2.5 BIA方法在临床实践中的应用

单频BIA

单频BIA(SF-BIA)通常测量频率为50 kHz时的阻抗，并可根据经验回归方程计算TBW和FFM。通常在特定人群的具体方程中包含电阻指数(L^2/R_{50})、身高和体重。

多频BIA

多频BIA(MF-BIA)测量不同频率下的阻抗。频率随所用BIA设备而异。一般的电阻在低频率(<50 kHz)时计算细胞外液(ECW)的电阻，在高频率(>100 kHz)(细胞膜被穿透)时计算TBW的电阻。与SF-BIA一样，MF-BIA也使用经验回归模型。MF-BIA预测ECW比SF-BIA更加准确，尤其是危重病患者[1]。

一项用多频设备评估细胞膜功能的新方法采用的是所谓的"疾病标志物"法。当采用低频BIA时，电流不能穿过细胞膜，阻抗较高。而采用高频率时，电流可以穿过细胞膜，阻抗较低。正常情况下，200 kHz和5 kHz时的阻抗比值总是小于1。然而，当细胞膜功能发生变化或受损时，这一比值接近1，这是因为即使当频率较低时，受损细胞膜对电流的阻力较小。最近对患者的研究表明，可以考虑将这一疾病标记物作为一个可靠的预后指标。死于重症监护病房或住院期间的患者的疾病标志物比存活者更高[22]。

生物电阻抗谱(BIS)

生物电阻抗谱(BIS)测量阻抗在频率≥50 kHz时的阻抗，不同频率下电抗和电阻之间的关系可用来推断在零和无限大频率的电阻。这些数值可用来计算细胞外液(ECW)的电阻和细胞内液(ICW)的电阻。利用这些电阻值，可根据经验预测方程或Hanai混合理论方程计算各部分液体的大小[6]。由于这种混合物法的依据是一般的物理定律，所以并不适用于特定人群。但结果显示，人体几何形状学和体液特定电阻率的个体(和不可测)差异都推翻了这一假设[22,23]。

总之，健康人应用SF-BIA是合理的，但应用于特定种族、年龄和性别人群时需要进行验证。在含水量发生改变或可能发生改变的人群中，使用MF-BIA似乎更为合适。

【小结】

只要遵循基本原则，我们可以认为BIA是一个适用于评价身体组成的适宜方法。其中包括采用针对特定人群的方程，尤其是没有液体失衡或体型异常者，且

BMI 在 $18\sim34\ kg/m^2$ 范围之内。对于出现体液分布异常的临床情况，MF - BIA 和 BIS 比 SF - BIA 更适用。目前尚未能够建立统一的 BIA 方程。

相位角、BIVA 和疾病标记物可直接从电阻、电抗或阻抗中获得，来自文献的证据表明，它们可以作为预后或营养指标。当评估身体组成的回归方程无效时，可根据 BIA 数据为临床疾病提供实用方法。

～～～～～～～～～～～～～～～～ **推荐阅读文献** ～～～～～～～～～～～～～～～～

1. Kyle UG，Bosaeus I，De Lorenzo AD，et al. Bioelectrical Impedance Analysis — part I：review of principles and methods. *Clin Nutr*，2004，23：1226 - 1243.

2. Houtkooper LB，Lohman TG，Going SB，Howell WH. Why Bioelectrical Impedance Analysis Should be Used for Estimating Ediposity. *Am J Clin Nutr*，1996，64：436S - 448S.

3. Chumlea WC，Guo SS. Bioelectrical Impedance and Body Composition：PresentStatus and Future Directions. *Nutr Rev*，1994，52：123 - 131.

4. GIBI Brazilian Group for Bioimpedance Study. Total Body Bioelectrical Impedance Measurement as a Progressive Outcome Prediction and Therapeutic Index in the Comparison Between Septic and Nonseptic Patients. A multicenter Brazilian study. *R Metab Nutr*，1995，2：159 - 170.

5. De Lorenzo A，Andreoli A，Matthie J，et al. Predicting Body Cell Mass with Bioimpedance by Using Theoretical Methods：a Technological Review. *J Appl Physiol*，1997，82：1542 - 1558.

6. Baumgartner RN，Chumlea WC，Roche AF. Bioelectric Impedance Phase Angle and Body Composition. *Am J Clin Nutr*，1988，48：16 - 23.

7. Selberg O，Selberg D. Norms and Correlates of Bioimpedance Phase Angle in Healthy Human Subjects，Hospitalized Patients，and Patients With Liver Cirrhosis. *Eur J Appl Physiol*，2002，86：509 - 516.

8. Lukaski HC. Biological Indexes Considered in the Derivation of the Bioelectrical Impedance Analysis. *Am J Clin Nutr*，1996，64：397S - 404S.

9. Kyle UG，Genton L，Karsegard L，Slosman DO，Pichard C. Single Prediction Equation for Bioelectrical Impedance Analysis in Adults Aged 20 - 94 years. *Nutrition*，2001，17：248 - 253.

10. Sun SS，Chumlea WC，Heymsfield SB et al. Development of Bioelectrical Impedance Analysis Prediction Equations for Body Composition with the Use of a Multicomponent Model for Use in EpidemiologicSurveys. *Am J Clin Nutr*，2003，77：331 - 340.

11. Kyle UG，Bosaeus I，De Lorenzo AD et al. Bioelectrical Impedance Analysis — Part II：Utilization in Clinical Practice. *Clin Nutr*，2004，23：1430 - 1453.

12. Barbosa-Silva MCG，Barros AJD. Bioelectrical Impedance Analysis in Clinical Practice：a new Perspective on its Use Beyond Body Composition Equations. *Curr Opin Clin Nutr Metab Care*，2005，8：311 - 317.

13. Kyle UG，Genton L，Karsegard VL et al. Percentiles（10，25，75 and 90th）for Phase

Angle (PhA)，Aetermined by Bioelectrical Impedance (BIA)，in 2740 Healthy Adults Aged 20 – 75yr. *Clinical Nutrition*，2004，23：758.

14. Barbosa-Silva MCG，Barros AJD，Post CLA et al. Can Bioelectrical Impedance Analysis Identify Malnutrition in Preoperative Nutrition Assessment? *Nutrition*，2003，19：422 – 426.

15. Norman K，Smoliner C，Valentini L，et al. Is Bioelectrical Impedance Vector Analysis of Value in the Elderly with Malnutrition and Impaired Functionality? *Nutrition*，2007，23：564 – 569.

16. Norman K，Stubler D，Baler P et al. Effects of creatine supplementation on nutritional status，muscle function and quality of life in patients with colorectal cancer — a double blind randomised controlled trial. *Clin Nutr*，2006，25：596 – 605.

17. Bosy-Westphal A，Danielzik S，Dorhofer RP et al. Phase angle from bioelectrical impedance analysis：population reference values by age，sex，and body mass index. *JPEN J Parenter Enteral Nutr*，2006，30：309 – 316.

18. Gunn SM，Halbert JA，Giles LC et al. Bioelectrical phase angle in a clinical sample of ambulatory rehabilitation patients. *Dynamic Medicine*，2008，7：14 – 21.

19. Piccoli A，Nescolarde LD，Rosell J. Analisis conventionaly vectorial de bioimpedancia en la practica clinica. *Nefrologia*，2002，12：228 – 238.

20. Piccoli A，Nigrelli S，Caberlotto A et al. Bivariate normal values of the bioelectrical impedance vector in adult and elderly populations. *Am J Clin Nutr*，1995，61：269 – 270.

21. Gonzalez MC，Maslonek J，Uliano GL et al. Illness marker as a prognostic tool in intensive care unit：a prospective study. *JPEN J Parenter Enteral Nutr*，2009，33：219.

22. Cox-Reijven PLM，van Kreel B，Soeters PB. Bioelectrical impedance measurements in patients with gastrointestinal disease. Validation of the spectrum approach and a comparison of different methods for screening nutritional depletion. *Am J Clin Nutr*，2003，78：1111 – 1119.

23. Cox-Reijven PL，van Kreel B，Soeters PB. Accuracy of bioelectrical impedance spectroscopy in measuring changes in body composition during severe weight loss. *JPEN J Parenter Enteral Nutr*，2002，26：120 – 127.

1.3　营养不良的诊断——筛查和评价

MAE van Bokhorst-de van der Schueren，PB Soeters，

PLM Reijven，SP Allison，J Kondrup

【学习目的】
- 掌握营养筛查的原则和方法。
- 掌握营养状况评价的原则以及营养评价的技巧。
- 认识不同营养状况评价方法的局限性。

尽管营养筛查在医院使用的越来越多,但是仍有大量营养不良的病例被漏诊,并且没有接受治疗。这主要是因为有些医疗人员缺乏营养知识的训练和意识,以及缺乏有效的营养筛查、评价和干预的方案。另一个问题是由于缺少对营养不良定义的共识。

1.3.1 定义

目前有关营养不良有几个不同的定义,也提出了不同的营养评价方法。

"营养不良"的定义中还应该包括临床上的严重体重超重,欧洲肠外与肠内营养学会(European Society for Clinical Nutrition and Metabolism, ESPEN)主要考虑的是临床显著地营养不足,所提出的定义不仅仅包括身体成分的生理改变,还包括这种改变的功能和临床结局[1,2]。换句话说,我们把这个问题作为一个治疗问题处理,并提出"营养不足在多大程度上影响机体功能和临床结果? 营养支持能在何种水平上产生不同?"

ESPEN对营养不良的定义:营养不良是因为营养摄取或吸收缺乏导致身体成分发生改变(去脂组织和体细胞减少),导致身体和精神功能减退,疾病的临床结果受影响。当临床状况可能发生改变时,该定义有助于确定那些营养支持可能产生影响的病例。然而在临床上,食物供给并不是引起营养不良的唯一原因。创伤和炎症性疾病时因为分解代谢增加导致营养素消耗速率增加也是一个重要的因素。由于摄入食物少引起的营养不良很容易通过营养支持逆转;但是在疾病分解代谢阶段时,能量负平衡和负氮平衡无法只单独通过营养支持得以逆转,即使是大量摄入也无法纠正。只有当炎症反应结束机体进入恢复期时,丢失的组织才可以恢复[3,4]。在 Beisel 的研究中,健康个体在实验性感染时 1/3 的氮丢失是因为发热导致食物摄入减少引起的,2/3 是因为感染本身,但这并不会引起人们怀疑营养支持的重要性,因为营养支持能够逆转疾病期间因食物摄入少引起的问题,还能维持机体功能,如维持免疫反应。

因为这些原因,营养风险评价不仅要包括一些静态的测量,如 BMI 或者体格检查,还需要包括疾病严重程度的检测和简单的床旁功能检测,如精神状态、手握力测定、呼气流量峰值[6~14]。

国际共识指南委员会对成年饥饿患者和疾病相关营养不良的病因学诊断达成了一致。当患者存在慢性饥饿但是没有炎症反应时(如神经性厌食症)会出现"饥饿相关营养不良","慢性疾病相关营养不良"时有慢性的轻度到中度炎症反应(如器官衰竭、癌症、风湿性关节炎或者少肌性肥胖),"急性疾病或损伤相关营养不良"时炎症为急性重症程度(如大范围感染、烧伤、创伤,或闭锁性头部外伤)[15]。

此外,营养不良的定义可以用来描述营养过剩和营养不足。在这种情况下,上述营养不良的定义要做如下修改:

"营养不良是亚急性或慢性营养失调,在这种情况下不同程度的营养过剩或营养不足伴随炎症反应会导致机体成分的改变和功能的减退"[16]。

两种定义都有他们的正确性,所以应该一起考虑,任何一种定义对帮助临床医生选择那些可能通过营养干预受益的患者都有重要指导意义。

确定有营养问题的患者的第一步是快速营养筛查,接着是对那些初筛显示有风险的个体进行更详细的筛查。

1.3.2　营养状况筛查

营养状况筛查不仅应该简单快速,能有效地被医务人员使用,而且能够满足一定的条件,如预测准确性、调查内容的有效性和可靠性,而其有助于采取合适且准确的处理手段[17]。在过去的几十年间,已经发展了各种不同的营养筛查工具。通常包括对实际体重、近期非自主性体重丢失和食物摄入情况简单问卷。另外还会测量身高、体重,计算 BMI。快速简便的营养筛查工具[18]如营养不良筛查表(Malnutrition Screening Tool,MST)[19]和微型营养评价表(Short Nutritional Assessment Questionnaire,SNAQ)[20]。

有些所谓的营养不良筛查工具还包括临床判断、体格检查、疾病严重程度的估计,以及营养计算,但是严格说来这些内容并不应该真正划分为营养筛查工具,而应该属于营养评价,如主观全面评价(Subjective Global Assessment,SGA)已经使用了 20 多年,经常被作为开发新的评价工具的依据[21]。

营养风险评价(Nutritional Risk Screening,NRS‐2002)[13]是欧洲肠外与肠内营养学会(ESPEN)认可的评价方法,营养不良通用筛查工具(Malnutrition Universal Screening Tool,MUST)[14]是英国肠内肠外营养学会(BAPEN)制定的,这两个方面都是在欧洲广泛使用的筛查工具。SGA,NRS‐2002 和 MUST 对使用者需要进行简单的培训。

有些筛查工具特别适用于不同类型的患者。对于成年住院患者,ESPEN 推荐使用的 NRS‐2002(表 1‐3),以及 MUST,SNAQ,或者 MST 都比较适合。在社区医疗机构 MUST 比较适用。对于社区或者医院的老年患者,MNA[22](见第8.13章节)或者它的简版 MNA‐SF 比价适用[23]。

表 1‐3　2002 营养不良危险因素筛查表(NRS 2002)

	第一步: 预筛查	是	否
1	BMI<20.5?		
2	患者在最近 3 个月内是否有体重减轻?		
3	患者在最近 1 星期内是否有膳食摄入减少?		
4	患者的病情是否严重?(如正在进行强化治疗)		

如以上如何一个问题的回答为"是",进行第二步筛查。
如每个问题的回答都为"否",患者在以后每周进行一次初步筛查。

续表

第二步：正式筛查	
营养状况	**疾病状况（营养素需要量变化）**
缺乏 0分 营养状况正常	营养素需要量和正常人一样
1分　3个月内体重减轻大于5% 或在上周膳食摄入量减少25%～50%	髋部骨折* 合并急性并发症的慢性疾病,如肝硬化*, 慢性阻塞性肺病* *血液透析、糖尿病、肿瘤*
2分　2个月内体重减轻大于5% 或 BMI 为18.5～20.5 或上周膳食摄入为正常摄入量的25%～50%	胃部外科大手术* 中风* *严重肺炎、恶性贫血*
3分　1个月内体重减轻大于5%(3个月内体重减 轻大于15%) 或 BMI<18.5 或上周膳食摄入为正常摄入量的0%～25%	头部损伤* 骨髓移植* 重症监护患者(APACHE>10)
得分	＋得分　　　　　　　　　　　　　　＝总分

年龄：如果年龄大于或等于70岁,总分加1
总分≥3：患者有营养不良的风险应进行营养干预
总分≤3：患者每周星期进行一次上述营养筛查。如患者准备进行大手术,应进行预防性营养干预计划,这样可以减少营养不良的风险。

注：NRS 2002 的制订依据现有的随机临床试验
＊表明确诊的患者可直接归为此类。用斜体字标注的病例按照下面介绍的标准进行归类。
营养不良危险因素是指机体目前的营养状况以及因此而可能导致的机体损害,因为在病理状况下机体代谢压力加大,营养素需要量也有所增加。
营养干预对于下列患者是必须的：
① 严重的营养不良(3分)或,
② 严重疾病(3分)或,
③ 中度营养不良＋轻度疾病(2分+1分)或,
④ 轻度营养不良＋中度疾病(1分+2分)。
疾病严重程度标准
1分：患者患有慢性疾病因并发症而住院,患者身体虚弱但可以定时下床活动。患者对蛋白质的需要量增加,但对于大多数病例通过正常膳食或口服营养素补充剂就可以满足需要。
2分：患者卧床休息,如胃部外科大手术。患者对蛋白质的需要量大大增加,一些病例必须通过人工喂养才能满足需要。
3分：重症监护患者如使用呼吸机的患者。患者对蛋白质的需要量增加,并且通过人工喂养也不能满足需要。蛋白质分解和氮丢失显著减少。

1.3.3　营养评价

营养评价是一个非常具体且很耗时的过程,是由具有临床营养经验的医务人员如营养师、营养护士,或者专科医生对那些营养筛查有风险的患者进行评价。根据评价结果,将进一步提出更具体的建议,包括持续监测和合适的干预。

营养评价包括下列原则。

(1) 衡量营养素平衡。

(2) 测量身体成分。

(3) 测量炎性反应活性。

(4) 测量身体功能。

营养素平衡

要找出各种可能导致营养不良的可能因素,并评估患者的预后。体重丢失、胃口、食物摄入、液体平衡、胃肠道症状、发热、排泄导致的营养素丢失、医疗和药物史都需要评价。

准确和详细的食物摄入信息在营养状态评价中具有关键作用。膳食史应该包括食物摄入的质和量,以估算能量、蛋白质和微量营养素摄入,并通过与估计的营养需要量比较以预测患者的营养状况是会发生改善还是恶化。高质量的营养评价是非常耗时的,并需要具有专业技能的专业人士来完成。一个简单的 24 h 膳食摄入分析(24 h 膳食回顾)反应目前的膳食摄入,然而膳食史反应较长时间的膳食摄入。食物日记对了解个体摄入情况很有用,通过专业人员的进一步询问还可以获取更可靠的结果。食物频率问卷通常用于研究膳食和健康,但是只能用于问卷设计所针对的人群。

体液平衡是营养评价的重要部分。检查机体是否有脱水或水肿的情况,监测每日体重变化可以了解体液平衡状况。临床上要求记录出入液平衡表以及测量血肌酐、尿素、电解质水平。

患者的能量摄入最好采用间接测热法确定[24],但是该方法并没有在临床上广泛使用。许多估算能量需要量的计算式可以使用,但是它们大多数与采用间接测热法所得的实际需要量存在很大偏差[24]。

单独的营养素缺乏还应该采用实验室方法测定,如矿物质 K、Ca、Mg、P、Zn 以及维生素和微量元素的水平。

身体成分

体重、身高和 BMI 是最基本的检查。其他体格检查尽管容易获取,但不是特别常用。在一些研究中还是用其他测量身体成分(FFM、FM、皮褶厚度和 MAMC)的体格检查技术,这些监测对股骨骨折不容易称量体重的老年患者很有用。

疾病状态和炎症反应

患者的疾病状态不能够仅仅根据病史、临床检查,以及床旁测量温度、脉搏、血压等,还需要包括实验室检查,包括血红蛋白、全血计数、血浆白蛋白和 C 反应蛋白等,这些指标能够反应疾病的炎症反应程度。

功能评价

与营养不良相关的机体功能障碍可以通过床旁检查以明确,可以采用方便确定患者开始状态和进行持续监测的方法。测量骨骼肌功能很有意义,因为骨骼肌功能对肌肉组织体积和营养素摄入的变化非常敏感。在开始营养支持的 2～3 d 内肌肉力量就能够得到改善,早于肌肉组织开始增加的时间。相反,在饥饿开始的几内日肌肉力量就开始变差。肌肉功能质的改变可以根据患者病史,以及日常生活活动、功能和手握力的降低来评价。最简单的定量方法是手握力测力法,该指标与外科患者的临床结局密切相关[25,26]。

呼吸肌力的改变可以采用连续 1 秒钟用力呼气量(forced expiratory volume in one second,FEV_1)测量来评价,而且该指标还能够反应气道阻力的变化。

在营养和代谢评价中还没有广泛地进行认知功能的评价。营养不良患者存在可逆转的认知功能退化和情绪变化。采用有效的精神评分系统,如 POMS[27] 或者 MMSE[28],可以定量评估患者情绪变化以及治疗后的变化。

免疫功能不是很容易检测。临床上主要是测量炎性反应活性,而不是给免疫功能评分。

儿童的评价

儿童身高、体重量表非常重要,因为生长速度对营养状况、并发疾病和炎症反应高度敏感。上臂围也被用于儿童营养不良的流行病学调查。

1.3.4 营养评价技术

体格测量

体格测量即测量与营养状况变化有关的机体结构改变。

(1)体重:这是临床上最常用的体格检查指标,但现在我们还没有做到记录每个住院患者和门诊患者的体重。医院每个科室都应该备有体重秤,而且要定期检查体重秤刻度,测量条件也要按照上一章要求进行。短期体重变化反映了体液变化,长期体重变化可能是机体组织增长所造成的。3～6 个月内非自愿的体重减轻是评价机体营养状况的有用指标,体重减轻<5% 为轻度,体重减轻>10% 为重度。即使患者存在 1 年以上的体重减轻,但如果最近有体重增加,这也不能反映营养不良。如果患者体重持续减轻,临床医师应该对此警惕并找出原因。

体重测量还可以根据标准方程计算代谢速率,估计其他营养需要,以及计算药物使用量。尽管采用代谢方程得到的个体预测误差可能达到间接测热结果的

$28\%^{[24]}$，但是对于体重超重或者肥胖的个体，最好采用理想体重作为计算能量需要的参考。体重除以理想体重得到的是理想体重百分比。有专门的北美人群同一年龄性别的理想体重表。理想体重是根据美国健康保险最近的医疗费制订的。在儿科生长量表中体重和身长(婴儿)或身高结合可以很好的判断其营养状况。

（2）体质指数：体质指数(Body Mass Index，BMI)，BMI可以对不同性别年龄人群进行比较。计算公式如下：

$$BMI = 体重(kg) / 身高^2(m^2)$$

BMI>30为肥胖，25～30为超重，20～25为正常，18.5～20为潜在的营养不良，<18.5为营养不良。

女性BMI<10或者男性BMI<12是非常少见的，BMI<20与疾病死亡率和临床结局相关。老年人由于骨质疏松体重丢失，这个范围将提高到22，即BMI<22与临床结果有关。即使BMI在正常或者肥胖范围，但是如果患者最近有非自主性体重丢失，仍然可能存在营养不良。

如果无法测量身高，比如患者生病、老年人或者比较虚弱的患者，或者发生脊柱侧突、驼背时，可以根据年龄、膝高以及性别计算身高。

（3）上臂中围和三头肌皮褶厚度：上臂中围(Midarm Circumference，MAC)和三头肌皮褶厚度(triceps skin fold thickness，TSF)。臂中围是用卷尺测量肩峰和尺骨鹰嘴中点的手臂围，这个指标易测量且误差也较小。在无法测量体重时它是很好的替代指标。上臂中围与某些疾病的死亡率、发病率等指标有很好的相关性，对于老年患者，MAC与BMI相比，能更好地预测死亡。它主要是测量总的成分，包括肌肉、骨骼、体液及脂肪组织等，上臂中围如果和三头肌皮褶厚度结合可分析出机体肌肉和脂肪的比例。

然而，用卡尺测量三头肌皮褶厚度需要相当的技巧，测量方法不正确可能会造成高达20%的误差。TSF和MAC都会受到体液平衡的影响，上臂肌区(arm muscle area，AMA)和去骨肌肉区(upper arm bone-free muscle area，ABMA)可以通过以下Heymsfild改良公式进行计算：

$$AMA = (MAC - \pi TSF)^2/4\pi$$
$$男性：ABMA = AMA - 10 \text{ cm}^2$$
$$女性：ABMA = AMA - 6.5 \text{ cm}^2$$

AMA——上臂肌区；

$ABMA$——去骨肌肉区；

MAC——上臂中围；

TSF——三头肌厚度。

MAC 和 TSF 都与年龄别和性别正常百分位数相关：① 第 5～15 百分位数：中度营养不良。② <第 5 百分位数：重度营养不良。

功能测试

（1）直接肌肉刺激：对拇收肌进行电刺激后直接测量肌肉收缩、舒张和力量，可以追踪力频率曲线。在饥饿和再喂养早期就可以检测出改变。Jeejeebhoy 及其同事已经把这种方法作为测定一些不受神经系统控制的非自主性肌肉力量的实用床旁工具[36]。

（2）呼吸功能：和测量气道阻力一样，FEV₁ 能够反应呼吸肌力量。最大呼气量的峰流量会随着营养状况改变而变化，它代表了呼吸肌的力量，呼气和吸气功能也可以在有阻力的情况下测定。呼吸功能与机体蛋白质营养状况密切相关，如果机体蛋白质减少 20%，呼吸能力会急剧下降[37]。

（3）免疫功能：严重的蛋白质能量营养不良与细胞调节免疫功能、巨噬细胞功能、补体系统显著功能受损，分泌性免疫球蛋白 A、抗体浓度和细胞因此产生也显著减少。缺乏某些单一营养素（如锌、硒、铁和维生素 A、维生素 C、维生素 E 以及维生素 B₆）也会导致免疫功能改变[38]。

如果淋巴细胞数目在（900～1 500）×10⁶ 个/L（900～1 500 个/mm³）提示机体轻度营养不良，淋巴细胞数目<900×10⁶ 个/L（900 个/mm³）提示机体严重营养不良。T 淋巴细胞在外周血中的数目和比例在营养不良时会下降，营养状况好转时数目会逐渐回升。机体营养不良时，白细胞、抗体的产生、补体的水平等免疫指标都受到影响。

实验室检查[39]

（1）血清白蛋白：可以反映外科风险及疾病的严重程度，但和通常的认识相反，它不能反映机体营养不良状况。急性疾病患者康复期血清白蛋白恢复到正常值需要一定时间，这与患者的能量和蛋白质摄入有关。血清白蛋白在体内的浓度主要受分布和稀释的影响，例如，在受伤时释放出的细胞因子会引起白蛋白从血液中流失速度加快以及摄入液体时血清白蛋白浓度会降低。白蛋白的代谢半衰期大约是 18 d，所以其代谢变化对浓度的影响需要过一段时间后才能显现出来。白蛋白从血液中正常流失的速度以及从淋巴系统中返回的速度是其合成速度的 10 倍。

（2）代谢半衰期更短的蛋白质，甲状腺素运载蛋白（2 d）和运铁蛋白（7 d），与白蛋白相似，在体内的浓度主要受分布和稀释的影响。甲状腺素运载蛋白能比较敏感地反映近期食物摄入，但是不能很好地反映营养状况。但前白蛋白可能是反应近期膳食摄入状况更加灵敏的指标。因此这些指标很少在全面营养评价中使用。

（3）其他检测：肝脏中酶的活性、肌酐、尿素以及电解质水平（钙、磷、镁离子浓度）都应常规检测。锌、硒和铁的检测对于胃肠道患者尤其有用，C 反应蛋白可以用来评价机体急性炎症状况，但对慢性炎症反应或从急性炎症期的恢复不是非常可靠。

（4）肌酐：尿中排出的肌酐反映了机体肌肉组织的状况。例如，肌肉发达的举重运动员排出的肌酐高，而虚弱的患者则很低。机体24 h内排出的肌酐可以用来计算肌酐身高指数（creatinine height index，CHI）。

$$CHI(\%) = 24 \text{ h 肌酐排泄量} / 24 \text{ h 同性别及身高的标准肌酐值} \times 100$$

肌酐身高指数可以用来评价机体肌肉组织的状况，如果减少5%～15%属于轻微虚弱，15%～30%属于中度虚弱，30%以上为重度虚弱。

（5）氮平衡：这是一个主要的研究手段，在临床病例中氮摄入量经常被估计过高而排出量经常被估计过低。凯氏定氮法测定总氮的含量比根据尿中尿素氮排泄量外推法要准确一些，因为在正常情况下尿素含氮量为尿氮的4/5，但在营养不良和疾病状态下这个比例会改变。虽然尿素氮排泄变化很大，但它仍然是重症患者机体蛋白质分解代谢的一个有意义的指标，而且测定方法简单。饥饿状态下蛋白质代谢率降低表现为血清尿素氮含量变低。

生物电阻抗法

生物电阻抗法（bioelectrical impedance spectroscopy，BI）是建立在身体各个组织导电率不同的基础上。该方法对研究正常个体的身体成分是一个很有价值的工具，但在临床上它的价值有限，因为患者体液平衡和身体成分容易发生较大波动。

记录

包括患者刚入院以及随后监测过程中所得到的数据都应该以电子数据或者表格的方式连续记录下来。这样便于及时发现变化并采用合适的处理措施。各种数据也可能相互关联，连续动态数据记录便于全面掌握患者的临床特征。

【小结】

营养不良不仅引起体重减轻和身体成分改变，而且会损害机体生理功能，导致并发症的危险性增加，预后变差。疾病导致营养不良不仅是与疾病对食物摄入的影响有关，而且在创伤和炎症性疾病时，代谢速率和蛋白质分解代谢增加。所有患者应在入院前做营养状况筛查，此后住院期间最好每隔1星期应用快速筛查工具进行一次营养筛查，对于筛查中发现的有营养不良风险的患者要制订营养改善计划，对于代谢状况或生理功能异常导致不能用常规方法治疗的患者，应该请营养专家会诊，进行详尽的营养评估，并制订营养改善计划。

～～～～～～～～～～～～～ 推荐阅读文献 ～～～～～～～～～～～～～

1. Stratton RJ，Gree CJ，Elia M. *Disease related malnutrition: an evidence-based approach to*

treatment. Cambridge: ACBI Publishing 2003: 1 – 34.

2. Lochs H, Allison SP, Meier R et al. Introductory to the ESPEN Guidelines on Enteral Nutrition: Terminology, definitions and general topics. *Clin Nutr*, 2006,25: 180 – 186.

3. Jahoor F, Badaloo A, Reid M, et al. Protein kinetic differences between children with edematous and nonedematous severe childhood undernutrition in the fed and postabsorptive stateds. *Am J Clin Nutr*, 2005,82: 792 – 800.

4. Norman K, Pichard C, Lochs H, Pirlich M. Prognostic impact of disease-related malnutrition. *Clin Nutr*, 2008,27: 5 – 15.

5. Powanda MC, Beisel WR. Metabolic effects of infection on protein and energy status. *J Nutr*, 2003,133: 322S – 327S.

6. Buzby GP, Mullen JL, Matthews DC et al. Prognostic Nutritional Index in gastrointestinal surgery. *Americal Journal of Surgery*, 1980,139: 160 – 166.

7. Fukuse T, Satoda N, Hijiya K, Fujinaga T. Importance of a comprehensive geriatric assessment in prediction of complications following thoracic surgery in elderly patients. *Chest*, 2005,127: 886 – 891.

8. Rapp-Kesek D, Stahle E, Karlsson TT. Body mass index and albumin in the preoperative evaluation of cardiac surgery patients. *Clin Nutr*, 2004,23: 1398 – 1404.

9. Engelman DT, Adams DH, Byrne JG et al. Impact of body mass index and albumin on morbidity and mortality after cardiac surgery. *J Thora Cardiovasc Surg*, 1999, 118: 866 – 873.

10. Reynolds TM, Stokes A, Russull L. Assessment of a prognostic biochemical indicator of nutrition and inflammation for identification of pressure ulcer risk. *J Clin Pathol*, 2006, 59: 308 – 310.

11. Terrier N, Senecal L, Dupuy AM et al. Association between novel indices of malnutrition-inflammation complex syndrome and cardiovascular disease in hemodialysis patients. *Hemodial Int*, 2005,9: 159 – 168.

12. de Jong PCM, Wesdorp RIC, Volovics A et al. The value of objective measurement to select patients who are malnourished. *Clinical Nutrition*, 1985,4: 61 – 66.

13. Kondrup J, Rasmussen H, Hamberg O, et al. Nutritional risk screening (NRS 2002): a new method based on analysis of controlled clinical trials. *Clinical Nutrition*, 2003,22: 321 – 336.

14. Elia M. The "MUST" report. Nutritional screening of adults: a multidisciplinary responsibility. *Reditch: BAPEN*, 2003.

15. Jensen GL, Mirtallo J, Compher C et al. Adult starvation and disease-related malnutrition: A proposal for etiology-based diagnosis in the clinical practice setting from the International Consensus Guideline Committee. *Clin Nutr*, 2010,29: 151 – 153.

16. Soeters PB, Reijven PL, van Bokhorst-de et al. A rational approach to nutritional

assessment. *Clin Nutr*, 2008,27: 706 - 716.

17. Kondrup J, Allison SP, vellas B, Plauth M. ESPEN Guidelines for nutritional screening. *Clinical Nutrition*, 2003,22: 415 - 421.

18. Van Venrooij LMV, De Vos R, Borgmeijer-Hoelen AMMJ et al. Quick-and-easy screening. *Clinical Nutrition*, 2003,22: 415 - 421.

19. Ferguson M, Capra S, Bauer J, Banks M. Development of a valid and reliable malnutrition screening tool for adult acute hospital patients. *Nutrition*, 1999,15: 458 - 464.

20. Kruizenga HM, Seidell JC, de Vet HC et al. Development and validation of a hospital screening tool for malnutrition: the short nutritional assessment questionnaire (SNAQ). *Clin Nutr*, 2005,24: 75 - 82.

21. Detsky AS, McLaughlin JR, Baker JP et al. What is subjective global assessment of nutritional status? *JPEN J Parenter Enteral Nutr*, 1987,11: 8 - 13.

22. Vellas BJ, Guigoz Y, Garry PJ et al. The mini nutritional assessment (MNA) and its use in grading the nutritional state of elderly people. *Nutrition*, 1998,14: 116 - 122.

23. Kaider MJ, Bauer JM, Ramsch C et al. Validation of the Mini Nutritional Assessment short-form (MNA-SF): a practical tool for identification of nutritional status. *J Nutr Health Aging*, 2009,13: 782 - 788.

24. Veijs PJ, Kruizenga HM, van Dijk AE et al. Validation of predictive equations for resting energy expenditure in adult outpatients. *Clin Nutr*, 2008,27: 150 - 157.

25. Mahalakskmi VN, Ananthakrishnan N, Kate V et al. Handgrip strength and endurance as a predictor of postoperative morbidity in surgical patients: can it serve as a simple bedside test? *Int Surg*, 2004,89: 115 - 121.

26. Klidjian AM, Foster KJ, Kammerling RM et al. Relation of anthropometric and dynamometric variables to serious postoperative complications. *British Medical Journal*, 1980,281: 899 - 901.

27. McNair DM, Lorr M, Droppleman lf. *Manual Profile of Mood Status*. San Diego: Education and Industrial Testing Service 1981.

28. Flostein MF, Folstein SE, McHugh PR. "Mini-mental state". A practical method for grading the cognitive state of patients for the clinician. *J Psychiatr Res*, 1975, 12: 189 - 198.

29. Chumlea WC, Roche AF, Steinbaugh ML. Estimating stature from knee height for persons 60 to 90 years of age. *J Am Geriatr Soc*, 1985,33: 116 - 120.

30. Heymsfield SB. Anthropometric measurement: application in hospitalized patient. *Infusionstherapie*, 1990,17(Suppl 3): 48 - 51.

31. Wang AY, Sea MM, Ho ZS et al. Evaluation of handgrip strength as a nutritional marker and prognostic indicator in peritoneal dialysis patients. *Am J Clin Nutr*, 2005,81: 79 - 86.

32. Rantamen T, Harris T, Leveille SG et al. Muscle strength and body mass index as long-

term predictors of mortality in initially healthy men. *J Gerontol A Biol Sci Med Sci*, 2000, 55: M168 - M173.

33. Rantanen T, Volpato S, Ferrucci L et al. Handgrip strength and cause-specific and total mortality in older disabled women: exploring the mechanism. *J Am Geriatr Soc*, 2003,51: 636 - 641.

34. Di IA, Cherubini A, Volpato S et al. Markers of inflammation, vitamin E and peripheral nervous system function: the InCHIANTI study. *Neurobiol Aging*, 2006,27: 1280 - 1288.

35. Ferrucci L, Penninx BW, Volpato S et al. Changes in muscle strength explains accelerated decline of physical function in older women with high interleukin - 6 serum levels. *J Am Geriatr Soc*, 2002,50: 1947 - 1954.

36. Jeejeebhoy KN. Nutritional Assessment. *Clin Nutr*, 1998,27: 347 - 369.

37. Hill GL. Jonathan E. Rhoads Lecture. Body composition research: implications for the practice of clinical nutrition. *JPEN J Parenter Enteral Nutr*, 1992,16: 197 - 218.

38. Keusch GT. The history of nutrition: malnutrition, infection and immunity. *J Nutr*, 2003,133: 336S - 40S.

39. Shnkin A, Cederblad G, Elia M, Isaksson B. Laboratory assessment of protein energy status. *J Int Fed Clin Chem*, 1996,9: 58 - 61.

40. Kyle UG, Bosaeus I, De Lorenzo AD et al. Bioelectrical impedance analysis — part I: review of principles and methods. *Clin Nutr*, 2004,23: 1226 - 1243.

1.4 营养不良对生理功能的影响

MAE van Bokhorst-de van der Schueren,

PB Soeters, *SP Allison*

【学习目的】

● 熟悉营养不良对不同器官的影响。

● 掌握营养不良对生理功能的影响。

饥饿对机体器官的生理功能和结构上的影响都相当大。Krieger[1]在对死于营养不良患者的尸检中发现,心脏和肝脏的重量大约减少了30%,脾脏、肾脏以及胰腺的重量也受到影响。在 Keys 的研究中,32 名健康男性部分饥饿 24 周,每名志愿者体重大约减轻了25%,脂肪组织降低至基线的30%,去脂组织降低至基线的82%。临床检查发现去脂组织中丢失最多的部分是骨骼肌。在应激反应中,肌肉蛋白不仅提供糖异生作用的前体,还提供蛋白质合成所需的氨基酸以满足修复和免疫反应的需要。肌肉组织丢失可能是衰竭患者在手术和急性病时更容易发生并发症的原因之一。本章重点讨论饥饿对机体一些器官系统的影响。

对认知的影响

在 Keys 和 Brozek 对健康人[2]以及 Hill[3]对患者的研究中都发现,饥饿会导致成人焦虑和抑郁,这可能与特定的微量营养素缺乏有关。一些大规模流行病学研究发现膳食质量与精神损伤相关[4~10]。维生素 C、维生素 E、维生素 B_{12}、维生素 B_6 和叶酸的亚临床缺乏以及钙、镁和磷的改变都是损害大脑生理功能的营养相关危险因素。儿童的蛋白质、能量、铁和碘缺乏和精神损伤相关。

对肌肉功能的影响

营养不良导致肌肉力量和持久力下降。除了导致肌肉组织学的改变(尤其是 1 型肌纤维),营养不良还与能量来源以及骨骼肌中的糖原、ATP、肌氨酸等中间产物减少有关。

禁食后,肌肉功能在肌肉质量发生变化前就开始降低。随着肌肉细胞质量减少,功能进一步下降[11]。相反地,恢复正常膳食后几日内,肌细胞功能在肌肉质量增加之前就升高了 10%~20%,几周后肌细胞的质量恢复正常,肌细胞的功能也随之逐渐恢复正常。除了肌肉质量下降,炎症活性也会降低肌肉力量、耐久性和移动性。肌肉力量可以综合测量肌肉质量以及炎症活性,因此是影响生活质量以及创伤、疾病康复能力的危险因素。使用握力计测量随意肌力量是临床上进行营养评价和监测有用的工具,可以用来监测手术和临床治疗后恢复的效果[12],例如刺激拇指不自主内收肌后测量其肌肉力量在科研中是非常有用的信息。使用直接刺激法测量的肌肉细胞功能在禁食后几天下降,接着肌肉质量减少导致肌细胞功能进一步恶化[13]。

对心脏功能的影响

长期和严重的营养不良导致心肌损伤,包括心输出量的减少、心动过缓和低血压。心容量的减少与体重的减少成正比,心容量减少的原因有两方面:一方面是心肌重量的减少,它在其中所占的比重为 40%[14];另一方面是内腔体积的减少,占 60%。严重衰竭患者可能引发周围循环衰竭,对活动反应缺失,尤其是营养素缺乏,如缺乏维生素 B_1 可能会引起心力衰竭,缺乏矿物质和电解质紊乱可能会导致心律不齐[15]。

对肾脏功能的影响

营养不良会引起肾血流速和肾小球滤过率降低,浓缩尿和酸排泄负荷能力下降,同时排泄多余盐和水的负荷能力降低,细胞外液在身体成分中的比例增高[16],这些因素一起以及其他营养不良相关改变可导致"饥饿性水肿"。

对呼吸功能的影响

机体蛋白质消耗超过 20% 就会影响到呼吸肌肉的结构和功能。这与膈肌的重量降低,呼吸肌最大通气和力量同时下降有关[17]。损伤的呼吸中枢驱动也会影响通气[18]。衰竭患者对组织缺氧和高碳酸血症的反应发生改变,同时呼吸模式和肺实质的形态也有所改变,因而患者撤离呼吸机就更困难了。这些患者很容易患支气管炎,原因是由于肺换气不足、不能有效地咳嗽以及对入侵细菌的抵抗能力降低等。

对胃肠道功能的影响

肠上皮细胞和结肠细胞更新迅速,食物存在于肠腔是肠细胞更新的主要刺激因素[19]。急性和慢性食物缺乏对小肠最明显的影响是吸收面积减少。重度衰竭患者对脂肪、双糖和葡萄糖的吸收发生障碍,同时胃液、胰液和胆汁的分泌减少,这些也与吸收不良有关。严重营养不良患者往往出现腹泻,又会加重营养不良的程度。肠道菌群或肠道感染可能会加重吸收不良和腹泻的程度。所有这些与营养不良有关的胃肠道的变化会损害肠道的屏障功能。慢性期改变可能导致非酒精性肝脏脂肪变性(nonalcoholic fatty liver disease,NAFLD),或者更严重的发展为非酒精性脂肪性肝炎(nonalcoholic steatohepatitis,NASH)[20]。

对体温调节的影响

体重减少过多会损害机体对寒冷的体温调节能力,饥饿超过 48 h 也会损害血管收缩功能。因此饥饿和体重减轻都容易导致体温过低。体温只要降低 $1\sim2℃$ 就会引起认知功能障碍、共济失调、精神混乱以及肌肉无力等症状,对于老年人这种损害尤其严重。在严重饥饿状态下机体发热反应丧失,甚至在严重感染时机体也不会发热[20,21]。恢复正常膳食后体温调节功能恢复。

对免疫系统的影响

营养不良本身几乎影响免疫防御系统的所以方面,特别是损害机体细胞免疫和对感染的抵抗力[22]。饥饿对机体免疫系统基本损害包括 T 细胞和整个补体系统,如胸腺内淋巴细胞数目减少,胸腺萎缩等,已有发现,在低蛋白血症患者中,细胞因子代谢发生变化,白介素代谢减弱,尤其是白介素-1 活性降低,这可能是淋巴细胞增殖率降低的原因。由于补体系统被损伤,吞噬作用、趋化性以及细胞内的杀菌作用都有所削弱。疾病状况对免疫系统也响,再加上营养不良引起的变化,使得机体的免疫改变更加复杂[23]。

免疫力下降的结果是对感染的易感性增强以及对创伤和疾病的防疫能力下降。体质指数<18.5 kg/m² 的个体比体质指数大于 18.5 kg/m² 的个体倾向于每年生病的天数增加。手术后的痊愈时间和住院时间也经常会延长。

对创伤愈合的影响

营养不良尤其是近期营养摄入不足,导致外科手术患者创伤愈合过程延长。低体质指数、低体重以及食物摄入减少是发生褥疮的独立危险因素。给予充足的食物 1 星期内使伤口愈合速度加快。

有证据表明营养支持与褥疮发生率降低有关,接受高蛋白补充的褥疮患者倾向于恢复较快[24]。感染患者的伤口愈合受到严重影响。

生活质量

良好的营养状况促进生活质量,因为食物本身不仅提供感官和生理上的愉悦,而且精神和生理健康也依赖于它。营养不良的后果包括进行性的生理、精神和社会障碍,以及容易发生疾病和不良结局[25]。

【小结】

机体结构和精神生理功能损害与营养不良严重程度相对应。精神和情绪会受到影响,骨骼肌、心肌、呼吸、胃肠道、体温调节以及其他器官功能都可受到影响。

～～～～～～～～～～ 推荐阅读文献 ～～～～～～～～～～

1. Pena G. Sobre la atrofia los organos durante la inaninicion. *Nutricion Hospitlaria*,2007,22(1):112-123.

2. Keys A Bjhamothl. The biology of human starvation. Minneapolis University of Minnesota Press,1950.

3. Hill G. *Disorders of nutrition and metabolism in clinical surgery*. Edinburgh:Churchill Livingstone,1992.

4. Ames BN. Micronutrients prevent cancer and delay aging. *Toxicol Lett*,1998,102-103:5-18.

5. Correa Leite ML,Nicolosi A,Cristina S et al. Nutrition and cognitive deficit in the elderly:a population study. *Eur J Clin Nutr*,2001,55:1053-1058.

6. Deschamps V,Astier X,Ferry M et al. Nutritional status of healthy elderly persons living

in Dordogne, France, and relation with mortality and cognitive or functional decline. *Eur J Clin Nutr*, 2002,56: 305 – 312.

7. Di IA, Cherubini A, Volpato S et al. Markers of inflammation, vitamin E and peripheral nervous system function: the InCHIANTI study. *Neurobiol Aging*, 2006,27: 1280 – 1288.

8. Huijbregts PP, Feskens EJ, Rasanen L et al. Dietary patterns and cognitive function in elderly men in Finland, Italy and The Netherlands. *Eur J Clin Nutr*, 1998,52: 826 – 831.

9. Irving GF, Olsson BA, Cederholm T. Nutritional and cognitive status in elderly subjects living in service flats, and the effect of nutrition education on personnel. *Gerontology*, 1999,45: 187 – 194.

10. Isaacs E, Oates J. Nutrition and cognition: assessing cognitive abilities in children and young people. *Eur J Clin Nutr*, 2008,47(Suppl 3): 4 – 24.

11. Jeejeebhoy KN. Rhoads lecture – 1988. Bulk of bounce-the object of nutritional support. *JPEN J Parenter Enteral Nutr*, 1988,12: 539 – 549.

12. Soeters PB, Reijven PL, van Bokhorst-de van der Schueren MA et al. A rational approach to nutritional assessment. *Clin Nutr*, 2008,27: 706 – 716.

13. Lopes J, Russell DM, Whitwell J, Jeejeebhoy KN. Skeletal muscle function in malnutrition. *Am J Clin Nutr*, 1982,36: 602 – 610.

14. Heymsfield SB, Bethel RA, Ansley JD et al. Cardiac abnormalities in cachectic patients before and during nutrional repletion. *Am Heart J*, 1978,95: 584 – 594.

15. Soukoulis V, Dihu JB, Sole M et al. Micronutrient deficiencies an unmet need in heart failure. *J Am Coll Cardiol*, 2009,54: 1660 – 1673.

16. Benabe JE, Martines-Maldonado M. The impact of malnutrition on kidney function. *Miner Electrolyte Metab*, 1998,24: 20 – 26.

17. Arora NS, Rochester DF. Effect of body weight and muscularity on human diaphragm muscle mass, thickness, and area. *J Appl Physiol*, 1982,52: 64 – 70.

18. Doekel RC, Jr., Zwillich CW, Scoggin CH et al. Clinical semi-starvation: depression of hypoxic ventilator response. *N Engl J Med*, 1976,295: 358 – 361.

19. Tappenden KA. Mechanisms of enteral nutrient-enhanced intestinal adaptation. *Gastroenterology*, 2006,130(2 Suppl 1): S93 – S99.

20. Sessler DI. Perioperative thermoregulation and heat balance. *Ann N Y Acad Sci*, 1997, 813: 757 – 777.

21. Buggy DJ, Crossley AW. Thermoregulation, mild perioperative hypothermia and postanaesthetic shivering. *Br J Anaseth*, 2000,84: 615 – 628.

22. Chandra RK. Nutrition and the immune system from birth to old age. *Eur J Clin Nutr*, 2002,56(Suppl 3): S73 – S76.

23. Soeters PB, Grimble RF. Dangers, and benefits of the cytokine mediated response to injury and infection. *Clin Nutr*, 2009,28: 583 – 596.

24. Stratton RJ，Ek AC，Engfer M et al. Enteral nutritional support in prevention and treatment of pressure ulcers：a systematic review and meta-analysis. *Ageing Res Rev*，2005，4：422 - 450.

25. Muldoon MF，Barger SD，Flory JD，Manuck SB. What are quality of life measurements measuring? *BMJ* 1998，316：542 - 545.

1.5　营养过剩—生理功能和临床结局

S Svacina，M Haluzik

【学习目的】

- 熟悉长期营养过剩的危险。
- 熟悉脂肪组织对机体生理方面的影响。
- 熟悉肥胖和代谢综合征的关系。
- 了解肥胖症患者的营养治疗方法。
- 了解围手术期肥胖患者的营养问题及其危险性。

1.5.1　概述

营养过剩就是营养素摄入量超过需要量而在体内蓄积，导致肥胖或其他不良后果。本节主要讨论能量摄入过多的危害。其他营养素(例如维生素、矿物质等)过量所引起的副作用在本书其他章节讨论。

实际上，通过肠内或肠外途径进入机体的各种营养成分都需要进行代谢，除非营养摄入超过肾脏的清除阈值而通过尿液排出。不管是短期还是长期能量摄入过剩都会对人体产生副作用。

长期营养过剩机体会蓄积脂肪而导致肥胖。目前发达国家的大多数人口都存在着摄入食物过多的情况，其中只有少数人会进行足够的运动来消耗多余的能量。

脂肪组织以三酰甘油的形式储存多余能量，它是由过剩的脂肪和碳水化合物合成而来的。

1.5.2　脂肪组织的生理功能

现在普遍认为脂肪组织不仅是被动能量储存的组织，还是主动分泌器官，它可以分泌一些在身体其他部位具有重要调节作用的物质。脂肪组织至少有 7 项功能(见表 1 - 4)。

表 1-4 脂肪组织主要生理功能

脂肪组织的生理功能
储存能量
对脏器有机械保护作用
维持体温
产生激素和代谢活性物质
防止机体器官脂肪堆积
储存免疫活性细胞
使无生理活性的激素前体物转变为活性形式

图 1-8 和表 1-5 归纳了脂肪组织的分泌功能,其中有些激素、细胞因子以及代谢活性物质对代谢综合征的发展产生影响[1,2]。

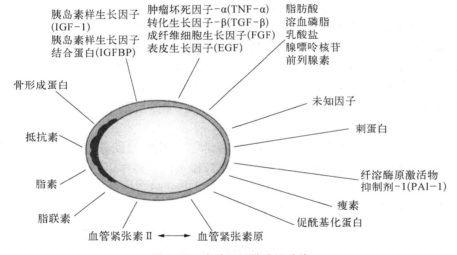

图 1-8 脂肪组织的分泌功能

资料来源:Ravussin,2002

表 1-5 脂肪组织产生的主要活性物质及其生理功能

脂肪组织产生的活性物质	生理功能
瘦素	调节食欲、生殖、造血作用、能量消耗
抵抗素	胰岛素抵抗
肿瘤坏死因子-α	胰岛素抵抗
血管紧张素原	高血压
纤溶酶原激活物抑制剂-1	损害血纤维蛋白溶解作用

续表

脂肪组织产生的活性物质	生 理 功 能
白介素-6 和其他细胞因子	致动脉粥样硬化
脂联素	胰岛素敏感性
游离脂肪酸	器官脂肪变性、影响胰岛素分泌
雌激素	肿瘤生成和防止骨质疏松

脂肪组织产生的重要活性因子包括以下 7 种[3]。

(1) 瘦素:是首个被发现的主要由脂肪组织(脂肪细胞)产生的激素。瘦素主要作用于中枢神经系统,尤其是下丘脑,影响食物摄取。它还可以通过调节能量代谢来影响生殖和造血功能。血清瘦素水平一般反映体脂含量,肥胖者比瘦者具有更高的血清瘦素水平。然而肥胖者升高的血清瘦素并不会减少食物摄入,体重增加可能是由于中枢神经系统对瘦素的敏感性降低。

(2) 抵抗素和肿瘤坏死因子 α:主要由免疫活性细胞产生,脂肪细胞也可以产生。通过干扰胰岛素受体后信号通路导致胰岛素抵抗,这两种物质在肥胖者体内生成增加,它们与肥胖症、糖尿病和其他代谢综合征成分有关。

(3) 血管紧张素原:脂肪组织和其他组织都可分泌,影响脂肪细胞分化以及胰岛素敏感性。它也可以被释放进入循环系统,导致肥胖症患者经常出现血压升高。

(4) 纤溶酶原激活物抑制剂-1:它是肥胖患者脂肪组织分泌的一种纤溶酶原激活物抑制剂,它在体内浓度升高会损害血纤维蛋白溶解作用。

(5) 致炎(炎症前)细胞因子如白介素-6:也是脂肪组织分泌的,可能导致肥胖患者形成动脉粥样硬化和凝血。

(6) 雌激素:脂肪组织将活性较低的前体物转化而来。由于体脂含量增加,肥胖患者产生雌激素较多,这可能与一些肿瘤和不孕症的发生有关。

(7) 脂肪酸结合蛋白 4:脂肪酸结合蛋白控制细胞内脂肪酸的运输,它们被释放进入循环系统来调节胰岛素敏感性。肥胖和胰岛素抵抗通常会导致脂肪酸结合蛋白 4 水平升高。

除了以上这些物质,脂肪组织还能产生促酰化蛋白、视黄醇结合蛋白以及金属硫蛋白(一种与应激反应有关的金属蛋白),可能在肥胖和心血管疾病中起作用。近年来有报道脂肪组织直接分泌急性期 C 反应蛋白。

脂肪组织在葡萄糖正常代谢过程中起重要作用,至少一定程度上降低餐后血糖波动,避免由此引起的糖尿病及其他代谢性疾病。这在转基因动物实验模型中得到验证:缺乏白色脂肪组织的转基因动物发生胰岛素抵抗。

1.5.3　急性营养过剩

急性营养过剩主要威胁全肠外营养的患者,因为这可能会导致营养素过量摄入(参见全胃肠外营养的并发症)。虽然肠内喂养也可以发生再喂养综合征,但喂养速率受到胃肠道耐受性限制。急性营养过剩损害免疫功能[4],增加氧化负担以及导致感染加剧。此外胃饥饿素水平急性升高。急性营养过剩的典型并发症包括液体潴留、高血糖、低磷酸盐血症、高血脂、呼吸过度、心脏和肝脏并发症及再喂养综合征[5](参见第 7.3 章节)。肥胖患者长期饥饿或低能量摄入后可发生严重的再喂养综合征。

1.5.4　慢性营养过剩

1.5.4.1　肥胖

慢性营养过剩是肥胖的主要原因[6],但还有其他一些因素也有影响,例如基因倾向、久坐的生活方式和避免身体脂肪堆积过多的机制受损等,这种机制包括餐后的生热作用、静止时的生热作用、体力活动、肌纤维构成、甲状腺激素活性、解偶联蛋白以及所谓的无效循环(耗能性)。

对实验动物和志愿者的研究显示,在结束过度喂养后,体重一般都会恢复到原来水平。对相扑运动员的研究发现了一些有趣的现象,他们长期营养过剩但运动量很大,当他们停止训练时脂肪组织会迅速取代肌肉组织。最近的一个前瞻性研究结果也显示,很多肥胖患者坚持足够的体育锻炼就不会引起死亡率的增高[7]。实际上肥胖而健康的状态(fit-fat)要比瘦而不健康的状态(unfit-unfat)要好。

在发达国家,人群中 40% 体重超标而超过 20% 属于肥胖,在一些国家的成年人中甚至 75% 的人口都患有肥胖症。在基因背景没有改变的前提下,发达国家肥胖症发病率激增的原因主要是由于过量进食及运动减少,这种情况可能也和所谓的节俭基因假说有关[8]。即认为现在的人群都是那些可以应付食物短缺、战争和饥荒的人群的后代,因此他们具有非常有效的储存和节约能量的机制。例如,在印度次大陆的人群,一些人口由较贫穷的农村地区迁移到相对富裕的城市,他们特别易患肥胖症和相关并发症。哺乳动物有很多适应低食物摄入量的机制,包括降低能量消耗水平等。另外一方面,这些机制适应能量摄入过高的作用比锻炼要有限得多。

目前肥胖症的判断标准是依据体质指数(body mass index,BMI)(参看 1.4 和 1.6)。虽然 BMI>30 才为肥胖症,但当 BMI>25 对健康的风险就开始增高。病理性肥胖症(BMI>30)是一种严重疾病,患者的寿命很少能超过 60 岁。为了达到理想的预期寿命,合适的 BMI 大概是在 $20\sim22$ 之间。BMI 作为判断肥胖的工具已被广泛采用,它可以作为预测期望寿命和大部分肥胖的并发症的指标。

区分雄性肥胖(腹部脂肪堆积)和雌性肥胖(臀部和大腿脂肪堆积)也非常重要,因为一般雄性肥胖伴随着代谢并发症包括糖尿病及动脉粥样硬化。男性腰臀比(WHR)>1,女性腰臀比>0.85 是诊断雄性肥胖的指标,单独的腰围指标则和内脏脂肪含量更为相关。代谢并发症的危险性,例如更易发展为雄性肥胖,和腰围有关并且常根据程度不同分为以下 2 个级别(见表 1-6)。

表 1-6　腰围和代谢疾病的危险性

代谢疾病的危险性		
性别	中等	严重
女性	>80 cm	>88 cm
男性	>94 cm	>102 cm

虽然肥胖个体动用脂肪作为他们的主要能量来源,但这也受摄入食物类型的影响。肥胖患者由于他们的瘦体质增多并且移动躯体需要更多的能量,所以能量消耗的绝对值是增加的。由于脂肪组织代谢率比瘦体组织低,肥胖个体单位体重的耗氧量比正常人低,一些肥胖个体的食物特殊动力作用也会降低。

摄食紊乱可能会增快肥胖进程[9]。夜食综合征指的是晚上进食量占全天总进食量的 50%,患者往往还会有 5-羟色胺代谢的异常、抑郁以及呼吸暂停综合征。根据《精神疾病的诊断和统计手册》,暴食症是指失去控制的进食,尤其是在晚上。它也和 5-羟色胺代谢异常有关。

1.5.4.2　肥胖和代谢并发症

吃健康食物且定期运动的瘦者脂肪组织由较小脂肪细胞构成,这些脂肪细胞分泌激素的种类完整,包括可以防止胰岛素抵抗和动脉粥样化形成的脂联素。此外,他们还有足够的能力来储存餐后产物,重要代谢器官如肝脏、胰腺和肌肉就可以避免脂肪过载和脂肪异位储存。

相反地,吃不健康食物以及不运动的肥胖者脂肪组织与代谢并发症相关联,引发健康问题[1,3,6]:

持续的能量摄入引起过量三酰甘油积累,进而导致脂肪细胞肥大。机体对三酰甘油的贮藏需求超过了机体脂肪组织储存能力,结果三酰甘油和其他脂类代谢物溢出到非脂组织,如肌肉、肝脏和胰腺,这种现象称为"脂肪异位储存"。在肌肉和肝脏中,脂肪异位储存可通过干扰胰岛素信号通路引起胰岛素抵抗;在胰腺中,脂肪异位储存通过增加胰岛β细胞凋亡来损害胰岛素分泌。肥胖者脂肪组织储存脂类能力不足也导致循环系统游离脂肪酸水平逐渐上升,这直接降低了胰岛素的敏感性和分泌。以上这些进程最终一起导致2型糖尿病的发生。

长期能量过剩诱发的肥大脂肪细胞比"瘦"脂肪细胞更容易发生凋亡,这导致肥胖患者免疫活性细胞如巨噬细胞对脂肪组织的浸润更多,随后免疫活性细胞制造的促炎症反应细胞因子进一步吸引和活化脂肪组织中免疫活性细胞。这些促炎症反应细胞因子也被释放进入全身循环系统,对在肥胖患者、糖尿病和动脉粥样硬化患者中常见的"亚临床炎症"发展起着重要作用。

肥胖还显著地改变脂肪组织的内分泌功能。总体来说,肥胖患者的脂肪组织产生更多的促炎症反应细胞因子和胰岛素抵抗诱导因子(例如肿瘤坏死因子-α、脂肪酸结合蛋白4,抵抗素和白介素-6)以及较少的抗炎症和胰岛素敏感性因子(例如脂联素)。需要注意的是,脂肪细胞以及在脂肪组织中的其他非脂肪细胞(免疫活性细胞、成纤维细胞、内皮细胞等)都对肥胖患者不利的内分泌图谱有促进作用。

很多研究都证实皮下脂肪组织和内脏(腹部)脂肪组织产生的激素显著不同[3],内脏脂肪组织显示出更强的促炎症反应和不利代谢反应图谱。因而,内脏脂肪与代谢并发症,如2型糖尿病和心血管疾病发生的危险性关联更强。

肥胖患者脂肪组织产生更多的促炎症反应细胞因子不仅诱导胰岛素抵抗,而且直接促进动脉粥样硬化发展,因此,除了促炎症反应分子,脂肪组织还是细胞黏着分子、C反应蛋白以及肾素-血管紧张素体系成分的直接来源。

与肥胖相关的器官改变

肥胖是一种影响机体多器官的疾病,这是由于脂肪细胞对其他组织的生理和病理起着重要作用。局部脂肪细胞和其他器官如脂肪、附睾以及肾上腺细胞存在着特别的交互作用。血管外膜周围脂肪在正常生理环境下产生血管舒张物质,而在高血压和动脉粥样硬化病理过程中起着特别作用。心周脂肪可以影响冠状动脉粥样硬化形成,肾上腺脂肪会影响醛固酮分泌。中度体重减轻5%~10%显著影响局部和器官脂肪含量,具有重要的功能性意义(见表1-7)。

表1-7　慢性营养过剩导致机体的变化

慢性营养过剩导致的代谢和器官变化
产生脂肪,肝脏、肌肉及胰腺脂肪变性
肥胖
脂肪细胞产生过量的激素、脂肪酸和细胞因子

慢性营养过剩导致的代谢和器官变化	
胰岛素抵抗	
代谢综合征,如2型糖尿病,高血压,高脂血症	
损害纤维蛋白溶解作用	
不孕和激素紊乱	
睡眠呼吸暂停综合征	
呼吸障碍	
伤口愈合障碍	
容易感染	
动脉粥样硬化,内皮功能障碍	
氧化应激	
肥胖相关肿瘤	
糖尿病	
抑郁	

1.5.4.3　代谢综合征

Reaven[10]定义的代谢综合征包括了5种主要疾病状态,现在定义已经扩展到7个病理类别,含80种疾病状态(见表1-8)。美国胆固醇教育计划成人治疗组Ⅲ(American National Cholesterol Education Program Adult Treatment Panel Ⅲ)要求在诊断代谢综合征时必须具备3个主要症状,包括腹部肥胖(见表1-9)。这种综合征也可以叫做胰岛素抵抗综合征,它的病因既有遗传因素也有环境因素,后者包括宫内营养和低出生体重(Barker假说),缺少运动以及食物摄入过量等(见表1-9)。

表1-8　代谢综合征包括的主要疾病

传统的定义(Reaven, 1988)	现在认为代谢综合征和以下方面有关
高胰岛素血症	血糖水平
高极低密度脂蛋白和三酰甘油	血压
糖耐量异常和糖尿病	血脂
低高密度脂蛋白胆固醇	激素水平
原发性高血压	凝血和纤维蛋白溶解
	体形改变
	中枢神经系统的功能

表 1-9　代谢综合征的临床诊断

诊 断 项 目	诊 断 数 值	
腹部肥胖(腰围)		
男性	>102 cm	(40 in)
女性	>88 cm	(35 in)
三酰甘油	>150 mg/dl	(1.7 mmol/L)
高密度脂蛋白胆固醇		
男性	<40 mg/dl	(1.04 mmol/L)
女性	<50 mg/dl	(1.3 mmol/L)
血压	>130/85 mmHg	
空腹血糖	>110 mg/dl	(6.2 mmol/L)

注：必须至少具备 3 个以上主要诊断标准(包括腹部肥胖)
资料来源：美国胆固醇教育协会

1.5.5　肥胖症的治疗

以前试图使肥胖症患者达到理想体重的做法是不现实的,也没必要。因为只要适度降低体重(例如降低原来体重的 5％～10％)就会使糖尿病的发病率降低 50％,心血管病死亡率降低 20％,一些肿瘤的发病率降低 50％。这种变化可能与脂肪组织功能的微调有关,进一步的体重降低并不会增强这种效应。适度的体重降低已经足以刺激分解代谢,导致脂肪组织产生的三酰甘油、游离脂肪酸、胰岛素、瘦素、纤溶酶原激活物抑制剂及脂肪细胞分泌其他产物都有所降低。

肥胖症的 5 个不同治疗手段。

(1) 饮食。

(2) 心理治疗。

(3) 体育锻炼。

(4) 药物疗法。

(5) 外科手术。

前面 3 种治疗方法的目的是为了达到能量负平衡,因此是肥胖症任何治疗方法的基础。

干预包括以下措施。

(1) 规律的膳食摄入：每日的膳食应分成 3～6 餐,食物应该符合健康膳食的要求,包括抗动脉粥样硬化物质,如充足的膳食纤维、维生素和矿物质。膳食多样化,每日都要有新鲜的水果和蔬菜,全谷物制品,土豆和豆类。

(2) 减少脂肪摄入：降低体重最重要的措施,即使是一些对饮食非常关注的患

者也会经常忽略这一点,他们经常会强调不食用糖类,但一块 5 g 的方糖产生
20 kcal的热量,而 5 g 脂肪产生的能量是 45 kcal。

(3)改变生活方式:配合心理疗法作用更加明显。包括空闲时间的爱好以及
运动总量的增加等方面。仅仅依靠饮食方式的改变往往效果甚微。

(4)鼓励用新的生活方式来预防不良饮食习惯:父母经常会因为孩子在治疗
过程中的一个错误而感到泄气,而不是鼓励他已经作出的努力,这很可能会导致孩
子放弃努力。

(5)摄入充足的低能量饮料:这点很重要,同时应该减少含乙醇饮料的摄入量
(乙醇产生的能量为 7.5 kal/g)。

为了达到更好的减肥效果,减少能量摄入必须是长期的,此外还必须改变不健
康的生活方式,包括饮食和运动习惯。短期膳食干预措施通常持续数天或数周,例
如低能量膳食(每天摄入热量 600 kcal 或 2 500 kJ),也称为极低热量膳食,只能在
特定的情况下使用(如 Pickwick 综合征、糖尿病急性失代偿及术前准备等)。这些
膳食干预方法一般持续 7~30 d,必须在医师的指导下进行,因为对于有发病风险
的患者这些方法有一定危险性。不管是短期还是长期减肥措施,减肥者失去减肥
动力后体重反弹和增加是一个严重的问题,只有依靠反复和长期的教育和监督。

药物疗法对一些肥胖患者也是非常有效的,在一段时间内可以间断或不间断
地使用减肥药物。肠道脂肪酶抑制剂——奥利司他可以阻止消化的脂肪被吸收,
因此可以显著地缓解营养过剩导致的胰岛素抵抗。现在的中枢神经性食欲抑制
剂——西布曲明可以很好地被人体所耐受,没有以往中枢神经性食欲抑制剂的不
良反应。以上这两种药物,都可长期不间断服用数月甚至数年,但一般处方用药以
几个月为个 1 疗程。在 SCOUT 研究中,西布曲明对一些亚组患者造成了心血管
不良反应,因而在欧洲被停止使用。新型抗糖尿病药物——艾塞那肽和利拉鲁肽
可以非常有效地减轻体重。

1.5.6 肥胖患者围手术期的营养治疗

虽然现在的情况改善了很多(特别是腹腔镜外科手术出现以后),但肥胖患者
由于外科手术导致的死亡率比正常人还是要高出 10 倍左右,这和肥胖患者的高血
糖症、高血压和心血管病等因素有关。

导致肥胖患者围手术期并发症的原因是多方面的,包括呼吸障碍,纤维蛋白溶
解作用受损,血液易凝状态以及抗感染能力下降等。根据临床上的观察,发现肥胖
者在手术过程中失血更多,他们的胃处于排空状态时体积更大,这导致在手术中实
施吸引术的危险性增加。男性肥胖患者常会发生这些并发症,但当体质指数达到
32~35 之间时,男性和女性肥胖导致并发症就无差别了。

　　对于非急症患者的手术,应至少保持体重稳定 2 个月,严格膳食控制疗法后不宜马上进行外科手术,肥胖者围手术期的静息代谢要比体形较瘦者高,但单位体重消耗的静息代谢可能更低一些。如果肥胖症并发有睡眠呼吸障碍,应该在手术前进行对症治疗,使血流速度更快。

　　肥胖者不一定要加大低分子量肝素的服用剂量,一般肥胖者在进行髋部手术时死亡率和正常人相比并不会提高,但会延长手术时间。除了可以预防肥胖者围手术期常出现的感染外,预防性地服用抗生素并没有其他的益处。肥胖症并不能排除营养不良的可能性,尤其是微量营养素的缺乏,这种可能性必须要在手术前考虑到。对于一些分解代谢性疾病,瘦体质可能比脂肪组织消耗的更快,因此即使肥胖者在这种情况下也应该接受完全的营养支持。

【小结】

　　长期营养过剩产生的主要问题是导致肥胖,肥胖症又会引起许多并发症,如糖尿病、心血管疾病和癌症。体重降低 5%～10% 可以降低胰岛素抵抗,减少致动脉粥样硬化危险因素、凝血酶原酶、致糖尿病危险因素、激素及代谢活性底物,降低以上并发症的发病率。轻微的体重减少就会使脂肪组织的功能发生改变,从而避免肝脏、胰腺和肌肉组织的脂肪堆积。肥胖患者发生分解代谢性疾病时,容易出现营养不良,因此应给予适当的营养检查和营养支持治疗。肥胖患者在围手术期出现并发症的几率比正常体重患者高,在使用腹腔镜检查后这种几率大大降低。病理性肥胖对健康的危害很大,可以通过外科手术进行治疗。必须有合适的围手术期营养支持和营养教育的配合,胃束带手术才会取得良好的疗效。

─────────── 推荐阅读文献 ───────────

1. Byrne CD,Wild SH. *The metabolic syndrome*. Chichester:John Wiley 2007.

2. Ravussin E,Smith SR. Increased fat intake,impaired fat oxidation,and failure of fat cell proliferation result in ectopic fat storage,insulin resistance,and type 2 diabetes mellitus. *Ann N Y Acad Sci*,2002,967:363-378.

3. Fantuzzi C,Mazzone T,eds. *Adipose Tissue and Adipokinines in Health and Disease*. Totowa:Human Press 2007.

4. Griffiths RD. Too much of a good thing:the curse of overfeeding. *Crit Care*,2007,11:176-177.

5. Faine LA,et al. Toxicity of ad libitum overfeeding:effects on cardiac tissue. *Food Chem Toxical*,2002,40:663-668.

6. Kopelman PG,Caterson ID,Dietz WH,eds. *Clinical Obesity in Adults and Children*,3rd Edition. Wiley-Blackwell,2009.

7. Lee CD，Blair SN，Jackson AS. Cardiorespiratory fitness，body composition，and all-cause and cardiovascular disease mortality in men. *Am J Clin Nutr*，1999,69：373 - 380.

8. Wells JC. Thrift：A guide to thrifty genes，thrifty phenotypes and thrift norms. *Int J Obes* (Lond). 2009,33：1331 - 1338.

9. Treasure J，Schmidt U，van Furth E. *Handbook of Eating Disorders*. Wiley-Blackwell 2003.

10. Reaven G，Laws J. *Insulin resistance-metabolic syndrome* X. New York：Humana Press，1999.

11. Weeke P，Andersson C，Fosbol EL et al. The weight lowering effect of sibutramine and its impact on serum lipids in cardiovascular high risk patients with and without type 2 diabetes mellitus-an analysis from the SCOUT lead-in period. *BMC Endocr Disord*，2010,10：3.

12. Pelosi P，Gregoretti C. Perioperative management of obese patients. *Best Pract Clin Anaesthesiol*，2010,24：211 - 225.

1.6　营养不良的流行病学

RJ Stratton，*M Elia*

【学习目的】
- 掌握营养不良的定义。
- 了解营养不良和营养过剩的流行情况和费用。
- 熟悉营养不良的主要原因。

营养不良是指能量、蛋白质和其他营养素缺乏或过剩(或失衡)的营养状况,可对组织机体的形态(体型、体格大小和人体组成)、机体功能和临床结局产生可观察到的不良反应[1]。营养不良是一个广义的定义,不仅包括蛋白质-能量营养不良(营养过剩和营养低下),也包括其他营养素(如微量营养素)的失衡。营养不良的患病率与所采用的不同临界值(确定正常或异常/低危险性或高危险性)有关[1,2]。因此,进行营养不良的流行病学研究前,首先应确定一个诊断营养不良的标准(见表 1 - 10)。

尽管本章只讨论蛋白质-能量营养不良,但在老年人和急、慢性疾病患者中,微量营养素缺乏较为普遍。另外,蛋白质-能量营养状况较好者以及肥胖(营养过剩)者也可能发生一种或多种微量营养素缺乏。

蛋白质-能量营养不良是 21 世纪主要的全球性公共卫生问题之一。在许多西方国家(包括欧洲、美国、澳大利亚以及新西兰)的人群中可能存在某种形式的蛋白质-能量营养不良。为阐明这一问题,以下将分别介绍营养低下和营养过剩的流行病学。

表 1 - 10　体质指数的分类

体质指数(kg/m²)	类　别
<18.5	严重低体重
<20	低体重
20～25	适宜或健康的体重范围
>25～30	超重
>30～35	肥胖(Ⅰ型)
>35～40	肥胖(Ⅱ型)
>40	病态性肥胖或重症肥胖(Ⅱ型)

注：定义营养不良的 BMI 切点有所不同。世界卫生组织(WHO)将 BMI<18.5 kg/m² 定义为消瘦,但作为营养不良风险筛检工具的 BMI 切点与之不同(注：一项长期前瞻性随访 900 000 成人的研究发现 BMI 在 22.5～25 kg/m² 时死亡率最低,低于此范围 BMI 与死亡率负相关[3]。)

1.6.1　营养低下(疾病相关营养不良)

营养低下(也被称为营养不良,通常与疾病相关)是发达国家和发展中国家共同的公共卫生问题。虽然在考虑国家政策时经常被肥胖所掩盖,疾病相关营养低下也很常见,而且导致机体虚弱和预期费用更高。最近的经济预测显示,在英国 2007 年由于营养低下导致的支出最少为 130 亿英镑(～14.3 亿欧元,欧元/英镑换算比率为 1.11,2010 年 5 月)(见图 1 - 9)[4],相当于欧盟总人口花费 1 200 亿欧元。这些支出主要是由于营养不良导致的临床不良反应,进而增加治疗费用、住院时间、全科医生访问次数以及卫生保健费用。关于营

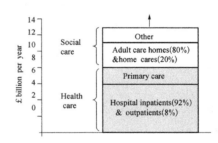

图 1 - 9　**Estimated cost of disease-related malnutrition in the UK (2007 prices)**[4]

养不良的更多内容可参见本书其他章节。虽然营养不良引起有害临床结局,且导致个人、社会费用支出增加,营养支持支出在国家药物费用中仍然保持在很低的份额(通常<2％)[4],而越来越多的证据表明正确使用营养支持(口服营养补充剂、管饲和肠外营养)可以改善患者结局和降低费用[2,5～7]。

1.6.2　营养低下的发病率

在英国,估计至少 5％(约 300 万人)存在发生营养不良风险[8]。传统上营养不良的诊断和治疗是在医院进行的,并使用特别开发的急性医护筛查工具和治疗方法。但营养不良的大部分个体在社区中。"营养不良通用筛查工具(Malnutrition

Universal Screening Tool，MUST)"使医生和医疗保健规划者能够对成人使用一个通用方法进行检测，在医疗机构和社会环境下更多地了解个体营养不良状况。

表1-11总结了使用"MUST"工具得到的营养不良发生率，在下文将进行简要讨论。英国肠外和肠内营养学会(British Association For Parenteral and Enteral Nutrition，BAPEN)进行的全国调查强调大约1/3收治入院的急性患者存在营养不良(28%：22%为高风险，6%中等风险)[9]。营养不良常见于所有年龄和疾病种类中。但老年人群(年龄大于65岁，发病率为32%)发病率显著高于65岁以下人群发病率(23%)。营养不良发病率较高的疾病包括：胃肠道疾病(41%)、神经系统疾病(31%)和各种癌症(40%)。44%营养不良患者体质指数较低(BMI<20 kg/m²)。欧洲和美国使用"MUST"工具以及其他工具(如NRS)进行的局部和全国调查得到相似的发病率。在医院里，患者营养状况经常由于疾病、症状、手术等原因而在短时间内恶化，而且在患者回到社区之前仅有有限的时间进行营养支持干预。在最近的BAPEN医院调查中超过3/4的患者在家庭中，因此在卫生保健体系中提高营养不良检测和治疗必须得到保证。

表1-11　英国营养不良发病率

医　　院	社区(包括自由生活)
大规模地区性调查	
住院病房	机构
胃肠道手术 60%	养老院 44%
老年护理 58%	宿舍 37%
肿瘤护理 48%	社区医院 36%
骨科创伤 47%	
老年医学 44%	自由居住
神经疾病 34%	社区护理 28%
产科/妇科 32%	全科诊所 24%
内科(各年龄)28%	避难所 14%
外科 19%	胃肠道门诊 30%
骨科择期手术 18%	综合门诊(<65岁) 15%
心胸 16%	综合门诊(>65岁) 21%
全国性调查	
医院患者	机构
医院(所有科室) 28%	护理院 42%
初步诊断分类	养老院 46%
胃肠道疾病 42%	宿舍 36%
呼吸疾病 38%	老年精神病护理 59%
中枢神经系统 32%	精神疾病长期住宿单位 21%
生殖泌尿/肾脏 24%	社区医院 37%
肌肉骨骼 21%	自由居住
心血管系统 20%	自由居住老年人 14%
	避难所 14%

注：使用营养不良通用筛查工具"MUST"，中度及重度风险

全国和局部地区护理院调查发现,在护理部门和家庭中营养不良发生率较高(见表 1-11)。在护理院中,营养不良发生率随着年龄和护理持续时间增加而增高。最近一个调查发现,约 80% 营养不良患病居民的发病风险增加与低 BMI(<20 kg/m²)有关。尽管营养不良在这些情况下很常见,但大规模地区性调查结果显示营养不良的检测及治疗不够[7,10,11]。进行护理院营养不良筛查项目后(包括营养支持人员培训和教育、使用"MUST"工具进行筛查以及治疗计划),观察到患者护理状况得到显著改善[12]。

除了医疗机构人群,营养不良在自由居住人群中也很普遍,包括门诊、全科、社区护理及避难所等。营养不良在社会经济地位较低或贫困地区人群中也是一种常见的卫生不平等。为了提高对这种常见现象的认知、检测和处理,国家及国际组织如英国肠外和肠内营养学会(www. bapen. org. uk)、欧洲肠外和肠内营养学会(www. espen. org)和 NICE(www. nice. org. uk,《临床指南 32》)制定了详尽的营养不良鉴别和管理指南。

由于需要考虑生长发育的问题,快速确诊营养不良对于儿科至关重要,且比成人更为复杂。同成人一样,对于检测婴儿和儿童营养不良的最佳方法还没有取得一致性意见。儿童营养不良包括消瘦和发育障碍。发达国家进行的儿科学研究发现消瘦和发育障碍常发生于各类患者(包括心脏病、脑瘫、囊性纤维病、慢性肺病、癌症和肾脏疾病)以及重症监护病房危重病儿[2],发生率估计在 6%~60%。本书后面内容有进一步介绍。

1.6.3 病因

疾病引起营养不良的病因很多,其中包括食物(营养素)摄入不足、消化吸收障碍,营养素丢失(如外伤、吸收不良)或分解代谢增加所导致的营养素需要量增加。食物摄入不足是疾病引起营养不良发生的主要原因,包括厌食(疾病的常见表现)、味觉异常、恶心呕吐以及其他由药物等治疗方法引起的不良反应,摄食和吞咽困难,购买或加工过程中的问题及社会和心理因素(如焦虑、抑郁、悲伤、贫困)。医院和养老院因缺少适当可口的食物,也可减少食物摄入量。大量对不同人群进行的研究发现能量、蛋白质和微量营养素摄入量无法满足营养需要,尤其是住院患者,食物丢弃率很高。此外,未能及时或充分应用营养支持(口服补充营养素,肠内营养和肠外营养)来预防和治疗疾病引起的营养不良。已有大量证据表明营养支持有助于改善机体的结构、功能(如肌肉强度、免疫功能、运动能力)和临床结局(病死率、并发症的发生率)。最近的研究结果表明,正确使用营养支持使得卫生保健使用(例如医院住院率)减少(详细内容见推荐阅读文献[2,5,6])。NICE 估计进行对营养不良患者的筛查和治疗可以每 10 万人口节约费用 28 473 英镑(31 320 欧元,按

2010年5月欧元/英镑换算比率1.11)(根据2006数据[13])本书其他部分将进一步阐述营养不良的治疗和临床结局。

1.6.4　营养过剩(超重/肥胖)

营养过剩(包括超重和肥胖,分类见表1-10)是一个重要的全球性公共卫生问题。表1-12列出了多个欧洲国家的成人肥胖(BMI>30 kg/m²)患病率。更多关于成人超重和肥胖患病率的资料可参阅国际肥胖问题工作小组全球数据库(www.iotf.org/database/index.asp)。

表1-12　一些欧洲国家的肥胖(BMI>30)患病率

国家(按英文字母顺序)	女性患病率(BMI>30 kg/m²)	男性患病率(BMI>30 kg/m²)
奥地利	14	10
比利时	13	14
塞浦路斯	23.7	26.2
捷克共和国	26.2	24.7
丹麦	15	13
英格兰	23.8	22.7
芬兰	19.4	19.8
法国	13	11.8
德国	23.3	22.5
希腊	15	20
意大利	8.7	9.3
荷兰	10.1	10.4
波兰	12.4	10.9
葡萄牙	14.6	14.5
苏格兰	26.0	22.4
西班牙	15.8	13.4
瑞典	11.9	10

同样,儿童肥胖和超重也很普遍。最近数据显示几乎1/3的英国儿童超重或肥胖(其中约1/6为肥胖[15])。估计其他欧洲国家的超重和肥胖率为12%~33%。

超重和肥胖的发病率持续上升。例如从1993年到2006年,英国男性超重和肥胖比例从57.6%增高到69.5%,病理肥胖比例从0.2%增高到1.4%,都有显著增加[15]。

超重和肥胖(和营养不良一样)在发达国家是一个卫生不平等问题,在低社会经济地位人群以及较贫困地区更为常见。营养过剩在特定民族,如非洲黑种人、印度人以及巴基斯坦人中发病率较高[15]。营养过剩发病率增高的主要原因是当今人们倾向于低活动量的生活方式以及饮食结构的变化。与营养不良相同,肥胖造成严重的功能和临床后果,这些将在本书其他部分进行讨论。例如,肥胖是很多慢性病(如高血压、心血管疾病、中风、2 型糖尿病、代谢综合征、骨质疏松以及癌症)以及过早死亡的发病危险因素。肥胖是一种花费昂贵的疾病,在英国国家卫生服务体系(NHS)估计耗费 42 亿英镑(2007 年)。

此外需要重点关注的是,超重/肥胖个体非有意的体重降低或由于急慢性疾病(例如,脑血管意外阻碍正常吞咽)而不能正常进食者也可能存在疾病相关营养不良(营养低下)风险并需要营养支持。

【小结】

营养不良(营养低下和营养过剩)是一个公共卫生问题,全世界和每个国家都必须采取有力措施来改善营养低下和营养过剩的防治工作。营养过剩(超重和肥胖)的地区分布较广,在欧洲等地的发病率持续上升且耗费巨大。营养低下最常见的原因是疾病(疾病引起的营养不良)也是一个突出的问题并且比肥胖耗费更多,营养不良发生于患有多种急慢性疾病的患者中,包括各种年龄和各种环境。有必要在医院、护理院和门诊患者中经常进行常规性的营养不良(包括营养过剩和营养低下)筛查。建议对各个机构中的所有成年人采用普遍适用、简便、循证的工具进行筛查,以发现营养低下和营养过剩。整个筛查过程涉及多个学科,必须针对筛查结果采取适当的措施,其中应包括营养支持计划。有效的减肥措施可对健康产生重要的益处。同样在营养低下的治疗中采用营养支持疗法有助于改善机体的结构和功能,改善临床疗效,降低并发症的发生率和死亡率。成功地治疗营养低下和营养过剩问题能够节省社会和卫生保健机构大量开支。

━━━━━━━━━━━ 推荐阅读文献 ━━━━━━━━━━━

1. Elia M. Screening for malnutrition: a multidisciplinary responsibility. Development and use of the Malnutrition Universal Screening Tool ("MUST") for adults. Reddich: BAPEN, 2003.

2. Stratton RJ, Green CJ, Elia M. *Disease-related malnutrition: An evidence based approach to treatment*. Oxford: CABI Publishing, 2003.

3. Whitlock G, Lewington S, Sherliker P et al. Body-mass index and cause-specific mortality in 900,000 adults: collaborative analyses of 57 prospective studies. *Lancet*, 2009, 373 (9669): 1083 - 1096.

4. Elia M, Stratton RJ. Calculating the cost of disease-related malnutrition in the UK. In Elia M, Russell CA eds. *Combating malnutrition: Recommendations for action*. Redditch:

BAPEN，2009.

5. NICE. Nutrition support in adults：oral nutrition support，enteral tube feeding and parenteral nutrition. *Clinical guideline 32*. London：National Institute for Health and Clinical Excellence，2006.

6. Stratton RJ，Elia M. A review of reviews：a new look at the evidence for oral nutritional supplements in clinical practice. *Clin Nutr*，2007，26：5 - 23.

7. Stratton RJ，Elia M. Encouraging appropriate use of oral nutritional supplements in the community. *Proc Nutr Soc*，2010，69：477 - 487.

8. Elia M，Russell CA. *Combating malnutrition: Recommendations for action*. Redditch：BAPEN，2009.

9. Russell CA，Elia M. *Nutrition screening survey in the UK in 2008*. Redditch：BAPEN，2008.

10. Cawood AL，Smith A，Dalrymple-Smith J et al. Prevalence of malnutrition and use of nutritional support in Peterborough Primary Care Trust. *Journal of Human Nutrition and Dietetics*，2008，21：384.

11. Parsons EL，Stratton RJ，Warwick H et al. Inequalities in malnutrition screening and use of oral nutrional supplements in care homes. *Clin Nutr*，2009，4(Supp 2)：86 - 87.

12. Cawood AL，Smith A，Pickles S et al. Effectiveness of implementing MUST into care homes within Peteroborough Primary Care Trust England. *Clin Nutr*，2009，4(Supp 2)：81.

13. NICE. *Cost saving guidance*. London：National Institute for Health and Clinical Excellence，2009. /Available at：www. nice. org. uk/usingguidance/benefitsofimplementation/costsavingguidace. jsp/.

14. IOTF. Prevalence of overweight and obesity in a number of countries (global prevalence database). In：*European Union Public Health Information System*；International Obesity Task Force，2007.

15. Swanton K. *Health weight，healthy lives: A toolkit for developing local strategies*. London：National Heart Forum，Cross-Government Obesity Unit，Faculty of Public Health，2008.

1.7　健康人在静息和运动时的营养需要

1.7.1　成年人

1.7.1.1　宏量营养素

L Genton，W van Gemert，PB Soeters

【学习目的】

● 掌握如何估计健康成年人的能量需要量。

- 确定静息和运动时对宏量营养素的需要量。
- 熟悉何种类型的宏量营养素对健康有益。

能量需要量

对体重恒定的成年人而言,能量需要量必须与能量消耗量相平衡。总的能量消耗量(英文全称,TEE)是维持生命活动、食物特殊动力和体力活动所需的最低能量水平(见第 2.3 章节),食物特殊动力取决于摄取食物的数量和种类,约占TEE 的 10%。但用于体力活动的能量变化较大,占 TEE 的 15%～50%。用于能量消耗的体力活动可通过回顾性调查获得,也可用便携式热量计、计步器、心率监测仪或加速仪来估计。表 1－13 列举了一些体力活动的能量消耗量。

表 1－13　一些体力活动的能量消耗量举例

体　　重	60 kg	80 kg
爬山	9.4	12.7
游泳(蛙泳)	9.6	13.0
冰球	9.1	12.5
手球	8.5	11.5
骑马(快跑)	8.1	11.0
棒球(练习)	8.1	11.0
足球	8.1	10.9
高尔夫	5.0	6.8
羽毛球(消遣性)	6.4	8.7
举重	5.0	6.8
跑步：20 km/h	17.1	23.1
12 km/h	12.5	16.5
8 km/h	8.0	10.9
骑车：比赛	10.0	13.5
15 km/h	5.9	8.0
9 km/h	3.8	5.1

注：kcal/min,按体重为 60 kg 和 80 kg 分别列出,引自 Mc Ardle WD et al,参见推荐阅读文献

碳水化合物

碳水化合物(carbohydrate,CHO)是普通膳食(尤其是有氧运动时)的主要能量来源,在西方膳食中占能量需要量的 40%～55%。经常静坐者的每日能量需要量为 2 500 kcal(1 kcal＝4.18 kJ),其中碳水化合物的需要量为 300～400 g。而经

常活动者碳水化合物的需要量占60%或更多。摄入足量的碳水化合物对维持组织中的蛋白质含量很重要。同时CHO也是大脑的主要能量来源,每日大脑动用130~140 g葡萄糖。另外,充足的碳水化合物摄入量还可减少酮体的生成,有利于三酰甘油在脂肪组织中的储存,并有助于减少氨基酸的糖异生从而保证机体的蛋白质含量。各宏量营养素的推荐量见表1-14。

表 1-14 宏量营养素的推荐摄入量

宏 量 营 养 素	占能量的百分比	绝 对 量
碳水化合物	50%~60%	>130 g
糖	≤25%	
淀粉	>25%	
膳食纤维		25~30 g
脂类	30%~35%	
饱和脂肪酸	<10%	
单不饱和脂肪酸	20%	
多不饱和脂肪酸	>5%	
亚油酸	3%~5%	
亚麻酸	0.5%~1%	
蛋白质	10%~15%	0.8~1.0 g/kg bw
必需氨基酸		5~19 mg/kg 蛋白质*

* 表示随氨基酸种类不同而变化,参见表1-15[4]

分类:
(1) 单糖(葡萄糖、果糖、半乳糖)。
(2) 双糖(蔗糖、乳糖、麦芽糖)。
(3) 低聚糖(糊精-麦芽糖复合剂)。
(4) 多糖(淀粉和纤维)。

尽管19世纪以来淀粉的摄入量减少了30%,但淀粉仍是西方膳食中最重要的碳水化合物来源。此外,膳食纤维也很重要,对健康有重要意义(见第5.7章节)。

19世纪以来,与淀粉和纤维的摄入量相比,碳水化合物(单糖和双糖)占碳水化合物所提供能量的百分比上升了20%。大量摄食碳水化合物可引起龋齿,有报道称还可引起血脂异常,导致动脉硬化,表现为三酰甘油和LDL-胆固醇浓度升高,而高密度脂蛋白(HDL)-胆固醇浓度下降。大量摄食碳水化合物还可引起能量摄入过多,导致肥胖,并增加了发生心血管疾病的危险性。同时还可引起餐后反应性低血糖和低血压,这在老年人中尤其明显。膳食添加碳水化合物(区别于天然存在于水果和乳制品中的碳水化合物)的最高摄入量应限制在总能量摄入量的25%以内[3]。

血糖指数

有人指出碳水化合物的代谢和长期健康效应取决于血糖指数（glycemic indicates，GI），而不是生化结构[5]。GI 是指摄入一定量食物来源的碳水化合物与等量葡萄糖后血糖曲线（area under the curve，AUG）下的血糖面积的比值，计算公式如下：

$$GI = (受试食物的\ AUC / 参考食物的\ AUC) \times 100$$

食物的血糖指数取决于所摄入碳水化合物的总量和种类、食物中所含的膳食纤维、脂类和蛋白质以及食物的加工程度。一些食物的 GI 见图 1 - 10。低 GI 食物（<50）可降低餐后血糖、三酰甘油和低密度脂蛋白（LDL）-胆固醇的浓度，并调节饱腹感。但在提出低 GI 食物的一般推荐量之前尚需进一步证实低 GI 食物对健康的有利作用。另外，同时也建议摄入高 GI、低碳水化合物密度的食物（如胡萝卜），这是因为每份这类食物仅可轻度升高血糖。

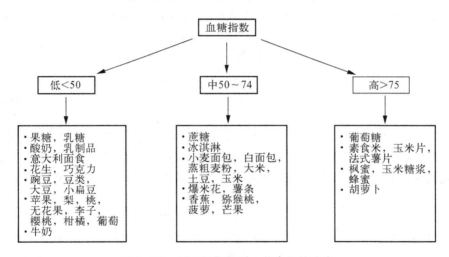

图 1 - 10 按血糖指数对一些食物的分类

应避免在强体力活动开始前的 1 h 内大量摄入高 GI 食物，因为这将引起胰岛素的过量释放、血糖迅速升高，导致反应性低血糖的发生，并在运动开始后抑制脂类的动员。另一方面，在运动后的恢复期摄入中等或高 GI 食物可有效增加糖原的储备。长时间高强度体力活动期间也可摄入中等或高 GI 食物，这些食物可被迅速吸收，并迅速提供能量，可节约肌肉中的糖原储备量，延缓疲劳的出现。当糖原耗尽时，肌肉组织基本上完全依靠脂肪提供能量，使肌肉组织的最大工作能力下降 40%，运动员的加速能力受损。马拉松运动员称这一现象为"撞墙"。运动时摄入高 GI 食物可适度增加胰岛素的分泌量,不会引起低血糖,但如果在运动前摄入可导致低血糖的发生。

脂类

膳食中的脂类有三酰甘油、磷脂和固醇。三酰甘油由甘油和脂肪酸组成。脂类是能量的重要来源,也是脂溶性维生素(维生素 A、维生素 D、维生素 E 和维生素 K)的载体。脂肪酸也是合成二十烷类的前体物质,调节免疫功能,有助于增加进食后的饱腹感(部分原因是减慢了胃排空速度),同时脂肪酸还是皮下脂肪组织中生成脂肪的底物,以及禁食状态下的能量储备。

为保证充足的脂溶性维生素(尤其是维生素 A 和维生素 E)摄入量,脂肪的最低推荐摄入量应占到总能量的 10%~15%。另一方面,脂肪的摄入量不应超出总能量的 30%~35%[6,7]。在欧洲,只有芬兰、意大利、挪威和葡萄牙居民的脂肪摄入量低于总能量的 35%。

由于膳食脂肪是体内脂肪的主要来源,大量摄入膳食脂肪可增加肥胖的发病危险性。一些研究发现,大量摄入膳食脂肪与乳腺癌、卵巢癌、前列腺癌和结肠癌的发生有关,但这一关系仍有争议。

膳食脂肪酸可进一步分为饱和脂肪酸、单不饱和脂肪酸和多不饱和脂肪酸。

(1)饱和脂肪酸:主要存在于动物性食品中,大量摄入后可增加血浆 LDL -胆固醇的浓度,并可增加 2 型糖尿病和冠心病的发病危险性。目前饱和脂肪的推荐摄入量是低于总能量的 10%。

(2)单不饱和脂肪酸:如油酸,对健康有益。单不饱和脂肪酸是"地中海膳食"的主要组成成分,可降低 LDL -胆固醇的浓度和心血管疾病的发病率。同时也可通过促进胆汁分泌和胆囊收缩来预防某些消化系统疾病,并有利于糖尿病患者的血糖控制。

(3)多不饱和脂肪酸:尤其常见于红花油、葵花籽油、大豆油和玉米油中,可分为 $\omega-3$(n-3)和 $\omega-6$(n-6)脂肪酸,多不饱和脂肪酸中包括被称为必需脂肪酸的亚油酸($\omega-6$)和亚麻酸($\omega-3$),这两种脂肪酸只能通过膳食获得,人体自身不能合成。对于必需脂肪酸的需要量国际上还没有达成共识。例如,法国规定,亚油酸的每日推荐容许量为 2 g/d,$\omega-6/\omega-3$ 的比值为 5。同时,鱼油也备受关注,鱼油中富含 $\omega-3$ 多不饱和脂肪酸,可降低血浆三酰甘油、血糖和血液凝集度,降低心脏病和阻塞性肺部疾病(Chronic Obstructive Pulmonary Disease, COPD)的发病危险性。有趣的是,如果 PUFAs 的摄入量降到总能量的 5% 这一阈值,某些饱和脂肪酸的升胆固醇作用大大加强。

蛋白质

蛋白质参与组织的合成,也是头发、皮肤、指甲、肌腱、骨骼、韧带和重要器官的主要成分,其中在数量上最具重要性的是肌肉组织。蛋白质的构成原料(氨基酸)也是神经递质(如儿茶酚胺)的前体物质。蛋白质还构成了抗体、酶、血液铁的转运体和底物(如血红蛋白),酸碱缓冲体以及肌肉收缩启动剂(肌动蛋白,肌球蛋白)。

健康成人,不论性别和体质指数,蛋白质的每日最低推荐摄入量为 0.8 g/kg[8]。美国、德国、瑞典和意大利的蛋白质实际摄入量占能量的百分比分别为 12%、11%、12%和 13%。

各个氨基酸的需要量远没有总蛋白质的需要量明确,不同测定方法之间存在较大差异。按照传统方法将氨基酸分为非必需氨基酸、条件必需氨基酸和必需氨基酸(表 1-15)。条件必需氨基酸(如谷氨酰胺)在某些病理条件下,机体对特定氨基酸需要量增加时成为必需氨基酸(见第 5.4 章节)。

表 1-15　氨基酸的分类以及必需氨基酸的需要量

必需氨基酸		条件必需氨基酸	非必需氨基酸
组氨酸	(16)	精氨酸	丙氨酸
异亮氨酸	(13)	胱氨酸	天冬酰胺
亮氨酸	(19)	谷氨酰胺	天冬氨酸
赖氨酸	(16)	甘氨酸	谷氨酸
蛋氨酸	(17)*	脯氨酸	丝氨酸
苯丙氨酸	(19)#	酪氨酸	
苏氨酸	(9)		
色氨酸	(5)		
缬氨酸	(13)		

* 蛋氨酸和胱氨酸的需要量
# 苯丙氨酸和酪氨酸的需要量
(括号中的数值是 1985 年 FAO 报告中每千克蛋白质中氨基酸的毫克数)[4]

过量摄入蛋白质和氨基酸可导致尿素和其他化合物的生成量超出肝脏和肾脏的清除能力,并不能增加肌肉数量、力量、爆发力和耐力,但很多教练、训练员和运动员都误认为有上述作用。由于抗阻力和耐力运动后蛋白质的合成量大于分解量,建议运动员增加蛋白质和氨基酸的摄入量。即使如此,如果运动员增加普通膳食的摄入,宏量营养素的摄入量也会随之增加,从而满足了机体对蛋白质需要量的增加。

【小结】

总能量需要量存在个体差异。健康人在静息状态下碳水化合物和脂肪的需要量占总能量的百分比分别为 $50\%\sim55\%$ 和 $30\%\sim35\%$。蛋白质的推荐摄入量为 $0.8\,g/kg\cdot$ 体重。尚需进一步的研究来明确各类碳水化合物、脂肪和蛋白质的具体需要量及其对健康的影响。体育锻炼增加了能量的需要量。体育锻炼活跃者宏量营养素的需要量与静坐者相近,但碳水化合物的推荐量有所增加。在持续时间长于 $1\,h$ 的体育锻炼期间补充碳水化合物有助于延缓疲劳。

～～～～～～～～～～～～～～～ 推荐阅读文献 ～～～～～～～～～～～～～～～

1. McAcdle W, Katch F, Katch V. *Exercise physiology: energy, nutrition, and human performance*. *Baltimore*, MA: Williams & Wilkins, 1996.

2. Bell SJ, et al. Low-glycemic-load diets: impact on obesity and chronic diseases. *Crit Rev Food Sci Nutr*, 2003,43: 357 - 377.

3. Murphy SP, The scientific basis of recent US guidance on sugar intakes. *Am J Clin Nutr*, 2003,78: 827S - 33S.

4. FAO/WHO/UNU. Energy and protein requirements. Report of a joint FAO/WHO/UNU Expert Consultation. *WHO Technical Report Series*, No.724, WHO, Geneva, Switzerland, 1985.

5. Foster-Powell K, et al. International table of glycaemic index and glycaemic load values. *Am J Clin Nutr*, 2002,76: 5 - 56.

6. Jequier E, Bray GA. Low-fat diets are preferred. *Am J Med*, 2002,113(suppl 9B): 41S - 46S.

7. Jequier E, et al. Response to and range of acceptable fat intakes in adults. *Eur J Clin Nutr*, 1999,53(Suppl.1): S84 - 88.

8. Young VR, et al. Adult human amino acid requirements. *Clin Nutr Metab Care*, 1999,2: 39 - 45.

9. The reader is referred to the website of the USDA nutrient Data Laboratory, at http://www.nal.usda.gov/fnic/foodomp/Data/SR 14/srl4.html, for macronutrient contents of foods.

1.7.1.2　微量营养素

A Shenkin

【学习目的】

● 熟悉微量营养素的分类。
● 熟悉健康成年人的微量营养素需要量。

人们对膳食微量元素(必需的无机微量营养素)和维生素(必需的有机微量营养素)的需要量很少。每日只需要很少的量,但对健康人和患者具有重要意义。微量营养素的作用如下。

(1)作为代谢中的辅助因子:许多微量元素作为酶的必需成分调节酶活性,如锌作为许多酶的辅助因子,而硒以硒半胱氨酸的形式作为谷胱甘肽过氧化物酶的构成成分。

(2)作为代谢中的辅酶:许多维生素或维生素的代谢产物在复杂的生化反应中作为必需的活性成分,例如维生素 B_2(核黄素)和烟酸参与电子传递链,叶酸作为转甲基反应的成分之一。这些反应在中间代谢过程中至关重要,确保重要营养素的利用以提供能量、蛋白质和其他化合物。

(3)调控作用:锌作为锌指蛋白的组成成分发挥重要作用,锌指蛋白可作为转录调控因子调节基因的表达。

(4)结构成分:某些元素作为维持蛋白质结构的必需成分,使蛋白质分子得到适当的折叠。

(5)抗氧化剂:氧化代谢的副产物是一类可进一步导致氧化反应的物质,尤其会影响细胞中处于相对还原状态的有机成分,包括细胞膜和核酸。机体有一个复杂的系统,可限制可能由此造成的损伤,这些机制包括通过复杂的分子(如维生素 E 和维生素 A)猝灭氧化活性或通过酶系统(依赖锌、铜或锰的超氧化物歧化酶以及依赖硒的谷胱甘肽过氧化物酶)清除氧化产物。

健康人对微量元素和维生素的需要量

许多国家已提出了正常膳食者微量营养素的推荐摄入量。这些推荐量通常根据观察到的可维持机体健康的摄入量,也有少数是根据营养素平衡实验,以及特定摄入水平时血液和组织中实验室的检测值。制定微量营养素的最低和最高限值,低于最低限值时出现临床缺乏症,高于最高限值时发生中毒。对某一特定的个体而言,难以在两个限值之间确定一个能使组织发挥最佳功能的摄入量水平。专家小组提出的微量营养素的推荐摄入量通常适用于制定人群的食物计划,但对个人所起的作用较小。美国医学研究所出版的最新版本的膳食参考摄入量对此作了最好的阐述[1~4]。

表 1-16 和 1-17 总结了各种微量元素的和维生素的推荐量,包括欧盟的食品科学委员会提出的人群参考摄入量[6],英国目前的参考摄入量[5],以及美国的食品和营养委员会提出的最新的推荐量[1~4]。这些数据旨在制定不同的膳食参考值,膳食推荐量(Recommended Dietary Allowance,RDA)可满足人群中几乎所有(97% ~ 98%)个体的营养需要,而估计平均需要量(Estimated Average Requirement,EAR)是估计能满足人群中一半个体的营养需要量。

通常认为有必要针对体育锻炼者和体力劳动者制定特定的摄入量,得到的结论是如果能量的需要量可通过多样化的膳食得到满足,那么微量营养素的摄入量也可得到满足。

本文篇幅有限,难以对膳食中提供各种微量营养素的食物进行总结。学生可参考标准化的营养与膳食课本中对各种食物中维生素矿物质含量的归纳。

表1-16 微量元素的需要量:参考摄入量(成年男性)

	单位	USA[2, 4]	UK[5]	EC[6]
锌	mg	11	9.5	9.5
铁	mg	8.0	8.7	9.0
铜	mg	0.9	1.2	1.1
硒	μg	55	75	55
锰	μg	2.3	1.4	1~10
铬	μg	35	>25	NA
钼	μg	45	50~400	NA
碘	μg	150	140	130
氟	mg	4	0.05 mg/kg(婴儿)	NA

表1-17 维生素的需要量:参考摄入量(成年男性)

维生素	单位	USA[1]	UK[2]	EC[3]
A	μg	900	700	700
D	μg	5~10	—	—
E	mg	15	>4	0.4/g PUFA
K	μg	75	1/(kg·d)	NA
B$_1$(硫胺素)	mg	1.2	0.9	100 μg/MJ
B$_2$(核黄素)	mg	1.3	1.3	1.6
B$_2$(核黄素)	mg	1.3~1.7	1.4	15 μg/g 蛋白质
烟酸	mg	16	16	1.6 mg/MJ
B$_{12}$	μg	24	1.5	1.4
叶酸	μg	400	200	200
生物素	μg	30	15~100	10~200
C	mg	90	40	45

推荐阅读文献

1. Fooa and Nutrition Board, I. o. M. *Dietary Reference Intake for Thiamin, Roboflavin,*

Niacin，*Viatmin B₆*，*Folate*，*Vitamin B₁₂*，*Pantothenic Acid*，*Biotin*，*and Choline*. Washington，DC：National Academy Press，1998.

2. Food and Nutrition Board，I. o. M. *Dietary Reference Intakes for Calcium*，*Phosphorous*，*Magnesium*，*Vitamin D and Fluoride*. Washington，DC：National Academy Press，1999.

3. Food and Nutrition Board，I. o. M. *Dietary Reference Intakes for Vitamin C*，*Vitamin E*，*Selenium*，*and Carotenoids*. Washington，DC：National Academy Press，2000.

4. Food and Nutrition Board，I. o. M. *Dietary Reference Intakes for Vitamin A*，*Vitamin K*，*Arsenic*，*Boron*，*Chromium*，*Copper*，*Iodine*，*Iron*，*Manganese*，*Molybdenum*，*Nickel*，*Silicon*，*Vanadium*，*and Zinc*. Washington，DC：National Academy Press，2002.

5. Panel of Dietary Reference Values. *Department of Health*. *Dietary Reference Values for Food Energy and Nutrients for the United Kingdom*. London：HMSO，1991.

6. Scientific Committee for food. *Nutrient and energy intakes for the European Community*. Luxembourg：Commission of the European Communities，1993.

1.7.2　婴儿、儿童和青少年的营养需要

B Koletzko

【学习目的】
- 了解合理营养对生长、发育和长期健康的重要性。
- 掌握婴儿、儿童和青少年的正常营养需要。
- 熟悉与制定婴儿、儿童和青少年营养需要量相关的方法学问题。

1.7.2.1　概述

与其他任何生命阶段相比，生命早期营养素的供应和利用具有更加重要的生物学意义。成人营养素的供应量必须满足维持需要量和用于体育活动的需要量。相比之下，儿童需要更多的能量和物质用于生长。健康新生儿出生后体重快速增加，在4～5个月内体重就达到出生时2倍，因此对营养的需求极高[1]。早产儿的营养需要更高，因为他们的生长速度更快，如果是孕30周出生的婴儿，如果他们的宫外生长速度与宫内相当的话，只需要6周的时间体重就达到出生时的2倍。如此快的生长速度就需要给单位体重提供非常高的营养物质。生命早期所提供营养素的数量和质量可调节组织和器官的分化，对健康具有短期和长期效应。

1.7.2.2　生长发育的营养素需要

婴儿和儿童的迅速生长发育,需要单位体重提供很大量的营养素。健康初生婴儿的能量需要量(按每千克体重计)约为成年人的3倍,主要原因是用于生长的代谢需要量增加。与生长速度接近的正常儿相比,早产儿的代谢需要量更多。学龄前期和青春发育期再次出现生长加速期(http://www.who.int/childgrowth/en/)。

与处于稳定状态的成年期相比,临界营养素供给量通常对处于生长发育期的机体更加关键。由于小儿体内许多代谢相关物质的内源性储存量较少,再加上代谢途径和生理功能不成熟,因此小儿无法有效利用营养素,且当供给量失衡时自身的代偿能力不足。例如,初生婴儿的$\omega - 3$长链多不饱和脂肪酸(LC-PUFA)合成能力相对于组织需求不足,导致$\omega - 3$ LC-PUFA成为婴儿早期的条件必需营养物质[3];尿浓缩能力下降易迅速导致水供应量不足或盐、蛋白质过量[4]。

除营养对生长发育、身体组成成分和机体功能产生影响外,越来越多的证据表明发育关键期的营养和代谢因素可对以后的生理和代谢过程产生长期影响,这一现象被称为"代谢记忆"或"代谢程序化"[2]。例如,低出生体重和儿童快速追赶生长与成年后一些疾病如肥胖、代谢综合征、糖尿病、心血管疾病(冠心病、中风)和哮喘的发病风险显著增加有关[2,5,6]。据报道,儿童青少年期钙的摄入量对骨密度以及年老后骨折的发病危险性都有长期效应[7,8](见图1-11)。

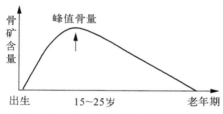

图1-11　青少年和青年期所能达到的最大骨矿含量(峰值骨量)

表示年老后骨脱矿物质和骨折危险性程度的预示指标。因此,影响骨矿化的因素(如儿童期膳食钙摄入量)对长期健康有重要影响(摘自Koletzko, 2003)

早期营养物质物质摄入量同时还调节生长发育期中枢神经系统的早期成熟和分化。新生儿的大脑重量占体重的14%,而在成年人中只占体重的2%,因此儿童早期的代谢需要量相对较高。多项研究已证实,早期营养对认知能力和认知发育具有长期影响。例如,婴儿期低出生体重和体重增长慢在儿童10岁时认知能力较差[9]。一项对工业化国家的富裕人群进行的meta分析结果显示,婴儿期健康状况不佳的儿童成年后平均IQ低4.2[10]。某些特殊营养素如氨基酸、铁、锌、长链多不饱和脂肪酸和其他营养素的摄入和代谢也可对大脑功能产生短期和长期效应[11]。早期营养摄入对后期IQ发育的一个突出研究证据是,在一项青少年的随访研究中,这些青少年都是不足孕周30周的早产儿,在出生后被分别给予标准肠内营养配方或高营养素含量的配方,持续30 d[12]。在16岁时,采用韦氏智力测量量表对IQ的分析结果显示,在出生后第一个月接受高营养素配方组的青少年的平均IQ高5分(见图1-12)。

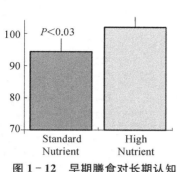

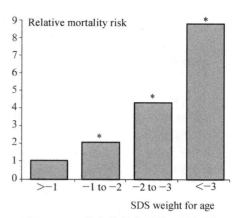

图 1-12 早期膳食对长期认知能力发育的影响

不足孕周 30 周的早产儿,在出生后接受高营养素肠内营养配方 30 d,与接受标准配方组相比,16 周岁时韦氏语言 IQ 显著增加

图 1-13 儿童营养素供给不足示例

5 岁以下儿童体重低下越严重,感染相关死亡率增加越显著。包括 62 000 名儿童的 10 项前瞻性队列研究数据汇总[13]

儿童营养素供给量不足带来的最明显的临床后果是体重和身长停止增加,以及相关的副作用。儿童在 5 岁前的明显低体重与免疫防御系统受损、感染性疾病的发病率和病死率增加密切相关[13](见图 1-13)。各种疾病状态下,儿童体重和身长增加不足与不良后果有关。例如生长迟缓,即年龄别身长标准差降低作为慢性营养不良的指标,预测肝移植术后感染率、术后并发症和死亡率显著增加,这是对 102 名慢性胆囊淤积患儿的研究结果[14](见图 1-14)。同样的,囊性纤维化患者的预期寿命随着膳食脂肪和能量摄入量增加也显著提高,并且与体重改善有关[15, 16](表 1-18)。

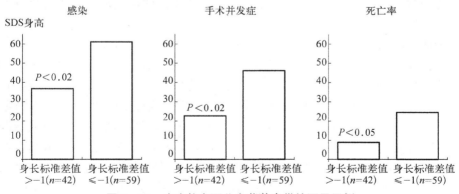

图 1-14 疾病状态下儿童营养素供给不足示例

102 名进行肝移植的慢性胆汁郁积性肝病患儿,生长迟缓(身长标准偏差降低,慢性营养不良的标志)预测感染、手术并发症的发生率和死亡率增加[14]

表 1-18 波士顿和多伦多治疗中心的囊性纤维病患者膳食脂肪和
能量摄入量、所达到体重与临床结局之间关系

囊性纤维病患者	波 士 顿	多 伦 多
人数	499	534
女性所占比例	43%	42%
年龄(岁,均数±标准差)	15.9±9.6	15.2±8.3
膳食脂肪摄入量	低	正常
体重(百分位数)	第35位百分位数	第43位百分位数
平均期望寿命	21岁	33岁

注:20世纪80年代对波士顿和多伦多治疗中心的囊性纤维患者进行了膳食脂肪和能量摄入量、所达到体重与临床结局之间关系的研究。这些患者的特征相似,基本治疗方法相近。但对波士顿的患者建议低脂膳食以减少大便量、减轻腹部不适,而多伦多的患者自20世纪70年代以来一直采用正常的高脂膳食,相应的胰酶服用剂量更大。结果发现,脂肪和能量摄入量更高的多伦多患者体重更高,而平均期望寿命也要高出9岁[16]

这些研究证据证实通过早期合理营养供给改善患者长期健康和功能的巨大可能性,同时也强调了母亲和儿童的合理营养在预防性健康策略中的重要性。

因此,为儿童提供充足的膳食以达到其营养素需要具有重要意义。

1.7.2.3 营养素需要量

欧洲儿科胃肠、肝脏及营养学会(European Society for Paediatric Gastroenterology Hepatology and Nutrition,ESPGHAN)的委员会对营养素需要量作了如下定义[17]:"生理需要量是维持机体健康和生长发育所需营养素的生理需要量和化学形式,且不对其他营养素的代谢产生干扰。相应的膳食需要量是能满足生理需要量的摄入量。理想状态下,在内稳态没有出现明显异常或体内储存量没有出现过度耗竭或过剩时可以达到这一摄入量。"

健康人群的营养素适宜摄入量被称为营养素摄入量(nutrient intake values,NIV),它包括一系列膳食营养素摄入推荐。NIV用于评价通过膳食调查和食物统计得到的摄入量值,为适宜的膳食组成、饮食供给和基于食物的膳食指南提供指导:他们可以作为国家或地区营养政策、营养教育计划、食物调控的基础,食物制定营养标签也可将营养素含量表示为NIV的百分比。最近,联合国大学食物与营养项目与食物与农业组织(FAO)、世界卫生组织WHO和联合国儿童基金组织(UNICEF)共同召集的专家小组已经一致同意了NIV的名称[18]。并用这个名称代替了之前在澳大利亚和新西兰使用的营养素参考摄入量(nutrient reference values,NRV),在德国、奥地利、瑞士使用的营养素供给参考值,英国使用的膳食参考量(dietary reference values,DVR),以及美国和加拿大使用的膳食参考摄入

量(DRI)或者推荐膳食摄入(RDA)。

NIV 反映在明确的健康群体中达到特定结局的营养摄入量的一个估计分布，但对很多营养素需要量的分布以及可改变的生物和环境因素并不清楚，这就导致对 NIV 的一些不确定性。因此，NIV 应该被认为是反映可得到的有限数据的近似值。对于婴儿和较小儿童由于可利用的数据尤其少，其中一些值可能是从其他年龄人群的数据外推而来的，因此准确性可能更差一些，所以其 NIV 值就更加不确定了[19]。非常重要的一点是 NIV 是针对人群而并非针对个体的，因此我们并不能据此判定某一特定个体的营养素摄入量是否充足，或者对疾病状态时的营养素需要量进行准确估计。

NIV 的定义

人群营养素摄入量(NIV)的制定一般是根据符合高斯分布的个体需要量为基础制定的(图 1-15 的钟形曲线)。

(1) 平均营养素需要量(average nutrient requirement，ANR)[也称作估计平均需要量(EAR)]，是人群中某一特定营养素的估计平均中位数的需要量，根据需要量的统计学分布制定。对特定年龄、性别群体，也可以根据规定的生物学终点或生化测量结果制定。

(2) 人群参考摄入量(population reference intake，PRI)也被称作个体营养素水平 97%(INL_{-97})，参考营养素摄入量(RNI)，或推荐膳食摄入(RDA)是几乎可满足特定年龄性别人群中所有健康人群需要量的摄入量。根据需要量的假定统计学分布，PRI 能够满足人群中 97% 个体的需要量(均数＋2 个标准差)(见图 1-15)。PRI 值一般作为给人群提供必需营养素的靶目标值，以及食物营养标签使用的参考值，但是能量需要量的制定除外，能量参考摄入量采用 ANR 制定，因为当能量达到 PRI 时可能会导致摄入量过多，引起人群中一半个体出现肥胖。

(3) 营养素上限水平(upper nutrient level，UNL)，也称个体可耐受水平(UL)，是个体每日营养素的最高摄入量，这个剂量对某一特定年龄、性别人群中的所有个体不会引起任何不良健康作用。理想地来看，UNL 应该建立在高营养素摄入量危险性统计分布的分析基础上。一般来说，按照建立的 UNL 水平，摄入过量的风险实际上是不可能发生的，当摄入量超过 UNL 也不一定绝对会引起不良反应。要避免长期摄入相当于或者高于营养素 UNL 的摄入量，这是一个重要的预警原则。

NIV 的局限性

营养素需要量接近正态、对称分布，图 1-15 的概念对很多营养素是不正确的，如铁、维生素 D 和多不饱和脂肪酸等。铁的需要量是不符合正态分布的，经期

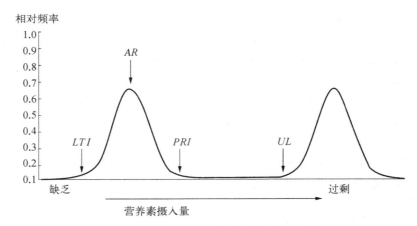

图 1-15　目前提出的营养素参考摄入量

AR：平均需要量　PRI：人群参考摄入量　LTI：最低摄入量阈值　UL：最高安全摄入量

女性需要量比较高,尤其是失血量比较多的个体。维生素 D 的需要量主要是通过内源性皮肤合成达到满足,因此受地理位置、季节等影响依赖于紫外线(UV)暴露的影响,而且依赖于皮肤着色程度和维生素 D 受体的基因变异。受脂肪酸去饱和酶 δ-6 和 δ-5 去饱和酶(决定了不饱和脂肪酸的相对转化)的基因多态性的影响,膳食必需脂肪酸需要量的差异也很大[20, 21]。

由于健康儿童的可用科学数据很有限,所以制定婴儿、儿童和青少年的 NIV 就更受限制了[19]。由于婴儿、儿童和青少年的生长发育,所以他们对营养素的相对需要量更高。

专家委员会估计的目前营养素摄入参考值变化很大(表 1-19～表 1-26),部分是因为可用数据有限,以及对相关概念、定义和术语存在较大的差异。

表 1-19　欧洲健康儿童青少年每日能量和营养素的最新参考摄入量举例[22]

年　龄	能量 (kcal/d)M/F	蛋白质 (g/kg)M/F	脂肪 (%能量)	必需氨基酸 (%能量)	钙(mg)	镁(mg) M/F
0～<4 个月	110	2.0～2.2	45～50	4.5	500	40
4 个月～<12 个月	95	1.2～1.6	35～40	3.8	500	60
12 个月～<4 岁	100	1.2	30～35	3.5	600	80
4 岁～<7 岁	90	1.1	30～35	3.5	700	120
7 岁～<10 岁	75	1.0	30～35	3.5	800	170
10 岁～<13 岁	60/55	1.0	30～35	3.5	900	230/250
13 岁～<15 岁	55/45	1.0	30～35	3.5	1 000	310
15 岁～<19 岁	45/40	0.9/0.8	30～35	3.5	1 200	400/350

续表

年　龄	铁(mg)M/F	碘(μg)	锌(mg)M/F	维生素 A(mg 视黄醇当量)	维生素 D(μg)	维生素 K(μg)
0～<4 个月	6	50	5	0.5	10	5
4 个月～<12 个月	8	80	5	0.6	10	10
12 个月～<4 岁	8	100	7	0.6	5	15
4 岁～<7 岁	8	120	10	0.7	5	20
7 岁～<10 岁	10	140	11	0.8	5	30
10 岁～<13 岁	12/15	180	12	0.9	5	40
13 岁～<15 岁	12/15	200	15/12	1.1/1.0	5	50
15 岁～<19 岁	12/15	200	15/12	1.1/0.9	5	70/60

年　龄	维生素 B_1(mg)M/F	维生素 B_2(mg)M/F	烟酸(mg 盐酸当量)M/F	维生素 B_6(mg)	叶酸(μg 总叶酸)	维生素 B_{12}(μg)	维生素 C(mg)
0～<4 个月	0.3	0.3	5	0.3	80	0.5	40
4 个月～<12 个月	0.4	0.5	6	0.6	80	0.8	50
12 个月～<4 岁	0.7	0.8	9	0.9	120	1.0	55
4 岁～<7 岁	1.0	1.1	12	1.2	160	1.5	60
7 岁～<10 岁	1.1	1.2	13	1.4	200	1.8	65
10 岁～<13 岁	1.2	1.4/1.3	15/14	1.6/1.5	240	2.0	70
13 岁～<15 岁	1.4/1.2	1.5/1.4	17/15	1.8/1.6	300	3.0	75
15 岁～<19 岁	1.6/1.3	1.8/1.7	20/16	2.1/1.8	300～400	3.0	75

表 1-20　北欧健康婴儿,儿童和青少年能量和营养素的每日推荐摄入量[23]

年　龄	能量(kcal/d)M/F	蛋白质(%能量)M/F	脂肪(%能量)M/F	必需脂肪酸(%能量)		钙(mg/d)M/F	镁(mg/d)M/F
				ω-6	ω-3		
<6 个月	—					—	—
6～11 个月	760	7～15	30～45	4	1	540	80
12～23 个月	970	10～15		3	0.5	600	85
2～5 岁	1 256	30～35				600	120
6～9 岁	1 825					700	200
10～13 岁	2 322/2 038					900	280
14～17 岁	2 914/2 275					900	350/280

续表

年 龄	铁(mg/d) M/F	碘(μg/d) M/F	锌(mg/d) M/F	维生素 A (μg 视黄醇 当量/d)M/F	维生素 D (μg/d) M/F	维生素 K (μg/d) M/F
<6 个月	—	—	—	—	—	—
6~11 个月	8	50	5	300	10	—
12~23 个月	8	70	5	300	10	—
2~5 岁	8	90	6	350	7.5	—
6~9 岁	9	120	7	400	7.5	—
10~13 岁	11	150	11/8	600	7.5	—
14~17 岁	11/15	150	12/11	900/700	7.5	—

年 龄	维生素 B$_1$ (mg/d)M/F	维生素 B$_2$ (mg/d)M/F	烟酸(mg 盐酸 当量/d)M/F	维生素 B$_6$ (mg/d) M/F	叶酸(μg 总 叶酸/d) M/F	维生素 B$_{12}$ (μg/d) M/F	维生素 C(mg/d) M/F
<6 个月	—	—	—	—	—	—	—
6~11 个月	0.4	0.5	5	0.4	50	0.5	20
12~23 个月	0.5	0.6	7	0.5	60	0.6	25
2~5 岁	0.6	0.7	9	0.7	80	0.8	30
6~9 岁	0.9	1.1	12	1.0	130	1.3	40
10~13 岁	1.2/1.0	1.4/1.2	16/14	1.3/1.1	200	2.0	50
14~17 岁	1.5/1.2	1.7/1.3	20/15	1.6/1.3	300	2.0	75

表 1-21 英国健康婴儿、儿童和青少年能量和营养素的每日参考摄入量

年 龄	能量(kcal/d) M/F	蛋白质 (%能量) M/F	脂肪 (%能量) M/F	必需脂肪酸 (%能量)	钙(mg/d) M/F	镁(mg/d) M/F
0~<3 个月	545/515	12.5	—	—	525	55
4~<6 个月	690/645	12.7	—	—	525	60
7~<9 个月	825/765	13.7	—	—	525	75
10~<12 个月	920/865	14.9	—	—	525	80
1~<3 岁	1 230/1 165	14.5	—	—	350	85
4~<6 岁	1 715/1 545	19.7	—	—	450	120
7~<10 岁	1 970/1 740	28.3	—	—	550	200
11~<14 岁	2 220/1 845	42.1/41.5	—	—	1 000/800	280
15~<18 岁	2 755/2 110	55.2/45.0	—	—	1 000/800	300

续表

年　龄	铁(mg/d) M/F	碘(μg/d) M/F	锌(mg/d) M/F	维生素 A (μg 视黄醇 当量/d)M/F	维生素 D (μg/d) M/F	维生素 K (μg/d) M/F
0～<3 个月	1.7	50	4.0	350	8.5	—
4～<6 个月	4.3	60	4.0	350	8.5	—
7～<9 个月	7.8	60	5.0	350	7	—
10～<12 个月	7.8	60	5.0	350	7	—
1～<3 岁	6.9	70	5.0	400	7	—
4～<6 岁	6.1	100	6.5	400	—	—
7～<10 岁	8.7	110	7.0	500	—	—
11～<14 岁	11.3/14.8	130	9.0	300/600	—	—
15～<18 岁	11.3/14.8	140	9.5/7.0	700/600	—	—

年　龄	维生素 B₁ (mg/d)M/F	维生素 B₂ (mg/d)M/F	烟酸(mg 盐酸 当量/d)M/F	维生素 B₆ (mg/d)M/F	叶酸(μg 总 叶酸/d)M/F	维生素 B₁₂ (μg/d)M/F	维生素 C (mg/d)M/F
0～<3 个月	0.2	0.4	3	0.2	50	0.3	25
4～<6 个月	0.2	0.4	3	0.2	50	0.3	25
7～<9 个月	0.2	0.4	4	0.3	50	0.4	25
10～<12 个月	0.3	0.4	5	0.4	50	0.4	25
1～<3 岁	0.5	0.6	8	0.7	70	0.5	30
4～<6 岁	0.7	0.8	11	0.9	100	0.8	30
7～<10 岁	0.7	1.0	12	1.0	150	1.0	30
11～<14 岁	0.9/0.7	1.2/1.1	15/12	1.2/1.0	200	1.2	35
15～<18 岁	1.1/0.8	1.3/1.1	18/14	1.5/1.2	200	1.5	40

表 1 - 22　美国、加拿大健康婴儿、儿童和青少年膳食营养素参考摄入量

年　龄	蛋白质 (%能量) M/F	脂肪 (%能量) M/F	ω-6 多不饱和 脂肪酸 (g/d)M/F	ω-3 多不饱和 脂肪酸 (g/d)M/F	钙(mg/d) M/F	镁 (mg/d) M/F
0～<6 个月	9.1	31	4.4	0.5	210	30
7～<12 个月	11.0	30	4.6	0.5	270	75
1～<3 岁	13	30～40	7	0.7	500	80
4～<8 岁	19	25～35	10	0.9	800	130
9～<13 岁	34	25～35	12/10	1.2/1/0	1 300	240
14～<18 岁	52/46	25～35	16/11	1.6/1.1	1 300	410/360

续表

年　龄	铁 (mg/d) M/F	碘 (µg/d) M/F	锌 (mg/d) M/F	维生素 A (µg 视黄醇 当量/d)M/F	维生素 D (µg/d) M/F	维生素 K (µg/d) M/F
0～<6 个月	0.27	110	2	400	5	2
7～<12 个月	11	130	3	500	5	2.5
1～<3 岁	7	90	3	300	5	30
4～<8 岁	10	90	5	400	5	55
9～<13 岁	8	120	5	600	5	60
14～<18 岁	11/15	150	11/9	900/700	5	75

年　龄	维生素 B_1 (mg/d)M/F	维生素 B_2 (mg/d)M/F	烟酸 (mg 盐酸 当量/d)M/F	维生素 B_6 (mg/d)M/F	叶酸(µg 总叶酸/d) M/F	维生素 B_{12} (µg/d) M/F	维生素 C (mg/d) M/F
0～<6 个月	0.2	0.3	2	0.1	65	0.4	40
7～<12 个月	0.3	0.4	4	0.3	80	0.5	50
1～<3 岁	0.5	0.5	6	0.5	150	0.9	15
4～<8 岁	0.6	0.6	8	0.6	200	1.2	25
9～<13 岁	0.9	0.9	12	1.0	300	1.8	45
14～<18 岁	1.2/1.0	1.3/1.0	16/14	1.3	400	2.4	75/65

修订自美国膳食推荐量 1997/2000/2005

表 1-23　WHO/FAO/UNU 推荐的婴儿、儿童和青少年的
营养素摄入量：能量，蛋白质和脂肪

年　龄	能量(kcal/d)M/F	蛋白质(%能量)M/F	脂肪(%能量)M/F
3～6 个月	700	13	
6～9 个月	810	14	
9～12 个月	950	14	
1～2 岁	1 150	13.5	
2～3 岁	1 350	15.5	
3～5 岁	1 550	17.5	
5～7 岁	1 850/1 750	21	30%～40%
7～10 岁	2 100/1 800	27	
10～12 岁	2 200/1 950	34/36	
12～14 岁	2 400/2 650	43/44	
14～16 岁	2 650/2 150	52/46	
16～18 岁	2 850/2 150	56/42	

表 1-24　WHO/FAO/UNU 推荐的婴儿、儿童和青少年膳食营养素摄入量：钙和镁

年　龄	钙(mg/d)M/F	镁(mg/d)M/F
0～6 个月	300(母乳) 400(牛乳)	26(母乳喂养) 36(配方乳喂养)
7～12 个月	400	54
1～3 岁	500	60
4～6 岁	600	76
7～9 岁	700	100
10～18 岁	1 300	230/220

修订自世界卫生组织 WHO/联合国粮农组织 FAO/联合国大学 UNU 专家组 2004,1994,1985

表1-25 WHO/FAO/UNU 推荐的婴儿、儿童和青少年营养素摄入量：微量营养素和维生素

年龄	铁 (mg/d) M/F				碘 (μg/d) M/F	锌 (mg/d) M/F			维生素A(μg视黄醇当量/d)M/F	维生素D (μg/d) M/F	维生素K (μg/d) M/F
	15%生物利用率	12%生物利用率	10%生物利用率	5%生物利用率		高生物利用率	中等生物利用率	低生物利用率			
0~6个月	—	—	—	—	90	1.1	2.8	6.6	375	5	5
7~12个月	6.2	7.7	9.3	18.6	90	0.8(家庭自制食物喂养) 2.25(配方喂养)	4.1	8.4	400	5	10
1~3岁	3.9	4.8	5.8	11.6	90	2.4	4.1	8.3	400	5	15
4~6岁	4.2	5.3	6.3	12.6	90	2.9	4.8	9.6	450	5	20
7~9岁	5.9	7.4	8.9	17.8	120(9~12岁)	3.3	5.6	11.2	500	5	25
10~18岁	(11~14岁)9.7/9.3 初经前期 21.8 (15~17岁)12.5/20.7	(11~14岁)12.2/11.7 初经前期 27.7 (15~17岁)15.7/25.8	(11~14岁)14.6/14.0 初经前期 32.7 (15~17岁)18.8/31.0	(11~14岁)9.7/9.3 初经前期 21.8 (15~17岁)12.5/20.7	150(13~18岁)	5.1/4.3	8.6/7.2	17.1/14.4	600	5	35~55

年龄	维生素B₁ (mg/d)M/F	维生素B₂ (mg/d)M/F	烟酸(mg烟酸当量/d)M/F	维生素B₆ (mg/d)M/F	叶酸(μg叶酸视黄醇当量/d)M/F	维生素B₁₂ (μg/d) M/F	维生素C(mg/d) M/F
0~6个月	0.2	0.3	2	0.1	80	0.4	25
7~12个月	0.3	0.4	4	0.3	80	0.7	30
1~3岁	0.5	0.5	6	0.5	150	0.9	30
4~6岁	0.6	0.6	8	0.6	200	1.2	30
7~9岁	0.9	0.9	12	1.0	300	1.8	35
10~18岁	1.1	1.3/1.0	16	1.3/1.2	330	2.4	40

修订自世界卫生组织WHO/联合国粮农组织FAO/联合国大学UNU专家组 2004,1994,1985,www.who.int

表 1－26　美国和加拿大婴儿,儿童和青少年膳食参考摄入量: 能量

年　龄	能量(kcal/d)M/F
1 个月	471/238
2 个月	567/500
3 个月	572/521
4 个月	548/508
5 个月	596/553
6 个月	645/593
7 个月	668/608
8 个月	710/643
9 个月	746/678
10 个月	793/717
11 个月	817/742
12 个月	844/768
15 个月	908/837
18 个月	961/899
21 个月	1 006/952
24 个月	1 050/997
27 个月	1 086/1 033
30 个月	1 121/1 077
33 个月	1 157/1 113
35 个月	1 184/1 139
3~18 岁	根据体力活动水平

注: 修订自美国膳食参考摄入量 1997/2000/2005

由于估算儿童年龄组营养素需要量的研究数据非常少,因此 NIV 常常是从其他年龄组的数据外推而来的,如成年人和青少年。外推的方法包括身体大小(体重或代谢体重),年龄别能量摄入,或者考虑到生长发育需要的因子估算[19]。然而,目前还没有一种外推方法能得到完全符合生理学特征的婴儿,儿童和青少年的 NIV 估计值。重要的一点是,在所有的讨论和所发表文章中,所选择方法的合理性和科学基础应该是完全清晰的,而且要针对每一种营养素和不同生命阶段进行描述。

考虑到儿童 NIVs 的局限性,很显然如果按照给成年人制定的膳食量给儿童提供较少量并不能充分满足儿童的需要,包括肠内营养和肠外营养。例如,尽管小婴儿对蛋白质有很高的需要量,他们每 100 kcal(1 kcal＝4.184 kJ)能量的蛋白质需要量是低于成年人的(见图 1－16)。单位能量的蛋白质需要量在学龄前儿童更低,之后呈现分段式增加(见图 1－16)。因此,儿童必须按不同的年龄设定不同的

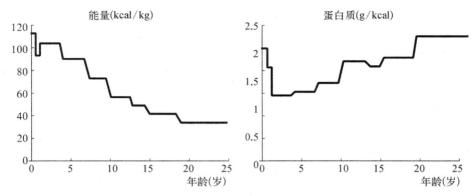

图 1-16 每日能量推荐摄入量(kcal/kg)和蛋白质摄入量(g/kcal)随年龄的变化[22]

肠内和肠外营养配方。患病儿童可能有特殊的营养素需要,能量和蛋白质的需要量更高(见表1-27)。因此,给急性和慢性病患儿提供充足的营养素时,必须经常监测体重和身长随时间的增加量,如有必要还可监测人体成分和实验室测量指标。应该根据这些监测结果岁时调整营养素摄入水平,直到达到理想水平。

表 1-27 患病儿童能量和蛋白质的平均估计需要量

健康状况	临床诊断	能量(%)	蛋白质(%)
健康儿童	正常	100	100
轻度应激	贫血、发热、轻度感染、小手术	100~120	150~180
中度应激	骨骼外伤、慢性病(如伴有呼吸困难的囊性纤维病)	120~140	200~250
重度应激	败血症、严重的骨骼或肌肉外伤、大手术	140~170	250~300
极度应激	严重烧伤、营养不良的快速恢复期	170~200	300~400

【小结】

与其他生命阶段相比,儿童早期供给充足的营养素可发挥更重要的生理意义。儿童需要增加较多的能量和物质摄入量来满足生长发育需要。生命早期供给营养素的数量和质量可调节组织器官的分化,对健康产生长期的影响。健康儿童的营养素摄入量(NIVs)可以为临床儿科患者的肠内营养和肠外营养提供初步指导。个体患者的需要量可能与人群的 NIV 有很大差别。

推荐阅读文献
---

1. Koletzko B, Cooper P, Gardza C, eds. *Children's nutrition — A practical reference guide*. Basel: Karger Verlag, 2008.

2. Koletzko B, Decsi T, Molnar D, eds. *Early nutrition programming and health outcomes in later life: obesity and beyond*. New York: Springer, 2009.

3. Koletzko B, Lien E, Agostoni C et al. The roles of long-chain polyunsaturated fatty acids in pregnancy, lactation and infancy: review of current knowledge and consensus recommendation. *J Perinat Med*, 2008, 36: 5 - 14.

4. Fuchs GJ. Fluid and electrolytes. //Koetzko B, Garza C, Makrides M, *Children's Nutrition — A practical reference guide*. Basel: Karger 2008, 27 - 30.

5. Singhal A, Lucas A. Early origins of cardiovascular disease: is there a unifying hypothesis? *Lancet*, 2004, 363: 1642 - 1645.

6. Baird J, Fisher D, Lucas P et al. Being big or growing fast: a systematic review of size and growth in infancy and later obesity. *BMJ*, 2005, 331: 929.

7. Koletzko B. Kinder — *und Jugendmedizin*. Berlin: Springer Verlag, 2007.

8. Winsloe C, Earl S, Dennison EM et al. Early life factors in the pathogenesis of osteoporosis. *Curr Osteoporos Rep*, 2009, 7: 140 - 144.

9. Corbett SS, Drewett RF, Durham M et al. The relationship between birthweight, weight gain in infancy, and educational attainment in childhood. *Paediatr Perinat Epidemol*, 2007, 21: 57 - 64.

10. Corbett SS, Drewett RF. To what extent is failure to thrive in infancy associated with poorer cognitive development? A review and meta-analysis. *J Child Psychol Psychiatry*, 2004, 45: 641 - 654.

11. oletzko B, Aggett PJ, Bindels JG, et al. Growth, development and differentiation: a functional food science approach. *Brit J Nutr*, 1998, 80 (Suppl. 1): S5 - 45.

12. Isaacs EB, Morley R, Lucas A. Eearly diet and general cognitive outcome at adolescence in children born at or below 30 weeks gestation. *J Pediatr*, 2009, 155: 229 - 234.

13. Caulfield LE, de Onis M, Blossner M, Black RE. Undernutrition as an underlying cause of child deaths associated with diarrhea, pneumonia, malaria, and measles. *Am J Clin Nutr*, 2004, 80: 193 - 198.

14. Moukarzel AA, Najm I, Vargas J, McDiarmid SV, Busuttil RW, Ament ME. Effect of nutritional status on outcome of ortholopic liver transplantation in pediatric patients. *Transplant Proc*, 1990, 22(4): 1560 - 1563.

15. Corey M, Farewell V. Determinants of mortality from cystic fibrosis in Canada, 1970 - 1989. *Am J Epidemiol*, 1996, 143: 1007 - 1017.

16. orey M McLaughlin FJ, Williams M, Levison H. A comparison of survival, growth, and pulmonary function in patients with cystic fibrosis in Boston and Toronto. *J Clin Epidemiol*, 1988, 41(6): 583 - 591.

17. Aggett PJ, Bresson J, Haschke F et al. Recommended dietary Allowances (RDAs), Recommended Dietary Intakes (RDIs), Recommended Nutrient Intakes (RNIs), and

Population Reference Intakes （PRIs） are not recommended intakes. *J Pediatr Gastroenterol Nutr*，1997,25：236 - 241.

18. King JC，Garza C. Harmonization of nutrient intake value. *Food Nutr Bull*，2007,28：S3 - 12.

19. Atkinson SA，Koletzko B. Determining life-stage groups and extrapolating nutrient intake valus（NIVs）. *Food Nutr Bull*，2007,28：S61 - 76.

20. Glaser C，Heinrich J，Koletzko B. Role of FADS1 and FADS2 polymorphisms in polyunsaturated fatty acid metabolism. *Metabolism*，2010,59：993 - 999.

21. Lattka E，Illig T，Koletzko B，Heinrich J. Genetic variants of the FADS1 FADS2 gene cluster as related to essential fatty acid. *Metabolism*，2010,59：993 - 999.

22. *German Society of Nutrition*，*Austrian Society of Nutrition*，*Swiss Society of Nutrition*. *Reference Values for Nutrient Intake*. Frankfurt am Main：Umschau Verlag，2002.

23. Bruce A. The Nordic Nutrition recommendation. *Bibl Nutr Dieta*，1994,187 - 189.

24. Salmon J. Excerpts from Dietary Reference Values for Food Energy and Nutrients for the United Kingdom：introduction to the Guide and Summary Tables. *Nutr Rev*，1992,50：90 - 93.

2 营养生理和生化

2.1 食欲及其调控

A Laviano M，I Preziosa，MM Meguid

【学习目的】
- 熟悉食欲和饱腹感是食物摄入量的决定因素。
- 了解调节食欲和饱腹感的神经化学介质。
- 理解下丘脑对于调节食物摄入量的整体性作用。

进食对生命和生长非常关键,因此,机体发展了复杂的生物机制来维持:① 能量消耗与合成需要的平衡。② 能量、宏量营养素、微量营养素摄入之间的平衡。这些机制在体内协同发挥作用。食欲是一个重要的刺激因素,它的功能是在需要能量、能量储备量耗竭以及体重下降时引发摄食行为,在机体内如果无法被饱腹感这一限制摄食量的负向刺激相抵消的话,食欲产生后可引起不停地摄食。因此,调节产生食欲的生物学机制在分子水平上与下丘脑密切相关,且参与下丘脑分子水平的构成,从而调节饱腹感的出现、进食的终止,并最终控制食物的摄入量,调节能量平衡和体重。

在正常情况下,机体能通过精细调节使能量摄入量和消耗量相适应,这种平衡对于防止体重过度增加和减少以及维持健康非常关键。因此机体本身存在复杂而有效的调节系统[1]。

对于灵长类动物(特别是人类)而言,进食是一种复杂的行为,因为进食调控包括生物因素和精神因素。从这个意义上说,促进食物摄入的刺激以及抑制食物摄入的刺激不能简单地看做是"开"和"关"。

总体而言,进食的开始受 2 个合成代谢刺激调控,每个代表一种特定的需要:

(1)饥饿:表明对能量的一般需要。

(2)食欲:是对某种特定食物的需求,因此食欲主要是由认知行为引起的感觉。食欲与色、香、味、质地和之前的食用经历有关。

同样也有 2 个刺激分解的因素控制摄食的中止。

（1）饱足感：指出现饱胀感，停止摄食。

（2）饱腹感：表示的是一种已满足的代谢感觉，在两餐之间缺少再次进餐的愿望。

这些基本的感觉或刺激因素受复杂的神经激素系统的调控，这一整合中心主要位于下丘脑的弓状核。今年来研究证实下丘脑可能不仅控制能量摄入，而且控制能量消耗[2,3]。目前认为的中枢神经控制模型假设控制能量摄入量的部位主要位于下丘脑，传递能量和肥胖状况的周围信号聚集于此。在下丘脑，特定的神经元将这些输入的信号转换为神经元反应，并通过神经元信号途径转化为行为，使食物摄入量和代谢速率发生改变。对下丘脑生理功能新的解释使得食欲成为一种临床相关症状，因为它的病理生理调控不仅与能量及特定食物缺乏有关，而且与更复杂的控制能量平衡的分子通路调控异常有关[4]。支持证据包括末期肾衰患者食欲不振为一个独立的负性疾病预兆[5]。ESPEN 同样证实了在大样本医院患者中将食欲不振作为疾病预兆的价值。

2.1.1 周围信号

决定开始或停止进食是由周围组织（主要是胃肠道[6]）释放信号综合调控的，并被传递到下丘脑（见表 2-1）。这些信号的生物学作用各不相同且具有特异性。

表 2-1 与控制摄食相关的胃肠道肽（以合成部位分类）

胃肠道部位	激 素
胃	饥饿素
	瘦素
	胃泌素释放肽
	神经介素 B
胰腺	糊精
	肠抑素
	胰高血糖素
	胰岛素
	胰多肽
十二指肠	缩胆囊素
空肠	载脂蛋白 A-IV
回肠	胰高血糖素样肽-1
	胃泌酸调节素
	多肽 YY 激素
结肠	胰高血糖素样肽-1
	胃泌酸调节素
	多肽 YY 激素

（1）短期信号：调控开始/停止进食。胃饥饿素（由胃分泌的开胃肽/神经肽）促进食物摄入。十二指肠胆囊收缩素肽（CKK），有食物存在时，十二指肠分泌使食欲减退的肽类，是开始消化并阻止摄食的信号。视觉-嗅觉刺激影响着进食行为的心理因素，导致继续进食或停止进食。胃壁机械膨胀通过迷走神经传递到大脑从而阻止进食。

（2）中期信号：促进或协同停止进食。特定营养素浓度升高（尤其是氨基酸、游离脂肪酸和葡萄糖）提示消化阶段的开始。结肠合成的抑制食欲激素多肽 YY 激素（PYY）是消化过程即将结束的信号。

（3）长期信号（也称为肥胖信号）：非常重要，因为他们为短期和中期信号的作用提供总代谢背景。这就是说，对于最终体重控制，长期信号比单独一餐的调控更为重要。最重要的长期信号是瘦素（脂肪组织产生的与之程度相应的一种抑制食欲肽）和胰岛素（除调节血糖外还与瘦素一起调节体重的长期变化）。

食物摄入调控的短期和中期信号

胃饥饿素是胃释放的一种肽/神经肽，可促进食物摄入量，引起进食。摄食的调控在食物进入口腔就开始了：食物的外形和香味通过神经传递影响下丘脑的活性，因而调控食欲。这种输入信号被食物的味道强化。当食物到达胃和十二指肠，胆囊收缩素（CCK）被合成并引起摄食的终止，它直接作用于大脑以减少摄食量，同时还可兴奋迷走神经的传入，引起机械性刺激（如胃扩张），这一作用导致摄食的终止。升高的营养素水平使得摄食向停止过渡。血糖敏感细胞位于胰腺、肝脏和十二指肠，由迷走传入神经支配，通过迷走神经投射到大脑，进而控制摄食。肠道糖生成作用通过神经传到下丘脑减少摄食。中枢葡萄糖受体可对其他代谢产物以及胰岛素和胰高血糖素浓度产生反应。最后当食物进入结肠，多肽 YY 激素被合成进而促使摄食终止[7]。

表 2-1 列出了其他参与调控食欲及摄食的周围信号，但讨论这些信号在整个过程中的生理作用超出了本章节范围。似乎这些信号并不存在上下等级关系，它们都参与调控食欲及摄食。性腺激素通过直接作用于调节摄食量的下丘脑部位从而影响食欲和摄食量。实际上，女性的食欲随动情期发生周期性的改变。同样，心理不适或紧张影响周围信号的激素环境从而调控食欲：失眠会使体内瘦素水平和胃饥饿素水平升高，从而增加食欲和饥饿感[8]。

体重调控的长期信号

肥胖信号将信息传递到与脂肪组织含量有关的下丘脑，其中包括瘦素和胰岛素。瘦素主要由脂肪细胞产生，小部分也可由胃细胞分泌；胰岛素由胰腺分泌。血浆瘦素和胰岛素水平与身体的脂肪含量成比例关系，通过位于血脑屏障的特殊受体到达大脑。瘦素可能在能量摄入量方面发挥更加重要的作用，循环中瘦素水平的增加可抑制能量摄入量。

2.1.2 周围信号传入下丘脑通路

周围信号直接或间接到达下丘脑的弓状核部位,通过特定的神经元组转化为神经元应答(图 2-1)。在正常情况下,它们与 2 个神经元组(以它们释放的肽来分类)相互作用。

(1) NPY/豚鼠相关肽(AgRP)神经元。

(2) 阿片黑皮质素前体(POMC)神经元。

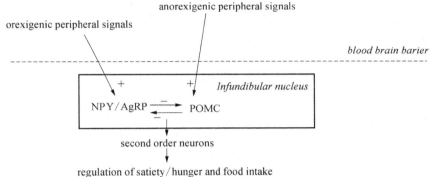

图 2-1 摄食调控机制

NPY:神经肽 Y   AgRP:豚鼠相关肽   POMC:阿片黑皮质素前体

注:下丘脑(尤其是弓状核部位)对大量反映周围组织复杂状态的促进食欲和降低食欲传入信号进行整合。这些生化、机械和代谢信号作用于下丘脑"食欲回路"(NPY/AgRP 神经元通路)或"饱食回路"(POMC 神经元通路),这激发适当的行为反应,即出现饱腹感,停止摄食,或是出现饥饿感,开始进食

这 2 种神经元构成了 2 条途径,前一条途径促进能量摄入,后一条抑制能量摄入。因此,当需要开始摄入能量时,肥胖和能量信号就激活 NPY/AgRP 途径,即"食欲回路",同时抑制 POMC 途径,即"饱腹回路"。当需要抑制能量摄入时,分解代谢的周围神经信号就抑制 NPY/AgRP 途径,并同时激活 POMC 神经元,从而上调许多与 POMC 途径相关的因子表达[9]。

负责差异性活化 NPY/豚鼠相关肽(AgRP)神经元和阿片黑皮质素前体(POMC)神经元的分子机制仍在研究中。最近研究表明周围食欲减退信号可能降低 NPY/AgRP 神经元细胞内 AMP—活化蛋白激酶(AMPK)的表达,进而阻止 NPY 和 AgRP 释放,促进食欲减退肽 POMC 释放[10]。

除了周围信号的作用,NPY/AgRP 和 POMC 神经通路的活性还受到一些中枢系统的调控。最近报道内源性大麻素系统参与体内能量平衡调控[11]。内源性大麻素系统由 2 个特征性受体(CB$_1$ 和 CB$_2$)以及 2 个内源性配体(花生四烯乙醇胺和 2 -花生四烯酸甘油)组成。CB_1 受体被内源性配体活化后引起食物摄入从而参与能量平衡。最近研究数据显示内源性大麻素促进食欲效应与其参与下丘脑摄食与能量平衡神经元兴奋性的调控有关。

下丘脑 5 -羟色胺能系统被认为可以调控食欲和摄食[12]。经典的神经递质 5 -羟色胺与 POMC 及 NPY/AgRP 神经元产生的 5 -羟色胺受体 5 - $HT_{1b}R$ 以及 5 - $HT_{2c}R$ 结合产生调控效应。实验研究显示 5 -羟色胺调控下丘脑神经元活性，特别是 5 -羟色胺超极化 NPY/AgRP 神经元以及阻止 NPY/AgRP 神经元抑制性突触后电势。

NPY/AgRP 和 POMC 神经元主要投射到下丘脑的其他区域，与许多其他种类的神经元相互作用，引起食欲或饱腹感以及调节能量消耗。许多途径都已被认为是神经信号回路的第二顺序，其中包括阿立新(苯基二氢喹唑啉)A 和阿立新 B。近来研究证据表明阿立新系统参与介导自发性体力活性及能量消耗[13]。

正如上文提及，严格控制食欲(以及能量平衡)对于机体非常重要，因此不受周围信号影响的调节机制存在就不足为奇了。与脂肪组织变化相似，下丘脑神经元能量代谢变化也影响能量摄入[14]。一些研究显示摄食的代谢控制也存在于下丘脑神经元脂肪酸的氧化与合成之间的"生物化学分割"，这意味着能量合成与分解状态。尤其是脂肪酸合成酶(FAS)活性被抑制，会阻止空腹诱导的食欲神经肽增高以及饱腹神经肽降低，结果是使得摄食和体重都显著降低。下丘脑 COA(一种脂肪酸合成酶底物)标示着总体能量状态，其浓度在饥饿小鼠体内很低，喂养后迅速升高。因此下丘脑内高水平 COA 通过阻断脂肪酸氧化传递饱腹信号，而低水平 COA 具有相反的效果因而导致摄食。

【小结】

机体存活依靠能量平衡的维持，因此摄食和能量平衡被一些周围和中枢信号严格调控。这些信号的集成中心位于下丘脑，在这里周围信号转换为神经活动以及行为反应。

食欲和饱腹，即食物摄入调控的"阴和阳"，一般被认为具有相反的表现，可能通过不同的神经通路介导。与这个假说相反，研究数据一直显示它们应该被认为是同一硬币的两面。实际上，现有资料更加支持这样的说法：摄食被较多食欲/较少食欲之间的平衡，或较多饱腹/较少饱腹之间的平衡所调控，而不是食欲和饱腹之间的平衡。

———————————— 推荐阅读文献 ————————————

1. Horvath TL，Diano S. The floating blueprint of hypothalamic feeding circuits. *Nat Rev Neurosci*，2004，5：662 - 667.

2. Tecott LH. Serotonin and the orchestration of energy balance. *Cell Metab*，2007，6：352 - 361.

3. Balthasar N，Dalgaard LT，Lee CE et al. Divergence of melanocortin pathways in the control of food intake and energy expenditure. *Cell*，2005，123：493 - 505.

4. Laviano A，Inui A，Marks DL et al. Neural control of the anorexia-cachexia syndrome. *Am J Physiol Endocrinol Metab*，2008，295：E1000 - E1008.

5. Kalantar-Zadeh K，Block G，McAllister CJ et al. Appetite and inflammation，nutrition，anemia，and clinical outcome in hemodialysis patients. *Am J Clin Nutr*，2004，80：299 - 307.

6. *Cummings DE*，*Overduin J*. *Gastro*intestinal regulation of food intake. *J Clin Invest*，2007，117：13 - 23.

7. Batterham RL，Ffytche DH，Rosenthal JM et al. PYY modulation of cortical and hypothalamic brain areas predicts feeding behavior in humans. *Nature*，2007，450：106 - 109.

8. Spiegel K，Tasali E，Penev P，Van Cauter E. Sleep curtailment in healthy young men is associated with decreased leptin levels，elevated ghrelin levels，and increased hunger and appetite. *Ann Intern Med*，2004，141：846 - 850.

9. Xu AW，Barsh GS. MC4R neurons weigh in differently. *Nat Neurosci*，2006，9：15 - 16.

10. Minokoshi Y，Alquier T，Furukawa N et al. AMP-kinase regulates food intake by responding to hormonal and nutrient signals in the hypothalamus. *Nature*，2004，428：569 - 574.

11. Matias I，Di Marzo V. Endocannabinoid synthesis and degradation，and their regulation in the framework of energy balance. *J Endocrinol Invest*，2006，29（Suppl 3）：15 - 26.

12. Meguid MM，Fetissov SO，Varma M et al. Hypothalamic dopamine and serotonin in the regulation of food intake. *Nutrition*，2000，16：843 - 857.

13. Teske JA，Levine AS，Kuskowski M et al. Elevated hypothalamic orexin signaling，sensitivity to orexin A，and spontaneous physical activity in obesity-resistant rats. *Am J Physiol Regul Integr Physiol*，2006，291：R889 - R899.

14. He W，Lam TKT，Obici S，Rossetti L. Molecular disruption of hypothalamic sensing inducing obesity. *Nat Neurosci*，2006，9：227 - 233.

15. Lam TKT，Schwartz GJ，Rossetti L. Hypothalamic sensing of fatty acids. *Nat Neurosci Rev*，2005，8：579 - 584.

2.2　营养素的消化和吸收

K Frangos，*A Forbes*

【学习目的】

● 熟悉胃肠道的解剖学结构及其与营养素消化和吸收的关系。

- 掌握主要宏量营养素和微量营养素消化代谢途径所涉及的生化过程。
- 了解结肠作为营养器官的重要性。

2.2.1 概述

食物要提供营养素离不开功能性胃肠道(GI)。大多数营养素都需要 GI 的消化作用,所有的营养物质都需要吸收之后才能被利用。

消化发生在肠腔内和肠上皮细胞的黏膜表面,受到胃酸和一系列营养素特异性酶(双糖酶、蛋白酶、脂肪酶等)的作用。

吸收是消化产物和其他小分子物质穿过 GI 表面肠上皮细胞的过程,并最终进入肠道和全身的血管和淋巴管[1]。

这些过程也依赖于正常的胃肠道运动,包括物理性和 GI 内容物的机械混合,将这些物质沿着胃肠道运输。吸收包括主动吸收、被动吸收、易化扩散。宏量营养素的消化和吸收主要场所主要在小肠,结肠在电解质和水分吸收方面有比较重要的作用[2]。

2.2.2 消化和吸收的主要场所

消化过程是从口腔开始的,主要受唾液腺所分泌淀粉酶的作用,食管除了作为通向胃的管道而外,对消化基本无作用。胃主要从侧壁和泌酸细胞分泌盐酸,以及从胃主细胞分泌的一系列酶。胃对食物的机械混合具有特殊作用,在一定程度上也对营养素有分区作用。一般来讲,开始是清亮的液体,然后是碳水化合物、蛋白质、蛋白质分解产物,最后是脂肪。

主要的分泌和吸收过程发生在小肠,肠道上皮细胞以及胰腺和胆囊共同分泌消化液。小肠的消化过程可以分为 3 个阶段。

(1)肠腔内阶段:主要包括宏量营养素(碳水化合物、蛋白质、脂肪)被肠道、胆囊和胰腺所分泌的酶水解。

(2)刷状缘阶段或黏膜阶段:肠上皮微绒毛所分泌的酶进一步降解多糖和长链肽,肠细胞主要吸收单糖、多糖、氨基酸和很短的寡肽,以及水溶性脂肪酸。

(3)混合阶段:包括消化产物转运至门静脉和淋巴细胞。

结肠主要重吸收水分,产生肠道菌群发酵不可吸收碳水化合物所产生的短链脂肪酸[1, 3]。

神经、激素和局部吸收途径共同形成一个复杂的网络调控营养素的消化和吸收过程,同时还包括食物通过消化道,以及胃肠道精细复杂的调控以适应期功能[5](见表 2-2)。

表 2-2 主要营养素的吸收场所

部　位		消　化	吸　收
口腔		碳水化合物,脂肪	
胃		脂肪,蛋白质	
小肠	十二指肠	碳水化合物,脂肪,蛋白质	小肠内的大多数营养素,尤其是钙
	空肠	碳水化合物(二糖,三糖),蛋白质和多肽,脂肪	碳水化合物,氨基酸,寡肽,脂肪,维生素(除了维生素 B_{12}),水,主要离子和微量元素
	回肠	任何残留的可消化的宏量营养素	小肠内的大多数营养素,维生素 B_{12}(和胆盐)
结肠		通过肠道细菌分解可消化的膳食纤维	肠道细菌发酵产生的游离脂肪酸

2.2.3 小肠的吸收功能

小肠是营养素吸收的最主要场所,从形态学上来看,小肠上皮的吸收面积达到最大化。克尔克林氏皱褶、绒毛,以及微绒毛导致表面积与简单圆形柱管相比增加600倍(分别是 3 倍、10 倍和 20 倍)。小肠表面可用于营养素吸收的面积比人体表面积大 100 倍[1, 6]。

2.2.3.1 碳水化合物

碳水化合物构成正常膳食的主要部分,根据文化和社会经济状况不同占膳食总能量的 40%～70%。碳水化合物主要包括单糖(如葡萄糖和果糖),寡糖(如蔗糖和乳糖)和多糖(包括淀粉和糖原)。在人类历史上,一旦断乳之后,淀粉多糖占据了膳食碳水化合物的绝大部分,寡糖则主要是双糖葡萄糖。单糖过去在膳食成分中只发挥很次要的作用,但是现在随着碳酸饮料和普及这种情况已经在一定程度上发生了改变,现在单糖成为许多膳食方式中的重要组成成分之一。

寡糖和多糖都不能在胃肠道被直接大量吸收,都必须被首先分解为单糖才能被吸收。因此,在碳水化合物消化过程中寡糖和多糖的酶降解就显得非常重要了。酶水解碳水化合物的产物主要包括葡萄糖、半乳糖和果糖。其他单体的量都比较少。

葡萄糖、半乳糖和果糖都是通过特异性的载体被吸收。所摄入的葡萄糖中约75% 是在近 70 cm 的小肠段被吸收的,但受碳水化合物复合体平衡影响极大,摄入高血糖指数膳食的人吸收率最高。当患有近端肠段疾病时,远端肠段的吸收比例会相应增加,在其他一些情况如更多的不消化碳水化合物(如纤维素)被细菌发酵[7, 8]。

多糖的酶降解: 肠腔阶段

淀粉占到正常人膳食的 2/3,在某些情况下可能是唯一的多糖。淀粉是不同来源的支链淀粉和直链淀粉的混合物。大多数淀粉(80%)包括大量的支链淀粉,带分支的葡萄糖多聚体,其中每个分支是由大约 20 个葡萄糖通过 $\alpha-1,4$ 糖苷键构成的多聚体,然后支链再通过 $\alpha-1,6$ 糖苷键相连[8]。

酶对淀粉的消化是从口腔开始,被唾液腺分泌的 α-淀粉酶消化。然而,淀粉酶在 pH=7 时酶活力最强,而胃内的酸性环境限制了其消化作用。因此,对淀粉的消化主要发生在十二指肠和近端空肠,主要受胰腺淀粉酶的作用,唾液淀粉酶的作用从整体上看非常微弱[9]。

在生化方面,胰腺和唾液腺淀粉酶只能裂解 $\alpha-1,4$ 糖苷键,不能作用于 $\alpha-1,6$ 糖苷键。因此,淀粉水解的主要产物是来自直链淀粉的麦芽糖(由 2 个葡萄糖构成的双糖)和麦芽三糖(一种葡萄糖三糖),和来自支链淀粉的 α-临界糊精。后者的发生主要是因为对 $\alpha-1,6$ 糖苷键附近的 $\alpha-1,4$ 糖苷键的水解有限,或者根本不能水解。α-临界糊精是低分子量的葡萄糖寡糖,主要含 6 个葡萄糖残基,其中包括未被分解的 $\alpha-1,6$ 糖苷键(异麦芽糖连接)[10]。

因为膳食蔗糖或乳糖很少发生肠腔裂解,因此复杂膳食碳水化合物(淀粉或者寡糖)经过初步裂解几乎没有游离葡萄糖产生。这些寡糖会在碳水化合物消化的黏膜阶段被裂解。

刷状缘酶对碳水化合物的消化: 黏膜阶段

可吸收的单糖是从最初的碳水化合物分解产物和膳食双糖通过小肠刷状缘上的特异性酶的作用而分解产生的。这些酶是在成熟的肠上皮细胞内合成,并存在细胞顶点膜部位,在这里它们形成完整膜结构的一部分,具有紧密结构和类似葡萄糖载体的功能。它们通过疏水成分固定在细胞膜的脂质层,而他们的催化中心和主要部分伸入到肠腔的水介质当中,在这里和亲水底物相互作用[7]。

在刷状缘的 α-葡萄糖苷酶中,可以区分出人体内 3 组酶(以前被称作麦芽糖酶)。它们之间的特征有一定的重叠。蔗糖酶和异麦芽糖酶活性是合并为一种酶复合体的形式,分别水解二糖的 $\alpha-1,4$ 糖苷键和 α-临界糊精的 $\alpha-1,6$ 糖苷键。蔗糖酶也能水解蔗糖成葡萄糖和果糖。蔗糖酶-葡糖淀粉酶从寡糖、麦芽三糖以及麦芽糖的 $\alpha-1,4$ 链分解出单个葡萄糖残基。

海藻糖酶是一种很初级的酶,因为人类膳食来源的海藻糖含量非常少,主要来自蘑菇类。乳糖酶是一种 β-半乳糖苷酶,能将乳糖水解为葡萄糖和半乳糖。世界上大多数人群在断乳之后乳糖酶活性都消失或者显著降低[7]。

单糖的吸收

葡萄糖、半乳糖和果糖是人体内碳水化合物消化的终产物。肠上皮细胞对葡萄糖的吸收方式在一定程度上依赖于它在肠道内的浓度。当它肠道内浓度低时，它通过钠依赖共转运载体钠葡萄糖转运蛋白-1(SGLT1)逆浓度梯度转运，2分子钠离子和1分子单糖共同转运至肠上皮细胞穿过[11]。之后葡萄糖通过葡萄糖转运载体 GLUT2 从基底外侧表面转运至血液。促使葡萄糖这种转运形式的钠梯度是通过 Na^+，K^+-APT 酶维持的，从而确保肠道能100%吸收游离葡萄糖。

餐后，肠道葡萄糖浓度显著升高，可能超过 100 nmol/L，使 SGLT1 载体饱和。然而，SGLT1 活性增加可以活化细胞内信号级联反应，使得来自细胞内囊泡的 GLUT2 插入到细胞膜表面[9]。这些膜表面的 GLUT2 载体可以使葡萄糖弥散入低浓度梯度的细胞内(图2-2)。在几乎所有的情况下，葡萄糖通过基底外侧膜表面的 GLUT2 载体离开肠上皮细胞，然后从细胞外弥散入血，通过门静脉转运至肝脏。半乳糖也是通过同样的途径吸收。

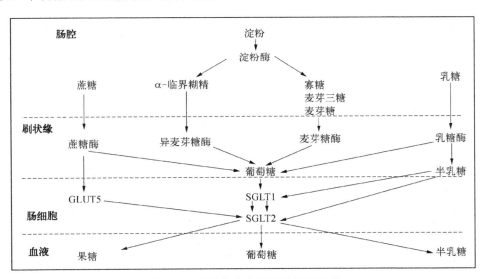

图2-2 碳水化合物消化和代谢过程

果糖通过钠非依赖性易化扩散从肠腔吸收，主要通过特异性的 GLUT5 载体转运至细胞内，和葡萄糖一样，通过基底外侧膜表面 GLUT2 离开细胞。因为血清果糖浓度通常很低，葡萄糖通过浓度梯度被动吸收也非常有利[9]。

2.2.3.2 脂类
脂类占成人膳食总能量的30%，甚至高达60%，其营养重要性显而易见。脂类中绝大多数是三酰甘油,占总脂肪摄入量的 95％,其他的还包括磷脂、胆固醇、脂肪酸,和脂溶性维生素。健康个体,95％的脂肪都能有效地被吸收,剩余的通过粪便排出。膳食脂肪不溶于水,也就使得脂肪的消化和肠道吸收机制变得更为复杂。脂肪的消化是从口腔和胃开始的(见图 2-3),但是,吸收主要在空肠上 2/3 部位,三酰甘油必须被分解为游离脂肪酸和单三酰甘油之后才能被吸收。

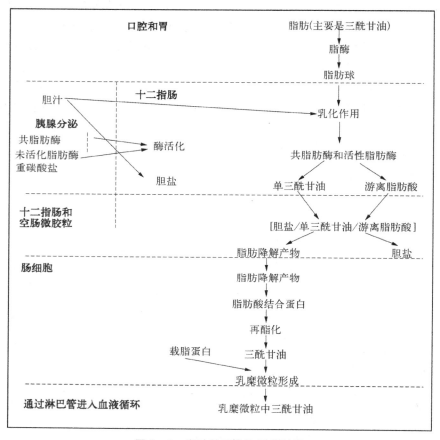

图 2-3　脂肪的消化和吸收过程

近端起始消化

三酰甘油的消化是从咀嚼过程中所分泌的舌淀粉酶作用开始的,并在胃内受到胃淀粉酶的作用,在这里各种脂类开始形成较大的脂肪球。脂肪的真正消化是在小肠内受到胰脂肪酶的作用才发生的,若不是乳化过程,脂肪消化会受到球形脂肪粒的影响。

胆盐和乳化

随着脂肪球进入十二指肠,他们被肝脏来源的胆盐包被。胆盐有非极性的亲脂区和疏水区,当疏水区使他们彼此排斥并与水相互作用时,非极性区域有助于他们黏附于脂肪分子。因此,脂肪小滴从大的脂肪球脱去,形成稳定的乳化状态,其中的脂肪颗粒直径大约为 1 μm。乳化过程增加了与胰脂肪酶接触的面积,因此保证脂肪在肠腔内更快更完全地被消化[3, 11]。

胰酶

当脂肪酸进入十二指肠和空肠时,胆囊收缩素就释放入门脉循环,并刺激胰腺释放胰酶(胆囊释放胆汁)。同时进入十二指肠的酸性胃内容物能使十二指肠黏膜产生分泌素进入门脉循环。这反过来又刺激胰腺产生和分泌重碳酸盐进入十二指肠中和酸性 pH 环境,可以最大限度地保证胰酶活性。

在乳化颗粒中还需要胰腺共脂肪酶的共同作用使脂肪酶和三酰甘油发生作用。共脂肪酶和胰腺脂肪酶以 1:1 的比例分泌。两种酶都在脂肪粒表面起作用,并将三酰甘油水解为单酰甘油和脂肪酸[2]。

微胶粒

单酰甘油和脂肪酸形成直径大约 2 nm 的"微胶粒"。在这些圆盘样的颗粒中,胆盐围绕着盘的边缘,形成一个包含脂肪消化产物以及胆固醇和磷脂的疏水核心。微胶粒然后被动地释放脂肪消化产物进入十二指肠细胞,微胶粒中残留的胆盐部分继续在于与肠腔内,到达回肠末端时被重新收并重新回到肝脏被再次分泌(肠肝循环)。水溶性中链脂肪酸(6～10 个碳)能够以能量依赖的载体调节方式直接被肠上皮细胞吸收[9, 12]。

脂肪在细胞内的处理

在小肠细胞内,游离脂肪酸和细胞浆内脂肪酸结合蛋白相结合,重新合成三酰甘油。这个脂肪酸和单酰甘油再酯化结合过程发生在内质网。新形成的三酰甘油绝大部分与载脂蛋白结合形成乳糜微粒,乳糜微粒转运至高尔基体后,在基底膜通过胞吐作用离开细胞[13]。

载脂蛋白成分能溶解乳糜微粒,但是他们的体积使得他们无法进入毛细血因管。因此,乳糜微粒首先进入淋巴管,再从淋巴管进入全身血液循环。有些与水溶性的无需载脂蛋白的较短链形成的新脂肪可以直接进入毛细血管[12]。

2.2.3.3 蛋白质

在典型的西方膳食中,膳食蛋白质占总能量摄入的 15%。健康个体所摄入的所有可消化蛋白质都能以消化后的形式被肠道吸收。存在于粪便中的蛋白质和蛋白质消化产物主要来自结肠细菌和肠上皮细胞脱落。

肠腔内蛋白质合成

蛋白质消化包括一系列水解反应,这些水解反应能将形成多肽链初级结构的

氨基酸相邻的 α-肽键裂解。唾液中不存在蛋白水解酶,但是胃主细胞可以分泌大量没有活性的蛋白酶(蛋白酶原)。蛋白酶原在胃内的低 pH 环境下可以转化成活性胃蛋白酶,在这里开始讲蛋白质和多肽裂解为短肽链,即胃阶段。只有很少量的氨基酸受胃蛋白酶水解酶的作用分解产生,大多数所摄入的蛋白质仍以多肽的形式进入十二指肠[15](见图 2-4)。

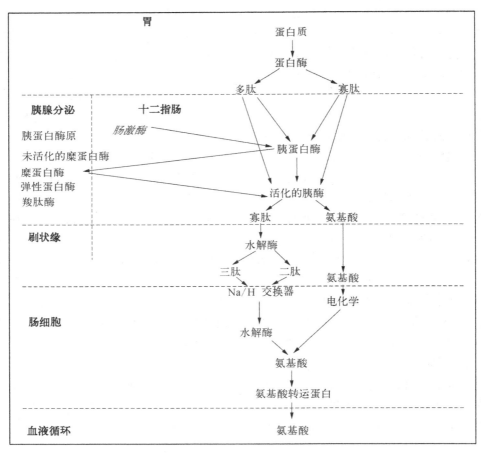

图 2-4 蛋白质消化和吸收过程

胃蛋白酶在小肠中性 pH 作用下失活,胰蛋白酶成为主要的蛋白水解酶。这些作用力很强的水解酶以无活性前体形式从胰液分泌,如胰蛋白酶原[1]。胰蛋白酶原被刷状缘肠激酶活化,一旦活化后,胰酶能以自动催化的方式(正反馈)将胰蛋白酶原转化成胰蛋白酶。胰蛋白酶也负责将其他的酶原转化为他们的活性形式[7]。胰蛋白酶负责进一步水解膳食蛋白质,其中 2/3 转化为短肽,1/3 水解为游离氨基酸。胰蛋白酶、糜蛋白酶、弹性蛋白酶和羧肽酶是主要的蛋白水解酶。大约30%的水解发生在十二指肠强,空肠是水解剩余长链多肽的场所,这些过程主要发生在肠腔内,即肠阶段。即使在中段空肠,许多氨基酸还是以二肽或者三肽的形式存在[3]。

黏膜多肽水解

未被水解的多肽通过被动暴露于黏膜上皮细胞会继续被刷状缘的酶水解(刷状缘阶段)。最终,所有的蛋白质到达小肠黏膜表面时都被分解成三肽、二肽和游离氨基酸的混合物,然后这些短肽的混合物以及氨基酸可以通过各种不同的活性转运载体吸收。膳食蛋白质产物的吸收主要发生在空肠上段,但并不完全局限在这一部分,而且吸收的速度比以前认为的慢。依赖于膳食负荷量和其他影响动力的因素,消化和吸收也能发生在空肠末端,甚至回肠上部[5]。

氨基酸和寡肽的吸收与消化

氨基酸转运至肠细胞内是通过电化学梯度作用进行扩散的,主要包括钠,在某些情况下还包括氯离子,不涉及特殊的酶或者转运载体分子。二肽和三肽转运受氢离子浓度梯度驱动,该浓度梯度是通过肠细胞膜肠腔表面的 Na^+/K^+ 交换产生的[14]。

肠细胞基底膜只能让单个氨基酸穿过并进入血液中,而寡肽通常情况下不能穿过。肠上皮细胞浆内含有能将二肽和三肽进一步水解为氨基酸的水解酶。从基底外侧部进入黏膜毛细血管是通过氨基酸特异性转运蛋白。只有一些非常稳定的二肽如甘氨酰脯氨酸会逃脱细胞内水解,并以完整形式进入门静脉系统[15](见图 2-4)。

2.2.3.4 维生素

水溶性维生素

水溶性维生素如 B 族维生素、维生素 C、叶酸通常需要从他们所结合的膳食宏量营养素中释放,但这是非特异性过程,主要是蛋白质消化分解过程的一部分。游离维生素主要根据浓度梯度,通过肠上皮细胞的简单扩散作用吸收,而维生素 B_1、维生素 B_2、泛酸和生物素的吸收还需要特异性的钠依赖性转运蛋白的作用。膳食中叶酸在吸收前需要在肠腔内转化为叶酸的单谷氨酸形式(维生素 B_9),但如果这一过程受到某些因素影响时,转化就不充分(如膳食缺乏时就很常见)[11]。

维生素 B_{12}(钴胺素)的吸收更复杂。3 种形式的结合蛋白参与其吸收,一种在唾液,一种在胃液还有一种在血液中。第一种在唾液中分泌的特异性结合酶,R-蛋白摄取游离维生素 B_{12} 后两者紧密地连接在一起。在十二指肠中,R-蛋白被蛋白酶水解,其中胃黏膜壁细胞分泌的内因子与维生素 B_{12} 结合。内因子-维生素 B_{12}

复合体经过小肠到达末端回肠,在这里刷状缘膜上的特异性受体蛋白识别该复合体,并通过内吞作用进入细胞。维生素 B_{12} 离开细胞基底,并在此处立即与转运钴胺素Ⅱ结合,然后进入门静脉循环[2]。

脂溶性维生素

脂溶性维生素(维生素 A、D、E、K)是伴随着脂肪消化产物共同吸收,分离成微胶粒后和脂肪分解产物一同进入淋巴。维生素 A 主要以视黄醇的形式吸收,维生素 D 以没有活性的钙化醇的形式吸收,维生素 K 以植物来源的叶绿醌和动物来源的甲萘醌的形式吸收。维生素 A、维生素 D、维生素 E 通过顶部膜的转运过程是被动扩散方式,而维生素 K 是通过载体调节或者被动转运[12]。

2.2.3.5 水、电解质和微量元素

水和电解质

有关钠和水的吸收会在本书其他部分介绍。这里只要总结一下钠在空肠的主要吸收,与葡萄糖和氨基酸共转运。活性葡萄糖非依赖性钠吸收发生在回肠和结肠。水通常是和营养素与电解质共同吸收的。肠内水分转运主要受渗透压梯度驱动,主要通过细胞旁通路。特异性的水通道(水通道蛋白)也沿着胃肠道表达。

其他主要电解质

钾是在空肠和回肠按照浓度梯度被动扩散方式吸收。胰腺重碳酸盐和膳食磷酸盐是主动吸收,主要在空肠,其次在回肠和结肠。

钙吸收主要在十二指肠钙通道,并受电化学梯度的驱动,但也会在肠道通过细胞旁通路被动扩散的方式吸收,在此处的吸收受维生素 D、降钙素和甲状旁腺激素的作用。一旦进入上皮细胞,钙与胞浆内的钙结合蛋白结合,并转运至基地侧膜。钙可能还通过细胞内囊泡转运至基底膜,然后以胞吐作用释放出来。当维生素 D_3 以 $1,25\text{-}(OH)_2D_3$ 形式存在时,钙的吸收增加,这也会增加细胞内钙结合蛋白的浓度。

镁通常从近端小肠吸收,主要是通过被动扩散,当严重腹泻或者短肠综合征导致丢失增多时可以出现问题[16]。

微量元素

锌主要从小肠以被动扩散的方式吸收,但是这通常发生在消化过程较晚的阶段,这是因为绝大多数膳食锌都与宏量营养素螯合。高纤维膳食会影响锌的吸收,当膳食中含有大量铁或者铜时也会竞争性的影响锌吸收[16]。

铁,当身体铁营养状况充足时,10~20 mg 膳食元素铁中只有大约 10% 能够被吸收。植物来源的铁绝大多数是以非血红素铁的形式存在,而动物来源的则是血

红素铁。血红素铁可以通过刷状缘膜很容易地以完整的铁卟啉形式被吸收。非血红素铁只有还原成 Fe^{2+} 的形式才能被吸收。Fe^{3+} 可以被膳食抗坏血酸和十二指肠刷状缘的铁还原酶还原。亚铁可以通过特异性的转运体 DMT1(二价金属离子转运体)转运至肠上皮细胞[17]。

铜是在小肠通过被动扩散吸收,很少发生膳食缺乏。

硒在小肠通过被动和主动方式被吸收。植物硒蛋白(例如在土豆中)作为硒的主要来源需要蛋白质消化和膳食供给充足。

铬、氟、碘、锰和钼都是必需微量元素,在酶和激素功能方面发挥重要作用。他们从膳食宏量营养素的非特异性分离以及在小肠内的吸收很少引起临床问题,即使在某些情况下吸收的比例很低[11]。

2.2.4 结肠的吸收功能

2.2.4.1 水和电解质
包含大量水和电解质的肠道食糜通过回盲瓣进入结肠。在健康个体,24 h 的量一般不超过 1 000 ml,由于结肠某些疾病末端回肠造瘘的个体很少超过 750~800 ml/d。结肠的吸收能力很强大,在某些小肠丧失的疾病,多达 4 000 ml 的食糜都能通过完整的结肠进行处理[4]。钠(通常为 75 mmol,但是总处理能力可以达到 400 mmol/d)和氯都会按比例重吸收,同时还有其他离子如镁。从回肠进入结肠肠腔的液体有 80%~90% 会被重吸收。钠离子可以主动从肠腔转运至血液,而氯离子吸收与结肠细胞分泌重碳酸盐相关[4]。

2.2.4.2 代谢和消化功能
健康个体的结肠在营养素消化和吸收方面发挥非常多种微小的作用,但其中一个非常关键的作用是给结肠细胞提供短链脂肪酸,短链脂肪酸是结肠上皮细胞的必需营养素。哺乳动物细胞不能够自己产生短链脂肪酸,因此只能依赖肠道菌群发酵不消化的碳水化合物产生。这些菌群同样负责产生大量可吸收的微量营养素如生物素、维生素 K 甲萘醌等。短肠综合征时结肠菌群发酵可以提供可被结肠吸收的碳水化合物,从可能被机体浪费的营养素中产生大约 500 kcal/d 的能量。

【小结】

宏量营养素(碳水化合物、脂肪、蛋白质)和微量营养素(维生素和矿物质)的消化和吸收是机体所必需的,这些过程主要发生在小肠。大多数情况下,消化同时发生在胃肠道腔和黏膜表面,在有些情况下还会在肠上皮细胞内继续进行。多糖碳水化合物和多肽需要底物特异性酶处理,和消化特异性活性共转运体的共同作用以辅助在细胞水平的吸收。脂肪的疏水性使得脂肪的消化吸收过程更复杂,需要肠腔内乳化作用和形成微胶粒才能把脂肪分解产物运送到肠上皮细胞内。肠道(小肠和结肠)对水分和电解质的吸收与重吸收还有额外的机制。多数情况下,微量营养素是通过非特异性作用从膳食宏量营养素分离,然后再被动吸收(脂溶性维生素作为其他脂溶性部分),但有些情况如维生素 B_{12} 的吸收也需要特异性的转运体。尽管数量比较少,但是结肠内营养素的消化和吸收也很重要。

~~~~~~~~~~~ **推荐阅读文献** ~~~~~~~~~~~

1. Caspary WF. Physiology and pathophysiology of intestinal absorption. *American Journal of Clinical Nutrition*, 1992,55:299S-308S.

2. Alpers DH. Digestion, Absorption and Metabolism. //*Encyclopedia of Food Science and Nutrition*. Elsevier, 2003,881-887.

3. Jackson AD, McLaughlin SD. Digestion and Absorption. *Surgery*(Oxford), 2006,24:250-254.

4. Worrell RT, Cuppoletti J, Matthews JB. Colonic Absorption and Secretion. // *Encyclopedia of Gastroenterology*. USA:Elsevier 2004,413-420.

5. Hinsberger A, Sandhu BK. Digestion and Absorption. *Current Paediatrics*, 2004,14:605-611.

6. Farrell JJ. Digestion, Overview. //*Encyclopedia of Gastroenterology*. USA:Elsevier 2004,624-629.

7. Levin RJ. Digestion and absorption of carbohydrates-from molecules and membranes to humans. *Am J Clin Nutr*, 1994,59(Suppl):690S-698S.

8. Sibley E. Carbohydrate Digestion and Absorption. //*Encyclopedia of Gastroenterology*. USA:Elsevier, 2004,275-278.

9. Pocock G, Richards CD. The digestive system. //Human Physiology. *The Basis of Medicine*, 3rd Edition. New York:Oxford University Press 2006,377-418.

10. Elliot WH, Elliot AC. *Food Digestion, absorption, distribution to the tissues, and appetite control*. In:Biochemistry and Molecular Biology. New York:Oxford University Press, 2005,151-157.

11. Mason JB. Nutritional Assessment and Management of the malnourished patient. In:*Sleisenger & Fordtran's Gastrointestinal & Liver diseases*, 8th Edition. USA:Saunders, Elsevier, 2006,1:319-355.

12. Mansbach CM. Fat Digestion and Absorption. In:*Encyclopedia of Gastroenterology*. USA:Elsevier, 2004,399-404.

13. Montrose MH. Small intestine, Absorption and Secretion. //*Encyclopedia of*

Gastroenterology. USA：Elsevier，2004,399 - 404.

14. Daniel H. Protein Digestion and Absorption of Amino Acids and Peptides. //*Encyclopedia of Gastroenterology*. USA：Elsevier，2004,247 - 250.

15. Emery PW. Digestion and Absorption of Protein and Nitrogen Balance. In：*Encyclopedia of Food Sciences and Nutrition*. USA：Elsevier，2003,4854 - 4858.

16. Shenkin A. The key role of micronutrients. *Clin Nutr*，2006,25：1 - 13.

17. Miret S，Simpson RJ，McKie AT. Physiology and Molecular Biology of Dietary Iron Absorption. *Annual Reviews in Nutrition*，2003,23：283 - 301.

~~~~~~~~~~~ 其他推荐阅读文献 ~~~~~~~~~~~

Sleisenger & Fordtran's Gastrointestinal & Liver Disease. 8th Edition. Saunders，2007.

Encyclopedia of Food Sciences and Nutrition. Elsevier，2003.

Encyclopedia of Gastroenterology. Elsevier，2004.

2.3 能 量 代 谢

KR Westerterp，AMWJ Schols，P Singer

【学习目的】
- 了解用间接测热法测量能量消耗。
- 熟悉日常能量消耗的组成。
- 了解能量消耗的决定因素及其组成。
- 明确能量消耗变化引起的疾病。

2.3.1 测定能量消耗量的测热法

　　生命可以被看作是一个"燃烧的过程"。机体的新陈代谢是通过燃烧碳水化合物、蛋白质、脂肪和乙醇这些能源物质从而产生能量的过程。在这一过程中消耗了氧气（O_2）同时产生了二氧化碳（CO_2）。测量能量消耗量也就是测定能量的生成量或损失量,这一方法称为"直接测热法"。通过测量氧气消耗量和/或二氧化碳生成量来测量能量生成量的方法被称为"间接测热法"。早期的能量消耗测定都是用直接测热法。而现在的能量消耗量几乎都是用间接测热法测定的。

　　间接测热法测定能量生成量是根据化学反应过程计算得到的。例如已知1 mol 葡萄糖和 6 mol 的氧气发生氧化反应,生成 6 mol 水和 6 mol 二氧化碳,同时产生 2.8 MJ(兆焦)能量,我们可以根据耗氧量或二氧化碳生成量来计算能量的生成量。

葡萄糖的氧化：

$$C_6H_{12}O_6 + 6O_2 \longrightarrow 6H_2O + 6CO_2 - 2.8\ MJ$$

氧气和二氧化碳的能量当量随发生氧化的营养素而异。产热量以及碳水化合物(C)、蛋白质(P)和脂肪(F)氧化量的计算公式以耗氧量、二氧化碳生成量和尿氮损失量为依据。计算方法包括以下3个方程。

$$耗氧量(V_{O_2}) = 0.829C + 0.967P + 2.019F$$

$$二氧化碳生成量(V_{CO_2}) = 0.829C + 0.775P + 1.427F$$

$$产热量 = 21.1C + 18.7P + 19.6F$$

蛋白质氧化量(g)是用 $6.25 \times$ 尿氮(g)，然后用蛋白质氧化量校正耗氧量和二氧化碳生成量后计算碳水化合物和脂肪的氧化量。

根据以上数据计算能量(E)产生量的一般公式为[1]：

$$E = 16.20V_{O_2} + 5.00V_{CO_2} - 0.95P$$

在这个公式里,蛋白质氧化提供的能量,即蛋白质的校正量对能量产生的影响是很小的。正常情况下,蛋白质氧化产生的能量占每日产能量的 $10\% \sim 15\%$,计算能量 E 的蛋白质校正量大约是 1%。通常只有当需要了解C、P和F对产能量的影响时才会对尿氮进行测量。在产能量的计算中经常忽略蛋白质的校正。

用通风罩和呼吸室测量每日能量消耗的各个组分

通风罩和呼吸室是连续测量 V_{O_2} 和 V_{CO_2} 的工具[2,3]。这两种工具可以对在控制条件下的受试者的能量产生进行精确的测定。通风罩测定的时间间隔经常是半小时到几个小时,可测定受试者的静息能量消耗(REE)或食物引起的能量消耗(DEE)。采用呼吸室测定要持续数个小时到数天才能测定受试者的 REE、DEE 和生理活动(经过标准化的)的能量消耗(AEE)。

一个典型的呼吸罩系统的例子是一个开放式的罩子。受试者躺下,头部置于一个透明的塑料罩中,并用塑料胶带在脖子周围密封(图2-5)。通过泵把空气吸出罩子,然后再吹入一个混合腔中,并再对空气样本进行分析。测定指标包括气流以及入口(外部)和出口(呼出)的氧气和二氧化碳浓度。测定气流最常用的装置是干燥气体计量表,这一装置与家用燃气表有些类似。测定氧气和二氧化碳浓度的最常用装置分别是顺磁氧分析仪和二氧化碳分析仪。调节气流使入口和出口氧气和二氧化碳浓度差值在 $0.5\% \sim 1.0\%$ 之间,这表明成人的气流率在 $25 \sim 50$ L/min 之间。

用双重标记水测定每日能量消耗

双重标记水法是一种创新性的间接测热法,近来才被证实可用于人体[4]。这

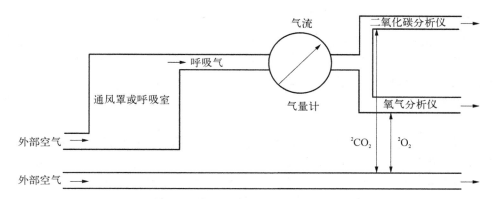

图 2-5 测定耗氧量和二氧化碳生成量的开路系统

种方法的基本原理是给予一定负荷量的稳定性同位素 ^2H 和 ^{18}O 标记的双标水后，^2H 以水的形式排出，而 ^{18}O 以水和二氧化碳两种形式排出。根据这两种排出量之间的差异可以测定二氧化碳的生成量(图 2-6)。氘(^2H)在整个机体的水库中达到平衡分布，^{18}O 则在水和碳酸氢盐中都保持平衡。碳酸氢盐池主要由溶解的二氧化碳组成，二氧化碳是新陈代谢的终末产物，通过血液运输到肺中排出体外。用质谱仪对体液、血液、唾液或者尿液进行分析，测定这两种同位素从机体的清除率常数。

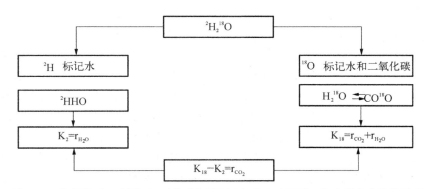

图 2-6 根据 $^{18}O(K_{18})$ 和 $^2H(K_2)$ 的消耗量用双标水方法测量二氧化碳生成量的原理

注：^2H 的消耗来自水量的减少，而 K_{18} 来自 r_{CO_2} 和 r_{H_2O}

这种方法可用于测定二氧化碳生成量(V_{CO_2})，从而测定自由生活的受试者几天到几周内的能量生成量。最佳观察的时间段是这些同位素的第 1~3 个半衰期。(生物学半衰期是耗能量的作用之一。)活动多的受试者和早产儿的观察时间最少，3 d 左右。老年人或者静坐者的观察时间最长，可达 4 周左右。

从收集基线资料开始进行观察，然后给予已称重的同位素标记水，对于 70 kg

的成年人而言,通常 $100\sim150$ ml 水中加入含 $10\%^{18}O$ 和 $5\%^{2}H$ 的混合物。随后收集同位素在体内达到水平衡后的起始样本。平衡时间取决于体型大小和新陈代谢速率,成人是 $4\sim8$ h。在平衡期受试者不能摄入任何食物和水。当收集完起始样本后,受试者可以在实验员的指导下恢复进食,但在观察结束前,受试者要定期收集体液样本(血液、唾液和尿液)。有 4 个实验室进行的平行研究表明,与呼吸测量法相比,准确性和精密性分别增加 $1\%\sim3\%$ 和 $2\%\sim8\%$。

双重水标记法二氧化碳生成量的测定提供了准确、精密的信息。将二氧化碳生成量转化为能量消耗量时需要了解二氧化碳的能量当量,这可根据被氧化的底物混合物的信息计算得到。第一种方法是根据食物中宏量营养素的组成来计算二氧化碳的能量当量。第二种可测定呼吸系数的离散值(RQ):

$$RQ = V_{CO_2}/V_{O_2}。$$

2.3.2 能量消耗的组成、测定和决定因素

每日能量消耗包括 4 部分[5]:睡眠时的代谢率(SMR),清醒时的能量消耗,食物的热效应或食物引起的能量消耗(DEE),体力活动的能量消耗(AEE)。有时候能量消耗被分为 3 部分:即把睡眠时的代谢率和清醒时的代谢率合称为维持能量消耗或基础代谢率或静息能量消耗,作为平均每日能量消耗(ADMR)的主要组成部分。

可用标准化后的体型大小来对受试者的睡眠代谢率或静息代谢率进行估计和比较。去脂体重可能是最好的预测方法。但由于能量消耗和 FFM 间 Y 和 X 的截距显然不等于 0,不应该用能量代谢除以去脂体重(FFM)的绝对值,FFM 越小,SMR/FFM 比值就越大,因此,女性与男性相比,有较高的 SMR/FFM,较低的FFM。对 SMR 和 REE 数据进行比较的可靠方法是回归分析,但要包含 FFM、脂肪重量(FM)、年龄和性别这些变量。而性别对解释变异并没有很大影响。

食物引起的能量消耗(DEE)的定义为高于基础空腹状态下的能量消耗增加量除以所摄入食物中所含的能量,通常以占能量摄入量的百分比表示。餐后能量消耗量的增加可持续数小时,一般认为大约在餐后 10 h 后可完全结束。对摄入混合膳食且保持能量平衡的受试者,假定根据上述结果观察到的 DEE 占 ADMR的 10%[7]。

活动引起的能量消耗(AEF)是 ADMR 中最易变化的部分,双重水标记法可对日常生活的 AEE 量进行估计。但现在对于体型大小不同的人的 AEE 的标准化还没有达到共识。常用于量化体育活动的方法是把 ADMR 表示为 BMR 或 SMR 的倍数。1994 年前 AEE 的详细数据分析根据双重标记水对 ADMR 进行估计。直

接测定了 319 名女性和 255 名男性正常自由生活的受试者的 574 个 BMR 测量值。性别对 ADMR 和 BMR 与 AEE 的组成有恒定的作用,即女性比同体型和同年龄的男性低 11%,性别之间的差异大致可用 ADMR/REE 对体型进行校正后去除。ADMR/REE 的分配对于两种性别来说都是 1.6,也就是说,REE、DEE 和 AEE 分别占 ADMR 的 60%,10% 和 30%[8]。

2.3.3 疾病引起能量消耗的改变

严重的急性病和几乎所有的慢性消耗性疾病,如慢性阻塞性肺病、癌症、艾滋病、肝炎、慢性心脏病和慢性肾脏衰竭都有代谢亢进这一特征(例如 REE 升高)。根据定义和参考值的不同,代谢亢进的患病率和严重程度会有很大不同。一个常用的定义是 REE 比预测值高出 10% 以上。

临床上使用的最普遍的预测个人 REE 的方法是用 Harris-Benedict 公式[9]:

男性:REE = 66.5 + (13.8 × 体重) + (5.0 × 身高) − (6.8 × 年龄)

女性:REE = 655.1 + (9.6 × 体重) + (1.8 × 身高) − (4.7 × 年龄)。

这些公式是根据性别、年龄、身高和体脂进行计算的,但没有考虑身体组成成分。这就有可能高估了体重偏低患者的代谢,因为能量消耗和体重之间(y 和 x)间的截距明显不为零。更进一步来说,膳食摄入量减少而引起的体重减少常伴随着代谢性适应的发生,相对保留去脂体重。另一方面,已发现慢性消耗性疾病中即使体重保持不变,仍选择性地丢失 FFM 而相对保留 FM。在这些情形下可能会低估代谢亢进的发生。

为估计个人或者特定患者代谢亢进的发生率,需同时测定身体组成,并将测定值与参考值进行比较,参考值中包括配对对照组的身体组成。

急性病和慢性消耗性疾病中的代谢亢进可能都是全身性有关炎症反应指标。但这并不明显,这是由于全身性炎症反应与底物代谢中能量不足的改变有关,其中包括急性蛋白质合成期的蛋白质转换增多。大多数代谢亢进患者中虽然 AEE 适应性减少,但 ADMR 正常。不考虑 AEE 指数所测定的 REE 无法用于评估患者的能量平衡。在临床上,为调整营养疗法,定期测定标准化体重,并尽可能结合准确的膳食记录,可更好地了解 ADMR。一项用双标水法测定消耗性疾病患者能量消耗的研究数据表明,即使在 REE 需要量增加的情况下,由于体育活动量减少 ADMR 一般是减少的[10,11]。即使是对重症患者进行能量需要量评价也应尽可能考虑 AEE[12]。

2.3.4 重症监护中的能量消耗

在重症监护病房进行间接测热法较为方便。要求患者病情稳定、通气良好、吸入氧浓度(FIO_2)<60%、无压力过高、无渗漏(如胸腔引流)且没有进行透析或一氧化氮治疗。开放性测热法的准确性很高,但在连续测量时可能偏低。

许多参数可影响重症患者的能量消耗量(见表 2-3),而评价需要量的方程可能并不适用[13]。根据一些研究[14,15],第 6 日之前没有达到需要量,而当累积能量平衡超过—10 000 kcal(1 kcal=4.184 kJ)时,累积负能量平衡可增加发病率和病死率。最近的一项前瞻性随机研究(TICACOS 研究)证实根据所测能量消耗量给予能量可降低住院死亡率[16]。因此,如有条件建议采用测热法[17]。

表 2-3 影响重症病房患者能量消耗的参数

增加 EE 的参数	
发热	每升高 1℃增加 13%
寒战	100%
家属探望	40%
呼吸功	25%
营养	9%
儿茶酚胺类	30%
减少 EE 的参数	
体温过低	每降低 1℃减少 13%
肌肉松弛剂	40%
镇痛药	50%
适应性通气	20%
饥饿	10%~20%
β阻滞剂	25%

间接测热法为合理实施营养治疗提供了准确的营养评价。可改善临床结局,捕捉到代谢变化从而进一步调整营养治疗计划。常规代谢检测可为每日能量平衡的测量以及累积能量平衡情况提供信息。这一测量方法可使营养评价做到个体化,同时避免喂养过剩或喂养不足。如果无法采用间接测热法进行测量,应按照 25 kcal/(kg·d)给予患者的能量。

【小结】

能量消耗基本上用间接测热法测定的,即用通风罩和呼吸室测定耗氧量和二氧化碳生成量或者在医院及日常生活中用双重标记水测定。每日能量消耗包括 4 部分:睡眠能量代谢率(SMR),清醒能量消耗和食物的热力学作用引起的能量消耗(DEE),生理活动引起的能量消耗(AEE)。有时日常能量消耗可以分成 3 部分,把睡眠和清醒时的能量消耗作为基础代谢率(BMR)。通常 BMR 就是平均每日能量代谢率(ADMR)的主要组成部分。BMR 主要由体型大小和去脂体重的多少决定的。DEE 是食物摄入引起的,在能量平衡的受试者中,DEE 约占 ADMR 的10%。AEE 是 ADMR 中最易变化的部分。在急性重病和慢性消耗性疾病中,BMR 有所上升。由于 AEE 的适应性减少,所以上述情形下的 ADMR 通常是正常的。

推荐阅读文献

1. Brouwer E On simple formulae for calculating the heat expenditure and the quantities of carbohydrate and fat oxidized in metabolism of men and animals, from gaseous exchange (Oxygen intake and carbonic acid output) and urine-N. *Acta Physiol Pharmacol Neerl*, 1957,6: 795 - 802.

2. Adriaens MPE, Schoffelen PFM, Westerterp KR. Intra-individual variation of basal metabolic rate and the influence of physical activity before testing. *Brit Nutr*, 2003,90: 419 - 423.

3. Schoffelen, PFM, Westerterp KR, Saris WHM, Ten Hoot F. A dual-respiration chamber system with automated calibration. *Appl Physiol*, 1997,83: 2064 - 2072.

4. Speakman JR. *Doubly-labelled water: theory and practice*. London: Chapman and Hall, 1997.

5. Westerterp KR. Energy metabolism and body composition: general principles. *Eur Resp Monogr*, 2003,24: 1 - 10.

6. Westerterp KR. Energy metabohsm: human studies. //Tarnopolskt M *Nutritional imphcations of gender differences in metabolism*. Boca Raton: CRC Press, 1999,249 - 264.

7. Westerterp KR. Diet induced thermogenesis. *Nutr Metab*, 2004,1: 1 - 5.

8. Westerterp KR, Plasqui G. Physical activity and human energy expenditure. *Curr Opin Clin Nutr Metab Care*, 2004,7: 607 - 613.

9. Harris JA, Benedict FG. A biometric study of human basal metabolism. *Proc Natl Acad Sci USA*, 1918,4: 370 - 373.

10. Goris AHC, Vermeeren MAP, Wouters EFM et al. Energy balance in depleted ambulatory patients with chronic obstructive pulmonary disease: the effect of physical activity and oral nutritional supplementation. *Brit J Nutr*, 2003,89: 725 - 729.

11. Kulstad R, SchoeUer DA. The energetics of wasting diseases. *Curr Opin Clin Nutr Metab Care*, 2007,10: 488 - 493.

12. Van der Kuip M, De Meer K, Westerterp KR. Gemke RJ. Physical activity as a determinant of total energy expenditure in critically ill children. *Chn Nutr*, 2007,26: 744 - 751.

13. Reid CL. Poor agreement between continuous measurements of energy expenditure and routinely used prediction equations in intensive care units patients. *Clin Nutr*，2007，26：649－657.

14. Villet S，Chiolero RL，BoUmann MD et al. Negative impact of hypocaloric feeding and energy balance on clinical outcome in ICU patients. *Clin Nutr*，2005，24：502－509.

15. Dyer D，Cohen JD，Singer P. Computerized energy balance and comphcations in critically ill patients：an observational study. *Clin Nutr*，2006，25：37－44.

16. Anbar R，TheiUa M，Fisher H, et al. Decrease in hospital mortality in tight calorie balance control study：the preliminary results of the TICACO Study. *Clin Nutr Suppl*，2009，4：7.

17. Singer P，Berger MM，Van den Berghe G. ESPEN Guidelines on Parenteral Nutrition：intensive care. *Clin Nutr*，2009，28(4)：387－400.

2.4 碳水化合物代谢

L Tappy

【学习目的】

- 了解人类葡萄糖代谢的主要方式。
- 理解健康人葡萄糖代谢的调节。
- 了解应激和应激激素对葡萄糖代谢的作用。
- 了解败血症和进展期患者葡萄糖代谢的变化。

2.4.1 碳水化合物的正常代谢

食物中碳水化合物通常提供的能量占我们日常能量摄入的 40%～70%(现在推荐为 50%～55%)。摄入的碳水化合物主要是淀粉,非淀粉(大多为蔗糖和乳糖)和单糖只占小部分(推荐量只占 20%)。食物中的碳水化合物先后在胃肠道的淀粉酶和异淀粉酶以及小肠上皮细胞的刷状缘上的二糖酶的作用下被消化成为己糖,然后以己糖的形式被吸收入门脉循环(当膳食摄入量达到当前的推荐量时,己糖中超过 90%是葡萄糖)[1]。

葡萄糖几乎是身体中所有细胞的主要直接能量来源。它也参与了许多生化合成反应(蛋白质和脂肪酸的合成、糖基化作用等),尽管这只占了整个葡萄糖代谢的一小部分。血中葡萄糖维持在一定浓度,空腹浓度是 0.8～1.2 g/L(4.4～6.7 mmol/L)。考虑到葡萄糖可以在细胞外液(含量约占体重的 20%)中自由散播,在 70 kg 的男性个体中这部分葡萄糖约是 14 g。除了这一小部分细胞外的葡萄糖外,还有 $70\sim120$ g 碳水化合物以糖原的形式储存在肝脏中,$200\sim1\,000$ g 储存在骨骼肌中。骨骼肌中的糖原只能在骨骼肌中代谢,因为肌肉缺乏葡萄糖-6-磷酸酶,不能将葡萄糖释放到循环系统中[1]。

2.4.2 葡萄糖代谢的调节

葡萄糖(和其他宏量营养素)的代谢主要受激素调控,同时也受神经和局部因素的影响。

胰岛素是主要的合成代谢激素:非进餐时的分泌量减少,这一基础性分泌调节了肝脏葡萄糖的生成量。基础(空腹时)葡萄糖的生成量是空腹血糖的主要决定因素(见表 2-4)。在进食碳水化合物后,胰岛素分泌增多,血液中的高胰岛素水平促进葡萄糖的利用和储存[2,3]。

表 2-4　激素在整个葡萄糖代谢中的作用

	胰岛素	胰高血糖素	氢化可的松	肾上腺素	生长激素
糖原分解	↓↓	↑↑		↑↑	
糖异生	↓	↑	↑↑	↑	↑
肌肉和脂肪组织对葡萄糖的摄取	↑↑		↓		↓
糖原储存	↑	↓		↓	↓
葡萄糖氧化	↑		↓	↓	↓

器官和组织可以分为以下几类。

(1)胰岛素敏感型:像在骨骼肌和脂肪这些组织中,胰岛素通过刺激特定的葡萄糖转运体 $GLUT_4$ 向细胞膜的转运而迅速促进葡萄糖的吸收;这些胰岛素敏感组织在摄入碳水化合物后消耗葡萄糖,而在非进食期消耗脂类。

(2)胰岛素不敏感型:在这些组织中,葡萄糖的摄取不依赖于胰岛素的浓度,在葡萄糖转运体($GLUT_1$,$GLUT_3$)[4]和己糖激酶的作用下葡萄糖转运和氧化在白天保持恒定。大脑对胰岛素不敏感,在 1 d 内消耗葡萄糖的量为 1 mg/(kg·min)[1.5 g/(kg·d)]。

以胰高血糖素、肾上腺素、氢化可的松和生长激素为代表的分解代谢激素可拮抗胰岛素的作用。在餐间或应激和疾病进展的状态下这些激素的分泌量增加。整体而言,这些激素可减少胰岛素不敏感型组织的葡萄糖摄取,促进肝脏葡萄糖的产生。通过胰岛素和分解代谢激素的平衡调节葡萄糖的代谢过程(见图 2-7)。

当葡萄糖被吸收后,胰高血糖素、肾上腺素、氢化可的松和生长激素的分泌相对较多,胰岛素分泌较少。门脉循环中的胰岛素浓度高于全身的平均水平,胰岛素限制了分解代谢激素对葡萄糖生成的促进作用,引起了胰岛素不敏感组织中葡萄

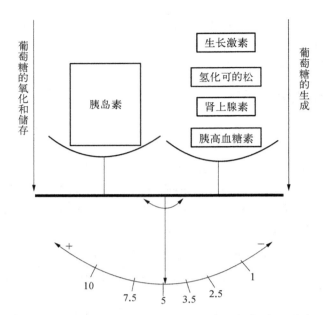

图 2-7　合成(胰岛素)和分解激素(胰高血糖素、肾上腺素、氢化可的松、生长激素)对血糖的调节

糖生成和利用之间的竞争(见图 2-8)。摄入碳水化合物后(见图 2-9),胰岛素分泌量增加,分解代谢激素分泌量减少,这就抑制了肝脏葡萄糖的生成,促进了胰岛素不敏感型组织对葡萄糖的利用[2,3,5]。循环中的高葡萄糖水平和胰岛素浓度也促进了肝脏葡萄糖的净摄取量和储存量[6]。

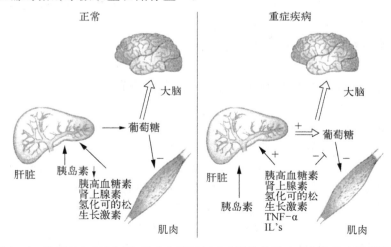

图 2-8　正常情况下(左)和重症疾病下(右)空腹葡萄糖生成和空腹血糖的调节

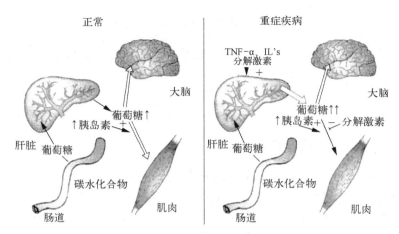

图 2-9 正常情况下(左)和重症疾病下(右)餐后葡萄糖代谢的调节

葡萄糖代谢还随细胞的能量水平而变化。当能量低时,AMP/ATP 比值增加,AMP 依赖性激酶(AMPK)被活化,使关键代谢酶磷酸化。在肌肉组织中,AMPK 增加了葡萄糖的摄取,而在肝脏中 AMPK 抑制了糖异生。运动可活化肌肉组织中的 AMPK,增加葡萄糖的利用,而分解代谢激素可促进肝脏葡萄糖的生成[7]。

2.4.3 应激对葡萄糖代谢的影响

应激反应使器官能够应对潜在的危险情况,例如碰到了捕食者时,以分解代谢激素的分泌增加和对交感神经的刺激为特征。刺激交感神经和肾上腺激素分泌增多可以增加心脏输出量和减少内脏器官的供血。与之矛盾的是,急性应激反应下的交感神经刺激可以导致血管舒张,即重新向骨骼肌输送血液。同时,分解代谢激素(在紧急情况下胰高血糖素和肾上腺素是必需的)促进了糖原降解和葡萄糖生成,减少胰岛素敏感细胞的葡萄糖利用。生长激素有减少胰岛素、并促进脂解的作用。血浆游离脂肪酸浓度的增加可促进脂肪的氧化和肝脏细胞的糖原异生作用。在持续时间较长的应激反应中,高氢化可的松水平可促进胰岛素敏感组织的糖原异生作用,抑制葡萄糖的摄取。氢化可的松不仅促进糖原异生作用和肝脏葡萄糖的输出,也促进肝糖原的合成,这也就保持了肝脏中的碳水化合物的"储存量"。分解代谢激素对葡萄糖代谢的主要作用见表 2-4 和表 2-5。总的来说,急性应激或者"拮抗或逃避"反应保证了身体对大脑和骨骼肌(以内脏器官的支出量)的氧气和底物的充足供应,也使大脑得到了葡萄糖。这也就使骨骼肌对于逃避或者抵抗有最佳的活动反应。

表 2 - 5　内源性(肝脏)葡萄糖的生成[g/(kg·d)]

饮　　食	健 康 人	重症患者	
禁食过夜	2.5～3	3.5～10	
长时间禁食	约 1.5	3.5～10	
餐后	0.5～1	1.5～10	

2.4.4　重症疾病的代谢反应

重症疾病(脓毒症、外伤等)引起的反应在几个方面都与急性应激反应类似。分解代谢激素的分泌增加促进了内源性葡萄糖的产生,同时胰岛素对胰岛素敏感组织的活性降低。这些反应会因为疾病过程的持续而延长,使氢化可的松有足够的时间来发挥作用。血浆肾上腺素和胰高血糖素急剧升高,促进糖原分解,增加肝脏葡萄糖输出。高氢化可的松水平刺激肌肉和内脏蛋白质分解,增加肝脏糖原分解,减少肌肉对葡萄糖的摄取。从而出现高血糖,胰岛素抵抗和高胰岛素血症的症状[9]。

重症疾病常与一定程度的组织损伤和/或感染有关。在这种情况下,免疫细胞和巨噬细胞分泌炎性介质,如 TNF - α 和白细胞介素(IL's)。TNF - α 对葡萄糖代谢有多方面重要作用,高水平的 TNF - a 增加了禁食状态下葡萄糖的转换,但是在高胰岛素血症状况下也产生了胰岛素抵抗作用。IL - 1、IL - 2 和 IL - 6 对于降低炎症时的胰岛素敏感性也有作用[10]。

这些分解代谢激素和炎症细胞因子分泌时间延长可导致重症患者空腹血糖和胰岛素水平升高,这是由于肝脏葡萄糖生成量增加和胰岛素抵抗引起的(表 2 - 4,图 2 - 9)。此外,进食碳水化合物时葡萄糖生成不受抑制,而葡萄糖摄取受损,导致了餐后高血糖(表 2 - 5,图 2 - 9)。与葡萄糖代谢变化相一致的是,内源性蛋白质分解增加,为肝脏糖异生提供了底物。

尽管这些代谢反应在短期内起到有利作用,使内源性葡萄糖转移至大脑和炎症组织,但长期高血糖会导致蛋白质分解增多,去脂体重减少和器官功能紊乱[8]。而且危重患者的高血糖水平可能与临床结局不良有关,具体原因尚未完全清楚,但感染危险性增加可能是一个重要因素[11]。

【小结】

葡萄糖代谢主要通过合成(胰岛素)和分解(胰高血糖素、肾上腺素、氢化可的松和生长激素)激素之间的平衡以及细胞的能量状态(通过 AMPK)进行调控。禁食状态下,合成激素增加了肝脏葡萄糖生成量,减少了葡萄糖在骨骼肌和脂肪组织的利用。餐后胰岛素的分泌促进了葡萄糖在骨骼肌中的氧化以及葡萄糖在肝脏中和骨骼肌内的储存,同时抑制了肝脏葡萄糖的生成。应激可通过增加分解代谢激素的分泌,引起胰岛素抵抗和高血糖。另外,危重患者的炎症因子(TNF‑α,白细胞介素)也可被激活,并拮抗胰岛素的活性,导致显著的胰岛素抵抗和高血糖,长期如此可能会产生不利作用。

推荐阅读文献

1. Newsholme EA,Leech AR. *Biochemistry/'or the Medical Sciences*. Chichester:John Wiley & Sons,1983.
2. Frayn K. Metabolic Regulation. *A human perspective*. 2nd. London:Portland press,2003.
3. Gerich JE. Control of glycaemia. *Baillieres Clin Endocrinol Metab*,1993,7:551‑586.
4. Thorens B. Glucose transporters in the regulation of intestinal,renal,and liver glucose fluxes. *Am J Physiol*,1996,270:G541‑553.
5. Tappy L. Regulation of hepatic glucose production in healthy subjects and in NIDDM. *Diabete Metab*,1995,21:233‑240.
6. Cherrington AD. Control of glucose uptake and release by the liver in vivo. *Diabetes*,1999,48:1198‑1214.
7. Musi N. Goodyear LJ. AMP-activated protein kinase and muscle glucose uptake. *Acta Physiologica Scandinavica*,2003,178:337‑345.
8. McEwen BS. Interacting mediators of allostasis and allostatic load:towards an understanding of resilience in aging. *Metabolism*,2003,52:10‑16.
9. Wilmore DW,Robinson MK. Metabolism and nutritional support. *Surgical Basic Science*. //Fischer JE,Holmes CR eds. St-Louis:Mosby-Year Book,1993:125.
10. Tilg H,Moschen AR. Inflammatory mechanisms in the regulation of insulin resistance. *Molecular Medicine*,2008,14:222‑231.
11. Dungan KM,Braitwaite S,Preiser JC. Stress hyperglycemia. *Lancet*,2009,373:1798‑1807.
12. Newsholme EA,Leech AR. Biochemistry for the Medical Sciences. Chichester:Wiley,1983.

2.5 脂 类 代 谢

YA Carpenter,*L Sobotka*

【学习目的】

● 了解脂类代谢的主要途径。

- 了解脂类代谢的调节机制。
- 熟悉某些严重疾病脂类代谢的主要变化。

2.5.1 概述

脂类是机体储存能量的主要形式。这是由于脂类产能高(1 g 三酰甘油含能量 9.3 kcal,1 kcal=4.184 kJ)而含水量低;因此,脂类是动物和植物(种子和坚果)储存能量的理想形式。脂肪组织可储存大量能量。健康成人脂肪组织中平均含有 150 000 kcal 能量;但这一数值随取决于脂肪储存总量。脂肪组织释放出的脂肪酸不溶于水,与血浆白蛋白结合进入血液循环;并可进一步破坏浆膜。虽然脂肪酸可被多种(但并非全部)组织氧化,但脂肪酸在肝脏中产生的酮体几乎是所有细胞的适宜底物。

脂类是细胞结构的重要组成成分,磷脂双分子层是所有细胞中膜结构的基本成分。除了结构功能之外,膜磷脂是重要的代谢分子,可被多种与细胞受体相关的酶分解,生成生物活性分子如前列腺素、白三烯和磷酸肌醇等。通过上述机制,脂类可作为许多激素和生物活性分子的二级信使。

2.5.2 脂类代谢的主要途径

一个健康成年人每日从正常饮食中摄取 50~80 g 脂肪,这在典型的西方膳食中相当于占每日总能量的 30%~50%。甘油三酯(三酰甘油)是人们膳食中脂类的主要成分(达到 90%),其余脂类由磷脂、固醇(主要为胆固醇)和脂溶性维生素组成。

脂类的消化吸收

脂肪的消化和吸收可分成消化管腔期和黏膜期 2 个阶段。

(1) 消化管腔期:在消化管腔期,大的食团被机械地分散成为乳化的微粒(由咀嚼及胃和肠的收缩完成)。通过舌脂酶,脂类的酶解作用以有限的速度在胃中即开始了,并在胰脂酶、胰蛋白酶激活的辅脂酶、磷脂酶、胆固醇酶和其他酯酶的混合作用下在十二指肠和空肠继续进行。水解作用通过具有去污剂性质的胆汁(尤其是胆汁酸作用)进一步加强。脂解作用的最终产物为脂肪酸和 β-一酰甘油。游离脂肪酸、一酰甘油、胆固醇、溶血磷脂和脂溶性维生素与胆汁酸一起被转运到黏膜,形成混合微团。这些颗粒就是肠腔内的水状悬溶液。

(2) 黏膜期:在肠腔,混合微团分离,脂质分子在邻近的空肠被吸收而胆汁酸则在回肠末端被吸收。胆固醇中相当大的一部分(约 50%)和大部分植物固醇被重新分泌到肠腔,在肠上皮细胞内,游离脂肪酸与甘油和一酰甘油重新酯化形成三酰甘油,重新合成的三酰甘油和胆固醇、胆固醇酯、磷脂以及脂溶性维生素形成微粒,在和载脂蛋白(apoB-48 和 apoA-1)结合后被称为乳糜微粒,然后乳糜微粒被释放入淋巴管,并通过胸导管到达体静脉而进入血循环。与长链脂肪酸不同,含有 6～10 个碳原子的脂肪酸,即所谓的中链脂肪酸,是水溶性的,它们中的大部分通过门静脉血流被直接转运入肝脏(参见第 2.2.3.2 章节)。

血浆脂蛋白在血管内的代谢

在体循环中,乳糜微粒获得可交换的载脂蛋白(C-Ⅰ,C-Ⅱ,C-Ⅲ,E,和某种程度的 A-Ⅳ)。大部分(50%～80%)的三酰甘油被脂蛋白脂肪酶(LPL)水解,这些 LPL 位于不同外周组织的内皮细胞,而一些三酰甘油和胆固醇酯(CE)以及大部分脂溶性维生素则留在残粒中(见图 2-10)[1,2]。在脂肪组织中,LPL 是被胰岛素激活的,因而在摄入了碳水化合物和脂肪的膳食后,此酶的活性就会大大加强,在这种情况下,碳水化合物是一种更好的能量来源,而脂肪细胞中的脂肪酸被重新酯化成三酰甘油并立刻储存起来。这个过程不需要大量的能量(脂类的热效应低)。因此,摄入混合食物的结果是膳食脂肪中的大部分被储存于脂肪组织中。

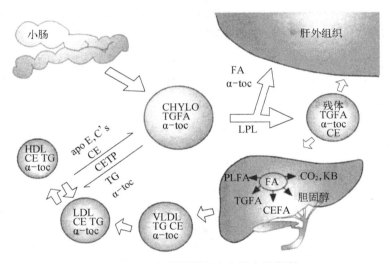

图 2-10 血浆脂蛋白在血管内的代谢

乳糜微粒中三酰甘油的水解使微粒变小并最后形成了残粒,这些残粒的成分也会被改变,因为乳糜微粒从富含胆固醇的脂蛋白那里转运获得了胆固醇酯,这一过程通过胆固醇酯转运蛋白(CETP)进行。乳糜微粒先前获得的 apoE 促进肝(即肝细胞)摄取残粒,但也有可能通过别的组织摄取。被肝脏摄取后,残粒中脂类成分要么被分解代谢,要么被重新组合入极低密度脂蛋白(VLDL)。

VLDLs 主要是将三酰甘油和脂溶性维生素从肝脏转运至外周组织。在被分泌入循环后(这个过程主要发生在就餐期间),VLDL经历了与乳糜微粒十分相似的血管内代谢,即获得可交换的载脂蛋白、大部分三酰甘油被水解、CETP的介导下获取胆固醇酯,中等密度脂蛋白或IDL的残粒的形成。然而,虽然部分(约50%)的中密度脂蛋白(IDL)被清除和内吞(主要在肝脏中),但剩余部分的IDL经历了额外的三酰甘油和磷脂的脂解作用并被转变成富含胆固醇的低密度脂蛋白(LDL)。

LDL颗粒主要转运胆固醇和磷脂(细胞膜的主要脂质成分),用于外围组织细胞的更新,此外,LDL还提供脂溶性维生素。LDL颗粒一般在与能特异性识别apoB和apoE的LDL受体结合后通过内吞作用从循环中被清除。这个过程主要发生在肝脏中并由调节机制控制,这样就避免了胆固醇在细胞内堆积。需注意的是LDL可以通过胞转作用很容易地穿过内皮,并且正常情况下体内25%~30%的LDL都位于血管壁的内皮下膜(或内膜);在生理情况下,LDL完整地返回血循环(图2-11)。然而在内膜内,LDL可能会受到由该处巨噬细胞产生的自由基的攻击,并受到过氧化损害。这些经修饰的颗粒通过清道夫受体被巨噬细胞吞噬,从而促进了胆固醇的堆积和泡沫细胞的形成。氧化的LDL具有细胞毒性,并可诱导动脉壁内的炎症反应;动脉粥样硬化病变的启动与内皮功能不良、一氧化氮释放的改变、粘连分子的产生和平滑肌细胞的增生有关。

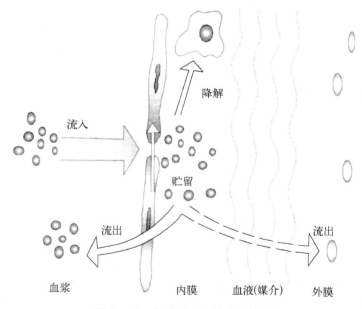

图2-11 脂蛋白在血管内的转运

高密度脂蛋白(HDL)在肝和小肠中由磷脂(和以后的胆固醇)和apoA-1形

成。这些颗粒可以承载存在于肝外细胞和组织中的过量的胆固醇(通过 ATP 结合的盒转运子 A-1 系统),并且将它转运回肝脏(胆固醇的逆向转运)。此外,HDL颗粒一般都含有重要的酶类,有抗炎症和抗过氧化等保护作用。

脂蛋白的主要功能:

(1) 将三酰甘油从肠和肝脏中转运至外周组织(膳食中和储存的脂肪酸)。

(2) 将胆固醇和磷脂转运至外周组织,腺体和肝脏("逆向")。

(3) 脂溶性维生素的转运。

(4) 抗氧化酶的转运。

(5) 中和内毒素。

(6) 脂质氧化对免疫防御、炎症反应和血栓形成的影响。

(7) 某些颗粒从血循环到动脉内皮的通道(双向)。

2.5.3 空腹时的脂质代谢

空腹时,脂肪组织中三酰甘油水解产生的未酯化的脂肪酸——NEFAs(或者称游离脂肪酸-FFA)被释放入血浆。NEFAs 可作为包括骨骼肌和心肌在内的许多组织的能量来源,并被大量地用于肝脏中的氧化反应、三酰甘油的合成和极低密度脂蛋白(VLDL)的分泌。在持续的饥饿状态中,肝脏也会产生酮体,它是包括脑组织在内的许多组织的重要能源。NEFA 的释放取决于脂肪组织的脂解活性,而后者是由促进与抑制激素敏感脂肪酶(HSL)激素之间的平衡来调控的(见图 2-12)。

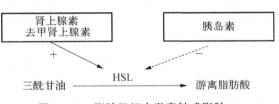

图 2-12 脂肪组织中激素敏感脂肪酶(HSL)的激素调节

释放的游离脂肪酸与血浆中的白蛋白结合,它们更新很快,半衰期为几分钟,当脂肪酸释放速度超过脂肪氧化速度时,一部分游离脂肪酸(在静息状态时为一半的脂肪酸)在肝脏中重新酯化为三酰甘油[4~6]。然后,这些三酰甘油以脂蛋白的形式分泌入血流(脂肪酸循环见图 2-13)。在持续锻炼或体育活动时,脂肪动员和氧化增加了几倍[7]。摄食可部分(但并非完全)抑制这一循环;因此,即使餐后仍有一部分的 VLDL 三酰甘油来自脂肪组织的脂肪酸循环[8,9]。

2.5.4 手术应激,脓毒症和器官衰竭对脂类代谢的影响

脂类和脂蛋白代谢在这些不同的病理状态下会发生相当大的改变。在手术后和重病时,由于儿茶酚胺和炎性细胞因子(TNF-α 和 IL-1)的作用,激素敏感脂肪酶的活性显著增加,这导致了脂肪组织中脂肪酸的快速动员。在这种情况下,释

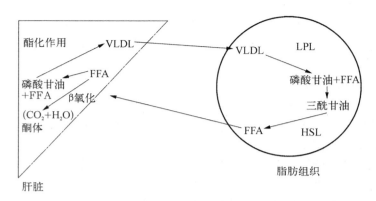

图 2-13 肝脏和脂肪组织之间的脂肪酸循环

放入血浆的脂肪酸通常超出脂肪氧化的需要量。大部分脂肪酸在肝脏中被清除并重新酯化为三酰甘油。但在患有重病时肝脏三酰甘油生成量显著增加,且一般不与 VLDL 分泌量的增加相一致;这会导致肝脏脂肪变性[10~12]。

手术后,三酰甘油的清除能力一般都会增加,血浆三酰甘油水平不升高。此外,总的体脂氧化也增加,然而,严重脓毒血症期间和严重疾病状态下,三酰甘油的水解和脂肪氧化会有所下降,这可能是由于内毒素(LPS)和 TNF-α 抑制脂蛋白酯酶活性,也常常影响氧传递。在这种情况下,无氧糖酵解是外周组织的主要能量来源,同时,脂肪在肝中氧化,产生能量供乳酸糖异生之需。因为从脂肪组织释放的脂肪酸中只有一部分被氧化,所以,不但在肝脏而且在心脏、胰腺及肌肉等的外周组织中都会出现三酰甘油的堆积,这种情况(目前被称为脂毒性)会大大削弱组织的功能。

与血浆中三酰甘油水平相反,在创伤和脓毒血症的情况下,胆固醇的浓度持续下降,并且与组织受损的程度和炎症反应有很强的相关关系。重病患者低胆固醇血症和死亡率相关,可作为判断预后的一个指标。

对于胆固醇水平下降的解释还不十分清楚,因为胆固醇在肝脏中的生成似乎是增加的,LDL 和 HDL 中胆固醇浓度特别少,这似乎与 HDL 的分解代谢的增加有关,并和富含胆固醇的 LDL 在血管外层间隔中滞留及激活的巨噬细胞的吞噬有关(如在内皮下层和网状内皮系统)。

严重疾病也与脂蛋白成分性质的改变有关。

(1) VLDL 颗粒含较多神经鞘脂类,影响肝脏对残粒的摄取。这和 VLDL 生成的增加一起导致了血浆中 VLDL 水平的增高。但这种增高也有保护作用,因为 VLDL 可以结合内毒素并促进其在肝实质细胞中的降解。

(2) LDL 颗粒对过氧化反应很敏感。而且,在应激状态下产生的小而稠密的 LDL 可以很容易地穿过内皮,并在那里,氧化的 LDL 颗粒能够释放促进炎症和血栓形成的介质,从而使炎症反应一直持续进行。

(3) HDL 颗粒获得大量的可替代 apoA-1 的血清淀粉样蛋白 A(一种主要的急性期反应蛋白);这加速了 HDL 的分解代谢,并大大影响了它们在胆固醇逆转运中的作用。看来 HDL 似乎能为组织损伤和炎症部位提供脂类成分。在严重疾病状态,HDL 颗粒携带的总脂类较少,这会导致游离胆固醇与酯化胆固醇的比值增高。此外,在脓毒血症的情况下,HDL 颗粒丧失其酶保护作用,成为促炎和可能促动脉粥样硬化的物质。

【小结】

脂类不但是重要的能量来源,而且脂类中的脂肪酸和脂溶性维生素起代谢调节的作用。在摄入一顿混合膳食后,脂肪优先被储存于脂肪组织中而碳水化合物被氧化。空腹时,脂肪组织释放脂肪酸,作为能量来源被肝脏和肝外组织加以利用。这个过程由调节着激素敏感性脂肪酶和脂蛋白脂肪酶的儿茶酚胺和胰岛素有效地控制着。

患重病时,脂肪组织酯酶作用的增加和脂肪酸氧化的减少导致了肝脏(和其他组织中)三酰甘油的增加和沉积。VLDL 的生成也增加。这种情形使器官功能失调加重。此外,还可观察到和血浆中富含胆固醇的脂蛋白的浓度和成分的相关的几个主要变化。

━━━━━ 推荐阅读文献 ━━━━━

1. Irlyama K,Carpentier YA. Clinical significance of transfer of apolipoproteins between triacylglycerol-rich particles in lipid emulsions and plasma lipoproteins. *Nutrition*,1994, 10:252-254.

2. Hacquebard M,Carpentier YA. Vitamin E:absorption,plasma transport and cell uptake. *Curt Opin Glin Nutr Metab Care*,2005,8:133-138.

3. Nordestgaard BG,Nielsen LB. Atherosclerosis and arterial influx of lipoproteins. *Curr Opin Lipidol*,1994,5:252-257.

4. Adiels M,Westerbacka h Soro-Paavonen A et al. Acute suppression of VLDL(I) secretion rate by insulin is associated with hepatic fat content and insulin resistance. *Diabetologia*, 2007,50:2356-2365.

5. Julius U. Influence of plasma free fatty acids on lipoprotein synthesis and diabetic dyslipidemia. *Exp Clin Endocrinol Diabetes*,2003,111:246-250.

6. Shaw Jll,Wolfe RR. Fatty acid and glycerol kinetics in septic patients and in patients with gastrointestinal cancer. The response to glucose infusion and parenteral feeding. *Ann Surg*,1987,205:368-376.

7. Horowitz JF，Klein S. Lipid metabolism during endurance exercise. *Am J Clin Nutr*，2000,72(Suppl)：558S-63S.

8. Barrows BR，Parks El. Contributions of different fatty acid sources to very low-density lipoprotein-triacylglycerol in the fasted and fed states. *J Clin Endocrinol Metab*，2006,91：1446-1452.

9，Magkos F，Mittendorfer B. Stable isotope-labeled tracers for the investigation of fatty acid and trigly ceride metabolism in humans in vivo. *Clin Lipidol*，2009,4：215-230.

10. Shaw H，Wolfe RR. An integrated analysis of glucose，fat，and protein metabolism in severely traumatized patients. Studies in the basal state and the response to total parenteral nutrition. *Ann Surg*，1989,209：63-72.

11. Wolfe RR，Martini WZ. Changes in intermediary metabolism in severe surgical illness. *World J Surg*，2000,24：639-647.

12. Martini WZ，Irtun O，Chinkes DI. et al. Alteration of hepatic fatty acid metabolism after burn injury in pigs. *JPEN*，2001,25：310-316.

13. Hacquebard M，Ducart A，Schmartz D et al. Changes in plasma LDL and HDL composition in patients undergoing cardiac surgery. *Lipids*，2007,42：1143-1537.

14. Carpentier YA，Scruel O. Changes in the concentration and composition of plasma lipoproteins du ring the acute phase response. *Curt Opin Clin Nutr Metab Care*，2002,5：153-158.

2.6　蛋白质和氨基酸代谢

NEP Deutz，Y Boirie，E Roth，PB Soeters

【学习目的】
- 了解细胞中蛋白质合成和分解的基本途径。
- 熟悉急性和慢性疾病状态下体内总体蛋白质的合成和分解作用。
- 了解测量蛋白质代谢的方法。

2.6.1　概述

　　蛋白质是细胞内外的构成成分并在大部分生物学反应过程中起着重要作用。有些蛋白质是结构蛋白,组成细胞结构(如胶原蛋白、肌动蛋白、肌球蛋白)。有些蛋白质在生化反应(如酶)、转运(如血红蛋白)以及免疫应答(免疫球蛋白、C反应蛋白、噬菌素)中起着重要作用。有些蛋白质在翻译过程中发挥作用(如组蛋白)。

蛋白质不断地以特定速率合成和分解,但在饥饿、应激以及营养不良时速率发生变化[1]。

蛋白质的基本构成是 20 种氨基酸。蛋白质是由氨基酸(肽)链折叠形成的三维结构。通常由氨基酸中的半胱氨酸之间的二硫键桥连。这种三维结构对蛋白质的功能十分重要。

2.6.2 生理

蛋白质是如何合成的

一段 DNA 解链后,合成互补 mRNA(这一过程称为转录)。然后 mRNA 中的核苷酸序列被翻译成氨基酸序列(这一过程称翻译),此过程需 tRNA(转运 RNA)的参与。蛋白质合成之后通常要被修饰(转录后修饰),从而使其功能得到修饰或抑制。

转录后修饰的例子:

(1)裂解后产生活性蛋白质(如:胰岛素原裂解 C 肽后形成胰岛素)。

(2)蛋白质氨基酸的修饰(如:脯氨酸羟化为羟脯氨酸,组氨酸转化为 3-甲基组氨酸,精氨酸转化为瓜氨酸)糖基化(碳水化合物与氨基酸结合)或磷酸化(如:丝氨酸)或乙酰化。

此外,当转录后修饰存在时,蛋白质的功能受到不同修饰作用的负调控。

(1)蛋白质氧化,如蛋白质中自由半胱氨酸分子或谷胱甘肽中自由半胱氨酸分子(或其他具有自由半胱氨酸分子的蛋白质)与过氧化脂肪酸形成二硫键。

(2)葡萄糖(糖化)、酪氨酸以及其他物质与蛋白质的非共价结合。

(3)氧化应激可能导致酪氨酰自由基和其他自由基在蛋白质内部形成[2],两个酪氨酰自由基可能发生交联,如肌肉蛋白质发生僵硬以及蛋白质加速衰老。

蛋白质是如何分解的

在细胞内蛋白质的降解受到高度调控,体内存在着几种降解体系行使不同的功能。

(1)溶酶体的降解:细胞外的蛋白质经内吞作用后在溶酶体内受特异性组织蛋白酶的作用被完全降解。

(2)泛素(ubiquitin)—蛋白酶体途径:大部分蛋白经泛素-蛋白酶体途径被降解。在该途径中,首先,蛋白质通过结合小的蛋白质辅因子-泛素-作为需降解的标记。接着经过一系列的反应,蛋白质在蛋白水解酶复合体即蛋白酶体中分解为小肽。在禁食、肾衰竭、脓毒血症状态和糖尿病等中已发现通过泛素-蛋白酶体途径使肌肉蛋白的降解增加。

(3)钙蛋白酶依赖通路:例如细胞质中被细胞间钙浓度调节活化的酶,它们专门在细胞骨架重组中发挥作用。

2.6.3 蛋白质的平衡

机体每日合成蛋白质的数量是由生长发育需要、消化酶以及其他酶合成需要以及不同组织细胞内更新衰老分解蛋白质需要所决定的。在炎性(应激)状态下,从整体水平上几乎一半的蛋白质合成速率是在合成参与炎性反应的细胞间和细胞内蛋白质。这些蛋白质的更新速率远高于肌肉、皮肤和骨骼中的外周蛋白质。所有蛋白质的合成和分解是持续地、同时地进行,决定蛋白质平衡的决定因素是有无蛋白质的净合成(蛋白质增加)或净分解(蛋白质减少)。

持续合成和分解的作用

在存在的过程中,蛋白质被修饰(见上文)后多数情况下其功能减弱。持续的合成与分解可以修复一些有害因素例如氧化应激对蛋白质造成的损伤,这些有害因素会导致蛋白质衰老以及蛋白质交联,进而引起肌凝蛋白和肌动蛋白变硬。

蛋白质持续的合成与分解可以使其快速地适应环境的改变,例如饥饿和应激。通过使蛋白质合成与分解向相反方向轻微地改变,就能满足特定代谢状况下蛋白质增加或减少的需要。

机体蛋白质合成与分解速率大概是 300 g/d(蛋白质更新率,即机体所有合成的蛋白质和分解的蛋白质总和)。蛋白质代谢动态特性见示意图 2-14。

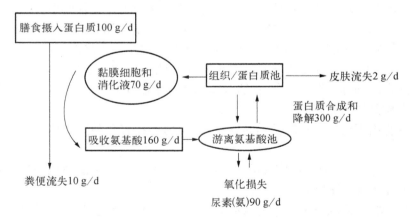

图 2-14 蛋白质动态代谢示意图

注: 根据 Munro and Crim,1988[4]修订

蛋白质参与机体的生长以及修复、取代衰老组织,蛋白质主要功能总结如下:

(1) 生长和维护:机体大部分结构由蛋白质构成,如皮肤、肌腱、膜、肌肉、器官和骨骼。因此,机体生长发育和组织修复需要蛋白质。

（2）酶：此类蛋白质促进体内化学反应。

（3）激素：一些激素是蛋白质。

（4）抗体：此类蛋白质使外来入侵物失去活性，因而可以提高机体抗病能力。

（5）水和电解质平衡：血浆中的蛋白质如白蛋白帮助维持体液总量和成分。

（6）运输：血浆中蛋白质运输物质，例如在全身转运脂肪、维生素、矿物质和氧。

（7）收缩：例如肌凝蛋白和肌动蛋白是骨骼肌收缩的主要参与者。

（8）能量：如果蛋白质降解为氨基酸或者过量蛋白质被摄入，氨基酸的碳骨架会转变为葡萄糖或直接氧化产生机体所需的能量。

（9）参与炎性反应和康复过程的蛋白质：包括白蛋白，纤维蛋白原，免疫球蛋白，C反应蛋白，创伤蛋白质等。

2.6.4 氨基酸代谢

氨基酸在体内参与一系列代谢反应，可分为以下3类。

（1）一部分游离氨基酸池会和组织蛋白质合并。经过不同的时间后，蛋白质降解所产生的氨基酸回到游离池，它们可被蛋白质合成再利用，生成特异产物或进行分解代谢。

（2）一部分游离氨基酸进行分解代谢。这个过程（经常间接地通过一系列反应）导致碳骨架以 CO_2 的形式流失。蛋白质降解后不是所有的氨基酸都能被重新利用来合成新蛋白质，这说明碳骨架和含氮基团被用于合成专门产物，这些产物的重新降解并不会导致原先氨基酸的再次重新合成。机体流失的蛋白质一般不主要作为能量消耗，因而，即使在安静状态下的健康成人，平衡饮食中需要至少 $0.6\sim$ 0.9 g/瘦体重的优质蛋白质。然而，如果蛋白质摄入超过需要量，蛋白质会直接降解产生尿素，碳骨架发生氧化，还可根据其酮体生成/葡萄糖生成作用的特性合成脂肪或糖原。

（3）为合成新的含氮物质例如嘌呤碱基、肌氨酸、肾上腺素而不可逆消耗的氨基酸。通常，这些物质随后的分解产物并不返回到游离氨基酸池（如嘌呤降解为尿酸、肌氨酸降解为肌酐、肾上腺素代谢产物为香草扁桃酸）。支链氨基酸不可逆降解后提供氨基酸碳骨架作为三羧酸循环的中间物（如产生非必需但重要的氨基酸-谷氨酰胺）。肝脏、胰腺以及全身其他组织中免疫细胞的激活需要谷氨酰胺（以及葡萄糖），此外它还可以促进多种功能，具体内容参见文献[3,4]。

一系列复杂通路的存在清楚地证明氨基酸不仅被用来合成蛋白质，而且是许多重要生物和生理物质生物合成的前体物。表2-6概述了氨基酸代谢产物和特定功能，详细内容参见文献[3,4]。

表 2-6 氨基酸代谢产物和特定功能

氨 基 酸	产 物	生 理 功 能	
谷氨酸	谷氨酰胺	氮传输	
	—	谷胱甘肽前体	
		代谢燃料	
	γ-氨基丁酸(GABA)	细胞成分(尤其是在脑组织)	
		递质	
天(门)冬氨酸	嘧啶碱基	核酸和核苷酸组成成分	
甘氨酸	嘧啶碱基	核酸和核苷酸组成成分	
	卟啉	血红蛋白和细胞色素组成成分	
	肌氨酸	磷酸肌酸前体	
	马尿酸	解毒	
	结合胆汁酸	消化脂肪	
组氨酸	组胺	传送器、抗过敏物及促进胃酸生成	
赖氨酸	羟基赖氨酸	形成胶原	
	肉毒碱	转运脂肪酸	
半胱氨酸	—	谷胱甘肽前体	
	牛磺酸	胆酸组分	
		抗氧化剂	
酪氨酸	肾上腺素	激素	
	去甲肾上腺素	激素、递质	
	甲状腺激素	激素	
	黑色素	头发和皮肤色素	
色氨酸	5-羟色胺	递质	
	烟酸	吡啶核苷酸	
精氨酸	—	一氧化氮前体	
	肌氨酸	磷酸肌酸前体	
	聚胺	基因表达	

2.6.5 机体蛋白质总体合成和/或代谢

蛋白质更新在蛋白质的代谢中是一个持续动态变化过程,蛋白质不断地被分解和合成。蛋白质更新在不同种类蛋白质(如白蛋白、胶原蛋白、结构肌肉蛋白、肌浆蛋白、免疫球蛋白、急性时相蛋白)之间是不同的,因为蛋白质组分不同,不同器官的蛋白质更新也有所不同[1]。此外,器官中蛋白质的更新速率受到疾病状态的影响(而且并不总是同一方向),而胰岛素和儿茶酚胺水平起着重要调节作用。

表2-7举例说明了在不同条件和疾病状态下,机体总蛋白质合成和分解状况。

表 2-7　不同条件对机体内总蛋白质合成和分解的影响

条　件	蛋白质合成	蛋白质分解	蛋白质净分解
营养	—	—	↓
饥饿	↓↓	↓	↓
运动	—(↑)	↑	↑
衰老	—	—	—
急性疾病	↑	↑↑	↑
慢性疾病	↑	↑↑	↑

衰老时机体总蛋白质缓慢丢失,但由于这种丢失进程发生非常缓慢,急性示踪研究结果没有显示蛋白质分解速率高于合成速率,机体在进食后蛋白质更新也反应正常。

激素调节

胰岛素对蛋白质和氨基酸具有明显促进作用。当进食后,膳食中的碳水化合物和蛋白质刺激胰岛素的产生和释放,这会导致蛋白质的净合成。高碳水化合物膳食主要刺激胰岛素分泌,膳食中蛋白质含量增加在刺激胰岛素分泌增高的同时,使胰高血糖素分泌也逐渐增加。低血浆葡萄糖水平刺激胰高血糖素分泌的同时也增加儿茶酚胺分泌。当应激诱导儿茶酚胺分泌时胰高血糖素分泌也随之增加。血中胰高血糖素异常增高刺激肝脏中氨基酸分解增加,促进尿素生成和糖原异生。

其他一些激素,例如生长激素、胰岛素样生长因子 1(insulin-like growth factor1,IGF1),甲状腺激素、合成代谢激素和性激素都与胰岛素有协同作用,从而影响蛋白质的合成与分解。

蛋白质新陈代谢的变化

一些生理和病理生理因素影响着蛋白质新陈代谢,下列状况时蛋白质新陈代谢的改变尤其明显。

(1)当进食以及稍后一段时间,总体上蛋白质分解减少而蛋白质合成变化很小,这导致蛋白质净增加。在吸收后阶段(夜间),蛋白质分解占优势,这导致蛋白质净减少,在成熟机体内 24 h 后达到零平衡。进食阶段的蛋白质动力学研究非常复杂,膳食蛋白质消化的氨基酸首先在肠道和肝脏被摄取的数量不同,而且,各脏器对氨基酸的吸收变异很大,主要取决于氨基酸的种类,这表明内脏的外周氨基酸浓度不能完全反应膳食氨基酸组成[3,4](参见"营养的作用")。

(2)在生长期,几乎所有的蛋白质都在累积增加,这是由于蛋白质合成速率远远高于分解速率。

(3)处于长期饥饿时,蛋白质整体上缓慢减少,这是由于蛋白质合成速率略微低于分解速率,绝对数值上也低于非饥饿期和生长期(降低10%～40%)。

(4)处于应激状态(如创伤、烧伤、感染)时,原先健康器官中蛋白质的新陈代谢速度比非应激状态加快(10%～30%)。从整个机体来看,蛋白质处于丢失状态,但这主要发生在外周器官如肌肉、皮肤和骨骼。从这些器官和组织流失的氨基酸中一部分被中枢器官再利用,这些中枢器官在应激中起到防御作用。免疫系统(包括肝脏和脾脏免疫细胞)以细胞的形式累积蛋白质,损伤蛋白质以及急性时相蛋白(纤维蛋白原、白蛋白、免疫球蛋白、胶原蛋白)合成的速度也加快[1]。

(5)极度营养不良的个体在应激状态下的蛋白质新陈代谢无法以这种方式上调,这也解释了应激引起的免疫反应不足以及难以痊愈的原因[8]。

营养的影响

机体摄入平衡膳食后蛋白质的净增加取决于几个因素。蛋白质的类型(如非优质蛋白和优质蛋白,快蛋白和慢蛋白),吸收蛋白质的日常分布以及热能的其他来源(碳水化合物和/或脂肪)都会影响净蛋白质的合成。研究表明慢蛋白(如酪蛋白)引起蛋白质在肠道中滞留时间延长以及释放进入门静脉的氨基酸减少,进而导致餐后尿素合成减少以及蛋白质生成增加。相反,乳清蛋白(一种快蛋白)能够获得更高的氮储留率[9~11]。

短期和长期饥饿

当停止摄取食物时,机体开始消耗内源性的底物(碳水化合物、脂肪、蛋白质)。在起初的24 h内,碳水化合物主要来源于肝脏和肌肉中的糖原的分解。接下来在肝脏组织中,三酰甘油降解形成的甘油和生糖氨基酸作为前体在周围组织释放的三碳单元被用来合成葡萄糖。在肾脏组织中,葡萄糖作为前体来合成谷氨酰胺。能量产生通过直接或间接的途径绝大部分(>90%)来源于脂肪氧化。在长期饥饿状况下葡萄糖代谢被调节,通过氨基酸合成葡萄糖的必要性受到限制,这可以被看作是机体在进化压力下的生存策略。对于那些先前营养状况良好的人群,在饥饿状态下脂肪储存并不是其存活的关键因素,如果>40%的可利用蛋白丢失,机体就会死亡[12]。

衰老

在衰老过程中,整个机体蛋白质以及肌肉中某些特定蛋白质的合成下降,然而,用瘦体质作校正之后,机体内总蛋白质的合成和分解在青年和老年的健康个体之间无差别。

运动

运动可分2种类型,这两类运动对肌肉质量有不同的影响,一类是能使肌肉质量提高的阻力训练(健美运动员),另一类则是不能使肌肉质量提高却能引起肌肉组成改变的耐力训练(马拉松运动员)。在运动中可以观察到体内总体蛋白质合成和分解均增加[13~15]。

急性疾病恢复期

急性疾病期间测量蛋白质动力学的主要问题在于它通常伴随着饥饿和半饥饿，以致我们所观察到的是营养素缺乏和蛋白质分解两者混合作用后的结果[1]。

最近研究表明在受伤的最初几日，伴随着某些"周围"蛋白质的分解，肠道和肝脏中的蛋白质合成增加，最终导致机体净蛋白减少。之后，肌肉中蛋白质的分解继续超过合成直到恢复期，机体在恢复期逐渐转换为蛋白质净合成代谢，尤其是开始重新构建周围蛋白，同时中心蛋白合成代谢减少。在脓毒血症期间，蛋白质的合成与分解也会发生类似的变化。

慢性疾病期

有报道，在慢性阻塞性肺病（COPD），肝硬化和人类免疫缺陷病毒的感染（HIV）等慢性病中，机体内总的蛋白质合成和分解速率加快。这些疾病中的大多数都是以慢性炎性条件下机体细胞因子产生的增加为特征的。急性期蛋白合成的增加可能解释了所观察到的蛋白质更新的增加，并表明了蛋白质更新加快与炎症有关。

恶性肿瘤对蛋白质代谢的影响取决于其种类、位置和扩散程度。营养负平衡导致的体重下降和恶性肿瘤引起的炎症决定了对蛋白质动力学的作用，以及恶病质是否出现或出现的早晚[16]（参见第 8.15 章节）。

2.6.6 测量蛋白质代谢的方法

氮平衡的测量方法

蛋白质在机体内的总体代谢可以用氮平衡来表示。它代表了摄入（I）与排出氮（N）之间的差别。这种差别有正平衡（氮储留，例如在生长活跃期），负平衡（氮丢失）或者零平衡（氮平衡）。因此测量氮平衡需要准确地估计摄入氮和各种途径丢失的氮，例如尿氮（U），粪氮（F），汗液氮（S）。

$$NB = I - (U + F + S)$$

氮平衡是表达机体总氮摄入和氮消耗关系的简单概念，但受到广泛质疑。研究不断地发现，机体蛋白质摄入量越高单位重量体重的氮储留量偏高的现象。这种不一致的结果可能和以下因素有关：

（1）除尿氮和粪氮外的其他途径氮丢失没有考虑（10~20 mg N·kg/d 或 70 kg 体重 0.7~1.4 g N）。

（2）非蛋白质氮可能引起对氮储留量的错误估计。

（3）氮平衡应该一直用机体总尿素池进行校正。

（4）在临床实践中收集处理尿液与粪便的困难。

（5）由于摄入氮容易被估计过高而氮消耗容易被估计过低造成氮储留测量的误差累积。

最佳的氮平衡时间是关键问题。在最低水平之上的各种水平氮摄入都可以达到氮平衡。因此，出现氮平衡并不一定代表氨基酸供给充足，而是反映了机体对氮摄入水平的适应。氮平衡在新摄入水平上达到平衡所需要的时间，主要是器官生理状态下的功能以及在此期间的营养价值所决定的，对于生长的儿童3～4 d可能就足够了，而成人可能需要1周的时间。

当机体能量摄入低于需要量时，氮平衡逐渐向负平衡发展。然而，如果机体总能量摄入超过能量消耗，氮平衡向有利的方向发展。受伤和应激也会影响氮平衡。当发生受伤或外科治疗期间的间断性感染时，尿中排出氮增加并出现负氮平衡，这是受伤后分解代谢反应的一部分。

如何测量机体蛋白质的合成与分解

许多直接或间接的方法已被应用于人体来评价蛋白质新陈代谢的各方面。包括肌尿酐分泌试验、尿3-甲基组氨酸的测定、氨基酸平衡试验和使用带同位素的氨基酸注入人体后估计蛋白质的新陈代谢等。随着同位素测定方法的开展，我们对蛋白质合成和分解的速率有了更多的了解。总蛋白分解常以同位素氨基酸作为示踪剂（如亮氨酸、苯丙氨酸），在稳定条件下，采用持续等量输注的实验方法进行测定（图2-15）。几小时后机体达到稳定水平是这个测定方法所需要的。机体总蛋白质合成是在测量不可避免的氨基酸示踪剂（氧化、羟基化）后计算出来的。机体总蛋白质合成和分解的测定很简单，只需要将氨基酸示踪剂注入并抽取动脉血，因而在任何

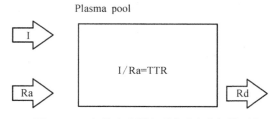

Plasma pool

I/Ra=TTR

图 2-15 机体内总蛋白质合成和分解的测定

建立在测量单一池（如：血浆池）内出现速率（Ra）和消失速率（Rd）的原理上的。进入血浆池的氨基酸X（被示踪物）的量（Ra）之间的比值等于血浆池内示踪剂和被示踪物之间的比率（TTR）。因而，Ra=1/TTR。采用此原理后，体内总蛋白质的更新代谢就能通过注入如 L-[^{13}C]苯丙氨酸或 L-[^{13}C]亮氨酸后测量含有苯丙氨酸或亮氨酸的动脉血浆中的 TTR 得到

医院或研究中心均可进行。

在比较不同研究结果时，要将结果用每千克瘦体重来表示而不是每千克体重。这是因为脂肪组织对机体总蛋白质代谢的影响很小。因此，不同身体成分的人群应该进行去脂组织的调整。许多研究在不同条件下测量机体总蛋白质合成与分解，得到的结果差别非常大。原因是多方面的，除了以上提及的原因，氨基酸示踪

剂的选择(亮氨酸、苯丙氨酸)以及使用的计算模式都会对结果产生影响。

如何测量器官蛋白质的合成和分解

测定人体器官内的蛋白质代谢变化需要侵入性的诊断技术。最易检测的器官就是肌肉。抽取手臂或腿部动脉或静脉血并测定血流和氨基酸示踪剂对于器官蛋白质合成和分解的测定是必须的。其他可测定的器官有：

(1) 内脏部位(肝静脉采样)。

(2) 脑(颈静脉采样)。

(3) 心脏(冠状动脉采样)。

(4) 肾(肾静脉采样)。

因器官平衡技术的侵入性特点,蛋白质的合成和分解的测量通常只在专门的研究中心进行。

蛋白组学

人体内有数千种不同类型的蛋白质(蛋白质组)。这些蛋白质的功能受转录以及转录后修饰的影响。特定疾病状态和特定营养素的摄入可以改变蛋白质的数量、功能和结构。因此基因表达不一定自动地导致蛋白质水平上升,表明了解整个蛋白质的"生物学签名"需要一个整体的方法——这就是蛋白组学。

不同的方法被用来分析体液中蛋白质的全面概况。这通常需要几个步骤,新方法也被研究出来,包括使用 2-D 凝胶电泳进行蛋白质分离、将蛋白质消化为肽、色谱连接质谱,气相或液相色谱-质谱(LC-MS/MS)[20]。已有不同类型组织的蛋白质组数据库。

氨基酸测定

早先血浆和体液中氨基酸浓度测定使用离子交换色谱及茚三酮检测,这种技术可以检测一级氨基酸和二级氨基酸。

之后高效液相色谱(HPLC),即反相高效液相色谱柱前衍生—紫外或荧光检测法成为选择的方法。

最近液相色谱联用质谱(LC-MS/MS)方法发展起来并取代紫外或荧光检测法。

代谢组学

代谢组学起先被定义为"定量分析多细胞系统对病理生理刺激或基因修饰的即时多参数应答"。在过去的 10 年,关于基因及其产物(如基因转录及蛋白质)的科学知识大大增加。但这些知识中仅部分有助于了解器官的表型和功能。不仅单个基因,细胞网络(DNA 只代表一小部分)也对生物学功能产生调控。而且,许多蛋白质在特定功能调控中起着重用作用。在代表整个后基因组事件以及环境限制的低分子质量的中间产物(代谢物)水平,可以更好地理解整个器官的功能。我们对代谢的了解似乎是经典"组学"方法获取信息与全面分析生物过程之间的分歧。代谢学研究特定通路意味着有限的代谢产物,代谢组学分析不仅需要考虑到高度多样性的生物分子,而且需要涵盖代谢产物的巨大动态范围。分析方法的主要变量目前已经可以想象和理解。这其中包括指纹图谱、分析、池大小的绝对定量以及使用稳定同位素的流量分析,后者最近被建议作为一种"组学"方法-代谢流组学。

【小结】

蛋白质在生命过程中起着重要作用,它通过不同路径不断地合成和分解。在体内总蛋白水平、蛋白质的合成和分解是通过同位素氨基酸检测。机体内总蛋白质的合成和分解是各个器官蛋白质合成和分解的最终结果。健康成年人处于蛋白质平衡状态,但在疾病和一些常见情况下,如:饥饿、摄食、脓毒血症、生长发育、康复期、活动等对蛋白质的合成和分解有不同的影响,从而导致了净分解代谢或净合成代谢。在应激状态下,周围器官(肌肉、皮肤及骨骼)处于分解代谢,而中枢器官(如肝脏、脾脏、免疫细胞)以及创伤进行合成代谢。蛋白质合成与分解速度现代检测方法通常基于同位素稀释法,可以在整体水平、器官水平、组织水平或特定蛋白(如血浆)水平进行。

～～～～～～～～ 推荐阅读文献 ～～～～～～～～

1. Soeters PB, Grimble RE. Danger, and benefits of the cytokine mediated response to injury and infection. *Clin Nutr*,2009,28(6): 583－596.

2. Era S, Kuwata K, Imai H et al. Age-related change in redox state of human serum albumin. *Biochim Biophys Acta*, 1995,1247: 12－16.

3. Salway JG. *Metabolism at a Glance*, third edition. Massachusetts 02148－5020, USA: Blackwell Publishing, Inc 2004.

4. Munro HN, Crim MC, editors. *The proteins and amino acids*. Lea and Feabiger, 1988.

5. Roth E. Nonnutritive Effects of Glutamine. *J Nutr*, 2008,138: 20(25S)－31.

6. Arnal MA, Mosoni L, Boirie Y et al. Protein turnover nodifications induced by the protein feeding pattern still persist after the end of the diets. *Am J Physiol Endocrinol Metab*, 2000,278: E902－909.

7. Soeters PB, de Jong CH, Deutz NE. The protein sparing function of the gut and the quality of food protein. *Clin Nutr*, 2001,20(2): 97－99.

8. Jahoor F, Badaloo A, Reid M, Forrester T. Protein kinetic differences between children with edematous and nonedematous severe childhood undernutrition in the fed and postabsorptive states. *Am J Clin Nutr*, 2005,82: 792－800.

9. Boirie Y, Dangin M, Gachon P et al. Slow and fast dietary proteins differently modulate

postprandial protein accretion. *Proc Natl Acad Sci USA*，1997，94：14930－14935.

10. Boirie Y，Gachon P，Beaufrere B. Splanchnic and whole-body leucine kinetics in young and elderly men. *Am J Clin Nutr*，1997，65：489－495.

11. Dangin M，Boirie Y，Garcia-Rodenas C et al. The digestion rate of protein is an independent regulating factor of postprandial protein retention. *Am J Physiol Endocrinol Metab*，2001，280：E340－348.

12. Krieger MZ //Pena GM PdDN. Sobre la atrofia de los organos durante la inaninicion. *Nutricion Hospitlaria*，2007，22：112－123.

13. Koletzko B，Demmelmair H，Hartl W et al. The use of stable isotope techniques for nutritional and metabolic research in paediatrics. *Early Hum Dev*，1998，53：S77－97.

14. Tessari P，Zanetti M，Barazzoni R et al. Mechanisms of postprandial protein accretion in human skeletal muscle. Insight from leucine and phenylalanine forearm kinetics. *J Clin Invest*，1996，98：1361－1372.

15. Wagenmakers AJ. Tracers to investigate protein and amino acid metabolism in human subjects. *Proc Nutr Soc*，1999，58：987－1000.

16. Mitch WE，Goldberg AL. Mechanisms of muscle wasting. The role of the ubiquitin-proteasome pathway. *N Engl J Med*，1996，335：1897－1905.

17. Yarasheski KE，Zachwieja JJ，Gischler J et al. Increased plasma gln and Leu Ra and inappropriately low muscle protein synthesis rate in AIDS wasting. *Am J Physiol*，1998，275(4 Pt 1)：E577－583.

18. Engelen MP，Deutz NE，Wouters EF，Schols AM. Enhanced levels of whole-body protein turnover in patients with chronic obstructive pulmonary disease. *Am J Respir Crit Care Med*，2000，162(4 Pt 1)：14888－14892.

19. Tashiro T，Yamamori H，Takagi K et al. Effect of severity of stress on whole-body protein kinetics in surgical patients receiving parenteral nutrition. *Nutrition*，1996，12：763－765.

20. Zhang X，Fang A，Riley CP et al. Multi-dimensional liquid chromatography in proteomics-A review. *Analytica Chimica Acta*，2010，664：101－113.

2.7　健康或疾病状态下的水和电解质

L Sobotka，SP Auison，Z Stanga

【学习目的】
- 熟悉水和电解质代谢中的基本概念。
- 认识外伤和脓毒血症对水和电解质生理的影响。

● 熟悉肾外水损失的后果和治疗。

2.7.1 概述

水和电解质是人体内环境的重要组成部分,它们创造了一个圈绕几乎所有细胞的环境,在此环境中新陈代谢和气体运输反复进行着。它们也是细胞内的主要构成成分,肌肉细胞中的75%为水分,但在脂肪细胞中的含量为5%以下。对于细胞兴奋性、信号传导、物质运输过程和细胞运动而言,跨膜电解质梯度是一个前提条件。电解质也可作为第二信使,辅酶或作为组成结构。不管从体外获取或丢失到体外,还是因疾病导致体液在体内腔隙之间的流动,考虑液体和电解质平衡是相当重要的。

2.7.2 水和液体

从图2-16可见,一个普通成年人的总体水量为体重的60%[1](在新生儿和婴幼儿中所占百分比更高,而肥胖者中所占百分比更低)。体内液体可分成不同部分:

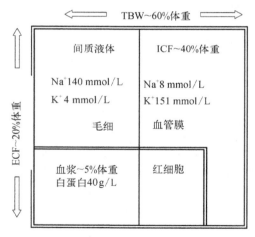

图2-16 体液成分和电解质浓度
TBW:总体水分

(1) 细胞内液(ICF):体重的40%。
(2) 细胞外液(ECF):体重的20%。

这两部分被细胞膜分开,细胞膜上存在钠泵,它将钠保留在细胞外作为主要的渗透骨架,保证在健康状态下,这两部分液体之间的恒定关系。钾被留在细胞内作为主要的阳离子,其原因是胞内蛋白质带大量负电荷,除了经水解后成为氨基酸外,细胞内蛋白质不能到细胞外,因而,在分解代谢中,钾从细胞内流出量与蛋白质的分解程度成正比。相反,在合成代谢中,细胞会吸收钾,如果没有额外的钾被提供,那么血清钾的浓度就会下降。在极其严重的疾病中,钠泵可能受损,使细胞内钠浓度高于正常钠浓度,这就是所谓的"病变细胞综合征"(sick-cell syndrome)。

细胞外区域可进一步分为血管内和血管外两部分。由毛细血管膜隔开。在健康状态下,毛细血管基底膜的孔径限制了蛋白质从血浆流出的速率,从而确保了血浆内的胶体渗透压高于其他细胞外空间并维持了正常血浆容量。即使是健康状态时,白蛋白也在缓慢而持续地流出,并通过淋巴系统回到循环中。这种白蛋白的溢出是每日白蛋白合成速率的 10 倍[2],因此血管内所有的白蛋白每 24~48 h 流经组织间隙一次,疾病产生的细胞因子会引起毛细管孔径增大,可局限于受伤部位。当疾病非常严重时,如:创伤、烧伤和过敏性反应,这种改变会更广泛。这引起了局部肿胀并可能导致血浆进入组织间隙从而引起全身血容量丢失。因此需要适当的液体代替物维持体循环[3]。

细胞外液的血管外成分进一步被划分为以下几种:

(1) 间质液:9 L。

(2) 结缔组织和软骨中水:3 L。

(3) 骨组织中的水:3 L。

(4) 跨细胞的水:1 L(胃肠道和肾脏管腔内的液体)。

在麻痹性肠梗阻等情况下,细胞外过多的液体可能汇集在肠中造成功能性丢失,需要通过静脉途径补充适当的盐和水的代替物。

可流动液体的分布由它们的内容物决定。0.9%的盐水受到所含钠的渗透作用而被限制在细胞外。每升 0.9%的盐水将细胞外空间扩大 1 L 而且在血浆(250 ml)和细胞外其余空间(750 ml)间是成比例的[4],这一点从图 2 - 16 也可理解,图中血浆大约占细胞外总液体的 1/4。5%的葡萄糖相当于给予纯水,因而在葡萄糖很快代谢后,它的分布遍及整个体内的 42 L 水中,可自由进出细胞膜。理解了各部分的分布后,学生也应该重视每日经胃肠道和肾脏管道的液体和电解质的进出,因为这可能有重要的临床意义。

2.7.3　经胃肠道的液体流动

胃肠道的长度很长的主要原因之一是它因此具有重吸收大量水、钠和其他分泌入胃肠道的电解质的能力。从图 2 - 17 可见,每日通过小肠上段的液体达 9 L,包括经口摄入唾液、胆汁、胰腺和小肠液的分泌。这个量在达到回盲瓣时减少至 1 500 ml,而在粪便中已减少到 150 ml。在小肠上段,由于钠含量超过 90 mmol 化合物的作用,使钠和水的吸收增加,而在结肠中则是

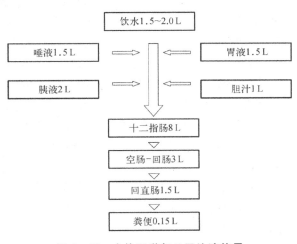

图 2 - 17　人体肠道每日平均液体量

由于可溶性纤维经细菌消化后的短链脂肪酸的作用使水钠吸收增加。各部分肠道内电解质浓度可见表2-8。为了理解由于呕吐、腹泻、造瘘口、肠梗阻积液而造成的水电解质的潜在丢失,对上述胃肠内电解质浓度的评价是十分重要的。

表2-8 胃肠道分泌物的电解质含量

分 泌 物	钠[Na⁺](mmol/L)	钾[K⁺](mmol/L)	氯(Cl⁻)(mmol/L)
唾液	44	20	
胃液	70～120	10	100
小肠液	110～120	5～10	105
胆汁	140	5	100
胰液	140	5	75
腹泻 • 霍乱(成人) • 霍乱(儿童) • 非特异性(儿童)	120 100 56	15 27 25	90 90 55

了解上述情况对给这些患者提供适当的饮食处方是十分重要的。例如,根据表2-8可预测因小肠瘘而每日丢失水和电解质2 L的患者需要额外补充2 L水,220～240 mmol的钠和10～20 mmol的钾。

2.7.4 肾脏的作用

肾脏每分钟大约滤过无蛋白质的液体125 ml,但每分钟有124 ml在近端小管系统被重吸收。必需尿量(volume obligaloire)是指该尿量正好可以充分用于排泄废物和维持血尿素氮水平在正常范围内。脱水的健康成人能够将尿液中的尿素比血浆浓缩100倍,所以可能每日只需要500 ml的尿量即可维持内环境稳定。然而,患者和老年人可能每日需要排泄1 000 ml以上的尿来完成相同的任务[5]。

如果蛋白质的分解代谢增加了,那么尿素负荷也增加,因此需要更大的尿排出量。健康的肾脏也能够在很大范围内调节钠的排泄。创伤、严重疾病失血或心输出量减少时,肾脏通过调节血流量、肾素、血管紧张素-醛固酮、血管加压素(ADH)和利钠肽(ANP)作出反应重吸收更多的水和几乎所有滤过的钠。因而,在液体复生后,这些患者在疾病急性期会有水、钠潴留导致水肿。钠摄入过多和钠缺乏也是有害的。治疗目标应该是达到平衡,通过仔细监测和准确的处方避免过量和缺乏[6~8]。

与钠相比,肾脏对钾排泄的调节能力较差,钾的排泄主要是通过在远曲小管中钾与钠或氢的交换来完成。因此钾的缺乏通常与碱中毒有关,后者使肾脏保钾能力减弱从而形成恶性循环[5]。

在为病情严重的患者配餐时,了解肾脏生理学的病理生理改变和外环境平衡是十分重要的。

2.7.5 外部液体平衡

表2-9是健康成人外部水平衡的经典数据,虽然医院内体液平衡图对于达到体液平衡以及记录每日经呼吸、瘘管或尿排出的液体量变化可能是一种有用的指导,但众所周知它们是不精确的,一周后累积的错误会很高。测定水平衡的方法是定期称重。称重法的一个缺陷是这种测定方法将包括在肠和其他体腔中潴留而失去正常作用的那部分液体。对体重和体液平衡图的智能判读并结合患者的体检,有助于准确处理临床液体平衡问题。水和/或盐的摄取在过多丢失体液时需增加,而在内源性少尿肾衰竭、心力衰竭或一些水肿状态下需减少。

表2-9 健康个体中的水平衡

入		出	
液体摄取	2 100 ml	无感蒸发-皮肤	350 ml
来自代谢的液体	200 ml	无感蒸发-肺	350 ml
		汗	100 ml
		粪便	100 ml
		尿	1 400 ml
总计	2 300 ml	总计	2 300 ml

在严重疾病急性期应该十分小心,此时体液被隔绝在组织间隙(如:在急性胰腺炎中液体被隔离入后腔腹膜,体液被广泛地隔离细胞外区域导致水肿)[9],在这些情况中,液体代替物补充不足或甚至液体限制均可导致循环衰竭和组织低灌流。因而,尽管有水肿,但还是应该给予液体。有时应输入10 L以上的晶体液(0.9%盐水,乳酸盐林格氏液等)和一些胶体液以维持血容量和适当的循环,避免低灌注和肾前性肾衰竭。另一方面,很容易导致这些患者液体超负荷。

在严重的疾病中,可能有必要尽量维持每小时50~100 ml排尿量。虽然,简单的外科手术之后,这种高尿量对于实现废物的充分排泄是不必要的,但在常规外科手术中盲目地尝试遵循这条规则可能会导致所不希望发生的水盐超负荷和并发症发生率的增加。同时需要强调的是过量水盐潴留可加重心脏和问题并损伤肾功能[10]。因此必须对这样的患者进行连续的临床监测,并且必须启动严格的补液或排液措施(药物法或体外法)。

2.7.6 饥饿和创伤的影响

Ancel Keys等[11]对青年男性志愿者进行的一项著名的半饥饿研究中,受试者

24 周内体重下降 23%，脂肪和瘦体质均减少，而细胞外液量只是轻微下降，因此，占体重的百分比更高。这类个体不能耐受过量的水和盐进而发展为所谓的饥饿水肿。相似地，正如 Wilkinson[12,13] 和后来的 Moore[14] 的研究所显示，创伤时的代谢反应伴随着水盐潴留并且不能排泄过多的水盐，排泄能力的恢复预示着康复的开始。事实上，Moore 创造了创伤期的术语"钠潴留"和"钠利尿"。当钠被保留时，钾的排泄会增加，因为蛋白质分解期间钾被释放出细胞。相反，在合成代谢或疾病的康复期，当细胞急切需要氮和重新合成蛋白质时，需要补充额外的钾，不然会出现低钾血症。对营养支持介绍中，这一点是特别引人关注的，这些变化在图 2-18 中已举例说明，该图显示，一个重度烧伤的患者钠排泄的最初减少伴随着自发的利尿，而图 2-19 显示大面积复杂烧伤结果，尽管有至少 1 500 mmol 的钠正平衡，但是尿钠仍然很低。低钠血症可能是血液稀释和"病变细胞"相结合的结果。

2.7.7 电解质

表 2-10 提供了细胞内液和细胞外液中矿物质和电解质的正常浓度以及整个机体内这些元素的含量。表 2-10 同时也介绍膳食中电解质的正常摄取量。根据临床状况不同，这些值可能需要作调整，如：在胃肠道丢失过量的情况下需增加，在肾衰竭或出现超负荷时需减少。表 2-10 体内和膳食中的电解质浓度。

表 2-10 人体内电解质的浓度和膳食摄入量

电解质	细胞外液 (mmol/L)	细胞内液 (mmol/L)	体内总量 (mmol)	膳食摄入量 (mmol/d)
钠	140～155	10～18	3 000～4 000	80～200
钾	4.0～5.5	120～145	3 000～3 500	50～150
钙	2.2～2.5		25 000～27 000	20～60
离子钙	0.9～1.3	0.000 1		
镁	0.7～1.2	15～25	900～1 200	10～20
氯	98～108	2～6	3 000～4 000	120～300
磷	0.7～1.3	8～20	30 000～32 000	20～50

钠

如上所述，钠是 ECF(细胞外液)主要的阳离子和渗透剂。尽管体内钠含量可高达 4 000 mmol，但其中只有一半是能自由交换的。每日大约有 22 400 mmol 的钠通过肾脏滤过，而 22 300 mmol 在肾小管被重吸收。对于血管内压力和流量的改变，肾脏可通过肾素-醛固酮系统、ANP、多巴胺、前列腺素和交感神经系统来控制钠排泄的量并维持细胞外液的稳定状态。营养不良和疾病状态时肾脏可能会通过上述途径调节钠的排泄。钠平衡可以通过测定所有丢失和输入液体中钠含量的

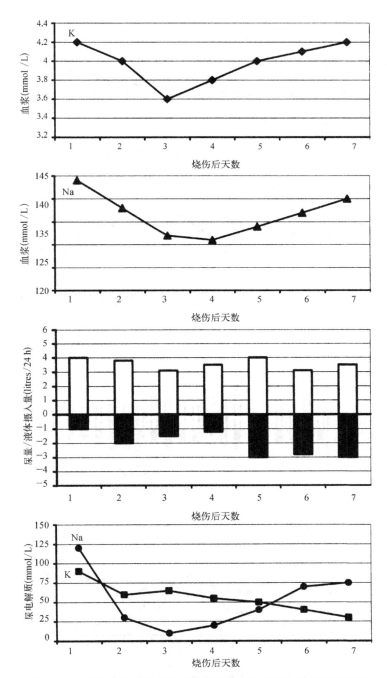

图 2 - 18 患者 A(26 岁, 烧伤面积 20%)：轻度烧伤后自愈及多尿阶段血浆和尿电解质浓度的改变

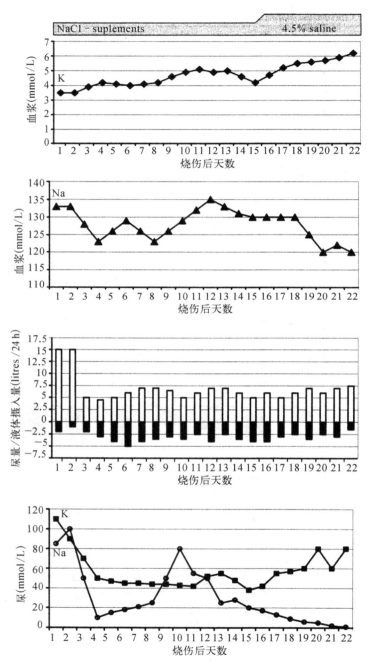

图 2-19 患者 B(17 岁,烧伤面积 60%):大面积严重烧伤并最终死亡者的电解质浓度变化。摄入大量的钠后有钠潴留和高钠血症

复杂方法来确定。除此之外，一个更实用的方法是每日称重、测定水平衡方法和测定血浆钠浓度相结合的办法。如果知道了液体量的变化，那么钠量的改变可通过钠浓度的改变推算出来，然而血浆中的钠未必是总体钠改变的反映，这些改变可能只是因为水平衡的波动。当肠内盐和水有过度潴留或病细胞综合征情况下，这种方法就失效了。然而，了解相关病理生理学知识的明智的临床医师对此可以做出他/她的临床判断。经尿排泄的钠量有时被认为是测量钠缺乏或钠过量的一个好方法，当然，在健康状况下这是正确的。但是，如上所描述，在大多数疾病状态下这却不是个好方法。

钾

钾是细胞内液的主要阳离子，平衡细胞内蛋白质的负电荷。虽然总体钾丢失可能与分解代谢伴少尿而导致的高钾血症有关，但是低钾血症通常反映了钾的缺乏，尤其是伴有碱中毒时。到恢复期时这才可以被认为是钾缺乏状态，这时细胞开始合成糖原和蛋白，两者均促进钾摄取，并使增加膳食钾供应成为必须之举。酸中毒与钾从细胞内流失有关。相反，pH 的升高促进钾的摄取。严重缺钾的一个特殊表现是伴随着反常性酸性尿的碱中毒。这种状态通常是循环血量下降的结果。

$$\downarrow ECF \rightarrow \uparrow K^+ \text{排泄} \rightarrow \downarrow K^+ \text{储存} \rightarrow K^+ \text{减少} \rightarrow \uparrow \text{尿排泄} H^+$$
$$\downarrow$$
$$\text{碱中毒} + \text{酸性尿}$$

这种疾病治疗不仅需要输注钾，还需补充液体量。

葡萄糖，特别是当它与胰岛素结合时，也会引起细胞的快速摄取和血清钾水平的下降。因为这些原因，在营养支持的早期，每日都应监测血清钾并且调节膳食中钾含量来恢复血清钾。开始时每日应给予 100 mmol 以上的量，尽管之后的维持期，这个量可以被减到 80 mmol 或更少。

镁

镁主要分布在骨（500～600 mmol）和细胞内液（500～850 mmol）。细胞外液中只存在 12～20 mmol，浓度在 0.7～1.2 mmol/L 之间。它是许多酶系统的重要组分而且对维持膜电位稳定也相当重要（Na^+,K^+- ATP 酶）。在低血镁和镁缺乏的情况下，就会出现神经肌肉兴奋性亢进，严重时则表现为抽搐。同时外周血管舒张和心律不齐也可能会发生。医师主要在伴随过量体液丢失的胃肠道疾病中碰到镁缺乏的病例，在短肠综合征中，这个问题尤其棘手。小肠上端液体镁浓度只有 1 mmol/L，在肠末端浓度上升。因此，和克罗恩病一样，最可能从造瘘口、瘘管或腹泻而致丢失引起临床上显著的低镁血症。

镁像钙一样与白蛋白结合，因而低镁血症也可以用血清白蛋白的改变来解释。

然而游离镁浓度的下降可能对甲状旁腺素(PTH)的分泌产生次要影响并引起低钙血症。因而如果这是首要问题的话,那么所有低钙血症的患者都应测量血清镁并作纠正。然而对有短肠综合征的患者而言,将血清镁浓度维持在正常范围内是相当困难的,但是,令人惊讶的是,这些患者能承受的血清镁浓度可低至0.5 mmol/L。虽然已有报道,随着镁储存恢复到正常水平,能量和体力会得以改善,但是通常血镁浓度下降至0.4 mmol/L时才会出现明显症状。尽管为纠正低镁血症,可快速口服补充氧化镁或甘油磷酸镁,严重患者可采用48 h内静脉输注160 mmol的镁。镁可以采用皮下注射(见第5.5.7章节)肠外营养每日给予的量通常是8~12 mmol硫酸镁。低镁血症还与再喂养综合征[15]以及低磷血症、硫胺素缺乏和水盐潴留有关(见第7.3章节)。

磷

磷是人体内最丰富的阴离子。大多数存在于骨中(25 000~27 000 mmol)。其余分布在细胞内液(4 500~5 000 mmol),只有一小部分分布在细胞外液中(12~20 mmol)。磷能与许多辅酶系统和代谢过程必需的其他化合物结合。磷对于高能物质(ATP、GTP、CP)的生成也是必需的。而且许多蛋白质(主要是酶)的活性是通过磷酸化/脱磷酸化过程来调节的。

每日大约有150 mmol的磷经肾滤过,120 mmol被重吸收。磷的排泄(20~40 mmol/d)对酸碱平衡也是十分重要的,因为大部分氢离子也是以这种方式排泄的。尽管到目前为止,还没有完全令人满意的调节机制可阐明,但已知有许多因素影响着磷的代谢。如果未患肾衰竭的话,那么血磷浓度升高时,肾脏磷的排泄也增加。在分解代谢性疾病中,磷从细胞中丢失并通过肾脏排泄。相反,随着合成代谢的开始或随着葡萄糖及营养素的补充,会出现细胞对磷的净摄取。除非同时给予充分的磷,否则会导致非常危险的低磷血症。低磷血症会引起肌无力,心力和呼吸衰竭,意识丧失和死亡[15](见第7.3章节)。

钙

钙是人体内最丰富的阳离子,其含量为1 300 g(33 000 mmol),99%的钙存在于骨骼中。只有1%是可自由交换的。除去与蛋白质结合的0.8~1.74 mmol/L钙以外,血浆中正常钙浓度为2.2~2.5 mmol/L。由于血清白蛋白的浓度和疾病有关,在45~50 g/L的浓度范围内,血清白蛋白每下降1 g,所测定到的血钙浓度应该上调0.02 mmol。钙在神经传导,肌肉收缩,激素分泌中起着重要的作用,并在许多代谢过程中作为第二信使。游离钙的下降与手足抽搐、惊厥、意识丧失甚至死亡相关。

钙的吸收、排泄和血中的浓度由甲状旁腺素(PTH)、降钙素和维生素D来调节。每日经肾滤过240 mmol的钙,其中238 mmol被重吸收。每日只排泄2~

10 mmol。从食物中以及经日光照射获得的维生素 D 在肝脏中羟化，并在肾脏中进一步羟化为其活性形式 $1,25(OH)_2D_3$，因而，肾衰竭通常伴有维生素 D 缺乏、继发性甲状旁腺机能亢进和骨疾病。需要每日给予 $1,25(OH)_2D_3$ 的类似物如 1α 骨化醇 $0.25\sim1$ mg。骨疾病也是长期肠外营养的一个特征。因此充足的钙和维生素 D 的供应是长期营养支持的一个重要部分，特别是在婴儿，儿童和孕妇中。

另一方面，严重的疾病时没有必要纠正血浆钙水平。根据一些作者的看法，在严重疾病情况下，钙的补充甚至可能增加死亡率。成年人在进行短期营养支持或处于严重疾病时很少有钙缺乏发生的。

【小结】

不管是从体外补充或丢失到体外角度，还是疾病时体内各腔隙之间的流动角度，均应考虑体液平衡。创伤和饥饿时有水钠潴留以及 ECF 的增多。排泄过多水钠负荷的能力在康复期恢复。分解代谢性疾病时，钾、磷和镁都会丢失，而在合成代谢的恢复期需要替代物补充。有必要适当了解正常和异常的水、电解质代谢生理，以正确处理营养支持患者[7,8,16~18]。

~~~~~~~~~~ **推荐阅读文献** ~~~~~~~~~~

1. Edelman IS, Leibman J. Anatomy of body water and electrolytes. *Am J Med*，1959,27：256 – 277.

2. Fleck A，Raines G，Hawker F et al. Increased vascular permeability：a major cause of hypoalbuminaemia in disease and injury. *Lancet*，1985,1(8432)：781 – 784.

3. Lobo DN，Allison SP. Fluid，electrolyte and nutrient replacement. //Burnand KG，Young AE，Lucas J et al. *The New Aird's Companion in Surgical Studies*. London：Churchill Livingstone，2005.

4. Lobo DN，Stanga Z，Aloysius MM et al. Effect of volume loading with 1 liter intravenous infusions of 0.9% saline，4% succinylated gelatine（Gelofusine）and 6% hydroxyethyl starch（Voluven）on blood volume and endocrine responses：a randomized，three-way crossover study in healthy volunteers. *Crit Care Med*，2010,38：464 – 470.

5. Rose BD，Post TW. *Clinical Physiology of Acid-base and Electrolyte Disorders*. New York：McGraw-Hill，2001.

6. Allison SP. Dehydration. //Macrae R，Robinson RK，Sadler MJ. *Encyclopaedia of Food Science，Food Technology and Nutrition*. London：Academic Press，1993.

7. Lobo DN. Fluid，electrolytes and nutrition：physiological and clinical aspects. *Proc Nutr Soc*，2004,63：453 – 466.

8. Yaradhan KK，Lobo DN. A meta-analysis of randomised controlled trials of intravenous

fluid therapy in major elective open abdominal surgery：getting the balance right. *Proc Nutr Soc*，2010，2：1-11.

9. Kautfman BS. Fluid resuscitation. //Carlson RW，Geheb MA *Principles and Practise of Medical Intensive Care*. WB Sauders Company，1993：129.

10. Prowle JR，Echeverri JE，Ligabo EV et al. Fluid balance and acute kidney injury. *Nat Rev Nephrol*，2010，6：107-115.

11. Keys A，Brozek I，Henschel A et al. *The Biology of Human Starvation*. *Minneapolis*: University of Minnesota Press，1950.

12. Wilkinson AW，Billing BH，Nagy C et al. Excretion of chloride and sodium after surgical operations. *Lancet*，1949，1(6555)：640-644.

13. Wilkinson AW，Billing BH，Nagy C et al. Excretion of potassium after partial gastrectomy. *Lancet*，1950，2(6621)：135-137.

14. Moore FD. *Metabolic care of the surgical patient*. Philadelphia：Saunders，1959.

15. Stanga Z，Brtnner A，Leuenberger M et al. Nutrition in clinical practice — the refeeding syndrome：illustrative cases and guidelines for prevention and treatment. *Eur J Clin Nutr*，2008，62：687-694.

16. Awad S，Allison SP，Lobo DN. The history of 0.9% saline. *Clin Nutr*，2008，27：179-188.

17. Powell-Tuck J，Gosling P，Lobo D N et al. British consensus guidelines on intravenous fluid therapy for adult surgical patients. GIFTASUP. 2008. Available from http：//www.bapen. org. uk/pdfs/bapen_pubs/giftasup. pdf.

18. Starker PM，Lasala PA，Forse RA et al. Response to total parenteral nutrition in the extremely malnourished patient. *JPEN*，1985，9：300-302.

2.8　微量元素的生理功能和缺乏症状

A Shenkin

【学习目的】

- 熟悉微量元素的生理功能。
- 掌握微量元素缺乏或过多对健康的影响。
- 了解测量方法和它们的有限性。

锌

锌有3种功能，即催化、结构成分和调节。有100多种酶需要锌参与其催化作用，特别是参与蛋白质和核酸合成的酶。这一点说明了锌在生长发育和组织修复中的重要性。锌通过结合半胱氨酸残基与其他蛋白质折叠形成锌指蛋白。虽然锌指蛋白实际上不催化酶,如过氧化物歧化酶,但锌指蛋白在控制基因转录和增强酶的作用中起着广泛的功用。锌也可以直接影响基因的表达,如肝脏内金属硫蛋白的合成。

锌在肠内宏量营养素消化后被吸收,锌的吸收显著受到大量摄取的其他元素如铁或铜,或者能降低锌生物利用度的植酸盐或膳食纤维的影响。体内锌的稳定状态很大程度上取决于锌的吸收或分泌入肠内的量。锌主要与白蛋白结合后在血浆内转运。尿锌通常比粪锌低 10%,除非肌肉蛋白的分解代谢增加[1,2]。

锌缺乏症已被详细地作过描述。儿童生长缓慢是早期的标志。严重的锌缺乏会导致脱发、腹泻、性成熟滞后、皮肤湿疹(尤其是在面部和身体弯曲部位)以及食欲减退,而且对免疫功能也有很大影响[3]。

使用最广泛的反映锌营养状况的指标是血浆锌浓度。如体内不存在炎症反映,那么它与锌摄入量非常相关。然而,住院患者中,手术、感染或者其他炎症都会引起血浆锌的急剧下降。因而血浆锌浓度的变化应该与结合蛋白、白蛋白及测定 C 反应蛋白获得的急性期应答的变化一起加以解释。评价锌浓度的其他方法如红细胞锌浓度尚未证明是有用的,而发锌太灵敏以至于不能很好确定其测定值的范围。酶活性也尚未证明具有足够特异性。除了大面积烧伤时锌通过渗出液有完全性丢失,器官衰竭一般不会引起锌需要量的显著变化。

铜

铜对某些氧化金属酶起催化作用。例如,细胞色素 C 氧化酶在能量代谢中起重要作用;赖氨酰氧化酶使胶原蛋白和弹性蛋白产生交联;亚铁氧化酶可氧化铁,使其与运铁蛋白结合后在血浆中运输并运输到组织。

铜的自身稳定是通过调节小肠铜的吸收和胆汁排泄来控制的。从尿液排出的非常少。铜在血浆中与铜蓝蛋白结合后转运,后者参与组织铁的释放[1]。

铜缺乏是很少见的,但已在全胃肠外营养(TPN)中观察到。铜缺乏会造成正常红细胞的低色素性贫血、中性白细胞减少和骨骼生长障碍[5]。

尽管急性期反应会造成铜蓝蛋白合成的增加,但评价铜状况最好的指标是血浆铜或铜蓝蛋白水平。孕妇和口服避孕药者的铜浓度也会增加。虽然红细胞中超氧化物歧化酶在氧化应激时会升高,但它对于评估铜状况还是有帮助的。

铁

铁的主要功能是合成血红蛋白参与氧的运输。但骨骼肌肌红蛋白功能的发挥也需要大量的铁。

铁状况很大程度上是通过调节小肠上端吸收来维持的。血红素铁单独被吸收而且比非血红素铁吸收效率高。非血红素铁的吸收可通过减少能与铁形成螯合的物质来改善(如维生素 C)。

黏膜细胞调节铁的吸收量,然后这些铁通过运铁蛋白被运送至组织,而这些组织对铁的摄取是通过运铁蛋白膜结合受体的表达进行控制。铁以运铁蛋白的形式被贮存于肝脏和骨髓中[2]。

铁缺乏症日渐严重,成人中表现为低色素小细胞性贫血、乏力、冷漠呆板,儿童中表现为认知能力下降。

许多实验室检测方法可用于评估铁营养状况。血清铁及铁的结合能力(运铁蛋白)测试被广泛使用,但是急性期反应时两者的浓度显著降低。血清铁蛋白通常是评估铁状况的最好指标,但它在急性期反应中会增加。可溶性血清运铁蛋白受体在铁缺乏时增加并且它可能是炎症性疾病中评价铁状况的最好的指标,但它还未被广泛使用。

铁状况不直接受到严重疾病的影响,但要注意铁供应过多可能会加重某些细菌性感染。这可能是提供了铁作为微生物的作用底物,因而对这类患者,铁的供应必须非常谨慎。

硒

硒是通过半胱氨酸硒盐结合形成的许多蛋白(硒蛋白)发挥作用的。它们的功能还没有完全被阐明,但是谷胱甘肽过氧化物酶是对抗氧化应激的重要防御物质,碘化甲腺氨酸脱碘酶在甲状腺激素代谢中起关键作用。

膳食中硒的吸收效率是非常高的,其中大多数是以硒蛋氨酸(一种植物氨基酸)或硒半胱氨酸的形式被吸收的。以亚硒酸盐或硒酸盐形式的商品硒补充剂吸收非常好。膳食中各种类型的硒最终都会转变为硒代磷酸盐,它是硒半胱氨酸的前体。过多的硒经尿排出[6]。

硒摄入不足会造成各种疾病。克山病(一种中国儿童心肌病)和青少年的软骨卡-贝氏病是首先被确诊的硒缺乏的主要症状。在临床营养中,骨骼和心肌病变都曾被观察到过[7]。

单纯的硒缺乏似乎不会引起明显的疾病,除非有一些其他刺激,如同时存在病毒感染[8]。

硒状况的评价最常用的是血浆硒浓度。尽管血浆或红细胞中谷胱甘肽过氧化物酶的测定也被广泛地应用着。血浆硒也会受到急性期反应的影响,但不像锌或铁受到的影响那么大。器官衰竭并不认为对硒代谢会产生太多影响。但严重的烧伤与硒丢失显著有关。

铬

铬可能通过增加胰岛素受体酪氨酸激酶的活性增加胰岛素的作用[9]。这可能会改善某些个体的葡萄糖耐量。

铬大部分以 Cr^{3+} 的形式被吸收。铬的稳定状态主要通过改变尿排泄量进行调节。

在 TPN 期间观察到极少的铬缺乏情况。他们会出现体重下降，葡萄糖不耐受和周围神经炎，补充铬后，症状有所改善。亚临床缺乏可能导致 1 型糖尿病患者糖耐量的下降，但对此须进一步研究以获取更多的证据[1]。

铬状况的评价是极其困难的。因为血浆铬浓度非常低而且获取未被污染的样本也非常困难。然而在专门的实验室里测定血浆铬浓度可能是有帮助的。最好的评价方法可能是葡萄糖和胰岛素对铬补充的反应。目前还不知道器官衰竭对铬代谢的主要影响。

钼

钼是许多氧化酶的辅因子，特别是亚硝酸氧化酶和黄嘌呤氧化酶。它们对清除导致神经损伤的亚硫酸盐以及在嘌呤的分解代谢中具有特殊的重要性。

钼的缺乏通常是一种遗传性疾病。钼营养缺乏仅见 1 例报道，该患者患心动过速、头痛和夜盲症。补充钼后恢复正常。

钼营养状况的评价几乎不做。钼的血浆浓度极低，很难测定。最好的标志是代谢指标，钼缺乏与低血清尿酸盐、低尿硫酸盐、尿黄嘌呤及次黄嘌呤的升高有关。因为钼的主要排泄途径为尿液，所以肾衰竭与钼的潴留和中毒的危险有关。

锰

含锰金属酶涉及氨基酸、胆固醇和碳水化合物的代谢。糖基和木糖基转移酶在蛋白聚糖合成中是十分重要的，对于骨的形成也是必需的。

膳食锰的吸收很差（低于 5%）。它在血中与运铁蛋白和白蛋白结合后转运。锰经胆汁排泄入粪便，小部分排泄入尿液中。

锰缺乏是极其少见的。仅在实验条件下会出现鳞状疹症状并可出现低胆固醇血症[1]。

对锰营养状况最好的评价指标是全血中的锰。因为它在采集过程中很少受溶血或污染的影响。血浆锰可能有用但样本的正确采集是很重要的。胆汁淤积性肝损伤导致锰的堆积并且之后随着锰在中枢神经中的堆积可能会达到中毒水平并引起锥体外系综合征。TPN 的许多微量元素的制剂含有过量的锰，从而导致中毒。因此检测相当重要，特别是在长期营养支持时。

【小结】

微量元素是必需的无机微量营养素，膳食中人体需要量很少。尽管需要量很少，但它们对于健康与疾病状况都是非常重要的。微量元素的功能和缺乏后的影响总结于表 2 - 11。

表 2-11　微量元素——功能、反应的生化模式、缺乏的影响、评价方法

	功　能	反应的生化模式	缺乏症	营养状况评价	备　注
锌	蛋白质合成 控制分化	酶的辅因子 DNA 中的锌指	生长发育减缓 脱发 皮疹 免疫控制	血浆锌 白蛋白和 C 蛋白 同时测定	急性期反应中血 浆锌下降
铁	运输氧 电子的转运	血红素 肌红蛋白 细胞色素	低色素性贫血 抗感染能力下降	血清铁 铁结合能力 血清铁蛋白 同时测 C 反应蛋 白(CRP)和血红 蛋白	在 APR 中血清 铁减少铁蛋白 增加 注意不超过 IBC
铜	胶原/弹性蛋白的 合成 抗氧化剂	赖氨酸氧化酶 Zn/Cu 过氧化物歧 化酶 铜蓝蛋白	骨膜下出血 心律失常 贫血 中性粒细胞减少症	血浆铜 铜蓝蛋白 同时测 C 反应 蛋白	在急性期反应中 血浆铜增加
硒	抗氧化剂 甲状腺功能 免疫功能	谷胱甘肽过氧化 物酶 酪氨酸脱碘酶 T 淋巴细胞受体 表达	心肌病 骨骼肌病 指甲变形 大红细胞症 肿瘤危险性增加	血浆硒 RBC 谷胱甘肽过 氧化物酶 尿 Se 总体内血硒 血小板谷胱甘肽过 氧化物酶	硒的缺乏可能是 无症状的
锰	不清楚 某些抗氧化剂	酶的辅因子 线粒体超氧化物歧 化酶	胆固醇降低 红细胞减少 黏多糖异常	全血中的锰	在人体内缺乏状 况还未定
铬	糖代谢	胰岛素作用 脂蛋白代谢 基因表达	葡萄糖不耐受 体重下降 周围神经炎	血浆铬	要求血标本是无 污染的 大多数 TPN 溶 液中有铬污染
钼	氨基酸代谢 嘌呤代谢	硫酸盐氧化物 嘌呤氧化物	对多种氨基酸不耐受 心动过速 视觉失常	尿次黄嘌呤 亚硫酸盐	几乎不测定
碘	能量代谢	甲状腺素	甲状腺功能减退症	血清 T₄,T₃,TSH	
氟	骨骼牙齿	氟磷灰石中的钙	龋齿	尿排泄	营养支持中的供 应量是有争议的

推荐阅读文献

1. Food and Nutrition Board IOM. *Dietary Reference Intakes for Vitamin A, Vitamin K,*
   Arsenic, Boron, Chromium, Copper, Iodine, Iron, Manganese, Molybdenum, Nickel,

Silicon，*Vanadium*，*and Zinc*. Washington，DC：National Academy Press，2002.

2. Shils M，Sbike M，Ross A et al. *Modern nutrition in health and disease*. 10th ed. Baltimore：Lippincott Williams and Wilkins，2006.

3. Prasad AS. Clinical，immunological，anti-inflammatory and antioxidant roles of zinc. *Exp Gerontol*，2008，43(5)：370 - 377.

4. Shenkin A. Trace elements and inflammatory response：implications for nutritional support. *Nutrition*，1995，(Suppl 1)：100 - 105.

5. Hutrwitz M，Garcia MG，Poole RL，Kerner JA. Copper deficiency during parenteral nutrition：a report of four pediatric cases. *Nutr Clin Pract*，2004，19(3)：305 - 308.

6. Food and Nutrition Board IOM. *Dietary Reference Intakes for Vitamin C*，*Vitamin E*，*Selenium*，*and Carotenoids*. Washington，DC：National Academy Press，2000.

7. Rayman MP. *The importance of selenium to human health*. Lancet，2000，356(9225)：233 - 241.

8. Beck MA. Nutritionally reduced oxidative stress：effect on viral disease. *Am J Clin Nutr*，2000，71(Suppl 6)：1676 - 81S.

9. Vincent advances in the nutritional biochemistry of trivalent chromium. *Proc Nutr Soc*，2004，63(1)：41 - 47.

10. Sauberlich HE. *Laboratory tests for the assessment of nutritional status*. 2nd ed. Boca Raton：CRC Press，1999.

11. Gidden F，Shenkin A. Laboratory support of the clinical nutrition service. *Clin Chem Lab Med*，2000，38(8)：693 - 714.

12. Shenkin A. Micronutrients in the severely-injured patient. *Proc Nutr Soc*，2000，59(3)：451 - 456.

2.9　维生素的生理功能和缺乏症状

A Shenkin

【学习目的】
- 熟悉维生素的生理功能。
- 掌握维生素缺乏的影响。
- 了解维生素测定的方法和它们的限制。

硫胺素(维生素 B_1)
硫胺素通常是以硫胺素焦磷酸的形式在糖代谢和支链氨基酸代谢中发挥作用。它主要在空肠被吸收，由血液中的血浆和红细胞转运[1]。

维生素 B_1 缺乏症很常见,刚开始时表现为厌食、体重下降、精神状态改变、肌无力。严重缺乏会出现一系列临床症状[2]。

(1) 湿性脚气病:表现为心力衰竭和水肿。

(2) 干性脚气病:表现为神经病变和肌无力。

(3) 心血管型(湿型)脚气病(Shoshin 病):为爆发性心力衰竭伴有严重乳酸性酸中毒,有时可见于重症监护病房(ICU)患者。

严重疾病时的代谢应激使硫胺素的需要量急速增加,氧代谢增加以及膳食中碳水化合物供应增加时,维生素 B_1 的需要量也增加。

临床上评价硫胺素状况最佳方法是测定红细胞内的硫胺素或体外代谢增加硫胺素对红细胞转酮醇酶活力的影响。

维生素 B_2

维生素 B_2 是辅酶黄素单核苷酸(FMN)和黄素腺嘌呤二核苷酸(FAD)不可缺少的组成部分。因而,它是整个代谢途径中氧化还原的一种催化剂。

维生素 B_2 在与它结合的辅酶被水解后经肠道吸收。它和白蛋白和免疫球蛋白结合后在体内循环,并在大多数组织的细胞浆内转变成有活性的辅酶。过多的维生素 B_2 经尿排泄[1]。

维生素 B_2 缺乏症状包括唇干裂、口角炎、舌炎和脂溢性皮炎[2]。

维生素 B_2 可能与能量摄入有关,因此也可和应急状态下的代谢增加有关。检测维生素 B_2 状况的最佳方法为测定红细胞维生素 B_2 或者在体内测定红细胞谷胱甘肽还原酶活力。

尼克酸

尼克酸(又称烟酰胺或烟酸)在氧化还原反应中起重要的作用,或作为氢受体或氢供体或作为辅酶尼克酰胺腺嘌呤二核苷酸(NAD)或尼克酰胺腺嘌呤二核苷酸磷酸(NADP)的一部分。它们在糖代谢和脂代谢中都特别重要,并且它们能在体内所有组织中被合成。过多的烟酸经尿排泄,主要以 N-甲基尼克酰胺的形式排出[1]。

严重的烟酸缺乏会引起癞皮病,该病有典型的对称的色素沉着的皮疹,舌头变红而光滑,消化不良和抑郁、健忘。因为测试很复杂,所以很少测定烟酸状况。测定包括烟酸代谢产物的尿排泄量,血浆中的烟酸浓度或红细胞 NAD[2]。

代谢应激被认为会增加烟酸的需要量和推荐量,因为烟酸的摄取通常与能量的摄入有关。

维生素 B_6

维生素 B_6 由吡哆醇和相关化合物组成。其中在人体中代谢最活跃的是磷酸吡哆醛(PLP)。它是许多酶的辅酶,主要参与氨基酸代谢。在被吸收后,吡哆醇的代谢产物在肝脏内磷酸化,在血浆中与白蛋白结合转运。过多的吡哆醇大部分以4-吡哆酸的形式经尿液排泄[1]。

维生素 B_6 的缺乏可引起脂溢性皮炎和因血红蛋白合成减少而导致的小细胞性贫血[2]。

严重的疾病导致了蛋白质和氨基酸更新的增加——这会导致对吡哆醇需要量的增长。评价 PLP 状况的最佳指标为血浆 PLP,它反映了 PLP 的组织贮存量,特别是在肝脏中的贮存量。但是血浆 PLP 的浓度易受急性期反应对血浆白蛋白作用的影响。因此,红细胞氨基酸转移酶到现在还一直被广泛应用。

叶酸

叶酸盐指与叶酸有关的一组维生素的总称。叶酸本身几乎不存在于食物中,但它是营养补充剂中的形式。食物中叶酸盐含有 1～6 个额外的谷氨酸盐残基。

叶酸盐辅酶参与许多反应,包括一碳单位的转移、核酸的合成和氨基酸内的转化。食物中的叶酸盐在被吸收前水解为单谷氨酸盐(叶酸)。循环的叶酸或者是游离的或者与低亲和力的蛋白质结合剂结合,特别是与白蛋白结合。作为辅酶参与反应时,单谷氨酸叶酸盐必须在细胞内转变为多聚谷氨酸叶酸盐的形式[1]。

叶酸的缺乏会导致同型半胱氨酸的浓度升高,这是因为从同型半胱氨酸向蛋氨酸转化的途径出现障碍。高同型半胱氨酸目前被认为是冠状动脉疾病的一个独立危险标志。目前对通过增加叶酸摄入来降低同型半胱氨酸浓度潜在有利作用很感兴趣。叶酸缺乏的临床效应包括因为 DNA 合成障碍而使骨髓中巨幼红细胞的改变,最终导致了巨幼红细胞性贫血[2]。

评价叶酸营养状况的最佳指标为红细胞中的叶酸,它反映了整个体内叶酸的状况。血浆同型半胱氨酸(它是一个敏感的而非特异性指标)和血浆叶酸被认为是近期叶酸摄入情况的指标。

维生素 B_{12}

钴胺素是钴和维生素 B_{12} 复合物的总称,主要的商品形式是氰钴胺素。体内的活性形式是辅酶甲基钴胺素或 5-脱氧腺苷钴胺素,它们都是一些辅因子,特别是参与从甲基四氢叶酸到同型半胱氨酸之间的甲基转移。

维生素 B_{12} 的吸收是一个复杂的过程,涉及 B_{12} 在胃中与蛋白质的分离和维生素 B_{12} 在小肠内与胃分泌的内因子的结合,并在回肠末端通过特异性受体被吸收。健康成人大约有 50% 的膳食维生素 B_{12} 被吸收,维生素 B_{12} 最终经尿或胆汁排泄。维生素 B_{12} 在血浆中与转钴胺素结合而进行转运[1]。

维生素 B_{12} 的缺乏引起两种临床表现。恶性贫血是一种巨幼红细胞性贫血,类似于叶酸缺乏,是由于 DNA 合成失败而导致的结果,也可能出现中性粒细胞减少症和血小板减少。另一方面,神经的病变包括感觉障碍,特别是下肢的感觉,步态异常、健忘和定向障碍。大约 25% 的病例可仅出现神经病变。血液学改变可完全逆转,但神经病变可能不行[2]。

评价维生素 B_{12} 状况的最佳方法是测定血清维生素 B_{12} 的浓度。血清甲基丙二酸和同型半胱氨酸增加的代谢指标可能是有用的但缺乏特异性。

生物素

生物素是羧化酶的辅因子,主要存在于线粒体中。细胞更新时生物素通过生物素酶的作用释放,同时生物素酶也参与膳食中结合于蛋白质的生物素的释放。大部分生物素在小肠被吸收,但有些也可由肠道微生物合成并在结肠被吸收[1]。

临床营养中已观察到生物素的缺乏症,以皮炎、脱发和其他中枢神经系统的异常为特征[2]。

几乎不测定血浆生物素,这不是一个好的指标。评价生物素状况的最佳指标是尿生物素排泄量的减少和尿 3-羟基缬氨酸的增加,后者是由于生物酶活性下降后积聚而成。

维生素 C

维生素 C 包括抗坏血酸和脱氢抗坏血酸。维生素 C 最重要的生化功能是作为一种还原剂,作为某些金属酶的辅因子,特别是那些参与胶原羟化的金属酶,同时也作为水溶性的抗氧化剂。维生素 C 对于其他抗氧化剂、α-生育酚和谷胱甘肽的再生是十分重要的[3]。

抗坏血酸很容易在小肠内被吸收。抗坏血酸以游离的还原的形式存在于血浆内,并随时被摄取入细胞。过量的抗坏血酸经尿排泄。

维生素 C 的缺乏会导致坏血病。坏血病的临床特征多样,包括淤点、青肿、炎症、牙龈出血、关节痛以及伤口愈合迟缓。不是很严重的缺乏可能会出现牙龈发炎和疲劳。婴儿可能出现骨生长缓慢和骨化[2]。

维生素 C 状况的评价包括一系列功能测定和直接分析测定。功能测定包括多不饱和脂肪酸和 DNA 的氧化损伤的指标以及通过补充维生素 C 后改善的程度。更特异的是从直接测量获得,血浆维生素 C 可反映近期摄入量,白细胞中维生素 C 可评价全身的维生素 C 营养状况。

吸烟大大降低了血浆中的维生素 C 水平,是因为增加了维生素 C 的转化,因此对这类个体目前推荐更高的摄入量。虽然有一些理论性证据证实在运动或代谢应激中维生素 C 需要量增加,但是几乎没有直接证据证明增加摄入量有益,然而,由于组织摄取的增加,血浆浓度在手术后或感染时急速下降。

维生素 A

维生素 A 是一种脂溶性维生素,由 20 碳复合物家族(视黄醇、视黄醛、视黄酸)组成。维生素 A 包括维生素 A 原、类胡萝卜素,它们存在于膳食中,并在肠黏膜吸收后转变为维生素 A。

维生素 A 有许多作用——参与光信号到神经信号的转换,确保角膜的正常结构以及维持上皮细胞的正常功能和结构。视黄醛是结构蛋白基因表达的一种重要调节器并且具有免疫增强功能。

维生素 A 以视黄醇的形式与乳糜微粒中的脂肪一起被吸收,部分以视黄酸的形式与白蛋白结合直接进入肝脏[1]。

维生素 A 的缺乏会导致干眼病,它会经过严重性不断增加的几个阶段:夜盲症、结膜干燥、局部受损(毕脱斑)、角膜溃疡和瘢痕,最后失明[2]。

评价维生素 A 的最佳指标是暗适应。血浆维生素 A 的浓度与维生素 A 的贮备量相关性低,并且血浆维生素 A 的浓度也受血浆视黄醇结合蛋白的影响,而视黄醇结合蛋白受到蛋白质和锌状况以及急性期反应的影响。由于尿中丢失量减少,肾衰竭导致了高血浆维生素 A 浓度。

维生素 D

维生素 D 以 2 种主要的形式存在。

(1) 胆钙化醇(维生素 D_3)是人体内的主要存在形式,经紫外线照射后在皮下合成。

(2) 麦角骨化醇(维生素 D_2)是膳食摄入的主要形式,主要来自植物。

这两种形式均没有生物活性,直到在肝脏中转变为 25 - OH 衍生物,并进一步在肾脏中转变为 $1,25$-$(OH)_2$ 衍生物才具有生物活性。

$1,25$-$(OH)_2$ 维生素 D 是维生素 D 的活性形式,它通过调节来自小肠的钙的吸收,肾脏内磷酸盐的排泄以及骨中钙的释放来控制血浆钙浓度。维生素 D 可能还有与钙代谢无关的其他作用[4]。

维生素 D 的缺乏以骨基质矿化减少的骨质软化症为特征。可能会发生假骨折而引起骨痛,并且还可能出现抑郁和邻近的神经肌肉病变等生理改变。有轻微受损后即出现骨折的危险性[5]。

维生素 D 的最佳评价方法是在肾功能正常的前提下测定血浆中的 25 - OH 维生素 D。除此之外,血清钙、碱性磷酸酶和甲状旁腺素的测定也是钙代谢调控情况的一个很好指标。

在严重疾病或器官衰竭时,维生素 D 的代谢可能受到很大的影响。肝脏衰竭或肾衰竭都可能阻碍维生素 D 的羟化以致不能产生活性形式从而导致血清钙的下降。伴有腹泻的严重肠道疾病可能导致镁的丢失,引起甲状旁腺素的分泌减少,从

而导致 $1,25-(OH)_2$ 维生素 D 的生成减少以及血清钙的下降。

维生素 E

维生素 E 包括 8 种自然形式。但是在人的血浆中只有 α-生育酚,它有一个长饱和侧链的环状结构,而生育三烯酚则有一个不饱和侧链。维生素 E 补充剂都是 α-生育酚的酯。

维生素 E 作为一种可进行非特异性解链的抗氧化剂发挥作用。它能阻止自由基反应的继续进行,尤其是膜脂质和血浆载脂蛋白的多不饱和脂肪酸的反应。

维生素 E 的吸收相对较差,取决于充足微粒的形成和肠上皮细胞的摄取以及乳糜微粒的产生和吸收。含维生素 E 的乳糜微粒残粒被肝脏摄取,然后在极低密度脂蛋白内维生素 E 被释放进入循环。维生素 E 迅速在脂蛋白和组织脂类间转运[3]。

人类维生素 E 的缺乏很少见。主要症状有周围神经病变,共济失调,骨骼肌病和色素性视网膜病变[2]。

维生素 E 状况的评价包括使用过氧化氢测定时溶血作用的抵抗能力的生物指标或脂质过氧化的增加。血浆维生素 E 浓度很容易测定,但它和摄入量之间的关系不是很清楚,然而当维生素 E 摄入量很低时,用血浆浓度加以证实是合适的。维生素 E 状况在脂肪吸收障碍,如短肠或腹腔疾病时受到显著影响。

维生素 K

维生素 K 由 2 种主要的化合物族构成,每一族均以萘醌为基本结构。植物合成中叶绿醌含有叶绿基团,肠道细菌产生的甲萘醌类含多聚异戊烯侧链。

维生素 K 对于某些蛋白质内谷氨酸残基的 γ-羧化是很重要的——特别是凝血因子。骨中的骨钙蛋白和 Gla 蛋白也需要维生素 K 进行 γ-羧化来发挥最佳功能[6]。

膳食中的叶绿醌以乳糜微粒的一个组分被吸收,并在 VLDL 和 LDL 中转运。由细菌产生的甲萘醌类占总摄入量的比例尚不清楚,但通常还是需要摄入一些外源性的维生素 K[2]。

维生素 K 的缺乏会导致低凝血酶原血症,表现为凝血酶原时间延长和出血增加。

经典的维生素 K 状况检测方法是凝血酶原时间测定,但这不是一个灵敏的指标。它可能适合于大量缺乏的诊断,而出于研究的目的,越来越多地使用血浆叶绿醌浓度测定和未羧化的凝血酶原或骨钙蛋白的评价。维生素 K 状况在严重肝脏疾病的患者中最受关注,在这些疾病中高剂量的维生素 K 的摄入对于凝血因子的生成可能是必需的。当摄入量低且同时使用不被吸收的抗生素时,会导致肠源性维生素 K 的减少。

维生素-代谢应激时维生素影响作用的总结

严重疾病在许多方面影响维生素的代谢。

（1）代谢速率的提高增加了需要量，特别是作为辅酶的水溶性维生素的需要量增加，因为它们参与的代谢更新增加了。

（2）氧化代谢的增加导致了活性氧（ROS）产生的增加，这会造成抗氧化维生素的消耗增加，特别是维生素 E 和维生素 C。

（3）维生素在体液中的分布会改变。血浆中的许多维生素浓度下降部分是由于其载体蛋白的减少，如：随着血浆中视黄醇结合蛋白浓度的急剧下降，维生素 A 也会减少。维生素 C 浓度的下降是因为摄入细胞内的量增加了。

（4）机体丢失的增加。如：肾透析期间的水溶性维生素的丢失。

临床实践中维生素状况的评价

维生素状况的实验室评价几乎不需要。不管是常规测定，还是为研究目的均可进行一些检测，具体方法在前面介绍单个维生素时已给出。有许多检测方法可以使用，大多数维生素或涉及维生素的酶反应的细胞内测定方法比起单独血浆测定更特异。最常用的测定方法是 25-OH 维生素 D、血浆维生素 B_{12} 或红细胞叶酸的浓度测定。

【小结】

维生素是重要的有机微量营养素，它们的需要量相对较少。然而，它们对于健康人和疾病患者都是必不可少的。维生素的功能和它们的缺乏状况总结于表 2-12。

表 2-12 必需有机微量营养素（维生素）

维生素	功 能	生 化 作 用	缺乏对机体的影响	评 价 方 法	注 解
维生素 A	维持视觉功能，抗氧化，生长和发育，免疫功能	参与构成视紫红质，自由基清除剂，诱导 DNA 转录	干眼病，夜盲症，患某些肿瘤的危险性增加	血浆视黄醇，血浆视黄醇结合蛋白	因为视黄醇结合蛋白降低，在急性期反应水平降低
维生素 D	钙吸收，巨噬细胞分化	受体调节的转录	骨软化（成人），佝偻病（儿童），免疫状态↓	血清 Ca/P/碱性磷酸酶，血清 25-OH 维生素 D，1,25-$(OH)_2$维生素 D	
维生素 E	膜抗氧化	自由基清除剂	溶血性贫血，动脉硬化，某些肿瘤	血浆生育酚/胆固醇	维生素 E 在 LDL 中转运
维生素 K	血液凝固，骨钙化	参与谷氨酰羧化，凝结蛋白和维生素 K 依赖的骨蛋白	出血异常，骨异常	凝血酶原时间，血浆叶绿醌检测	耗时

续表

维生素	功　能	生　化　作　用	缺乏对机体的影响	评价方法	注　解
维生素 B_1（硫胺素）	碳水化合物和脂肪代谢	以 TPP 形式参与脱羧反应	脚气病（神经和心脏症状）、韦尼克-科尔萨科夫综合征，免疫功能↓	红细胞酮糖移转酶	通过补充可以迅速扭转缺乏症状
维生素 B_2（核黄素）	氧化代谢	作为 FAD 或者 FMN 的辅酶	嘴唇、舌头、皮肤损伤，免疫功能可能降低	红细胞骨胱甘肽还原酶	
维生素 B_6（吡哆醇）	氨基酸代谢	转氨基反应	贫血（儿童）、嘴唇皮肤损伤，月经前症状	红细胞转氨基酶	
烟酸	氧化代谢	NAD/NADP的辅酶	糙皮病、虚弱、腹泻	尿 N-甲基尼克酰胺	很少检测
维生素 B_{12}	DNA 代谢	参与叶酸再循环，辅酶，缬氨酸代谢	巨幼红细胞性贫血，神经元脱髓鞘	血清维生素 B_{12}	
叶酸	嘌呤/嘧啶代谢	一碳单位载体	巨幼红细胞贫血	血清叶酸，红细胞叶酸	反映近期摄入情况，全身水平
生物素	脂肪形成，糖异生	羧化酶反应	鳞状皮炎，脱发	血清生物素，尿生物素	很少检测
维生素 C（抗坏血酸）	胶原合成，抗氧化剂，铁吸收	羟脯氨酸/羟赖氨酸合成，Fe^{3+}/Fe^{2+} 还原反应	坏血病，伤口愈合延迟，免疫功能受损，氧化损伤	白细胞维生素 C，血浆维生素 C	受伤或感染时下降

推荐阅读文献

1. Food and Nutrition Board IOM. *Dietary Reference Intakes for Thiamin，Roboflavin，Niacin，Vitamin B₆，Folate，Vitamin B₁₂，Pantothenic Acid，Biotin，and Choline*. Washington，DC：National Academy Press，1998.

2. Shils M，Shike M，Ross A et al. *Modern nutrition in health and disease*. 10th Baltimore：Lippincott Williams and Wilkins，2006.

3. Food and Nutrition Board IOM. *Dietary Reference Intakes for Vitamin C，Vitamin E，Selenium，and Carotenoids*. Washington，DC：National Academy Press，2000.

4. Food and Nutrition Board IOM. *Dietary Reference Intakes for Calcium，Phosphorous，Magnesium，Vitamin D and Fluoride*. Washington，DC：National Academy Press，1999.

5. DeLuca HE. Evolution of our understanding of vitamin D. *Nutr Rev*，2008，66(10 Suppl 2)：S73－S87.

6. Food and Nutrition Board IOM. *Dietary Reference Intakes for Vitamin A，Vitamin K，Arsenic，Boron，Chromium，Copper，Iodine，Iron，Manganese，Molybdenum，Nickel，*

Silicon, *Vanadium*, *and Zinc*. Washington, DC: National Academy Press, 2002.

7. Conway SP, Wolfe SP, Brownlee KG et al. Vitamin K status among children with cystic fibrosis and its relationship to bone mineral density and bone turnover. *Pediatrics*, 2005, 115(5): 1325 - 1331.

8. Louw JA, Werbeck A, Louw ME et al. Blood vitamin concentrations during the acute-phase response. *Crit Care Med*, 1992, 20(7): 934 - 941.

9. Sauberlich HE. *Laboratory tests for the assessment of nutritional status*. 2nd ed. Boca Raton: CRC Press, 1999.

2.10 抗氧化剂与健康和疾病

JC Preiser, *P Furst*

【学习目的】

- 理解氧化应激的影响因素。
- 区分活性氮和活性氧家族在生理和病理两方面的作用。
- 理解抗氧化防御机制。

2.10.1 概述

随着科技的发展,体内促氧化剂和抗氧化防御系统失衡而引起的"氧化应激"已日益被认为是许多急性、慢性亚健康状况与疾病的一个主要原因,包括癌症、动脉粥样硬化、糖尿病和神经组织退化性疾病。现已知的氧化应激的高危险因素包括有:

(1) 高龄。

(2) 严格素食者。

(3) 长期大量饮酒。

(4) 肥胖。

(5) 节食(<1 500 kcal/d)。

(6) 糖尿病/高血糖症。

(7) 慢性阻塞性肺病。

(8) 慢性和急性炎症。

(9) 癌症。

(10) 吸收不良。

(11) 贫血/再灌注损伤。

(12) 创伤。

(13) 长期接触空气污染物。

然而,在大多数人群中,通过膳食补充抗氧化维生素和微量元素的一级和二级预防措施大多无效[1]。大规模人群抗氧化剂补充实验的结果相互矛盾,提示了体内氧化应激作用的复杂性[2]。在这一章节中,将会介绍各种氧化途径和抗氧化机制。营养抗氧化剂和植物化学物质的作用将在这本书的第5.8.2章节中讨论。

2.10.2 氧化应激

氧化应激可以定义为促氧化剂和抗氧化剂之间一种不平衡的状态。促氧化元素包括了所有促进活性氮/氧家族(reactive nitrogen oxide species,RNOS)形成以及那些虽然化学结构不同但有"自由基"作用的元素[3](见表2-13)。

表 2-13 活性氮/氧家族

非自由基		自由基	
过氧化氢	H_2O_2	超氧自由基	O_2^-
单线态氧	O_2	脂质过氧化氢自由基	LOO^-
次氯酸	$HOCl$	羟自由基	OH^-
臭氧	O_3	过氧亚硝自由基	$ONOO^-$
		一氧化氮自由基	NO^-

什么是自由基? 它们从哪里来?

在功能上,自由基可以定义为任何可以独立存在的,包含一个或多个不配对电子的一族原子或原子团。不配对电子在原子轨道上是单独存在的。自由基和活性氧家族可以来自机体必须的正常代谢过程或者来自体外[4]。

主要内源性活性氮/氧家族(RNOS)

(1) 线粒体呼吸链可以产生作为分子氧和半-泛醌反应中的副产品的 O_2^-。

(2) 中性粒细胞和巨噬细胞的还原型烟酰胺腺嘌呤二核苷酸磷酸(NADPH)氧化酶在激发后可以产生大量的 O_2^-。因此这可以作为一个有效的微生物机制。

(3) 黄嘌呤氧化酶是普遍存在的酶,在缺血情况下可以被激活,并且在再灌注状态下可以产生大量的 O_2^-。

(4) 一些金属离子(铁、铜)在细胞裂解过程中可以被释放出来。由于它们是过氧化氢转变为羟基过程中的辅因子,所以可以放大氧化应激的作用。

主要外源性活性氮/氧家族(RNOS)

(1) 吸烟。

(2) 辐射。

(3) 紫外线。

(4) 某些药物和试剂。

(5) 化学溶剂和污染物。

2.10.3 体内氧化作用和活性氮/氧家族(RNOS)的中和作用

作为机体抵抗微生物的一个重要的防御机制,体内氧化作用的生理过程受到严格调节(见图 2 - 20)。

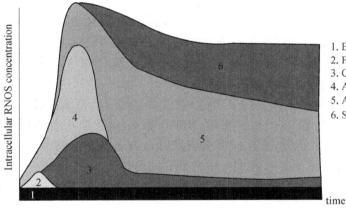

1. Baseline level (steady-state)
2. Functional acute imbalance
3. Chronic imbalance
4. Acute dysregulation
5. Acute and prolonged dysregulation
6. Sustained dysregulation

图 2 - 20　**Intracellular concentration of reactive nitrogen/oxygen species(RNOS)**

RNOS 的自由电子可以被酶和非酶抗氧化防御体系清除,因此在应激状态下细胞内 RNOS 只会暂时升高(2~4)。如果发生长期氧化应激(5 或 6),细胞内 RNOS 长期升高,这时抗氧化防御体系被抑制,在这种情况下,细胞内大分子物质,包括蛋白质、碳水化合物、脂类和核酸都会发生氧化损伤并导致细胞损伤和功能障碍。

在机体中有一个复杂的内源性防御机制可使组织免受氧化损伤,其中包括来自内源性和外源性(主要通过膳食)的非酶性和酶性抗氧化剂(见表 2-14)。以超氧化物歧化酶、过氧化氢酶和谷胱甘肽过氧化物酶(包括辅因子硒、锌、锰和铁)为代表的生物酶系、巯基提供者(如谷胱甘肽)和维生素(维生素 E、C 和 β-胡萝卜素)形成了一个在功能上可以相互协同的防御机制的网络[6]。

表 2-14 抗氧化剂的分类

非酶性抗氧化剂	
内源性	谷胱甘肽(GSH)和含硫氨基酸,还原型烟酰胺腺嘌呤二核苷酸磷酸(NADPH),烟酰胺腺嘌呤二核苷酸(NADH),尿酸,维生素 E,维生素 C,维生素 A,β-胡萝卜素
外源性	天然化合物:多酚类(类黄酮类),维生素 E(生育酚异构体),维生素 C,维生素 A,β-胡萝卜素
酶性抗氧化剂	
抗氧化酶	超氧化物歧化酶(SODs),过氧化氢酶,谷胱甘肽过氧化物酶(GSH-Px)
抗氧化酶辅因子	硒(Se)、铜(Cu)、锌(Zn)
修复酶	谷胱甘肽还原酶,硫氧还蛋白还原酶……
氧化酶辅因子抑制剂或清道夫	铁结合蛋白和铁储存蛋白 铁结合分子(去铁胺)……
氧化酶抑制剂	白藜芦醇,香荚兰乙酮,二苯碘盐

典型的 RNOS 灭活机制包括了以下几个连续步骤。

(1) 在超氧化物歧化酶(SOD)的作用下,超氧化物歧化为过氧化氢。

(2) 在过氧化氢酶和谷胱甘肽过氧化物酶的作用下,过氧化氢转化为水。

重要的是,微量元素(铜、锰、锌、铁和硒)是超氧化物歧化酶(SOD)、过氧化氢酶、谷胱甘肽过氧化物酶反应过程中所必须的辅因子。

主要非酶氧化防御机制包括了内源性分子(谷胱甘肽、尿酸盐、泛醌/泛醇、白蛋白和胆红素)和维生素(维生素 C、α-生育酚、β-胡萝卜素)。氧化型 α-生育酚还原反应是它抗氧化作用时所必须的,此反应需要谷胱甘肽或者抗坏血酸的参与。因此,有效的抗氧化作用需要维生素 C 和维生素 E 的共同参与。

2.10.4 抗氧化剂的膳食推荐量

成人的大部分膳食抗氧化剂(维生素和微量元素)的每日允许摄入量、人群参考摄入量或者膳食参考摄入量见表 2-15。然而某些特定疾病的推荐量目前仍然存在争议,没有官方正式的结论。

表 2-15 成人抗氧化维生素和微量元素日常需要量范围

维生素 A	600~800 μg
维生素 C	90~110 mg
维生素 E	10~15 mg
铜	1.5~2.0 mg
锰	2~3 mg
硒	50~60 μg
锌	10~15 mg

【小结】

近年来的研究结果让我们能更好地理解氧化应激在生理和病理状态下的作用。RNOS 的释放是紧密调节的,并且需要细胞的多种功能的参与,其中包括了抗感染防御机制。当机体内连续释放大量的 RNOS,并且/或者存在抗氧化剂的缺乏或不足,抗氧化防御机制会遭到破坏,继而发生细胞和组织水平的氧化损伤。因此,避免长时间连续的氧化应激作用,同时确保日常充足的膳食抗氧化剂的供给可以降低氧化应激的危害。

推荐阅读文献

1. Bjelakovic M, Nikolova D, Gluud LL et al. Mortality in randomized trials of antioxidant supplements for primary and secondary prevention: systemtic review and meta-analysis. *JAMA*, 2007, 297: 842 - 857.

2. Furst P. The role of antioxidants in nutritional support. *Proc Nutr Soc*, 1996, 55: 945 - 961.

3. Droge W. Free radicals in the physiological control of cell function. *Physiol Rev*, 2002, 82: 47 - 95.

4. Hallivell B. Oxidants and human disease: some new concepts. *FASEB Journal*, 1987, 1: 358 - 364.

5. Lemineur T, Deby-Dupont G, Preiser JC. Biomarkers of oxidative stress in critically ill patients: what should be measured, when and how? *Curr Opin Crit Nutr Metab Care*, 2006, 9: 704 - 710.

6. Pire L, Deby-Dupont G, Lemineur T, Preiser JC et al. How to keep oxidative stress under control? *Curr Nutr & Food Science*, 2007, 3: 223 - 235.

2.11 膳食纤维:代谢和生理功能

R Meier, R Havary, A Forbes

【学习目的】

- 了解纤维的代谢。
- 明确短链脂肪酸在消化道中的作用。
- 明确纤维的各项功能。
- 了解纤维的治疗作用。

2.11.1 概述

"膳食纤维"(抗性碳水化合物-糖类)是指不被人体小肠内源性酶消化的物质,很少被吸收或代谢[1]。它们对于维持消化道正常功能是必须的。不同来源的纤维在化学结构存在较大差异,如食物所含纤维的基质组成(纤维的定义和分类详见5.7章)。纤维在消化道中的反应取决于纤维的理化特性以及在肠道的作用部位。这些因素对肠道的生理反应相当重要,这是因为纤维可影响各种生理功能,如食欲和饱腹感、脂类和碳水化合物的代谢、肠道功能以及炎症和增殖过程。

2.11.2 纤维的理化特性和代谢

各种纤维因化学结构各异,都有各自的理化特性。有些纤维可改变小肠的黏性或结肠的内容物。其他纤维代谢后对肠道甚至全身有明显作用。

纤维的理化特性:

(1) 持水性。

(2) 黏性。

(3) 溶解性。

(4) 发酵性。

(5) 益生元作用。

(6) 吸收和结合力。

持水性

理化结构决定了纤维表面的吸水性和纤维基质的持水性。不溶性纤维的持水能力强于可溶性纤维。因此,不溶性纤维增加大便量的作用比水溶性纤维更强。有些纤维还能促进微生物的生长。细菌的含水量在80%左右,因此对粪便的持水性有重要作用。

溶解性

溶解性可用于区分膳食碳水化合物是否影响小肠("可溶性纤维")对葡萄糖和脂类的吸收,或是进入大肠("不溶性纤维")影响大肠功能。

有些纤维可溶于水而有些不溶于水。现在更倾向于将纤维按理化特性(如黏性、发酵性、通过提高持水量增加结肠内容物含量、促进有益菌的生长)进行分类而不是按是否溶于水进行分类。

黏性

已知有些非消化性碳水化合物(如果胶、树胶、β-葡聚糖)能形成黏胶。黏性对小肠内容物含量有重要影响。黏性非消化性碳水化合物通过降低吸收率对代谢产生有利影响,并被证实可降低血清胆固醇(以及餐后血糖和胰岛素)[2]。

发酵性

纤维不被正常小肠消化和吸收。因此,纤维的主要作用部位是结肠。在这一部位,可溶性纤维以发酵为主,增加体积的作用较小。肠道细菌的组成对于维持肠道功能至关重要。纤维与重要的代谢功能、营养功能和保护功能有关。肠道细菌、肠道菌落和邻近免疫细胞已与特定的稳定环境相适应。

肠道细菌和膳食纤维是一个紧密联系的整体。细菌对纤维的分解以及短链脂肪酸(SCFAs)的生成很重要,后者是肠道和整个机体的必须物质。微生物的代谢活动还可再次利用未被宿主的小肠消化吸收的营养物质,释放能量。此外,发酵的终产物对于维持正常的肠道细菌组成和数量是必不可少的。

可溶性纤维和益生菌被肠道细菌的发酵可能是大肠最重要的代谢过程。发酵的两个主要类型众所周知。一个是位于近端结肠的以糖分解为主的发酵,而另一个是位于远端结肠的以蛋白质分解为主的发酵。在盲肠和右半结肠,发酵产生大量的短链脂肪酸,并快速刺激细菌生长。在远端结肠,可利用的发酵底物少,因此,在数量上以蛋白质发酵为主。远端结肠细菌种群的增加远低于右半结肠[3~5]。

糖分解过程比蛋白质分解过程更重要。糖分解发酵的主要产物是短链脂肪酸(丁酸 15%、醋酸 60% 和丙酸 25%)、乳酸和气体(H_2 和 CO_2)。

多肽和蛋白质的无氧代谢("腐败")也产生短链脂肪酸,但数量少于糖分解发酵。此外,腐败生成具有潜在毒性的物质,如氨、胺、酚、硫醇和吲哚[6,7]。

发酵对于产生短链脂肪酸以及控制肠道细菌的组成和数量至关重要。结肠发酵产生的代谢产物的特征取决于肠道细菌的质量及特定底物的可利用性。膳食纤维(包括益生元)的主要底物产生短链脂肪酸。短链脂肪酸被迅速吸收(机体所需总能量的 5%),并提高水盐的吸收。这有助于控制结肠内的液体平衡[8,9]。短链脂肪酸是结肠黏膜主要的能量来源。促进黏膜细胞增殖、黏液生成和黏膜血流量。醋酸可通过肝脏回到外周血。已在犬的自动灌注结肠段中证实,醋酸增加结肠的血流量和氧摄取量。醋酸也在肌肉中代谢。丙酸被运送到肝脏并用于产生 ATP,在葡萄糖和胆固醇代谢中发挥作用[10,11]。表 2-16 总结了短链脂肪酸的主要特性。

表 2-16 短链脂肪酸在肠道和机体中的作用

短链脂肪酸的特性
为宿主提供能量
促进氯化钠和水的吸收
结肠黏膜的主要能量来源
增加黏膜血流量

续表

短链脂肪酸的特性
促进黏液产生
促进黏膜细胞的增殖和分化
维持黏膜的完整性
降低恶性细胞的炎症和增生

丁酸

活性最强的短链脂肪酸是丁酸。丁酸几乎完全被结肠上皮细胞消耗[12]。丁酸可影响机体各项功能,其中包括肠屏障功能、维持上皮结构、减少炎症。短链脂肪酸不仅是结肠黏膜细胞呼吸作用的主要燃料来源,也是用于脂质合成和构成细胞膜的乙酰辅酶 A 的主要来源。这些作用对于维持黏膜细胞的完整性是必需的。

通过提高 MUC2 基因的表达增加黏液量。丁酸是结肠上皮细胞增殖和分化的强有力的兴奋剂,并已证实丁酸可能通过促进分化降低细胞旁通透性[13]。在仔猪中发现丁酸与隐窝深度,以及上皮细胞有丝分裂的数目、黏液分泌细胞数目之间呈正相关关系[14]。Andoh 等人发现,丁酸也可增加大鼠小肠绒毛高度和隐窝深度,这些作用与血浆肠胰高血糖素水平显著增加有关。此外,他们还证实丁酸可以抑制肿瘤坏死因子和肿瘤坏死因子诱导的白细胞介素 IL-8 在 HT-29 细胞的分泌,且呈剂量效应关系[15]。丁酸的抗炎活性已在各体外系统被证实。Klampfer 等人发现丁酸通过抑制干扰素 IFNγ/STAT1 的信号对黏膜炎症发挥负调控作用。另一项研究发现丁酸可增加细胞间黏附分子 ICAM-1 的表达,可能对不同体内条件下肠上皮细胞的免疫原性发挥部分作用[17]。丁酸也可增加 ICAM-1 mRNA 在人体肠道微血管内皮细胞的表达,但抑制脂多糖(LPS)刺激作用下 IL-6 和环氧化酶 2(COX-2)的表达[18]。已证实随着 COX-2 表达的减少,炎症前列腺素(如 PGE2)的释放也相应减少。丁酸还可调节炎症过程,通过抑制细胞内的核转录因子 κB(NF-κB)的激活和抑制性 κB(IκB)的降解,减少促炎细胞因子的表达。丁酸减少肿瘤坏死因子的生成量和促炎性细胞因子 mRNA 表达[19]。丁酸还被证实可诱导肠上皮细胞谷胱甘肽转移酶活性,这也可能会增加黏膜的抗氧化能力。

细菌发酵可通过促进非致病糖分解细菌(如双歧杆菌、乳酸杆菌)的生长,增加大肠的细菌量。发酵还与降低结肠的 pH 有关。糖分解细菌的增加和较低的 pH,可通过防止各种致病细菌(如杆菌、梭杆菌)的定植[20,21]。糖分解细菌所产细菌素(抗菌物质)可竞争性抑制致病细菌的增加[20,21]。这些作用有助于维持肠黏膜的组织嗜性和动态平衡,拮抗外源性病原微生物,并控制内源性(潜在致病性)细菌的过度生长。此外,糖分解细菌可预防致病细菌附着于肠上皮细胞刷状缘。

益生元的作用

特定的不易消化的碳水化合物,通过选择性促进一个或多个数量有限的结肠细菌的活性,对宿主产生额外的健康益处,这些对宿主产生有益作用的不易消化的碳水化合物被称为益生元[22,23]。益生元对维持肠道细菌的有益成分发挥重要作用[24,25]。益生元通常是完全发酵,其中大部分产生丙酸。在低聚果糖和菊粉的联合作用下,丁酸的含量达到最高。不同的益生元对菌的生长有特定的作用。几种益生元(如菊粉、低聚果糖、低聚半乳糖(GOS))可以选择性促进双歧杆菌和乳酸菌的增殖,并抑制潜在致病性革兰阳性和革兰阴性菌(如大肠杆菌、拟杆菌种、产气荚膜梭菌、沙门菌、李斯特菌、志贺氏菌、弯曲杆菌、霍乱弧菌)。低聚果糖对乳酸杆菌的促进作用最大,GOS对梭菌的抑制作用最大。已证实与含果糖的低聚糖相比,含半乳糖的低聚糖在促进大量双歧杆菌生成、增加乳酸含量方面的作用更加明显,而产生的气体较少。对健康志愿者进行的研究表明,低聚果糖可增加双歧杆菌的数量,并减少肠道菌的数量[22,24,26]。低聚果糖选择性促进双歧杆菌生长的作用已在体外试验、动物试验和几个临床研究中被证明[27~30]。低聚果糖被水解后,果糖作为己糖生成双歧途径的生长基质,仅在双歧杆菌中发现有这一作用[31]。

吸收和结合能力

摄入不易消化的碳水化合物的可结合或交换离子[32]。传统上,纤维被认为可减少矿物质的吸收。然而,大多数可溶性、可发酵纤维不会结合矿物质或限制其吸收[33]。相反,有证据表明,它们可提高几种矿物质的吸收。一些纤维还被证实可增加钙的吸收和青少年的骨密度。同时已知一些不易消化的碳水化合物可以结合胆盐、蛋白质和细菌[32]。

2.11.3 纤维在肠道中的生理作用和临床应用

消化道内不同部位的纤维由于特性各异,作用各不相同(见表2-17)。

表2-17 纤维在消化道中的作用

上消化道
食欲和饱腹感的调控
小 肠
改变碳水化合物餐后的血糖反应
降低血浆胆固醇和三酰甘油
大 肠
缩短结肠转运时间
增加大便量和大便频率

大　肠	
增加大便含水量	
稀释结肠内容物	
减少毒素和胆酸	
增加结肠的发酵能力	
增加结肠短链脂肪酸的含量	
促进双歧杆菌和乳酸杆菌的生长(益生元作用)	
减轻炎症	
可能降低结直肠息肉和结肠癌的发生	
增加胃肠胀气	

控制食欲和饱腹感

已证实,含纤维的食品和纤维补充剂可调节食欲和饱腹感。饭后胃发出饱食信号。胃和小肠的功能与葡萄糖的调节机制密切相关。胰岛素、葡萄糖刺激胰岛素分泌肽,胰高血糖素样肽1分别发挥部分作用[34]。一些研究表明,各种纤维主要通过改变胃内容物的黏度影响胃排空。已发现,可溶性纤维(例如果胶、瓜尔胶)的胃排空延迟作用明显强于不溶性纤维(如小麦纤维)[35,36]。此外,可能还涉及刺激远端小肠的食欲调节激素以及稳定血液中的葡萄糖和胰岛素水平。在食用水果、各种含纤维的食物或营养补充剂的21项研究中,其中15项研究发现可在短期内降低食欲[37]。遗憾的是,缺少纤维对控制体重长期效应的高质量临床研究。一项对随机对照研究进行的meta分析发现仅对减肥产生轻微的影响[34]。

在小肠中的作用

特定的黏性、成胶性多糖对血糖和血脂的控制产生影响。膳食纤维能通过多种机制调节餐后葡萄糖的反应。其中包括:延缓胃排空和小肠转运、减少葡萄糖在未搅拌水层的扩散、减少 α-淀粉酶接触黏稠的大便内容。此外,各类纤维可能会通过增加胰高血糖素样肽1(GLP-1)的水平碳水化合物的吸收,从而延长碳水化合物的吸收[34]。富含 β-葡聚糖的纤维(如燕麦、黑麦、大麦)降低糖尿病患者和正常人的餐后血糖水平、增加胰岛素的敏感性的作用比小麦麸皮更加明显[34]。有证据表明黏性纤维(如瓜尔胶、果胶、β-葡聚糖)可降低血糖水平并提高糖尿病控制效果,但似乎并不影响发展中国家2型糖尿病的初始风险[38]。比较黏性成胶性纤维和非可溶性纤维后发现,只有经常摄入非发酵性纤维(谷物),才能降低2型糖尿病的风险[39]。

已有强有力的证据证实,可溶性黏性纤维饮食可使循环系统中的低密度脂蛋白降低10%左右,高密度脂蛋白和三酰甘油浓度保持不变[40]而小麦米糠和纤维素不产生影响。黏性纤维降低低密度脂蛋白浓度涉及多种机制。主要作用与粪便胆汁酸的丢失有关,通过调节胆固醇动态平衡的酶的活性从而降低肝脏胆固醇含量。此外还涉及上调肝低密度脂蛋白的受体,增加血浆低密度脂蛋白的清除[41]。另外,还观察到肠胰岛轴对胰岛素和激素的反应性降低。另外,有证据表明,丙酸可以调节碳水化合物和脂质的代谢。

尽管关于黏性纤维对血糖和血胆固醇浓度的有利作用的证据已经发表,纤维对 2 型糖尿病和心血管疾病(CVD)更大的健康益处来自不溶性纤维的摄入量[34]。大规模观察性研究支持天然食物(主要是谷物和全麦)来源的膳食纤维摄入量与心血管疾病的风险呈负相关。其他活性化合物(如矿物质、植物化学物质、抗氧化剂)可能也参与其中。

在大肠中的作用

纤维发挥活性的主要部位是在大肠。结肠的正常功能依赖于纤维。纤维可防止憩室病和便秘。还有证据表明,不同的纤维可改善便秘、腹泻,并减轻肠易激综合征(IBS)的症状。由于其具有抗炎和抗增殖的特性,可能在炎症性肠病、腺瘤和大肠癌的发展中也起到保护作用。然而,关于憩室病的预防和憩室症状治疗上的资料很有争议。无法对纤维在其中所发挥的作用得出最后的结论。

一些研究证实了各种来源的纤维可预防和治疗便秘。纤维能增加大便体积。由于非发酵性纤维具有持水性,故其增加大便体积的作用更明显[42]。发酵纤维还可促进细菌的生长从而增加粪便的重量[43]。益生元(如菊粉、低聚果糖、低聚半乳糖)对肠道内有益菌双歧杆菌和乳酸杆菌的生长有明显的促进作用,从而进一步增加粪便的体积。

粪便体积的增加可促进结肠的蠕动,缩短结肠的转运时间和水的重吸收[44],从而增加大便次数,粗麸皮对粪便重量和加快转运时间的影响最明显。

以果胶、瓜尔胶、抗性淀粉和低聚果糖的形式存在的纤维可被发酵,并已证实仅可轻度少量增加粪便的重量[45]。尽管建议摄入不同来源的纤维治疗便秘,但结果并非完全正面。纤维可通过使便秘患者每周肠运动增加 1.4 倍,从而小幅增加大便次数[46]。在一些患者中,纤维可改善症状,如疼痛和大便异常,但何种纤维的作用更好仍有待确定。纤维的主要缺点是腹胀。

纤维对 IBS 患者的作用也专门进行了研究。在一项包含 12 项研究、591 例病例的 meta 分析对纤维组、安慰剂组和未干预组进行了比较,长期症状的相对危险性为 0.87[47]。发挥有益作用的仅限于卵叶车前子。也有一些证据表明,水溶性纤维(如欧车前、部分水解瓜尔胶)优于不溶性纤维(如麸皮)[48,49]。一般而言,增加纤维摄入对便秘为主的 IBS 患者更有益。

腹泻是常见病,给予可溶性纤维可以改善腹泻。短链脂肪酸的吸收伴随水钠的吸收。然而,纤维治疗腹泻的高质量研究很罕见。将大豆多糖添加到急性腹泻儿童的婴幼儿配方奶粉可改变粪便的重量并缩短腹泻的病程[50,51]。另一项研究发现,大豆多糖可缩短由抗生素引起的腹泻病程。

两项对儿童进行的研究和一项对成年人进行的研究发现,将部分水解瓜尔胶加入补液盐(ORS)或特殊膳食可缩短腹泻和大便通过时间[52~54]。此外,霍乱患者口服补液盐与抗淀粉酶淀粉可减少粪便量并缩短腹泻时间[55]。部分水解瓜尔胶也是如此[56]。纤维也可促使管饲患者的肠功能正常化。最近发表了一篇关于这一问题的综述和 meta 分析[57]。总体而言,在医院内,给予纤维可显著降低腹泻发病率。单因素回归分析表明,腹泻的基线发病率较高时作用更加显著。单独或综合使用的纤维超过 15 种。大多数的研究使用大豆多糖或 PHGG。一些研究对果胶、车前子、菊粉、低聚果糖和其他纤维进行了研究。研究对象包括儿童和成人。还对门诊和住院患者以及重症监护病房和普通病房患者进行了研究。发酵纤维似乎对急症更为有效。对于肠功能正常化的长期治疗,更推荐非发酵纤维。这一方法仍存在争议。有必要在这一研究领域进行更多的研究。

膳食纤维和益生元可通过增加短链脂肪酸(主要是丁酸)的数量从而控制炎症。在用 5% 葡聚糖硫酸钠诱导结肠炎的啮齿动物中,给予 10% 的低聚果糖可起到保护和治疗作用[58]。在一项对炎症性肠病(IBD)患者进行的小型研究中,发现每天给予 30 g FOS 可增加肠道细菌数量和短链脂肪酸含量[58]。在另一项研究中,20 名回肠-肛门贮袋吻合术后的憩室炎患者分别给予 24 g 菊粉或安慰剂。与安慰剂相比,补充膳食菊粉可增加丁酸浓度、降低 pH、减少脆弱杆菌的数量、减少粪便中次级胆汁酸的浓度。随之出现回肠贮尿袋黏膜内镜下病理炎症的减少[59]。

一些研究表明丁酸可改善肠道炎症。Venkatraman 等人发现丁酸可防止细胞活力下降、黏膜通透性增加以及中性粒细胞浸润[60]。Moreau 等人研究纤维对葡聚糖硫酸钠诱导结肠炎模型的作用。与膳食低聚果糖相比,用抗性淀粉喂养可降低炎症程度、增加丁酸浓度[61]。Kanaucki 等人进行了一项有趣的研究,他们发现发芽的大麦食品(啤酒酿造过程中的副产品)可增加丁酸含量并减轻 DSS 诱导的结肠炎,显著抑制炎性黏膜组织 NF - κB 和 STAT3 的活性[62]。有一些临床研究的证据表明,丁酸可作为溃疡性结肠炎的治疗方案。在对 22 名静止期溃疡性结肠炎患者进行的小规模研究中,日常饮食中添加 60 g 燕麦麸干预 4 周后,粪便丁酸浓度显著增加了 36%。此外,腹部症状改善,12 周和 3 个月后恢复到基线[63]。有趣的是,没有患者在此期间结肠炎复发。51 名常规治疗的难治性活动性远端溃疡性结肠炎患者加入一项双盲,安慰剂对照多中心试验[64]。这些患者用含有 5-氨基水杨酸或 5-氨基水杨酸加上丁酸钠(80 mmol,bid)进行直肠灌肠治疗。联合治疗显著比单独用 5-氨基酸治疗更有效。

Fernandez-Banares 等人将 105 例缓解期的溃疡性结肠炎患者随机分为 3 组。第一组给予口服洋车前草治疗(10 g, bid),第二组给予 5-氨基水杨酸 (500 mg, tid)标准化治疗,第三组等剂量的洋车前草和 5-氨基水杨酸联合治疗。洋车前草治疗患者结肠中的丁酸生成量高于单独 5-氨基酸治疗的患者。经过 12 个月的治疗,3 组之间的复发率没有显著性差异[65]。所有这些用纤维下调炎症的研究都很有意义,但可惜的是高质量的临床研究数量非常有限,无法给出一个明确的建议。有必要进行更大规模的设立对照组的临床试验。

关于纤维在结肠腺瘤和癌中的保护作用已进行了相当长时间的热烈讨论。增加水果、蔬菜、全谷类、鱼和钙的摄入量可降低结肠癌风险[66]。膳食纤维可通过包括减少结肠转运时间在内的几种不同的机制达到这一效果。因此,它们减少与致癌物质的接触并吸附致癌固醇,通过改变结肠细菌的组成稀释致癌物质。丁酸是保护结肠黏膜的主要效应剂。它可以抑制上皮增殖,通过改变几个基因的表达促进人类结肠癌细胞凋亡。已知丁酸调节肿瘤抑癌基因 p53,并抑制细胞内核转录因子 $\kappa B(NF-\kappa B)$ 的活性,这对于控制细胞分裂和细胞凋亡非常重要[67]。尽管丁酸的这些机制已被阐明,但对结肠的确切保护作用以及预防腺瘤和癌症形成的作用仍然没有定论[68]。干预研究显示没有效果,甚至更加恶化[69,70]。2000 年,美国食品和药物管理当局的结论是,膳食纤维对结肠癌没有预防作用[71]。这一声明可能要修改,这是由于全球最大的队列研究的最新结果(欧洲前瞻性癌症与营养研究,EPIC)证明,食物中的纤维与结肠癌的发病率呈负相关。这一保护作用在左半结肠比直肠更明显,而与纤维的食物来源无关[72]。更有争议的是膳食纤维摄入量与癌前腺瘤性息肉形成之间的关系。四项干预研究中的 3 项显示阴性结果。补充麦麸纤维或低脂高水果蔬菜膳食对腺瘤性息肉患者的复发没有影响[69,73]。尽管对纤维抗增殖作用的资料仍有争议,但建议一般人群从儿童开始食用富含蔬菜水果和全麦的饮食似乎是明智与合理的。

【小结】

膳食纤维是维持健康和肠道正常功能所必需的。消化道内的反应取决于纤维的理化性质。一些有利作用是众所周知的。摄入不同纤维可影响食欲和饱腹感,并能调节血糖和血脂代谢。

纤维的主要活动部位在大肠。各种纤维由于其独特的化学结构发挥不同的作用。非发酵性纤维主要通过增加结肠内容物体积调节肠道功能。而发酵纤维也是很重要代谢底物。生成短链脂肪酸至关重要:是维护肠道健康的必需物质。

一般情况下,膳食纤维的有利作用包括控制体重以及预防便秘、糖尿病、心血管病、结肠腺瘤和大肠癌等癌症。纤维治疗的主要适应证是便秘、肠易激综合征、炎症性肠病以及不同类型的腹泻。

为加深理解,研究各种纤维的单独使用或联合使用对特定临床疾病的具体作用是必不可少的。

────────────── 推荐阅读文献 ──────────────

1. Englyst KN, Liu S, Englyst HN. Nutritional characterization and measurement of dietary carbohydrates. *Eur J Clin Nutr*, 2007,61: $19-$39.

2. Jenkins DJA, Marchie A, Augustin LSA et al. Viscous dietary fibre and metabolic effects. *Clinical Nutriiton Supplements*, 2004,1: 39-49.

3. Guarner F, Malagelada JR. Gut flora in health and disease. *Lancet*, 2003,361: 512-519.

4. Bengmark S. Pre-, pro- and synbiotics. *Curr Opin Clin Nutr Metab Care*, 2001, 4: 571-579.

5. Cummings JH, Beatty ER, Kingman SM et al. Digestion and physiological properties of resistant starch in the human large bowel. *Br J Nutr*, 1996,75: 733-747.

6. Macfarlane GT, Cummings JH, Allison C. Protein degradation by human intestinal bacteria. *J Gen Microbiol*, 1986,132: 1647-1656.

7. Smith EA, Macfadane GT. Enumeration of human colonic bacteria producing phenolic and indolic compounds: effects of pH, carbohydrate availability and retention time on dissimilatory aromatic amino acid metabolism. J Appl Bacteriol, 1996,81: 288-302.

8. Scheppach WM, Bartram HP. Experimental evidence for and clinical implications of fiber and artificial enteral nutrition. *Nutrition*, 1993,9: 399-405.

9. Roediger WE, Moore A. Effect of short-chain fatty acid on sodium absorption in isolated human colon perfused through the vascular bed. *Dig Dis Sci*, 1981,26: 100-106.

10. Cummings JH, Pomare EW, Branch WJ et al. Short chain fatty acids in human large intestine, portal, hepatic and venous blood. *Gut*, 1987,28: 1221-1227.

11. Cummings JH, Englyst HN. Fermentation in the human large intestine and the available substrates. *Am J Clin Nutr*, 1987,45: 1243-1255.

12. Cummings JH. Short chain fatty acids. //Gibson GR, McFarlane GT. *Human colonic bacteria: role in nutrition, physiology and pathology*. Boca Raton: CRC Press, 1995, 101-130.

13. Siavoshian S, Segain JP, Kornprobst M et al. Butyrate and trichostatin A effects on the proliferation/differentiation of human intestinal epithelial cells: induction of cyclin D3 and p21 expression. *Gut*, 2000,46: 507-514.

14. Tsukahara T, Iwasaki Y, Nakayama K, Ushida K. Stimulation ofbutyrate production in the large intestine of Weaning piglets by dietary fructooligosaccharides and its influence on the histological variables of the large intestinal mucosa. *J Nutr Sci Vitaminol*, (Tokyo)

2003,49: 414 - 421.

15. Andoh A, Bamba T, Sasaki M. Physiological and anti-inflammatory roles of dietary fiber and butyrate in intestinal functions. *JPEN J Parenter Enteral Nutr*, 1999,23 (5 suppl): $70 - $73.

16. Klampfer L, Huang J, Sasazuki T et al. Inhibition of interferon gamma signaling by the short chain fatty acid butyrate. *Mol Cancer Res*, 2003,1: 855 - 862.

17. Forest V, Pierre F, Bassonga E et al. Apc + /Min colonic epithelial cells express TNF receptors and ICAM - 1 when they are co-cultured with large intestine intra-epithelial lymphocytes. *Cell Immunol*, 2003,223: 70 - 76.

18. Ogawa H, Rafiee P, Fisher PJ et al. Butyrate modulates gene and protein expression in human intestinal endothelial cells. *Biochem Biophys Res Commun*, 2003,309: 512 - 519.

19. Segain JP, Raingeard de la Bletiere D, Bourreille A et al. Butyrate inhibits inflammatory responses through NFkappaB inhibition: implications for Crohn's disease. *Gut*, 2000,47: 397 - 403.

20. Liein V, Peiffer I, Hudault S et al. Bifidobacterium strains from resident infant human gastrointestinal microflora exert antimicrobial activity. *Gut*, 2000,47: 646 - 652.

21. Brook I. Bacterial interference. *Crit Rev Microbiol*, 1999,25: 155 - 172.

22. Gibson GR, Roberfroid MB. Dietary modulation of the human colonic microbiota: introducing the concept ofprebiotics. *J Nutr*, 1995,125: 1401 - 1412.

23. Gibson GR, Fuller R. Aspects of in vitro and in vivo research approaches directed toward identifying probiotics and prebiotics for human use. *J Nutr*, 2000, 130 (2S suppl): 391S - 395S.

24. Royall D, Wolever TM, Jeejeebhoy KN. Clinical significance of colonic fermentation. *Am J Gastroenterol*, 1990,85: 1307 - 1312.

25. Cummings JH, Macfarlane GT. The control and consequences of bacterial fermentation in the human colon. *J Appl Bacteriol*, 1991,70: 443 - 459.

26. Mitsuoka T, Hidaka H, Eida T. Effect of fructo-oligosaccharides on intestinal microflora. *Nahrung*, 1987,31: 427 - 436.

27. Hidaka H, Tashiro Y, Elda T. Proliferation of bifidobacteria by oligosaccharides and theier useful effect on human health. *Bifidobacteria and Microflora*, 1991,10: 65 - 79.

28. Wang X, Gibson GR. Effects of the in vitro fermentation of oligofructose and inulin by bacteria growing in the human large intestine. *J Appl Bacteriol*, 1993,75: 373 - 380.

29. Howard MD, Gordon DT, Pace LW et al. Effects of dietary supplementation with fructooligosaccharides on colonic microbiota populations and epithelial cell proliferation in neonatal pigs. *J Pediatr Gastroenterol Nutr*, 1995,21: 297 - 303.

30. Gibson GR, Beatty ER, Wang X, Cummings JH. Selective stimulation of bifidobacteria in the human colon by oligofructose and inulin. *Gastroenterology*, 1995,108: 975 - 982.

31. Scardovi V. The fructose‐6‐phosphate shunt as a peculiar pattern of hexose degradation in the genus Bifidobacterium. *Ann Microbiol Enzymol*, 1965,15.

32. Kritchevsky D. Dietary fiber. *Annu Rev Nutr*, 1988,8: 301‐328.

33. Slavin JL, Greenberg NA. Partially hydrolyzed guar gum: Clinical nutrition uses. *Nutrition*, 2003,19: 549‐552.

34. Papathanasopoulos A, Camilleri M. Dietary fiber supplements: effects in obesity and metabolic syndrome and relationship to gastrointestinal functions. *Gastroenterology*, 2010, 138: 65‐72, e1‐e2.

35. Schwartz SE, Levine RA, Singh A et al. Sustained pectin ingestion delays gastric emptying. *Gastroenterology*, 1982,83: 812‐817.

36. Ebihara K, Masuhara R, Kiriyama S, Manabe M. Cellulose and gastric emptying. *Nutr Rep Intl*, 1981,23: 985‐992.

37. Cummings JH, Edmond LM, Magee EA. Dietary carbohydrates and health: do we still need the fibre concept? *Clinical Nutrition Supplements*, 2004,1: 5‐17.

38. Schulze MB, Schulz M, Heidemann C et al. Fiber and magnesium intake and incidence of type 2 diabetes: a prospective study and meta-analysis. *Arch Intern Med*, 2007, 167: 956‐965.

39. de Munter JS, Hu FB, Spiegelman D et al. Whole grain, bran, and germ intake and risk of type 2 diabetes: a prospective cohort study and systematic review. *PLoS Med*, 2007, 4: e261.

40. Jensen CD, Haskell W, Whittam JH. Long-term effects of water-soluble dietary fiber in the management of hypercholesterolemia in healthy men and women. *Am J Cardiol*, 1997, 79: 34‐37.

41. Roy S, Vega-Lopez S, Fernandez ML. Gender and hormonal status affect the hypolipidemic mechanisms of dietary soluble fiber in guinea pigs. *J Nutr*, 2000,130: 600‐607.

42. Bourquin LD, Titgenmeyer EC, Fahey GC. Fermentation of various dietary fibre sources by human fecal bacteria. *Nutr Res* (New York), 1996,16: 1119‐1131.

43. Hylla S, Gostner A, Dusel G et al. Effects of resistant starch on the colon in healthy volunteers: possible implications for cancer prevention. *Am J Clin Nutr*, 1998, 67: 136‐142.

44. Cummings JH. Constipation, dietary fibre and the control of large bowel function. *Postgrad Med J*, 1984,60: 811‐819.

45. Cummings JH. *The effect of dietary fibre on fecal weight and composition*. //Spiller CA (ed) *CRC handbook of dietary fibre in human nutrition*. Ann Arbor: CRC Press, 1992, 263‐349.

46. Tramonte SM, Brand MB, Mulrow CD et al. The treatment of chronic constipation in adults. A systematic review, *J Gen Intern Med*, 1997,12: 15‐24.

47. Ford AC, Talley NJ, Spiegel BM et al. Effect of fibre, antispasmodics, and peppermint oil in the treatment of irritable bowel syndrome: systematic review and meta-analysis. *B M J*, 2008,337: a2313.

48. Parisi G, Bottona E, Carrara M et al. Treatment effects of partially hydrolyzed guar gum on symptoms and quality of life of patients with irritable bowel syndrome. A multicenter randomized open trial. *Dig Dis Sci*, 2005,50: 1107 – 1112.

49. Bijkerk CJ, de Wit NJ, Muris JW et al. Soluble or insoluble fibre in irritable bowel syndrome in primary care? Randomised placebo controlled trial. *B M J*, 2009,339: b3154.

50. Brown KH, Perez F, Peerson JM et al. Effect of dietary fiber (soy polysaccharide) on the severity, duration, and nutritional outcome of acute, watery diarrhea in children. *Pediatrics*, 1993,92: 241 – 247.

51. Vanderhoof JA, Murray ND, Paule CL, Ostrom KM. Use of soy fiber in acute diarrhea in infants and toddlers. *Clin Pediatr* (Phila), 1997,36: 135 – 139.

52. Alam NH, Meier R, Schneider H et al. Partially hydrolyzed guar gum-supplemented oral rehydration solution in the treatment of acute diarrhea in children. *J Pediatr Gastroenterol Nutr*, 2000,31: 503 – 507.

53. Alam NH, Meier R, Sarker SA et al. Partially hydrolysed guar gum supplemented comminuted chicken diet in persistent diarrhoea: a randomised controlled trial. *Arch Dis Child*, 2005,90: 195 – 199.

54. Alam NH, Ashraf H, Olesen M et al. Efficacy of partially hydrolysed guar gum supplemented modified oral rehydration solution in the treatment of severely malnourished children with watery diarrhoea. *Gut*, 2009,58(suppl. II): A41.

55. Ramakrishna BS, Venkataraman S, Srinivasan P et al. Amylase-resistant starch plus oral rehydration solution for cholera. *N Engl J Med*, 2000,342: 308 – 313.

56. Alam NH, Ashraf H, Sarker SA et al. Efficacy of partially hydrolyzed guar gum-added oral rehydration solution in the treatment of severe cholera in adults. *Digestion*, 2008,78: 24 – 29.

57. Elia M, Engfer MB, Green CJ, Silk DB. Systematic review and meta-analysis: the clinical and physiological effects of fibre-containing enteral formulae. *Aliment Pharmacol Ther*, 2008,27: 120 – 145.

58. Umemoto Y, Tanimura H, Ishimoto K et al. Trial of a new fructo-oligosaccharide therapy against IBD (Abstr.). *Gastroenerology*, 1998,114: A1102.

59. Welters CF, Heineman E, Thunnissen FB et al. Effect of dietary inulin supplementation on inflammation of pouch mucosa in patients with an ileal pouch-anal anastomosis. *Dis Colon Rectum*, 2002,45: 621 – 627.

60. Venkatraman A, Ramakrishna BS, Shaji RV et al. Amelioration of dextran sulfate colitis by butyrate: role of heat shock protein 70 and NF-kappa B. *Am J Physiol Gastrointest*

Liver Physiol, 2003,285; G177 - G184.

61. Moreau NM, Martin LJ, Toquet CS et al. Restoration of the integrity of rat caeco-colonic mucosa by resistant starch, but not by fructo-oligosaccharides, in dextran sulfate sodium-induced experimental colitis. *Br J Nutr*, 2003,90; 75 - 85.

62. Kanauchi O, Serizawa I, Araki Y et al. Germinated barley foodstuff, a prebiotic product, ameliorates inflammation of colitis through modulation of the enteric environment. *J Gastroenterol*, 2003,38; 134 - 141.

63. Hallert C, Bjorck I, Nyman M et al. Increasing fecal butyrate in ulcerative colitis patients by diet; controlled pilot study. *Inflamm Bowel Dis*, 2003,9; 116 - 121.

64. Vernia P, Annese V, Bresci G et al. Topical butyrate improves efficacy of 5 - ASA in refractory distal ulcerative colitis; results of a multicentre trial. *Eur J Clin Invest*, 2003, 33; 244 - 248.

65. Fernández-Bañares F, Hinojosa J, Samchez-Lombrana JL et al. Randomized clinical trial of Ptantago ovata seeds (dietary fiber) as compared with mesalamine in maintaining remission in ulcerative colitis. Spanish Group for the Study of Crohn's Disease and Ulcerative Colitis (GETECCU). *Am J Gastroenterol*, 1999,94; 427 - 433.

66. Trock B, Lanza E, Greenwald P. Dietary fiber, vegetables, and colon cancer; critical review and meta-analyses of the epidemiologic evidence. *J Natl Cancer Inst*, 1990,82; 650 - 661.

67. Scheppach W, Luehrs H, Melcher R et al. Antiinflammatory and anticarcinogenic effects of dietary fibre. *Clin Nutr Suppl*, 2004,1; 51 - 58.

68. Park Y, Hunter DJ, Spiegelman D et al. Dietary fiber intake and risk of colorectal cancer; a pooled analysis of prospective cohort studies. *JAMA*, 2005,294; 2849 - 2857.

69. Alberts DS, Martinez ME, Roe DJ et al. Lack of effect of a high-fiber cereal supplement on the recur rence of colorectal adenomas. Phoenix Colon Cancer Prevention Physicians' Network. *N Engl J Med*, 2000,342; 1156 - 1162.

70. Bonithon-Kopp C, Kronborg O, Giacosa A et al. Calcium and fibre supplementation in prevention of colorectal adenoma recurrence; a randomised intervention trial. European Cancer Prevention Organisation Study Group. *Lancet*, 2000,356; 1300 - 1306.

71. FDA (2000). Docket No. 91N - 0098. Letter regarding dietary supplement health claim for fiber with respect to colorectal cancer (US Food and Drug Administration Center for Food Safety and Applied Nutrition Office of Nutritional Products, Labeling, and Dietary Supplements, October 10, 2000).

72. Bingham SA, Day NE, Luben R et al. Dietary fibre in food and protection against colorectal cancer in the European Prospective Investigation into Cancer and Nutrition (EPIC); an observational study. Lancet, 2003,361; 1496 - 1501.

73. Schatzkin A, Lanza E, Code D et al. Lack of effect of a low-fat, high-fiber diet on the

recurrence of colorectal adenomas. Polyp Prevention Trial Study Group. *N Engl J Med*，2000,342: 1149-1155.

2.12　单纯性饥饿和应激性饥饿

PB Soeters，*SP Allison*，*L Sobotka*

【学习目的】
- 了解在非应激状态下,机体如何对长期及短期饥饿做出反应。
- 掌握单纯性饥饿和应激性饥饿的区别。
- 熟悉前期营养不良对手术应激和急性疾病的危险性。
- 掌握对需要手术治疗的营养不良患者的营养治疗手段。

2.12.1　概述

　　机体摄取食物是一个间断的过程,但是能量的消耗却是一个持续的过程。因此,人们需要利用体内贮存的碳水化合物、脂肪和蛋白质,通过减少能量消耗和蛋白质储存对短期或长期饥饿做出良好的适应。在摄入食物之后,这些被消耗掉的能量被重新储存补充(增加糖原储存和脂肪酸再酯化,图2-21)。机体对禁食的反应受能量贮存、饥饿的持续时间,以及其他应激性因素的影响。长期部分或完全停止能量摄入会导致消耗性消瘦。尽管曾有报道,一些非常肥胖的个体禁食 249 和 382 日仍然能够存活[1,2],但是对于那些开始时机体成分正常的个体,持续饥饿超过 3 个月,体重将丢失 40%,当女性 BMI 低于 10 或男性低于 11 时,则很少能够存活。

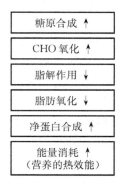

图 2-21　禁食后混合食物(碳水化合物、脂肪、蛋白质)摄入时机体的代谢反应

2.12.2　能量贮存

　　脂肪以三酰甘油(3 个脂肪酸结合 1 个甘油的酯化形式)的形式储存于脂肪细胞内。1 g 纯的三酰甘油能产生 9 kcal(1 kal=4.184 kJ)能量,但是 1 g 脂肪组织产生 7 kcal 的能量,因为其中还含有一些低能量密度的物质如蛋白质、电解质和水;1 g 蛋白质产生约 4 kcal 能量,1 g 肌肉由于含 75% 的水,产能仅 1 kcal。碳水化合物的能量值大约为 4 kcal/g(范围是 2.6～4.1),但它在体内(肝糖原和肌糖

原)的贮存量只有 500～800 g,很快就会被耗竭(见表 2-18)。而且,只有肝糖原是血糖的直接来源。由于肌细胞缺乏葡萄糖-6 磷酸酶,肌糖原只能被部分氧化成乳酸,成为肝脏中糖异生的原料(Cori 循环)。

表 2-18　一个人体成分含量正常的 74 kg 男性体内储存能量的理论值

体 内 成 分	重量(kg)	能量含量(kcal)
脂肪	15	140.000
蛋白质	12	48.000
肌糖原	0.5	2 000
肝糖原	0.2	800
葡萄糖(细胞外液)	0.02	80
总量		190.880

注:当脂肪含量低于 3 kg 和蛋白质耗竭超过 50%时很少能存活[3]

2.12.3　单纯性饥饿

短期饥饿(<72 h)

当机体发生短期饥饿时,体内胰岛素分泌减少,而胰高血糖素和儿茶酚胺分泌增加,导致糖原和脂肪分解。脂肪组织中的三酰甘油水解会释放脂肪酸(FFAs)和甘油进入血液循环,然后再被转运到(脂肪酸结合到蛋白质)各个器官作为能量来源,如骨骼肌、心肌、肾脏和肝脏(酮体的来源)。大脑和红细胞所需要的葡萄糖首先通过糖原分解满足(24 h),然后是来自糖异生。机体代谢速率开始是加快的,但 2 d 后开始降低。大脑也快速适应酮体的利用从而满足机体能量需要。肝脏中酮体来自脂肪酸水解。

长期饥饿(>72 h)

当饥饿时间超过 72 h 时,胰岛素水平进一步降低。糖原水平下降,机体所必需的葡萄糖均来自糖异生。由于脂肪酸不能被转化成葡萄糖,因此在肝脏和肾脏中进行的糖异生过程需要肌肉不断提供氨基酸前体、脂肪组织的甘油,以及肌肉无氧糖酵解提供的乳酸盐(葡萄糖乳酸盐循环,即 Cori 循环)。在氨基酸的糖异生过程中,碳链进入葡萄糖异生途径,而氨基被转化成尿素排出,导致负氮平衡,每日丢失的蛋白质累积达 50 g(200 g 肌肉)。随后这一过程减慢,蛋白质通过两种途径开始在体内贮存,首先是通过代谢速率降低 10%～15%,其次是随着大脑逐渐适应利用酮体作为能量来源,使得对葡萄糖的需要量(占机体总能量消耗的 20%)减少。

在饥饿过程中存在脂肪酸的 β-氧化增加和葡萄糖氧化降低,导致肝脏酮体生成增多(丙酮、乙酰乙酸盐、β-羟基丁酸),神经系统和肌肉可以利用酮体产生能量。相比较脂肪酸(和白蛋白结合的),酮体可以穿过血脑屏障而为神经系统提供能量[4,5]。大脑从利用葡萄糖到利用酮体的这种适应性变化可以使因糖异生引起的肌肉蛋白质分解减少 2/3(每日 25 g 蛋白质相当于 100 g 肌肉,见图 2-22)。

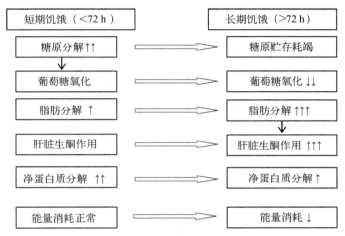

图 2-22   短期和长期饥饿时能量代谢的差异

当机体利用内源性能量时,身体组成发生改变[6]。在 Keys 等进行的一项研究中,32 名男性志愿者连续 24 周摄入仅提供他们正常能量需要量 2/3 的饮食,之后总体重丢失量达 23%,脂肪丢失 71%,身体细胞体积丢失 24%,主要是体内含钾量高的耗能细胞。细胞外液体积有轻微的相对增加。在经过 24 周的半饥饿之后,由于体细胞体积减少以及儿茶酚胺和甲状腺素分泌减少,代谢率减少 40%,体重达到一个平台期。

随着饮食摄入减少,由饮食诱导的产热降低[7]。体重降低使得机体活动的能量消耗减少;此外,由于身体衰竭,这些个体的自主体力活动也减少,以上这些因素都导致总的能量消耗减少。

在单纯饥饿期间,血浆白蛋白浓度不变或轻微下降[8]。但是一些半衰期短的血浆蛋白(如前血清蛋白)的浓度可能降低。相反地,创伤和炎症时,由于毛细血管渗出增加和回收下降,血浆白蛋白和前白蛋白均下降。近来没发现这些蛋白的合成与血浆浓度之间的紧密联系[9]。

2.12.4 应激性饥饿

应激性饥饿是指个体不单单只发生饥饿,而且还存在对创伤、败血症和重症疾病的代谢反应。机体对创伤、感染或其他危重疾病的反应见 2.14 章。在这种情况下,机体对单纯性饥饿的正常适应性反应,如保持机体蛋白质,在创伤时神经内分泌和细胞因子的影响下无法起作用[10]。代谢速率发生加快而不是减慢,酮症的产生比单纯饥饿时少,肌肉蛋白质分解速率加快以满足糖异生的需要。蛋白质也分解产生谷氨酰胺以满足机体应答所需,分解产出氨基酸以满足急性期蛋白合成、免疫细胞及组织修复的需要。

单纯饥饿和应激性饥饿均可出现胰岛素抵抗,但后者更显著,导致碳水化合物氧化转变为脂肪氧化,并使用于肌肉蛋白合成的氨基酸转移出来。乳酸和丙氨酸的糖异生反应增加(Cori 循环活力增加)而葡萄糖氧化减少。

应激/炎症越严重,细胞应答和蛋白从血管流失到组织间隙的程度越大。水钠潴留进一步减少循环血量,导致出现水肿和低蛋白血症的 Kwashiorkor 样症状(表 2-19)。

表 2-19 单纯性饥饿和应激性饥饿

生 物 反 应	单纯性饥饿(>72 h)	应激性饥饿
代谢速率	↓	↑
蛋白质分解(相对)	↓	↑
蛋白质合成(相对)	↓	↑
蛋白质转化	↓	↑
氮平衡	↓	↓↓
糖异生	↓	↑
酮症	↑↑	-
葡萄糖转化	↓	↑
血糖	↓	↑
水盐储留	?	↑↑↑
血浆白蛋白	-	↓↓

这些情况因先前的蛋白质和能量缺乏而恶化。正如 Munro 多年前指出[11],随着储备减少,损伤的蛋白合成反应下降,但同时这也增加了死亡率。没有相关应激/炎症的长期饥饿引起的严重消耗时,毛细血管渗漏比较少,脂肪和肌肉减少而没有明显水肿形成,患者呈现衰弱体征。如前所述,炎症的额外会增加水潴留和水肿,导致 Kwashiorkor 样症状。

过去,通过缺乏的营养素类型,患者被分成"Kwashiorkor"或"marasmic"型饥饿。而现在已经明确,这两种的区别在于有没有炎症和疾病的存在,见表 2-20。

表 2-20　从营养不良到疾病的变化谱

	旧 定 义		新 定 义
神经性厌食症	蛋白质摄入相对正常	能量摄入 ↓	营养不良
重度消瘦型营养不良 (Marasmus)	蛋白质摄入 ↓	能量摄入 ↓	重度消瘦型
			↓
蛋白质营养不良综合征 (Kwashiorkor)	蛋白质摄入 ↓	能量摄入相对正常	营养不良和疾病 Kwashiorkor
多器官衰竭	—	—	样类型营养不良

从营养不良到疾病的变化谱
- 大多数神经性厌食患者能量摄入低,蛋白质摄入相对正常
- 饥饿状态(marasmus)患者能量和蛋白质摄入均低
- 过去,Kwashiorkor 患者被认为蛋白质摄入量低,而能量摄入相对维持正常
- 目前的观点是,Kwashiorkor 是由炎症过程所诱导的,这些患者在多数情况下已经存在饥饿状态。在多器官衰竭时,Kwashiorkor 发生得很快,与最初的营养状况无关。因此,在以神经性厌食或饥饿状态为代表的从部分到完全饥饿过程存在一个营养谱,其中炎症从开始发病到疾病后期逐渐成为一个重要因素,其最终形式是多器官衰竭

2.12.5　营养不良和对创伤的反应

机体对创伤代谢反应的矛盾之处是,一方面它是提供机体存活所需要的营养物质必需的代谢过程,但在极端情况下,它也可以导致威胁生存的功能障碍和组织丢失[13]。

如果开始已经存在营养不良的患者出现急性疾病,通常机体用于抵抗疾病的营养储备较少,预后较差,具有较高的死亡率、并发症以及恢复延迟。已经证实,如果患者在感染反应时不能释放大量内源性氮,则其发病率和死亡率要高于那些外周(肌肉)组织发生代谢反应的患者。前者氮生成低的原因主要是体内参与代谢的氨基酸量低[12]。

如果择期手术的患者证实存在营养不良,最好进行 10 d 的营养支持治疗,以改善机体的生理功能及减少手术危险性。短期喂养不会明显地增加机体恢复。事实上,在恢复期,机体可能需要几个月才能恢复瘦体质。

在慢性疾病状态下,如炎症性肠病,此时不仅存在蛋白质能量营养不足,而且常有一种或多种矿物质和微量营养素缺乏,这也会影响机体重要生理功能(表2-21)。营养正常和营养耗竭患者对急性疾病的不同反应见表 2-22。

表 2-21　急性疾病时从机体贮存营养物质的释放,
在应激过程中可能受影响的功能

营 养 物 质	急性疾病时可能受影响的功能
参与葡萄糖异生的氨基酸	• 葡萄糖生成的前体物质
谷氨酰胺	• 细胞再生 • 免疫功能 • 肠道通透性 • 谷胱甘肽合成

续表

营 养 物 质	急性疾病时可能受影响的功能
精氨酸	·杀灭细菌 ·免疫刺激
半胱氨酸	·谷胱甘肽合成
镁	·ATP产生和利用 ·Ca内稳态
磷	·ATP产生和利用 ·血红蛋白释放氧 ·脑功能
钾	·膜转运 ·钠内稳态
脂肪酸	·能量来源 ·膜合成 ·合成类花生酸类物质
维生素	·辅酶 ·抗氧化
核苷酸	·再生过程 ·免疫系统
微量物质	·再生过程 ·抗氧化防御
锌	·免疫反应 ·创伤愈合
钙	·骨密度和强度 ·肌肉兴奋性

表 2-22 营养良好和营养不良患者对急性疾病的不同反应
(选择性手术,感染性疾病,中等程度创伤)

	营 养 良 好	重度营养不良
蛋白质分解代谢	能满足需要	不能满足需要
肌肉力量	足够	不够
脓毒并发症	低	常发生
褥疮	很少见	常发生
伤口愈合	正常	延迟
住院时间	正常	延长
机能恢复的可能性	正常	受损

治疗措施的效果

（1）进行选择性手术的营养不良患者，经过 10 d 的营养补充可以获益，能够增加少量的体组织，促进矿物质及维生素在体内水平的恢复。最主要的益处是改善免疫系统和其他器官功能从而减少手术并发症。

（2）对急症手术的营养不良患者，应该在术后立即开始营养支持。

（3）对患急性疾病的营养不良患者，在治疗原发病的同时要进行营养支持。

（4）患者开始营养状况正常，但在患病期间或者术后有超过 7 d 的持续胃肠道功能障碍时有发生营养不良的危险性，应该接受预防性营养支持。

（5）反复手术患者，如烧伤患者应该自始至终进行持续喂养。

（6）由于未解决的腹内感染，如肠瘘而反复进行急诊手术的营养不良患者，在确定手术之前应该进行一段时间饮食治疗和肌肉锻炼。然而，重新增加肌肉体积、恢复力量、产出足够的免疫能力和创伤愈合应答则需要一个相对较长的时间（几周到几个月）。

（7）如果需要手术，则手术操作范围应该适当，使机体能够承担手术创伤所造成的代谢负担。

【小结】

人类通过利用储存的碳水化合物、脂肪和蛋白质可以很好地适应短期或长期饥饿。减少能量消耗和机体蛋白质贮存是机体对饥饿做出的进一步反应。在喂养过程中可以重新补充能量贮存。长期部分或完全停止能量摄入会导致重度营养不良性消瘦。

伴随对应激的额外反应，机体的分解代谢和组织消耗加速。由于葡萄糖需求增加（通过糖异生反应）谷氨酰胺需求增加，内脏蛋白合成及损伤组织修复时对氨基酸的需求增加等因素导致了蛋白丢失的增加。

各种情况下体重丢失会引起精神和生理功能下降，且由于并发症增加而使临床指标更差。

开始存在营养不良的患者，体内应付疾病所需的营养物质少。在对创伤和感染做出反应时不能释放出足够的内源性氮，导致病死率高，并发症多，预后时间延长。如果这些患者进行选择性手术，通过营养治疗可以改善患者的生理功能以及减少手术危险性。

～～～～～～～～～～～ 推荐阅读文献 ～～～～～～～～～～～

1. Thomson TJ，Runcie J，Miller V. Treatment of obesity by total fasting for up to 249 days. *Lancet*，1966，2(7471)：992 - 996.

2. Steward WK，Fleming LW. Features of a successful therapeutic fast of 382 days' duration.

Postgrad Med J, 1973,49: 203 - 209.

3. Hill GL. *Disorders of Nutrition and Metabolism in Clinical Surgery*. Edinburgh: Churchill Livingston, 1992.

4. Cahill GF Starvation: some biological aspects. //Kinney JM, Jeejeebhoy KN, Hill GL, et al. *Nutrition and metabolism in patients care*. W. B. Saunders Company 1988.

5. Cahill GF Jr. Fuel metabolism in starvation. *Annu Rev Nutr*, 2006,26: 1 - 22.

6. Keys A, Brozek J, Henshel A et al. *The Biology of Human Starvation*. Minneapolis: University of Minnesota Press, 1950.

7. Landsberg L. Feast or famine: the sympathetic nervous system response to nutrient intake. *Cell Mol Neurobiol*, 2006,26: 497 - 508.

8. Elia M, Martin S, Price C et al. Effect of starvation and elective surgery on hand dynamometry and circulating concentration of various proteins. *Clin Nutr*, 1984,2: 173 - 179.

9. Afolabi PR, Jahoor F, Jackson AA et al. The effect of total starvation and very low energy diet in lean men on kinetics of whole body protein and five hepatic secretory proteins. *Am J Physiol Endocrinol Metab*, 2007,293: E1580 - E1589.

10. Soeters PB. Grimble RF. Dangers, and benefits of the cytokine mediated response to injure and infection. *Clin Nutr*, 2009,28: 283 - 296.

11. Munro HN. Protein metabolism in response to injure and other pathological conditions. *Acta Anaesthesiol Scand Suppl*, 1974,55: 81 - 86.

12. Jahoor F, Badaloo A, Reid M, Forrester T. Protein kinetic differences between children with edematous and nonedematous severe childhood undernutrition in the fed and postabsorptive states. *Am J Clin Nutr*, 2005,82: 792 - 800.

13. Hasselgren PO, Fischer JE. Muscle cachexia: current concepts of intracellular mechanisms and molecular regulation. *Ann Surg*, 2001,233: 9 - 17.

14. Bozzetti F, Gavazzi C, Miceli R et al. Perioperative total parenteral nutrition in malnourished, gastrointestinal cancer patients: a randomized, clinical trail. *JPEN*, 2000, 24: 7 - 14.

15. Campos AC, Meguid MM. A critical appraisal of the usefulness of perioperative nutritional support. *Am J Clin Nutr*, 1992,55: 117 - 130.

2.13　基因型对炎症和代谢的影响

RF Grimble

【学习目的】

● 掌握基因型和炎性反应之间的关系。

- 了解基本炎性细胞因子的单核苷酸多态性。

2.13.1 概述

有一些家庭成员和其他家庭相比,更容易患某些炎症性疾病。个体的主要组织相容性复合物(MHC)特征能够改变罹患炎症性疾病的风险,与细胞因子的生成增加或减少有关[1]。具有 HLADR1,4 或 7 与 TNF-α 的产生增多有关,而 HLADR2 和 5 则与 TNF-α 的低水平有关。一项研究比较了健康个体和患者外周血单核细胞(PBMCs)产生 TNF-α 的能力,结果发现,男性和绝经后女性在个体水平 TNF-α 的产生是相当恒定的,但是绝经前的女性情况则不同[2]。导致这种现象的机制是什么呢?

根据人类基因组特点,在自然状态下基因启动子区域可以发生单个碱基改变,如腺嘌呤被鸟嘌呤取代,胸腺嘧啶被胞嘧啶取代。个体基因组可以发生任何一种或者两种情况,或者变异碱基不发生复制。这种单核苷酸多态性(SNPs)不仅与细胞因子的生成能力改变有关,而且也与发生炎性反应异常的危险性增加有关,或者与过度炎性反应导致的疾病死亡率增加有关[3]。

2.13.2 单核苷酸多态性和细胞因子

TNF-α 和淋巴毒素-α(LT-α)启动子区域的 SNPs 与 TNF 生成改变有关。TNF-α 和 TL-α 第-308 和+252 位点的 SNPs 导致相应基因的 TNF2 和 TNFB2 等位基因。这两个等位基因都与 TNF-α 的产生增多有关,尤其是对于纯合子个体。-308 等位基因直接影响 TNF-α 产生,由于 LT-TNF-α 基因的+252 SNP 与 HLA-A1、B8、DR3 的联系失衡有关,所以也非常密切或者间接地与 TNF-α 产生有关。

这种基因型除了调节 TL-α 的表达外,也被定义为 TNF"高表达"单倍体型[3]。TNFB2 除了调节 LT-α 表达以外,还与 TNF 的高表达有关,尤其是纯合子个体。在很多研究中,发现 TNF-α-308 等位基因与 TNF-α 的表达增强有关。SNPs 发生在促炎和抗炎细胞因子基因调节区域(启动子)的上游[3]。这些基因变异能够影响基因产物的表达水平和炎性反应的结局。SNP 的数量增多通常与一些与高炎性应激反应相关疾病的结局有关(表 2-23)。有许多分子能够抑制促炎细胞因子的产生,并且发挥抗炎作用,包括抗氧化剂防御和白介素-10 (IL-10)[3]。

表 2-23　与细胞因子产生和炎性应激改变相关的
细胞因子基因的单核苷酸多态性

启动子区域多态性基因和位点	与细胞因子生成增多相关的基因型和/或炎性反应结局改变*
TNF-α-308	TNF2(A)等位基因
LT-β+252	TNFB2；2(AA)基因型
IL-1β-511	CT 或 TT
IL-6-174	G 等位基因
†IL-10-1082	GG
†TGF-1β(+915)(arg-25-pro)	GG

* 促炎性细胞因子结局差,抗炎细胞因子结局改善

控制抗炎细胞因子生成基因的 SNPs 也会影响疾病结局。在 IL-10 启动子区域至少有 3 个多态性位点(-1082,-819,-592)影响细胞因子生成。

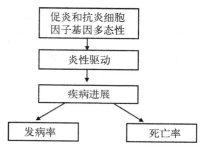

图 2-23　抗炎和促炎细胞因子基因单核苷酸多态性的累积效应对炎性应激水平和疾病结局的作用

因此,不同个体具有炎性反应相关基因的不同 SNPs 的组合,从而使得它们具有不同强度的"炎性驱动"。在个体水平来说,则可能表现出不同程度的患病率和死亡率(见图 2-23)。许多研究都证明了这一现象。基因型对炎性反应过程的作用强度可能影响个体患炎性疾病的概率,尤其当它们抗氧化剂防御屏障比较薄弱的时候。ICU 内发生多器官功能衰竭的患者通常存在 IL-10 1082G 高生成等位基因,而正常个体该等位基因的发生频率只有 1/5。患败血症时,TNF-α-308A 等位基因个体的死亡率是没有该等位基因患者的 3.7 倍,LT-α等位基因为纯合子的个体是杂合子个体死亡率的 2 倍,血浆TNF-α达到峰值浓度[4,5]。

2.13.3 性别基因效应

一般情况下,基因组对炎性发展的影响男性比女性更敏感。一项对 LT-α+252 基因型和败血症死亡率的研究发现,AA 基因型的男性死亡率为 72%,而 GG 基因型为 42%。而女性患者,两种基因型的死亡率分别是 53% 和 33%[6]。对胃肠道癌症手术患者的研究发现,术后男性 C 反应蛋白和 IL-6 浓度比女性高,多变量分析结果发现,男性能够承受较长时间手术和较多失血,有 TNF-308 等位基因的男性较无该等位基因的男性反应更明显。基因组未显示出对女性的影响[7]。对住

院老年患者的研究发现具有 LT-α+252 或 IL-1-511 CT 或 TT 基因型的男性患者,较具有 LT-α+252GG 或 AG,或 IL-1-511CC 基因型的男性存活时间少 3 年。此外,IL-1-511T 等位基因与男性患者住院时间延长 48% 相关。女性不受这些基因型的影响[8]。

2.13.4 基因型胰岛素敏感性与身体脂肪含量和分布

在未发生感染人群进行的多项研究显示肥胖、氧化应激和炎症反应之间有明显的相关性。这种相关性与脂肪组织产生促炎细胞因子的能力有关[9]。脂肪组织和 TNF 产生之间有正相关关系。1 型糖尿病患者和健康女性的血清 TNF-α、TNF 产生和 BMI 直接有正相关关系[10, 11]。由于这些内分泌关系,因此血浆三酰甘油、体脂肪组织和炎性反应之间可能有一定的相关性。笔者分析了 139 名健康男性的细胞因子生成,发现从研究对象整体水平看,BMI、血浆空腹三酰甘油和 PMBCs 产生 TNF-α 的能力之间无显著性相关性,LT-α +252AA 基因型(与 TNF 生成增加有关)的个体在 TNF 产生、BMI 和空腹三酰甘油之间有显著性正相关关系[12]。因此,尽管研究对象均为健康个体,但从血浆脂质、BMI 和炎性反应来看,其中有一些个体的基因型表现出"老年"表现型。此外,这些"老年"表现型的个体万一成为 ICU 肠外营养患者时病情更易恶化。

遗传因素还会影响个体产生氧化分子的倾向,因此影响 NFκB 活化。天然抵抗力相关的巨噬细胞蛋白 1(NRAMP1)对巨噬细胞功能有影响,包括 TNF-α 产生和可诱导一氧化氮合酶(iNOS)活化,这些过程受 NRAMP1、TNF-α 和 LT-α 基因的共同作用。NRAMP1 基因有 4 种变异,导致对炎性物质刺激的基本反应水平不同和敏感性不同。等位基因 1,2 和 4 是较差的启动子,而等位基因 3 可以引起高基因表达。巨噬细胞高活动度联合等位基因 3 与自身免疫性疾病易感和抵抗感染有关,而等位基因 2 增加感染易感性,保护免得自身免疫性疾病[13]。

SNPs 也存在于编码抗氧化防御屏障中某些酶的基因,如过氧化氢酶、超氧化物歧化酶,和谷胱甘肽过氧化物酶,因此影响活性水平。

2.13.5 染色体组对长寿的作用

染色体组因素对长寿起着显著作用[14]。有证据表明许多 SNPs 起重要作用,而性别则决定了他们的影响。研究显示,导致促炎细胞因子高表达的基因型会缩短男性寿命,但对女性作用不明显[15, 16]。而且,女性具有促炎细胞因子表现型可能还具有优势[17]。一项研究比较了老年人群和较年轻群体的基因型,可能发现大量等位基因/基因型与寿命延长有关,如老年女性的 IL-6-174GG、老年男性的 IL-10-1082GG。

然而,Bonafe 等的一项研究并未发现与寿命延长有关的特定基因型[18]。Bonafe 等推测这些基因型可能在高龄老人以及年龄、疾病相关的宿主防御屏障减弱时才能被发现。与该推测相一致的是,一项包括 700 名年龄为 60～110 岁老年组的研究发现,与 60～80 岁老年男性相比,80～99 岁老年组的 IL-6-174GG 基因型的发生频率降低为 38%,而前者为 58%。但是女性未发现该现象[18]。

一项针对影响 IFN-γ 的 SNPs 的研究进一步证实,具有增加促炎性反应倾向的基因型会降低长寿的概率[19]。与之相对,IL-10-1082GG 基因型(与增加 IL-10 的生成能力有关)在男性百岁老人中比年轻对照组更多见(分别是 58% 和 34%),但是与女性的长寿无显著性关联[19]。目前研究认为,只有当疾病开始发生对个体产生影响时,这时某种增加炎性应激的基因型可能才变得具有生物学相关性,而并非疾病病理学的主要原因。对中年男性的一项研究发现,具有 IL-6-174G 等位基因,或者 TNF-α-308 等位基因对 CRP 浓度无影响;但是对相同年龄组但是患有周围血管疾病的男性,发现这些基因型会升高 CRP 浓度(图 2-24)。

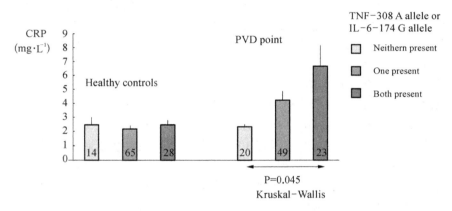

图 2-24　**Influence of TNF-α-308 and IL-6-174 single nucleotide polymorphisms on C-reactive protein concentrations in healthy middle aged men and peripheral vascular disease (PVD) patients**

2.13.6　基因型对营养素抗炎性反应的影响

根据本章前述内容,认为氧化应激和基因因素是促炎性细胞因子的有力决定因素。补充某些营养素可以通过抑制促炎性细胞因子产生或者以抗氧化剂作用降低炎性应激。

鱼油能够抑制促炎性细胞因子产生,而维生素 E 和 N-乙酰半胱氨酸则是抗氧化剂。鱼油和抗氧化剂以共同的作用机制起作用,能够稳定 NF-κB,在抗氧化剂存在的情况下阻止 NF-κB 从其抑制亚单位分离,因此通过氧化剂抑制炎性应激上调(见图 2-25)。

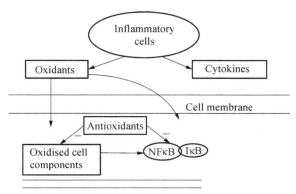

风湿性关节炎和炎症性肠病是采用鱼油治疗最成功的疾病。其抗炎机制可能是通过抑制促炎细胞因子产生。Endres 等[20]发现给予 9 名健康受试者大剂量(15 g/d,持续 6 周)鱼油,仅很微弱地降低了 PBMCs 产生 TNF-α 和 IL-1β。因此,在 11

图 2-25 **Interactions between oxidant stress, antioxidant defences and disassociation of the NFκB/IκB subunits**

个类似的小规模干预研究中,有不到一半的结果未证实细胞因子显著性降低[21]。然而,我们发现具有 LT-α +252A 等位基因和 IL-6-174GG 基因型的健康个体,在使用鱼油后的反应是 TNF-α 水平降低。同样的,表型影响反应性。BMI>25 的个体对鱼油的抗炎反应比较敏感。炎性反应水平决定了鱼油是否能够发挥抗炎作用,而炎性反应水平受 LT-α +252 和 IL-7-174 等位基因的影响,抗炎作用的确切基因组机制目前尚不清楚。

抗氧化剂的摄入也会改变细胞因子的产生。给予健康男性、女性和吸烟者膳食补充剂 600 IU/d α-生育酚持续 1 个月,能够抑制 PBMCs 产生 TNF-α,非吸烟者和吸烟者分别减少 22% 和 33%[22]。一项针对正常血脂和高血脂个体的膳食干预研究,给予受试者 600 IU/d α-生育酚持续 6 周后,采用 LPS 刺激血单核细胞,TNF-α、IL-1-β 和 IL-8 的生成减少[22]。在正常个体和 2 型糖尿病患者中也观察到了类似的 α-生育酚的作用[23]。然而,这些研究结果的标准差很大,说明维生素 E(抗氧化剂状态)抑制细胞因子生成的能力在个体之间的差异很大。这种现象提示基因组可能具有明显的影响。

有证据显示长期给予肠外营养会增加患者的炎性应激。长期接受家庭肠外营养的患者 4-羟基壬烯酸水平显著升高[24]。然而,大量研究发现 α-生育酚抑制超氧化物生成,对 NO 的作用不明显[22]。目前尚不清楚抗氧化剂与氧化应激和炎性反应相关基因的 SNP 的相互作用,是否与其他抗炎性营养素如 n-3 PUFA 的作用方式不同。

【小结】

参与机体抵抗感染、自愈、承受慢性疾病等生物学过程的基因组的 SNP 会在个体水平导致相反结局的危险性发生改变。这些基因组调节营养素与健康个体和疾病相互作用的能力不同。更深入地了解营养素和疾病进展的相互作用可以更好地解决临床营养问题。

--- 推荐阅读文献 ---

1. Fernando MM, Stevens CR, Walsh EC et al. Defining the role of the MHC in autoimmunity: a review and pooled analysis. *PLoS Genetics*, 2008,4(4): el000024.

2. Jacob CO, Fronek Z, Lewis GD et al. Heritable major histocompatibility complex class II-associated differences in production of tumor necrosis factor alpha: relevance to genetic predisposition to systemic lupus erythematosus. *Proc Natl Acad Sci USA*, 1990, 87: 1233 - 1237.

3. Paoloni-Giacobino A, Grimble R, Pichard C. Genomic interactions with disease and nutrition. *Clin Nutr*, 2003,22(6): 507 - 514.

4. Mira JP, Cariou A, Grall F et al. Association of TNF2, a TNF-alpha promoter polymorphism, with septic shock susceptibility and mortality: a multicenter study. *JAMA*, 1999,282: 561 - 568.

5. Stuber F, Petersen M, Bokelmann F, Scnade U. A genomic polymorphism within the tumor necrosls-factor locus Influences plasma tumor necrosis factor-alpha concentrations and outcome of patients with severe sepsis. *Crit Care Med*, 1996,24: 381 - 384.

6. Schroder J, Kahlke V, Book M, Stuber F. Gender differences in sepsis: genetically determined? *Shock*, 2000,14: 307 - 310.

7. Grimble RF, Thorell A, Nygren J et al. Cytokine genotype and gender Influence the Inflammatory response to surgery. *Clin Nutr*, 2003, 22: S45.

8. Cederholm T, Persson M, Andersson P et al. Polymorphisms in cytokine genes influence long-term survival differently in elderly male and female patients. *Journal of Internal Medicine*, 2007,262: 215 - 223.

9. Grimble RF. Inflammatory status and insulin resistance. *Curr Opin Clin Nutr Metab Care*, 2002,5: 551 - 559.

10. Nilsson J,Jovinge S,Niemann A et al. Relation between plasma tumor necrosis factor-alpha and insulin sensitivity in elderly men with no-Insulin-dependent diabetes mellltus. *Arteriosclerosis, thrombosis, and vascular biology*, 1998,18: 1199 - 1202.

11. Yaqoob P, Newsholme EA, Calder PC. Comparison of cytokine production in cultures of whole human blood and purified mononuclear cells. *Cytokine*, 1999,11: 600 - 605.

12. Markovic O, O'Reilly G, Fussell HM et al. Role of single nucleotide polymorphisms of pro-inflammatory cytokine genes in the relationship between serum lipids and inflammatory parameters, and the lipid-lowering effect of fish oil in healthy males. *Clin Nutr*, 2004,23:

1084 - 1095.

13. Blackwell JM. Genetic susceptibility of leishmanial infections; studies in ice and man. *Parasitology*, 1996,112(suppl): S67 - S74.

14. Caruso C, Lio D, Cavallone L, Franceschi C. Aging, longevity, inflammation; and cancer. *Ann NY Acad Sci*, 2004,1028: 1 - 13.

15. Giacconi R, Cipriano C, Albanese F et al. The - 174G/C polymorphism of IL - 6 is useful to screen old subjects at risk for atherosclerosis or to reach successful ageing. *Exp Gerontol*, 2004,39: 621 - 628.

16. Franceschi C, Motta L, Valensin S et al. Do men and women follow different trajectories to reach extreme longevity? Italian Multicenter Study on Centenarians (IMUSCE). *Aging* (Milano), 2000,12: 77 - 84.

17. Cederholm T, Persson M, Andersson P et al. Polymorphisms in cytokine genes influence long-term survival differently in elderly males and female patients. *J Intern Med*, 2007, 262: 215 - 223.

18. Bonafe M, Olivieri F, Cavallone L, et al. A gender-dependent genetic predisposition to produce high levels of IL - 6 is detrimental for longevity. *Eur J Immunol*, 2001,31: 2357 - 2361.

19. Lio D, Scola L, Crivello A et al. Gender-specific association between - 1082 IL - 10 promoter polymorphism and longevity. *Genes Immun*, 2002,3: 30 - 33.

20. Calder PC. Polyunsaturated fatty acids, inflammation, and immunity. *Lipids*, 2001,36: 1007 - 1024.

21. Grimble RF, Howell WM, O'Reilly G et al. The ability of fish oil to suppress tumor necrosis factor alpha production by peripheral blood mononuclear cells in healthy men is associated with polymorphisms in genes that influence tumor necrosis factor alpha production. *Am J Nutr*, 2002,6: 454 - 459.

22. Mol MJ, de Rijke YB, Demacher PN, Stlenhoef AF. Plasm levels of lipid and cholesterol oxidation products and cytokines in diabetes mellitus and cigarette smoking; effects of vitamin E treatment. *Atherosclerosis*, 1997,129: 169 - 176.

23. Devaraj S, Jialal I. Low-density lipoprotein postsecretory modification, monocyte function, and circulating adhesion molecules in type 2 diabetic patients with and without macrovascular complications: the effect of alpha-tocopherol supplementation. *Circulation*, 2000,102: 191 - 196.

24. Massarenti P, Biasi F, De Francesco A et al. 4 - Hydroxynonenal is markedly higher in patients on a standard long-term home parenteral nutrition. *Free Radic Res*, 2004,38: 73 - 80.

2.14　创伤和败血症

2.14.1　创伤和败血症时主要细胞因子及其作用

GF Grimble

【学习目的】
- 掌握促炎细胞因子的产生在机体抗感染中起关键作用。
- 熟悉过多细胞因子生成的危险性。
- 熟悉细胞因子生成对代谢的作用。
- 了解细胞因子生成可能导致组织耗竭。
- 了解影响细胞因子产生的遗传因素及其后果。

2.14.1.1　概述

多种微生物在穿过机体表面的防御屏障进入体内之后会发挥致病作用。一旦进入体内,它们可以迅速增殖,如果未及时被发现甚至会导致死亡。机体拥有免疫系统,它有防止微生物入侵的强大能力,产生不利于微生物生存的环境,并将其破坏。这种生理功能很重要,因为微生物增殖的速度可以比机体细胞快50倍。

免疫系统还可以被一系列广泛的刺激因素和条件所激活,其过程类似于对微生物的反应,这些因素和条件包括:烧伤、穿透伤和钝器伤、肿瘤细胞的出现、环境污染物、辐射、暴露于过敏原、患慢性炎症性疾病[1,2]。在正常反应情况下,随着机体从外来微生物入侵的作用中修复,免疫系统也从激活到失活。然而,在慢性炎症性疾病中,机体初始的免疫激活状态可能持续未被发现。

2.14.1.2　免疫系统的反应

免疫系统被激活的反应分为2种类型,先天性免疫反应:这种免疫反应不受机体以前是否曾受到某一特定致病菌入侵的影响,是一种迅速的、非特异性的反应,是炎症反应的主要调节因子;特异性免疫反应:是机体再次暴露于某种致病菌之后所产生的更为强烈的免疫反应。

特异性免疫反应被进一步分为细胞调节和体液调节的免疫反应。细胞免疫反应涉及T淋巴细胞,该类细胞起源于骨髓,并在胸腺内进一步分化。体液免疫反应包括B淋巴细胞,也起源于骨髓,当受到机体以外分子(抗原)刺激时,分化成抗体生成细胞,该过程具有抗原特异性而且有助于抗原破坏。B细胞的生成还受辅助T淋巴细胞的影响,这类淋巴细胞以及巨噬细胞分泌一系列成为细胞因子的蛋白质,包括白介素(IL)、肿瘤坏死因子(TNF)和干扰素(IFN)。这些细胞因子以顶浆分泌、旁分泌和内分泌的方式发挥作用,可以改变免疫系统的多种生理活动(细胞增殖、趋化性、抗体种类转化等)[3]。

除了对免疫细胞的直接影响外,细胞因子如 IL-1、IL-6 和 TNF 对机体还有广泛的代谢作用,可以刺激炎症过程。这些细胞因子又可以分为不同的亚类,如促炎性细胞因子。这些细胞因子的主要作用见表 2-24。

表 2-24 主要促炎细胞因子及其在创伤和败血症时的作用

细胞因子	细胞来源	主要作用细胞	主要作用
IL-1α, IL-1β	单核细胞,巨噬细胞,星形胶质细胞,上皮细胞,内皮细胞,成纤维细胞,树突状细胞	胸腺细胞,中性粒细胞,T细胞,B细胞,骨骼肌,肝细胞,成骨细胞	免疫调节,炎症,发热,食欲缺乏,急性期蛋白合成,肌肉蛋白水解,骨重吸收,加强糖异生和脂肪分解
IL-6	巨噬细胞,T细胞,成纤维细胞,某些 B 细胞	T细胞,B细胞,胸腺细胞,肝细胞	急性期蛋白合成,免疫细胞分化
TNF-α	巨噬细胞,肥大细胞,淋巴细胞,脂肪细胞	成纤维细胞,内皮细胞,骨骼肌,肝细胞,成骨细胞	同 IL-1

促炎性细胞因子还可以诱导从淋巴细胞产生其他细胞因子的级联反应,这种级联反应具有调节淋巴细胞功能的作用(IL-2 刺激淋巴细胞增殖,IL-8 吸引免疫细胞到创伤部位,IL-4 改变生成的抗体种类)。有趣的是,促炎性细胞因子还能够自身调节,如 IL-10 和 IL-4 是机体对促炎细胞因子反应生成的,能够抑制促炎性细胞因子的产生。

2.14.1.3 炎性反应过程中的内分泌改变

在全身性炎症反应过程中机体的重要内分泌功能发生改变。合成刺激减弱,包括睾酮产生减少和胰岛素抵抗[3]。尽管加强脂肪动员和糖异生的生长激素分泌增加,但是该激素不能刺激肝脏生成 IGF-1,IGF-1 具有生长激素的促进生长作用。此外,碳水化合物代谢过程中的胰岛素抵抗促进肝脏葡萄糖生成增加,并减少骨骼肌摄取。这些改变尽管看上去似乎是有害的,但在全身炎症反应过程中可能是有益的,可以导致血糖水平增加。葡萄糖是理想的代谢燃料,其不带电荷且体积小,可以很容易地扩散进入免疫细胞。葡萄糖氧化产生易于被机体排出的代谢产物(二氧化碳和水),而且可以通过无氧酵解过程生成 ATP 却不需要耗氧(见第 2.10.4 节),后一过程在缺血组织、巨噬细胞和成纤维细胞尤为重要。谷氨酰胺在细胞因子反应过程中从肌肉释放,对免疫系统细胞和其他快速分裂细胞非常重要。此外,在谷氨酰胺脱氨过程中产生的铵离子有助于维持酸碱平衡[4]。

细胞因子的有些生物学特性可能会对感染患者造成间接损害。免疫系统产生的氧化分子在杀死外来微生物的同时也会激活一种重要的细胞控制分子,核转录因子κB(NF-κB)。该因子在生理过程中起控制开关的作用,且其中有些生理过程对机体有害。活化的NF-κB进入细胞核,在这里启动生成细胞因子、谷胱甘肽和急性期蛋白的基因。而且,它还会增加人类免疫缺陷病毒的复制,这也解释了为什么轻微感染也会使感染HIV病毒的患者向AIDS方向转化[5,6]。

2.14.1.4　免疫反应过程对机体产生高代谢和营养需求

感染之后机体会出现一些症状和体征,如由促炎细胞因子的直接或间接作用引起的发烧、食欲不振、体重减轻、负氮平衡和负微量元素平衡,以及嗜睡(图2-26)。

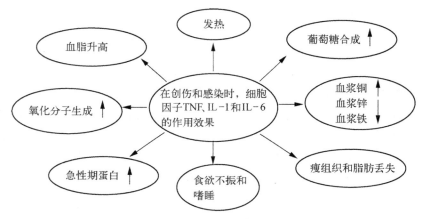

图2-26　促炎细胞因子在感染、创伤和炎症性疾病中的作用

TNF:肿瘤坏死因子　IL-1:白介素-1　IL-6:白介素-6

细胞因子的间接作用是通过作用于肾上腺和内分泌胰腺引起分解代谢激素如肾上腺素、非肾上腺素、糖皮质激素和胰高血糖素的分泌增加调节的。机体除了处于分解代谢状态外,还存在胰岛素抵抗。感染时机体的生化代谢会发生根本改变,以保证免疫系统可以从体内获得营养素来执行其功能。

肌肉蛋白质分解所产生的氨基酸会用以合成免疫反应所需要的细胞和蛋白质。此外,氨基酸还被转化成葡萄糖(免疫系统的首要能量来源)。蛋白质分解代谢的程度还可以通过观察尿素排出量来反应,在轻度感染时尿素排出量为9 g/d,在大面积烧伤或外伤性创伤之后排出量可达到20～30 g/d。

脂肪分解产生的脂肪酸有助于满足机体感染时能量增加的需要,一般体温每升高1℃,静息能量代谢率增加13%。

体温增加可以产生不利于外界侵入物的机体环境。在过去的几个世纪,医生经常建议患者采用蒸汽浴来治疗感染。体温的改变同时受促炎细胞因子和下丘脑一些特殊神经元的共同调节作用。

细胞因子和下丘脑的共同作用还会引起食欲不振，既可以是一过性的，也可能会持续很长时间且程度比较严重，例如患有某些慢性感染如结核或癌症时。有趣的是，TNF可以降低体脂调节激素瘦素的水平，但是目前还没有发现感染或癌症时瘦素在体重丢失中的直接作用。

血浆阳离子如铁、铜和锌的浓度会发生改变，其中铁和铜的改变经常被误认为是由于矿物质缺乏引起的，但实际上可能是由于这些元素在体内重新分布而导致的，其作用是减少血液中微生物所需要的营养素，或者当全身炎症反应时在某些器官发挥一些有益的作用。机体对感染的反应会加重微量营养素缺乏，因为感染和创伤会加速尿中微量营养素的丢失，所导致的锌、铁和铜缺乏会对全身免疫功能和伤口愈合产生不利影响。

细胞因子还能刺激较强的氧化分子的合成（氢过氧化物、一氧化氮、羟基自由基、次氯酸、超氧阴离子），可以破坏入侵生物体的细胞完整性。很显然，炎症反应的过分延长会对患者的营养状况产生有害作用。

某些特殊蛋白质，即急性期蛋白在肝中合成量增加，其作用是将免疫系统的功能集中在防止外界有害物质侵入机体，以保护健康组织免受损害。肝脏集中合成急性期反应蛋白，同时停止其他主要蛋白质的合成，如血浆白蛋白以及多种分泌蛋白质如视黄醇结合蛋白和转铁蛋白。后一组蛋白质被称为"负急性期反应物"。

血浆白蛋白浓度通常被作为蛋白质营养状况的评价指标。因此，在感染和炎症性疾病时白蛋白浓度降低常常被误当作蛋白质缺乏的标记，使得对患者蛋白质状况的评价变得更加复杂。事实上，临床上许多情况下的低血浆白蛋白均反映当前或最近发生的全身炎症反应。

这些复杂代谢变化导致有利于入侵微生物因素和有利于感染个体因素之间的平衡，显然，这种应答的不适当延长将对患者营养状况产生有害影响。

营养对免疫系统有两方面的影响。一方面免疫系统的活动会对机体营养状况产生不利影响，另一方面营养素摄入的改变也会调节免疫系统各种活动的强度。

实验研究和临床观察已经显示蛋白质、某些氨基酸、脂质和微量营养素的摄入变化会改变免疫反应的许多方面。读者可以参考有关免疫调节的一些综述性文章（见第 5.8.3 及 5.8.4 章节）。

2.14.1.5　细胞因子的不良作用

尽管细胞因子在适宜时间和适宜量的情况下对免疫系统发挥正常功能是必需

的,但是在许多炎症型疾病如类风湿性关节炎、炎症性肠病、哮喘、牛皮癣、多发性硬化症以及癌症时却起着主要的损伤作用。而且细胞因子在心血管疾病患者发生动脉硬化斑块中也起重要作用。此外,在脑型疟疾、脑(脊)膜炎以及败血症时,细胞因子产生均增多,是引起这些疾病死亡率增加的重要因素。在这些疾病时,细胞因子是在有害的生理环境下产生的。

细胞因子的代谢消耗也会对成年人产生有害影响。疟疾、结核、败血症、癌症、HIV感染以及类风湿性关节炎时,细胞因子引起瘦体质丢失,使患者更加虚弱。众所周知,感染伴随着发热和尿氮排出的增加,一个成人在细菌感染时丢失氮大约相当于60 g组织蛋白,疟疾感染期间丢失超过500 g蛋白质。4种临床状态导致蛋白质分解代谢达到最大程度,分别是超过30%体表3度烧伤、多发性创伤、格拉斯哥昏迷评分低的闭合性头部外伤以及重度败血症。他们可以导致高达30 g的氮流失(相当于200 g组织蛋白),通常按照瘦组织与氮30∶1的转换系数,可以换算成900 g/d瘦组织丢失。

2.14.1.6　感染和创伤减少抗氧化防御功能

炎症反应过程中,加强抗氧化防御能力并不能完全保护患者的组织损伤,在疾病过程中抗氧化防御系统中的某些成分会减少。对实验动物和患者的观察提示,感染和创伤之后抗氧化防御能力被耗竭。无症状的HIV感染者血液中谷胱甘肽浓度以及肺黏膜上皮液体层显著减少。接受选择性腹部手术的患者,在术后24 h内血液和骨骼肌谷胱甘肽浓度分别减少10%和42%。此外,组织谷胱甘肽浓度减少也发生于丙型肝炎、溃疡性结肠炎和肝硬化时。炎症性肠病患者,炎症处的肠黏膜抗坏血酸浓度明显降低[6]。

TPN配方中的脂质来源大多富含不饱和脂肪酸(PUFAs)。机体对抗氧化剂、维生素E的需要量与PUFA摄入量有关,原因是因为这些脂肪酸容易发生过氧化反应。过氧化反应增加的危险性在接受家庭TPN的患者更加明显。临床上一些改善铁状况的措施也会无意中增加氧化应激。通常情况下由于与结合蛋白螯合,组织离子铁浓度处于较低水平,炎症过程中,离子会促进自由基生成。因此,给全身炎症反应患者补充铁通常是有害的[8,9,10]。

2.14.1.7　基因表型对细胞因子反应的影响

对于患者和健康人,由细胞因子介导的感染、创伤及慢性病引起的炎症反应存在很大个体差异。近来,这些变异的主要决定因素开始显现出来。这些主要因素包括肥胖、衰老、性别以及基因型,后者在2.13章节有所介绍。

　　值得注意的是,在肥胖相关的许多紊乱和疾病中,炎症反应都参与其中(例如,动脉粥样硬化),而且导致发病率和死亡率增高。这种关系的一个重要原因是脂肪细胞除了可以释放瘦素外还可以分泌细胞因子。总的来说,这些介质被称作脂肪因子。内脏脂肪相当于皮下脂肪,更容易产生脂肪因子。Hotamisligil 以及其他研究显示随着脂肪细胞体积增大,它们分泌的细胞因子和趋化因子也增多。在这些因素尤其是后者的影响下,巨噬细胞被调集进入脂肪组织,因而肥胖者的脂肪组织高达 40% 的细胞质量为巨噬细胞。对于通过控制能量摄入来降低体重的肥胖妇女的研究发现肥胖相关介质的分泌是可以逆转的[11,12]。

　　衰老伴随着慢性炎症反应水平增加,大规模人群研究显示年龄每增长 10 岁,炎症应激标记物(例如血浆 C 反应蛋白)稳定增高,这是衰老时免疫功能下降和瘦体质降低的重要原因。抗炎症营养素疗法可能延缓降低的速率[13]。促炎症与抗炎症细胞因子基因型由于其对炎症的不同作用,与寿命分别负相关或正相关。

　　间接证据显示男性比女性对感染及应激可能产生更强烈的炎症反应,因而败血症的发病率和病死率都更高。

【小结】

　　促炎细胞因子 IL-1、IL-6 和 TNF-α 是机体对一系列刺激做出反应所产生的,如感染、创伤、外伤、癌症。它们可以引起机体产生有利的、有目的且集中的反应,从而可以达到防止外来微生物入侵和恢复机体正常功能的目的。由于它们的作用对机体会产生明显代谢改变,这些变化会影响蛋白质、脂肪、碳水化合物、能量和微量营养素代谢,并且会导致营养不良。尽管产生促炎细胞因子是机体对感染创伤和外科手术所做出的必要反应,但是如果这些分子产生过多也会导致发病率和死亡率增加。当对细胞因子的反应增加了炎症过程的上调和组织损伤危险性时,机体的抗氧化屏障会逐渐被耗尽。在个体层面上,基因型、年龄和性别影响细胞因子的产生,与发病率及病死率的增加有关。

推荐阅读文献

1. Grimble RF. Nutrition and cytokine. *Nutrition Research Reviews*,1990,3:193-210.

2. Grimble RF. Interaction between nutrients, pro-inflammatory cytokines and inflammation. *Clinical Science*,1996,91:121-130.

3. Bistrian BR. Acute phase proteins and the systemic inflammatory response. *Crit Care Med*,1999,27:452-453.

4. Oberholzer A,Oberholzer C,Moldawer LL. Cytokine signalling regulation of the immune response in normal and critically ill states. *Critical Care Medicine*,2000,28(suppl):

N3 - N12.

5. Grimble RF. Theory and efficacy of antioxidant therapy. *Curr Opin Crit Care*，1996，2：260 - 266.

6. Grimble RF. Effect of antioxidative vitamins on immune function with clinical applications. *International Journal Vitamin Nutrition Research*，1997，67：312 - 320.

7. Armstrong L，Millar AB. Relative production of tumour necrosis factor alpha and interleukin 10 in adult respiratory distress syndrome. *Thorax*，1997，67：312 - 320.

8. Bell SJ，Bradley D，Forse RA，Bistrian BR. The new dietary fats in health and disease. *Journal American Dietetic Association*，1997，97：280 - 286.

9. Bistrian BR. Novel lipid sources in parenteral and enteral nutrition. *Proceeding of the Nutrition Society*，1997，56(1B)：471 - 477.

10. Grimble RF. Dietary lipids and the inflammatory response. *Proceeding of the Nutrition Society*，1998，57：1 - 8.

11. Wellen KE，Hotamisligil GS. Obesity-induced inflammatory changes in adipose tissue. *Journal of Clinical Investigation*，2003，112：1785 - 1788.

12. Arvidsson E，Viguerie N，Andersson I et al. Effects of different hypocaloric diets on protein secretion from adipose tissue of obese women. *Diabetes*，2004，53：1966 - 1971.

13. Grimble RF. Inflammatory response in the elderly. *Current Opinion in Clinical Nutrition and Metabolic Care*，2003，6：21 - 29.

14. Choudhry MA，Bland KI，Bhraudry IH. Trauma and immune response-effect of gender differences. *Injury*，2007，38：1382 - 1391.

2.14.2 神经内分泌反应

F Hammarqvist，*J Wernerman*，*SP Allison*

【学习目的】

● 了解神经内分泌反应如何调节对创伤的代谢反应。

● 熟悉神经内分泌反应与营养支持的关系。

2.14.2.1 概述

创伤反应堆营养支持和物质代谢有很大的影响。

自从70年前David Cuthbertson提出了机体对创伤的代谢反应以来[1]，人们就一直在研究神经内分泌改变与细胞因子分泌(见2.14.2章节)，共同调节这种代谢反应的过程[2]。事实上，在意外创伤、外科手术后等急性疾病期间，体内物质从参与非必需功能如肌肉活动，转向参与伤口愈合，免疫系统功能和其他与疾病康复有关的代谢活动中。这些代谢变化由神经内分泌系统和炎症反应应答时释放的细胞因子介导。正如 John Hunter 在 18 世纪时所发现的,损伤时代谢反应的矛盾之处在于一方面这些代谢反应是存活所必需的,但另一方面,严重的分解代谢导致瘦组织过度分解和营养缺失却又威胁到生命。我们很有必要理解代谢反应及其机制以便采取措施尽量减少其负面作用。可以采取减少分解代谢刺激的综合措施,有效抗炎治疗,维持体液平衡避免过多而缺少,减少疼痛和焦虑,在温暖的环境中护理,采用合适的外科手术并结合合理营养,这些可以减少引起分解代谢的神经内分泌反应和细胞应答。这些概念已经体现在 EARS(手术后加强康复)项目中[3,4]。

2.14.2.2　神经刺激和交感神经系统

自主中枢(位于下丘脑)控制中枢神经系统的活动,在创伤之后接受大量刺激。首先,休克和血流灌注不足会通过压力和容量感受器直接产生作用;其次,循环中的细胞因子对下丘脑的活动直接产生作用;此外,传入冲动通过受伤部位的周围神经,通过脊髓和脑干到达下丘脑。一些研究证明了这些传入冲动的重要性:

(1) 阻断四肢微小创伤的周围神经能够阻断机体对创伤的反应;

(2) 下腹部手术时,胸部脊柱麻醉能够阻止机体对手术的神经内分泌反应[5]。

(3) 脊柱高位创伤或下丘脑抑制也会减少机体反应。这些刺激会诱导反射性的 α、β-肾上腺素活性,以及肾上腺髓质的儿茶酚胺分泌增加。在微小创伤时,这些改变可能只是一过性的,但在重症创伤时,如烧伤后儿茶酚胺可能持续几日或者几周都处于较高水平。这些不同的传入刺激不仅会刺激全身性的神经反应,而且会引起下丘脑分泌释放因子,具有刺激脑垂体的作用。此外交感神经系统释放的神经递质影响免疫功能[6]。

下丘脑和脑垂体

分泌的释放因子包括促肾上腺皮质激素释放激素(CRH)和生长激素释放激素(GRH),它们可以刺激垂体释放更多的促肾上腺皮质激素(ACTH)和生长激素(GH)[7],催乳素的水平也会增加。促性腺激素和性激素水平通常降低。

肾上腺皮

作为机体对 ACTH 的反应,创伤后皮质醇分泌增加,在简单手术之后上升持续 24～48 h,但在较大创伤之后持续时间更长[8]。创伤后的循环改变也刺激肾素-血管紧张素-醛固酮系统(RAAS),引起水钠潴留,这是创伤时应激期的改变。败血病时肾素-血管紧张素-醛固酮系统反应对治疗产生干扰[9]。

甲状腺

甲状腺素水平可能下降,很大程度上是由于结合蛋白水平降低引起的,其中三碘甲状腺原氨酸(T_3)水平降低更明显[10]。主要是由于肝酶活性的改变,其非活性形式反 T_3(T_3R)水平升高,而活性形式 T_3 水平降低。甲状腺激素水平的这种改变也可以发生在严重饥饿以及体重丧失时。

胰岛素和胰高血糖素

在创伤休克阶段,α-肾上腺素会抑制胰岛素分泌;在流动相阶段,胰岛素水平升高,同时伴有胰岛素抵抗[11]。胰高血糖素分泌也增加。

2.14.2.3　内分泌对代谢的作用

如果考虑到以上内分泌改变,创伤时的代谢改变就易于理解了(见图 2-27)。参与分解代谢的激素如皮质醇、儿茶酚胺、胰高血糖素分泌增加,同时伴有胰岛素抵抗。这些反应过程可以通过将 3 倍水平的激素输注给正常个体得以部分模拟[12~14]。这些研究中,在输注皮质醇、肾上腺素和胰高血糖素之后,可以引起肌肉蛋白分解,游离谷氨酰胺水平降低,支链氨基酸和芳香氨基酸水平升高,脂肪分解和葡萄糖代谢也出现相应的改变。这些变化都没有创伤后的变化显著,可能是由于缺乏细胞因子作用和胰岛素抵抗作用。考虑到由于分解代谢激素水平增高和胰岛素(与碳水化合物、脂肪和蛋白质代谢有关的主要合成代谢激素)作用降低引起两者之间的平衡改变,就很容易理解创伤时代谢反应的作用机制。肝脏的糖原分解和糖原异生可以保证给创伤处(依赖葡萄糖无氧氧化),以及其他需要葡萄糖的组织如脑等提供大量葡萄糖。同时,胰岛素抵抗也保证了葡萄糖的持续产生、肌肉氧化减少和糖原储存减少。脂肪分解的加强可以提供产能所需的游离脂肪酸和糖异生所需的丙三醇。同时肌肉蛋白质合成减少,而内脏蛋白质合成增加。肌肉蛋

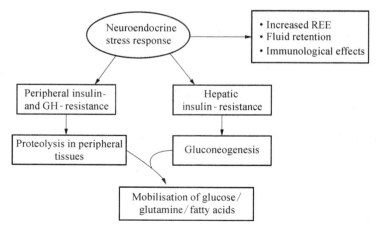

图 2-27　神经内分泌对应激反应的作用效果

白质分解以提供糖原异生的作用底物,以及伤口愈合、急性期反应和免疫系统所需的必需氨基酸。换句话说,神经内分泌反应保证了体内物质从参与非必需生理活动转向维持机体存活所必需的生理过程。

生长因子

创伤反应还导致生长激素(GH)释放增加,在不同组织它可能分别起合成代谢作用或分解代谢作用[15]。它的急性作用效果是引起血糖升高、脂肪分解增加和消耗脂肪酸。GH 的敏感性在不同组织有区别,既能在器官水平也可以在机体水平发挥调节蛋白质代谢的作用。它发挥作用部分是通过胰岛素样生长因子(IGF-1)实现的,IGF-1 由肝脏释放,但也可以在局部组织处生成。IGF-1 具有胰岛素样活性以及参与蛋白质合成代谢的作用。然而,在重度创伤或败血症时,肝脏IGF-1的生成减少,因此 GH 的蛋白质合成作用降低。

2.14.2.4 治疗应用

在创伤的应激期,由于神经内分泌和细胞因子的作用相结合,使得单纯依靠进食不能逆转负能量平衡和蛋白质平衡。进食可以消除饥饿的作用,但不能去除分解代谢本身的影响。因此,在严重创伤之后体重和瘦体质丢失是无法避免的,但是如果不进行营养治疗,机体损失会更多,使恢复期延长。当神经内分泌作用减弱之后,通过进食使组织修复的能力以及水钠排出能力都重新恢复。在流动相期的额外合成代谢,或抗分解代谢的治疗作用必需依赖药物手段。以前发现在烧伤时使用生长激素可以改善临床指标,改善与之有关的手术后愈合[16]。也有报道发现不同程度炎症和不同状态临床状况的 ICU 患者使用后死亡率增加[17]。相反,在 20世纪 60 年代发现使用胰岛素可以减少净蛋白质分解[18,19],后来还发现急性疾病期间使用胰岛素密切控制血糖的同时还可以改善预后[20]。其他一些药物治疗手段还包括烧伤时使用 β-阻滞剂,以及使用促进合成代谢的类固醇(尤其是在恢复期)[21,22]。但是,有关临床营养和药物治疗均还需要进一步研究,记住即使貌似最需要的那些干预在带来好处时也可能有潜在的伤害。

本书后面的章节将讨论在选择性手术之后如何采用预防措施减少胰岛素抵抗和分解代谢。所有这些措施共同构成综合治疗措施,其中营养治疗在整个治疗中是密不可分的(图 2-28)。

【小结】

对创伤的神经内分泌反应导致分解代谢激素分泌增高,如皮质醇、胰高血糖素和儿茶酚胺,并伴有胰岛素抵抗,使得体内的营养物质从参与非必需生理活动转向

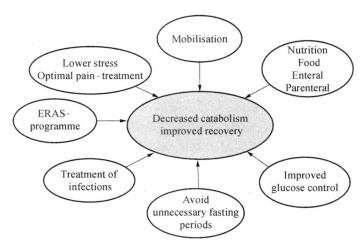

图 2 - 28 多模式治疗措施

参与创伤愈合所必需的生理过程。其他的变化还包括 GH 增高，T_3 降低，反 T_3 增高，性激素分泌减少，催乳素分泌增多，以及 RAAS 激活。尽管进食可以减少净组织丢失和维持功能，但不能逆转分解反应。使用药物治疗，尤其是胰岛素可以减少分解代谢，以及改善预后。对创伤和手术后康复、危重患者制订合理营养方案时，关于创伤时神经内分泌反应的知识是很重要的[23~25]。

———————— 推荐阅读文献 ————————

1. Cuthbertson DP. Post-shock metabolic response. *The Lancet*，1942，433 - 437.

2. Nandi J，Meguid MM，Inui A et al. Central mechanisms involved with catabolism. *Curr Opin Clin Nutr Metab Care*，2002，5：407 - 418.

3. Fearon KC，Ljungqvist O，von Meyenfeldt M et al. Enhanced recovery after surgery：A consensus review of clinical care for patients undergoing colonic resection. *Clin Nutr*，2005，24：466 - 477.

4. Wilmore DW. From Cuthbertson to fast-tracking surgery：70 years of progress in reducing stress in surgical patients. *Ann Surg*，2002，236：643 - 648.

5. Kehlet H. Manipulation of the metabolic response in clinical practice. *World J Surg*，2000，24：690 - 695.

6. Molina PE. Neurobiology of the stress response：contribution of the sympathetic nervous system to the neuroimmune axis in traumatic injure. *Shock*，2005，24：3 - 10.

7. Lilly MP，Gann DS. The hypothalamic-pituitary-adrenal immune axis. *Arch Surg*，1992，127：1463 - 1474.

8. Davies CL，Newman RJ，Molyneux SG，Grahame-Smith DG. The relationship between

plasma catecholamines and severity of injury in man. *J Trauma*, 1984,24: 99 - 105.

9. Salgado DR, Rocco JR, Silva E, Vincent JL, Modulation of the renin-angiotensin-aldosterone system in sepsis: a new therapeutic approach? *Expert Opin Ther Targets*, 2010, 14: 11 - 20.

10. Rutberg H, Hlkanson E, Anderberg B et al. Theyroid hormones, catecholamine and cortisol concentrations after upper abdominal surgery. *Acta Chir Scand*, 1984, 150: 273 - 278.

11. Allison SP, Hinton P, Chamberlain MJ. Intravenous Glucose Tolerance, Insulin, and Free Fatty Acid levels in burned patients. *Lancet*, 1968,2: 113.

12. Shamoon H, Hendler R, Sherwin RS. Synergistic interaction among antiinsullin hormones in the pathogenesis of stress hyperglycemia in humans. *J Clin Endocrin Metab*, 1981,52: 1235 - 1241.

13. Wernerman J, Botta D, Hammarqvist F et al. Stress hormones given to healthy volunteers after the concentration and configuration of ribosomes in skeletal muscle reflecting changes in protein synthesis. *Clin Sci*, 1989,77: 611 - 616.

14. Hammerqvist F, von der Decken A, Vinnars E, Wernerman J. Stress hormone and amino acid infusion in healthy volunteers: short term effects on protein synthesis and amino acid metabolism in skeletal muscle. *Metabolism*, 1994,43: 1158 - 1163.

15. Newsome HH, Rose JC. The response of human adrenocorticotrophic hormone and growth hormone to surgical stress. *J Clin Endocrin Metab*, 1971,33: 481 - 487.

16. Herndon DN, Barrow RE, Kunkel KR et al. Effects of recombinant human growth hormone on donor site healing in severely burned children. *Ann Surg*, 1990, 212: 424 - 431.

17. Takala J, Ruokonen E, Webster NR et al. Increased mortality associated with growth hormone treatment in critically ill adults. *N Engl J Med*, 1999,341: 785 - 792.

18. Woolfson AMJ, Heatley RV, Allison SP. Insulin to reduce protein catabolism after injury. *N Engl J Med*, 1979,300: 14 - 17.

19. Allsion SP, Martinez-Riquelme A. Insulin Revisited. *Clin Nutr*, 2003,22: 7 - 15.

20. Vanhorebeek I, Langouche L, Van den Berghe G. Tight blood glucose control with insulin in the ICU: facts and controversies. *Chest*, 2007,132: 268 - 278.

21. Herdon DN, Barrow RE, Rutan TC et al. Effect of propranolol administration on hemodynamic and metabolic responses of burned pediatric patients. *Ann Surg*, 1988,208: 484 - 492.

22. Blamey SL, Garden OJ, Carter DC. Modification of postoperative nitrogen balance with preoperative anabolic steroid. *Clin Nutr*, 1984,2: 187 - 192.

23. Fearon KC, Ljungqvist O, Von Meyenfeldt M et al. Enhanced recovery after surgery: A consensus review of clinical care for patients undergoing colonic resection. *Clin Nutr*,

2005,24：466－477.

24. Kehlet H，Wilmore DW. Multimodal strategies to improve surgical outcome. *Am K Surg*，2002,183：630－641.

25. Wilmore DW. Postoperative protein sparing. *World J Surg*，1999,23：545－552.

2.14.3　对创伤和败血症的代谢反应

L Sobotka，*PB Soeters*

【学习目的】

- 熟悉创伤和败血症时代谢改变的特征。
- 掌握重症疾病时为维持生存的代谢优先权。
- 掌握创伤和败血症时机体代谢改变的需要。

2.14.3.1　概述

在活体动物细胞内,所有的生理过程都依赖于持续提供产生高能磷酸键如ATP的物质。通过 ATP 水解产生的能量用于细胞活动,体内 ATP 循环可达到1.3 mmol/(kg·s)。对于一个中等身材的个体来说,体内 ATP 池的总量在 60~100 mmol 之间,即使所有的 ATP 均被水解也只能满足身体不到 1 min 的代谢需要。据估计每日水解 ATP 的量大约相当于一个人的体重,如果 ATP 产生不足会导致全身各组织在不到 1 min 内就发生不可逆的破坏[1]。

碳水化合物、脂肪和蛋白质是机体用于氧化产生 ATP 的物质。在正常情况下,这些物质通过食物提供,在机体吸收之后经过不同代谢途径被处理。由于进食并非一个持续的过程,因此在两餐之间身体组织必需利用它所储存的能量物质。在正常(非应激)情况下,摄入的碳水化合物和脂肪部分以糖原和脂质的形式储存。蛋白质只能适度地少量在体内蓄积,但在生长发育阶段、病后恢复、体育训练或者在餐后可能会储存较多。健康个体摄入正常量和组成的饮食时,通过尿、粪便、皮肤、毛发和汗液排出的氮量与一天内摄入的量相当。非氮部分可被氧化或者以脂肪或糖原形式储存。在禁食时,机体动用组织内的储存以提供能量。尤其在长期饥饿时,机体优先利用脂肪以满足能量需要,而蛋白质被节约下来。大脑和其他一般以葡萄糖为能量来源的组织则增加对酮体的利用能力。葡萄糖的生成需要甘油,少部分来自氨基酸。因此,在简单饥饿时蛋白质以这种方式慢慢减少(见第 2.12 章节)。

2.14.3.2　应激反应

在重症疾病、昏迷或严重感染时,由于一般停止自主进食,所以能量需要不能通过摄入食物来供给。机体组织必需消耗自身能量贮存以满足能量需要。然而，昏迷、重症疾病、败血症、烧伤，或者其他危重病情又完全不同于短期或长期饥饿。

Curthbertson 首先分 3 个阶段描述了创伤时的代谢反应。

（1）代谢减少的低潮或早期休克期。

（2）应激或分解代谢期。

（3）丢失的组织开始重新合成时的恢复期和合成期。

应激的分解代谢的特点可以描述为"全部或无"反应，也就是说能量物质供给必需满足"斗争或逃逸"反应的需要，满足防止出血以及细菌入侵等的需要。尽管这种反应在短期内对患者的存活是必需的，但如果持续存在或反应过度就会对机体造成破坏，某些组织如肌肉、脂肪组织、皮肤等会被破坏[2]。因此，我们需要了解现代医学中存在这种矛盾，在临床上可以通过治疗手段和重症护理措施对此加以纠正。

对应激的代谢反应受分解激素（胰高血糖素、儿茶酚胺、肾上腺皮质激素）、胰岛素抵抗（见第 2.14.2 章节）、细胞因子、类花生酸、氧自由基以及其他局部介质（见第 2.14.1 章节）的调节。这些介质可以起到合成和分解代谢的作用。分解代谢主要发生于周围组织如肌肉、脂肪组织以及皮肤，有利于给愈合过程提供营养底物。除了提供能量物质外，所产生的氨基酸还可以用于生成急性期反应蛋白，参与愈合反应，这对机体从疾病中恢复是非常关键的。所需要的氨基酸不仅是那些蛋白质合成所必需的，而且还包括一些非必需氨基酸如谷氨酰胺、丙氨酸，以及精氨酸[4]。

2.14.3.3 物质代谢

碳水化合物

机体对危重疾病代谢反应的一个重要目的就是给那些组织提供适宜的能量物质，如白细胞、巨噬细胞、枯氏细胞和一些缺乏免疫力的组织[5]。葡萄糖是这方面不可或缺的物质（见第 2.4 章节）。因此，创伤会引起内源性葡萄糖生成和转化显著增加（高于对照水平 150%）。在这种情况下，葡萄糖是一种必不可少的物质，因为部分葡萄糖的分解（糖酵解）同样可以提供能量而不需要氧气[6]。作为能量来源，葡萄糖可以被含氧量低以及炎症组织或者愈合伤口所利用，在愈合组织处线粒体尚未形成，也可能由于缺乏毛细血管脂肪无法到达。因此，免疫细胞、成纤维细胞和肉芽组织，以及大脑主要利用葡萄糖作为能量来源。此外，葡萄糖的代谢产物丙酮酸盐能够接受 NH_2 基并转运到肝脏合成丙氨酸。

糖原，主要是肝糖原只能提供 12～24 h 葡萄糖，在重症疾病时糖原贮存可能在更短的时间内被耗竭。因此，肝脏利用乳酸盐和氨基酸形成葡萄糖（糖异生）的速率会立即加快。这种内源性葡萄糖生成的增加与重症疾病有关,不会被外源性葡萄糖或胰岛素所抑制,提示这种情况下的糖异生是一个必须的过程,是由应激激素和细胞因子所启动的,不同于禁食状态那样可以被抑制。实际上,葡萄糖产生增加在重症疾病时对机体组织存活是至关重要的。

从数量上讲,乳酸盐是最重要的糖异生前体物。该物质是葡萄糖无氧代谢所产生的,葡萄糖的碳在外周组织和肝脏之间循环(Cori循环,葡萄糖乳酸盐循环)。在正常情况下,肝脏内代谢的乳酸盐大约为150 g,但是在应激状态下这个量会极大地增加。在这个过程中损失的总能量为4个ATP分子,由Krebs循环中脂肪酸氧化提供。如果不发生低灌注或低氧,肝脏乳酸盐代谢的能力是很强的[7,8]。以相类似的方式,葡萄糖还可以从丙氨酸生成(丙氨酸主要是在肌肉内从乳酸盐和氨基基团生成的;在这种方式下,部分来自肌肉氨基酸分解所损耗的氮会进入血液循环,然后在肝脏内代谢产生葡萄糖和尿素(见图2-29)。葡萄糖还可以从脂肪组织在脂解过程中产生的甘油合成(见表2-25)。

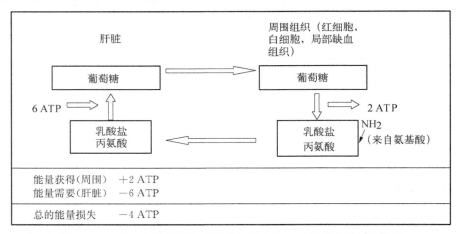

图2-29　重症疾病时的糖酵解和糖异生(Cori循环和丙氨酸循环)

表2-25　饥饿和重症急病时的葡萄糖代谢

生 化 反 应	餐 后 状 态	饥 饿 延 长	应 激 反 应	
糖异生	↓	↑	↑↑↑	
糖酵解	↑	↓	↑↑↑	
葡萄糖氧化	↑↑↑	↓	↓	
葡萄糖循环	↑	↓	↑↑↑	

蛋白质和氨基酸

由周围组织释放到血液中的氨基酸主要来自肌肉(9)。它们和甘油是肝脏内

"二次"葡萄糖生成的主要前体物质，因为 Cori 循环不能提供净蛋白质生成（图 2 - 29）。败血症时的蛋白质分解代谢的量是比较大的，每日为 160～240 g。这相当于每日损失 700～1 000 g 肌肉组织，即当蛋白质分解代谢以这种速度持续进行，且患者也没有接受营养治疗时，肌肉组织会迅速丢失，不利于呼吸机的停用和病情恢复。

此外，某些特殊氨基酸如支链氨基酸（BCAA）部分降解在外周组织（如肌肉、骨头、皮肤）。肌肉蛋白质分解产生的大部分 BCAA 都被不可逆地分解生成谷氨酰胺和丙氨酸的碳链和氨基氮。这也解释了为什么某种意义上肌肉蛋白质降解产生的氨基酸在肝脏、免疫系统和伤口处的再利用效率很低，仍然会出现全身水平的负氮平衡（见表 2 - 26）。

表 2 - 26　饥饿和重症急病时的蛋白质代谢

生 化 反 应	餐 后 状 态	饥 饿 延 长	应 激 反 应
蛋白质水解	↓	↓	↑↑↑
蛋白质合成	↑	↓	↑↑
氨基酸氧化	↑	↓	↑↑↑

肌肉蛋白质释放产生的氨基酸还用于合成急性期蛋白、白蛋白、纤维蛋白素原、辅因子等。在亢进阶段，给予营养支持可以通过促进蛋白质合成以减少肌肉分解代谢，但是也不可能完全抑制肌肉分解。只有在疾病恢复期或者合成代谢期，摄入足够的营养并进行体育活动，才能够出现净肌肉蛋白质蓄积。

脂质

肝脏内乳酸盐和氨基酸糖异生增加所需要的能量是由脂肪氧化提供的，这也可能是肝脏细胞主要的能量物质。因为葡萄糖只能被部分氧化，而糖异生所需要的能量 80%～90% 都来自脂肪氧化，此时全身组织的呼吸商为 0.75～0.9 之间。

体内贮存的脂质量很大，尽管作为对重症疾病代谢反应的一部分脂肪分解代谢的速率也加快，但释放的脂肪酸还是能超过机体的能量需要[2]。脂肪组织释放的脂肪酸在肝脏和周围组织如骨骼肌和心肌中只能被部分氧化，剩余的脂肪酸会被再次酯化成三酰甘油。这会导致肝脏和肌肉组织发生脂肪浸润，尤其是当持续摄入大量葡萄糖时（超过成人患者 4～5 mg/(kg·min)的氧化能量）。如果患者有糖尿病、肥胖、败血症或患慢性炎症性疾病[10,11]时这种情况更容易发生（见表 2 - 27）。

和高胰岛素水平，急性疾病合并饥饿时由于细胞因子抑制酮体生成[13]以及胰岛素水平高，肝脏的生酮作用没有被完全抑制。此外，肝脏释放到血液的血浆脂蛋白很可能不但是能量物质的交通工具而且也调节炎症和免疫反应[14]。

表 2 - 27 饥饿和重症急病时的脂肪代谢

生 化 反 应	餐后状态	饥饿延长	应激反应
脂肪组织的脂肪分解	↓↓	↑↑↑	↑↑
脂肪氧化	↓	↑↑↑	↑
生酮作用	↓↓	↑↑↑	↑
脂肪酸-三羧酸循环	—	↓	↑↑

【小结】

对应激的代谢反应受分解代谢激素(胰高血糖素、儿茶酚胺和肾上腺皮质激素)、胰岛素抵抗以及细胞因子、类花生酸、氧自由基,以及其他局部介质的调节。其特点是提供急性期物质以防止出血和细菌入侵。这对患者短期存活是必需的,但是如果持续存在或者加重的话会引起破坏作用。

只有通过减少感染、炎症和降低温度才能有效逆转应激反应。营养支持能够通过减少负的能量和蛋白质平衡起到补偿作用,但是也只在恢复阶段营养支持能够逆转负蛋白质平衡。一些特殊物质可以有助于缓解某些代谢改变并改善预后。

～～～～～～～～ **推荐阅读文献** ～～～～～～～～

1. Wyss M, Kaddurah-Daouk R. Creatine and creatinine metabolism. *Physiol Rev*, 2000, 80: 1107 - 1213.

2. Wolfe RR. Sepsis as a modulator of adaption to low and high carbohydrate and low and high fat intakes. *Eur J Clin Nutr*, 1999, 53(Suppl 1): S136 - S142.

3. Wernerman J. Clinical use of glutamin supplementation. *J Nutr*, 2008, 138: 2040S - 2044S.

4. Katz J, Tayek JA. Recycling of glucose and determination of the Cori Cycle and gluconeogenesis. *Am J Physiol*, 1999, 277: E401 - E407.

5. Webber J. Abnormalities in glucose metabolism and their relevance to nutrition support in the critically ill. *Curr Opom Clin Nutr Metab Care*, 1998, 1(2): 191 - 194.

6. Wolfe RR. Sepsis as a modulator of adaption to low and high carbohydrate and low and high fat intakes. *Eur J Clin Nutr*, 1999, 53(suppl 1): S136 - S142.

7. Creteur J, De Backer D, Sun Q, Vincent JL. The hepatosplanchnic contribution to hyperlactatemia in endotoxic shock: effect of tissue ischemia. *Shock*, 2004, 21: 438 - 443.

8. Spapen H. Liver perfusion in sepsis, septic shock, and multiorgan failure. *Anat Rec*, 2008, 291: 714 - 720.

9. Lightfoot A, McArdle A, Griffiths RD. Muscle in defense. *Crit Care Med*, 2009, 37 (suppl): S384 - S390.

10. Tappy L, Schwarz JM, Schneiter P et al. Effects of isoenergetic glucose-based or lipid-

based parenteral nutrition on glucose metabolism, de novo lipogenesis, and respiratory gas exchanges in critically ill patients. *Crit Care Med*, 1998,26: 860 - 867.

11. Minehira K, Tappy L, Chiolero R et al. Fractional hepatic de novo lipogenesis in healthy subjects dutiny near-continuous oral nutrition and bed rest: a comparison with published data in artificially fed, critically ill patients. *Clin Nutr*, 2002,21: 345 - 350.

12. Tappy L, Chiolero R. Substrate utilization in sepsis and multiple organ failure. *Crit Care Med*, 2007,35(Suppl): S531 - S534.

13. Pailla K, Lim SK, De Bandt JP et al. TNF-alpha and IL - 6 synergistically inhibit ketogenesis from fatty acids and alpha-ketoisocaproate in isolated rat hepatocytes. *JPEN*, 1998,22: 286 - 290.

14. Wendel M, Paul R, Heller AR. Lipoproteins in inflammation and sepsis II. *Clinical aspects*. *Intensive Care Med*, 2007,33: 25 - 35.

2.15　缺氧的代谢反应

E Fontaine, *X Leverve*

【学习目的】

- 了解 ATP 如何在线粒体内外合成。
- 掌握营养物质如何调节 ATP 合成的效率。
- 掌握缺氧时的急性反应。
- 了解对慢性缺氧的适应性。

2.15.1　概述

线粒体呼吸的特征是将分子氧完全还原成水,这一耗氧过程可以提供大量能量,然后转化成高能磷酸化合物,如通过氧化磷酸化过程形成 ATP[1]。这个过程包括从还原型烟酰胺腺嘌呤二核苷酸(NADH)或还原型黄素腺嘌呤二核苷酸(FADH$_2$)产生电子,后两者是通过碳水化合物或脂肪酸氧化产生的。来自 NADH 和 FADH$_2$ 的电子通过呼吸链,最终被氧接受,释放出能量并以跨膜电化学质子梯度的形式储存。质子通过 ATP 合成酶的作用返回到线粒体的跨膜运动可以促进从二磷酸腺苷(ADP)生成 ATP 的过程。

ATP 还可以在线粒体外通过糖酵解生成。在那些没有线粒体的细胞(如红细胞)或当氧耗量非常有限(急性缺氧或体育活动超过氧负荷)时,糖酵解生成的 ATP 在能量代谢中发挥着非常关键的作用[2]。同时还需牢记在这个代谢过程中细胞会产生乳酸盐(糖酵解的终产物)。因为乳酸盐会通过耗氧途径再循环或被其他组织氧化,因此在缺氧条件下,无氧酵解过程也不会持续太久。也就是说,就人体整体能量代谢而言仍是需要在需氧环境下进行的。即当可用氧减少时,尽管有些组织可以通过无氧酵解增加 ATP 的生成,但是机体作为一个整体必需发生适应变化或者走向死亡。

另一方面,由于周围轨道有两个不成对电子,所以氧易于被不完全氧化而形成一些活性氧基团(reactive oxygen species,ROS)。ROS 对许多生物分子都有害,包括 DNA、磷脂和蛋白质。研究已经证实缺氧时 ROS 产生增加[3]。在高氧张力下,活组织的生长需要选择性的强有力抗氧化屏障。尽管 ROS 不能在完全无氧的情况下产生,但是有证据显示在缺氧时 ROS 生成增加[4]。由于以上原因,对线粒体的供氧量必需严格控制,充足但又不过多。

2.15.2 对缺氧症或急性缺氧的暂时反应

当因为血液氧浓度降低(如急性呼吸困难、出血性休克)或血流量下降(如出血)使氧释放急性减少时,细胞必需面对线粒体 ATP 生成不足。在这种急性情况下,糖酵解产生 ATP 在能量代谢方面发挥重要作用。这会导致丙酮酸盐和 NADH 积聚,反过来又会限制糖酵解,甚至是在有大量碳水化合物储存的情况下。为了保证糖酵解过程继续,NADH(不能在线粒体内被消耗)通过把丙酮酸盐转化成乳酸盐而生成 NAD^+(图 2 - 30)。但是应该知道乳酸盐和丙酮酸盐蓄积会引起

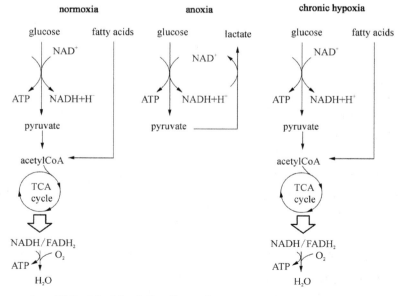

图 2 - 30　Metabolic effects of anoxia and chronic hypoxia

酸化,这也会反过来抑制糖酵解。此外,如果乳酸盐从细胞内去除(如通过循环),糖酵解会继续进行直到碳水化合物贮存被耗竭;然而,如果乳酸盐在细胞内蓄积,糖酵解会因为细胞内 pH 下降而被抑制。

这种无氧 ATP 的生成会在一定时间内维持能量代谢,所持续的时间根据局部血液动力学和组织情况(碳水化合物储存、对低 pH 的耐受性、代谢活性)而异。然而这种情况一般是暂时的,如果氧供给不恢复,则细胞最终会死亡。

2.15.3 对缺氧的功能性适应

对缺氧结局和/或机体对缺氧的反应进行了广泛的研究,从全身系统水平到分子和基因组水平[5]。对缺氧动物模型(对缺氧的耐受性可能不同)的研究结果可能因使用的缺氧类型(急性、间断性或慢性)不同或是否有高碳酸血症不同而异。然而,对缺氧的总体反应与下列因素有关。

(1)通过生理学适应增加氧转运。

(2)ATP 消耗过程减少。

(3)氧化磷酸化效率增加。

氧转运增加:生理性改变可以改善组织氧供给,包括增加通气、红细胞增多、肺弥散效率增加,氧合血红蛋白解离曲线右移(有利于氧转运)以及肌红蛋白增加。

ATP 消耗过程减少:因为 ATP 浓度低而 ATP 消耗高,因此 ATP 的转化非常快。然而,由于储备的 ATP 很少,因此 ATP 的消耗必需与 ATP 的生成相适应,当 ATP 供给很有限时,ATP 的消耗过程也减少。最初是在耐缺氧动物(如青蛙或淡水龟)发现的[6],此后这种缺氧诱导的低代谢也在哺乳动物身上被发现。例如,减少哺乳动物心脏氧运输会导致收缩活性降低,这种现象被称为"冬眠心肌",这不仅仅限于处于冬眠期的动物[7]。

重要的是,在缺氧诱导的低代谢中,不同的 ATP 消耗途径所受的影响也不同。事实上,ATP 消耗过程是分级的,如随着能量供给有限蛋白质合成和 RNA/DNA 合成速率迅速降低,而 Na^+,K^+ 泵和 Ca^{2+} 循环被最大程度维持。例如乌龟肝细胞 Na^+,K^+- ATP 酶在含氧量正常时占总 ATP 消耗的 20%,而在缺氧时占 75%[8]。

与渗透压和离子内稳态是细胞水平的关键功能一致,缺氧会导致全身血浆膜通透性降低(称为"离子通路休息"),这反过来会减少离子泵的 ATP 需要量[9]。

增加氧化磷酸化效率:氧化磷酸化效率并不是持续恒定的。换句话说,在消耗一定量氧的情况下,ATP 生成量可以不同。氧化磷酸化效率基本上是依赖线粒体功能(膜渗透性、质子泵化学计量和质子动力消耗过程与 ATP 的产生无关)和中间代谢过程氧化物质的特性和线粒体呼吸链。如上所述,能量物质(碳水化合物和脂肪酸)的氧化会导致 NADH 和 $FADH_2$ 形成。因为 NADH 和 $FADH_2$ 在热力学上是不相等的,来自 NADH 的电子将氧完全还原在呼吸链中需要 3 个结合位点,而来自 $FADH_2$ 的电子只需要 2 个结合位点。因此,在消耗单一个氧分子的情况下,NADH 的质子跨膜运动高于 $FADH_2$。因此,当 NADH 氧化时线粒体合成 ATP 的效率(ATP/O 比率,反应消耗摩尔氧产生的 APT 摩尔数)高于 $FADH_2$[10]。

这些线粒体的特性在临床营养中有重要作用。葡萄糖完全氧化(糖酵解和三羧酸循环)产生 10 分子 NADH,2 分子 $FADH_2$ 和 2 分子线粒体外 ATP(糖酵解 ATP),然而棕榈酸(十六烷酸)完全氧化(β-氧化和三羧酸循环)生成 31 分子 NADH 和 15 分子 $FADH_2$(表 2-28)。因为碳水化合物生成的 NADH/ $FADH_2$ 比率显著高于脂肪酸,而 NADH 氧化的 ATP/O 比率高于 $FADH_2$,因此碳水化合物氧化时线粒体 ATP 合成效率(ATP/O 比率)高于脂肪酸。假设 NADH 和 $FADH_2$ 的 ATP/O 比率分别是 3 和 2(实验中的产生量不是一致的),那么计算出来的碳水化合物和脂肪酸的总 ATP/O 比率分别是 3.17 和 2.82。因此,尽管每个脂肪的能量密度高于碳水化合物(表 2-28),但是测热法测量结果显示消耗单位体积氧时碳水化合物氧化产能高于脂肪酸(见表 2-28)。

表 2-28　葡萄糖和棕榈酸代表脂肪酸的能量等值

	葡萄糖	棕榈酸	
分子重量(g)	180	256	
耗 O_2 量(l/g)	0.747	2.013	
产生 CO_2 量(l/g)	0.747	1.4	
呼吸商	1.00	0.7	
NADH 产生量(mol/mol)	10	31	
FADH 产生量(mol/mol)	2	15	
氧化还原商	5	2.07	
能量电位(kcal/g)	3.87	9.69	
O_2 的能量等值	5.19	4.81	
CO_2 的能量等值	5.19	6.92	

注:呼吸商是指产生 CO_2 与消耗 O_2 体积的比值。氧化还原商指产生的 $FADH_2$ 与 NADH 的比值

尽管很多组织在含氧量正常时优先氧化脂肪酸,但是从理论上讲,在供氧受限的情况下,碳水化合物似乎更容易被适应。实验数据和人体观察结果证实葡萄糖可以得到最好的氧化效率[11]。例如,研究发现,不适应环境者的心脏氧化脂肪酸,而对高海拔适应的个体心脏优先氧化葡萄糖[12]。

尽管对氧供给受限的患者,葡萄糖似乎是最适宜的供能物质,但是我们还应该注意到碳水化合物产能时的 CO_2 产生体积高于脂肪酸,这可能会对患有 COPD 的患者不利。

2.15.4 对缺氧的分子适应

除了功能性适应以外,人们很早就发现缺氧会促进长期的适应过程,如红细胞增多症,血管发生和线粒体的多形性改变。还发现缺氧可以通过改变或调节多种酶的量从根本上影响细胞生理功能。

缺氧诱导这些持续适应的能力部分是由于它具有通过某些特殊转录因子的作用诱导基因表达改变的能力。其中某些是多效性因子,可以对许多不同类型的细胞应激(包括缺氧)做出反应(如 AP-1,p53,NF-κB),而有些因子如缺氧诱导因子(HIF-1)则只对缺氧做出反应[13]。

HIF-1 是由 2 个亚单位构成的,一个是氧不稳定蛋白 HIF-1α 亚单位,一个是构成表达的 HIF-1β 亚单位。一旦被缺氧所稳定,HIF-1 可调节 40 多种不同基因,这些基因在许多生理功能中起关键作用,包括红细胞生成、血管生成、葡萄糖转运和代谢(表 2-29)、离子转运以及细胞存活等。

表 2-29 HIF-1 调节的与葡萄糖代谢有关的基因举例

基　因
腺苷酸激酶 3
醛缩酶
GLUT1
GLUT3
甘油醛-3-磷酸-脱氢酶
己糖激酶 1
己糖激酶 2
乳酸脱氢酶 A
磷酸果糖酶 L
磷酸甘油酸激酶 1
丙酮酸激酶 M
磷酸丙糖异构酶

2.15.5 慢性缺氧的营养结果

慢性缺氧患者通常会发生营养不良。引起营养不良发生的原因包括:① 慢性缺氧;② 炎症过程;③ 遗传易感性(如肺气肿、囊性纤维变性)。

主要相关的代谢改变包括因三酰甘油再酯化降低引起脂肪储存减少,葡萄糖的完全(有氧)和不完全(再循环)利用增加,以及由于蛋白质合成速率降低引起的蛋白质含量减少。

几项研究已经显示 COPD 会引起体重减少和肌肉丢失[14]。这种营养不良很显然与疾病的严重程度和患者的预后有关:肌肉丢失会引起肌肉功能降低和呼吸肌功能受损,这些都会影响患者的临床预后。

缺氧患者是否存在高代谢目前还存在争议。除了患者主要存在的厌食症状以外,代谢速率增加可能与患者发生营养不良有关。此外,由于生热作用引起的餐后能量消耗有时也会加速缺氧,这反过来又会减少食物摄入[15]。动物实验研究已经发现缺氧会影响在禁食早期阶段的代谢适应性,这就提示延长禁食对 COPD 患者存在有害作用。因此采取少量但是持续的进食对这类患者有益。

【小结】

尽管无氧 ATP 合成在局部可以持续一定时间,但是在全身整体水平的能量代谢还是需氧的。机体通过增加氧气运输、减少消耗 ATP 的代谢过程,以及增加氧化-磷酸化效率对慢性缺氧做出代谢适应性改变。

推荐阅读文献

1. Hosler JP, Ferguson-Miller S, Mills DA. Energy transduction: proton transfer through the respiratory complexes. *Annu Rev Biochem*, 2006,75: 165 - 187.

2. Gladden LB. A lactatic prospective on metabolism. *Med Sci Sports Exerc*, 2008,40: 477 - 485.

3. Gore A, Muralidhar M, Espey MG et al. Hyperoxia sensing: From molecular mechanisms to significance in disease. *J Immunotoxical*, 2010.

4. Cash TP, Pan Y, Simon MC. Reactive oxygen species and cellular oxygen sensing, *Free Radic Biol Med*, 2007,43: 1217 - 1245.

5. Clanton TL, Klawitter PF. Invited review: Adaptive responses of skeletal muscle to intermittent hypoxia: the known and the unknown. *J Appl Physiol*, 2001,90: 2476 - 2487.

6. Jackson DC. Living without oxygen: lessons from the freshwater turtle. Comp Biochem Physiol *A Mol Integr Physiol*, 2000,125: 299 - 315.

7. Frangogiannis NG. Myocardial hibernation Clinical and pathological perspectives. Minerva Cadioangiol, 2003,51: 261 - 274.

8. Hochachka PW, Buck LT, Doll CJ, Land SC. Unifying theory of hypoxia tolerance molecular/metabolic defense and rescue mechanisms for surviving oxygen lack. *Proc Natl Acad Sci USA*, 1996,93: 9493 - 9498.

9. Buck LT, Pamenter ME. Adaptive responses of vertebrate neurons to anoxia-matching supply to demand. *Respir Physiol Neurobiol*, 2006,154: 226 - 240.

10. Leverve X, Batandier C, Fontaine E. Choosing the right substrate. *Novartis Found Symp*, 2007,280: 108 - 121: discussion 121 - 127, 160 - 164.

11. Lundby C, Van Hall G. Substrate utilization in sea level residents during exercise in acute hypoxia and after 4 weeks of acclimatization to 4100 m. *Acta Physiol Scand*, 2002,176: 195 - 201.

12. Holden JE, Stone CK, Clark CM et al. Enhanced cardiac metabolism of plasma glucose in high-altitude natives: adaptation against chronic hypoxia. *J Appl Physiol*, 1995, 79: 222-228.

13. Semenza G. Signal transduction to hypoxia-inducible factor 1. *Biochem Pharmacol*, 2002, 64: 993-998.

14. Anker SD, Laviano A, Filippatos G et al. ESPEN Guidelines on Parenteral Nutrition: on cardiology and pneumology. *Clin Nutr*, 2009, 28: 455-460.

15. Pison CM, Chauvin C, Perrault H et al. In vivo hypoxic exposure impairs metabolic adaptations to a 48 hour fast in rats. *Eur Respir J*, 1998, 12: 658-665.

2.16　营养与慢性炎症性疾病

GL Jensen, PY Hsiao, PB Soeters, L Sobotka

【学习目的】

- 了解严重营养不良综合征恶病质的关键因素——慢性炎症。
- 理解恶病质的炎症性病理生理学。
- 熟悉恶病质相关的特征性疾病表现。
- 探讨用于治疗恶病质的有效干预手段和未来前景。

2.16.1　概述

慢性炎症是许多人类罹患的慢性疾病最主要的病理生理机制,这一观点越来越被广泛认可。如果不予控制,慢性炎症将不断损伤体细胞并导致机体细胞严重丢失,最终引起恶病质[1]。目前,仍然缺乏对营养不良的统一定义。但是,日益明确的是,疾病和损伤引起营养不良的病理机制中始终包括不同程度的营养缺乏或营养过剩以及炎症反应,并最终引起身体成分的改变和生物学功能的减退[2]。同样,作为营养不良综合征的表现之一,恶病质也缺乏统一的定义。以前,恶病质综合征被定义为"慢性疾病或情绪困扰时出现的体重丢失和损耗"。美国国家癌症研究所更明确地将恶病质定义为"发生于晚期癌症、艾滋病及其他慢性疾病患者的体重下降、肌肉丢失和衰弱状态"[3]。欧洲肠内与肠外营养学会近期很强调炎症对恶病质的关键作用,将恶病质描述为"一种与代谢紊乱(包括胰岛素抵抗,脂肪分解增加,脂肪氧化增加,蛋白质转换增加,肌肉和脂肪组织丢失)有关的全身性的促炎症过程"[4]。一些作者近来将恶病质综合征定义为与慢性疾病相关的体重丢失,以此与前恶病质(pre-cachexia)(其早期临床表现)区分[5]。体重丢失在慢性病中相对常见,但是具有全身性炎症反应、严重肌肉、脂肪组织丢失全部表现的真正恶病质状态却并不多见。然而,它却与临床不良结局密切相关,包括机体功能下降,患者治疗耐受性和有效性降低,医疗资源的消耗增加和死亡率增加,最不幸的后果是它将导致患者生命最后几年、几个月或几周生活质量的不断恶化。

恶病质的定义

恶病质是指当体内出现细胞因子介导的持续而隐匿的炎症性疾病状态时机体细胞丢失和体内脂肪储存量的下降[6]。在早期阶段,患者可能并不会呈现真正的恶病质表现(包括伴随肌肉和脂肪组织丢失的衰弱状态)。在某些轻度慢性炎症阶段的患者(例如,风湿性关节炎)体内可能仍有相当数量的脂肪量。通常来说,体细胞质量的丢失会伴随着内脏蛋白减少和细胞外容积增大,所以在营养不良进展到非常严重之前,患者总体重变化可能并不大。即使如此,大量机体蛋白质和体细胞质量的丢失仍可以通过更敏感的体成分测量方式如核磁共振或机体总氮测定被检测到。恶病质通常与引起轻度到中度持续性的炎性反应的慢性疾病状态有关,如单器官衰竭综合征(心脏、肺、肝脏或肾脏),恶性肿瘤(如胃癌或胰腺癌)晚期,艾滋病晚期和风湿性关节炎晚期。

2.16.2 慢性炎症

慢性炎症反应是由一系列引起体细胞质量减少的细胞因子、类花生酸(eicosanoids)和激素介导产生。30 多年前发现的 TNF-α(肿瘤坏死因子-α)是第一个发现与炎症反应相关的细胞因子。由于与小鼠恶病质的相关关系,TNF-α最初被定义为"恶病质素"(cachectin)。此后,其他促炎细胞因子如白介素-1 和白介素-6 在急性和慢性状态中陆续被发现(见第 2.14.1 章节)。

全身炎症反应引发细胞因子介导的激素分泌和器官功能的改变。急性或慢性炎症与代谢紊乱有关,最终导致体细胞质量的丢失,是恶病质的标志之一。这些代谢紊乱包括胰岛素抵抗、脂肪分解增加、脂肪氧化增加、蛋白质转换增加。全身性炎症反应同样也严重影响肌肉[7]。促炎细胞因子在肌肉蛋白质动力学的调控中发挥关键作用,包括促进肌肉蛋白分解,减少蛋白质合成,引发细胞凋亡以及影响肌肉收缩和功能。

营养摄入不足可能起因于伴有炎症反应的厌食,可进一步促进瘦体组织和脂肪组织的丢失。全身性炎症反应改变了所有宏量营养素的转换,由此增加了静息能量消耗。在恶病质晚期,静息能量消耗可能会降低,但如果以每千克瘦组织计仍可保持增加。由于慢性炎症状态净蛋白质丢失以及高蛋白饮食(1.5 g/每千克理想体重/每日)被证明能促进氮平衡,因此此类患者膳食蛋白质需要量高于健康成年人的蛋白质推荐量。这可能是蛋白质合成增加的结果。然而，肌肉质量丢失的减少尚未明确。肌肉蛋白质降解所产生的氨基酸一部分被转换成为丙氨酸和谷氨酰胺。这些以及其他氨基酸被释放进入血循环，随后被其他器官吸收。尤其是谷氨酰胺被免疫系统细胞消耗，例如肝脏和脾脏。其他肌肉蛋白质净分解（net breakdown）产生的氨基酸主要用来合成急性期蛋白质，如 C 反应蛋白、白蛋白、纤维蛋白原、免疫球蛋白、补体系统蛋白以及其他慢性炎症相关蛋白。

据报道，在不同的疾病状态下白蛋白的合成会升高或降低，但是由于蛋白质和体液的血管通透性增加，血浆白蛋白水平总是下降，这也引起分布白蛋白的细胞外液体间隙膨胀，这个现象一定程度上解释了血浆白蛋白浓度降低的原因。同样，据报道，肌肉蛋白质的合成也可能减少或保持原有水平，甚至轻微增加，但这一水平总是低于肌肉蛋白质分解水平。由此造成的肌肉质量丢失连同炎症反应共同导致肌肉无力和功能下降。持续的炎症将导致器官系统功能障碍，包括免疫系统及伤口愈合功能受损。营养不良会加重功能障碍。

2.16.3　特征性疾病过程或状态

恶病质是终末期单器官衰竭综合征的一种常见表现[1]。无论是心脏、肺、肝脏、肾脏的慢性衰竭，非意愿性的体重减少预示着预后不良。仅用营养干预对恢复瘦体质量效果不大。只有当器官功能恢复后（如通过器官移植），才能重新恢复体重和体细胞量。慢性肾功能衰竭就能很好地说明这个问题。终末期肾脏疾病不仅会导致严重的炎症反应，还会导致与炎症反应相关的心血管疾病风险增加，以及瘦体组织质量减少[8]。身体质量降低和持续的全身性炎症反应与死亡率的升高有关。多种因素可能导致体重下降，比如促炎症细胞因子、静息能量消耗改变、厌食、并发症、酸中毒、贫血、激素紊乱、功能受损状态以及体力活动减少。在慢性肾衰竭中，补充能量和蛋白质并未被证实对体重增长有显著效果。因此目前普遍认为必须先采取减少炎症或抗炎的新治疗策略[9]。

同时，有证据表明，炎性反应对肿瘤相关的恶病质的发展也有促进作用。在肿瘤和宿主相互作用过程中产生的促炎细胞因子导致体重下降、代谢亢进以及许多晚期恶性肿瘤患者出现的厌食症状。体重下降和全身炎症与机体对治疗不起反应以及药物副反应有关。诊断时 C 反应蛋白水平较高的胰腺癌患者的中位生存期（median survival）明显降低[10]。在接受了大肠癌根治性切除手术的患者中，术前 C 反应蛋白水平升高与癌症特异性生存时间（cancer-specific survival time）减少相关[11]。

肥胖也是一种慢性炎症的状态。脂肪细胞并不仅仅是良性的脂肪储存仓库，同时也会产生促炎的脂肪因子、其他细胞因子、纤溶酶原激活物抑制物（PAI）-1 以及游离脂肪酸。现已发现,血循环和脂肪组织中 IL-6、TNF、瘦素与 CRP 水平成正相关[12]。肥胖也和炎症并发疾病有关,其中包括代谢综合征、心血管疾病、糖尿病、高血压、血脂异常以及损伤性关节疾病(destructive joint disease)。也有可能是细胞因子介导的炎性反应促使少肌型肥胖(sarcopenic obesity,肥胖者瘦组织和细胞量减少)的发生。少肌型肥胖是一个被低估的可引起肥胖老年人功能低下的因素。

许多慢性疾病与营养相关的炎性反应有关,如炎性肠病、慢性胰腺炎、风湿性关节炎、牙周病(与心血管疾病风险增加有关)、艾滋病和糖尿病。氧化应激促发的炎症状态会导致细胞因子生成增加,这也影响到老年性肌肉减少综合征(被定义为衰老时发生的肌肉减少,但通常在其他年龄段也很常见)。原因可能包括 α-运动神经元输入减少,促进合成代谢的激素水平改变,膳食蛋白质摄入减少以及体力活动减少。一些作者也提出肌肉减少综合征可能并不是一个独立的综合征,而是"恶病质连续体"(cachexia continuum)的一部分[13]。

2.16.4 干预

单独的营养干预对恶病质综合征中的厌食、体重下降、代谢改变和持续性细胞因子介导的炎症反应并没有很好的效果,除非基础疾病可以被成功治疗。急性或亚急性疾病中的炎症反应通常被认为是对损伤或疾病有益的适应性反应,但是这种情况必须与那些在长期处于慢性炎症状态且无法接受根治的患者有所区分。当前,这些患者常常依靠现代康复支持治疗而延长生命。但是他们并没有发展到恶病质,没有出现体细胞质量减少、骨骼肌衰弱和机体功能下降等不良后果。即使患者已处于晚期饥饿状态(marasmus),合理的营养复苏常常可以挽救其生命。但是,晚期恶病质患者的转归关键还是由基础疾病决定。为改善临床结局,需要采用针对基础疾病或相关炎症反应的综合措施。治疗方法可以包括食欲刺激物,同化性药物(anabolic agents)、抗细胞因子、抗炎药物、膳食、益生菌、体力活动和抗阻训练。对于那些终末期单器官功能衰竭的患者来说,器官移植通常是唯一明确的能够显著提高体细胞质量、减少炎症活动、增加生活质量和延长寿命的抗炎干预手段。

食欲刺激剂通常用于恶病质相关厌食症的治疗,但是效果却不尽如人意。醋酸甲地孕酮(MA)和醋酸甲羟孕酮(MPA)已被用于治疗恶性肿瘤和艾滋病相关的恶病质。通过使用食欲刺激剂可能促进食欲并增加体重,但是体重增加并不等同瘦体组织质量增加,可能只是脂肪组织增加和水肿[14]。皮质类固醇激素可以促进食欲并产生满足感,但并不带来明显的体细胞质量增加。

一个令人鼓舞的新发展是胃酰化肽激素饥饿素(ghrelin)的出现,它可作为治疗恶病质相关厌食症的潜在治疗手段[15]。饥饿素能刺激食欲,增加膳食摄入量和增加体重。而且,饥饿素治疗已被证实能够增加瘦体质量。但令人担忧的是肿瘤患者使用饥饿素可能会通过增加生长激素和其他生长因子[如胰岛素样生长因子(IGF-1)]水平潜在地刺激肿瘤生长。一些癌症患者在服用了饥饿素,特别是较高剂量的饥饿素后出现胃肠道不适。

已有多种针对恶病质相关的厌食症和体重下降的干预物质被推荐使用,其中多数具有不良副作用或尚未提供支持在恶病质治疗中临床常规应用的有效证据。这些药物包括大麻素、赛庚啶、硫酸肼、己酮可可碱、干扰素、沙利度胺、黑色素、环氧合酶-1抑制剂、环氧合酶-2抑制剂、生长因子和雄激素。针对抗细胞因子和合成代谢的治疗已被证实对某些特定的疾病有效,但对晚期恶病质的疗效有限,比如针对风湿性关节炎使用抗TNF治疗尽管能减少关节炎症反应,但无法逆转风湿性恶病质[16]。

定期体力活动/运动对糖尿病/代谢综合征或关节炎患者而言在抗炎方面也有好处。此外,参加定期体力活动老年人的CRP和IL-6水平下降[17]。年老体弱者通过抗阻力量训练可以达到肌肉质量、力量和功能的改善。尚未接受透析治疗的慢性肾衰患者通过参加抗阻力量训练,CRP和IL-6水平较低,提示抗阻力量训练能够增加肌肉力量并降低炎症反应[18]。此外,通过行为或手术减重项目减轻体重后似乎也有有益的抗炎效果。在这些人群中,可观察到CRP、IL-6、可溶性TNF受体和PAI-I水平下降[19]。

目前抗炎饮食和膳食补充剂受到关注。ω-3脂肪酸的抗炎特性包括能够下调炎性细胞因子产物、抑制泛素-蛋白酶体途径(ubiquitin-proteasome pathway)的激活以及抑制蛋白质分解。一项对无法手术切除的胰腺癌患者进行膳食补充剂治疗的析因荟萃分析提示富含ω-3脂肪酸的蛋白质/能量补充剂和患者净体重和瘦体组织增长以及生活质量提高存在剂量反应关系[20],但随后在晚期消化道癌症或肺癌患者中采用二十碳五烯酸干预的多中心、双盲、安慰剂、随机对照试验结果中未复制出上述效果[21]。关于ω-3脂肪酸在癌症恶病质治疗中的有益作用的系统评价也作出了结果仍有争议性的结论[22,23]。大量摄入膳食不饱和脂肪酸和血浆CRP水平成正相关。通过增加ω-3脂肪酸和抗氧化剂摄入量,同时减少饱和和反式脂肪酸摄入量来调节饮食有助于减少机体的炎症反应。通过减少饱和脂肪酸和反式脂肪酸摄入量提高膳食质量可降低CRP水平。

最后,采用益生元和益生菌调整肠道炎症反应和屏障功能也越来越受关注。某些特定的菌株具有增强免疫力的作用,能降低氧化应激和中性粒细胞浸润。该治疗方法对慢性炎症疾病(肠道的或其他的)的临床应用潜力仍然有待深入研究。

【小结】

恶病质是指当体内出现细胞因子介导的持续而隐匿的炎症性疾病或状态时机体细胞丢失和体内脂肪储存量的下降。即使营养充足,体细胞量丢失依然可能出现。进入晚期,脂肪也会丢失,导致特征性的恶病质表现。相关的代谢紊乱包括胰岛素抵抗、脂肪分解增加、脂肪氧化增加和蛋白质转换增加。恶病质通常与引起轻到中度持续性炎症反应的慢性疾病或健康状态有关。例如,单器官功能衰竭综合征(心脏、肺、肝脏或肾脏)、晚期恶性肿瘤(如胃癌或胰腺癌)、晚期艾滋病和晚期风湿性关节炎。单独的营养支持只能一定程度上逆转或预防恶病质。如果基础疾病可以被成功治疗,那么营养支持的作用将大大提升。为了改善临床结局,需要采用针对基础疾病或相关炎性反应的综合措施。有应用前景的新方法包括采用饥饿素刺激食欲,体力活动/抗阻训练,抗炎膳食和膳食补充剂,以及可能有用的益生元和益生菌。未来的研究方向是进一步完善恶病质的综合干预措施,并能在基因型和表型的基础上实现个性化干预。为指导从业者,我们必须开发可以区分有益的适应性炎症反应和有害炎性反应的临床指标。

~~~~~~~~~~~~~~~~ 推荐阅读文献 ~~~~~~~~~~~~~~~~

1. Jensen GL. Inflammation as the key interface of the medical and nutrition universes: a provocative examination of the future if clinical nutrition and medicine. *JPEN*, 2006, 30: 453 – 463.

2. Soeters PB, Reijven PL, van Bokhorst-de van der Schueren MA et al. A rational approach to nutritional assessment. *Clin Nutr*, 2008, 27: 706 – 716.

3. National Cancer Institute. Dictionary of cancer terms. Available at http://www.cancer.gov/templates/db_alpha.aspx? CdrID = 44108/Accessed 23 July 2008/.

4. Arends J, Bodoky G, Bozzetti F et al. ESPEN guidelines on enteral nutrition: non-surgical oncology. *Clin Nutr*, 2006, 25: 245 – 259.

5. Tan BHL, Fearson KCH. Cachexia: prevalence and impact in medicine. *Curr Opin Clin Nutr Metab Care*, 2008, 11: 400 – 407.

6. Jensen GL, Bistrian B, Roubenoff R, Heimburger DC. Malnutrition syndromes: a conundrum versus continuum. *JPEN*, 2009, 33: 710 – 716.

7. Zoico E, Roubenoff R. The role of cytokines in regulating protein metabolism and muscle function. *Nutr Rev*, 2002, 60: 39 – 51.

8. Terrier N, Senecal L, Dupuy AM et al. Association between novel indices of malnutrition-inflammation complex syndrome and cardiovascular disease in hemodialysis patients. *Hemodial Int*, 2005, 9: 159 – 168.

9. Stenvinkel P, Lindholm B, Heimburger O. Novel approaches in an integrated therapy of inflammatory-associated wasting in end-stage renal disease. *Semin Dial*, 2004, 17: 505 – 515.

10. Falconer JS, Fearon KC, Ross JA, et al. Acute phase protein response and survival duration of patients with pancreatic cancer. *Cancer*, 1995, 75: 2077 – 2082.

11. McMillan DC, Canna K, McArdle CS. Systemic inflammatory response predicts survival following curative resection of colorectal cancer. *Br J Surg*, 2003, 90: 215 – 219.

12. Maachi M, Pieroni L, Bruckert E, et al. Systemic low grade inflammation is related to both circulating and adipose tissue TNF alpha, leptin and IL – 6 levels in obese women. *Int J Obes Relat Metab Disord*, 2004, 28: 993 – 997.

13. Thomas DR. Loss of skeletal muscle mass in aging: examining the relationship of starvation, sarcopenia and cachexia. *Clin Nutr*, 2007, 26: 389 – 399.

14. Tisdale MJ. Clinical anticachexia treatments. *Nutr Clin Prac*, 2006, 21: 168 – 174.

15. Deboer MD. Emergence of ghrelin as a treatment for cachexia syndromes. *J Nutr*, 2008, 24: 806 – 814.

16. Metsios GS, Stavropoulos-Kalinoglou A, Douglas KM et al. Blockade of tumor necrosis factor-alpha in rheumatoid arthritis: effect on components of rheumatoid cachexia. *Rheumatology*(Oxford), 2007, 46: 1824 – 1827.

17. Reuben DB, Judd-Hamilton L, Harris TB, Seeman TE. MacArthur Studies of Successful Aging. The associations between physical activity and inflammatory markers in highfunctioning older persons: MacArthur Studies of Successful Aging. *J Am Geriatr Soc*, 2003, 51: 1125 – 1130.

18. Castaneda C, Gordon PL, Parker RC et al. Resistance training to reduce the malnutrition-inflammation complex syndrome of chronic kidney disease. 2004, 43: 607 – 616.

19. Jellema A, Plat J, Mensink RP. Weight reduction, but not moderate intake of fish oil, lowers concentrations of inflammatory markers and PAI – 1 in obese men during the fasting and postprandial state. *Eur J Clin Invest*, 2004, 34: 766 – 773.

20. Fearon KCH, von Meyenfeldt MF, Moses AG et al. Effect of a protein and energy dense ω – 3 fatty acid enriched oral supplement on loss of weight and lean tissue in cancer cachexia: A randomised double blind trail. *Gut*, 2003, 52: 1479 – 1486.

21. Feron KC, Barber MD, Moses AG et al. Double-blind, placebo-controlled, randomized study of eicosapentaenoic acid diester in patients with cancer cachexia. *J Clin Oncol*, 2006, 24: 3401 – 3407.

22. Colomer R, Moreno-Nogueira JM, Garcia-Luna PP et al. N – 3 fatty acids, cancer and cachexia: A systematic review of the literature. *Brit J Nutr*, 2007, 97: 823 – 831.

23. Yuvazsen T, Davis MP, Walsh D et al. Systematic review of the treatment of cancer-associated anorexia and weight loss. *J Clin Oncol*, 2005, 23: 8500 – 8511.

2.17　神经系统疾病的代谢改变

M Muscaritoli，*I Kushta*，*F Rossi Fanelli*

【学习目的】
- 掌握"神经肌肉对话"在维持肌肉体积和功能方面的重要作用。
- 掌握去神经支配后的代谢改变。
- 掌握去神经萎缩和侧索硬化(ALS)时周围代谢的不同。

2.17.1　概述

　　神经肌肉组织,及其功能和固有特性的发育和维持,与运动神经和肌肉间的相互作用密切相关[1]。如果这种相互作用被破坏,肌肉就会发生一些改变,这种改变被称为"去神经萎缩",是几种退行性改变或者外伤后神经受损的共同特征。最近的研究认为运动神经功能和神经营养因素能够影响肌肉的营养作用,维持神经肌肉功能,但是相关机制研究并不完全清楚[2]。

2.17.2　去神经萎缩

　　萎缩的肌肉首先经历去神经化改变,之后是纤维变性去分化。在去神经化后第7日,骨骼肌肉纤维功能发生严重改变。肌核消失是肌肉神经萎缩的最重要改变之一,同时伴随着肌肉内部结构的破坏,导致严重的功能退化。运动神经元会影响某些肌肉的功能。缺少神经支配可能与"慢缩肌纤维"转化成"快缩肌纤维"有关[3]。去除神经支配的肌肉在2年之内会发生一些组织学变化(包括肌肉直径缩短,进行性地转化为结缔组织和脂肪组织)。在此期间,组织横截面只有30%的肌肉纤维存留。肌原纤维的体积和数量均减少,肌原纤维节发生改变;同时,线粒体、肌肉网和细胞骨架网络也常常发生改变[3]。

　　肌肉的活性离不开一些营养素,如通过血流提供的葡萄糖和脂质,它们随着各种生理和病理改变发生调节,去神经萎缩导致的纤维直径减少也伴随着毛细血管纤维长度比例减少。电镜观察显示,内皮细胞和毛细管腔消失,只能识别出一些形状不规则的、瓦解的膜结构。去神经化后毛细管未观察到凋亡改变。肌纤维表面与毛细管的相关性最强[4]。毛细管的减少进一步导致去神经化肌肉的营养素供给减少。

2.17.3　肌肉去神经支配后的代谢结局

　　去神经改变后骨骼肌中的碳水化合物和脂肪代谢发生改变,如糖酵解和糖原合成减少（伴随胰岛素刺激的葡萄糖转运受抑制），以及 β-羟基丁酸和棕榈酸盐利用减少。这些改变，再加上线粒体酶活性降低和氧化葡萄糖和脂肪酸的能力下降，导致肌肉中高能量的磷酸盐含量不断降低[5]。此外，还发现长链游离脂肪酸氧化能力降低（FFA，同样通过它们在不活跃肌肉组织的聚集得到证实），脂蛋白酯酶（LPL）活力降低，三酰甘油（TGs）水平轻度升高，磷脂组成改变，二酰甘油含量增加。这些数据提示去神经支配肌肉利用脂肪作为能量来源的能力降低[6]。

去神经化支配对胰岛素刺激的葡萄糖转运和胰岛素调节的转运信号产生最严重的影响。去神经支配发生后，肌肉降低收缩刺激所引起的葡萄糖转运，随后葡萄糖的利用同时受影响。胰岛素依赖的葡萄糖转运 GLUT-4 mRNA 和蛋白水平降低（胰岛素和收缩信号转运的可能改变）可能解释了前述现象。受体后胰岛素信号系统不依赖于胰岛素和葡萄糖，可以通过正常的神经调节收缩得以确保。肌肉正常收缩能力如何调节胰岛素信号通路的完整性目前并不清楚。肌肉的收缩能力和神经来源因素可能参与调节 GLUT-4 和受体后胰岛素信号传导系统[7]。

非常具有说服力的证据显示，由于在多个水平出现异常，长期去神经支配会导致胰岛素抵抗，这些异常包括：胰岛素受体以及下游信号分子胰岛素受体底物-1（IRS-1）的酪氨酸磷酸化，IRS-1 蛋白表达，磷脂酰肌醇 3-激酶（PI 3-K）在分子水平的活化[8]。

2 种肌肉纤维（慢缩肌纤维和快缩肌纤维）在去神经支配后的 24 h 内均会发生中等程度的胰岛素抵抗。然而，这种改变不能仅仅根据肌肉不活跃进行解释。肌肉胰岛素抵抗的一个重要作用与糖原磷酸化酶（GP）的低活力有关。GP 与糖原合成酶共同影响糖原贮存。肌肉中 GP 水平降低是由于去神经支配后肌肉酶水平降低和肌肉能量代谢改变所引起的。

去神经支配后 3 d 在 1 型纤维可以观察到显著的胰岛素抵抗增加。去神经支配后 7 d，1 型纤维的 GP 活力明显降低。因为 1 型纤维对葡萄糖可利用性降低的敏感性高（因为它们氧化代谢强度高，对轴突流依赖性高），1 型纤维能更快速地活化蛋白质分解，而且萎缩程度更高。

相反，2 型纤维在去神经支配后能够更长时间地维持正常代谢和胰岛素应答。对于这些纤维，萎缩主要与去神经支配所引起的肌肉不活动有关，而不是与代谢活力改变有关。去神经支配较长一段时间后，2 型纤维转化成不成熟的 1 型纤维，因此进一步减少 GP 活力，提示 GP 活力与肌肉纤维类型密切相关[9]。

去神经支配后肌肉不活动导致蛋白质合成抑制，大鼠模型在第 1 周肌肉组织丢失，细胞内蛋白分解活化[10]。这是肌肉萎缩时与蛋白质丢失相关的最重要变化。在萎缩的肌肉，收缩蛋白含量和 α-肌动蛋白 mRNA 水平明显减少。当肌肉蛋白质降解速率和代谢速率没有发生改变时，肌纤维蛋白首先减少。同时，还存在线粒体受损伴随细胞色素 C 水平抑制和细胞色素 C 氧化酶活性降低,导致能量产生受影响。还有报道认为活性氧族(ROS)生成增加抗氧化酶水平降低[10]。

2.17.4　激素和全身影响

去神经支配之后,血清促肾上腺皮质(CTH)、抗利尿激素(ADH)、生长激素(GH)、肾上腺素、肾素/血管紧张素、炎性细胞因子(IL-6、IL-1、TNF-α)水平升高,而内源性合成代谢激素水平降低。血清低水平睾丸激素和 GH/胰岛素样生长因子(IGF-I)会加速脂肪代谢和身体成分改变,降低对康复运动的耐受,并降低生活质量。急性和慢性脊髓受伤(cSCI)个体的三碘甲状腺氨酸(T3)水平降低。cSCI 个体血清低水平 T3 和 T4 可能会引起甲状腺机能正常的倾向,某些相关疾病可能导致这种改变[11]。

SCI 患者经常出现褥疮,并引起恶性循环。褥疮刺激促炎性细胞因子产生,并刺激糖皮质激素释放,反过来又引起分解代谢作用。这种高分解代谢状态导致额外的肌肉组织丢失,以及脏器和周围蛋白质耗竭。静息能量消耗比预测值低 10%～60%,由于去脂组织减少和交感神经系统活性,引起体重减少 10%[12]。由于去神经支配和萎缩引起的氮排出增加。此外,蛋白质摄入(2 g/kg 理想体重)能量增加不能改变持续时间≤2 个月的负氮平衡。因此,SCI 之后的负氮平衡是肯定会发生的[13]。

肌肉减少性肥胖症(sarcopenic obesity)是慢性 cSCI 的常见继发并发症。它与葡萄糖不耐受、胰岛素抵抗、高脂血症和冠状动脉疾病有关。脂肪组织增加诱导全身炎性反应,这反过来会活化蛋白质分解,并降低瘦体质,形成恶性循环。随着机体不活动,骨骼肌减少和脂肪组织相对增多这些身体成分的改变,会出现胰岛素抵抗和高胰岛素血症。sSCI 患者血浆胰岛素水平升高可能会引起脂质紊乱和高血压。

对 SCI 患者的身体成分研究发现身体细胞体积(BCM)减少,细胞内钾离子水平降低。BCM 降低与神经受损的严重度有关。总之,与对照组相比,cSCI 患者脂肪组织增加 5 kg 以上,体脂肪比例增加 50%(占体重的 22%～33%)[14];肌肉体积减少 40%。这样,去神经支配导致少肌症,胰岛素抵抗和骨质疏松。

骨质疏松可能也是由于激素改变所导致,包括继发甲状旁腺功能亢进引起的合成代谢激素或维生素 D 减少,以及钙减少。骨丢失速率与瘫痪持续时间有关,从损伤后 1 年开始,并不断进展。维生素状态也受影响。这些患者的血清各维生素水平低于参考范围。高水平维生素 A 与较好的功能和健康状态,以及溃疡发生危险性降低有关[15]。

2.17.5　侧索硬化

侧索硬化(ALS)是一种影响运动神经元的逐渐进展的神经退行性病变,其主要特征是逐渐恶化的瘫痪和呼吸衰竭,导致患者在出现症状后的 3～5 年内死亡。

ALS 患者蛋白降解和肌肉组织消耗的重要性已经很清楚了。在 ALS 模型,线粒体 ROS 会导致泛素连接酶表达上调,并通过蛋白酶体系统增加蛋白质降解来引起萎缩的发生[16]。事实上,泛素/蛋白酶体三磷酸腺苷(ATP)依赖的蛋白水解体系在加速肌肉蛋白降解方面的作用已经进行了深入研究。ALS 患者肌肉组织耗竭是蛋白质合成减少以及蛋白质分解增加共同导致的。

大约 60% 的 ALS 患者静息能量消耗增加约 10%[17]。由于呼吸肌肉萎缩,呼吸做工增加,功能性线粒体失衡引起能量产生、自主神经活性和肌纤维自发性收缩减少,而白细胞产生细胞因子增多,这些均会引起能量消耗增加。另一种假说是认为高代谢是由于肌肉对营养素的需要增加引起的。这也使得人们开始关注对 ALS 患者的营养治疗研究。和其他神经退行性疾病,代谢改变也在 ALS 进展中发挥重要作用。

ALS 动物模型存在葡萄糖不耐受[18],可能与骨骼肌的进行性萎缩导致的葡萄糖利用减少有关。然而,不同于去神经萎缩,ALS 患者前臂分析数据显示葡萄糖和长链脂肪酸从动脉血的摄取增加,同时伴随(即使是静息状态下)氧消耗和乳酸排出增加。一些研究者认为所观察到的葡萄糖代谢改变可能不能简单地用肌肉萎缩引起的葡萄糖受体数量减少来解释。他们提出了疾病过程中碳水化合物代谢的主要偏差。随后,Poulton 等观察到 ALS 患者骨骼肌的葡萄糖浓度增加,葡萄糖到果糖的代谢增强。总之,这些发现支持 ALS 动物模型中存在葡萄糖代谢的显著异常改变,这些改变主要发生在肌肉组织,而且肌肉组织也是葡萄糖摄取增加的主要场所[18]。

脂质代谢异常可能也能够解释 ALS 患者的高代谢状态。在 ALS 的鼠科动物模型,外周富含 TG 的脂蛋白清楚增加,餐后血脂下降更快。这些研究提示骨骼肌优先利用脂肪(至少是在 ALS 的实验模型)。高能量脂肪膳食在 SOD1 突变小鼠(一种 ALS 的替代模型)能发挥神经保护作用[19]。在人类 ALS,经常观察到总胆固醇或者 LDL 升高以及 LDL/HDL 比值升高,这种现象似乎与平均寿命延长 12 个月有关[20]。相反,低胆固醇血症与疾病进展速度加快有关,可能通过增加谷氨酸盐相关兴奋毒性和神经损伤有关。此外,胆固醇缺乏损伤星形胶质细胞膜的完整性,以及可能的功能降低和神经损伤[21]。

尽管 ALS 的代谢改变范围和程度尚不清楚,但是纠正代谢失衡以及适宜的营养和代谢干预可能对疾病进展起到正面的积极作用。

【小结】

运动神经元和肌肉之间的联系是维持肌肉正常体积和功能的重要因素。如果这种联系被破坏,肌肉会发生几种结构和组织学改变,这些会对代谢产生显著影响。

~~~~~~~ 推荐阅读文献 ~~~~~~~

1. Midrio. The denervated muscle: facts and hypotheses. A historical review. *Eur J Appl Physiol*, 2006,98: 1 - 21.

2. Edgerton VR, Roy RR, Allen DL et al. Adaptations in skeletal muscle disuse or decreased-use atrophy. *Am J Phys Med Rehabil*, 2002,81(11 suppl): S127 - S147.

3. Boncompagni S, Kern H, Rossigni K et al. Structural differentiation of skeletal muscle fibers in the absence of innervation in humans. *Proc Natl Acad Sci USA*, 2007, 104: 19339 - 19344.

4. Ichinose E, Kurose T, Daitoku D, Kawamata S. The skeletal muscle vascular supply closely correlates with the muscular fiber surface area in the rat. *Arch Histol Cytol*, 2008, 71: 45 - 57.

5. Booth F. Effect of limb immobilization on skeletal muscle. *J Appl Physiol*, 1982,52: 1113 - 1118.

6. Smol E, Zernicka E, Czarnowski D, Langfort J. Lipoprotein lipase activity in skeletal muscles of the rat: effects of denervation and tenotomy. *J Appl Physiol*, 2001, 90: 954 - 960.

7. Xiao-Xia Han, Pasan KF, Bonen A. Denervation provokes greater reductions in insulin-stimulated glucose transport in muscle than severe diabetes. *Mol Cell Biochem*, 2000,210: 81 - 89.

8. Hirose M, Kaneki M, Sugita H et al. Long-term denervation impairs insulin receptor substrate - 1 - mediated insulin signaling in skeletal muscle. *Metabolism*, 2001, 50: 216 - 222.

9. Wallis MG, Appleby GJ, Youd JM et al. Reduced glycogen phosphorylase activity in denervated hind-limb muscles of rat is related to muscle atrophy and fibre type. *Life Sci*, 1999,64: 221 - 228.

10. Adhihetty PJ, O'Leary MFN, Chabi B et al. Effect of denervation on mitrochondrially mediated apoptosis in skeletal muscle. *J Appl Physiol*, 2007,102: 1143 - 1151.

11. Bauman WA, Spungen AM. Metabolic changes in persons after spinal cord injury. *Phys Med Rehabil Clin North Am*, 2000,11: 109 - 140.

12. Desport JC, Preux PM, Guinvarc'h S et al. Total body water and percentage fat mass measurements using bioelectrical impedence analysis and anthropometry in spinal-cord-injured patients. *Clin Nutr*, 2000,19: 185 - 190.

13. Dvorak MF, Noonan VK, Belanger L et al. Early versus later enteral feeding in patients with acute cervical spinal cord injury: a pilot study. *Spine*, 2004,29: E175 - E180.

14. Spungen AM, Adkins RH, Stewart CA et al. Factors influencing body composition in persons with spinal cord injury: a cross-sectional study. *J Appl Physiol*, 2003, 95:

2398 – 2407.

15. Moussavi RM, Garza HM, Eisele SG et al. Serum levels of vitamins A, C, and E in persons with chronic spinal injury living in the community. *Arch Phys Med Rehabil*, 2003, 84: 1061 – 1067.

16. Muler FL, Song W, Jang YC et al. Denvervation-induced skeletal muscle atrophy is associated with increased mitochondrial ROS production. *Am J Physiol Regul Integr Comp Physiol*, 2007, 293: R1159 – R11168.

17. Desport JC, Torny F, Lacoste M et al. Hypermetabolism in ALS: correlations with clinical and paraclinical parameters. *Neurodegen Dis*, 2005, 2: 202 – 207.

18. Gonzalez de Aguilar JL, Dupuis L, Oudart H, Loeffler JP. The metabolic hypothesis in amyotrophic lateral sclerosis: insights from mutant Cu/Zn-superoxide dismutase mice. *Biomed Pharmacother*, 2005, 59: 190 – 196.

19. Fergani A, Oudart H, Gonzzalez De Aguilar JL et al. Increased peripheral lipid clearance in animal model of amyotrophic lateral sclerosis. *J Lipid Res*, 2007, 48: 1571 – 1580.

20. Dupuis L, Corcia P, Fergani A et al. Dyslipidemia is a protective factor in amyotrophic lateral sclerosis. *Neurology*, 2008, 70: 1004 – 1009.

21. Tsai HI, Tsai LH, Chen MY, Chou YC. Cholesterol deficiency perturbs actin signaling and glutamate homeostasis in hippocampal astrocytes. *Brain Res*, 2006, 1104: 27 – 38.

3 营养支持适应证

M Elia，*P Austin*，*RJ Stratton*

【学习目的】

- 理解营养支持适应证的制定原则。
- 理解如何将这些原则转化为不同医疗机构中疾病相关营养不良的儿童和成人患者的适应证(口服营养制剂,肠内营养和肠外营养)。
- 了解营养支持适应证和临床实践在不同国家和地区、不同时期存在差异及原因。

3.1 概　　述

医学旨在发现可能使人获益的治疗方法,并使之纳入更优化的治疗方案,最大可能地发挥效用。"获益"一词广义范畴内也包括预防或延缓情况的恶化。这些原则同样适用于临床营养实践中,有必要根据患者是否从营养支持受益来决定营养支持的适应证。如果一种治疗方法比较昂贵(花费高)但产生的益处相对较少(效果小),那么情况则会有些复杂。

医疗系统需要考虑怎样更好地分配有限的资源,因此一些国家开展了相应的成本效益分析来指导国家政策。花费高而治疗效果小(低成本效益)的治疗方法不可能成为治疗的首选。

当个体(临床医学的焦点)与人群(公共卫生和政治体系的焦点,其根据可用资源的不同存在差异)的关注点存在矛盾时,将会导致更为复杂的状况。

因此,某种治疗手段的适应证可能根据患者所处的情况而有所不同。营养支持适应证主要是从临床角度出发,但应注意的是临床实践是在医疗和政治体系的框架下开展的,而这些医疗和行政体系并非总与临床医生的观点一致。负责医疗监管和支付的部门,因为能够影响营养支持适应证的制定,从而可以在这方面发挥很大作用。本章的最后部分(不同国家不同地区营养支持适应证的差异及原因)将对这个问题进行简要叙述。

3.2 确定营养支持适应证的临床框架

上述讨论引发了2个需要进一步澄清的问题:"获益"的定义和特定营养支持方式的人群选择,而这2个问题也必须纳入营养支持适应证的制定框架内。

图3-1和图3-2与第一个问题(从营养支持中获益)有关。图3-1的因果关联图显示了营养不良或营养不良高危人群增加营养摄入可改善身体机能、临床结局,降低医疗费用。

最重要的临床获益主要包括症状的改善、生活质量的提高、并发症和死亡率的降低、疾病的加速康复。如果一种营养支持方式具有高级别的证据基础和显而易见的优势,能够保障"获益",那么其适应证的应用可以上调。获益还包括一些功能性的有利变化,例如提高肌肉力量或改善疲劳、加速创伤愈合速度、增强机体抗感染有关的免疫功能等。此外,还包括机体重量和组成的改善(如,增加肌肉组织),这在某些病例中可以作为获益因果关系的间接指标。举例而言,肌肉重量的增加常常与肌肉力量的增加和疲劳的减少有关。

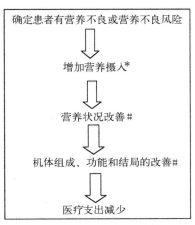

图 3-1 营养干预和结果的因果联系

注: * 包括任何方式的营养支持 # 改善可能并不改变身体组成而通过对免疫功能的作用

所有这些因素结合起来决定了营养支持的适应证的强度。图3-2显示了营养状况在制定营养支持适应证中的作用。对于营养状况良好且近期不会退化的健康人,营养支持不能使其受益。大量证据表明,营养不良特别是严重营养不良的患者可从合理营养支持中受益。但是,另一个出现的难题是关于边缘性营养不良或高危人群的营养支持指征,往往需要做更多的试验来明确其临床有效性和成本效益。正是由于缺乏这些资料,营养支持适应证仍然不明确并存在争议。

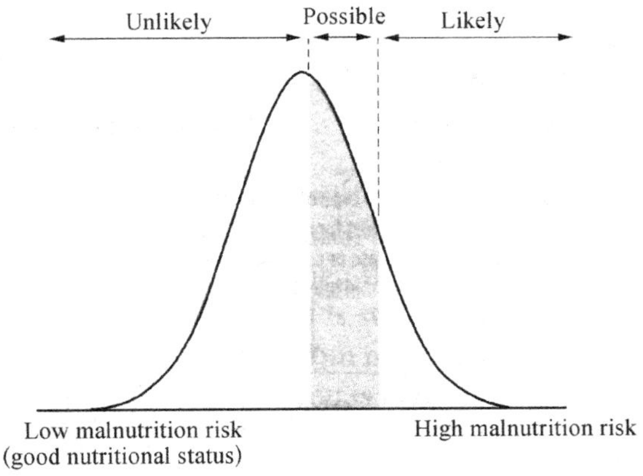

图 3-2 营养不良的程度与营养支持的可能获益之间的关系

基于参考文献[1]

第二个问题是关于营养支持的特异性。上面的讨论主要考虑营养不良患者营养支持的一般适应证,第二个问题主要考虑特定疾病相关营养不良患者采用何种营养支持方式(口服营养制剂,肠内营养,肠外营养)。因此,营养支持适应证范围很广,包括从一般情况到特定疾病。图 3 - 3 上部分描述了各种原因引起的营养不良及高危患者营养支持的一般适应证,下部分则描述了特定患者营养支持的具体适应证。中间部分则是一种患者可以用一种以上的营养支持方式(或一种营养支持方式可应用于一种以上类型的患者)。

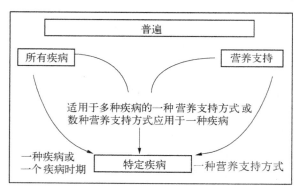

图 3 - 3 疾病-营养支持适应证的证据基础

注:基于参考文献[1]

制定这一临床框架的主要原因是特定患者中应用特定营养支持方式的证据基础通常是并不完整的(图 3 - 3 下部分)[1]。同样,医疗实践中许多治疗方式的证据基础与此相类似。由于这些证据的缺失,对现有证据、临床实践和可用资源的判断需要更全面的考虑(包括:对群体营养不良和营养过剩的研究及营养良好发展为营养不良的实验性研究)。

3.3 确定营养支持适应证的实际应用框架

3.3.1 确定营养不良或营养不良高危人群

有营养不良或营养不良高危的患者应考虑营养支持。尽管常用的已经验证的营养筛查工具通常包括体重和体重丢失的相关条目,住院患者还包括急性疾病的影响,但不同工具往往有不同的标准。例如,依照成人"营养不良通用筛查工具"(MUST)[3],营养不良高危的患者应该考虑应用营养支持,标准如下。

(1)体重指数<18.5 kg/m²;

和/或

(2)最近 3~6 个月内非意向性体重丢失超过 10%,或体重指数<20 kg/m² 且最近 3~6 个月内非意向性体重丢失超过 5%;

和/或

(3)没吃或不想吃食物超过 5 d。

3.3.2 采用适当的营养支持方式治疗营养不良或者高危人群

口服营养支持

营养支持可以是简单的辅助饮食（用或不用营养强化）或给予口服营养补充剂，以提高总的膳食营养摄入量。口服营养支持通常应用于那些可以安全吞咽并且胃肠道尚有功能的患者，当患者能够持续食用足够的正常食物，口服营养支持即可停止。一旦诊断出营养不良特别是严重营养不良，应该马上开始口服营养支持，因为这有助于营养缺乏的治疗并提高机体组织的功能和促进恢复。口服营养制剂是含宏量和微量营养素的均衡制剂，往往同时配合膳食指导来改善营养摄入。严重食欲不佳、吞咽障碍或胃肠道梗阻及动力障碍的患者，不应使用口服营养支持，而应考虑肠内营养及肠外营养。

肠内营养

肠内营养多用于口服营养支持失败或很可能无效的营养不良（或高危）患者。前提是胃肠道有功能且有足够推动（动力）及吸收功能。肠内营养可单独应用也可以同时辅以口服营养制剂。某些患者需要接受长期的肠内营养，例如，持续或永久性吞咽障碍（例如，中风后）。这种情况下的长期肠内营养通常可在院外进行。

当患者能够持续摄入足量正常饮食（可使用或不用口服营养制剂），肠内营养即可停止。

肠外营养

肠外营养用于以下几方面。

（1）肠道功能不适合进行肠内营养（例如，肠穿孔、阻塞、梗阻、吸收不足或动力障碍）。

（2）肠道生理不允许（例如，由于解剖因素）。

（3）肠内营养不安全（例如，缺血性肠道疾病）或无效（例如，难治性呕吐）。

某些患者由于持续或永久的胃肠道异常，需要长期肠外营养，例如，短肠综合征。这种情况下，肠外营养可在患者家中进行。

当患者能够持续摄入足够的正常食物（有或没有口服营养补充剂）或肠内营养（伴有或不伴口服摄入），肠外营养就可以停止。

3.4 基于医疗机构和疾病的营养支持一般适应证

适应证

表3-1列出了营养支持的一些常见适应证，表3-2则是依据不同医疗机构和营养支持方式对成人和儿童营养支持具体适应证进行了详细描述。表3-2中

所描述的适应证并不完整,并且不同机构、不同国家及同一国家不同地区的分布也有所不同。

表 3-1　医院和社区营养不良及营养不良高危患者口服营养制剂
(ONS)、肠内营养(ETF)及肠外营养(PN)的一般适应证

医　　院	社　　区
ONS 无须进行 ETF 或 PN、食物摄入不足的营养不良患者	ONS 无须进行 ETF 或 PN、食物摄入不足的营养不良患者
ETF 肠道功能存在、伴/或不伴吞咽障碍的口服摄入不足的患者(如,中风后)	ETF 持续吞咽功能障碍的患者(如,中风,运动神经元疾病,上消化道多发硬化症和肿瘤)
PN 肠内摄入不足(如,手术后肠梗阻,胃肠功能紊乱或黏膜炎)	PN 持续或永久性肠道功能丢失(如,短肠综合征,肠道梗阻和假性梗阻)

表 3-2　医院和社区成人及儿童口服营养制剂(ONS)、肠内
营养(ETF)、肠外营养(PN)的具体适应证举例

医　　院		社区(家庭/看护机构)	
成　人	儿　童	成　人	儿　童
ONS:各种疾病相关的营养不良,包括:头颈部肿瘤、咀嚼障碍,炎症性肠病及手术患者	ONS:各种疾病相关的营养不良包括:囊性纤维化,肾脏疾病,脑瘫的患者	ONS:疾病相关营养不良,某些形式的吞咽困难,吸收不良(包括,短肠综合征)及远端消化道瘘	ONS:疾病相关营养不良(生长障碍),某些形式的吞咽困难,吸收不良(包括短肠综合征)及远端小肠瘘
ETF:中风后及其他情况造成的吞咽困难,头部创伤和监护室应用镇静剂后的长时间无意识患者,严重烧伤(高营养需求及 GIT 并发症),需要在家应用 ETF 的患者	ETF:膳食和 ONS 无效的生长迟缓(例如,囊性纤维化,肾脏疾病及一些吸收不良疾病),肿瘤或创伤造成的吞咽障碍,长时间无意识状态;严重神经性厌食症	ETF:神经系统疾病造成的吞咽障碍(例如,中风,运动神经元疾病,多发性硬化症,帕金森病),口咽及食管癌症致上消化道阻塞	ETF:神经系统疾病(脑瘫及先天缺陷性疾病),多种胃肠道疾病(如,克罗恩病,影响肠道功能的囊性纤维化,短肠综合征),先天性心脏病,可引起生长障碍的疾病
PN:长时间肠梗阻,重症胰腺炎(不能应用 ETF 及 ONS),有消化道高流量瘘(尤其是上消化道),黏膜炎(接受化疗/放疗的血液疾病及骨髓移植患者),需要在家长期应用 PN 的患者	PN:长期肠梗阻(外科性),坏死性小肠结肠炎,肠道动力性疾病,腹裂,严重急性胰腺炎,早产(吸吮差),先天性肠道疾病	PN:克罗恩病(常合并短肠综合征),消化道血管及运动异常	PN:许多胃肠道疾病,包括:自身免疫性肠病,坏死性肠炎后,肠道动力障碍,先天性畸形

适应证及营养支持实践的多样性

世界各地营养支持实践差异很大。例如,国家的经济状况和人工营养的应用频率相关。营养支持方式各国差异也很大。例如,一些国家肠内营养应用比例高于肠外营养,但在中国情形相反。同一国家不同地区也存在差异。例如,在英国及其他国家,营养实践存在明显的地区差异。此外,特定情况下营养支持适应证在地区及国家间也存在不同。例如,恶性肿瘤是某些国家家庭肠内及肠外营养的常见适应证,但在其他一些国家则不是,这种差别主要是源于对临床有效性及成本效益的观念不同。另外,一些国家医疗监管和支付机构对同一产品的适应证有不同的要求。例如,英国的咨询委员会对口服营养制剂的适应证进行定期修订,有利于英国国家药典[4]和药物关税率[5]的更新。最终,随着更多临床证据的积累、争议的消除、相关组织机构对某些治疗措施(如家庭肠内、肠外营养)的支持性变化,营养支持的适应证也在不断变化。因此,营养支持适应证并非一成不变的:它将依据本章所讨论的因素改变随时间不断完善。

推荐阅读文献

1. Stratton RJ, Green CJ, Elia M. *Disease-related malnutrition. An evidence-based approach to treatment*. Oxford: CABI Publishing, 2003.

2. Keys A, Brozek J, Henschel A et al. *The biology of human starvation*. Minneapolis: University of Minnesota press, 1950,81 - 535.

3. Elia M, ed. The 'MUST' Report. Nutritional Screening of Adults: A Multidisciplinary Responsibility. Development and use of the "Malnutrition Universal Screening Tool" (MUST) for adults. Maidenhead: British Association for Parenteral and Enteral Nutrition, 2003.

4. *British Medical Association and Royal Pharmaceutical Society of Great Britain*. Appendix 7 Borderline Substances. London: Pharmaceutical press, 2010,874 - 903.

5. NHS Business Services Authority (Department of health and Welsh Assembly Government). Part XV-Borderline Substances. In: Drug Tariff. London: The Stationery Office 2010.

4 营养支持管理和相关法律

4.1 营养治疗的组织

SP Allison，*Z Stanga*，*A Odlund Olin*

【学习目的】
● 认识疾病所致的营养不良问题。
● 了解改善营养支持的主要障碍是组织与实施工作的不力。
● 能制定组织运作模式、营养支持规范以便以多学科合作的形式进行营养支持管理。

4.1.1 概述

　　研究显示入院患者营养不良发生率为 15%～60%，其中约 50% 属于严重营养不良。营养不良可能导致并发症发生率和医疗费用增加、住院时间延长、疾病恢复缓慢，而合理营养支持有利于改善以上情况。但是，迄今为止，大多医院未建立营养支持规范化策略，缺乏住院患者营养筛查和评价的常规制度，因而疏忽了住院患者营养不良的问题。McWhirter 和 Pennington 的研究[1]显示大多患者住院期间体重持续下降，而少部分得到营养支持的患者体重有所增加（平均为 7%）。他们的研究同时发现，仅 23% 的住院患者住院期间测过体重，不到半数的患者有体重或食欲变化记录。尽管欧洲国家营养不良发生率较低（少于 5%），但某些特殊人群（如患者和老年人）例外。英格兰南部，Edington[2,3]总结了大量由全科医生提供的数据，结果显示个人医疗支出费用与体质指数（BMI）呈"U"型相关。当 BMI 低于 20 或高于 30 时，就诊、用药及住院次数急剧增加。

　　鉴于营养不良所产生的严重临床与经济后果，卫生服务机构和医院管理层有必要尽快制订相应的营养管理政策。

4.1.2 政策、标准和计划

　　卫生部应确立"维持住院患者良好营养状况"的主导思想，制定相应政策，包括采纳何种营养标准、如何进行营养筛查和评估、制定营养支持流程常规等,并通过审查后成为适用于医院及卫生机构的标准,如美国所做的那样[4,5]。每个医院应当成立一个由多学科专业人员(管理者,膳食管理员,临床医生,营养师,护士,药剂师和营养支持小组的成员,构成图见图4-1)组成的营养指导小组,监督从膳食营养到肠内肠外营养治疗等各方面的实施情况。

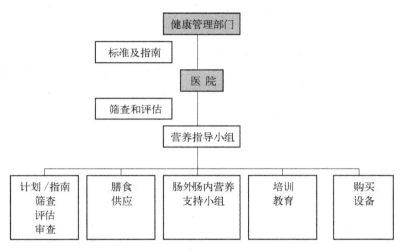

图 4-1　医院内营养支持的组织和机构

营养治疗方案制定前,必须先进行营养风险筛查。用于筛查的方法应尽可能简单,花费时间不超过5分钟,以适应于临床医生和护士繁忙的临床工作需要。不同于营养状况评估,筛查的目的是判断是否存在营养风险,而不是鉴别营养不良的严重程度。Lennard-Jones(6)提出用于营养筛查的4个问题如下。

(1) 最近一段时间您的体重是否下降(非计划性)?

(2) 与之前相比您的食欲是否有所减退?

(3) 您的正常体重是多少?

(4) 您的身高是多少?

如果患者存在营养不良,应进行更详细的营养评估(见其他章节),确定营养不良的严重程度,制订出相应的营养支持计划(包括膳食、营养素补充、特殊成分食物或者肠内/肠外营养等)。这个方法同样适用于肥胖病、心脏病和糖尿病患者,对他们来说,健康饮食计划和适当限制能量摄入会产生长远的有益影响。

4.1.3　医院的膳食供应

研究[7~11]发现医院供应膳食丢弃率为30%~70%,因为医院膳食的制定来源

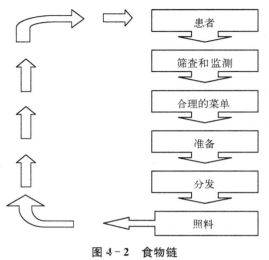

图 4-2 食物链

于其他餐饮机构,而不是根据患者的需求。这导致患者实际摄入量不足,仅达到推荐量的50%～70%(如能量摄入每日30～35 kcal/kg,蛋白质每日1～1.5 g/kg,并伴随矿物质和微量营养素摄入不足)。图4-2所示的医院膳食供应流程图(所谓"食物链"结构)列出了从营养筛查到患者进食的所有环节,任一环节出现问题都会影响患者饮食。

如果患者不吃,再好的食物也毫无意义。保证患者进餐的连续性、护士和护工的关注、协助活动障碍患者进餐等都是必要措施。定期调查患者就餐情况,一旦发现问题,及时做出调整。例如,调查发现减少正餐能量和蛋白质供给量,同时在餐间添加点心的饮食结构对老年患者更为有益,而骨科年轻患者则每餐需要较多的食物。

制定食谱时应尽可能满足不同年龄、疾病、文化和种族背景患者的需要。

4.1.4　教育和培训

很多临床医生和护士缺乏足够的营养知识,为了有效实施营养支持计划,需要对他们进行相关知识的教育和培训。实施营养支持计划时,最好能够有护理部门的参与,要求每个病房里都配备一位护士,定期参与营养的讨论会和查房。

4.1.5　营养师

仅仅依靠营养师个人,是不可能完成营养不良患者的治疗。作为营养支持小组的重要成员,他们参与制订营养支持方案,并培训病房护士实施完成(例如肠内营养支持)。经口自主饮食同样需要营养师和护士的合作,缺乏管理是食物丢弃的重要原因。

4.1.6　营养支持小组

1997年,欧洲国家仅有2%～37%的医院成立了营养支持小组(NST)[12～14]。没有营养支持小组的医院,肠外营养机械性、感染性和代谢性的并发症发生率远高于有营养支持小组的医院[15]。9个已发表的研究报告显示,没有营养支持小组的医院,中心静脉置管所引起的败血症发生率为25%,而有营养支持小组的医院低于 2.5%。治疗一次导管源性败血症的费用是 1 600～5 000 英镑,这足以聘用一名专业营养护士。小组的其他成员包括临床医师、营养师和药剂师,还可聘请生化学家、微生物学家和血液病专家作顾问。营养支持小组日常组织工作方式有以下 4 种。

(1) 一个专门小组,进行日常查房,对住院患者进行营养筛查和评价,发现有营养支持指征的患者,即给予营养支持治疗。但此系统的问题在于营养的益处可能会因其他治疗措施不恰当所掩盖,如没有足够的决定权。因此 NST 必须和临床医生密切合作。

(2) 一个专门的营养小组,有自己的床位,一旦患者需要特殊营养支持,就可转诊到这里。这样做的好处是可以保证营养支持治疗的实施,但缺点在于床位数通常很少,不足以满足全院的需要。

(3) 兼具第 1、2 条的 2 种功能,即有自己的病房接受需要专门营养治疗的患者,又到其他病房会诊,提供营养治疗。

(4) 阿姆斯特丹营养支持小组则又进了一步,不仅管理所有患者的营养问题,还参与医院政策的制定,如餐饮制度。还对全院工作人员进行必要的相关培训等。

4.1.7 设备购置

为了提高使用效率,减少不必要的费用支出,医院内部设备和营养制剂应统一标准,保证不同设备、配件的可兼容性,这需要营养应用指导小组、药剂科、营养科、设备科和财务部门的通力合作。

【小结】

组织良好的营养支持治疗有益于医疗服务和经济效益。Tucker 的报告结果显示营养干预提早 2 d,患者住院时间就缩短 1 d,能够使一家美国的医院平均每年节省 1 百万美元的开支。社区内某些人群(如老年人及慢性病患者)同样存在营养不良的风险,需要及时发现和治疗。

───────────── 推荐阅读文献 ─────────────

1. McWhirter JP, Pennington CR. Incidence and recognition of malnutrition in hospital. *BMJ*,1994,308:945 - 948.

2. Edington J, Kon P. Prevalence of malnutrition in the community. *Nutrition*,1997,13:238 - 240.

3. Martyn CN,Winter PD,Coles SJ,Edington J. Effect of nutritional status on use of health care resources by patients with chronic disease living in the community. *Clinical Nutrition*,

1998,17:119-123.

4. ASPEN：Standards for nutrition support：hospitalised patients. *Nutr Clin Pract*，1995,10：208-219.

5. CAHO Board of Directors. Comprehensive accreditation Manual for Hospitals. Oakbrook，IL，1995.

6. Lennard-Jones JE，ed. A positive Approach to Nutrition as Treatment. London：King's Fund Centre，1992,44.

7. Allison SP. Hospital food as treatment. Maidenhead：British Association for Parenteral and Enteral Nutrition，1999.

8. Edwards J，Nash A. Measuring the wasteline. *Health Service Journal*，1997,11：26-27.

9. Bond S. Eating matters. Newcastle upon Tyne：University of Newcastle，1997.

10. Kondrup J，Hansen BS，Ipsen B，Ronneby H. Requirements of the general hospital population：experience with 977 consecutive patients. *Proc Nut Soc*，1997,56：214A.

11. Kondrup J，Bak L，Steanbaek Hansen B et al. Outcomes from nutritional support using hospital food. *Nutrition*，1998,14：319-321.

12. Allison SP. The uses and limitations of nutritional support. *Clin Nutr*，1992,11：319-330.

13. Elia M. Artifical nutritional support in clinical practice in Britain. *J Roy Coll Phys Lond*，1993,27：8-15.

14. Sizer T，ed. Standards and guidelines for nutritional support of patients in hospitals. Maidenhead：British Association for Parenteral and Eneral Nutrition，1996.

15. Tucker H. Cost containment through nutrition intervention. *Nutrition Reviews*，1996,54：111-121.

4.2　伦理与法律

SP Allison and F Bozzetti

【学习目的】
- 掌握医学伦理学基本原则。
- 熟悉伦理及法律对营养支持治疗的影响。
- 熟悉有关的法律知识。

4.2.1　概述

伦理法典，不仅包括医疗行为的基本准则，也包括了我们的理念，并被称为"职业道德总汇"。另一方面，法律捍卫人权与自由，并制定了最低标准，若未达到该标准,即可认为患者缺乏医护,医疗人员犯有疏忽罪或侵权罪。法律也保护那些不能作出决定或不能完全自行做出决定的患者。

医学伦理学遵循以下 4 个原则。

（1）有益——做得好。

（2）无害——没有害处。

（3）自主——患者有自己做出决定的权力。

（4）公正——人人平等。

4.2.2　有益与无害

在希波克拉底誓言中,已提到了以上 2 个原则,但没有涉及自主原则。希波克拉底认为作为医生,应当替他的患者做出一切决定,在《博爱》一书中,他提及这种家长式行为的理由:为了维护医生自己的尊严,好好工作。希氏写道:"照顾患者时,应镇定从容,尽可能多了解患者,决定医疗措施时,要显得愉快而真诚,以转移患者对它的注意力……不要让患者知道任何有关其目前与将来的情况。"——显然与上述原则相去甚远。

400 年后,即公元 1 世纪,Claudius 大帝的医生 Scribonius Largus 提出医生应当遵从人道主义原则,即从人类的爱心、善良、仁慈出发,为患者制定适当的治疗措施。

但是,与前人相比,现在我们面临的伦理问题要复杂困难得多。那时候,可供选择的药物与手术方法很少,很多时候疾病本身决定着转归。希波克拉底写道:"许多疾病有自然痊愈的趋势,给予患者一些简单的支持(食物与水分),患者就能够逐渐恢复。可能因为缺乏医疗手段,当时的医生已经认识到饮食与营养支持有重要的医疗价值。"希波克拉底又写道:"因此,我认为那些无法正常饮食的患者,与其他患者相比,更为衰弱,而一个因单纯饥饿导致衰竭的人,他的状态与患者相似。然而,没有注意到这一现象,或不能理解这一现象的医生,又怎能了解疾病的真正原因呢? 因此,对每个人来说,无论处于何种状态(健康、疾病或恢复期),他的一生都与饮食有关,或多或少地受到饮食影响。"他写道:"营养状况好的患者临床表现最好,而极度瘦弱和衰竭的患者最糟。"他治疗急性病的处方是:"加入蜂蜜的大麦粥,还有水。"1793 年,英国的外科之父——John Hunter,描述了 1 例吞咽肌麻痹病例,他写道:"采取人工方法,使食物到达患者的胃部,以维持生命,是我们的责任,哪怕患者的原发疾病仍在进展。"Galen 以后的 1 500 年,发热患者的标准疗法是放血、饥饿与通便。而 Robert Graves,这位具有非凡洞悉力,因首先描述"甲状腺毒症"而著名的都柏林内科医生,却认为这种治疗方法可能不仅有害,更是导致伤寒热患者死亡的首要原因。1842 年,都柏林爆发伤寒热流行,Robert 抛弃了当时传统的治疗方法,给患者继续饮食。当有人问及伤寒热死亡率下降的原因时,他回答:"当患者不思饮食时,作为医生,应该禁止他这样做,因为饥饿会带来一系列的可怕后果。这次爆发流行死亡率之所以会下降,是坚持正常饮食的结果。我死后,如果不知道该为我写一个怎样的墓志铭,我告诉你,就这几个字:他给发热患者吃东西。"

1859年,南丁格尔结束了在Crimea的工作后,在护理记录上写道:"任何一个细心的护理者都会同意这样的观点:每年有如此众多的长期饥饿患者,他们唯一希望的是医生们能够多考虑那些能够使他们正常进食的医疗手段。我要对护士们说,把关心患者的饮食作为你的护理常规,记住他吃了多少,以及应该吃多少。"

这些言论都向我们传达了一个相同的信息:不要有意或无意忽视患者的饮食,使患者受到伤害,应当为他们提供良好的营养与液体支持,这是我们的责任与义务。今天,发展日趋完善的营养支持技术能够经口、肠内、肠外等多个途径为患者提供充足的营养。此外,我们还拥有复杂而昂贵的生命支持系统。尽管如此,在许多医疗机构内,仍然存在着理论与实际不一致的现象,导致不良临床后果和经济损失。当然,伦理与法律的因素仍可能存在。有关证实营养不良影响预后以及营养支持能够纠治营养不良的资料越多,那么,如果医生不给患者提供这方面的治疗,就越可能被视为渎职,因而被法庭传讯,这就不仅仅是我们做得不够好的问题了。这里,我们有必要区分基本护理与营养支持。作为一种基本权利,基本护理的法定涵义是:经口给予充分的液体与营养素。只要患者能够吞咽,没有经口摄食的反指征,就应当为他们提供这方面的治疗。肠外营养和肠内置管营养属于医疗措施,而不是基本护理,这一界定已得到最高法律机构的认定,但有些儿科医生认为,新生儿管饲应视为一种基本护理。已有充分资料证实:很多患者未获得充分的饮食基本护理,根本原因在于我们未尽到法律规定的义务,达到相应职业标准。那些能够从营养支持获益的患者,如果未能给予他们相应的营养支持,则可被认为渎职和有罪。相反,如果有证据表明营养支持对患者有潜在危险或者有害,医生因此不用或停止该治疗,在法律与道德上均无过错。在一份医学伦理杂志上,一位法官写道:"医学技术的发展有一个基本目的,就是有利于患者的康复。当然,我们并不强调将这些治疗用于那些仅具有生物学意义的生命,即已经丧失最有限活动的患者。"这里,法律、伦理与宗教并无分歧。我们往往有这样一种普遍但与事实完全不符的想法,认为罗马天主教与奥斯多基督教主张尽一切代价挽救生命。事实上,罗马天主教的立场是:我们应当有这样的观念,即赞成给予所有患者以营养与液体支持,包括那些需要特殊营养与液体辅助治疗的患者,他们从中获得的好处,应当超过给机体带来的负担。帕里斯,一位基督教牧师,同时也是医学伦理学教授,认为不允许医生撤除某项治疗是不符合伦理学要求的,因为这样做可能使医生不敢尝试目前尚存在争议的治疗措施。这一观点允许实施计划周详而有一定制约措施的治疗试验，当然，在进行以前，应当充分讨论，明确治疗目的，如果无效，应立即撤除该治疗。关于坚持还是撤除某项治疗，法律的观点也是如此：其关键在于是否考虑了患者的利益，而并非出于方便或权宜之计。传统犹太族认为，人们临死时会有一种特殊的光环，因此在生命最后时刻，应当撤除一切障碍物(也就是一切治疗措施)。然而，法律与宗教之间也有分歧，比如脑干死亡。这时候，法律规定医生的个人观点不得超越现行法规，即医生不能被迫执行违反职业道德的治疗，尤其是他遵循的是普遍接受职业观点。

4.2.3　自主

"二战"以后制定的纽伦堡法典充分体现了"自主"原则。患者需受保护，以免受到那些不符合伦理要求的治疗和某些医生的有害试验。这一观点与我们前辈的想法完全相反。不过，在赫尔辛基宣言和公民与政治权力国际会议上，也强调了"自主"或者说"自我决定"这一概念。也就是说，具有能力的患者有权拒绝某项治疗。在英国，不列颠医学会与法律学会明确了具有意识能力的标准。

具有意识能力的个人应有以下能力。

(1)理解用简单语言解释的医学治疗(或研究干预)的目的、内容及为何使用这一方法。

(2)理解这一治疗的主要好处、风险以及替代方法。

(3)理解如果不采用这一治疗，可能发生的后果。

(4)有充分的时间考虑是否接受治疗，从而作出有效决定。

(5)没有压力下进行自主选择。

与患者的交流有时是相当困难的，但是医生不应当因此低估患者做出决定的能力，而应该努力使之了解某项治疗的意义并做出决定。

无意识能力成人的情况更为复杂，医生应当尊重患者原来的意愿或最近期(意识尚清醒)的要求。在西方国家，这些决定具有法律效应。因此，我常常会询问患者家属，患者是否曾经说过什么。此外，虽然在英国，患者家属的意见不具有法律效应，我仍然常常询问他们的意见。"如果是我或者我的家属，我会怎么做?"我常常这样问自己，因而得以与那些患者家属沟通。当然，医生也不能屈于压力，给患者提供有害治疗。最重要的是，任何决定应由治疗小组共同完成，并且征询他人合理的建议。一直以来，我始终坚持这样的做法，并且，从未引起纠纷。

我们每个人都会受自己个人经历的影响。记得当年，我的母亲患心脏病不治，但意识仍很清楚。临终时，她拒绝进食。当我强迫她吃东西时，她说："不要这样残忍。"出于良好的愿望，我们往往想做得更好，但是，除非患者愿意，我们的做法常常违反伦理的要求。然而,也有一些特殊的情况,这时强迫是符合法律甚至伦理要求的。有些国家,强迫监狱里的犯人进食是合法的,有些却不。但是,对那些因神经性厌食而发生营养不良甚至濒死的患者,因为他的行为属于精神健康行为问题的范围,强迫进食是合法的。有趣的是,有一次,儿童杀人狂 Brady 参加了监狱内的绝食斗争,法院判定他必须进食,理由并不是因为他是罪犯,而是因为他是精神病患者。

4.2.4　特殊情况

关于是否给予营养支持,较难作出决定的情况包括恶性肿瘤和神经系统疾病。

恶性肿瘤

如果营养支持有助于治愈或缓解病情,没有一个医生会对采取该措施提出疑问。同样,对那些上消化道梗阻的终末期患者,肠内营养无疑是一个有用的姑息支持手段。我们曾有个 45 岁的患者,患了胃癌,已经无法手术,并且出现梗阻症状。经空肠造瘘管饲,他生活得很好,在生命结束之前,他上了 2 个月班,与家人共聚了 4 个月,最后,平静地离开了这个世界。

多数伦理问题会出现在难治愈的癌症患者身上,尤其是那些严重肠道梗阻(或不全梗阻)和极可能需要家庭 PN 或其他形式的营养治疗的患者。由于肿瘤本身原因或与其相关的进行性进食困难程度不同,这些患者是否濒临死亡尚不可下定论。对这些所谓的晚期癌症患者的平均预期寿命所进行的前瞻性研究结果也并不乐观[1]。

像处于很多其他艰难的医学处境一样,我们应该求助于经典的医学伦理准则(利病患、勿伤害、自主性和公正性)。然而,当看护人认为 HPN 对患者无明显的益处时,这就需要患者自己决定是否接受 HPN 治疗了。

患者的决定权不容忽视,但前提是需要充分告知他们疾病的诊断,尤其是预后。

向患者阐明预后不佳的结果总是很困难的,有时候他们希望主治医师来帮助他们做决定,而无需进一步详细的讨论。有时候患者亲属会向医生建议,过多的解释会引起患者更多的悲伤。尽管他们出于好意,但就这件事上他们不总是正确的。

不管出于何种原因患者不想得到更多关于预后的详细解释,医师应该尊重并避免与其意见不一致的冲突。自主权表示患者有充分被告知权,同时有权不知道让他们犹豫不决的信息。重要的是,临床医生需要与患者坐下来,以平缓的方式允许他们询问他们想知道的信息,无论多少。这显然说明患者多么希望认识一位富有经验和同情心的医师。

另外,一些研究[2]就如何有效地沟通而不是简明直白提供医学信息提出疑问。涉及的面广而且复杂:① 客观的医学事实,诸如肿瘤类型、结果、治疗、副作用等。② 患者客观的看法。③ 结合患者和临床医师关于历史、文化和精神层面背景的认识。

关于任何特殊病例中 HPN 是否有效,或患者对技术问题的了解有限,或在一些使用 HPN 而简单肠内营养被排除的情况,这些均因人而异。一些结论性研究提供一些证据来帮助决策。Piver[3]提出不使用 PN 的恶性肿瘤梗阻的患者平均生存期为 41 d,而使用 HPN 的可治愈的肿瘤患者平均生存期 82 d 以及生存时间中位数为 122 d。

众所周知,即使本身健康的人如果在蛋白质供能被剥夺情况下存活不超过 2～3个月,我们可以预测如果肿瘤对总摄入量造成的影响严重阻碍正常食物的摄取,使用 HPN 能延长生存期,延缓肿瘤恶化扩散导致死亡。

1 项 ESPEN 家庭营养工作组发起的多中心前瞻性研究正在进行,其主要终点事件是在临床指标、肿瘤指标和营养学参数中,选择能较准确预测伴有吞咽困难恶性肿瘤患者接受 HPN 治疗后生存期大于 3 个月的远期预后。目前使用 HPN 的远期预后结果尚不可靠,尽管益处不确定但可能真的有益,HPN 可作为伦理上广泛接受的疗法,应用有时间限制性,取得看护者、父母或家庭允许的情况下,HPN 应用一段时间后,需重新评估效果,若益处不明显或弊大于利,HPN 则应暂停使用。

癌症患者使用 HPN 的营养支持方法是根据 1996 年欧洲姑息治疗协会[7]发起的决议所达成的共识,最终决议倡议看护者、患者和家庭需提前就期望的终点事件,以及回顾和重新评估所需的时间跨度达成明确共识。若没有出现事先达成共识的 HPN 终点事件,患者将逐渐脱离 HPN,采用姑息治疗减少痛苦,并减少侵入性的治疗措施。

运动神经元疾病(MND)

这类患者往往肌肉瘫痪但保持意识清楚。对新近诊断的该类疾病患者经过 2 年的随访,发现仅 25% 的患者通过行胃造瘘(PEG)而获益。这些患者都首先出现躯干症状,随后累及肢体功能。有 2 例治疗完全无效(患者主要由于迫于家属的要求才同意治疗)。因此,在患者治疗方法的选择上要谨慎,也坚定了我们拒绝治疗那些无法从中获益的患者。

痴呆

Gillick 最近的一篇综述[8]提醒我们,饮食是生命末期最后留下的功能,失去这一功能,也就意味着死亡。有研究表明,对于晚期痴呆患者,营养支持对提高生存率、改善生活质量、治疗反流与肺炎并无益处。相反,会增加并发症而加重负担。

少量流质、漱口等安慰性治疗意味着治疗措施有限。

脑卒中(中风)

虽然经皮肠内置管术的指征明确,当前对于中风患者仍有滥用这一技术的趋势。原因在于 PEG 方便管理,而不是因为患者真正需要和获益。此外,营养支持的指征也需要进一步明确。任何情况下,都应由专家指导实施治疗。

持续植物人状态

美国的 Cuzan 案例、英国的 Tomy Bland 案例,引发了大量的关注与争论。对于医生而言,这两个案例有助于相关法律依据确立——在失去一切人性特征,仅仅余下脑干功能的情况下,是否继续营养支持,这是一个需要法律明确的问题。但由于早期诊断困难,在 12 个月以内,法院不会做出撤除治疗的判决。其次,目前为止,法庭仅仅宣布撤除治疗的合法性,如果对患者有利,医生撤除治疗并不违反法律,由医生自己决定有利与否。

4.2.5 公正

随着医疗技术的进步,人们对医疗需求增加,整个社会都面临着这样一个问题:如何利用有限的医疗资源,满足无限的医疗需求。要求医生兼顾利益与公平。给某个患者提供昂贵而无疗效的治疗,意味着那些能够从中获益的患者相应减少了医疗资源,包括金钱、医疗人员和设备等。因此,无论我们认同与否,作为医生首先要做的是如何有效利用医疗资源。幸好这由医生做出决定,而不是保险公司或政府官员决定,因此,我们更应谨慎考虑后再做决定。ASPEN 主席 Virgina Hermen 在她的就职演说中引用了华尔街杂志上的一篇文章[9],这位医疗资源研究机构的非医学专业官员写道:"一个健康人就是一个产品单元,所有这些产品单元都能够计算出一个最佳的产品价值。"2 年前,我收到一封行政官员的来信,他建议我应按照"医院董事会商业计划"行事,这一丧失人格的建议令我们震惊,感觉我们是在一种恶劣的政治体系下工作。需要明确一个微妙的界限,即我们必须知道什么时候应当拒绝政治家与商人的要求。

每个社会都有自己的医疗制度。在美国,患者的支付能力决定了能够享受的医疗服务程度。英国国家医疗健康服务中心的运作体系则保证了所有患者均能够得到最佳治疗,但相应的后果是等待治疗的患者数逐年增加。俄勒冈州的做法更为合理。首先,他们确定问题,哪些公民享受医疗服务与医疗补助基金,并通过投票表决[10,11]。其次,明确医疗保险应包括哪些内容,并且通过成立专家委员会,收集最新最佳的关于医疗技术与费用的证据,通过广泛征询意见,列出一个符合公众愿望的医疗优先权的提案。最后,由立法机构确保优先权的实施。通过监测与回顾当年医保实施和财务预算的情况,逐年修改方案。该程序也引起了一些情感上

的冲突：如一名白血病男孩未能获得骨髓移植费用资助。而同样的费用却提供给
1 500名贫穷妇女用于产前保健。

基于这些考虑，肠外肠内营养学会应当资助更多的研究和临床试验以积累更
多的依据。必须明确，营养支持对哪些人有益，应当明确不利之处，如非专业人员
执行肠外营养支持的高并发症发生率。Veterans协会的试验证明，给予那些无术
前营养不良患者以围术期营养支持反而有害。在我们的营养中心保留了自1983
年以来所有的治疗纪录，统计显示，急性胃肠道功能衰竭患者使用TPN平均为
50 d。我们确信，如果没有TPN，他们的生存率将大大降低。因此，TPN可作为急
性胃肠道功能衰竭的一种治疗手段[12]。其中75％的良性疾病患者15年后仍活
着。因此，虽然当时为期50 d的肠外营养支持费用昂贵，但每年的生存花费节约
了4 700英镑。就生存质量与远期效果而言，结果同样是有效而成本较低，从而使
家庭肠外营养支持成为有效治疗手段[12,13]。

在此，我已经大体阐述了有关营养支持的主要伦理与法律知识。诗歌能够将
真理归纳为寥寥数语。1951年，在目睹了我父亲两尖瓣切开手术后，诗人James
Kinkup写下了《真正的慈悲》，发表在《牛津20世纪韵文》一书中。在这首诗的最
后一节，他写道：

<blockquote>
这是一个完全不同的世界

充满无比庄严

还有技艺超凡

一切行为都是必需

敏捷的操作

令人忘记技术的存在

留在印象内

只有无限优美

这是真正的慈悲

铺展生存与爱。
</blockquote>

【小结】

伦理与法律越来越影响临床治疗的决定[15~17]。

（1）患者充分被告知后，则增加了我们做出医疗决定的复杂性。

（2）医生的首要职责是对患者负责（有益，无害），同时也要对社会负责（公正）。

（3）社会的责任之一：经过全面而充分的讨论与咨询，从整体上决定如何分配
健康医疗服务资源。

（4）患者的自主权应受到尊重，但任何医生不能被迫进行有害治疗，或损害患者利益的治疗。

（5）必须保护个人利益不受政府、经济团体、保险公司和其他个人的影响。并由独立于政府的法院来保证。

（6）患者充足而合理的经口摄食属于基本医疗责任。

（7）只要患者能够吞咽，表达想吃的意愿，而没有医疗反指征，就应当为他提供液体和营养素。这是基本医疗范畴。肠内置管与肠外营养属于医学治疗。

（8）任何治疗计划都应当包括液体与营养素的供应，医疗护理应团队工作。

（9）如果医疗计划是为了维持充足的摄入量，征得患者同意后，给予经口或人工喂养。

（10）如果疾病已经处于终末期，宗教、法律、伦理方面均认为只需给予安慰性治疗，使之感觉舒服就足够了。刻意延长他们的生命或应用那些增加他们负担的技术不符合伦理学要求。

（11）管饲和肠外营养是合法的医学治疗手段，不是基本医疗范畴。

（12）对于无能力成人，法律上医生有责任决定选择对患者最有利的治疗措施，应遵循患者清醒时的意愿，并与治疗组内的其他成员和患者家属协商。不同国家，患者意愿与其家属意愿的法律地位是不同的。

（13）儿童与青少年应另作考虑，家长有权作出决定。

（14）如果要撤除植物人状态患者的营养支持，需要向法庭提出申请，由法庭决定。

（15）特殊情况下，强迫患者饮食是合法的，比如神经性厌食、绝食罢工等。

（16）如果担心无法撤除的无益处营养支持，而不给予患者时限性的治疗，认为是不道德的。

（17）如果出院后继续管饲，伦理学要求是：必须确保患者、照顾者以及社区卫生保健人员获知充分的相关技术和可能的并发症。

推荐阅读文献

1. Vigano A，Dorgan M，Buckingham J et al. Survival prediction in terminal cancer patients：a systematic review of the medical literature. *Palliative Medicine*，2000，14：363 - 374.

2. Surbone A. Information，truth，and communication. For an interpretation of truth-telling practices throughout the world. *Ann NY Acad Sci*，1997，809：7 - 16.

3. Piver MS，Barlow JJ，Lele SB，Frank A. The management of ovarian cancer induced by intestinal obstruction. *Gynecol Oncol*，1982，13：44 - 49.

4. Pironi L，Ruggeri E，Tanneberger S et al. Home artificial nutrition in advanced cancer. *J*

R Soc Med，1997，90：597 - 603.

5. Bozzetti F，Cozzaglio L，Biganzoli E et al. Quality of life and length of survival in advanced cancer patients on home parenteral nutrition. *Clin Nutr*，2002，21：281 - 288.

6. Violante G，Alfonsi L，Santarpia L et al. Adult home parenteral nutrition：a clinical evaluation after a 3 - year experience in a southern European centre. *Eur J Clin Nutr*，2006，60：58 - 61.

7. Bozzetti F，Amadori D，Bruera E et al. Guidelines on artificial nutrition versus hydration in terminal cancer patients. *Nutrition*，1996，12：163 - 167.

8. Gillick M. Rethinking the role of tube feeding in patients with advanced dementia. *NEJM*，2000，342：206 - 210.

9. Herrmann VM. Nutrition support：Ethical or expedient and who will choose? Presidential Address to ASPEN. *JPEN*，1999，23：195 - 202.

10. Dixon J，Welch HG. Prkority setting：lessons from Oregon. *Lancet*，1991，337：891 - 894.

11. Kitzhaber JA. Prioritising health services in an era of limits：The Oregon experience. *Lancet*，1993，307：373 - 377.

12. Shields PL，Field J，Rawlings J et al. Long-term outcome and cost-effectiveness of parenteral nutrition for acute gastrointestinal failure. *Clin Nutr*，1996，15：64 - 68.

13. Messing B，Landais P，Goldfarb B，Irving M. Home parenteral nutrition in adults：A multicentre survey in Europe. *Clin Nutr*，1989，8：3 - 9.

14. O'Hanrahan T，Irving MH. The role of home parenteral nutrition in the management of intestinal failure-Report of 400 cases. *Clin Nutr*，1992，11：331 - 336.

15. Allison SP. The uses and limitations of nutritional support. The Arvid Wretlind Lecture given at the 14th ESPEN Congress in Vienna，1992. *Clin Nutr*，1992，11：319 - 330.

16. Lennard-Jones JE. Ethical and legal aspects of clinical hydration and nutrition support. *BJU International*，2000，85(4)：398 - 403.

17. Macfie J. Ethical and legal considerations in the provision of nutritional support to the perioperative patient. *Current opinion in Clinical Nutrition and Metabolic Care*，2000，3：23 - 29.

5 肠外肠内营养的成分

5.1 能　　量

YA Carpentier，L Sobotka

【学习目的】
- 熟悉营养支持能量摄入过低或过高对代谢的影响。
- 掌握肠外、肠内营养支持的能量需要量。
- 鉴别稳定和危重患者能量需求的差异。

5.1.1　概述

当机体丢失 30%～40% 的蛋白质时就有生命危险，应当重视这种能量负平衡和严重衰竭的状态。这种情况在不完全禁食后 50～70 d 就会发生，严重疾病时由于能量负平衡和蛋白质分解代谢增加，蛋白质丢失更快。在能量负平衡时，机体丢失的不止是脂肪，还有蛋白质，这进一步导致器官和肌肉丧失功能（见第 2.12 章节）。

营养支持的目的在于维持和改善机体功能，避免体重丢失更多（尤其是体细胞质量），并使严重衰竭的患者恢复正常身体组成和功能。此外，为维持儿童正常的生长，能量摄入量更多。对于危重疾病患者，能量摄入量应该尽可能使能量负平衡和瘦组织的丢失减至最小。

这意味着营养支持给予的能量要适应于基础能量消耗、临床情况和营养支持目标。不恰当予以高能量（过度喂养）会导致代谢改变和副作用。

由于胃肠道的耐受性限制了肠内营养的喂养，肠内营养通常不会导致营养过量，但肠外营养则相当容易引起过度喂养。早先，在静脉高营养（如高能量营养支持）这一概念的指导下，给予患者过多的能量，尤其是糖负荷过大。这一概念主要基于以下 3 个假设。

（1）对于危重患者来说获得正氮平衡是非常重要的目标，给予足够能量就能逆转机体的分解代谢。

（2）如果某样东西是好的，那么就多多益善。

（3）损伤、感染会显著增加能量消耗，通过代谢调节则可能逆转这种情况，从而保护瘦组织。

其实，这些都是错的，为什么?

多数患者在入院时通常存在不同程度的营养缺乏，这会使能量消耗降低。20世纪初（即 1915 年）DuBois 等用直接测热法测定发现，败血症患者的能量消耗仅轻度增加。之后，1970 年，Kinney 和他的研究小组使用了呼吸交换法（或称间接能量测定法）[1]，采用非侵入性的面罩系统来测定，发现选择性手术不会显著增加能量消耗，只有重大创伤或极其严重的败血症患者（在一段时间内）能量消耗会增加 20%～40%。这也显示出高营养本身可能无法逆转创伤引起的分解代谢，但可能产生非预期的副作用。改进护理方法、保持体液平衡、控制感染、镇痛、保持环境温暖、改进麻醉和手术方式等才是减少损伤相关的代谢负担的方法。因此现在的方法是给予接近正常量的营养素，并尽可能将那些可能造成分解代谢增加的因素减至最小。

5.1.2 营养支持的能量摄入量

能量摄入量包括 2 个方面内容：即总能量摄入量（卡路里或焦耳）和不同的底物（或能源）的供能比。

有很多公式可用来评估能量消耗。最常用的 Harris-Benedict 公式（见第 2.3章节）可用来评估健康成年人的基础能量消耗[2]。此外，较简便的方法是，将无应激和处于静息状态的健康男性成人的平均能量消耗定为每小时 1 kcal/kg（或 4.18 kJ/kg）进行计算。

仅给予能量消耗量的 50%，就能在相当长的一段时间内节约瘦体组织。当然，这个概念不能直接套用在严重应激下体重大量丢失的患者，这些患者只有度过了分解代谢期或损伤期，进入了恢复期或合成代谢期才能进行细胞修复和能量储备。然而，在应激早期无法达到正氮平衡时，可以部分人工喂养。同样的，过度喂养是不安全的。

能量摄入量取决于营养支持的目标。

（1）在疾病过程中提供能量以维持或减少机体消耗。

（2）在康复期修复肌肉量和储备能量。

（3）促进儿童的生长。

能量摄入量也应该考虑到以下情况。

（4）危重疾病。

（5）严重的营养不良。

（6）人体成分（例如，肥胖）。

家庭肠外营养支持中，机体活动的额外需求也是一个重要因素。根据支持目标和临床状况，能量摄入量应该高于、等于或者低于能量消耗，见表5-1。

表5-1　不同状态下能量摄入同能量消耗的关系

状　　　　态	能 量 平 衡	
营养不良或耗竭患者的早期	EI＜EE	
稳定的肥胖患者	EI＜EE	
稳定的成年患者	EI＝EE	
危重疾病（ICU）	EI＝EE	
营养不良或耗竭患者的恢复期	EI＞EE	
婴儿	EI＞EE	
生长期儿童	EI＞EE	
危重或急性病的康复期	EI＞EE	
术后恢复期	EI＞EE	

注：EI：能量摄入，EE：能量消耗

尽管已有很多研究，但是要精确计算出某一个患者确切的能量需要量仍不容易。因为疾病在发生进展的过程中，机体的代谢情况和能量需要量也发生了改变。营养支持还要考虑到儿童生长和恢复期体重恢复（尤其是肌肉修复）的营养需要。为了根据患者的情况给予合适的营养支持，需纵向监测患者病情变化以及营养支持效果。

给予高能量营养支持（同时给予蛋白质或氨基酸）可抑制机体动用储存的营养底物以获得正氮平衡。然而，疾病急性期机体的分解代谢反应可看成是机体的一种生存本能，能为机体提供维持各重要器官功能所必需的常量和微量营养素（见第2.14章节）。过多的能量只能一定程度地减少氮丢失，却会导致某些组织缺乏必需营养素，未经氧化的营养底物在其他组织内积蓄，可导致器官功能障碍，例如脂肪肝。因此，在疾病急性期，营养支持的首要目的是维持组织功能，其次是尽可能减少瘦组织的丢失，而不是完全的逆转分解反应。只有在疾病的恢复期，才可能通过高能量高蛋白摄入达到正氮平衡并修复组织。

5.1.3　能量摄入量和疾病急性期

成年患者的能量需要量主要取决于处在疾病哪个阶段和营养状况。

（1）血流动力学不稳定的危重疾病患者：通常，稳定血压和组织灌注是这阶段首要的治疗。此时机体不能很好地利用能量,所以在血流动力学稳定之前,能量摄入不应超过能量消耗预测值的30%~50%。

(2)稳定的重症患者和疾病急性期患者:能量摄入量应该和能量消耗量持平。这些患者的能量消耗因疾病状态而增加,但又因卧床而减少(ICU见第2.3章节,表2-3)。与之前的阶段相比,能量消耗略微增加。然而,如前文所述,如果试图通过增加能量摄入来达到或超出能量需要值,不可能达成正氮平衡,甚至可能发生副作用。引起负氮平衡的原因是因为由炎症和卧床导致肌肉萎缩[3]。这可以通过营养支持减轻,但不能逆转。这种情况下,过量的营养支持会进一步损害胰岛素耐受性[4],增加气体交换和导致肝功能不全。

另一方面,也要重视ICU患者营养不足的问题,这可能引起不必要的蛋白质消耗和相关并发症。因此,应该逐渐增加能量摄入量,直到1周后达到能量需要量[5,6]。

严重的营养不良患者,其代谢率降低,损伤导致的蛋白质分解反应也减弱了。为避免引起再喂养综合征,应逐渐增加能量供给(见第7.3章节),起始量为需要量的20%~30%开始,逐渐增加,几日后达到需要量。

(3)康复期:在这个阶段,与生长期儿童相似的,机体可以耐受能量摄入量的增加并能够较好利用。为了修复组织,能量摄入量必须要高于能量消耗量,同时要摄入大量的蛋白质,以尽可能增加肌肉的合成。肌肉组织的修复很费时间(即使对健康人而言,增加肌肉量也是相当困难的)。除了修复丢失的组织,伤口痊愈、免疫细胞的合成和增殖等也需要持续的营养供给。

(4)长期的ICU患者:此类患者常存在分解代谢的反复加重而导致能量消耗的波动。这需要对患者进行严密的临床监测和病理生理学知识。如果可能,需要多次测量能量消耗量以便指导能量供给量。

(5)生长期的儿童和衰竭患者:对于生长期的儿童或重症导致衰竭的患者,能量摄入必须高于能量消耗。但如前文所述,衰竭的患者应谨慎地供给能量并严密监测临床生化指标,避免发生再喂养综合征(见第7.3章节)。在正氮平衡和摄入混合食物时期,碳水化合物是优先氧化的,而脂肪是优先储存的。如上所述,加快肌肉的恢复需要增加能量和蛋白质的摄入并配合体力活动。

【小结】

(1)能量需要量不但取决于能量消耗量,而且与患者对底物的代谢能力有关。

(2)大部分住院患者同时存在应激和营养不良。多数患者(包括ICU患者)的能量消耗一般不会超过2 400 kcal/d。

(3)在败血症或创伤的急性代谢期,不主张采用高能量营养支持获得正氮平衡或氮平衡。

（4）急性疾病时过度喂养可能会导致严重并发症和副作用，包括呼吸系统、心血管系统和肝脏疾病。

（5）在疾病急性阶段，营养支持的主要目标是维持功能，减少而不是阻止瘦体组织群的丢失。应该在早期开始营养支持(最初的48 h)，以较小量开始，在几日内逐渐增加。在康复期，合成代谢恢复，能量和蛋白质的摄入可以增加。

―――――――― 推荐阅读文献 ――――――――

1. Kinney JM，Gump FE，Long CL. Energy and tissue fuel in human injury and sepsis. *Adv Exp Med Biol*，1972,33：401－407.

2. Harris JA，Benedict FG. A Biometric study of human basal metabolism. *Proc Natl Acad Sci USA*，1918,4：370－373.

3. Kortebein P，Ferrando A，Lombeida J，Wolfe R. Effect of 10 days of bed rest on skeletal muscle in healthy older adults. *JAMA*，2007,297：1772－1774.

4. Grau T，Bonet A. Caloric intake and liver dysfunction in critically ill patients Curr Opin Clin Nutr Metab Care，2009,12：175－179.

5. Villet S，Chiolero RL，Bollmann MD et al. Negative impact of hypocaloric feeding and energy balance on clinical outcome in ICU patients. *Clin Nutr*，2005,24：502－509.

6. Faisy C，Lerolle N，Dachraoui F et al. Impact of energy deficit calculated by a predictive method on outcome in medical patients requiring prolonged acute mechanical ventilation. *Br J Nutr*，2009,101：1079－1087.

5.2　碳水化合物

YA Carpentier，*L Sobotka*，*P Soeters*

【学习目的】
- 学习在肠外肠内营养支持中应用的碳水化合物的种类。
- 熟悉肠外营养支持中葡萄糖的代谢作用。
- 掌握肠外营养支持中葡萄糖的推荐剂量。
- 熟悉葡萄糖过量的不良反应。

5.2.1　概述

传统观点认为能源物质主要是2种：葡萄糖(CHO)和脂肪(尤其是脂肪酸)。

这种看法忽视了其他营养素(如一些氨基酸和酮体)也可作为能源。不同的组织器官和不同情况时,能量底物的需要量变化很大。

其他碳水化合物和葡萄糖衍生物作为细胞的结构组成和细胞外基质(蛋白聚糖和葡萄糖胺)发挥重要作用,葡萄糖则代表了重要的能量来源。

5.2.2 营养支持中碳水化合物的代谢

机体大部分细胞都能利用葡萄糖,包括中枢和周围神经系统,红细胞以及修复组织的基质。静息状态下,大脑对葡萄糖的消耗是总能量消耗的一个重要组成部分(约为 TEE 的 20%)。

正常情况下,机体大部分组织以有氧代谢为主,在组织缺氧和需要快速增殖细胞的情况(创伤、感染、生长)下无氧代谢(糖酵解)增加。细胞增殖优先利用葡萄糖和谷氨酸盐但并不完全氧化。它们也利用脂肪酸或酮体供能。肠上皮细胞也是如此[1,2]。只有红细胞和管状细胞完全依赖于糖酵解产生 ATP。

依赖于葡萄糖作为能量物质通常因为

(1) 缺乏线粒体——血红细胞[3]。

(2) 某些器官处于缺氧状态——肾髓质[4],所有组织处于缺氧状态。

(3) 迅速的细胞增殖。

迅速增殖的细胞有以下特点:葡萄糖氧化代谢的低活性首先体现在癌细胞[5]。这被称作 Warburg 效应。这同样适用于其他迅速增殖的细胞,在静息状态下从葡萄糖完全氧化转变为糖酵解,在增殖状态下增加磷酸戊糖途径。脂肪酸也被用作供能,部分代谢为谷氨酸盐(产生天冬氨酸、氨基戊二酸、丙酮酸和 NH_3)。

进餐后或吸收后,脑部优先氧化葡萄糖产能。这是因为血脑屏障对于较大的白蛋白结合分子例如脂肪酸的渗透性很低。中枢神经系统依赖于葡萄糖产能,但长期禁食情况下可以利用酮体获得大于 50% 的能量。

1 mol 葡萄糖完全氧化生成水和二氧化碳,产生 36 mol ATP 和 2 mol 三磷酸鸟苷(GTP)。然而,糖酵解只产生 2 mol ATP 和 2 mol 乳酸。乳酸在糖酵解的逆向途径——糖异生(Cori 循环)中代谢成葡萄糖,这需要 6 mol ATP。因此 1 mol 葡萄糖完成整个 Cori 循环需要 4 mol ATP,ATP 由脂肪酸或酮体氧化产生。

葡萄糖也是磷酸戊糖途径的重要底物,磷酸戊糖途径提供重要的还原产物(NADPH)和核糖,以维持氧化还原状态(例如,还原型谷胱甘肽的再生成、脂肪酸过氧化等)和核酸的合成。因此葡萄糖不仅可以作为能量底物,也可以参与机体生长、细胞再生、免疫细胞增殖和其他合成过程,同抗氧化反应一样。

人体内葡萄糖的储存是有限的。它以糖原形式储存在肝脏和骨骼肌中。而只有肝糖原可以作为血糖的直接来源。当肝糖原储备耗竭时,机体必须利用肝脏的氨基酸(主要是丙氨酸)、丙三醇和乳酸,部分来源于肾脏(谷氨酰胺)通过糖异生合成葡萄糖。只有丙三醇和生糖氨基酸部分水解产生的氨基酸可以作为前体合成新的葡萄糖。Cori 循环不能提供新的葡萄糖。

空腹时,健康人肝脏葡萄糖的生成速率达到 $2.5 \sim 3$ mg/(kg·min),等同于 $3.6 \sim 4.3$ g/(kg·h)。这意味着一个 70 kg 的成人可以生成 $250 \sim 300$ g 的葡萄糖。在急性疾病状态下,生成速率会加快(见第 2.4 章节)。糖异生是一个耗能耗氧的代谢途径,以脂肪氧化或者脂肪生成酮体产生的 ATP 供能。

5.2.3　营养支持中的碳水化合物

营养支持中碳水化合物可以占总能量的 $50\% \sim 60\%$。虽然多聚糖、低聚糖(麦芽糖糊精)、蔗糖和葡萄糖都可用于肠内营养,但葡萄糖是目前唯一被用于肠外营养的碳水化合物。

肠内营养

肠内营养中使用的碳水化合物可分为以下几种。

(1) 单糖:葡萄糖、果糖。

(2) 双糖:蔗糖(食糖)、乳糖。

(3) 低聚糖:麦芽糖糊精。

(4) 多聚糖:淀粉。

单糖

肠内营养液中,因为单糖增加了营养液的渗透压,所以单糖(例如葡萄糖)仅占碳水化合物中很小一部分比例。在二磷酸果糖酶缺乏的患者中使用果糖可能引起肝功能衰竭,所以于肠内营养液中也不再使用果糖。

双糖

蔗糖是唯一被使用的双糖,主要在口服配方中作为甜味剂。由于部分人缺乏乳糖酶,所以肠内营养配方中不使用乳糖。

低聚糖

低聚糖(麦芽糖糊精)是肠内营养中主要的碳水化合物成分。低聚糖是由 $15 \sim 30$ 个葡萄糖单元以 $1-4\alpha$ 键连接组成的。高比例的低聚糖可以尽可能降低营养液的渗透压。它们也易于水解,因此耐受性较好。

多聚糖

多聚糖是日常膳食中最丰富的碳水化合物。然而,只有淀粉能在小肠中完全水解成葡萄糖并吸收(见第 2.2 章节)。因为淀粉黏性高,可能堵塞喂养管,所以它不用于标准肠内营养配方中。改良后的淀粉由于水解缓慢,有时被应用在糖尿病肠内营养配方中。其他的碳水化合物(例如纤维素、半纤维素、果胶和菊粉)在小肠内无法水解和吸收。但是一些膳食纤维能发酵,其发酵产物(短链脂肪酸、乙酸、丙酸盐和丁酸盐)可以在小肠末端和大肠被吸收。因此这些膳食纤维被添加在部分肠内营养配方中。

肠外营养

目前,葡萄糖是肠外营养混合液中唯一的碳水化合物来源。在过去,果糖和多元醇(山梨醇和木糖醇)曾被运用于肠外营养,这出于 2 个原因。首先,果糖、山梨醇和木糖醇被认为对糖尿病患者有益。其次,果糖和多元醇都不会与氨基酸中的氨基发生反应(Maillard 反应),这增加了混合液的稳定性。

现在,肠外营养液中不再添加果糖和多元醇了。最新的研究表明,多元醇、果糖与葡萄糖相比,在糖尿病患者的肠外营养支持中并无更多优势[8]。现代的混合输注系统和两腔、三腔袋都大大减少了生成葡萄糖氨基酸复合物的风险。大部分医院不对果糖和多元醇的血浓度进行检测。对部分患者而言,输注这些成分可能引起副作用。

(1) 乳酸酸中毒[9]。

(2) 增加尿酸的生成[10]。

(3) 二磷酸果糖酶缺乏的患者发生肝脏损伤[7]。

(4) 渗透性利尿和继发性脱水(特别是使用山梨醇)。

葡萄糖的价格还低廉,考虑到以上因素,葡萄糖成为目前肠外营养中唯一使用的碳水化合物。

5.2.4 肠外肠内营养中碳水化合物的用量

葡萄糖作为重要的碳水化合物,能为机体所有细胞代谢。然而葡萄糖的氧化作用是有限的,并且与能量消耗相关。婴儿和儿童体内葡萄糖的氧化速率高(见相关章节),体力活动和锻炼时也较高[11]。在静坐或卧床的成年患者体内,氧化速率依赖于能量消耗,其最大值为每分钟 4～5 mg/kg。因此静息状态或住院的成年患者,每日碳水化合物的摄入不应超过 7 g/kg。碳水化合物输注的速度取决于其各自的营养支持方案。

连续滴注过程中,葡萄糖输注不应超过最大氧化速率每分钟 4～5 mg/kg,相当于每分钟 0.25～0.3 g/kg。

间歇滴注过程中,葡萄糖剂量不应高于每分钟 8～10 mg/kg(每小时 0.5～0.6 g/kg),若以此剂量输注,输注剂量超过了氧化速率。此时,部分(一半)葡萄糖被氧化,其余的以糖原形式储存于肝脏和肌肉中,在没有肠外营养支持时则被氧化代谢。

在应激时葡萄糖的转换率显著提升(2～3 倍)。大部分葡萄糖有氧酵解生成乳酸,作为肝脏糖异生的底物。脂肪酸氧化提供能量生成葡萄糖。此时虽然给予高糖,但呼吸商仍相对较低。因此,葡萄糖的氧化率不以等比例增加,而葡萄糖通过不同途径再循环却大幅度增加(见第 2.14.3 章节)。

在应激状态下,外源性输注葡萄糖并不能有效地减少糖异生。另外,一些反调节激素(如儿茶酚胺、胰高糖素、皮质醇)损害了葡萄糖的摄取和氧化能力,从而导致高血糖、糖尿,最终导致高渗性昏迷。因此,血中儿茶酚胺浓度增高提示大量输注葡萄糖对机体可能也是一种额外的负担。

与脂肪酸相比,葡萄糖氧化产生的二氧化碳较多,即葡萄糖的呼吸商(RQ)比长链脂肪酸的呼吸商高:

$$RQ(呼吸商) = V_{CO_2}/V_{O_2}$$

V_{CO_2}——生成的 CO_2;

V_{O_2}——消耗的 O_2;

RQ 葡萄糖 $=1.0$;

RQ 长链脂肪酸 $=0.7$。

这些额外生成的二氧化碳要通过肺排出体外,会增加呼吸肌的做功,对于通气功能受损的患者会加重呼吸困难。

要强调的是,当葡萄糖摄入与氧化速度相当时,可以明显降低患者代谢改变的发生率和严重程度。因此,我们推荐危重患者葡萄糖的最大输注速率为每分钟 $3\sim4$ mg/kg。超过这个剂量,氧耗量增加,二氧化碳的生成也增加,特别是对于此类患者易发生呼吸功能不全。

摄入的葡萄糖的一部分并不会立即氧化供能,而会转换为脂肪酸,并以三酰甘油的形式储存(在肝脏或脂肪组织)。大量输注葡萄糖引起胰岛素释放可显著抑制体内储存脂肪的分解和脂肪酸的利用。然而,这会妨碍一些维持机体重要器官功能的必需或条件必需营养物质的利用(如必需脂肪酸、脂溶性维生素)。

【小结】

营养支持中,碳水化合物应为总能量需要量的 $50\%\sim60\%$。麦芽糖糊精是肠内营养中主要供能的碳水化合物,而葡萄糖是目前肠外营养中的唯一供能的碳水化合物。葡萄糖是重要的碳水化合物能源,能被机体大部分细胞利用。在应激情况下葡萄糖的转换率显著升高,葡萄糖的氧化率却不等比例增加。因此,大量输注葡萄糖会增加气体交换,而成为一种额外的负担。连续营养支持时,成年患者的葡萄糖的最大输注速率不应超过每分钟 $3\sim5$ mg/kg。

~~~~~~~~~~~~~~~~~~~~ 推荐阅读文献 ~~~~~~~~~~~~~~~~~~~~

1. Reeds PJ，Burrin DG，Stoll B，Jahoor F．Intestinal glutamate metabolism．*J Nutr*，2000，130(4S Suppl)：978S-82S．

2. Fleming SE，Zambell KL，Fitch Md．Glucose and glutamine provide similar proportions of energy to mucosal cells of rat small intestine．*Am J Phusiol*，1997,273：G968-G978．

3. Climent F，Roset F，Repiso A，Pérez de la Ossa P．Red cell glycolytic enzyme disorders caused by mutations：an update．*Cardiovasc Hematol Disorder Drug Targets*，2009,9：95-106．

4. Eckardt KU，Bernhardt WM，Weidemann A et al．Role of hypoxia in the pathogenesis of renal disease．*Kidney Int Suppl*，2005,(99)：S46-S51．

5. Pelicano H，Martin DS，Xu RH，Huang P．Glycolysis inhibition for anticancer treatment．*Oncogene*，2006,25：4633-4646．

6. Hasselbalch SG，Knudsen GM，Jakobsen J et al．Blood-brain barrier permeability of glucose and ketone bodies during short-term starvation in humans．*Am J Physiol*，1995,268：E1161-E1166．

7. Bouteldja N，Timson DJ．The biochemical basis of hereditary fruktose intolerance．*J Inherit Metab Dis*，2010,33：105-112．

8. Valero MA，León-Sanz M，Escobar I et al．Evaluation of nonglucose carbohydrates in parenteral nutrition for diabetic patients．Eur J Clin Nutr，2001,55：1111-1116．

9. Druml W，Kleinberger G，Lenz K et al．Fructose-induced hyperlactemia in hyperosmolar syndromes．*Klin Wochenschr*，1986,64：615-618．

10. Kogut MD，Roe TF，Ng W，Nonnel GN．Fructose-induced hyperuricemia：observations in normal children and in patients with hereditary fructose intolerance and galactosemia．*Pediatr Res*，1975,9：774-778．

11. Jentjens RL，Shaw C，Birtles T et al．Oxidation of combined ingestion of glucose and sucrose during exercise．*Metabolism*，2005,54：610-618．

5.3 脂　类

YA Carpentier，*L Sobotka*

【学习目的】

- 知道营养支持中脂肪的适宜摄入量。
- 了解脂肪在肠外以及肠内代谢的主要步骤。
- 熟悉静脉用不同脂肪乳剂的特点。
- 掌握肠外营养中脂肪乳剂的使用原则。

5.3.1 概述

脂类是重要的能量底物和机体主要的能源储备。而且,磷脂是血管、液泡和其他细胞器细胞膜的必需结构成分,与中枢周围神经系统密切相关。脂肪酸可以显著影响细胞功能,有一些还是分子(前列腺素、白细胞三烯和血栓素)合成的前体。胆固醇是固醇类激素合成的前体。因此,脂类可以局部、系统、广泛地调节新陈代谢——见第 5.8.3 和 5.8.4 章节。

脂类的氧化速率不仅取决于能量消耗,还取决于激素水平、临床状况以及是否有其他能量底物(尤其是葡萄糖)存在(见第 2.5 章节)。根据个体耐受和临床状况,脂类摄入量需达到能量需要量的 20%～40%。营养支持时脂类可以通过肠内和(或)肠外的方式给予。

5.3.2 肠内营养

肠内营养支持时,脂肪可以以三酰甘油(主要的脂类成分)和磷脂形式提供,磷脂主要提供一些长链脂肪酸。另外,还包括脂溶性维生素(维生素 A、D、E 和 K)和固醇类。

脂肪被小肠消化和吸收后,脂肪酸和胆固醇中绝大部分形成乳糜微粒,在小肠黏膜细胞积聚,再释放入淋巴系统,通过胸导管到达静脉循环中(见第 2.5 章节)。而中链脂肪酸例外,主要通过门静脉直接转运至肝脏。

大部分市售肠内营养产品中,脂类提供总能量的 30%～40%。在适用于呼吸衰竭患者的低碳水化合物产品中,脂肪所占的比例更高。最近,含油酸的能量密集型肠内营养补充剂也已经被用于营养不良的血透患者[1]和老年营养不良个体[2]。肠内营养产品中的脂肪酸组成是根据预期效果而加以调整的。提高免疫的配方中增加了 ω-3 脂肪酸含量(见第 6.1.3.2 章节)。含中链脂肪酸的肠内营养配方推荐用于消化不良和习惯性流产的患者,也适用于乳糜胸和乳糜腹的患者[3]。

5.3.3 肠外营养

静脉用脂肪乳剂主要是以小肠乳糜微粒为模型发展而成,其核心为三酰甘油和一些脂溶性维生素,表面则由磷脂、游离胆固醇和另一些脂溶性维生素组成[4,5]。然而,内源性和外源性的脂肪微粒之间存在着明显的不同。例如,外源性脂肪乳剂不含载脂蛋白(如载脂蛋白 B-48 和载脂蛋白 A-1)和酯化的胆固醇,而且外源性脂肪乳剂成分的组成与内源性三酰甘油和磷脂的组成(如游离脂肪酸模式)有很大不同。尽管如此,(外源性)脂肪乳剂微粒进入血管后,很快就会获得可交换的载脂蛋白(如载脂蛋白 C-Ⅰ、C-Ⅱ、C-Ⅲ、E 和 A-Ⅳ)。因此,外源性脂肪乳剂在血管内的代谢与乳糜微粒相似(见图5-1)。

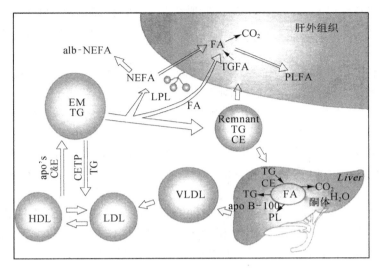

图5-1 脂肪乳剂微粒的代谢

在获得载脂蛋白后,脂肪乳剂代谢的主要步骤包括:

(1) 大多数肝外组织,由内皮细胞内的脂蛋白脂酶对三酰甘油进行水解;而释放出来的游离脂肪酸则立即被邻近组织吸收或进入循环系统补充机体的游离脂肪酸储备。此步骤使微粒变小以形成残余微粒。

(2) 在胆固醇酯转移蛋白(CETP)的介导下,中性脂肪(三酰甘油和胆固醇酯)在内源性低密度脂蛋白(LDL)及高密度脂蛋白(HDL)之间交换,此步骤形成富含胆固醇的残余微粒。

(3) 在载脂蛋白 E 等配体的帮助下,摄取残余微粒。

三酰甘油和磷脂的成分组成对以上3个步骤都有很大的影响。一般来说,无论是肝脏还是肝外组织中,对外源性残余颗粒的摄取均早于对乳糜微粒的摄取。与维生素和(超)长链脂肪酸的输送相比,肝外组织对这些微粒的摄取起更重要的作用。

脂肪乳剂微粒获得来自 HDL 的载脂蛋白(apo's)后,与肝外组织内皮细胞内的脂蛋白脂酶(LPL)结合。核心的三酰甘油(TG)大部分被水解,释放出脂肪酸(FA),脂肪酸立即被邻近组织吸收,或作为非酯化的脂肪酸(NEFA)进入循环系统与白蛋白(alb)结合。同时,在胆固醇酯转移蛋白(CETP)介导下发生中性脂肪交换,脂肪乳剂颗粒将 TG 转运至低密度脂蛋白(LDL)和高密度脂蛋白(HDL),同时接受胆固醇酯(CE)。富含 CE 和三酰甘油水解产物的残余微粒大部分被肝脏摄取,少量被一些肝外组织摄取。因此,细胞内的三酰甘油水解释放的脂肪酸可用于组成细胞膜磷脂(PL)。TG 和 CE 被肝脏摄取并刺激肝脏合成 apo-B100,apo-B100 进入循环中形成极低密度脂蛋白(VLDL),部分将在血管内代谢转化为 LDL。

美国和欧洲在静脉使用脂肪乳剂方面存在较多差异。在美国,由于早期应用脂肪乳剂时令人失望的经验和副作用(主要来自棉籽油),直到 1977 年,一直禁止在临床应用脂肪乳剂,这也可解释为什么早期肠内配方中脂肪含量较低。与此相反,Wretlind 发展的以大豆油为基础,以卵磷脂为乳化剂的脂肪乳剂,临床上耐受度很好。因此,脂肪乳剂在欧洲应用广泛,不但能预防必需脂肪酸缺乏,而且能提供能量(占输注能量的 30%~40%),甚至是应激伴有胰岛素抵抗的患者。

通过这种"混合系统"输注脂肪提供能量,可减少碳水化合物的摄入量,减少由于高糖输注引起的副作用发生率和严重性。不过,机体对碳水化合物和脂肪的清除能力存在个体差异,所以两者的摄入量(和输注速度)要根据个体决定。

虽然脂肪乳剂具有减少碳水化合物用量,联合供能的优点,但在输注脂肪乳剂时考虑到脂肪的组成,包括脂肪酸的类型(包括饱和脂肪酸、单不饱和脂肪酸、多不饱和脂肪酸以及 ω-6 脂肪酸和 ω-3 脂肪酸的比例[6])和抗氧化剂的含量(考虑到多不饱和脂肪酸对过氧化损害很敏感)。与一般人群的推荐量相比,由大豆油和(或)红花油组成的脂肪乳剂中不饱和脂肪酸(主要是 ω-6 脂肪酸)较多,而抗氧化剂如维生素 E 则较低。

由大豆油为基础的长链三酰甘油(LCT)和中链三酰甘油(MCT)混合脂肪乳在欧洲应用已经超过 20 年,现在还出现了一些其他配方的脂肪乳剂,如含橄榄油、鱼油,或含结构三酰甘油(即中长链脂肪酸位于同一个分子上[7~9],通常额外添加 α-生育酚)。新的配方不只是提供足够的热量,更重要的是有助于调节代谢和免疫反应,因其迅速地将 ω-3 脂肪酸由脂肪乳剂输送至细胞膜[10,11](见表 5-2)。

表 5-2　市售脂肪乳剂配方中脂肪酸的构成

		Intralipid	Medialipid (LCT/MCT)	Structolipid	Omegavenoes	Clinoleic	SMOF Lipid	Lipoplus
C8:0	辛酸	—	29.6	24.3	—	—	16.2	26.2
C10:0	癸酸	—	19.1	9.9	—	—	11.4	19.8
C12:0	月桂酸	—	0.3	0.2	0.7	—	—	—

续表

	Intralipid	Medialipid (LCT/MCT)	Structolipid	Omegavenos	Clinoleic	SMOF Lipid	Lipoplus
C14:0 豆蔻酸	0.1	0.1	0.1	5.5	0.1	1.0	1.0
C16:0 棕榈酸	11.0	6.5	7.6	10.4	13.5	9.1	6.1
C16:1 棕榈油酸	0.1	—	0.1	9.4	0.7	1.7	0.2
C18:0 硬脂酸	4.3	2.0	3.0	1.2	2.9	2.8	0.2
C18:1 油酸	22.5	1.3	15.7	8.5	59.5	27.7	11.4
C18:2 亚油酸	53.8	35.0	33.7	1.8	18.5	18.6	21.9
C18:3 ω-3 α-亚麻酸	6.9	5.8	4.2	1.2	2.0	2.4	2.9
C18:4 ω-3 十八碳炔酸	—	—	—	6.2	—	—	—
C20:4 花生四烯酸	0.1	—	0.1	1.6	0.2	0.5	0.4
C20:5 ω-3 二十碳五烯酸	—	—	—	23.7	—	2.4	3.3
C22:6 ω-3 二十二碳六烯酸	0.3	—	0.3	27.7	0.1	2.2	2.5

（以重量百分比表示）
Intralipid：大豆油
Medialipid：大豆油＋椰子油
Structolipid：大豆油＋椰子油
Omegavenos：鱼油
Clinileic：橄榄油＋大豆油
SMOF lipid：大豆油＋椰子油＋橄榄油＋鱼油
Lipopus：大豆油＋椰子油＋鱼油

【小结】

临床上，根据每个患者的耐受性，脂肪所提供的能量可占非蛋白供能的20%～40%。不推荐高三酰甘油血症（大于4～5 mmol/L 或 350～450 mg/dl）的患者使用脂肪乳剂，血三酰甘油轻度升高（2～3.5 mmol/L 或 190～260 mg/dl）的患者慎用。使用脂肪乳剂的最初几天，特别是应激患者，输注速度应尽可能慢，如输注含长链脂肪乳剂时速度应≤0.1 g/(kg·h)，而输注混合脂肪乳剂（含 MCT≤40%）时应低于 0.15 g/(kg·h)。在开始阶段应监测血浆三酰甘油水平，并根据测定值调整滴速。

将来的脂肪乳剂配方可能调整细胞膜的脂肪酸成分和提供重要的脂溶性维生素。

───────── 推荐阅读文献 ─────────

1. Ewers B，Riserus U，Marckkmann P. Effects of unsaturated fat dietary supplements on blood lipids，and on markers of malnutrition and inflammation in hemodialysis patients. *J*

Ren Nutr，2009，19：401 – 411.

2. Faxén-Irving G，Cederholm T. Energy dense oleic acid rich formula to newly admitted geriatric patients — Feasibility and effects on energy intake. *Clin Nutr*，2010，18.

3. Karagol BS，Zenciroglu A，Gokce S et al. Therapeutic management of neonatal chylous ascites：report of a case and review of the literature. *Acta Paediatr*，2010，99：1307 – 1310.

4. Dupont IE，Carpentier YA. Clinical use of lipid emulsions. *Curr Opin Clin Nutr Metab Care*，1999，2：139 – 145.

5. Carpentier YA，Simoens C，Siderova V et al. Recent developments in lipid emulsions：relevance to intentive care. *Nutrition*，1997，13(9 suppl)：735 – 785.

6. Calder PC. Rationale and use of ω – 3 fatty acids in artificial nutrition. *Proc Nutr Soc*，2010，69：565 – 573.

7. Druscoll DF，Bistrian BR，Demmelmair H，Koletzko B. Pharmaceutical and clinical aspects of parenteral lipid emulsions in neonatology. *Clin Nutr*，2008，27：497 – 503.

8. Calder PC，Jensen GL，Koletzko BV et al. Lipid emulsions in parenteral nutrition of intensive care patients：current thinking and future directions. *Intensive Care Med*，2010，36：735 – 749.

9. Huschak G，Zur Nieden K，Hoell T et al. Olive oil based nutrition in multiple trauma patients：a pilot study. *Intensive Care Med*，2005，31：1202 – 1208.

10. Carpentier YA，Hacquebard M，Portois L et al. Rapid cellular enrichment of eicosapentaenoate after a single intravenous injection of a novel medium-chain triacylglycerol：fish-oil emulsion in humans. *Am J Clin Nutr*，2010，91：875 – 882.

11. Wirtitsch M，Wessner B，Spittler A et al. Effect of different lipid emulsions on the immunological function in humans：a systematic review with meta-analysis. *Clin Nutr*，2007，26：302 – 313.

5.4　蛋白质和氨基酸

P Fürst，NEP Deutz，Y Boirie，E Roth，PB Soeters

【学习目的】
- 掌握营养支持时蛋白质和氨基酸的需要量。
- 熟悉必需和非必需氨基酸的区别。
- 熟悉某些氨基酸的特殊作用。
- 列举蛋白质的一些重要功能。

蛋白质的名称最初源于希腊语 πρωτειον "proteno"，意为"最好的"，"最有价值的"。早在 1838 年，Mulder 发现并定义蛋白质为一类物质后，人们发现蛋白质与生命的所有形式有关。哲学家 Engels 将生命定义为"蛋白质的生存形态"。蛋白质非常重要，事实上机体的每一个细胞都含有大量蛋白质，这些蛋白质在不断地被消耗和更新[1]。

5.4.1 蛋白质、氨基酸的需要量

膳食中最低的蛋白质需要量定为每千克体重 0.45 g。在严重肥胖人群中，这个数字过高了，建议以去脂体重或者理想体重计算需要量。1985 年，由 FAO、WHO 和 UNO 联合提出以优质蛋白质（必须氨基酸含量高）和充足的能量供应为先决条件的蛋白质安全摄入量的报告[2]。

对于年轻人可推算出每日平均蛋白质需要量为每千克体重 0.75～0.8 g。婴儿生后第 1 个月蛋白质需要量估计为每日 2.4 g/kg，6 个月后降低到每日 1.85 g/kg。1 岁以后，蛋白质的需要量则较难确定，但似乎由 1～2 岁时的 1.2 g/kg 逐渐下降到成人期的 0.75～0.8 g/kg。目前，较多基于双相线性回归的计算提示这需要量有所提高，达到 0.9～1.0 g/kg。选择氮平衡来评定蛋白质需要量的方法——氨基酸氧化示踪技术已经提出[3]。这方法显示成人每日需要量为 0.93～1.25 g/kg。与未怀孕妇女相比，妊娠期妇女每日平均需额外补充 6 g 蛋白质。哺乳早期妇女每日饮食中应增加 17.5 g 蛋白质。在疾病及恢复期，每日应摄入蛋白质 1.5 g/kg，老年人摄入蛋白质 1～1.5 g/kg 同样也被证明是有益的[4]。

以每千克体重表示摄入量，随着婴儿年龄的增加，其蛋白质和氨基酸的需要量明显降低。然而，其中必需氨基酸的下降程度比总蛋白更明显。因此，所需总蛋白中必需氨基酸的比例由婴儿期的 43% 降低到儿童期的 36%，到成年期为 19%～20%。由此来看，即使将含有丰富必需氨基酸和非必需氨基酸或胺盐的鸡蛋和其他优质蛋白质稀释后，仍然能维持氮平衡。

然而，维持功能状态（例如骨骼肌减少症）是营养支持的首要目的。起初，推荐量为每日最少摄入 0.7 g/kg[5]。最近研究表明实际需要量更高[6]。为达到阻力训练的最佳效果，建议每日摄入蛋白质 1.6 g/kg 或摄入足量优质蛋白质作为补充剂。

5.4.2 疾病时蛋白质、氨基酸的需要量

疾病状态下，要确定蛋白质的需要量有以下 2 个难点。

（1）各种疾病不同程度地影响蛋白质的需要量。

（2）疾病的严重程度不同。

在这些情况下（高热、骨折、烫伤和手术创伤），机体在急性期丢失大量蛋白质，

这应该在康复期进行修复。因此,急性期的营养需要量同康复期有所不同。

急性期机体蛋白质的丢失是相当可观的,但是关于摄入高蛋白的可行性有不同意见。然而疾病恢复期要补充急性病期丢失的蛋白质,这一点是达成共识的。这主要反映在:类似于处于快速生长期的儿童,推荐蛋白质消耗的患者进食富含必需氨基酸的饮食。

过去,在一些疾病中推荐控制蛋白质的摄入量。如急性肝功能衰竭时为避免肝性脑病,急性肾功能衰竭时为避免尿毒症,应限制蛋白质的摄入量,因为肝脏和肾脏对含氮的终产物的排泄能力是有限的。现在这些观点已经改变。无法耐受游离蛋白的肝脏疾病患者非常少。限制蛋白质加速这些患者体内蛋白质的流失;目前推荐蛋白质的正常摄入量并发现少食多餐是有益的(见第8.6章节)[9]。

推荐慢性肾功能不全者在未透析阶段限制蛋白质以减少血浆尿素和有毒有机产物[10]。但是在这些患者血透时,限制蛋白质会加快营养不良的发生(对那些有营养不良倾向的人)。与其限制蛋白质,还不如频繁规律地透析(见第8.7章节)[11]。过去曾试图使用必需氨基酸制剂或无氮必需氨基酸类(酮类似物)来补充一些食源性氨基酸。且不说其生理效应,临床上并未发现获益。

5.4.3 来源和化学性质

动物蛋白从形态学上可分成两种:纤维蛋白和球蛋白。纤维蛋白保护和支持组织。如头发中的角蛋白、结缔组织中的胶原蛋白、血凝块中的纤维蛋白、肌肉中的肌球蛋白。

球蛋白主要存在组织液中,如牛奶中的酪蛋白、鸡蛋蛋白中的白蛋白、血浆白蛋白和球蛋白。

植物蛋白不像动物蛋白那样容易分类,广义来说,大部分是谷蛋白和醇溶谷蛋白。谷蛋白包括小麦中的麦谷蛋白、大麦中的大麦醇谷蛋白和米中的米谷蛋白。而典型的醇溶谷蛋白则包括小麦中的麦醇溶谷蛋白和玉米中的玉米醇溶谷蛋白。

5.4.4 蛋白质生物学质量评价

食源性蛋白质的营养价值是含有可以满足生长发育和日常需求的氨基酸和含氮物质。但是需求的种类和剂量一直有争议。蛋白质的营养价值实际上有很大差别。必须考虑到必需氨基酸的含量和消化率。

蛋白质消化率校正后氨基酸评分(PDCAAS)

在用不同方法测试食源性蛋白质质量的基础上,目前PDCAAS涉及两种参数(必需氨基酸含量与参考氨基酸模式)与氨基酸需求的关系(FAO/WHO,1990)[6]。但是在病理情况中(如内脏蛋白代谢的炎症和改变)很难明确蛋白质和氨基酸的需求,所以用此评分评估蛋白质营养价值也许不合适。

餐后蛋白质利用率(NPPU)

在通过氮平衡评估氮残留量的基础上明确了膳食中含有的蛋白质质量较差时,由于对必需氨基酸的低效利用导致氮丢失增加。目前蛋白质的消化率和短期保留的方法很热门,但是只有很少的蛋白质残余值可以用于人类。

NPPU 是一种参数,是用理想消化率加上在尿液和体内以尿素形式残留的食源性氮计算出的。通过这一途径得到的数据显示出蛋白质营养价值间的显著差异。当计算氨基酸评分时也应考虑到这些差异。

根据目前使用的方法,PDCAAS 对于评估氨基酸组成和食源性蛋白质消化率很有价值。此外在人体内的代谢也应明确。目前已在测试牛奶、大豆、小麦中蛋白质的 NPPU,以此评估它们在膳食中是否为优质蛋白质。

但是餐后的蛋白质急性沉积很严重,应用它来确定体内组织中的食源性蛋白质沉积。用稳定的同位素检测的新方法指出其他因素如食源性蛋白质吸收的速度(慢/快蛋白质);食物中蛋白质的分配(蛋白质模式);每餐包含的能量、必需电解质、微量元素和维生素;每餐的数量和频率是影响体内蛋白质餐后沉积的额外因素[12~14]。因此,不仅蛋白质自身的质量,食源性蛋白质消化和代谢的方式和速度也是决定食源性蛋白质质量的重要因素。

5.4.5 氨基酸:蛋白质的结构单位

蛋白质是由相对分子质量为 1 000~1 000 000 的大分子物质组成。它们可以通过水解分解为简单结构:氨基酸。氨基酸的共同特征是具有一个酸性的羧基($COOH$)和一个碱性的氨基(NH_2),共同连到一个碳原子上,而分子其余部分随氨基酸的不同而不同。自然界中有 20 种氨基酸。蛋白质分子中氨基酸以肽键互相连接,即一个氨基酸的氨基和另一个氨基酸的羧基相连,并脱去一分子水。由肽链连接的两个氨基酸构成肽链的一部分。任何一种氨基酸可出现在肽链的不同位置且数量也可不同。任何种类的动物都有特定的蛋白质。蛋白质中的氨基酸序列决定了种族的特殊免疫原性和唯一性[15]。

必需氨基酸

无论理论上如何定义,一个必需氨基酸的作用最终是在临床和营养功效上判定的。

根据 W. Rose[16]的经典理论,成年人即使以 8 种纯氨基酸作为唯一的氮源,也能够维持氮平衡。这些氨基酸被称为"必需氨基酸",并且成年人无法体内合成它们。另外,在一些特定环境中某些氨基酸也是必需的(见表 5-3)。

表 5-3 必需和条件必需氨基酸

必需氨基酸	
异亮氨酸	
亮氨酸	
赖氨酸	
蛋氨酸	
苯丙氨酸	
苏氨酸	
色氨酸	
缬氨酸	
特殊情况下必需的氨基酸(条件必需氨基酸)	
组氨酸	儿童生长发育
酪氨酸	早产儿和足月儿 慢性肾功能衰竭患者(在肾脏中苯丙氨酸羟化被部分抑制)
半胱氨酸	早产儿和足月儿,肝病患者(反式硫化能力减弱)
谷氨酰胺	感染、炎症、代谢应激和营养不良(补充谷氨酰胺可以降低发病率和死亡率)
牛磺酸	代谢应激和尿毒症期的有效抗氧化剂

氨基酸制剂

晶状氨基酸制剂一般都用于肠外静脉营养。这些制剂包括所有的必需氨基酸,但没有足够量的条件必需氨基酸。这是因为在肠外营养支持中采用一些氨基酸的原形是有一定难度的。

半胱氨酸可被迅速氧化产生二聚体胱氨酸,其溶解度低(0.1 g/L)。酸性环境可导致硫基和 H_2S 生成减少。同样由于酪氨酸在水中的溶解度较低(0.3 g/L),因此,在临床应用中很难达到它们的需要量。谷氨酰胺在水溶液和长时间保存时不稳定,并且溶解度很低(约 3 g/L,20℃)。细胞内外牛磺酸含量之比很高(250:1),但牛磺酸不能在所有溶液中保存。

临床营养中的肽

将来会出现富含半胱氨酸、络氨酸、谷氨酰胺的合成肽。不同氨基酸根据其新的功能特点可被描述为"条件必需营养素"、"功能性营养素"和"必需营养素"[17]。

最后,"个体化营养"会越来越重要。个别的营养物质还可作为器官或组织的特殊营养素。药理营养学的概念已经在临床创伤、免疫抑制和(或)营养不良的患者的饮食治疗中开始发挥作用——见第8章。

【小结】

蛋白质是生活和生长发育中必不可少的。氨基酸不只是构成蛋白质的原料，而且还是合成一些重要的生物和生理化合物的前体。一个正常体重的健康年轻人，对于蛋白质/氨基酸的需求量可以达到 0.75 g/(kg·d)。这是假定他摄入完全的氨基酸溶液或优质蛋白质以及充足的热量，包括电解质、矿物质和维生素。每天的膳食中应均衡含有这些营养元素。在疾病急性期及恢复期，摄入 1.5 g/(kg·d)（正常人体组成）的蛋白质是合适的，这个量在老年人同样被证明是有益的。

~~~~~~~~~~~~ 推荐阅读文献 ~~~~~~~~~~~~

1. Waterlow JC. Whole-body protein turnover in humans-past, present, and future. *Annu Rev Nutr*, 1995, 15: 57 - 92.

2. Energy and protein requirements. Report of a joint FAO/WHO/UNU Expert Consultation. *World Health Organ Tech Rep Ser*, 1985, 724: 1 - 206.

3. Elango R, Humayun MA, Ball RO, Pencharz PB. Evidence that protein requirements have been significantly underestimated. *Current Opinion in Clinical Nutrition & Metabolic Care*, 2010, 13: 52 - 57.

4. Ishibashi N, Plank LD, Sando K, Hill GL. Optimal protein requirements during the first 2 week after the onset of critical illness. *Crit Care Med*, 1988, 26: 1529 - 1535.

5. Millward DJ, Fereday A, Gibson N, Pacy PJ. Aging, protein requirements, and protein turnover. *Am J Clin Nutr*, 1997, 66: 774 - 786.

6. Young VR. Amion acid and proteins in relation to the nutrition of elderly people. *Age Ageing*, 1990, 19: S10 - S24.

7. Evans WJ. Protein Nutrition, Exercise and Aging. *J Am Coll Nutr*, 2004, 23 (Suppl 6): 601S - 609S.

8. Poehlman ET, Dvorak RV, DeNino WF et al. Effects of Resistance Training and Endurance Training on Insulin Sensitivity in Nonobese, Young Women: A Controlled Randomized Trial. *J Clin Endocrinol Metab*, 2000, 85: 2463 - 2468.

9. Plauth M, Eduard C, Bernard C et al. ESPEN Guidelines on Parenteral Nutrition: *Hepatology*. *Clinical nutrition* (Edinburgh, Scotland), 2009, 28: 436 - 444.

10. Mitch WE. Beneficial responses to modified diets in treating patients with chronic kidney disease. *Kidney Int Suppl*, 2005, 94: S133 - S135.

11. Stratton RJ, Bircher G, Fouque D et al. Multinutrient oral supplements and tube feeding in maintenane dialysis: a systematic review and meta-analysis. *Am J Kidney Dis*, 2005, 46: 387 - 405.

12. Boirie Y, Dangin M, Gachon P et al. Slow and fat dietary proteins differently modulate

postprandial protein accretion. *Proc Natl Acad Sci USA*，1997，94：14930－14935.

13. Boirie Y，Gachon P，Beaufrere B. Splanchnic and whole-body leucine kinetics in young and elderly men. *Am J Clin Nutr*，1997，65：489－495.

14. Soeters PB，de Jong CH，Deutz NE. The protein sparing function of the gut and the quality of food protein. *Clin Nutr*，2001，20：97－99.

15. Matthews D，editor. Proteins and Amino Acids. 9th ed. Philadelphia：Lipincott，Williams and Willkins，1999.

16. Rose WC. The nutritive significance of the amino acid and certain related compounds. *Science*，1937，86：298－300.

17. Furst P. Old and new substrates in clinical nutrition. *J Nutr*，1998，128：789－796.

18. Wu G. Amino acids：metabolism，functions，and nutrition. *Amino Acids*，2009，37：1－17.

5.5　营养支持中的水、电解质

L Sobotka，*SP Allison*，*Z Stanga*，*DN Lobo*

【学习目的】
- 熟悉营养支持时患者对水电解质的需要量。
- 熟悉市售肠内肠外制剂中电解质含量。
- 了解营养支持过程中水和电解质需要量的变化。

5.5.1　概述

水、电解质的摄入是正常自然饮食和营养支持时不可缺少的部分[1~3]。合理计算水、电解质需要量和宏量、微量营养素一样重要。尽管静脉补液是住院患者最常用的治疗，但液体平衡常不能维持，从而产生负面作用[4~6]。如果没有考虑液体平衡及其危险性，肠外营养很容易输注过多的液体。只要多或少2升盐水就会引起患者生理性和功能性障碍[3]。过多补液可导致GI功能恢复延迟及术后并发症增多[3,7]。

5.5.2　监测

（1）每日体重监测是唯一可以监测体内水平衡的合理方法。对测量值的正确理解应考虑到细胞内外的液体交换，比如肠梗阻时会发生肠腔内液体聚积，或是血管与间质间的液体交换。

（2）液体出入量表给出了很重要的信息如尿量、胃肠道液体丢失的改变等,但由于测量和记录方面常常存在误差,而且很少考虑到不显性失水,这样累计起来,液体出入量计算时常存在很大误差。然而加上每日体重监测,液体平衡量表还是可以提供一些重要信息的。

（3）血浆生化。根据尿素、肌酐、钠、钾、镁、钙、磷值和其他数据的变化,就可以合理调整液体量及电解质浓度。

（4）每日检查患者是否存在脱水、水肿及肠梗阻。

在营养支持中运用以上方法能够成功管理水电解质平衡。

5.5.3　正常需要量

表5-4显示了持续营养支持时每日电解质正常需要量[8,9]。

表 5-4　EN 或 TPN 中每日电解质摄入量

电　解　质	标准 PN(mmol)	标准 EN(mmol)
钠	80～100	80～100
钾	60～150	60～150
镁	8～12	10～18
磷	15～30	20～40
钙	2.5～5	25～50

5.5.4　特殊情况时需要量

水和电解质需要量应根据临床情况进行调整,如过度胃肠道丢失时应增加,肾衰竭或原先存在过高时应减少。

水和钠摄入在以下情况时需要量增加

1）过量液体丢失

（1）胃肠道瘘。

（2）胃肠减压丢失水和电解质。

（3）严重腹泻。

（4）中毒性巨结肠。

（5）肠梗阻肠腔积液。

（6）短肠。

（7）发热或处于高温环境中时皮肤丢失增加。

（8）严重烧伤。

2）肾脏丢失增加

多尿型肾衰竭(肾小管损害)。

3) 液体或钠转移到细胞外或细胞间隙

(1) 急性重症胰腺炎。

(2) 严重的创伤和感染。

(3) 肠腔内液体聚积。

水和钠在以下情况时摄入量减少

(1) 少尿型肾衰竭。

(2) 心衰。

(3) 创伤急性期后的水肿。

以下情况需考虑到钾、镁、磷缺乏

(1) 创伤、感染、严重损伤后的恢复期。

(2) 严重营养不良伴有再喂养综合征风险(见第7.3章节)。

(3) 细胞外液严重丢失(胃肠道、烧伤)。

(4) 利尿剂治疗时。

以下情况时血浆钾、磷浓度升高

(1) 少尿型肾衰竭。

(2) 急性分解代谢状态(如创伤、感染)特别是合并肾衰竭时。

可以通过口服、经胃肠道管饲、静脉或皮下注射给予水和电解质。

5.5.5 口服补液配方

口服补液配方是特别为腹泻病设计的。其理论基础是空肠上皮细胞存在一种钠和碳水化合物的共同转运体,那么摄入的液体中碳水化合物或钠浓度>90 mmol/L可促进钠和水的净吸收。口服补液配方可以用于脱水患者或短肠综合征患者的补液(见表5-5)。

表5-5 口服补液配方

配 方	Na$^+$ (mmol/L)	K$^+$ (mmol/L)	Cl$^-$ (mmol/L)	枸橼酸盐/碳酸氢盐 (mmol/L)	葡萄糖* (mmol/L)
轻-中度腹泻	35~60	13~25	50	10~20	100~200
严重腹泻	90	20	80	10	111

＊葡萄糖可用蔗糖、麦芽糖或米水代替

5.5.6 肠内营养

大多数肠内营养制剂中矿物质、电解质及微量营养素浓度设计的基础是,假设每日摄入约 2 000 ml 这种肠内营养配方可以满足每日营养素需要量。如果只能达到需要量的 50% 或更少,电解质、矿物质或微量元素的摄入量就相应减少因而不足,这种情况是常见的。肠道对于矿物质(特别是钙、磷、镁)的吸收本来就常常不足。因此已存在电解质缺乏的患者(如创伤、感染或以前存在的营养不良导致的电解质消耗)通过肠内途径来补足电解质是很难的。同样情况可见于经尿量丢失增加、瘘或造瘘口引流量较多的个体。在这种情况下需通过肠道、静脉或皮下给予额外的液体或电解质。

电解质可加入肠内制剂中,但应监测其相容性以避免肠内营养管堵塞。电解质严重缺乏时,静脉或皮下给予更好。

5.5.7 皮下补液

经皮下套管注入晶体液进入上肢或下肢皮下组织中是一项古老的技术,并证实特别适用于老年或衰弱患者的治疗[10]。患者或看护也很容易学会在家里使用这项技术。在宏量营养素摄入充足的老年患者,伴有胃肠道或其他疾病引起的额外水和电解质丢失,如口服摄入和肠内吸收不足,我们曾使用多达 1 L 的 0.9% 生理盐水和/或 5% 葡萄糖 500 ml/d(含硫酸镁 2~4 mmol/L),来补充和维持水盐和镁平衡,KCL 也可经此途径给予,浓度可达 20 mmol/L。

5.5.8 肠外营养补液

静脉营养给予液体和电解质[11]时,可以使用很多不同配方,其中一些见表5-6。

表 5-6　静脉用电解质溶液

配　方	渗透压 (mmol/L)	钠 (mmol/L)	钾 (mmol/L)	氯 (mmol/L)	钙 (mmol/L)	镁 (mmol/L)	碳酸盐 (mmol/L)	葡萄糖 (mmol/L)
血浆	280~300	135~145	3.5~5.3	95~105	2.2~2.6	0.7~1.2	24~32	3.5~5.5
生理盐水: 0.9% NaCl	308	154		154				
生理盐水: 0.45% NaCl	154	77		77				
林格氏液	273	130	4	109	1.5		28(乳酸)	
Hartmann 液	275	131	5	111	2		29(乳酸)	
勃脉力替代品	295	140	5	98		1.5	27(醋酸盐) 28(葡萄糖)	
含 5% 葡萄糖勃脉力	402	40	16	40	2.5	1.5	12(醋酸盐) 12(乳酸)	278
含 0.18% 生理盐水的 4% 葡萄糖	282	30		30				222
5% 葡萄糖	278							278

【小结】

水和电解质是营养支持必不可少的部分。维持营养支持中正常的电解质需要量应根据临床变化进行调整。医生对病理生理知识的了解和临床经验对于安全有效地提供水、电解质也是必需的。

──── 推荐阅读文献 ────

1. Allison SP. Dehydration. //Macrae R，Robinson RK，Sadler MJ. *Encyclopaedia of Food Science* . Food Technology and Nutrition. Academic Press，London，1993.

2. Allison SP. Nutrition in Medicine，A Physician's View. Brussels：Institute Danone，1996.

3. Lobo DN. Fluid，electrolytes and nutrition：physiological and clinical aspects. *Proc Nutr Soc* ，2004,63：453－466.

4. Lobo DN，Dube MG，Neal KR et al. Problems with solutions：drowning in the brine of an inadequate knowledge base. *Clin Nutr* ，2001,10：125－130.

5. Walsh SR，Walsh CJ. Intravenous fluid-associated morbidity in post-operative patients. *Ann R Coll Surg Engl* ，2005,87：126－130.

6. Awad S，Allison SP，Lobo DN. The history of 0.9% saline. *Clin Nutr* ，2008,27：179－188.

7. Starker PM，Lasala PA，Forse RA et al. Response to total parenteral nutrition in the extremely malnourished patient. *JPEN* ，1985,9：300－302.

8. Lentner C（editor）. Geigy Scientific Tables. Vol. 1. *Units of Measurement* ，*Body Fluids* ，*Composition of Body* ，Nutrition，8th ed. Basle：Ciba-Geigy Ltd. ，1981.

9. Rose BD，Post TW. *Clinical Physiology of Acid-base and Electrolyte Disorders* . New York：McGraw Hill，2001.

10. Martinez-Riquelme A，Rawlings J，Morley S et al. Self-administered subcutaneous fluid infusion at home in the management of fluid depletion and hypomagnesaemia in gastro-intestinal disease. *Clin Nutr* ，2005,24：158－163.

11. Powell-Tuck J，Gosling P，Lobo DN et al. British consensus guidelines on intravenous fluid therapy for adult surgical patients. GIFTASUP. 2008. Available from http：//www. bapen. org. uk/pdfs/bapen_pubs/giftasup. pdf.

5.6 肠内肠外营养中的微量元素和维生素

A Shenkin

【学习目的】

● 掌握营养支持时患者所需要的微量营养素。

● 理解接受营养支持时患者的微量元素需要量增加的原因。

5.6.1 微量营养素和微量元素

给予足量微量营养素和维生素是肠内和肠外营养支持中不可缺少的一部分。在营养支持开始时患者的状况是未知的，要有效地利用蛋白质和能量需要足量的微量营养素作基础，所以在营养支持一开始就要提供微量元素和维生素。

5.6.1.1 有缺乏风险的患者

当患者接受营养支持时，他/她可能已存在一个或多个必需营养素的缺乏，而缺乏程度取决于以下一些因素。

（1）患者入院时的营养状况。已经存在的疾病可能会引起一段时间厌食或营养素消化、吸收不良。

（2）住院时因手术或其他治疗导致的营养摄入不足的持续时间和程度。

（3）通过小肠瘘/胃肠减压（富含锌）、胆汁（富含铜）、烧伤渗出液（富含锌/铜/硒）或透析液（富含水溶性维生素）引起的丢失增加。

（4）一些患者每日需要量增加，部分是补偿增加的丢失量，部分是满足代谢需要。尤其对于经历分解代谢期后进入合成代谢期的患者或开始正常生长发育的儿童尤为重要。

明确潜在的微量营养素缺乏是对每个患者所作的营养评价的一部分，因为一些情况如酗酒、腹部疾病、炎症性肠道疾病等容易发生微量营养素的缺乏。学生们应该在内外科实践中熟悉这些常见关联，并警惕微量营养素缺乏的发生。

5.6.1.2 临床缺乏综合征和亚临床缺乏状态

传统的营养缺乏通常引起具有典型症状的复杂综合征。这些症状现在已能特征性地明确到每一个维生素和微量元素[1]。这些症状也是各必需微量营养素最初被辨别的基础。现在已经能够了解它们严重缺乏的后果，所以必须及时补充来阻止临床缺乏症状的进一步发展（见第 2.8、2.9 章节）。

此外，当患者逐步出现微量营养素严重缺乏的临床表现，他/她会经历一系列生化或生理改变。亚临床的营养状况对机体代谢和生理功能的影响目前还不十分明确，但有一种假说认为机体代谢功能受到损害导致不良影响。同样，特殊或局部组织的缺乏也会引起病理改变。这些情况可定义为亚临床缺乏状态。各种微量营养素的亚临床缺乏发生时间不同,主要取决于其性质和在组织或机体的储存量。图5-2清楚地描写了微量营养素摄入不足引起的后果。

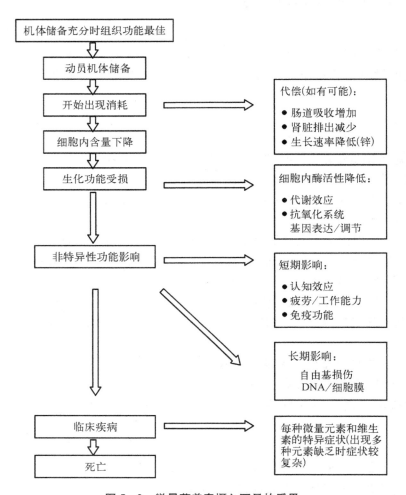

图5-2 微量营养素摄入不足的后果

亚临床缺乏状态可以是绝对的也可以是相对的。摄入量低于正常健康人的需要量会导致亚临床缺乏,或典型的临床缺乏状态。不过一些患者由于疾病引起需要量明显增加,因此正常情况下认为足够的摄入量可能会引起相对不足,并导致亚临床缺乏状态。大部分PN中和肠内食物含有的维生素和微量元素的推荐补充量已包括由于疾病而增加的量。

5.6.1.3　微量营养素的最佳供给量

定义微量营养素的最佳摄入量较为困难。比较合理的方法是以正常人的需要量、患者的营养状态和疾病程度为基础对每个患者的需要量进行评估[2]。这个通过膳食和静脉添加(商业制剂)达到的供给量在大多数情况下可阻止微量营养素缺乏的发展。但是,能够维持最佳组织功能的微量营养素的供给量目前尚未确定。在设法制订最佳供给量时要考虑机体的自由基清除系统和免疫系统。

高代谢的重病患者大多数的微量营养素需求量都会增加[3]。有证据表明提供严重烧伤患者大剂量的锌、铜、硒可以弥补皮肤损失促进伤口愈合,减少感染[4,5]。同时也有证据表明对重症监护室的危重患者提供大剂量硒有潜在的获益[6],但另一些研究却未发现有获益。我们期待在未来几年可以通过设计严密的临床试验来弄清增加微量营养素摄入能降低自由基的生化作用和减少严重疾病的并发症的发生率和预后。很多与自由基有关的疾病都是慢性的恶化过程,如动脉粥样硬化和肿瘤。依赖终身 PN 的患者数量的增加使长期供给足够的微量营养素成为营养治疗的重要部分。

5.6.1.4　欧盟法律与肠内营养(EN)

欧盟已经发布了关于特殊医疗用途食品(FSMPs)的指南[7]。指南涉及了微量元素和维生素方面,很多情况下,对于一个个体予以最低 2 000 kcal 的能量摄入已经超过了正常人群的推荐摄入量。考虑到大多数接受肠内营养支持的患者能量需要增加的情况,该指南对 FSMPs 的定义为:

(1) 营养完全的标准配方:可以作为营养的唯一来源,必须依照微量营养素组成指南应用(见表 5-7 和表 5-9)。

表 5-7　肠外和肠内营养中的微量元素

		静脉营养支持		肠内营养支持		
	单位	Additrace¹	Decan²	EC 标准 最小	最大	摄入 1 500 kcal 时的估计量³
锌	mg	6.5	10.0	10	30	15~23
	μmol	100	153	153	459	230~353
铜	mg	1.3	0.48	1.2	10	2~3
	μmol	20	7.6	19	157	31~46
铁	mg	1.2	1.0	10	40	20~30
	μmol	20	17.9	179	714	358~537
镁	mg	0.3	0.2	1	10	3~6
	μmol	5	3.6	18	180	54~108

	单位	静脉营养支持		肠内营养支持		
		Additrace[1]	Decan[2]	EC 标准 最小	最大	摄入 1 500 kcal 时的估计量[3]
硒	μg	30	70	50	200	70~112
	μmol	0.4	0.89	0.63	2.5	0.89~1.4
铬	μg	10	15	25	300	100~150
	μmol	0.2	0.29	0.48	5.8	1.9~2.8
钼	μg	19	25	70	360	150~225
	μmol	0.2	0.26	0.73	3.75	1.6~2.4
碘	μg	131	1.5	130	700	150~300
	μmol	1	0.012	1	5.3	1.2~2.4
氟	mg	0.95	1.45	0	4	0~3
	μmol	50	76	0	210	0~156

1 费森尤斯卡比公司
2 百特医疗保健公司
3 多种市售标准配方

（2）营养完全的特殊疾病配方：也可以作为唯一营养来源。

（3）营养不完全的配方：不适合作为唯一营养来源。

选择合理的管饲配方常常需要富有经验的营养师协助。虽然微量营养素用量必须在规定的范围内，但是这个范围是很广的，而且是根据 2 000 kcal 能量摄入制定的，通常很难通过肠内营养达到。不同商业制剂微量营养素含量差别很大；临床上更能广泛达到的能量摄入是 1 500 kcal。欧洲现在能达到的摄入量中所含微量营养素的范围显示在表 5-7 和表 5-9 中。

5.6.2 肠外和肠内营养中的微量元素

一些对全静脉营养(TPN)患者所做的研究显示，许多微量元素在营养支持中是必需的，尤其是那些长期接受静脉营养的患者。

必需微量元素的主要特点之一就是，如果饮食中不摄入或摄入不足会影响组织再生或生化功能。通过供给微量元素是可以逆转这种情况的。可以确信无疑的是 TPN 时应补充锌、铜、硒、铁、钼、铬。另外，碘和镁被证明对于生化功能非常重要，氟对骨骼和牙齿有营养作用。除了供应足量的维生素 B_{12}，钴也是必需的。

表 5-7 列出了肠外和肠内营养支持时微量元素的推荐摄入量。由于肠道吸收的效率原因，造成经静脉和经胃肠道途径摄入量有明显的差别。尽管表 5-7 中商业制剂所含剂量已被广泛接受，今后可能会根据镁、铜、硒和钼的新数据进行配

方的修改。

肠内营养中微量元素的生物利用度

微量营养素的生物利用度是指其在体内被利用的效率。它取决于肠道的吸收和组织的利用,肠道是最为重要的因素,其主要取决于:

(1) 膳食组成:如营养素的化学形式(亚铁血红素中的铁,硒蛋氨酸中的硒);是否存在拮抗作用的配体(如磷酸肌醇、纤维)和相互竞争作用(如铁、锌、铜互相竞争吸收)。

(2) 肠腔/肠黏膜。

(3) 氧化还原状态,食物水解、与氨基酸或载体蛋白结合都能促进吸收。

微量元素过量

微量元素过量可能的原因是 TPN 中其他营养素的污染(如钙磷制剂中的铝,氨基酸中的铬)。一些陈旧配方中镁的含量较高(>5 μmol/d)可能会导致中毒[8]。需要特别关注的是胆汁淤积患者对于镁的排出能力很可能减弱。静脉注射镁的最佳剂量是 0~1 μmol/d,长期接受 PN 的患者要监测镁水平(通常通过测定血镁浓度)。

微量元素的评定和监测

营养支持时精确评价微量元素水平非常困难,特别是重症患者。以下是一些指导:

(1) 测定血浆浓度并不能很好地反映其在组织中的浓度。

(2) 在全身炎症反应综合征(SIRS)期中血浆锌、铁、硒的浓度降低,而铜升高(见表 5 - 8)。

表 5 - 8 SIRS(急性反应期)对血浆微量元素浓度的影响

血浆浓度变化		机　制	
铁	↓	肝脏中的铁蛋白	↑
锌	↓	肝脏中的金属硫蛋白	↑
维生素 C	↓	向组织中转移	↑
铜	↑	铜蓝蛋白的合成和释放	↑
硒	↓	血浆中的硒蛋白 P	↓
维生素 A	↓	血浆中的视黄醇结合蛋白	↓

(3) 血浆浓度测定对稳定的、不处于全身炎症反应期的患者有价值。

(4) 测量酶的活性对一些微量元素有一定价值(如红细胞或血浆谷胱甘肽过氧化物酶可反映硒水平)。

(5) 微量元素过量可通过测定其血浆浓度。

5.6.3　肠内和肠外营养中的维生素

表 5-9　肠内肠外营养中的维生素

维生素	单位	静脉营养支持		肠内营养支持		
		维他利匹特 N[1] ＋水乐维他 N	施尼维他[2]	EC 标准		摄入 1 500 kcal 时的推荐剂量[3]
				最小	最大	
A(视黄醇)	μg	1 000	1 000	70	3 600	770～2 100
D(维生素 D$_3$)	μg	5	5.5	10	50	10～12
E(α-生育酚)	mg	10	10.2	10	60	18～36
K	μg	150	—	70	400	80～150
B$_1$(硫胺素)	mg	3	3.5	1.2	10	2.2～2.9
B$_2$(核黄素)	mg	3.6	4.1	1.6	10	2.4～3.9
B$_6$(吡哆醇)	mg	4.0	4.5	1.6	10	2.5～4.0
烟酸	mg	40	46	18	60	25～30
B$_{12}$	μg	50	6	1.4	14	3～6
叶酸	μg	400	414	200	1 000	～400
生物素	μg	60	69	15	150	60～75
C(抗坏血酸)	mg	100	125	45	440	100～150

1 Fresenius Kabi 公司
2 Baxter health care 公司
3 多种市售标准配方

维生素中毒的危害

人们通常认为水溶性维生素即使大量摄入也不致对人体造成损害,而脂溶性维生素和微量元素的安全剂量范围相对较狭窄[9,10]。维生素 D 过量不但会引起高钙血症,而且和长期 TPN 时的代谢性骨病有关。维生素 A 中毒常见于接受 TPN 的肾衰竭患者。

静脉营养中维生素和微量元素的药物作用

必须注意减少各营养素之间的互相作用(或各个微量营养素之间)与输液袋或输液装置的相互作用。减少人造光或日光对营养素尤其是对维生素 A 和维生素 E 是很重要的。对输液袋和脂肪乳剂进行防护能减少不良影响。及时输注可以减少微量元素之间的化学作用(特别是铜对维生素 C 的氧化效应)。使用多层袋或不透氧袋可以降低维生素发生氧化的机会。

临床应用中的评估和监测

一些常用于评价微量营养素的实验室指标请参考第 2.8 和 2.9 章节。在创伤和感染的 SIRS(急性反应期)中,许多微量元素和维生素的血浓度会发生显著的变化(表 5 - 8)。

由于对其发生变化的机制的解释有局限性,所以在临床上(尤其是接受 TPN 者),在常规监测的基础上通常只对锌、铜、硒(主要是长期营养问题的患者)、铁和叶酸进行评价[11]。其他检查通常只有在存在营养问题以及需要确诊营养缺乏症时才进行。如果不能进行这些检查,但怀疑存在营养素缺乏时,给予诊断性治疗(特别是增加水溶性维生素)可能是安全的。接受肠内或全肠外营养支持的患者只要仍然存在部分肠道吸收功能,那么就该提倡经口或经肠道补充多种矿物质或维生素。

平衡地补充微量营养素两周不会损害人体,反之可能是有益的。但是,静脉补充微量营养素应该在临床监测下进行,而且应有时间限制。这种情况下,补充开始时应抽血留样,以备日后进行比较分析。

【小结】

需要营养支持的患者常常已经处于微量元素和维生素耗尽的情况下,并且由于疾病因素营养素的需要量可能有所增加。微量营养素缺乏会引起多种临床和亚临床症状。所有需要营养支持的患者在初期就应充分补充必需微量营养素。全营养型肠内营养配方可能已经包含这些营养素,但肠外配方中也应含有一些微量元素和维生素的添加剂。

~~~~~~ 推荐阅读文献 ~~~~~~

1. Shils M, Shike M, Ross A et al. *Modern Nutrition in Health and Disease*. 10th edit. Baltimore: Lippincott Williams and Wilkins, 2006.

2. Shenkin A. Adult micronutrient requirements. //Payne-James J, Grimble G, Silk D. *Artificial Nutrition Support in Clinical Practice*. 2nd ed. London: GMM 2001, p193 - 212.

3. Shenkin A. Micronutrients in the severely-injured patient. *Proc Nutr Soc*, 2000, 59: 451 - 456.

4. Berger MM, Baines M, Raffoul W et al. Trace element supplementation after major burns modulates antioxidant status and clinical course by way of increased tissue trace element concentrations. *Am J Clin Nutr*, 2007, 85: 1293 - 1300.

5. Berger MM, Eggimann P, Heyland DK et al. Reduction of nosocomial pneumonia after major burns by trace element supplementation: aggregation of two randomised trials. *Crit Care*, 2006, 10: R153.

6. Angstwurm MW, Eggimann L, Zimmermann T et al. Selenium in Intensive Care (SIC): results of a prospective randomized, placebo-controlled, multiple-center study in patients with severe systemic inflammatory response syndrome, sepsis, and septic shock. *Crit Care*

Med，2007，35：118 - 126.

7. Russell C，Green C. European Union legislation and enteral nutrition. *Clin Nutr*，2001，20 （suppl）：47 - 59.

8. Reynolds N，Blumsohn A，Baxter JP et al. Manganese requirement and toxicity in patients on home parenteral nutrition. *Clin Nutr*，1998，17：227 - 230.

9. Food and Nutrition Board IoM. *Dietary Reference Intakes for Calcium*，*Phosphorous*，*Magnesium*，*Vitamin D and Fluoride*. Washington，DC：National Academy Press，1999.

10. Panel on Micronutrients FaNBIoM. *Dietary Reference Intakes for Vitamin A*，*Vitamin K*，*Arsenic*，*Boron*，*Chromium*，*Copper*，*Iodine*，*Iron*，*Manganese*，*Molybdenum*，*Nickel*，*Silicon*，*Vanadium*，*and Zinc*. Washington，DC：National Academy Press，2001.

11. NICE. *Nutrition support in adults: oral nutrition support*，*enteral tube feeding and parenteral nutrition*. London：National Institute for Health and Clinical Excellence 2006. / Available from www.nice.org.uk/.

5.7 膳食纤维的定义和分类

R Meier，*R Havary*，*A Forbes*

【学习目的】

- 了解膳食纤维的概念。
- 了解膳食纤维的定义和分类。
- 了解膳食纤维各种生理功能的作用机理。
- 了解益生元的概念。

5.7.1 定义

膳食纤维("抗性碳水化合物")是一种不被小肠消化的物质,几乎不被吸收或代谢[1]。膳食纤维是膳食中植物细胞壁或植物细胞(结构和基质成分)中的成分,无法被人体小肠内所产生的酶消化。膳食纤维以非淀粉性多糖为主,木质素以及其他极少量与膳食纤维多糖相关且可影响其生理功能的非消化性成分也应归入膳食纤维[2]。

根据其组成以及在植物中的作用,膳食纤维可分为结构性多糖、结构性非多糖和非结构性多糖。化学上,这些植物成分是非淀粉低聚糖、多糖和木质素(一种多酚)[1]。由于一定数量的抗性淀粉进入结肠后的作用途径与非消化性碳水化合物相同,因此抗性淀粉也属于非消化性多糖[3]。

采用不同方法定义膳食纤维,各有其成功之处。有些方法主要分析化学成分,而其他方法主要检测生理功能。由于难以检测在人体内的生理功能,目前一致采用化学法定义。为克服之前所采用的各种定义方法的局限性,国际小组提出如下定义[4,5]:

(1) 膳食纤维(木质素除外)由聚合度不小于3的碳水化合物多聚体构成。

(2) 膳食纤维包括非消化性和非吸收性碳水化合物,以及植物内部完整的木质素。

(3) 功能性膳食纤维包括独立的对人体发挥有利作用的非消化性碳水化合物。

(4) 膳食纤维总量是膳食本身含有的纤维与额外补充的纤维之和。

根据这一定义,可以对"膳食纤维"这一物质的生理功能进行解释。

膳食纤维包括下述一种或多种物质

(1) 存在于平时所食用的天然食物中的可食用碳水化合物多聚体。

(2) 用物理、化学和酶法从食物原料中提取的碳水化合物多聚体。

(3) 人工合成的碳水化合物多聚体。

膳食纤维的有益生理功能包括增加饱腹感、降低血胆固醇和血糖,以及大多数情况下对肠道功能有益[6~12],详见第2.11章节。

5.7.2　分类

纤维的分类方法众多。有的根据化学结构、水溶性、发酵速度,也有的根据理化特性和生理作用。

根据化学结构的分类

纤维的化学结构分类的方法可根据单聚体的种类、多聚度以及连接键的类型(α和β)。采用这一方法膳食碳水化合物可分为3类。

(1) 糖(聚合度,1~2)。

(2) 低聚糖(聚合度,3~9)。

(3) 多聚糖(聚合度,$\geqslant$10)。

如今,有些低聚糖、非淀粉多糖(NSP)、抗性淀粉和木质素都被认为是膳食纤维。各种膳食纤维的结构各异。非消化性碳水化合物由单个或多个单糖单位(己糖[D-葡萄糖、D-果糖、D-半乳糖]、戊糖[阿拉伯])的多个拷贝构成。以单糖为基础的膳食多糖以直链或支链的形式相连接。所形成化合物的理化性质取决于将单糖连接为低聚糖或多糖的化学键。如果分子间以α-糖苷键相连接,则能被小肠消化,但如果以β-糖苷键相连接,则不能被人体内源性酶消化。食物中存在的纤维化学结构各异(见表5-10)。

表 5-10　膳食纤维的分类(根据化学结构)和食物来源

膳食纤维的类型	食 物 来 源
● 非淀粉多糖	全麦粉、麸皮
纤维素	蔬菜、全谷类
半纤维素	苹果、柑橘类水果
果胶	燕麦、蔬菜、瓜尔豆、大麦
树胶	各种植物
黏胶	
● 木质素	成熟的蔬菜、可食用种子
● 低聚糖	
α-葡聚糖	
非 α-葡聚糖	
棉籽糖	
水苏糖	蔬菜
毛蕊花糖	
低聚果糖	洋葱、菊苣、朝鲜蓟、香蕉
低聚半乳糖	奶类(牛乳或母乳)
● 菊粉	洋葱、朝鲜蓟
● 抗性淀粉	土豆、玉米

膳食中各种纤维的特征

(1) 纤维素：纤维素是一种以 β(1,4)-糖苷键连接而成的直链多糖。纤维素是植物细胞壁的主要结构成分。纤维素不被小肠消化。

(2) 半纤维素：半纤维素是一类见于植物细胞壁的多糖,包裹于纤维素纤维外。这些多聚体由葡萄糖、阿拉伯糖、甘露糖、木糖和半乳糖醛酸以直链或支链的形式相连接。

(3) 果胶：果胶见于许多水果和浆果的细胞壁和细胞间质,主要由直链半乳糖醛酸单位连接而成,中间穿插有鼠李糖。在小肠内可部分被消化。

(4) 树胶：树胶由各种水溶性多糖组成,通常可从种子中分离。

(5) 黏胶：黏胶是一种厚质的黏性细胞产物,一般专指植物胶。

(6) 木质素：木质素是一种多分支聚合物。由苯丙烷单位构成,存在于木本植物细胞壁。木质素可与纤维多糖共价结合。木质素是一种多酚而不是碳水化合物。

(7) 低聚糖：低聚糖含有 2~10 个相同或不同单糖,以直链或支链形式连接。棉籽糖、水苏糖和毛蕊花糖存在于各类植物中。低聚果糖是菊粉的分解产物,由

3～5个含有果糖的单位构成,末端为葡萄糖单位。低聚果糖也存在于洋葱、菊苣、香蕉和其他绿色蔬菜中。低聚半乳糖是由半乳糖单位构成的非消化性低聚糖。低聚半乳糖天然存在于动物和人类的乳汁内,也可由乳糖通过β-半乳糖苷酶合成。

(8) 菊粉:很难将菊粉定义为纤维中的非淀粉多糖或低聚糖。菊粉有多个分子式,可由2～200个果糖单位合成。它是由β(1,4)-糖苷键连接而成的果糖多聚物,通常末端为葡萄糖单位。菊粉天然存在于植物中,如洋葱和朝鲜蓟。

(9) 抗性淀粉:有些淀粉可以不被小肠消化。抗性淀粉及其水解产物进入大肠,为发酵提供底物。抗性淀粉的特点与非淀粉多糖相同,有4种形式:① RSⅠ:物理包埋淀粉(全谷类)。② RSⅡ:抗性淀粉颗粒(未煮熟的香蕉和土豆)。③ RSⅢ:回生淀粉(煮熟后冷却的淀粉)。④ RSⅣ:改性淀粉。

根据理化性质的分类

主要考虑的理化性质包括水溶性、发酵性、持水性和黏性。

膳食碳水化合物根据溶解性,分为影响小肠吸收糖和脂(可溶性纤维),以及需要到达大肠后影响肠道功能(不溶性纤维)。一般而言,不溶性纤维不受发酵作用影响,在大肠中发挥增加体积的作用。可溶性膳食纤维是结肠细菌发酵的良好底物。发酵的终产物是短链脂肪酸(SCFAs)(丁酸、丙酸、乙酸)和气体(氢气、甲烷)[14]。短链脂肪酸(SCFAs)对肠道的正常功能至关重要,丁酸是结肠上皮细胞的重要营养素[15]。表5-11总结了各类膳食纤维的溶解性和发酵能力。

表 5-11　膳食纤维根据理化性质的分类

膳食纤维	溶 解 性	发酵能力	结肠代谢
● 结构多糖			
纤维素	无	<50%	适中
半纤维素 A	好	70%	适中
半纤维素 B	差	30%	适中
● 结构非多糖			
木质素	无	5%	无
● 非结构多糖			
果胶	很好	100%	广泛
树胶	很好	100%	广泛
黏胶	好	100%	广泛
● 低聚糖			
菊粉	好	100%	广泛
低聚果糖(FOS)	好	100%	广泛
低聚半乳糖(GOS)	好	100%	广泛
● 抗性淀粉	差	100%	适中

实际上,由于某些不溶性纤维也可以发酵,并且并非所有的可溶性纤维可影响糖和脂的吸收,因此难以区分可溶性和不可溶性[5]。但有充分的数据表明增加可形成黏胶的纤维来源对血糖和血胆固醇产生有益影响[16]。在大肠内发酵慢、发酵不完全或基本不被发酵的膳食纤维可增加体积,并能使结肠的功能达到最佳化[17]。目前并不建议膳食纤维按照"可溶性"和"不溶性"分类,而应更关注其理化性质,如黏性和发酵能力。

非消化碳水化合物形成黏胶的能力各异。可溶性、黏性、非消化性碳水化合物多存在于燕麦、大麦、大豆和柑橘类水果中,而不溶性、非黏性、非消化性碳水化合物存在于全麦和蔬菜中。已知果胶、树胶和β-葡聚糖可对小肠内容物黏性的变化产生重要影响。黏性非消化性碳水化合物(如燕麦中的β-葡聚糖)可通过降低碳水化合物的吸收速率对代谢产生有利作用[16]。原因包括通过增加管腔内容物的黏度避免物质的扩散,并使含水层免受影响。已被证实的有益作用包括降低血清胆固醇、降低餐后血糖和提高胰岛素敏感性。可溶性和不溶性非消化性碳水化合物被小肠内细菌发酵,但发酵程度各异。可溶性纤维通常更易被发酵。发酵是对产生有益于人体健康的短链脂肪酸(SCFAs)至关重要。非发酵性(不溶性)纤维主要通过增加持水性从而缩短在大肠的通过时间来发挥健康效应[9,12]。总体而言,不溶性纤维的发酵作用弱于水溶性纤维,而前者的持水作用强于后者。因此不溶性纤维对增加大便量的作用明显强于可溶性纤维。而摄入可发酵纤维可促进细菌的生长,从而进一步增加粪便量。有一些特定的非消化性碳水化合物可通过选择性促进结肠特定细菌种属(一种或少数几种)的生长和(或)增加其活性而对宿主产生有利作用。这一作用及其他对宿主的健康效应构成了"益生元概念"[18,19]。具有益生元特性的非消化性碳水化合物包括各种低聚糖、果胶和β-葡聚糖。一般常见于水果、蔬菜、谷类和母乳中。菊粉、低聚果糖和低聚半乳糖是最重要的益生元。菊粉可诱导结肠有益菌乳酸菌和双歧杆菌的产生,并减少潜在病原微生物的数量。低聚果糖和低聚半乳糖也有相同的作用。除了纤维具有益生元作用外,其他各种底物也具有益生元活性,如:菊粉,低聚果糖;乳糖;乳果糖;异麦芽糖低聚糖;乳果低聚糖;大豆低聚糖;转半乳糖低聚糖。

根据生理功能的分类

摄入非消化性碳水化合物对几项生理功能有促进作用[20]。

一些非消化性碳水化合物可通过减慢胃排空速度增加饱腹感。这可能对调节能量摄入量和控制体重发挥有益的治疗作用。

黏性、成胶性非消化性碳水化合物可降低血清低密度脂蛋白和胆固醇,降低餐后血糖并增加胰岛素敏感性。这可影响糖尿病患者心血管疾病和长期并发症的发病率。

非消化性、非发酵性碳水化合物对粪便体积和缩短结肠通过时间发挥主要作用。小肠通过时间与大便体积呈负相关关系,大体积颗粒增加大便体积和缩短通过时间的作用明显强于小体积颗粒。此类非消化性碳水化合物可预防便秘、结肠憩室及结肠癌。

【小结】

膳食纤维的定义和分类方法几经变更。膳食碳水化合物最好的分类方法应该是按照化学结构来分。但是,膳食非消化性碳水化合物的生理作用和健康效应不仅取决于其主要化学结构,也取决于包括水溶性、发酵能力和黏胶形成能力在内的物理特性。目前面临的挑战仍然是如何采用更加准确一致的语言对非消化性碳水化合物(膳食纤维)及其生理功能进行描述。

推荐阅读文献

1. Englyst KN，Liu S，Englyst HN. Nutritional characterization and measurement of dietary carbohydrates. *Eur J Clin Nutr*，2007,61：S19 – S39.

2. British Nutrition Foundation. *Complex Carbohydrates in Foods: Report of the British Nutrition Foundation's Task Force*. London：Chapman and Hall 1990.

3. Eng|yst KN, Cummings JH. *Resistant starch，a "new" food component: a classification of starch for nutritional purposes*. //Morton ID. Cereals in a European Context. Chichester：Ellis Horwood，1987：221 – 233.

4. Dietary reference intakes proposed definition of dietary fiber. A report of the panel on the Definition of Dietary Fiber and the Standing Committee on the Scientific Evaluation of Dietary Reference Intakes Food and Nutrition Board. Washington：National Academy Press 2001./Available at：www. nap. edu/catalogue/l0161. html/.

5. Cummings JH，Stephen AM. Carbohydrate terminology and classification. *Eur l Clin Nutr*，2007,61(suppl 1)：S5 – S18.

6. Asp NG，Bjorck I，Nyman M. Physiological effects of cereal dietary fibre. *Carbohydr Polym*，1993,21：183 – 187.

7. Liljeberg H，Granfeldt Y，Bjorck I. Metabolic responses to starch in bread containing intact kernels versus milled flour. *Eur J Clin Nutr*，1992,46：561 – 575.

8. Granfeldt Y，Liljeberg H，Drews A et at. Glucose and intsulin responses to barley products：influence of food structure and amylose-amylopectin ratio. *Am J Clin Nutr*，1994,59：1075 – 1082.

9. Cummings JH. *Non-starch polysaccharides（dietary fibre）including bulk laxatives in constipation*. //Kamm MA，Lennard-Jones JE. Constipation. Petersfield：Wrightson Biomedical Publishing.

10. Berger M, Venhaus A. Dietary fibre in the prevention and treatment of diabetes mettitu~. //Schweizer TF, Edwards CA. *Dietary Fibre — A Component of Food*. London: Springer 1992: 279 - 293.

11. Wolever TMS,Jenkins DJA. Effect of dietary fibre and foods on carbohydrate metabolism. //Spiller GA. CRC *Handbook of Dietary Fibre in Human Nutrition*. Florida: CRC Press, 1993: 111 - 152.

12. Bosaeus I. Fibre effects on intestinal functions (diarrhoea, constipation and irritable bowel syndrome). *Clin Nutr*, 2004,1(suppl): 33 - 38.

13. Theander O. Chemistry of dietary fibre components. Scand I *Gastroenterol*, 1987,129 (suppl): 21S - 28S.

14. Macfarlane GT, Cummings JH. The colonic flora, fermentation, and large bowel digestive function. //Philips S, Pemberton JH and Shorter RG. *The Large Intestine: Physiology, Pathophysiology, and Disease*. New York: Raven Press, 1991: 51 - 88.

15. Rombeau JL. Investigations for short-chain fatty acids in humans. *Clin Nutr Suppl*, 2004, 1: 19 - 23.

16. Jenkins DJA, Marchie A, Augustin LS et al. Viscous dietary fibre and metabolic effects. *Clin Nutr Suppl*, 2004,1: 39 - 49.

17. Cummings JH. Constipation, dietary fibre and the control of large bowel function. *Postgrad Med J*, 1984,60: 811 - 819.

18. Gibson GR, Roberfroid MB. Dietary modulation of the human colonic microbiota: introducing the concept of prebiotics. *J Nutr*, 1995,125: 1401 - 1412.

19. Gibson GR, Fuller R. Aspects of in vitro and in vivo research approaches directed toward identifying probiotics and prebiotics for human use. *J Nutr*, 2000, 130 (suppl 2S): 391S - 395S.

20. Meier R, Gassull MA. Effects and benefits of fibre in clinical practice. *Clin Nutr Suppl*, 2004,1(suppl): 1 - 3.

5.8　特殊营养物质

JC Preiser, P Furst

【学习目的】
- 了解机体抗氧化防御屏障。
- 熟悉抗氧化剂耗竭所引起的损害。
- 掌握氧化应激生物标记物的概念。

● 熟悉抗氧化剂的使用策略。

5.8.1 概述

在本书第 2.10 章节已经提到,当氧化应激、促氧化和抗氧化防御平衡失衡,可能成为一些急性和慢性疾病的重要致病因素。这一研究证据也与一些流行病学的发现相一致,流行病学数据显示当体内抗氧化剂贮存耗竭时,癌症、心脏病、老化加速和神经退行性疾病的发病率增加。相反,增加蔬菜和水果摄入可以对抗氧化损伤,抗氧化活性具有协同作用,降低慢性疾病的危险性,对癌症和心脏病有效。

本章我们将重点介绍抗氧化剂的特性、抗氧化剂耗竭所引起的损伤、氧化应激的生物标记物、抗氧化剂的使用策略和膳食植物化学物质中的抗氧化剂。

5.8.2 抗氧化剂和植物化学物质

5.8.2.1 什么是抗氧化剂

抗氧化剂在与那些能被氧化的物质相比,即使在低浓度时,也能显著延长或者防止这些物质被氧化[1]。

体内的抗氧化防御屏障包括酶、水溶性和脂溶性物质。

(1)酶防御体系:包括谷胱甘肽过氧化物酶、超氧化物歧化酶(SOD)和过氧化氢酶。SOD 是抗氧化酶家族,催化 O_2^- 分解为 H_2O_2 和 O_2。谷胱甘肽过氧化物酶包括硒,能够还原脂质氧化产生的氢过氧化物。过氧化氢酶能特异性地催化 H_2O_2。

(2)第二道防御屏障:包括低分子量化合物,如维生素 E 和维生素 C,类胡萝卜素,所谓的非营养素抗氧化剂如酚和多酚类化合物。

5.8.2.2 与抗氧化剂耗竭相关的损害

血循环中维生素 E、维生素 C 和 β-胡萝卜素的水平降低与氧化应激的生物标志物浓度升高相关联,经常在分解代谢应激时发生。大规模的流行病学研究发现维生素 E、维生素 C 和(或)β-胡萝卜素浓度降低与心脏病、老年痴呆和癌症有相关性。因此,美国心脏病协会推荐健康成人"吃大量富含抗氧化营养素的蔬菜和水果,每天吃 5 份以上"[2]。美国癌症协会推荐"每天吃 5 份以上的蔬菜和水果"[3]。世界癌症研究基金和美国癌症研究所 1997 年食物、营养和癌症预防研究报告中的一项全球前瞻性研究指出:膳食预防癌症的研究证据最强,富含蔬菜和水果的膳食研究结果具有一致性[4]。同样,类胡萝卜素中的叶黄素和玉米黄素具有抗氧化活性,能增加视网膜黄斑色素浓度。

5.8.2.3 哪些人能从抗氧化剂补充中获益：氧化应激的生物标记物

确定能从抗氧化剂中获益的个体的共同特征是一件具有挑战性的任务。例如，重症疾病患者体内抗氧化剂通常是耗竭的，如肝脏、肌肉、血清谷胱甘肽的浓度很低，导致这些组织的抗氧化活性降低。然而，关于应该提供给这些患者的抗氧化剂的最佳含量及其种类目前还未确定。

使用氧化应激的生物标记物对明确抗氧化剂的供给能提供帮助，但是必须对结果进行认真的解释。"氧化应激"的发生是由于氧化剂的产生与抗氧化剂中和氧化剂之间的平衡被破坏所导致的，准确地评价氧化应激需要对这两种成分(促氧化和抗氧化剂)进行定量[5,6]。氧化损伤本身可以通过定量分析相关脂类和蛋白质的氧化副产物来估计。体内抗氧化剂的储存，和(或)抗氧化酶的活性也可以测定。测量全身氧化损伤或全部抗氧化剂储存也是可行的，这能够反映机体总的内源性抗氧化防御机制，以及从营养素和(或)药物提供的内源性抗氧化剂(见图 5-3)，主要包括：

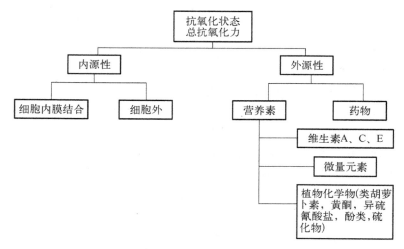

图 5-3　抗氧化剂和植物化学物质

（1）抗氧化状态：可以通过抗氧化剂的摄入或者抗氧化酶活力或表达的改变来推测；

（2）总抗氧化能力：可以通过测量生物样本(血清、组织提取物等)体外抑制某特定底物转化产生自由基的能力来估计。

5.8.2.4 抗氧化治疗策略概述

使用抗氧化剂治疗人类疾病的途径大概可以分为以下 3 种。

（1）强化抗氧化防御机制，以内源性抗氧化剂或抗氧化酶辅因子前体的形式。

（2）摄入人工合成抗氧化剂（包括具有抗氧化剂性质的药物），或者抗氧化维生素补充剂。

（3）活性氧族合成抑制剂（主要是黄嘌呤氧化酶抑制剂）。

对非孕妇、非哺乳期的一般健康成年人的抗氧化维生素和硒摄入推荐见表 5－12[7,8]。还发布了某些疾病针对性的推荐意见，这些意见是基于专家观点而并不是基于有力的临床证据。例如，缺血性再灌注损伤是一种典型的氧化相关疾病，当有发生危险性时，推荐以下剂量的抗氧化剂具有预防作用。

（1）β-胡萝卜素：5～20 mg/d。

（2）维生素 E：100～500 mg/d。

（3）维生素 C：250～1 000 mg/d。

（4）硒：100～200 mg/d。

表 5－12　对非孕妇和非哺乳期成年健康个体抗氧化
维生素和硒的一般每日推荐摄入量

国　家	法　国	英　国	美　国
维生素 A(μg)	600～800	750	300～900
维生素 C(mg)	100～120	30	15～90
维生素 E(mg)	10～15	—	9～15
硒(μg)	50～80	60～75	20～55

5.8.2.5　膳食抗氧化剂

抗氧化营养素如维生素 A、维生素 C、维生素 E，矿物质/微量元素，或者植物化学物质。一些官方机构，如美国食品药品监督管理局（FDA）已经公布了蔬果和蔬菜与癌症相关性的健康声明。目前每日膳食抗氧化维生素和微量元素的推荐量范围（表 5－12）受各种因素影响变化很大，这些因素包括一般的膳食习惯，含抗氧化剂营养素的可获得性和组成。

植物化学物质是植物中的非营养素成分，他们赋予植物颜色、味道、气味，并保护植物免于某些疾病。已知有 1 000 多种以上的植物化学物质，至少其中有一些具有抗氧化性（图 5－3）。众所周知的具有抗氧化性的植物化学物质包括番茄中的番茄红素，洋葱、大葱、大蒜中的烯丙基硫醚，大豆中的异黄酮，水果和蔬菜中的类黄酮，茶叶和葡萄中的多酚。目前，对于这些植物化学物质尚未发布基于证据的推荐摄入量。

5.8.2.6　与抗氧化剂治疗相关的其他问题

抗氧化治疗策略领域发展速度很快，一些数据是基于研究者的观点而不是有力的科学证据。此外,膳食习惯的不同也会影响普遍性推荐的适用性。因此,还有很多问题未被回答,需要进一步的研究阐明。

(1) 治疗时间是否很重要?

(2) 如何制备抗氧化剂鸡尾酒(各成分的比例)?

(3) 最佳剂量?

(4) 如何监测有效性?

(5) 哪一类患者?

(6) 哪些抗氧化剂具有真正的疾病预防和(或)健康促进作用,以及治疗的潜力如何?

(7) 一旦确定效果后,还要明确避免引起健康危害的剂量范围。

(8) 摄入高剂量抗氧化营养素或非营养素是否会出现副作用?

(9) 抗氧化剂联合摄入是否比大剂量摄入单一种类的抗氧化剂更有效?

(10) 植物化学物质今后是否可以用于静脉成分——"绿色静脉"?

(11) 加入大剂量抗氧化剂是否会影响肠内产品的口感和结构?

(12) 在常规加工过程中,富含抗氧化营养素和非营养素的配方的有益特性是否能够保持?

【小结】

抗氧化剂是保护细胞和组织免受氧化和亚消化应激的重要成分。主要的抗氧化剂,维生素 E、维生素 C 和谷胱甘肽能够以协同或者互补的方式发挥作用,这一点目前越来越清楚。因此,给患者提供"抗氧化剂鸡尾酒"可能更有益。

目前的有关抗氧化剂的认识毫无疑问给内科医生、营养师、药剂师、食品技术人员和食品化学家提供了一个很大的挑战。希望今后通过把已有的知识应用于实践以改善患者生存,并进一步对膳食、营养、健康和疾病的相关性之间的假说和推论进行严格的评估,以明确通过临床营养可以或者无法获得的作用效果。

推荐阅读文献

1. Halliwell B. Oxidants and human disease:some new concepts. *FASEB Journal*,1987,1:358-364.

2. WWW. americanheart. org.

3. www. cancer. org.

4. Glade MJ. Food,Nutrition and the Prevention of Cancer:A global Perspective. *Nutrition*,1999,15:523-526.

5. Lemineur T,Deby-Dupont G,Presier JC. Biomarkers of oxidative stress in critically ill

patients：what should be measured，when and how? *Curr Opin Crit Nutr Metab Care*，2006，9：704－710.

6. Griffithes HR, Møller L, Bartosz G et al. Biomarkers. *Mol Aspects Med*，2002，23：101－208.

7. Biesalski HK. The role of antioxidants in nutritional support. *Nutrition*，2000，16：593－596.

8. Grimble RF. Nutritional antioxidants and the molecculation of inflammation：theory and practice. *New Horizons*，1994，2：175－185.

推荐网站

1. www.afssa.fr.
2. www.nutrition.org.uk.
3. http：//fnic.nal.usda.gov.

5.8.3　影响炎性反应和免疫的营养素：ω－3脂肪酸

PC Calder，*RF Grimbel*

【学习目的】

- 掌握 ω－3 脂肪酸的性质、膳食来源和典型摄入量。
- 掌握长链 ω－3 脂肪酸影响细胞功能和炎性反应过程的作用机制。
- 掌握在人工营养中使用 ω－3 脂肪酸的理论根据。
- 了解在肠外和肠内营养中使用长链 ω－3 脂肪酸的相关研究。

5.8.3.1　ω－3脂肪酸

ω－3 脂肪酸是多不饱和脂肪酸，从甲基端第一个碳原子数起，不饱和双键在第三个碳原子位置[1]。最简单的 ω－3 脂肪酸是 α－亚麻酸（18：3ω－3）。

同它的 ω－6 相似物亚油酸（18：2ω－6）一样，α－亚麻酸不能在动物体内合成（包括人类），因此被定义为必需脂肪酸。哺乳动物细胞不能合成 α－亚麻酸，但是能通过去饱和和碳链延长代谢 α－亚麻酸[1]。因此，α－亚麻酸可以被转化成二十碳五烯酸（20：5ω－3；EPA）。通过更复杂的途径可以将 EPA 转化为二十二碳六烯酸（22：6ω－3；DHA），见图 5－4。

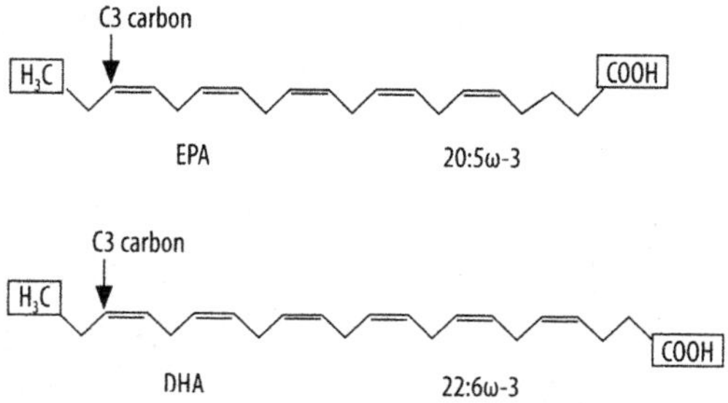

亚油酸和 α－亚麻酸代谢所需要的酶一样，因此 ω－3 和 ω－6 脂肪酸家族的代谢存在直接的竞争关系[1]。通过这条代谢途径，亚油酸被转化为花生四烯酸（20：4ω－6）。EPA 和 DHA 都属于"长链 ω－3 脂肪酸"。

图 5－4　EPA 和 DHA 的化学结构

5.8.3.2　ω-3脂肪酸的膳食来源和典型摄入量

绿叶中的脂肪酸50%以上都是α-亚麻酸,但是绿叶不是脂肪的主要来源。一些种籽、植物油和某些坚果含有大量的α-亚麻酸。亚麻籽和亚麻籽油中45%～55%的脂肪是α-亚麻酸,大豆油中5%～10%的脂肪是α-亚麻酸。菜籽油和坚果如核桃中也含有α-亚麻酸。玉米油、葵花籽油和红花油中含有很少的α-亚麻酸,其中主要的脂肪酸成分是亚油酸。

西方国家成年人α-亚麻酸的通常摄入量是0.5～2 g/d,比ω-6脂肪酸亚油酸的摄入量少5～20倍,亚油酸是西方人膳食中的主要长链多不饱和脂肪酸[1]。鱼可以被分为"少脂鱼"和"多脂鱼",前者所含的脂肪只要在肝脏中(如鳕鱼),而后者在鱼肉中储存脂肪(如鲭鱼、鲱鱼、三文鱼、金枪鱼、沙丁鱼)。与其他的食物相比,鱼和其他海产品是长链ω-3脂肪酸EPA和DHA的良好来源。然而,不同种类的鱼所含有的脂肪酸的量不一样,EPA和DHA的比例也不同。这部分与鱼的代谢特征有关,也与他们的食物、水温和季节有关。只含某一多脂鱼的一餐所提供的ω-3脂肪酸的量是1.5～3.0 g,而只含少脂鱼的一餐提供的长链ω-3脂肪酸的量是0.2～0.3 g。

在英国、北欧、东欧和澳大利亚,成年人的长链ω-3脂肪酸的平均摄入量为0.15～0.25 g/d。但是摄入多脂鱼或少脂鱼的人群的摄入量分布模式呈双峰。最近一项关于澳大利亚成年人长链ω-3脂肪酸的调查估计平均摄入量为0.03 g/d,而之前的平均摄入量是0.19 g/d。在大量吃鱼或者吃鱼频率较高的人群中(如日本),ω-3脂肪酸的摄入量可能比欧洲、北美洲和澳大利亚人高。

来自多脂鱼的鱼肉或者少脂鱼肝脏的脂肪被称为鱼油,其典型特称是富含ω-3脂肪酸。不同的多脂鱼含有不同含量的ω-3脂肪酸,鱼油也是同样的。EPA和DHA占典型鱼油制剂中总脂肪酸的30%。也就是说,1 g鱼油胶囊能够提供0.3 g的EPA和DHA。不仅鱼和鱼油的ω-3脂肪酸含量存在变化,而且各长链ω-3脂肪酸的相对比例也不同。例如,鳕鱼肝油的EPA含量高于DHA,但是金枪鱼的DHA比EPA含量高。在鱼油胶囊中,脂肪酸通常以三酰甘油的形式存在,但是也可以以磷脂或者乙酯的形式存在。

5.8.3.3　补充长链ω-3脂肪酸改变人体血浆、细胞和组织的脂肪酸构成

不同个体的血清脂库、细胞和组织的脂肪酸构成不同。研究显示补充鱼油胶囊后脂肪酸谱发生改变,而且血清、血小板、红细胞、白细胞、结肠组织、心脏组织以及其他细胞和组织中会出现EPA和DHA。肠外输注鱼油也会改变血清和白细胞脂肪酸构成。来自鱼油的EPA和DHA的吸收增加会减少长链ω-6脂肪酸如花

生四烯酸的水平,并存在剂量效应关系[2]。然而,EPA 和 DHA 进入不同的脂库的速度和程度不同。

5.8.3.4 长链 ω-3 脂肪酸的作用机制

细胞和组织中 ω-3 脂肪酸含量增加通过各种不同作用机制影响细胞功能。

(1) 改变细胞膜的物理特性:例如细胞膜的流动性和膜结构域即"筏膜域",这反过来会影响细胞的细胞膜蛋白活性,包括受体、转运体、离子通道和信号酶。ω-3 脂肪酸对免疫细胞筏膜域的作用已经做了深入研究。

(2) 对细胞信号通路的作用:通过改变膜受体的表达、活性或者亲和力,或者改变细胞内信号转导机制。作为这些作用的结果,转录因子的活化和基因表达均发生改变。受长链 ω-3 脂肪酸作用发生改变的转录因子包括核因子 κB(NF-κB)、过氧化物酶体增殖物活化受体(PPAR)-α 和 γ。长链 ω-3 脂肪酸能够降低炎性细胞因子中 NF-κB 的活化,这与炎性细胞因子(如肿瘤坏死因子-α)在 mRNA 和蛋白水平的表达降低有关。此外,长链 ω-3 脂肪酸还可以作为 PPAR-γ 的配体和激活剂,PPAR-γ 具有抗炎性作用。

(3) 产生的脂质介质(如廿烷类)的改变:不同介质有不同的生物学活性和功能。ω-6 脂肪酸中的花生四烯酸是环氧酶和脂肪氧化酶合成廿烷类的主要作用底物。这些廿烷类包括各种 2 系列前列腺素(PG₂),2 系列凝血烷(TXs)和 4 系列白三烯(LT3),他们是炎性反应的典型介质,在调节免疫功能方面有重要作用。这些廿烷类产生过多与许多病理生理状态有关,花生四烯酸代谢被认为是药理学作用目标。参与免疫和炎性反应的细胞膜上的花生四烯酸部分被长链 ω-3 脂肪酸替代,可以引起从花生四烯酸生成的 PGs、TXs 和 LTs 减少。这是 ω-3 脂肪酸的重要抗炎性作用。EPA 也能够直接作为环氧酶和脂肪氧化酶的底物,产生不同类型的廿烷类:3 系列 PGs 和 TXs,5 系列 LTs,其重要意义是从 EPA 生成的介质作用效力比从花生四烯酸生成的介质弱。除了调节从花生四烯酸生成的廿烷类和 EPA 作为廿烷类替代家族的底物,研究者最近新发现一组从 EPA 和 DHA 生成的强有力的抗炎性物质和炎性消散介质,被称作"消散素(resolvins)"[4]。最近采用模型进行的研究证实这些炎性介质的生成可能与长链 ω-3 脂肪酸的抗炎作用有关[4]。

因此,ω-3 脂肪酸能够发挥廿烷类依赖和非依赖的作用。后者包括对基因表达的作用,主要是一些涉及炎性反应的基因[3,5]。长链 ω-3 脂肪酸是通过这些机制和改变细胞及组织功能来发挥它们的生理学作用。长链 ω-3 脂肪酸能对心血管疾病的一些危险因素发挥有益的调节作用,包括血压、血小板活力和血栓形成、血清三酰甘油浓度、血管功能、心律不齐和炎性反应[6]。长链 ω-3 脂肪酸的补充研究证实能降低死亡率。脂肪酸的其他一些非心血管作用也做了研究,提示补充这些脂肪酸能有许多有益作用。例如,对风湿性关节炎有显著作用[7],对炎症性肠病可能也有作用[8],另外也可以在其他炎症性疾病中使用[9]。

5.8.3.5 采用长链 ω-3 脂肪酸的实验研究

与红花油(富含亚油酸)相比,膳食或者静脉补充鱼油可以延长腹腔注射内毒素的豚鼠的存活[5]。膳食补充鱼油降低内毒素注射后炎性反应的廿烷类和细胞因子,减少啮齿类动物对内毒素的厌食和代谢反应,改善内毒素处理的大鼠和猪的心脏和肺功能,并减少水肿[5]。给接受低剂量内毒素处理的大鼠输注鱼油能减少肠系膜淋巴结和肝脏内的活菌数量。鱼油不减少通过消化道的细菌移位,作者推论鱼油可能改善细菌杀灭作用。与富含亚油酸的植物油相比,膳食或者静脉输注鱼油改善暴露于活致病菌后的存活[5]。根据这一点,我们可以推论长链 ω-3 脂肪酸能够改善宿主免疫防御功能。有趣的是,有一些研究将鱼油诱导的 PGE2 产生降低作为关键作用机制,提示作为机体对感染反应所产生的 PGE2(花生四烯酸衍生的廿烷类)的促炎和免疫抑制作用可能对宿主的存活有害。

5.8.3.6 人工营养中鱼油的使用

需要人工营养的患者通常存在过度炎性反应和免疫抑制的危险。这与损伤或者某些感染因子损伤的情况和严重程度有关。传统人工营养使用富含 ω-6 脂肪酸植物油(如大豆油)。有观点认为过度使用 ω-6 脂肪酸会促进炎性反应和免疫抑制,其中部分是通过廿烷类的作用[10~14]。

对接受较大胃肠道手术的患者的研究发现输注亚油酸的量是住院时间的 2 个预测因子之一(每输入 100 g 亚油酸延长住院时间 1.6 d),另外一个是推迟开始营养支持的时间。

几项体外研究显示以大豆油为主的脂肪乳有免疫抑制作用,这显然对感染和败血症高危者有害。采用大豆油脂肪乳汁的临床实验提供了相互矛盾的研究证据,有些显示选择性免疫抑制作用,并可能造成临床结局差;而有些研究对免疫系统和解决没有显示出这种作用[13,14]。尽管这些研究结果不一致,但是目前观点认为唯一采用大豆油的脂肪乳剂可能不是最佳选择[10~14]。长链 ω-3 脂肪酸的作用部分是通过拮抗 ω-6 脂肪酸的作用(如改变廿烷类谱),因此可以通过使用 ω-3 脂肪酸减少大豆油的使用。

肠外营养使用鱼油

有 3 种可以用于肠外营养的脂肪乳剂是以鱼油作为主要成分的,分别是尤文(Omegaven)、力保加(Lipoplus)和斯莫脂肪(SMOFlipid)。

(1) 尤文是纯鱼油脂肪乳剂(100 g 脂肪/L),主要含有约 3 g EPA 和 DHA/100 ml。建议尤文和其他脂肪乳剂(例如以大豆油为主的脂肪乳剂或者中链脂肪酸和大豆油混合)联合使用,如尤文占输注脂肪乳剂的 10%~20%。

(2) 力保加(100 g 脂肪/L)是 50%中链三酰甘油、40%大豆油和 10%改良鱼油组合的脂肪混合物。每 100 ml 力保加中包含 1.2 g EPA+DHA。

(3) 斯莫脂肪(200 g 脂肪/L)是 30%中链三酰甘油、30%大豆油、25%橄榄油和 15%鱼油组成的脂肪混合物。每 100 ml 斯莫脂肪中包含 1 g EPA+DHA。

与其他脂肪乳剂相比,以上 3 种脂肪乳剂也可以用作胃肠道术后患者全肠外营养的成分[13,14]。使用鱼油的不良反应尚无报道,提示在这些患者中使用是安全的。在胃肠道术后几日连续静脉内输注含有鱼油的脂肪乳剂会引起白细胞内脂肪酸谱的改变(EPA 水平高),炎性细胞的甘烷类谱发生改变,从花生四烯酸生成的白细胞三烯 B_4(LTB$_4$)减少,从 EPA 生成的白细胞三烯 B_5(LTB$_5$)增加,血液中炎性细胞因子(TNF-α 和 IL-6)浓度降低,免疫功能维持得更好(抗炎递呈作用,T细胞功能)[13,14]。2 项研究报道使用鱼油与 ICU 时间缩短有关,3 项研究报道显示鱼油能显著缩短住院时间(另 2 项研究报道缩短住院时间的趋势)。一些提示有作用趋势但是缺乏显著性的研究可能与样本量小有关。围手术期给予鱼油可能优于手术后给予,这可能是由于链 ω-3 脂肪酸能更好地进入白细胞和其他组织中。

还有少数几项研究分析了肠外营养中使用由于对不能耐受肠内营养的败血症患者的作用[13,14]。这些研究证实使用鱼油可以减少炎症反应。一项对不同患者群(包括腹部败血症、多处创伤、严重头部创伤)采用肠外营养的大规模研究(但是非对照的)发现,接受>0.05 g 鱼油/(kg·d)的患者与鱼油补充量少于该量的患者相比,感染发生率减少,住院时间缩短[15]。接受 0.1 g/(kg·d)鱼油的患者死亡率显著降低。然而,鱼油对重症患者炎性过程和免疫功能的影响研究并不清楚。

肠内营养使用鱼油

鱼油已经被用于"免疫加强"型肠内营养如茚沛(Impact)。一些研究已经证实采用这些配方能够改善患者免疫功能,如吞噬作用、呼吸爆发、淋巴细胞增殖和 T淋巴细胞产生细胞因子[16]。此外,一些作者报道炎性细胞因子浓度如 TNF-α 和IL-6 产生较少或者血液中浓度较低[16]。Meta 分析的结果认为鱼油对术后患者的感染和住院时间具有有益作用,但是对死亡率无作用;对重症患者的研究发现不明确[17]。该配方中的哪种(些)成分与对免疫功能、炎性反应和临床结局的作用有关目前尚不清楚。

鱼油也是另外一种肠内营养配方爱沛佳(ExEPA)的成分,该配方已经用在急性肺损伤和急性呼吸窘迫综合征患者的研究中[18]。爱沛佳中也含有 ω-6 脂肪酸γ-亚麻酸和一系列抗氧化剂。所有 3 项研究证实含有 ω-3 脂肪酸的配方显著优于对照组,包括改善动脉氧合作用和气体交换。这些作用可能或者至少与肺泡液体内白细胞浸润减少和炎性细胞因子以及化学趋化因子浓度降低有关。一项对这些研究的 meta 分析显示接受含 ω-3 脂肪酸的肠内营养配方的患者,死亡率危险性、发生气体器官功能衰竭的危险性、机械通气时间,以及 ICU 内治疗时间均降低[18]。尽管这些研究中所使用的实验组和对照组配方的组成成分不同,提示可能并不能将观察到的作用某一特定营养素,但是长链 ω-3 脂肪酸对炎性调节因子的作用是与其他相关的研究报道相一致。因此,这些观察到的效果很有可能是与这些脂肪酸有关的。

【小结】

机体对手术和创伤的反应可能包括过度炎性反应和某些患者的免疫抑制状态。人工营养中使用 ω-6 脂肪酸对这种状态的产生可能起了一定的作用。减少亚油酸使用率的一种途径是采用鱼油部分代替植物油。研究发现鱼油中的长链 ω-3 脂肪酸能够减少炎性介质甘烷类和细胞因子的生成。他们能够直接(通过代替花生四烯酸作为甘烷类的底物,产生抗炎性脂质介质,包括消散素(resolvins))或间接(通过改变在转录因子活性来改变炎性基因的表达)地起作用。因此,长链 ω-3 脂肪酸是潜在的抗炎因子,对于高炎性反应状体的高发人群和败血症患者可能有益。含有鱼油的脂肪乳剂已经在成人患者手术后(主要是胃肠道手术)的肠外营养中使用。这与炎性介质谱和免疫功能的改变有关,有些研究的结果还显示含鱼油脂肪乳剂的使用与 ICU 治疗时间和住院时间缩短有关。已经在重症患者围手术期肠外营养中使用鱼油。因为用于重症患者的研究还很少,而且已有的研究结果也常常互相矛盾,因此鱼油对重症患者炎性反应过程、免疫功能和预后结局的影响尚不清楚。一个重要的因素是影响预后所需要的鱼油的剂量。术后患者和重症患者的肠内营养配方中已经添加了鱼油。在某些患者群中某些特定配方的益处已经很清楚了,这些作用与 ω-3 脂肪酸作为活性成分的作用相一致。

～～～～～ 推荐阅读文献 ～～～～～

1. Calder PC,Burdge GC. Fatty acids. //Nicolaous A,Kafatos G. *Bioactive Lipids*. Bridgewater:Oily Press,2004:1-36.

2. Calder PC. The relationship between the fatty acid composition of immune cells and their function. *Prost Leuk Essent Fatty Acids*,2008,79:101-108.

3. Miles EA,Calder PC. Modulation of immune function by dietary fatty acids. *Proc Nutr Soc*,1998,57:277-292.

4. Serhan CN,Chiang N,Van Dyke TE. Resolving inflammation:dual anti-inflammatory

and pro-resolution lution lipid mediators. *Nat Rev Immunol*，2008，8：349 - 261.

5. Calder PC. n - 3 polyunsaturated fatty acids and inflammation：from molecular biology to the clinic. *Lipids*，2003，38：342 - 252.

6. Calder PC. n - 3 fatty acids and cardiovascular disease：evidence explained and mechanisms explored. *Clin Sci*，2004，107：1 - 11.

7. Calder PC. PUFA. Inflammatory process and rheumatoid arthritis. *Proc Nutr Soc*，2008，67：409 - 418.

8. Calder PC. Polyunsaturated fatty acids. Inflammatory process and inflammatory bowel diseases. *Mol Nutr Food Res*，2008，52：885 - 897.

9. Calder PC. n - 3 polyunsaturated fatty acids，inflammation，and inflammatory diseases. *Am J Clin Nutr*，2006，83：1505S - 1519S.

10. Furst P，Kuhn KS. Fish oil emulsions：what benefits can they bring? *Clin Nutr*，2000，19：7 - 14.

11. Adolph M. Lipid emulsions in total parenteral nutrition — state of the art and future perspectives. *Clin Nutr*，2001，20(suppl 4)：11 - 14.

12. Grimble R. Fatty acids profile of modern lipid emulsions：scientific considerations for creating the ideal composition. *Clin Nutr Suppl*，2005，1：9 - 15.

13. Calder PC. Use of fish oil in parenteral nutrition：rationale and reality. Proc Nutr Soc，2006，65：264 - 177.

14. Calder PC. Rationale for using new lipid emulsions in parenteral nutrition and a review of the trials performed in adults. *Proc Nutr Soc*，2009，68：252 - 260.

15. Heller AR，Rössler S，Litz RJ et al. Omega - 3 fatty acids improve the diagnosis-related clinical outcome. *Crit Care Med*，2006，34：972 - 929.

16. Calder PC. Long-chain n - 3 fatty acids and inflammation：potential application in surgical and trauma patients. *Braz J Med Biol Res*，2003，36：433 - 446.

17. Calder PC. Immunonutrition in surgical and critically ill patients. *Brit J Nutr*，2007，98：S133 - S139.

18. Pontes-Arruda A，Demichele S，Seth A，Singer P. The use of an inflammation-modulating diet in patients with acute lung injury or acute respiratory distress syndrome：a meta-analysis of outcome data. *J Parenter Enteral Nutr*，2008，32：596 - 605.

5.8.4　影响免疫的营养素：实验和临床研究数据

YM Dupertuis，*F Cai*，*C Pichard*

【学习目的】

● 了解各种免疫营养素的作用。
● 区分免疫营养素的有害和有益作用。

● 根据患者的情况选择适宜的免疫营养素

5.8.4.1　概述

研究认为,给予富含谷氨酰胺(Gln)、精氨酸(Arg)、核苷酸、ω-3多不饱和脂肪酸(ω-3 PUFAs)和微量营养素的营养配方能够改善大手术或 ICU 患者的免疫系统和胃肠道的营养作用。该营养措施能够减少术后感染、伤口并发症、机械通气时间、住院时间和治疗费用。尽管在许多重症患者中已经观察到这些有益作用,但是也有一些研究显示这些配方可能对那些严重败血症患者或者胃肠道不耐受患者具有潜在的危害[1]。因此,在本章节我们将回顾一下有关这些免疫营养素作用的实验和临床研究数据。

5.8.4.2　谷氨酰胺

Gln 是生物体内含量最丰富的非必需氨基酸。然而,在分解代谢应激状态下(如创伤、烧伤、败血症),如果骨骼肌中的储备被迅速耗竭,Gln 则成为一种条件必需氨基酸。Gln 在体内动员可以给肝脏糖原异生,以及肠细胞、淋巴细胞和中性细胞核苷酸合成提供底物[2]。作为鸟氨酸的前体,Gln 还能通过多胺合成刺激这些细胞的增殖。Gln 还能对组织修复和氧化应激防御屏障产生积极的作用,其作用是通过将谷氨酸分别转化为脯氨酸和谷胱甘肽(图 5-5)。大量实验数据和人群研究证明了 Gln 在免疫、肌肉和胃肠道功能方面的重要作用。

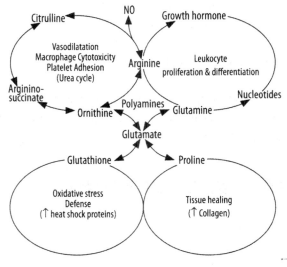

图 5-5　谷氨酰胺和精氨酸合成与作用的生化通路

实验数据

摄入 Gln 能够减少胃肠道细菌移位的发生,增加核苷酸的合成,增加淋巴细胞和巨噬细胞的活化与增殖,增加白介素 IL-1 和 IL-2 的表达。Gln 补充可以保护各种受伤动物模型的胃肠道黏膜,该作用可能是通过维持细胞谷胱甘肽水平,以及刺激肠上皮细胞增殖和蛋白合成。对于癌症患者,关于 Gln 对肿瘤生长的刺激作用并没有得出结论性的证据。关于 Gln 的主要作用见表 5-13。

表 5-13 **Gln 在实验模型中的作用**

临 床	作 用
与完全肠外营养相关的黏膜萎缩	↓胃肠道黏膜通透性
革兰阳性细菌败血症	↓胃肠道黏膜损伤,↑蛋白质合成
肠道缺血再灌注	↓脂质过氧化,↑谷胱甘肽
短肠综合征	↓腹泻,↑胃肠道黏膜生长
癌症	↓蛋白质分解,↑肌肉蛋白合成

人体研究

在前瞻性随机对照研究中,围手术期给予含有 Gln、Arg、核苷酸和 ω-3 PUFAs 的免疫营养能够减少术后并发症的发生,并缩短胃肠道肿瘤大手术后患者的住院时间。然而,尚无充足的证据支持在这些患者中单独使用富含 Gln 的肠内营养[3]。

在临床研究中如果将 Gln 以更加稳定的形式(如丙氨酰-Gln,或甘氨酰-Gln)通过静脉摄入,所得到的结果更令人信服。这些研究提示 Gln 对肠黏膜营养和 T 淋巴细胞应答具有保护作用[4]。一项 meta 分析显示通过静脉补充 20~40 g/24 h 的 Gln 双肽可以改善这些患者的短期预后[5]。Gln 对辐射毒性化学毒性的保护作用不太明显,还需要进一步的安慰剂对照试验以证实。给烧伤患者的标准肠内营养配方中加入 Gln 可以改善肠道通透性,伤口愈合,减少血清内毒素水平,缩短住院时间和降低死亡率[6]。给创伤患者的标准肠内营养配方中加入 Gln 与降低菌血症、肺炎和败血症的发生有关[7]。对不同 ICU 患者的临床研究发现,以 Gln [0.2~0.4 g/(kg·d)]以双肽[0.3~0.6 g/(kg·d)]的形式从静脉补充能够改善血糖控制和发病率,减少感染和死亡率[8]。

5.8.4.3 精氨酸

精氨酸在氮通过尿素循环进行转运、储存、排出过程中起重要作用。精氨酸对免疫系统的作用在很多方面与 Gln 的作用很相似,两者的代谢途径相互重叠[9]。精氨酸是从循环的瓜氨酸合成的,而后者是膳食来源 Gln 在肠道合成的。精氨酸与 Gln 相似,也是一种非必需氨基酸,但是在分解代谢应激时会成为条件必需氨基酸。精氨酸能通过刺激生长因子的释放和鸟氨酸合成多胺,以促进快速分化细胞如淋巴细胞、肠上皮细胞和成纤维细胞等的增殖。精氨酸通过一氧化氮合酶(NOS)的作用转化成瓜氨酸,从而引起 NO 的合成,而 NO 是炎性反应的有力调节因子,主要是通过影响白细胞向胃肠道黏膜迁移和粒细胞在胃肠道黏膜内的侵润起作用。少量的 NO 对先天性免疫反应有好的作用。然而,如果由于炎性细胞因子或者细菌内毒素诱导 NOS 导致过量 NO 产生时,则会产生促炎作用,主要是通过增加血管舒张作用(图 5-5)。

实验数据

通过选择性 NOS 抑制剂氮精氨酸甲酯抑制 NO 生成能诱导胃肠道通过性和脾萎缩,减少造血作用和肥大细胞反应性,降低体重和总的存活时间。精氨酸补充可以逆转这种抑制作用,刺激胸腺生长和单核细胞对有丝分裂原的反应,刺激淋巴激活素活化的自然杀伤细胞的增殖,以及生长激素、催乳激素、胰岛素、胰岛血糖素和多胺的释放。然而,给严重败血症患者补充精氨酸可能导致患者病情恶化,因为研究发现内毒素血症和感染性休克的患者存在 NO 水平和胃肠道血管通透性增加。有关精氨酸作用的主要发现总结在表 5-14。

表 5-14　实验模型中精氨酸的作用

临　　　床	主　要　作　用	
败血症	↑急性期蛋白合成	
外伤或骨折	↑伤口愈合,氮潴留,生长	
肠缺血	↑预后	
小肠切除	↑胃肠道屏障功能,↓细菌移位	
细菌移位	↓肠系膜淋巴结细菌培养	
烧伤和腹膜炎	↑存活	
放射性肠炎	↑黏膜厚度,绒毛高度,绒毛数量	

人体研究

因为精氨酸能够刺激健康个体和手术后患者的 NO 合成和 T 细胞对刺激的有丝分裂应答,因此开始受到比较多的关注。近期的研究表明,如果同时给予精氨酸和其他免疫营养素,可以减少胃肠道癌症患者和大手术患者术后感染的发生,缩短住院时间[3]。然而目前还无法将精氨酸对外科患者的可能有益作用与免疫营养配方中其他营养成分的作用区分开[4]。关于在重症败血症或者胃肠道不耐受后者的肠内营养和肠外营养中是否应该添加精氨酸还有矛盾的观点[10]。炎症性肠病时,黏膜所诱导的 NOS 的活性和 NO 产物的分解增加,同时伴随细胞因子的合成,导致胃肠道通透性升高。标准氨基酸溶液中已经含有精氨酸,目前没有临床证据支持需要给 ICU 患者额外添加精氨酸,尤其是当添加 Gln 就更不需要补充精氨酸了,因为 Gln 支持从瓜氨酸合成内源性精氨酸[11]。

5.8.4.4 核苷酸

核苷酸是由含氮碱基连接戊糖和磷酸盐组成的。这些化合物几乎参与体内所有生化过程,如合成 DNA、RNA 和三磷酸腺苷(ATP),合成代谢调节因子(如环腺苷一磷酸盐(cAMP))、辅酶(如烟酰胺腺嘌呤二核苷酸(NAD^+))、黄素腺嘌呤二核苷酸(FAD)、辅酶 A(CoA),和中间代谢物的生物合成(如尿苷二磷酸葡萄糖(UDP-glucose))。核苷酸通常是利用底物(如 Gln、氨基己酸、天冬氨酸、CO_2 和四氢叶酸)重新合成的。然而,在分解代谢应激情况下,重新合成的量可能不够,尤其是在肠道和肠相关淋巴组织内。因此,这些细胞更新速率快的组织可以直接利用膳食中的核苷酸通过补救途径满足需要。

实验数据

膳食核苷酸增加 T 辅助细胞(Lty 或者 CD4 表型细胞)的数量和脾细胞因子(IL-2)和肠外植体(IL-6 和 IL-8)的表达。巨噬细胞也被活化,可能是通过刺激 T 辅助细胞。B 细胞不受影响。膳食核苷酸不仅有助于免疫反应,而且有助于缺血再灌注损伤时的组织修复和 PN 喂养大鼠胃肠道黏膜的营养作用。表 5-15 总结了核苷酸相关作用的主要发现。

表 5-15 核苷酸在实验模型中的作用

临　　床	作　　用
肠外营养	↑体重,隐窝深度,绒毛高度,刷状缘蛋白酶的蛋白/核酸浓度和活性
中性粒细胞减少症	↑外周白细胞增殖和成熟
放射	↑损伤恢复
乳糖不耐受	↓腹泻
蛋白饥饿	↓细菌移位,免疫抑制
心脏缺血	↑再灌注后心肌收缩恢复
低氧负荷	↓缺血的心肌,↑氮平衡,APT
部分肝切除	↓氨基酸氧化,↑肝脏和骨骼肌蛋白合成

人体研究

母乳中存在的核苷酸由于在临床营养中的作用而受到关注。儿科研究已经证实在婴儿配方奶粉中添加核苷酸带脂质代谢、抗感染、生长发育和组织修复方面都有积极的作用[12]。喂养添加核酸配方的婴儿的急性腹泻发生率和持续时间均降低[13]。在成人肠内营养中也添加了核酸以支持免疫系统。这种免疫增强的膳食能够降低感染并发症的发生率,缩短住院时间,尤其是对接受较大的选择性手术的胃肠道癌症患者作用突出。然而,还很少有研究分析膳食核苷酸不同于其他营养素的特殊作用。最近研究发现,膳食核苷酸能适度地减少肠激惹综合征患者排便不完全和腹痛感[14]。尚需要进一步设计良好的研究以证实膳食使用核苷酸的必要性。核苷酸和Gln联合添加的关联性还存在着质疑,因为免疫系统主要利用前体物质如Gln而不是通过补救途径重新合成核苷酸。此外,胃肠道黏膜屏障和膳食核苷酸短的生物半衰期(5~7 min)可能使它无法转运至外周组织。

5.8.4.5 多不饱和脂肪酸(PUFAs)

PUFAs的主要特征是其碳链的长度和不饱和的程度。$\omega-6$ 和 $\omega-3$ PUFA系类见图 5-6。这两类在调节免疫、感染和肿瘤生长方面的作用都受到关注(见第2.14.1 和 5.8.3 章节)。

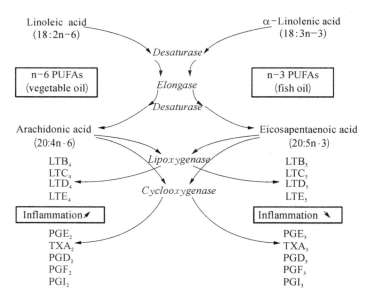

图 5-6 Synthesis of eicosanoids from $\omega-6$ or $\omega-3$ polyunsaturated fatty acids (PUFAs)
PG: prostaglandin   PGI: prostacyclin   LT: leucotriene   TX: thromboxane

实验研究

富含 $\omega-3$ PUFA 的膳食能抑制肝脏合成三酰甘油(也有可能载脂蛋白),膜磷脂库中的花生四烯酸被 EPA 和 DHA 取代。它们能影响膜的流动性和通透性,细胞运动性、配体/受体结合,酶分泌,抗体生成,以及细胞内信号通路的激活。当从膜释放后,EPA 和 DHA 抑制血小板、单核细胞和巨噬细胞内花生四烯酸通过环氧合酶和脂氧化酶衍生的甘烷类合成,因此延迟血小板凝集和动脉粥样硬化的发展。在实验模型中,ω-3 PUFA 对肿瘤发展、转移和恶病质也有保护作用。

人体研究

以鱼类为主要食物人群中(因纽特人)的低冠心病发病率低,这其中 ω-3 PUFA 可能起着主要作用。富含 ω-3 PUFA 的膳食降低肾脏和心血管疾病(如高血压、心律不齐)的发生率,可能是通过抑制血栓形成和细胞因子依赖的炎性反应。给胰腺癌患者补充鱼油有助于降低炎性反应和稳定能量消耗。这可能也解释了为什么那些摄入富含 ω-3 PUFA 膳食的癌症转移患者的存活时间延长。然而,正如在动物实验观察到的那样,癌症的诱导和死亡率(至少对于肺癌、结肠癌、前列腺癌而言)似乎主要受膳食中脂肪的量而非种类的影响[15]。

5.8.4.6 微量营养素

微量营养素从 3 个方面对免疫系统产生影响,包括支持物理屏障(皮肤/黏膜)、细胞免疫和抗体产生[16]。在分解代谢应激时,抗氧化维生素和微量元素通过降低活性氧族和氮族(如一氧化氮)水平调节免疫内稳态和细胞氧化损伤。同 Gln 和谷胱甘肽一样,微量营养素也是抗氧化防御系统的组成部分。其中有些作为酶的辅助因子(如硒/谷胱甘肽过氧化物酶)发挥作用,清除残余自由基链反应的氧族。其他还比如脂溶性维生素 E,能够直接修复氧化基团。水溶性维生素 C 能够通过两种方式起作用,既能作为酶的辅助因子,还能通过将清除脂质过氧化产物时形成的 α-酚氧基恢复为维生素 E 发挥共同抗氧化剂的作用。

实验数据

维生素 A、维生素 B_6、维生素 C、维生素 D、维生素 E,以及叶酸、铁、锌、铜和锌能够协同作用,维持 Th1 细胞因子调节的免疫反应,细胞因子和前列腺素产生,其作用至少部分是通过氧化还原敏感的转录因子起作用。维生素 A 和维生素 D 影响细胞调节体液抗体反应,支持 Th2 调节的抗炎性细胞因子反应;维生素 C 和维生素 E 以及硒、铜和锌通过抵抗活性氧族引起的细胞损伤改善皮肤/黏膜屏障功能[16,17]。动物模型中,烧伤、损伤或感染诱导氧化应激,以及抗氧化维生素微量元素的耗竭。例如,大鼠 20% 的总体表面积烧伤后 6 h 血浆硒和锌水平显著降低。硒耗竭导致超氧化物歧化酶活性降低,以及氧化应激和脂质过氧化增加。在这种情况下,补充微量营养素能可以对抗分解代谢应激导致的氧化损伤,发现注射亚硒酸钠 24 h 后血清硒水平和谷胱甘肽过氧化物酶反应性达到理想水平[18]。

人体研究

达到 C 水平证据的各类患者都建议在人工营养中补充微量营养素(表5-16)。A 水平证据主要是指烧伤患者,此时微量元素的补充剂量应该比标准剂量高[7]。再一项随机对照试验中,给烧伤患者每日补充 40 μmol 铜、2.9 μmol 硒和 406 μmol 锌,持续 30 d,支气管肺炎感染的发生率和持续时间降低[19]。使用肠外营养时,微量营养素应该每天补充。在商品化 PN 配方中,考虑到稳定性问题,维生素和微量元素应该在使用前加入[8]。成人患者的推荐量一般是:维生素 E 10 IU/d(9.1 mg/d),维生素 C 200 mg/d,硒 60~400 μg。脂肪乳剂中,维生素 E 的浓度应该高于 0.4 mg/g PUFAs,以避免脂质过氧化的发生[20]。然而分解代谢应激情况下,对这些抗氧化微量营养素的需要量显著增加。因此,对肠外营养的需要应该血清浓度监测结合 SIRS(如 C 反应蛋白)的测定。

表 5-16　ESPEN 制定的肠内和肠外营养中免疫
营养素使用指南,依据证据水平(A 到 C)

营养素	外科手术患者		重症监护病房患者		
	EN	PN	EN	PN	
谷胺酰胺	—	—	是[A](烧伤、创伤)	是[A]	
精氨酸	是[A]	—	是[B](轻度感染、创伤) 否[B](重度感染)	—	
核苷酸	是[A]	—	—	—	
ω-3 脂肪酸	是[A]	是[c]	是[B](轻度感染、创伤)	是[B]	
微量营养素	—	是[c]	是[A](烧伤)	是[c]	

【小结】

本部分对动物实验和人群研究中免疫营养素的使用进行了综述。许多临床前研究数据支持谷氨酰胺、精氨酸、核苷酸、PUFAs 和微量营养素的免疫调节作用。一些 meta 分析也肯定可他们具有 A 水平证据[4],富含这些营养素的免疫增强膳食对不同类型的患者都有有益作用(见表5-16)。然而,由于缺少设计良好的临床研究,它们各自的作用机制尚未阐明。还需要进一步的研究以更加准确地明确它们在不同疾病状态时的作用。免疫营养素可能还包括类黄酮、益生元和益生菌,未来的研究需要发现各种营养素在免疫功能中的重要作用。

推荐阅读文献

1. Mizock BA. Immunonutrition and critical illness: an update. *Nutrition*,2010,26:701-707.

2. Wischmeyer PE. Glutamine: mode of action in critical illness. *Crit Care Med*, 2007,35: S541 - S544.

3. Weimann A, Braga M, Harsanyi L et al. ESPEN Guidelines on enteral nutrition: surgery including organ transplantation. *Clin Nutr*, 2006,25: 225 - 244.

4. Braga M, Ljungqvist O, Soeters P et al. ESPEN guidelines on parenteral nutrition: surgery. *Clin Nutr*, 2009,28: 378 - 386.

5. Zheng YM, Li F, Zhang MM et al. Glutamine depeptide for parenteral nutrition: surgery. *Clin Nutr*, 2009,28: 378 - 386.

6. Garrel D, Patenaude J, Nedelec B et al. Decreased mortality and infectious morbidity in adult burn patients given enteral glutamine supplements: a prospective, controlled, randomized clinical trial. *Crit Care Med*, 2003,31: 2444 - 2449.

7. Kreymann KG, Berger MM, Deutz NE et al. ESPEN guidelines on Enteral Nutrition: Intensive care. *Clin Nutr*, 2006,25: 210 - 223.

8. Singer P, Berger MM, Van den Berghe G et al. ESPEN Guidelines on Parenteral Nutrition: intensive care. *Clin Nutr*, 2009,28: 387 - 400.

9. Dupertuis YM, Meguid MM, Pichard C. Advancing from immunonutrition to a pharmaconutrition: a gigantic challenge. *Curr Opin Clin Nutr Metab Care*, 2009,12: 398 - 403.

10. Luiking YC, Deutz NE. Exogenous arginine in sepsis. *Crit Care Med*, 2007, 35: S557 - S563.

11. Vermeulen MA, van de Poll MC, Ligthart-Melis GC et al. Specific amino acids in the critically ill patient-exogenous glutamine/arginine: a common denominator? *Crit Care Med*, 2007,35: S568 - S576.

12. Grimble GK, Westwood OM. Nucleotides as immunomodulators in critical nutrition. *Curr Opin Clin Nutr Metab Care*, 2001,4: 57 - 64.

13. Gil A. Modulation of the immune response mediated by dietary nucleotides. *Eur J Clin Nutr*, 2002,56(suppl 3): S1 - S4.

14. Dancey CP, Attree EA, Brown KF. Nucleotide supplementation: a randomized double-blind placebo controlled trial of IntestAidIB in people with irritable bowel syndrome. *Nutr J*, 2006,5: 16 - 24.

15. Dupertuis YM, Meguid MM, Pichard C. Colon cancer therapy: new perspectives of nutritional manipulations using polyunsaturated fatty acids. *Curr Opin Clin Nutr Metab Care*, 2007,10: 427 - 432.

16. Maggini S, Wintergerst ES, Beveridge S et al. Selected vitamins and trace elements support immune function by strengthening epithelia barriers and cellular and humoral immune response. *Br J Nutr*, 2007,98(suppl 1): S29 - S35.

17. Wintergerst ES, Maggini S, Horning DH. Contribution of selected vitamins and trace

elements to immune function. *Ann Nutr Metab*, 2007,51: 301 - 323.

18. Agay D, Sandre C, Ducros V et al. Optimization of selenium status by a single intraperitoneal injection of Se in Se-deficient rat: possible application to burned patient treatment. *Free Radic Biol Med*, 2005,39: 762 - 768.

19. Berger MM, Spertini F, Shenkin A et al. Trace element supplementation modulates pulmonary infection rates after major burns: a double-blind, placebo-controlled trial. *Am J Clin Nutr*, 1998,68: 365 - 371.

20. Biesalski HK. Vitamin E requirements in parenteral nutrition. *Gastroenterology*, 2009, 137: S92 - S104.

6 营养支持技术

6.1 肠内营养

6.1.1 肠内营养支持的指征和实施

JP Howard , MAE van Bokhorst-de van der Schueren

【学习目的】
- 理解管饲肠内营养的适应证与优点。
- 熟悉肠内营养的禁忌证。
- 认识管饲肠内营养的操作要点。

6.1.1.1 肠内营养适应证

如果患者胃肠道功能存在,但不能或不愿进食以满足其营养需求,就应考虑通过各种途径给予肠内营养。尽管肠内营养的有力证据仍然缺乏(主要由于回顾性试验的证据级别较低)[1],但肠内营养引发的临床并发症少于肠外营养[2],且花费约是肠外营养的七分之一[3]。

原则上,肠内营养液的输注部位应该是具有吸收功能的胃肠道(GI)。有时可给予特殊的肠内营养制剂,如肽类配方可以克服胃肠道的不耐受,又可避免使用肠外营养。然而支持肽类配方使用的文献有限[4]。

6.1.1.2 肠内营养禁忌证

通常应该首先考虑肠内途径给予营养支持,但以下情况属于肠内营养禁忌证。
(1) 由于衰竭、严重感染及手术后消化道麻痹所致的肠功能障碍。
(2) 完全性肠梗阻。
(3) 无法经肠道给予营养。
(4) 高流量的小肠瘘。
(5) 有可能增加机会性感染的情况则为管饲的相对禁忌证,如上颚-面部手术或抗肿瘤治疗。

(6) 伦理方面的考虑,如临终关怀。

注意:对适应证不确定的病例,可考虑短期试用。

6.1.1.3 肠内营养的途径

进入消化道的途径很多,具体视潜在的病理情况、预计应用管饲持续时间和患者的偏好而定(见图 6-1)。

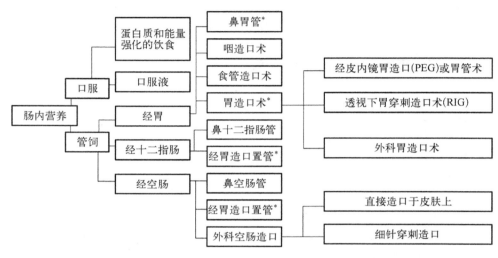

图 6-1 肠内营养的途径

＊为优先途径

6.1.1.4 肠内营养的制剂选择

根据当地的实践经验、习惯和现成的产品,有助于为大多数患者选择适宜的肠内营养制剂(见图 6-2)。借助于此图表和下述的结构式方法,我们便能选择出最佳的营养支持方案。详细内容将在以后几章中论及。

正确选择肠内营养制剂的结构式途径

(1) 患者胃肠道的功能是否正常?

是:选用整蛋白配方;

否:选用半要素或要素配方。

(2) 患者入液量是否要限制和(或)是否需要高能量密度的配方?

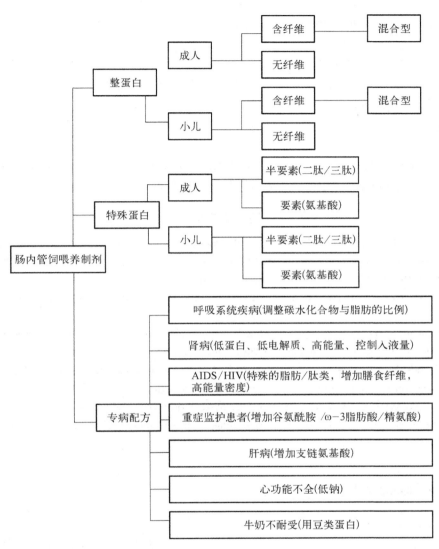

图 6-2 肠内管饲喂养制剂的种类

是：选用高能量密度的产品并要考虑是否需专病配方；

否：选用标准配方。

（3）患者是否存在腹泻或者便秘？

是：选用含纤维的配方*；

否：可选用标准配方。

（4）患者是否有某些特殊的饮食限制或有其他营养需要？

是：可根据诊断选用专病配方或小儿配方；

否：选用标准配方。

＊注意：含纤维的肠内营养配方已逐渐作为临床医疗的一部分。它们易于耐受，已被证明有益于腹泻和便秘患者，具有调节肠道的功能[5]。此外，同样具有其他的益处，如控制血糖[1,2]。

【小结】

商品化的肠内营养制剂的选择范围很广。最合适的营养制剂应该个体化，并且在保证最大的吸收率前提下，输入胃肠道的位置越高越好。

推荐阅读文献
---

1. Koretz RL，Avenell A，Lipman TO et al. Does enteral nutrition affect clinical outcome? A systematic review of the randomized trials. *Am J Gastroenterol*，2007，102：412 - 429.

2. Peter JV，Moran JL，Phillips-Hughes J. A metaanalysis of treatment outcomes of early enteral versus early parenteral nutrition in hospitalized patients. *Crit Care Med*，2005，33：213 - 220.

3. Pritchard C，Duffy S，Edington J，Pang F. Enteral nutrition and oral nutrition supplements：a review of the economics literature. *JPEN J Parenter Enteral Nutr*，2006，30：52 - 59.

4. Zachos M，Tondeur M，Griffiths AM. Enteral nutritional therapy for induction of remission in Crohn's disease. *Cochrane Database Syst Rev*，2007(1)：CD000542.

5. Elia M，Engfer MB，Green CJ，Slik DB. Systematic review and meta-analysis：the clinical and physiological effects of fibre-containing enteral formulae. *Aliment Pharmacol Ther*，2008，27：120 - 145.

6.1.2　肠内营养支持的方式

6.1.2.1　口服营养补充剂

CF Jonkers-Schuitema，*E Dardai*

【学习目的】

- 了解口服是否为患者良好的干预手段。
- 能够为患者选择正确的口服营养补充剂。

概述

口服是提供营养支持的首选手段。当经口进食不足造成宏量营养素或微量营养素的缺乏时应考虑摄入口服营养补充剂(ONS)，尤其是对于那些体重丢失或摄食不足达到5～7 d的患者。

因为经口服的肠内营养能刺激具有抗菌作用的唾液分泌,故优于管饲营养。是否选择口服肠内营养制剂(口服液),主要取决于吞咽能力和有无食管或胃梗阻。

口服营养制剂可提供患者所需的全部营养,更普遍的是在患者不愿进食或摄入不足时,作为饮食的补充[1]。口服营养补充剂可以改善老年人的营养摄入,同样有益于存在各种健康和进食问题的患者。

口服营养补充剂的种类

口服营养补充剂的种类很多。保险公司通常不对使用这些产品的患者进行报销,所以口服营养补充剂增加了患者、医院或疗养院的日常开支。然而医保涵盖了一大类用于营养支持的商品。如果可以报销,患者就可以根据特定需求进行选择。口服营养补充剂可以是:高蛋白高葡萄糖;无渣或者以牛奶为主的;冷的或者热的(如咖啡或者汤);不同稠度的(液体的、增稠的);或糖果类的产品。在医院里,提供各种各样的产品(每个产品不同特点)。在家里,患者可以更灵活地将这些产品制成奶昔、冰淇淋或以此为基础做汤和甜点。

口服营养补充剂是否改善营养状况?

支持使用口服营养补充剂的证据正在增加,但仍需要进一步的研究。Mline对62项涵盖1万多名老年病患的相关研究进行循证研究[2]。干预的最长时间为18个月,42项试验中出现体重增加。营养不良患者的死亡率是明显的,在24项临床试验中发现并发症发生率的降低,并未发现对住院时间的影响。只有一部分临床试验显示口服液存在积极作用,常见不良反应有恶心和腹泻[3,4]。

一项针对24项试验(2 387名患者)的荟萃分析显示老年人口服补充蛋白质和能量可以降低死亡率。尤其是营养不良的住院老年患者(大于75岁)每日给予至少400 kcal(1 kcal=4.184 kJ)的营养补充,时间不少于35 d,效果明显,体重显著增加(+2.4%)[5]。

给予老年营养不良人群口服营养补充剂作为加餐,可以降低饥饿感,改善了能量摄入情况。在7 d时间内,相较于等热量膳食,口服营养补充剂被证明提供了更优质的能量和蛋白质($P<0.02$),显示其为患者摄入能量和蛋白质的有效途径。当测量相同时间段内的总摄入(包括食物和口服营养补充剂),口服营养补充剂组的能量摄入增加(平均差314 kcal/d;$P<0.03$),蛋白质摄入增加(平均差14.1 g/d;$P<0.01$)。饥饿感平均持续时间,进食欲望和满足程度在两组间没有明显差异[6~8]。

上述研究显示术后补充口服营养制剂,可以减缓体重下降、提高肌肉强度和减少术后并发症。对那些本来就有营养不良的患者,出院后继续补充营养,有更好的长期效果[2]。

【小结】

口服营养补充剂的应用需要考虑患者对气味、品种、介绍的偏好。当为糖尿病患者选择口服液进行补充时需要特别注意,因为这些产品含大量碳水化合物。

除非有严格的营养支持管理,否则应考虑应用中的困难。此外,口服营养制剂不应替代或减少患者主动的正常饮食。即使目前已经有所改善,营养制剂的口味仍是影响口服效果的重要问题。虽然使用口服营养会占用医务人员较多的时间[9],但的确避免了使用鼻胃管所发生的相关问题。

理想的口服营养补充剂应该是浓缩的(小容量),不易造成饱腹感,只会带来短时间的满足感(所以不会造成摄食减少)。为了帮助营养不良个体改善营养摄入水平,在正餐或两餐间摄入小容量大能量大营养密度的口服营养补充剂是一种解决方法[4]。

──────── 推荐阅读文献 ────────

1. Scott A. Acting on screening results: a guide to treating malnutrition in the community. *Br J Community Nurs*, 2008,13: 450-456.

2. Miline AC, Potter J, Vivanti A, Avenell A. Protein and energy supplementation in elderly people at risk from malnutrition, *Cochrane Database Syst Rev*, 2009,15: CD003288.

3. Todorovic V. Evidence-based strategies for the use of oral nutritional supplements. *Br J Community Nurs*, 2005,10: 158-164.

4. Nieuwenhuizen WF, Weenen H, Rigby P, Hetherington MM. Older adults and patients in need of nutritional support: Review of current treatment options and factors influencing nutritional intake. *Clin Nutr*, 2010,29: 160-169.

5. Norman K, Kirchner H, Freudenreich M et al. Three-months intervention with protein and energy rich supplements improve muscle function and quality of life in malnourished patients with non-neoplastic gastrointestinal disease — a randomized controlled trial. *Clin Nutr*, 2008,27: 48-56.

6. Wilson MM, Purushothaman R, Morley JE. Effect of liquid dietary supplements on energy intake in the elderly. *Am J Clin Nutr*, 2002,75: 944-947.

7. Stratton RJ, Bowyer G, Elia M. Food snacks or liquid oral supplements as a first-line treatment for malnutrition in postoperative patients? *Proc Nutr Soc*, 2006,65: 4A.

8. Potter JM, Roberts MA, McColl JH, Relly JJ. Protein energy supplements in unwell elderly patients — a randomized controlled trial. *J Parenter Enteral Nutr*, 2001, 25: 323-329.

9. Stubbs RJ，Johnstone AM，Mazlan N et al. Effect of altering the variety of sensorially distinct foods，of the same macronutrient content，on food intake and body weight in men. *Eur J Clin Nutr*，2001,55：19 - 28.

6.1.2.2　鼻饲

E Dardai

【学习目的】

● 了解管饲的指征。
● 知道管饲插管技术。

鼻饲管适用于短期的肠内营养支持(少于 4 周)。食管造瘘术、胃造瘘术和空肠造瘘术适用于需长期营养支持的患者。

适应证

应用鼻胃管和鼻肠管的适应证包括那些因神经或精神障碍所致的进食不足及因口咽、食管疾病而不能进食者。烧伤患者、某些胃肠道疾病、短肠及接受化放疗的患者也可以考虑使用。此种方法亦可用于由全肠外营养过渡至肠内营养，以及由肠内营养过渡至自主口服进食时。

禁忌证

严重的胃肠功能障碍是鼻饲的禁忌证(见第 6.1.1.2 章节)。当胃排空障碍时(常见于术后患者)，通过直接插管至小肠喂饲可降低恶心、呕吐和急性胃扩张的风险。这种方法需要借助透视或内窥镜，将鼻饲管置入小肠(鼻十二指肠管、鼻空肠管)。

插管技术

床边插鼻胃管、鼻十二指肠管和鼻空肠管的技术是相似的。应将鼻饲管光滑的头端自患者较宽大的一侧鼻孔插入鼻咽部，嘱其配合吞咽(如果患者能够吞咽)，使鼻饲管进入胃内。随后患者右侧卧位，以便能借助胃的蠕动将管的头端通过幽门进入十二指肠。近来更多是借助透视和内窥镜放置鼻饲管。幽门后鼻饲能防止反流与误吸，但结果并不一致。

当给意识不清或咳嗽反射受损的患者插管时，明确管子头端的位置很重要。向管内注气可能误导操作者，因为如果管子插入气管内，同样可在胃部听到气体通过管子的声音。明确管子插入胃肠内最简易的办法是回抽出胃肠内容物。如果胃肠内容物无法抽出，那么通过影像学来明确管子的位置是最可靠的方法。因为管子是不透光的，故 X 线摄片通常已足够了。如仍不能明确管子的位置，可向管内注射少量造影剂。

鼻饲管的护理方法同样很重要。由胶布引起的皮肤过敏很常见。胶布松脱而使管子被意外拔出常发生于意识清楚却不配合的患者中。合理应用低过敏性的胶布或一种特殊的安全夹往往是安全而有效的。

并发症

据报道,床边置鼻饲管的并发症发生率为 0.3%～15%。主要的危险因素和并发症有以下几种。

(1) 高龄。

(2) 神经系统功能受损。

(3) 解剖变异。

(4) 出血。

(5) 误插入气管。

(6) 胃肠道穿孔。

营养制剂输注方式

患者的病情决定了鼻饲管最适的放置位置和输注方法。具体方法见第6.1.2.5章节。经胃管饲的优点包括容易放置、符合生理消化的特点和既可连续又可间隙输注。对于住院患者,优先考虑进行连续鼻饲营养,而家庭护理的患者则尽可能行间隙性输注。小肠耐受间隙性输注的能力较差,故有必要连续输注。连续输注很少引起代谢紊乱。在误吸发生率上,连续和间隙输注之间无明显差异。在住院患者中,间隙输注所致的腹泻发生率较高。

监测

胃管饲的患者需要认真监测。监测最好由营养支持小组制订监测计划、标准化的操作规程和对患者的随访来完成。为避免并发症,需严密监测患者的代谢状态和水电解质平衡。

推荐阅读文献

1. Lochs H, Allison SP, Meier R et al. Introductory to the ESPEN Guidelines on Enteral Nutrition: Terminology, definitions and general topics. *Clin Nutr* 2006,25：180-186.
2. Lorenzo-Zúñiga V, Moreno de Vega V, Moreno P et al. Endoscopic placement of postpyloric nasoenteric feeding tubes: the importance of the guidewire used. *Clin Nutr* 2009,28：355-356.

6.1.2.3 内镜技术：PEG、PEJ 和 D-PEJ

R Meier，J Ockenga

【学习目的】

● 知道不同类型的内镜置管方法。

- 了解经皮穿刺置喂养管的指征与优点。
- 理解这些方法的局限性和并发症。

6.1.2.3.1 概述

给予肠内营养的途径和方法有很多。基本原则是患者通过使用各种仪器以获得最大程度的安全和舒适。肠内输送系统是医疗设备,因此在法律上,管饲也是一种医疗方法。不同国家都颁布了针对医疗设备的规范。欧盟的规范中还包含了相关的推荐量。

当肠内喂养需要大于3～4周,就应考虑采用经皮内镜技术。胃造口术过去通常由外科医生进行,但现在主要由消化科医生完成。首次进行经皮内镜下胃造口术是在1980年,之后成为进行长期肠内营养支持的一种选择[1]。置管通常在内镜室或床边进行,对神志清醒的患者进行镇静和局麻后实施。目前也开展PEG(或PEG-空肠喂养)和直接经皮空肠造口术(D-PEJ),通常PEG较多。D-PEJ被用于胃切除术后,或PEG-J发生移位时。直接进行穿刺很难,并不一定可行,而且需要相当熟练的技术。

如果内镜不能置入胃中,经皮穿刺置管也可以在透视或超声引导下实施[2～4]。当食管狭窄可以被扩张或植入金属支架时,这些方法可以被避免。

6.1.2.3.2 PEG的指征

PEG穿刺置管的患者需要被严格筛选。患者的诊断、预后、喂养预期持续时间、患者自身的意愿和对生活质量的预期效果在PEG进行前都需要考虑[5～9]。伦理方面的考量同样需要。长时间的喂养过程中,PEG相较于鼻饲更易于被患者接受。患者的不适感较少,营养支持效果更好,而总的并发症发生率则较低[10～14]。

神经性吞咽困难(例如急性缺血性卒中、脑肿瘤、阿尔茨海默病)、上消化道肿瘤、创伤、长期机械通气和口咽部手术的围手术期是PEG最常见的适应证[15]。PEG比外科手术放置更经济有效[16,17]。

预后差(预计生存期限不太可能超过30 d)或晚期痴呆症患者应避免侵入性及费用昂贵的操作,选择其他替代喂养方案。试验性口服补充或放置鼻胃管对这类患者更合适。待病情改善或稳定后可再考虑经PEG管喂养。

6.1.2.3.3 禁忌证

即便PEG可能有益处,有些情况仍应避免选择此途径。这些是被广泛接受的绝对和相对禁忌证[15]。

绝对禁忌证有以下几种。

(1) 所有肠内营养的禁忌证(参见第6.1.1章节)。

（2）口咽喉部有梗阻而不能行内镜检查者。

（3）胃或小肠梗阻而不能行肠内营养者。

（4）严重的凝血障碍者（INR＞1.5，Quick＜50%，血小板数＜50×10^9/L 50 000/mm³）。

（5）无法进行透视者（内镜灯光透过腹壁可见）。

（6）临终患者。

相对禁忌证有以下几种。

（1）大量腹水。

（2）腹膜透析。

（3）严重门脉高压。

（4）重度肥胖。

（5）严重肝大。

（6）既往手术或炎症所致的解剖变异。

6.1.2.3.4　经皮内镜技术

内镜通常在患者意识清醒镇静状态下进行，需要按照外科手术流程在无菌条件下进行操作。侵入皮肤的位置要用局部麻醉剂浸润。

目前使用的 PEG 技术分几种，最常用的是由 Gauderer 和 Ponsky 提出的拖出法[1]。然而，内镜控制下的推进法也是有效的。

拖出法

通过内镜透照指示腹壁上最接近胃的位置后，穿刺针经皮肤刺破胃壁前侧，置入一根导丝并用活检钳钳住。内镜和导丝一同由口腔退出。将喂养管和导丝连接后，下拉至胃中然后通过腹壁向外拖出。用固定板确保导管于胃中，在皮肤上连接阀盘（见图6-3）。

推进法

"推进"的方法很多，喂养管借由穿刺导丝定位。这个过程同样可以在超声或放射引导下进行。如果直接用穿刺工具刺破胃壁成功了，为食管梗阻的患者放置喂养管同样可行（例如，由肿瘤引起的）。推进的方法是使用球囊导管通过穿刺和扩张后经腹置入胃部。这种方法增加了由于球囊偏移而放置错位的风险。

一种新的更安全的插管方法已经出现，它是将双向胃固定术和剥离鞘结合，置入一个胃内的球囊导管。导管也需要在皮肤一侧用板固定。这种方法可能适合于那些拖出法不适用的患者，因为导管通过食管增加了癌症扩散的风险。

大多数指南推荐营养支持应该在置管后12～24 h开始。然而，如果早期喂养是重要的，6 h后开始也可能是安全的。第一次更换敷料应该在 PEG 置管后的第二天早上。敷料应该每日更换直至造口管道愈合（通常在1周内）。如果造口管道

1. 在内镜引导下穿刺腹腔壁，在腹壁各层注入局麻药5～10ml。

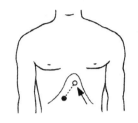

2. 将带有导线的套管插入胃内，将夹有钢丝导线的胃镜退出，导线从嘴里拉出。

3. 拉出并固定PEG管。

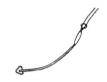

4. 固定喂养管。

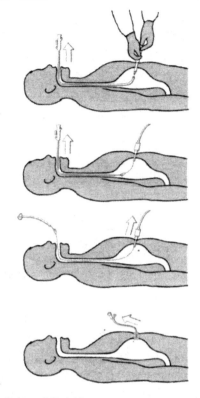

图 6-3　经皮内镜下胃造口术(PEG)拖出法

已经结痂，敷料可以每 2～3 d 更换 1 次。

　　除非 PEG 管堵塞或腐蚀，一般不需要常规更换。插管后至少 6 周才能拔除 PEG 管，以确保造口管道愈合成熟、避免胃内容物漏入腹腔。

　　如果插管后 7 d 内 PEG 管滑脱，不应盲目尝试从外面重新置管。这种情况下应给予患者 48 h 胃肠减压、静脉抗生素(四代)应用及监护。1 周后，若患者未出现腹膜炎，可再次放置 PEG。

　　如果 PEG 不再需要，拔除导管必须在内镜下进行，因为有报道出现继发性肠梗阻需要外科手术干预的病例[18,19]。如果需要短时间应用(比如化疗或放疗)，可以使用一种没有内部固定板的装置，它可以被简单地拔出。在 PEG 管被移除后，患者可以在几小时后恢复正常饮食。

6.1.2.3.5　并发症

　　由于使用技术不同，熟练的内镜医师可以达到 99% 的成功率以及低死亡和并发症发生率。与 PEG 操作相关的死亡率低于 1%。PEG 置管的并发症各异,大致分为置管短期和长期并发症。严重并发症发生率为 1%~4%,轻度并发症为 8%~30%[15]。急性并发症大多与内窥镜操作有关。少数病例(<0.5%)会在穿刺点或因插入导丝时划伤食管远端出现急性出血。

局部气腹常发生在 PEG 置入后,但它不被认为是一种并发症。

严重并发症有以下几种。

(1)吸入性肺炎。

(2)腹膜炎。

(3)穿孔。

(4)出血。

(5)胃皮肤瘘。

(6)严重的造口处皮肤感染或坏死性筋膜炎。

常见的轻度并发症有以下几种。

(1)造口处皮肤感染。

(2)由于稠厚的喂养物或药物所致的导管堵塞。

(3)喂养管或接口套管损坏。

(4)包埋综合征(内部垫片移行至胃壁内)。

造口处的感染较为常见(约为 15%),程度不一。局部的感染伴穿刺点渗液常由异物反应所致,是最常见的并发症。通常给予局部换药及抗生素处理即可。

操作前预防性应用抗生素仍然存在争议,通常不常规使用。虽然近期发表的研究数据表明抗生素可以降低全身及穿刺点感染率[20]。已有很好的证据显示预防性应用抗生素可以降低高风险人群感染率(如免疫功能受损,化疗中,白细胞减少,糖尿病,严重营养不良)。在 PEG 置入前 30 min 单一输注广谱抗生素可以将造口处感染发生率由 29%降低到 7%[20]。

已经进行抗生素治疗的患者不需要进一步的预防性应用抗生素。为预防包埋综合征,应该避免过度牵拉 PEG,此外,建议至少隔天从外侧松动 PEG 管。

6.1.2.3.6 经皮胃造口术(按钮式导管)

为了减少 PEG 引起的创伤和改善生活质量,已经出现了按钮式胃造口导管,特别适用于儿童。有 3 种类型的按钮可以选择,并带有 2 个固定元件(球囊和固位圆顶)[21~24]。外部的连接系统可以轻易拆除,仅留下按钮的顶部。按钮式导管的选择取决于患者的喜好和造口处的并发症。为了放置该装置,首先必须建立造口管道。因此第一步是置入 PEG 管(在 4 周后可以更换)。首次放置必须在内镜下完成,以免发生位置错误和拔出之前置入的 PEG 管。更换按钮式导管通常不需要内镜辅助。

6.1.2.3.7 PEG-空肠喂养(PEG-J)

在胃输出瓣有狭窄的患者或危重患者,由于存在吸入性肺炎的危险,可将PEG扩展为PEG-空肠喂养(PEG-J)。方法有几种[25],其中最简便的方法是将喂养管在导引钢丝或内镜的引导下置入幽门后(见图6-4)。导管尖端应远离屈氏韧带。

PEG-J法允许在胃肠减压的同时进行幽门后的肠道喂养。目前还有待进一步证实幽门后营养是否消除了吸入性肺炎产生的危险。喂养管位置放置不对,以及口咽部分泌物的持续吸入,已被认为可能是导致PEG-J患者反复发生误吸的原因。空肠喂养管由于管径小,具有较高的堵塞率,并且容易折断和渗漏。

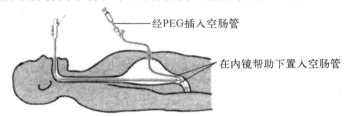

图6-4 PEG扩展为PEG-空肠喂养

6.1.2.3.8 直接经皮内镜空肠造口术——D-PEJ

对胃大部切除、Billroth Ⅱ式手术后和频繁PEG-J移位的患者,可以选择D-PEJ[26]。

根据PEG拖出法,将肠镜或结肠镜引入小肠内。如果透视可见,首先用21标准单位的麻醉针刺破腹壁和空肠壁进入空肠腔,用活检钳夹住针尖固定空肠段,在麻醉针的引导下,用较大的套管针引入导丝,抽出15-F喂养管并定位。在回顾性研究中,操作成功率已经达到72%~88%[27]。潜在并发症的发生率类似于PEG。

【小结】

PEG和PEG-J已被广泛应用。PEG容易操作且操作过程中并发症较少。最常用的是拖出式置管法。神经性吞咽困难、上消化道肿瘤、创伤、长期机械通气和口咽部手术的围手术期都是主要的适应证。该方法的禁忌证较少。如果喂养管护理得当,并发症较少见。对某些特定患者可以尝试D-PEJ。但这种方法不易置管,且存在较多并发症。

———— 推荐阅读文献 ————

1. Gauderer MW, Ponsky JL, Izant RJr. Gastrostomy without laparotomy: a percutaneous

endoscopic technique. *J Pediatr Surg*, 1980,15: 872 - 875.

2. Bleck JS, Reiss B, Gebel M et al. Percutaneous sonographic gastrostomy: method, indications,and problems. *Am J Gastroenterol*, 1998,93: 941 - 945.

3. Lorentzen T, Skjoldbye B, NOlsöe C, Torp-Pedersen S, Mygind T. Petcutaneous gastrostomy guided by ultrasound and fluoroscopy. *Acta Radiol*, 1995,36: 159 - 162.

4. de Baere T, Chapot R, Kuoch V et al. Percutaneous gastrostomy with fluoroscopic guidance: single-center experience in 500 consecutive cancer patients. *Radiology*, 199, 210: 651 - 654.

5. Rabeneck L, McCullough LB, Wray NP. Ethically justified, clinically comprehensive guidelines for percutaneous endoscopic gadtrostomy tube placement. *Lancet*, 1997,349: 496 - 498.

6. Niv Y, Abuksis G. Indications for percutaneous endoscopic gastrotomy insertion: ethical aspects. *Dig Dis Sci*, 2002,20: 253 - 256.

7. Angus F, Burakoff R. The percutaneous endoscopic gastrostomy tube. Medical and ethical issues in placement. *Am J Gastroenterol*, 2003,98: 272 - 277.

8. McCann RM, Hall WJ, Groth-Juncker A. Comfort care for terminally ill patients. The appropriate use of nutrition and hydration. *JAMA*, 1994,272: 1263 - 1266.

9. Lennard-Jones JE. Ethical and legal aspects of clinical hydration and nutritional support. *BJU Int*, 2000,85: 398 - 403.

10. Mekhail TM, Adelstein DJ,Rybicki LA et al. Enteral nutrition during the treatment of head and neck carcinoma: is a percutaneous endoscopic gastrostomy tube preferable to a nasogastric tube? *Cancer*, 2001,91: 1785 - 1790.

11. Park RH, Allison MC, Lang J et al. Randomised comparison of percutaneous endoscopic gastrostomy and nasogastric tube feeding in patients with persisting neurological dysphagia. *BMJ*, 1992,304: 1406 - 1409.

12. Baeten C, Hoefnagels J. Feeding via nasogastric tube or percutanrous endoscopic gastrostomy. A comparison. *Scand J Gastroenterol Suppl*, 1992,194: 95 - 98.

13. Wicks C, Gimson A, Vlavianos P et al. Assessment of the percutaneous endoscopic gastrostomy feeding tube as part of an integrated approach to enteral feeding. *Gut*, 1992, 33: 613 - 616.

14. Norton B, Homer-Ward M, Donnelly MT et al. A randomised prospective comparison of percutaneous endoscopic gastrostomy and nasogastric tube feeding after acute dysphagic stroke. *BMJ*, 1996,312: 13 - 16.

15. Löser C, Aschl G, Hébuterne X et al. ESPEN guidelines on artificial enteral nutrition — percutaneous endoscopic gastrostomy(PEG). *Clin Nutr*, 2005,24: 848 - 861.

16. Ho CS, Yee AC, McPherson R. Complications of surgical and percutaneous endoscopic gastrostomy review of 233 patients. *Gastroenterology*, 1988,95: 1206 - 1210.

17. Grant JP. Comparison of percutaneous endoscopic gastrostomy with Stamm gastrostomy. *Ann Surg*, 1988, 207: 598 - 603.

18. Waxman I, al-Kawas FH, Bass B, Glouderman M. PEG ileus. A new cause of small bowel obstruction. *Dig Dis Sci*, 1991, 36: 251 - 254.

19. Yaseen M, Steele MI, Grunow JE. Nonendoscopic removal of percutaneous endoscopic gastrostomy tubes: morbidity and mortality in children. *Gastrointest Endosc*, 1996, 44: 235 - 238.

20. Lipp A, Lusardi G. Systemic antimicrobial prophylaxis for percutaneous endoscopic gastrostomy. *Cochrane Datab System Rev*, 2006, CD005571.

21. Foutch PG, Tallbert GA, Gaines JA, Sanowski RA. The gastrostomy button: a prospective assessment of safety, success, and spectrum of use. *Gastrointest Endosc*, 1989, 35: 41 - 44.

22. Gorman RC, Morris JB, Metz CA, Mullen JL. The button jejunostomy for long-term jejunal feeding: results of a prospective randomized trial. *JPEN J Parenter Enteral Nutr*, 1993, 17: 428 - 431.

23. Casswall T, Bäckström B, Drapinski M et al. Help to children and adolescents with malnutrition or eating disorders. *Percutaneous endoscopic gastrostomy with button: simple, safe and cost-effective*. Swedish: Lakartidningen, 2000, 97: 688 - 691.

24. Coleman JE, Watson AR, Rance CH, Moore E. Gastrostomy buttons for nutritional support on chronic dialysis. *Nephrol Dial Transplant*, 1998, 13: 2041 - 2046.

25. Bell SD, Carmody EA, Yeung EY et al. Percutanrous gastrostomy and gastrojejunostomy: additional experience in 519 procedures. *Radiology*, 1995, 194: 817 - 820.

26. American Society for Gastrointestinal Endoscopy. Role of PEG/PEJ in enteral feeding. *Gastrointest Endosc*, 1998, 48: 699 - 701.

27. Shike M, Latkany L, Gerdes H, Bloch AS. Direct percutaneous endoscopic jejunostomies for enteral feeding. *Gastrointest Endosc*, 1996, 44: 536 - 540.

6.1.2.4　外科手术置管——胃造口术、空肠穿刺造口术

R Meier, L Harsanyi, J Ockenga

【学习目的】

- 认识不同的外科手术置管技术。
- 了解不同外科手术置管技术的优缺点。
- 熟悉空肠穿刺造瘘术的优点。

6.1.2.4.1　概述

当经皮内镜下置管失败时，就需要通过外科手术置管进行肠内营养，这种

情况多见于由肿瘤引起的消化道梗阻而无法做内镜者。当然目前大多数胃造口术和空肠造口术都是在上消化道大手术同时进行的[1~3]。在100多年前就描述过用空肠造口的方法进行术后管饲营养。但由于之前一直错误地认为术后胃肠道蠕动完全消失,以至于这种方法很少被使用。直到20世纪60年代末,实验室和临床研究显示术后胃肠道蠕动的消失主要累及胃和结肠,而小肠的消化功能则在腹部手术后2h就基本恢复。这一发现大大鼓励了术后早期给予肠内营养支持。

外科手术置管的方法各不相同,可大致分为临时性和永久性两种。永久性和临时性胃造口术以及永久性空肠造口术都可以通过传统外科手术进行,技术要求较高,与临时性造口术相比,手术耗时较长。

临时性空肠造口术(空肠穿刺造口术 NCJ)在手术关腹前进行,或者通过腹腔镜完成,不需要进行其他手术。不能做内镜的患者也可以考虑采用腹腔镜技术。

6.1.2.4.2　胃造口术

目前最常用的胃造口术(gastrostomy)技术是 Stamm 或 Witzel 式胃造口术或空肠造口术。与经皮内镜下胃穿刺造口术相比,外科手术胃造口患者的病死率和死亡率较高,但手术造口置管的成功率(约 100%)高于内镜下穿刺造口术(约99%)[4,5],且操作相关死亡率较低(1.3%)。主要的并发症为吸入性肺炎和伤口感染。并且手术患者需要更长的恢复期,费用也更高。

外科手术胃造口技术优于内镜技术之处包括可使用较粗的喂养管、避免腹腔内脏器的穿孔和损伤,以及胃和腹壁的安全固定,从而降低了腹腔内渗漏的危险。其缺点则是存在由外科手术过程所带来的病死率和死亡率的风险,操作通常在麻醉下进行(可能是意识清醒下的镇静和局麻),且费用更昂贵。

6.1.2.4.3　空肠穿刺造口术

对于那些上消化道大手术(如食管切除术、胃切除术、Whipple 手术)术后的患者,目前较适宜的方法是采用空肠穿刺造口术(Needle catheter jejunostomy,NCJ)。

技术

空肠喂养管应在腹部手术关腹前放置(见图 6-5)。首先,聚氨酯喂养管(直径约 1.5 mm)在穿刺针的导引下经腹壁穿入腹腔。穿刺点一般选择脐与左肋弓最低点连线中 1/3 处为佳。然后,用带有导芯的套管针在第 2 或第 3 空肠襻的肠系膜对侧缘做一长 4~5 cm 黏膜下隧道。黏膜下隧道的作用在于防止拔管后出现肠瘘。退出导芯,将聚氨酯喂养管从套管针中穿入肠腔。然后做一荷包将喂养管固定在小肠上。最后缝 2~3 针将该肠襻固定在壁腹膜上。再将固定用硅片在喂养

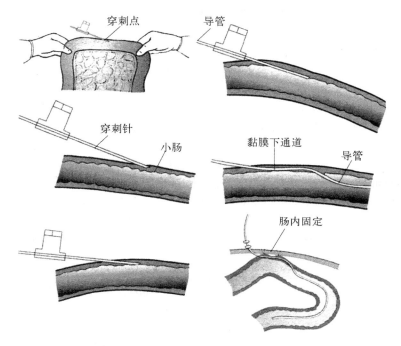

图中标注：穿刺点、导管、穿刺针、小肠、黏膜下通道、导管、肠内固定

图 6 - 5　空肠穿刺造口术——NCJ 技术

管皮肤穿刺部位缝两针以防止喂养管滑脱。喂养管末端有多功能接头以保证其能与各种类型的营养袋相连。

当患者不能经鼻空肠管或胃造口方法来进行肠内营养而且又不希望手术时，可通过腹腔镜下行空肠穿刺造口术[6]。

空肠穿刺造口术的主要优点是肠内营养可在术后早期进行(术后 6~12 h)。

6.1.2.4.4　并发症

空肠造口术的并发症少见，主要有喂养管内径小所致的堵塞、穿刺点感染、腹腔渗漏，导管意外滑脱和极少见的肠扭转。

空肠穿刺造口术危及生命的并发症(如渗漏、腹膜炎及肠梗阻等)很少。小肠坏死可能是一个严重且致命的并发症。轻度并发症有喂养管堵塞、滑脱等，可通过细致的护理而避免。

【小结】

当需要长期肠内营养时，如不能通过内镜置喂养管，则有几种外科手术方法可供选择。但与内镜方法相比，手术置管的病死率和死亡率较高。空肠穿刺造口术无论是在外科手术时还是通过腹腔镜均容易进行,而且出现的问题少于其他手术方法。只要喂养管得到细致护理,其并发症是很少见的。

<div align="center">~~~~~~~~~ 推荐阅读文献 ~~~~~~~~~</div>

1. American Gastroenterological Association. Technical review of tube feeding for enteral nutrition. *Gastroenterology*,1995,108:1282 - 1301.

2. Marks JM,Ponsky JL. Access routes for enteral nutrition. *Gastroenterologist*,1995,3:130 - 140.

3. Vanek VW. Ins and outs of enteral access:part 2 - long term access-esophagostomy and gastrostomy. *Nutr Clin Pract*,2003,18:50 - 74.

4. Ho CS,Yee AC,McPherson R. Complications of surgical and percutaneous nonendoscopic gastrostomy:review of 233 patients. *Gastroenterology*,1988,95:1206 - 1210.

5. Grant JP. Comparison of percutaneous endoscopic gastrostomy with Stamm gastrostomy. *Ann Surg*,1988,207:598 - 603.

6. Rosser JC Jr,Rodas EB,Blancaflor J et al. A simplified technique for laparoscopic jejunostomy and gastrostomy tube placement. *Am J Surg*,1999,177:61 - 65.

7. Sarr MG. Appropriate use,complications and advantages demonstrated in 500 consecutive needle catheter jejunostomies. *Br J Surg*,1999,86:557 - 561.

6.1.2.5　管饲喂养的管理

JP Howard,*MAE van Bokhorst-de van der Schueren*

【学习目的】
● 熟悉管饲的基本原则和方法。

当营养途径及配方确定后,接着就要选择合适的输注方式。这时候需要一个多学科的小组完成执行,以保证所有的临床常规(如治疗、护理计划等)都被考虑到。同样很重要的是,患者或监护人也应参与此项决定,特别是需要长期管饲的患者。

管饲喂养的原则有以下几条。

(1)必须满足营养需求(包括所有的微量元素)。

(2)如果喂养管置于胃肠道位置更深,管饲的输注应该更慢更有控制。

(3)输注系统必须能尽量减少被污染的机会(规范的操作、尽可能减少接口等)。

(4)如要经喂养管注入药物,必须征得药剂师的许可(以避免喂养管堵塞和药物-营养素的相互作用)。

方　法

肠内营养制剂可通过以下方法输注。

(1) 间隙推注法(Bolus)：间歇喂养符合正常进食的生理特点。将一定量的营养液以一定时间间隔用注射器(容量＞50 ml)缓慢推注,通常为每次 200～300 ml,每日 6～8 次。此种方法多用于能够活动或不想连续使用喂养泵的患者。间歇推注喂养需要将喂养管置于胃中,因此糖尿病、胃排空延迟及术后患者可能不耐受。

(2) 间隙滴注法(Intermittent)：24 h 循环滴注,但有间隙休息期。如,输注 3 h,然后休息 2 h;如此循环重复。这种方法可让患者有较大的活动度。

(3) 夜间输注法(Overnight)：患者晚上输注,白天有更多自由活动时间。此法作为补充口服摄入不足是很有用的。但应注意避免给予过多的液体量。

(4) 连续输注法(Continuous)：不间断输注肠内营养。

最好能用肠内营养喂养泵,当然没有条件也可以采用重力滴注法,虽然不是很精确。重力滴注的速度应依据患者的体位而改变。因此它仅推荐给无胃排空延迟和吸入性肺炎风险的病情稳定的患者。

【小结】

肠内营养支持成功需依靠医生和患者的密切配合。为患者制订最适宜的个体化方案时,应严格遵循营养支持的原则。

6.1.2.6　肠内营养输注设备

JP Howard，*MAE van Bokhorst-de van der Schueren*

【学习目的】

● 认识肠内营养输注设备。

肠内喂养泵

在输注肠内营养时应该使用肠内营养专用泵,而不应该用其他输注泵替代。喂养泵使用交流电,同时也配有备用电池。应注意使电池一直处于充足状态。泵的重量各不相同,有的可用于床边输注,有的可放在随身的背袋中。后者尤其适合于想活动的患者。营养液的输注是通过带有一个滴数计数器的蠕动泵或容量泵来完成的。喂养泵的设计和功能因公司而异,应按说明书的指示进行操作,特别是关于输液管的安装和预充盈。同时,要定期维护,保持清洁,以确保设备的正常工作。

应考虑使用喂养泵输注肠内营养有以下几种。

（1）当肠内营养液较稠厚时，如高能量/高营养密度配方。

（2）当营养液直接进入十二指肠或空肠时。

（3）当营养液需在限定的时间内输完时。如给儿童行肠内营养时，为防止药物与营养素之间潜在的相互作用。

（4）为防止短时间内输入过量的营养液。如高渗液体。

由于这些喂养泵是专门为管饲而设计的，故使用者应接受培训。

喂养管

喂养管的选择范围很广，可依当地的实际情况和习惯而定。患者的需要是最重要的，也要考虑喂养管的更换频率。喂养管的比较见表6-1。胃造口术和空肠造口术的喂养管选择也应依据相似的原则。另外，对喂养管的谨慎定位以减轻患者的不适是很重要的[3,4]。

表6-1　粗细鼻喂养管的比较

特 点	细喂养管	粗喂养管
内径	6~12F	14~22F
用途	肠内营养	胃肠减压
患者感受	柔软、能接受；置管后数小时几乎感觉不到管子的存在	不适感，一直很硬，会引起鼻道和咽喉部扩张
对咽喉部的影响	很小	常引起刺激和溃疡
材料	PVC、聚氨酯、硅胶	PVC
放置时间	PVC：约10 d 聚氨酯/硅胶：数月	几日：厂商仅保证48 h
接口末端	鲁式接口锁(Luer lock)	凹形的
费用	€ 2.5~25.00（£1.50~15.00）	€ 0.4~1.7（£ 0.20~1.00）
误插危险	如果患者咽反射障碍，易误插入气管，引起咳嗽、呕吐	由于管径粗，误插及咳嗽、呕吐的发生相对较少
确认位置	回抽、听诊或X线检查	回抽、听诊或X线检查（透光，不易看清）
导引钢丝	可用，也可不用	无导引钢丝
加重的头端	用或不用钨制的加重头端	无加重头端
口服	如病情允许，可同平常一样饮食	患者可吃流质，但影响固体食物吞咽

来源：《成人肠内营养进展》，CA McAtear编辑，英国肠外肠内营养协会出版(1999)

输液系统

输液系统由储液器和输液管组成。在大多数情况下,放置营养液的容器可用作储液器。如果营养液需加工,有时要倒入另一个容器。输液管包括一个调节滴速的夹子和可供选择的给药接口,输液管既要和储液器相匹配,又要与喂养管能直接对接。

操作与再使用

如果不仔细操作,输注系统则有细菌污染的危险。以下几点请务必遵守。

(1) 接头尽可能减少。

(2) 一个患者使用一套设备。

(3) 输液管每 24 h 更换 1 次。在某些病例中,特别是那些易感染患者,则需要每次使用后更换输液管(见表 6 - 2)。

(4) 储液器每 24 h 需彻底清洗消毒一次后再使用。

(5) 营养制剂应在推荐的时间内输完。

(6) 必须严格执行操作前洗手的制度。

(7) 输液管应经常冲洗。

易感染患者列表

(1) 因急性感染在接受抗菌治疗的患者,

(2) 癌症患者,

(3) 接受免疫抑制治疗或免疫功能受损的患者,

(4) 胃酸分泌减少的患者,

(5) 直接行小肠内营养的患者,

(6) 烧伤患者,

(7) 新生儿,

(8) 接受长期肠内营养支持的创伤患者,

(9) 营养不良患者。

~~~~~~~~~~~~~~~~ 推荐阅读文献 ~~~~~~~~~~~~~~~~

1. McAtear CA, ed. *Current perspectives on enteral nutrition in adults*. Maidenhead:BAPEN 1999.

2. Anderton A, ed. *Microbial contamination of enteral feeds — what are the risks?* Trowbridge:Nutricia Limited 2000.

3. Payne-James J, Grimble G, Silk D, eds. *Artificial nutritional support in clinical practice*. London:Edward Arnold 1995.

4. Rombeau JL, Roladelli RH, eds. *Enteral and tube feeding*(third edition). *Philadelphia:*

WB Saunders 1997.

6.1.3 肠内营养配方

6.1.3.1 家庭制备膳

CF Jonkers-Schuitema

【学习目的】
- 了解家庭制备肠内营养剂的原则。
- 了解可用于家庭制备肠内营养剂的营养素的基本来源。

概述

如果患者不能经口摄食,肠内营养可以提供机体所需的营养,其途径在其他章节中已经加以介绍。食品工业提供了广泛的即用型无菌配方供选择,以及粉末状配方。使用前必须和饮用水(煮沸或无菌的)混合。

提供广泛的产品意味着总能有一款配方适合患者。这些产品在几乎所有的国家销售。价格的差异取决于含有的特殊营养成分。

然而,这些即用型产品有时会因费用或物流等原因而无法获得。在不发达国家或缺乏工业化生产的地区(如在灾难和人道主义救援时),家庭制备膳成了另一种选择。受过培训的专业人员可以制备,同样能教人们怎样制作。

家庭肠内营养膳的制备和输注

肠内营养膳提供了细菌生长的理想环境。肠内营养系统的污染可能引起易感患者的严重并发症。为了减少污染的风险,肠内营养膳需要保存在无菌的瓶子或容器内[1]。由于工业化生产的液体配方很常见,所以关于如何家庭制备营养膳的文献不多。

1996年克罗地亚进行的一项前瞻性随机试验表明,家庭制备的标准配方对治疗慢性腹泻优于半要素配方。研究认为在设备良好的厨房中制作肠内营养膳食,并添加各种矿物质和维生素,应该是合理的[2]。该研究时间为14年前,当时家庭制备配方是否能轻易地被安全的现代化工业产品取代尚存争议。此后缺乏对这一问题的研究,导致是否家庭制备膳还有可能使用的问题出现了。

肠内营养安全操作的要点有以下几条。

(1) 预防肠内营养系统的细菌污染。

(2) 设备应该定期清洁和维护。

(3) 细菌污染的主要原因是操作不当。

（4）无菌营养液和输液装置应该在 24 h 后被处理。

（5）遵守临床指南以减少细菌污染的风险是必需的。

配方中应该含有患者所需的足量宏量和微量营养素，通常经鼻胃管输入。管的内径小但可以满足安全的肠内营养输注。喂养管（2～3 mm）可能因蛋白质和矿物质互相凝结引起阻塞。因此，食物应该是不黏稠和均质的。

危重患者的营养支持必须遵循相关的无菌操作制度来预防胃肠道感染是非常重要的。家庭制备膳应被输注入胃部，盐酸是抗感染的天然屏障。如果营养液必须直接注入幽门后或患者处于胃切除术后恢复期状态，那所有饮食必须无菌化（或至少经过巴氏消毒）。

家庭制备膳也可以用于口服，但需考虑其口味，可以使用盐、糖等调味品。

制备匀浆膳应该注意以下几点。

（1）根据患者对蛋白质、脂类、碳水化合物、微量营养素和电解质的需要和饮食处方来调整配方[3]。

（2）绝对不能把过多的膳食纤维混合在配方中，这样会使配方变得稠厚，易导致营养管阻塞。如果需要，膳食纤维应兑水后单独给予。

（3）匀浆不能煮沸，如果可能可采用巴氏消毒法来防止细菌污染[4,5]。

（4）匀浆必须在严格无菌环境下制备，并且制作后立即冷藏（7℃以下）。如果是连续滴注，常温下放置不超过 4 h[3]。

（5）如果经鼻胃管输入，匀浆应是液体状的，容易通过喂养管而防止阻塞。这也就意味着制备后的匀浆应该经过过滤[3]。

（6）家庭制作的肠内营养膳只能用于胃造口或鼻胃管喂养，假如导管被放置在十二指肠或空肠内，必须选择无菌配方[4,5]。

（7）每隔 4 h 用 30 ml 水冲洗喂养管以预防管道阻塞[4,5]。

（8）由于营养素的不同来源，家庭制作的配方往往能量密度较低，因此，往往需要大量液体才能满足患者的需要，制备容量可能大于 3 000 ml[3]。

（9）由于采用家庭制作的匀浆很难完全满足患者的营养需要，因而必须严密监测患者的摄入量、排出量、体重和症状（见表 6-2）。

表 6-2　液体配方的营养素来源及其注意事项

营养素	来源	特　点
蛋白质	（脱脂）乳或豆乳（粉）	● 乳糖超负荷可引起腹泻；豆乳是好的替代品 ● 酪蛋白凝块（胃酸作用后增加）可阻塞导管
	肉糜	● 肉糜颗粒易使导管阻塞 ● 肉中含有脂肪成分

续表

营养素	来源	特点
蛋白质	蛋清	● 可能有沙门菌的污染 ● 当蛋白遇到胃酸会产生凝块,导致导管阻塞
	豌豆泥	● 蛋白含量较低,大量才能满足营养需要(虽然碳水化合物含量较高) ● 因有豆皮碎末易引起导管阻塞
	蛋白粉	● 大部分含有大量乳糖 ● 增加蛋白粉使液体增稠;因此在需要更多蛋白质时,需额外加水
脂肪	油脂: 葵花、橄榄、玉米、大豆、油菜子	● 除脂肪外,无其他营养素 ● 最大用量可达总能量需要的40% ● 假如脂肪没有混合,可以每日在管饲流质配方后分次少量推注给予,然后用温开水冲洗 ● 可加入脂溶性维生素
	乳脂(奶油)	● 富含饱和脂肪酸 ● 比油脂类更容易与其他营养素混合 ● 混合后脂肪颗粒凝固(搅拌后的奶油)会阻塞导管 ● 最大用量可达总能量需要的40% ● 最少占不饱和脂肪来源的50%
	蛋黄	● 富含饱和脂肪酸、胆固醇 ● 含有乳剂,易与其他营养素混合 ● 混合可使脂肪颗粒凝聚(蛋黄酱)使导管阻塞
	大豆脂肪(乳剂)	● 水中溶解好,也可加入即用型的肠内配方中以提高能量密度
碳水化合物	淀粉	● 不加热的淀粉不溶于水,并且可以沉淀在容器的底部,可阻塞导管和管饲装置 ● 加热的淀粉会使配方稠厚,阻塞导管和管饲装置
	寡糖(麦芽糖糊精)	● 易溶于水 ● 不会阻塞喂养管 ● 低渗透压 ● 无味
	葡萄糖浆 玉米糖浆	● 易溶于水,不会阻塞喂养管 ● 导致高渗
	蔗糖	● 易溶于水 ● 过量会致腹泻 ● 导致高渗
	乳糖	● 易溶于水 ● 过量可致腹泻 ● 导致高渗
	果糖	● 易溶于水 ● 过量可致腹泻 ● 导致高渗
维生素	多种维生素制剂	● 每日用水稀释后额外补充,应用前后用30 ml水冲洗
微量元素矿物质	矿物质制剂(有时也包括在多维制剂中)	● 每日用水稀释后额外补充,应用前后用30 ml水冲洗

续表

营养素	来源	特　点
电解质 （钠、钾、钙、 镁、磷）	需要时补充	● 根据血清监测水平和营养素来源，电解质可加入配方内。小心添加 　电解质后发生不相溶 ● 镁可导致腹泻 ● 补钾量过多也可加重腹泻

~~~~~~~~~~ 推荐阅读文献 ~~~~~~~~~~

1. Best C. Enteral tube feeding and infection control：how safe is our practice? *Br J Nursing*，2008，17：1036 - 1041.

2. Kolacek S，Grguic J，Percl M，Booth IW. Home made modular diet versus semi-elemental formula in the treatment of chronic diarrhoea of infancy：a prospective randomized trial. *Eur J Pediatr*，1996，155：997 - 1001.

3. Davis A，Baker S. The use of modular nutrients in pediatrics. *JPEN*，1996，20：228 - 236.

4. Patchell CJ，Anderton A，MacDonald A et al. Bacterial contamination of enteral feeds. *Arch Dis Child*，1994，70：327 - 330.

5. Patchell C，Anderton A，Holden C et al. Reducing bacterial contamination of enteral feeds. *Arch Dis Child*，1998，78：166 - 168.

6.1.3.2　商品化制剂

Z Zadák，L Ken-Smith，M Pirlich，I Nyuasli，H Lochs

【学习目的】
● 熟悉不同类型的商品化制剂。
● 了解商品化肠内营养配方的主要成分。
● 根据欧洲肠内肠外营养学会编著的指南，掌握不同肠内配方的适应证
　和益处。

6.1.3.2.1　概述

　　商品化肠内营养制剂是由厂家生产的，依据 1999 年 3 月 25 日欧洲法律监管委员会发布的指令 1999/21/EC[1]，称其为"满足特定医疗目的的功效食品"。市售有各种稠度的液体或粉剂形式。商品化制剂都是无菌的。它们可分为以下几类。
　　（1）多聚配方。
　　（2）低聚和单体配方。
　　（3）特殊配方（疾病或器官专用）。

(4) 可调节型肠内配方。

6.1.3.2.2 多聚配方

作为肠内营养的标准配方,多聚配方(polymeric pormulas)营养全面且大多由完整的营养素组成,这就意味着需要有功能健全的消化系统,适用于医院和家庭护理中。它们的组成反映了宏量营养素和微量营养素的参考值。标准多聚配方可以用于大部分患者,甚至是那些特定器官功能紊乱或罹患重大疾病的患者[2~12]。

多聚配方成分

肠内营养多聚配方由以下物质组成。

(1) 整蛋白作为氮源。

(2) 低聚糖、麦芽糖糊精或淀粉作为碳水化合物的来源。

(3) 植物油作为脂肪来源。

(4) 矿物质、维生素和微量元素。

多聚配方中不含有乳糖,大部分去除麸质。由于营养素均未水解,其渗透压合理,接近生理水平(约 300 mmol/L),有利于促进肠道耐受性。能量密度在 0.5~2 kcal/ml 之间不等,可适应不同患者的个体需要。

(1) 0.5~1 kcal/ml 在开始肠内喂养时是有用的。

(2) 1.5~2 kcal/ml 可满足高能量需求又限制液体的患者。

多聚配方的分类及特点见表 6-3。

表 6-3 多聚肠内营养配方的特点

多聚配方	描述
标准型	营养素分布与正常饮食相同
高蛋白型	蛋白质>总能量的 20%
低能量型	<0.9 kcal/ml
普通能量型	0.9~1.2 kcal/ml
高能量型	>1.2 kcal/ml
富含纤维型	膳食纤维 5~15 g/l

注:1 kcal=4.184 kJ

碳水化合物

碳水化合物提供 40%~60%能量,成为主要的能量来源。多聚配方中碳水化合物的主要来源是麦芽糖糊精,好处在于它们比淀粉更易溶解,渗透压负荷较低,在肠道很快被水解。加入少量蔗糖虽然增加渗透压但改善了口味(有利于口服)。某些制剂也含有淀粉。

脂肪

多聚配方中脂肪是一种等渗和高能量密度的非蛋白热能成分。肠内营养剂中脂肪一般来源于玉米和大豆,也有来源于葵花籽油和菜籽油(单不饱和脂肪酸)。除必需脂肪酸外,这些植物油大多还提供长链脂肪酸,有助于降低渗透压。多聚配方中的脂肪占总能量的 25%～40%。

中链脂肪酸(MCTs)可替代全部或部分的脂肪成分。中链脂肪酸不经胆盐消化,易被肠脂酶水解,而且不进入淋巴系统而直接被吸收入门脉系统,使得它们特别有利于吸收不良或乳糜胸的患者。但中链脂肪油不含必需脂肪酸并可能因延迟胃排空而导致不耐受。

蛋白质

多聚配方中蛋白质占总热能的 15%～25%。蛋白质含量在 30～80 g/L 不等,非蛋白能量与含氮量之比为 75：1～200：1(kcal/g N)。来源包括天然形式的蛋白质(如牛奶、鸡蛋清)和多种天然食物中提取的蛋白分离物(见表 6-4)。

表 6-4 蛋白质及其来源

蛋白质来源	蛋白质
牛奶	酪蛋白、去乳糖乳白蛋白和乳清蛋白
大豆	大豆分离蛋白
鸡蛋	蛋清、鸡蛋白

由于蛋白质分子量较大,因此对配方的渗透压影响较小。但需具备正常的消化功能以满足充分营养素的吸收。

电解质和微量营养素

欧盟委员会指令 1999/21[1] 规定了成分的需要量,从而保证每份 1 500 kcal 营养全面的肠内营养配方应在维生素、矿物质和微量元素的供给上完全达到 RDA。然而,实际应用时需考虑到需要量的增加或特定营养素的丢失情况。因此,经肠内或肠外的补充必须进行严密监测。

水

肠内营养配方的能量密度取决于含水量。提供 1 kcal/ml 的配方含水 85%,而更高能量密度的配方(2 kcal/ml)提供的水分仅 70%。

膳食纤维

在小肠内未被消化吸收,进入大肠后全部或部分被代谢供能的碳水化合物被称为膳食纤维。非淀粉多糖、菊粉和低聚果糖、抗性淀粉和木质素是膳食纤维(TDF)的主要成分。饮食中添加膳食纤维可影响营养素吸收、碳水化合物和脂肪代谢,粪便体积和重量,和大肠内的酵解(见第 5.7 章节)。

考虑到生理效应,膳食纤维被分为可溶性纤维(容易酵解)和不可溶性纤维(不易酵解)。不可溶性纤维(亲水性的),富含纤维素和木质素,可通过吸收水分而增加粪便量。从而可预防便秘,促进胃肠道功能和调节胃肠转运时间。可溶性纤维(如果胶和树胶)可被大肠厌氧菌群酵解,提供维持大肠结构和功能的底物。

在肠内营养剂中加入膳食纤维的益处仍存在争议,虽然在正常饮食中的益处是没有异议的。市售商品化肠内营养制剂含有约 5 g/L 天然来源的膳食纤维。现在还有一些富含膳食纤维的肠内营养配方,每升含膳食纤维量从 5～15 g 不等。

基于普通饮食中膳食纤维已证实的重要性和益处,试图将这种益处推广到肠内营养制剂。建议除非需要限制膳食纤维,多聚配方中膳食纤维含量应与普通饮食类似。然而,仍没有明确的证据证实肠内营养剂中添加膳食纤维的有效性和最佳剂量,需要进一步的研究和指南。

多聚肠内营养配方的适应证

多聚肠内营养配方推荐适应证见表 6-5。表格是由欧洲肠外肠内营养学会(ESPEN)指南所概括的。具体信息可以在本书的相关章节查阅,也可以从 2006年 *Clinical Nutrition* 刊发的欧洲肠外肠内营养学会指南中获悉。

表 6-5 依据 ESPEN 肠内营养指南的证据级别,多聚肠内营养配方在特定情况中的应用推荐

情况	推荐	证据级别
重症监护	预计 3 d 内因疾病和肠道耐受情况无法进行完全口服饮食的患者	C
手术	重度营养风险的患者	C
	围手术期>7 d 不能进食或口服无法摄入推荐量 60%超过 10 d	C
	胃肠道手术后早期开始进行普通饮食或肠内营养	A
	早期无法进行口服摄食的患者使用管饲喂养,尤其是:	A
	＊进行头部、颈部或胃肠道肿瘤手术	
	＊严重创伤	
	＊明显营养不良	
	对有需要的患者,术后 24 h 内开始管饲喂养	A
	若肠道耐受性有限,以低流量的管饲(如 10 ml/h,最多 20 ml/h)开始	C
	标准整蛋白配方适用于大部分患者	C
肿瘤	如果存在营养不良或因疾病无法进食超过 7 d,开始进行营养治疗	C
	对营养摄入不足而丢失体重的患者,肠内营养可以改善或维持营养状况	B
	在抗肿瘤治疗中,常规开展肠内营养未明确	C
	对无法治愈的患者,征得患者同意后,提供肠内营养以尽可能减少体重丢失	C
	只要可行尽可能使用肠内途径	A
	使用标准配方	C

续表

证据级别	推 荐	
克罗恩病 （CD）	在成年人中，如果激素治疗不可行，将肠内营养作为急性期的唯一治疗	A
	对营养不良和小肠炎症性狭窄的患者，使用肠内营养和药物的联合治疗	C
	在儿童患者中，肠内营养被认为是首要的治疗	C
	如果存在持续的小肠炎症（如糖皮质激素依赖的患者），使用口服营养补充	B
	使用持续输注要优于间歇推注，因为操作相关性并发症少	B
	使用标准配方，因为游离氨基酸型、多肽型和整蛋白型在作用上没有差异	A
溃疡性结肠炎	肠内营养对疾病活动期或缓解期的维持没有影响。对营养不良或摄入不足的患者，使用标准配方肠内营养	C
急性胰腺炎	轻症急性胰腺炎：如果因持续疼痛大于 5 d 而无法进行口服，给予管饲营养	C
	重症坏死性胰腺炎：如果可以，应进行肠内营养	A
	如能耐受，使用持续输注	C
	如果胃不能耐受，尝试经空肠的途径	C
	当胃出口梗阻时，导管尖端应放置于梗阻的远端；如果不行，可以采用肠外营养	C
	如能耐受，尝试标准配方	C
酒精性肝炎	如果患者通过普通饮食无法满足能量需要，进行肠内营养进行补充	A
	通常推荐整蛋白	A
	对伴腹水的患者，考虑使用能量密集型配方	A
肝硬化	肠内营养因可改善营养状况和肝脏功能，减少并发症的发生，延长肝硬化患者存活时间而被推荐	A
	如果患者依据个体化营养建议仍无法通过食物满足能量需要，使用肠内营养进行补充	A
	通常推荐整蛋白配方	C
急性肾衰竭 （ARF）	营养不良是肠内营养的主要指征	C
	对严重的急性肾衰竭，肠内营养的推荐量同重症监护的相同	C
	标准配方适用于大部分患者	C
	为了防止电解质紊乱，慢性肾病专用配方可能是有益的	
慢性肾衰竭 （CRF） 保守治疗	当口服摄入不够时，除营养咨询和口服营养补充剂外，可采用管饲营养	C
	营养不良的患者可以短期使用标准配方进行肠内营养	C
	肠内营养超过 5 d，应使用特殊或专病配方	C
慢性肾衰竭 血透治疗	对营养不良的患者，应该进行营养支持	C
	使用标准口服营养补充剂以改善营养状况	A
	如果营养咨询和口服营养补充剂无效，进行管饲营养	C
	可以使用血透专用配方	
慢性心衰	对心源性恶病质患者，推荐肠内营养以阻止或逆转体重丢失	C
	无特殊的禁忌证，但应避免液体和钠的过量	C
慢性阻塞性肺疾病 （COPD）	患者单一从肠内营养中获益的证据有限。肠内营养联合锻炼和药物可以改善营养状况和功能	B
	在 COPD 稳定期，采用专病配方（低碳水化合物高脂肪）相较于标准的高蛋白或高能量口服营养补充剂没有额外的优势	B

情况	推　　荐	证据级别
HIV 和其他慢性感染所引起的消耗	如果存在明显体重丢失或机体细胞质量丢失,应进行营养治疗	B
	采用标准配方	B
老年医学	对营养不良或存在营养不良风险的患者,使用口服营养补充剂以增加能量、蛋白质和微量营养素的摄入,维持或改善营养状况,延长生存时间	A
	虚弱的老年患者使用口服营养补充剂以改善或维持营养状况	A
	虚弱的老年患者只要一般情况稳定(不包括疾病晚期),可以进行管饲营养	B
	对严重的老年帕金森病患者,进行肠内营养可以保证能量和营养物质的供应,从而维持或改善营养状况	A
	对髋骨折和骨科手术后的老年患者,使用口服营养补充剂可以降低并发症的发生率	A
	对抑郁的个体,进行肠内营养可以解决严重的神经性厌食和进食意愿丧失	C
	对痴呆患者,口服营养补充剂或管饲可以改善营养状况。但对痴呆的晚期患者,则不推荐管饲	C
	口服营养补充剂可以降低发生褥疮的风险	A
	对管饲的老年患者而言,膳食纤维有利于维持正常的肠道功能	A

注：表格是摘录并不包含 ESPEN 指南的完整推荐。如果想获得更详细的内容,翻阅专病营养治疗的相关章节

推荐等级：A：最高级证据,基于对随机对照试验的 META 分析或至少一项随机对照试验。

B：至少一项设计良好的非随机对照试验或其他类型的设计良好的类似实验的研究,或设计良好的非实验性描述性研究,如对比研究、因果比较研究、病例对照研究。

C：专家建议和(或)相关权威的临床经验

6.1.3.2.3　低聚和单体(要素)配方

一般提到要素膳(这个用词不恰当,因为它们不是由化学元素如碳、氮、氧组成),化学上定义为低聚和单体肠内营养配方是由宏量营养素不同程度水解后组成,几乎不需要消化,基本可以完全被小肠吸收。两种配方都是无乳糖及麸质的商品化制剂,几乎不产生残渣。在肠内营养剂中,溶液的渗透压与成分中的营养素分子大小成反比。氨基酸和小分子肽由于其颗粒小,对水解配方的渗透压影响大,从而限制了它们的应用(见表 6-6)。

表 6-6　低聚和单体肠内营养配方的特点

配方类型	氮 的 来 源	描　　述
低聚配方	部分水解的蛋白质和肽类	构成取决于水解程度 (通常为二肽、三肽和游离氨基酸)
单体配方	游离氨基酸	高渗透压(氨基酸)

单体配方

单体配方是由游离氨基酸、葡萄糖和寡糖，以及少量的（可变化的）脂肪（通常是必需脂肪酸和少量的 MCTs）。这类产品包含所有已明确的必需微量营养素，如矿物质、维生素、微量元素和必需脂肪酸等。钠含量通常是低的。

多数化学定义的单体配方有以下特点。

（1）能量密度为 1 kcal/ml。

（2）含氮浓度约 7 g/l。

（3）非蛋白热能与氮的比值是 150∶1(kcal∶gN)，可起到节约蛋白质的作用。

（4）渗透压高（500～900 mmol/L）。

化学定义的单体配方有明确的不足：

（1）由于高渗透压引起的并发症（高渗性腹泻）。

（2）口感不佳（氨基酸所致）不利于口服摄取。

（3）相较于多聚配方费用较高。

低聚配方

二肽和三肽已被证实可以提高小肠氮的吸收，所以开始倾向于用低聚配方替代单体配方（尤其是存在吸收障碍）。

低聚配方是由蛋白水解成的双肽、三肽和一些游离氨基酸作为氮的来源。碳水化合物主要是双糖和麦芽糖糊精提供。脂肪含量不定，主要是长链脂肪酸（LCTs，作为 $\omega-3$ 和 $\omega-6$ 必需脂肪酸的来源）和中链脂肪酸（MCTs，作为能量来源）。低聚配方中也同样含有所有每日推荐剂量的微量营养素，因此营养全面。相较于单体配方，低聚配方的渗透压较低，并且也更容易吸收。

低聚和单体肠内营养配方针对消化和吸收功能不良的患者，然而可能只有一部分患者从中获益（见表 6-7）。

表 6-7　依据 ESPEN 肠内营养指南的证据级别，低聚和单体肠内营养配方在特殊情况中的应用

情况	推　　荐	证据级别
克罗恩病活动期	游离氨基酸型、短肽型和整蛋白型配方管饲的效果没有显著差异。游离氨基酸型或短肽型的配方一般不推荐	A
短肠综合征	本身不要求特殊的基质配方。依据吸收障碍的程度，可能需要显著增加能量和调整摄入基质	C
急性胰腺炎	短肽型配方可以安全使用	A
HIV 的消耗	腹泻和严重营养不良的患者使用含中链脂肪酸的配方是有益的	A

注：表格是摘录并不包含《ESPEN 指南》的完整推荐。如果想获得更详细的内容，翻阅专病营养治疗的相关章节

推荐等级:A:最高级证据,基于对随机对照试验的 META 分析或至少一项随机对照试验。

B:至少一项设计良好的非随机对照试验或其他类型的设计良好的类似实验的研究,或设计良好的非实验性描述性研究,如对比研究、因果比较研究、病例对照研究。

C:专家建议和(或)相关权威的临床经验

6.1.3.2.4 特殊配方(专病配方)

特殊配方可提供各种疾病或器官功能受损患者的营养需要。现有专门为肝病、肾病、糖尿病、肺功能不全、心功能衰竭、胃肠道功能障碍和严重的代谢应激状况如创伤和败血症等设计的特殊肠内营养配方。这些产品的价格高于标准肠内营养配方,如果不合理使用可以引起并发症。这些配方的益处不总是能体现的。表6-8、6-9中提及的指征和推荐摘自 ESPEN 的肠内营养指南。

表6-8 特殊配方(专病配方)的特点

配方类型	亚 型	特 点
肝病专用		高支链氨基酸,低芳香族氨基酸,高中链脂肪酸
肾病专用	透析前配方	低蛋白质,低电解质负荷,可以富含必需氨基酸和类酮酸物质
	透析配方	高蛋白质,低钾和磷酸盐、高能量(1.5~2 kcal/ml) 组氨酸、牛磺酸、酪氨酸和肉毒碱量不定
肺功能不全专用		高脂肪,低碳水化合物含量
糖尿病专用	经典	高复合碳水化合物(50%~60%),低脂肪(30%)
	高单不饱和脂肪酸	高单不饱和脂肪酸(≤35%,膳食纤维)
免疫调节专用		谷氨酰胺、精氨酸、ω-3 脂肪酸、核苷酸和抗氧化剂

肝病专用配方

用于肝功能衰竭和肝性脑病的特殊配方含有较高比例的支链氨基酸(BCAAs)和较低比例的芳香族氨基酸(AAAs)和蛋氨酸,用于纠正患者血浆氨基酸比例的异常、提高 Fischer 指数(BCAA/AAA)。脂肪构成中通常中链脂肪酸含量高,以预防可能由胆汁淤积引起的吸收障碍。大部分制剂由于液体量限制,能量密度较高(>1.2 kcal/ml)。这类配方适用于肠道功能正常、存在肝性脑病且标准配方对其无效的患者。

肾病专用配方

急性肾功能衰竭患者通常处于高分解代谢状态,其肠内营养的主要目标是在提高机体营养状况的同时,尽可能降低血浆尿素氮水平,减少毒性产物蓄积,维持水和电解质平衡。透析前病情稳定的患者需要低蛋白能量密度并富含必需氨基酸或酮酸类似物的配方。当患者接受透析后,需要给予高蛋白能量密度的配方。由于水和电解质平衡必须严密监测,肾病专用配方具有高能量密度的特点便于液体管理。

肺功能不全专用配方

合并有呼吸功能不全的危重患者,其营养状况恶化通常伴有呼吸肌的重量减轻、肌无力和机械通气撤离困难。因此呼吸功能不全的患者有 CO_2 潴溜和 O_2 消耗增加。当这类患者接受营养支持,尤其是给予高碳水化合物营养配方时会增加 O_2 的消耗和 CO_2 的产生,使呼吸困难进一步加重。这个问题可以通过两种方法解决,减慢输注速度,或调高营养配方中的脂肪/碳水化合物的比例。在决定采取何种配方之前,必须先确定 CO_2 生成过多和呼吸机依赖不是由于过度喂养引起的。然而,对稳定期的慢性阻塞性肺部疾病患者而言,低碳水化合物高脂肪相较于标准的高蛋白或高能量配方,没有额外的优势。

糖尿病专用配方

实践证明大多数糖尿病患者在密切监测血糖和给予适当的药物(口服糖尿病药物或胰岛素)的同时可以选择标准肠内营养配方。有两种不同的糖尿病专用配方可以选择。经典的糖尿病配方提供少量脂肪和大量复合碳水化合物。因缺乏长期研究,这类配方的益处还不清楚。较新的配方以单不饱和脂肪酸(MUFAs)替代部分碳水化合物。有证据表明低碳水化合物高单不饱和脂肪酸的配方有利于血糖控制和改善血脂。然而对预后的影响仍不明确。

免疫调节专用配方

这些配方的设计理论上考虑到可调节炎症反应,通过降低肠道细菌移位及增强肠道淋巴组织来加强机体对感染的抵抗力。所谓"免疫增强配方",即在配方中添加单个或多个联合的特殊物质,包括有谷氨酰胺、精氨酸、ω-3脂肪酸、核苷酸和支链氨基酸。这些配方在危重患者中有肯定效果,似乎特别适用于这类患者。

表 6-9 依据《ESPEN 肠内营养指南》的证据级别,特殊配方的应用

配方	推荐	证据级别
肝病专用	对出现肝性脑病的患者进行肠内营养,使用富含支链氨基酸的配方	A
	进展期肝硬化患者进行口服支链氨基酸补充可以改善结局	C
肾脏专用	慢性肾衰竭保守治疗:肠内营养>5 d,使用特殊或专病配方(限制蛋白质减少电解质含量)	C
	必需氨基酸和酮酸类似物配合极低蛋白配方被推荐应用以保护肾脏功能	B
	血透治疗的患者:若管饲,使用血透专用配方(查看磷和钾的含量)	C
肺功能不全专用	对慢性阻塞性肺病稳定期而言,低碳水化合物高脂肪的专病配方相较于标准高蛋白或高能量配方没有额外的优势	B
糖尿病专用	高碳水化合物低脂配方;缺乏长期研究,无法对其使用效果下结论	
	低脂肪高单不饱和脂肪酸配方可以改善糖尿病患者的心血管风险,但未能发现临床益处(可能由于大部分研究时间较短)	
免疫调节专用	对下列患者,免疫调节配方优于标准肠内营养配方	

续表

配方	推　荐	证据级别
免疫调节专用 ——进行择期腹部肿瘤手术(手术前 5～7 d)		A
——进行颈部肿瘤手术		A
——轻度败血症(APACHE Ⅱ<15)		B
——创伤		A
——急性呼吸窘迫综合征(配方含 ω-3 脂肪酸和抗氧化剂)		B
对严重败血症的患者,免疫调节配方可能是有害的,不推荐使用。		B

注:《ESPEN 指南》不包含糖尿病的独立章节,但在概述中做了大量评论(参考文献[2]),且没有对证据进行分级

【小结】

　　商品化肠内营养制剂已经经历了前所未有的变革,它已经成为营养干预中很重要的一种手段。肠内营养的作用以循证的观点已深入疾病的治疗和预防的高度,很大程度上促进了大量肠内营养制剂的发展。肠内营养的目标和配方都必须以患者为中心,如适应特殊患者和疾病的需要。然而,正如ESPEN 指南推荐,大部分患者可给予标准多聚配方。健康管理机构应为患者考虑,根据疾病的类型和发生率设计不同肠内制剂的配方(类似于《膳食手册》)、调整产品的量和种类。这样可显著减少成本同时为患者提供更好的服务,不失为好的管理方法。

～～～～～～～～～ 推荐阅读文献 ～～～～～～～～～

1. Commission directive 1999/21/EC of 25 March 1999 on dietary foods for special medical purposes. /Available at: www. idace. org/legislation/fsmps/DIR% 2099 - 21% OFSMPs. pdf/.

2. Lochs H,Allison SP,Reier R et al. Introduction to the ESPEN guidelines on enteral nutrition: terminology, definitions and general topics. *Clin Nutr*,2006,25: 180-186.

3. Kreymann KG,Berger MM,Deutz NEP et al. ESPEN Gudielines on enteral nutrition: intensive care. *Clin Nutr*,2006,25: 210-223.

4. Weimann A Braga M,Haranyi L et al. ESPEN Guidelines on enteral nutrition: surgery including organ transplantation. *Clin Nutr*,2006,25: 223-244.

5. Arends J,Bodoky G,Bozzetti F et al. ESPEN Guidelines on enteral nutrition: non-surgical oncology. *Clin Nutr*,2006,25: 245-259.

6. Lochs H,Dejong C,Hammarqvist F et al. ESPEN Guidelines on enteral nutrition: gastroenterology. *Clin Nutr*,2006,25: 260-274.

7. Meier R,Ockenga J,Pertkiewicz M et al. ESPEN Guidelines on enteral nutrition:

pancreas. *Clin Nutr*，2006，25：275 - 284.

8. Plauth M，Cabré E，Riggio O et al. ESPEN Guidelines on enteral nutrition：liver disease. *Clin Nutr*，2006，25：285 - 294.

9. Cano N，Fiaccadori E，Tesinsky P et al. ESPEN Guidelines on enteral nutrition：adult renal failure. *Clin Nutr*，2006，25：295 - 310.

10. Anker SD，John M，Pedersen PU et al. ESPEN Guidelines on enteral nutrition：cardiology and pulmonology. *Clin Nutr*，2006，25：311 - 318.

11. Ockenga J，Grimle R，Jonkers-Schuitema C et al. ESPEN Guidelines on enteral nutrition：wasting in HIV and the other chronic infectious diseases. *Clin Nutr*，2006，25：319 - 329.

12. Volkert D，Berner YN，Bery E et al. ESPEN Guidelines on enteral nutrition：geriatrics. *Clin Nutr*，2006，25：330 - 360.

6.1.4 肠内营养的并发症

M Pirlich，*G Bodoky*，*L Kent-Smith*

【学习目的】
● 知道管饲喂养相关并发症的主要类型。
● 掌握如何预防或减轻肠内营养并发症。

肠内营养(EN)是对胃肠道功能正常的患者的一种安全、有效、广泛接受的营养疗法。胃肠道并发症是肠内营养最常出现的问题。恶心和腹泻的症状同样影响了管饲患者的生活质量[1]。其实大多数肠内营养并发症是可以避免的，通常是由于应用过程中的各种错误导致的。

并发症可分为胃肠道、机械性和代谢性并发症，然而当并发症出现时，彼此之间的区分有时可能并不明显，这使得明确诊断其发生原因显得尤为重要。

6.1.4.1 胃肠道并发症
腹泻
腹泻可能是 EN 中最常见的并发症，根据不同的定义其发生率范围较广(2%～63%)。腹泻广义上定义为软便或水样便每日超过 200～250 g(或体积＞250 ml)，每日≥3 次甚至是大于 5 次[2]。

腹泻并不是 EN 本身固有的并发症，可以通过合理运用将其避免，如根据输注途径、患者耐受的速率选用合适的配方。然而即便采取这些预防措施，腹泻还是可能发生，经常发现可能是由于抗生素或致病菌群引起的，如常见的梭状芽胞杆菌。如果临床症状明显，应采取以下措施：

（1）回顾分析患者 EN 配方。

（2）排除与喂养无关的便秘和大便失禁。通过大便培养排除感染性腹泻,包括检查梭状芽胞杆菌毒素。

（3）回顾患者用药情况,查找可引起腹泻的药物,特别时长期应用抗生素、制酸剂、胃肠蠕动剂等。

假如腹泻持续存在,则应考虑以下措施:

（1）由间歇性输注改为持续输注。

（2）减慢输注速率。

（3）改用含有可溶性膳食纤维的肠内营养配方。

（4）如果怀疑是吸收功能的问题,科换用低聚或单体配方。

如果采用了以上方法问题仍然存在,则应考虑肠外营养支持。

恶心和呕吐

近 20% 肠内营养患者发生恶心和呕吐,增加了吸入性肺炎发生的风险。其中很多患者本身患有易造成恶心呕吐的疾病(如上消化道肿瘤)。因此抗肿瘤治疗易引发恶心或呕吐,需要给予止吐药。

虽然原因众多,胃排空延迟是导致恶心或呕吐最常见的原因。胃排空受损的危险因素包括:慢性病史和特定生理状态(如糖尿病、迷走神经切断术、系统性硬皮病、腹水或肌肉疾病)、急性疾病(如大范围创伤、腹部手术、胰腺炎或脊椎损伤)。胃排空延迟尤其多见于重症监护室患者[3]。对于清醒患者,危险信号包括腹部不适或(和)感觉腹胀。

对恶心或呕吐的 EN 患者评估应该包括以下内容。

（1）如果处于化疗过程中,开始应用或优化使用止吐药或止痛药。

（2）排除肠梗阻。

（3）回顾患者的用药情况,查找可引起恶心的药物。

（4）如果怀疑胃排空延迟,减慢输注速率和给予胃肠蠕动剂。

便秘

便秘是由卧床不活动、肠道动力降低、水摄入减少(如高能量配方)、粪便阻塞或缺乏膳食纤维引起。肠道动力缺乏和脱水可导致粪便阻塞和腹胀。便秘应该明确与肠梗阻鉴别。充分饮水和应用含不溶性纤维的配方常可以解决便秘问题[4]。持续便秘可能需要使用软化剂或肠道蠕动刺激剂。

6.1.4.2 机械性并发症

误吸

肺吸入是极其严重且可能危及生命的并发症,估计发生率为 1%～4%。然而对接受机械通气的 ICU 患者而言,无症状误吸的发生率远高于可见的大量液体引起的。大部分患者在应用肠内营养早期都发生过至少一次误吸。那些经常发生误吸的患者易罹患院内获得性肺炎[5],症状包括呼吸困难、呼吸急促、喘息、心动过速、焦虑和发绀。发热可能是肠内营养患者吸入少量营养液引发吸入性肺炎的唯一症状。

误吸的危险因素包括以下几种。

(1) 意识水平降低。

(2) 咽反射减弱。

(3) 神经功能损害。

(4) 食管下括约肌无力。

(5) 胃肠道反流。

(6) 仰卧位。

(7) 使用大管径喂养管。

(8) 大量胃潴留。

即使不同权威推荐的上限值不同,对 ICU 患者都要求定期测量胃潴留量。如果 2 次连续评估都大于 200 ml,输注速率应该减慢或者中止肠内营养。虽有部分专家推荐,但常规使用胃肠蠕动剂以预防误吸仍在讨论中,必须权衡可能存在的副作用[6]。为了预防高风险人群发生误吸,需要考虑以下内容。

(1) 测量胃储留量,调整输注速率,延长输注时间。

(2) 选择半卧位(30°~45°)。

(3) 选择以鼻空肠管替代鼻胃管进行管饲。

导管相关性并发症

喂养管移位可导致出血以及气管、软组织、胃肠道的穿孔。大部分喂养管移位可以经严密的监测及时发现并处理。但以听诊来确定置管位置是不够的,经验丰富的医生也可能误诊。测回抽液体的 pH 则通常比较可信。如果 pH<5,通常可以认为导管顶端在胃里。如果存在疑问,推荐进行放射检查以确定导管位置。

喂养管本身可能引起接触性的咽、食管、胃和十二指肠的黏膜坏死、溃疡和脓肿,也会引起呼吸道并发症,极少数出现坏死性筋膜炎、瘘和伤口感染。这些可以通过使用先进的细孔导管来预防。细孔导管由聚氨酯或硅做成的纤维(内径 0.07~0.08 in(英寸),最大 0.12 in,1 in=0.025 cm),柔韧易弯曲,可以使用数周。如果预计需长期肠内营养(>4 周),应该选择胃造口置管代替鼻胃管。造口孔也可能引起并发症,渗漏提示导管失去功能、感染或者孔径不合适。失去功能的导管应予以更换,如果发生感染需要进行药物治疗,甚至需要拔除导管。

鼻咽癌或面部损伤、烧伤的患者不宜使用鼻置管。而食道静脉曲张并不增加出血并发症的风险,因此进展期肝硬化患者可以使用鼻胃管。

导管阻塞

导管阻塞是肠内营养常见并发症之一(见表6-10)。大多数阻塞是由于内容物凝固或管饲后不及时冲洗管道所致,阻塞多见于使用整蛋白和黏稠产品时。引起阻塞的原因还包括输注药物后留下的碎屑和沉淀物、导管扭曲。导管阻塞发生与导管内径、护理质量、导管类型(空肠造瘘管与胃造瘘管),以及导管放置的时间有关。一般去除阻塞物的解决方法比更换导管更可取。有经验的护士可采用多种方法疏通管道,如用温水不断抽吸导管,使用胰酶和碳酸氢钠溶解沉淀物。酸性溶液通常效果不大,也不推荐。

表6-10 肠内营养的常见并发症

胃肠道(30%~38%)	机械性(2%~10%)
腹痛	鼻炎、耳炎、腮腺炎
腹胀	咽炎、食管炎
恶心和呕吐	吸入性肺炎
胃食管反流	食管糜烂
腹泻	导管滑脱
吸收不良	导管阻塞
胃肠道出血	穿孔
肠梗阻	

6.1.4.3 代谢性并发症

事实上,肠内营养的代谢性并发症与肠外营养相似,但发生率和严重程度较低(见第6.2.5章节),严密监测有助于减少或预防发生,详见表6-11。

表6-11 常见的肠内营养代谢并发症

类 型	原 因	处 理 方 法
低钠血症	水分过多	更换配方,限制液体
高钠血症	液体摄入不足	增加水分摄入
脱水	腹泻、液体摄入不足	寻找腹泻原因,增加水分摄入
高血糖	能量摄入过量、胰岛素不足	评估能量摄入,调整胰岛素剂量
低钾血症	再喂养综合征、腹泻	纠正钾缺乏,寻找腹泻原因
高钾血症	钾摄入过量、肾功能不全	更换配方
低磷血症	再喂养综合征	增加磷摄入,减少能量负荷
高磷血症	肾功能不全	更换配方

再喂养综合征

重度营养不良或长期禁食患者再次喂养时可能会出现再喂养综合征。这种可能危及生命的代谢性并发症在肠内和肠外营养支持过程中均可发生,详见第 7.3 章节。

【小结】

肠内营养相关的并发症类型和发生率与配方、应用途径和疾病本身有关。并发症可分为三大类型:胃肠道、机械性和代谢性。毫无疑问,胃肠道并发症是最为常见的。慎重考虑肠内营养治疗的使用,一旦应用后对患者进行严密监护以预防并发症和不良反应的发生。肠内配方产品开发的同时,EN 标准的操作规范也需建立,并且相关的医务人员应该执行该规范。

~~~~~~~~~~~~~~~ 推荐阅读文献 ~~~~~~~~~~~~~~~

1. Brotherton AM,Judd PA. Quality of life in adult enteral tube feeding patients. *J Hum Nutr Diet*,2007,20:513-522.

2. Wiesen P,Van Gossum A,Preiser J-C. Diarrhoea in the critically ill. *Curr Opin Crit Care*,2006,12:149-154.

3. Fruhwald S,Holzer P,Metzler H. Intestinal motility disturbances in intensive care patients:pathogenesis and clinical impact. *Intensive Care Med*,2007,33:36-44.

4. Elia M,Engfer MB,Green CJ. Systematic review and meta-analysis:the clinical and physiological effects of fibre-containing enteral formulae. *Aliment Pharmacol Ther*,2008, 27:120-145.

5. Metheny NA. Preventing respiratory complications of tube feedings:evidence-based practice. *Am J Critical Care*,2006,15:360-369.

6. Davies AR,Belomo R. Establishment of enteral nutrition:prokinetic agents and small bowel feeding tubes. *Curr Opin Crit Care*,2004,10:156-161.

7. Plauth M,Cabré E,Riggio O et al. ESPEN guidelines on enteral nutrition:liver disease. *Clin Nutr*,2006,25:285-294.

6.2 肠外营养

6.2.1 肠外营养输注途径

6.2.1.1 外周静脉营养

M Pertkiewicz，SJ Dudrick

【学习目的】
- 了解外周静脉营养应用适应证与禁忌证。
- 熟悉静脉置管原则、技术和管理。
- 掌握引起并发症的原因和预防措施。

简介

肠外营养(parenteral nutrition，PN)是指经静脉给予营养素的一种方法。因此,成功的静脉营养支持首先必须具备静脉途径与合适的输注技术。

建立肠外营养

(1) 中心静脉营养是指导管末端定位于中心静脉,通常在上腔静脉与右心房交汇处。

(2) 外周静脉营养是指置管于周围静脉,通常在前臂。

(3) 对血透患者或不能经中心静脉置管的患者,可经动静脉瘘进行营养支持。

高渗营养液易引起血栓性静脉炎,因而肠外营养长于 7 d 者,通常应行中心静脉置管,但在短期 PN 或某些特殊情况下营养液可经外周静脉输注。在近 30 年来应用了许多不同形式的外周静脉营养(peripheral parenteral nutrition，PPN),简述如下。

背景

PPN 的概念首先由 Brunschwing 和他的同事在 1945 年提出,他们经外周静脉向一名多发性肠瘘患者提供水解蛋白和 10% 糖水长达 8 周。随后,在 20 世纪 50~60 年代间,Wretlind 首次引入了他的氨基酸溶液和脂肪乳剂,和 Schubert 一起经外周静脉输注了这些制剂。自 1968 年 Dudrick 引入高营养这一概念之后,PPN 才被认为是相对低能量的[1,2]。

6.2.1.1.1 外周静脉和肠外营养

外周静脉是指浅表静脉,大多是上肢静脉。下肢外周静脉不适合 PN,尤其是成人,主要是发生血栓性静脉炎的危险性较高,且需躺在床上致患者活动受限[3]。

能否忍受经外周静脉输注营养液,取决于液体的渗透压、pH 和输注速度,也取决于置管部位和导管材料(多氨基甲酸乙酯和硅胶优于聚四氟乙烯)、导管的直径(越细越好)[3,4]。

高渗溶液会刺激静脉,引起疼痛、静脉炎和血栓形成。添加脂肪乳剂和增加容量可降低渗透压。此外,脂肪乳剂有保护血管内皮作用。因此,经外周静脉给予营养支持时,应含有作为能量来源的足量脂肪乳剂[4,5]。

外周肠外营养(PPN)适应证

(1)<1 周的短期 PN(PPN 避免中心静脉置管的危险性)。

(2)不能中心静脉置管时。

(3)导管相关感染或败血症:应避免中心静脉置管数天,以防止中心静脉导管细菌定殖。

PPN 适用于那些接受低渗透压(1 000~1 200 mmol/L,最好<850 mmol/L)营养液的短期治疗[5,6],且有较好外周静脉条件的患者。需高能量和(或)蛋白质、电解质(尤其是钾)供给,存在液体超负荷危险,需长期营养支持,且没有较好外周静脉条件的患者,均不宜用 PPN[7]。

PPN 的优点

(1)建立静脉途径简便,不需要经特殊培训的操作人员[2,7,8]。

(2)可避免与中心静脉置管相关的早期和晚期并发症,如与中心静脉置管相关的机械性并发症和长期留置中心静脉导管相关的感染性并发症[7,9,10]。

(3)能早期发现置管处静脉炎的征象[9,11]。

6.2.1.1.2 套管针置管

外周静脉导管置管通常包括以下常规器械:事先装满生理盐水的 10 ml 注射器、18~20 g 的静脉套管针、无菌纱布、手套、乙醇棉签、10%碘伏消毒液或含有 2%氯己定(洗必泰)的 70%乙醇,胶带和与外周套管针相配套的黏胶薄膜、止血带,以及与"全合一"袋或多瓶输注系统相连的输液皮条。

首先选择显露良好的外周静脉,最好是在前臂。用止血带或血压计袖带扎住血管近端手臂,局部备皮、脱皮脂、消毒;当套管针插入见到回血后,尽快松开止血带(见图 6-6);将 0.9%盐水注入后连接延长管,套管和延长管固定在手背和(或)前臂;套管出处用无菌纱布或特殊薄膜覆盖。

较新的方法是在严格无菌条件下,经前臂近端或肘前窝外周静脉插入 22 G 口径、多氨基甲酸乙酯制成的长为 15 cm 的导管(儿科)。导管护理类似于中心静脉导管的护理方法。此法固定较好,可减少血栓性静脉炎的发生,患者也更舒适[2,6,10]。

注意:外周静脉套管针穿刺后,不必局部加压覆盖,这样可使流经的血液及时稀释输注的营养液。

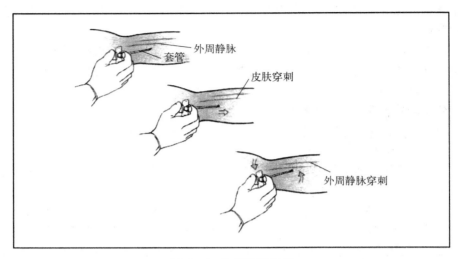

图 6 - 6　外周静脉置管

6.2.1.1.3　套管针护理

一种方法是每日在输液完毕后拔除套管针,第 2 天在另一侧前臂重新置管,有利于 PPN 较长期应用。另一种更常用的方法是保留置管直至出现静脉炎征象。在这种情况下,如果不另外加用减轻静脉炎的手段,导管大约可保留 4 天[5,11]。

当未常规采用每 24 h 重新置管时,必须严密观察置管部位有无感染或静脉炎的早期表现,一旦出现应立即拔除。必须严格遵循无菌操作,将置管当成中心静脉置管一样护理。严格按照外周静脉套管护理准则培训相关操作人员,是减少不必要的发病率、感染率和外周静脉损害的必要措施[4,8]。

6.2.1.1.4　PPN 溶液和 PPN 方案

过去,PPN 由单个输液瓶混合而成,包括氨基酸、10%～20%葡萄糖、10%～20%脂肪乳剂。每个输液瓶中分别加入合适的添加物,然后由一个或两个 Y 形管或用三通管连接输注。

随着"全合一"(All in One, AIO)输液系统的引入,PPN 变得非常容易操作,目前在许多医院已广泛应用。在那些不具备配制 AIO 的医院里,短期经外周静脉应用 PN 时,选择固定配方的商品化双腔或三腔肠外营养输液袋尤其适合 PPN。

增加脂肪乳剂量,甚至使其能量大于非蛋白热量的 50%,能降低 PPN 溶液渗透压。在无液体超载的情况下,也可最后用蒸馏水稀释营养液以降低渗透压。现已表明,合理的 PPN 可通过一个较细的导管输注,例如某营养液的渗透压为

1 130 mmol/L，pH 5.2，每日提供 14 g 氮和 1 600 kcal 非蛋白热量，总液量为 2 000 ml[8]。

用于作者所在医院的 All-in-One 经典配方：

（1）10％～12.5％氨基酸 500 ml。

（2）20％～24％GS 1 000 ml。

（3）灭菌水 500 ml。

（4）10％脂肪乳剂 500 ml（或 20％脂肪乳剂 250 ml＋生理盐水 250 ml）。

（5）适量的电解质、微量元素和维生素。

此 2 500 ml 溶液中提供 8～9.75 g 氮，1 200～1 460 kcal 非蛋白热量。现有许多商品化的三腔袋营养液可供使用，其脂肪含量更高。

6.2.1.1.5 并发症

PPN 最常见并发症是静脉炎（3％～31％）。在某些病例中，静脉炎的后果可能非常严重，包括局部化脓、局部组织坏死，菌血症和脓毒症[2,8,10]。

肝素（1 000 U/L）和（或）氢化可的松（5～10 mg/L）可减少静脉内皮炎症反应，使血栓发生率由 53％下降到 8％。在穿刺点局部涂敷硝酸甘油，能起到良好效果。AIO 能使血栓性静脉炎发生率由 68％减少到 24％。在这方面，纯 LCT 比混合 MCT/LCT 更好。采用上述这些方法和频繁（最好是每日）更换套管针，可使 PPN 持续 2～3 周不发生血栓性静脉炎[11]。

【小结】

PPN 容易实施且安全，作为中心静脉营养的替代方法，可以避免中心静脉导管相关的并发症。但外周静脉营养提供的能量和蛋白质低于中心静脉，而且同样可能发生严重并发症。然而，对那些仅需短期 PN 和需避免一段时间中心静脉置管的患者而言，PPN 是合适的选择。这对小规模、缺乏 PN 经验的医院来说是一种好的选择。在大多数医院，经外周静脉输注经灭菌水稀释的低渗透压和含较高脂乳的配方往往可成功实施 PPN。采用 18～20 G 大小的套管针或儿科用的 15 cm 长的 22 G 的聚氨酯导管，且每 24 h 重新置管常可延长持续时间。为了避免并发症的发生，究竟采用何种对应方法是必须考虑的。

──────────────── 推荐阅读文献 ────────────────

1. Dudrick SJ. History of vascular access. *JPEN J Parenter Enteral Nutr*，2006，30（Suppl）：S47 - S56.

2. Everitt NJ，McMahon MJ. Perpheral intravenous nutrition. *Nutrition*，1994，10：49 - 57.

3. Pittiruit M，Hamilton H，Biffi R et al. ESPEN Guideline s on Parenteral Nutrition：

central venous catherters（assess，care，diagnosis and therapy of complications）. *Clin Nutr*，2009，28：365 - 377.

4. Jauch KW，Schregel W，Stanga Z et al. Working group for developing the guidelines for parenteral nutrition of The German Association for Nutritional Medicine. Access technique and its problems in parenteral nutrition — Guidelines on Parenteral Nutrition，Chapter 9. *Ger Med Sci*，2009，18(7)Doc19.

5. MacFie J，Nordenstrom J. Full circle in parenteral nutrition. *Clin Nutr*，1992，11：237 - 239.

6. Correia MI，Guimaraes J，DE Mattos LC et al. Peripheral parenteral nutrition：an option for patients with an indication for short-term parenteral nutrition. *Nutr Hosp*，2004，19：148.

7. Gura KM. Is there still a role for peripheral parenteral nutrition? *Nutr Clin Pract*，2009，24：709 - 917.

8. Payne-Jmes JJ，Khawaja HT. First choice for total parenteral nutrition：the peripheral route. *JPEN*，1993，17：468 - 478.

9. Couse N，Pickword LR，Mitchell CJ，et al. J. Total parenteral nutrition by peripheral veins — substitute or supplement to the central venous route? A prospective trial. *Clin Nutr*，1993，12：213 - 216.

10. Hansell DT. Intravenous nutrition：the central or peripheral aroute. *Int Ther Clin Mon*，1989，10：184.

11. Everitt NJ，Wong C，McMahon MJ. Peripheral infusion as the route of choice for parenteral nutrition：a prospective two year study. *Clin Nutr*，1996，15：69 - 74.

6.2.1.2　中心静脉营养

M Pertkiewicz，SJ Dudrick

【学习目的】

● 熟悉各种中心静脉穿刺装置和途径。

● 了解导管穿刺基本原则。

● 掌握导管护理基本方法。

肠外营养(PN)有时不得不通过中心静脉输注液体量有限的高浓度营养液。导管通常置于管径大、血流量多的上腔静脉。当这条途径不能进行时，也可采用下腔静脉(见图6-7)。中心静脉导管应用时无疼痛，可重复使用数周、数月甚至数年[1,2]。PPN与之相比，存在处方受限和持续时间短的缺点。根据治疗时间长短的预测、应用PN的目的和置管部位，首先应考虑选择合适的导管[3,4]。

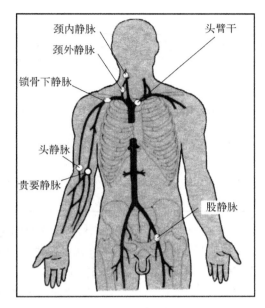

图 6-7 静脉导管穿刺部位

6.2.1.2.1　中心静脉导管(central venous catheters，CVC)

目前 CVC 材质通常由聚氨酯或硅胶制成。一些新型的 CVC 有缓释抗生素涂层，可减少导管表面细菌定植，减少导管相关的血行感染(catheter related blood stream infections，CRBSI)。根据临床情况，导管的种类和植入方法可有以下几种。

(1) 穿刺部位：外周或中心导管。

(2) 穿刺方法：经皮穿刺或皮肤小切口穿刺，或外科切开。

(3) 治疗时间：短期、长期或永久。

(4) 静脉植入点与皮肤穿刺点之间的距离：无隧道或有隧道。

(5) 管腔的数量：单腔、双腔或三腔。

(6) 导管末端的定位：部分植入式或完全植入式装置(total implanted device，TID)，后者在注射口覆有一层薄膜，可用于特殊的穿刺针经皮肤多次穿刺(见表 6-12)[3,4,6]。

表 6-12　部分植入式和全植入式导管的优缺点

优缺点	全植入式	部分植入式
无输液时无须敷料覆盖	是	否
游泳和沐浴不受影响	是	否
较少影响形象	是	否

续表

优缺点	全植入式	部分植入式	
异物感	有	无	
钢针导引	是	否	
因导管感染可能需用抗生素封管	困难	可以	
局部感染需要治疗	需拔管	常可不拔管	
导管外部装置损坏可修复,无需更换	否	是	
链激酶帽对血栓引起堵塞处理成功率	较少成功	较多成功	
其他原因堵塞局部处理成功率	较少成功	较多成功	

所有 CVC 可通过穿刺或手术方式置管,但并不推荐使用手术方法,因为可造成静脉管腔狭窄,血栓形成。导管有足够长度时,就可以做皮下隧道[3,7]。

中心静脉穿刺导管直径在 18～12 G 之间(5～10 F)。最好是经皮穿刺,通过锁骨下或颈内静脉建立上腔静脉通路行 PN。当选择颈内静脉插管时,在颈部穿刺处用无菌纱布固定导管比较困难,有增加感染的可能。因此,选择颈内静脉长期静脉营养时,应做皮下隧道使导管的穿刺点位于胸壁。也可通过颈外静脉插管,但通常较难进入上腔静脉[8]。

经典的长而粗的导管经贵要静脉或头静脉插管,因其并发症发生率较高,这种方法已逐渐被淘汰。最近已经开始使用一种直径非常小的导管,经外周静脉穿刺的中心静脉置管(peripherally inserted central venous catheters,PICC),该方法风险低而效价比高。PICC 材质是由硅胶或聚氨酯制成,分单腔或双腔,直径 20～22 G(1.9～4.8 F),从肘前或其上方置入静脉送至上腔静脉。这些导管可与外部装置连接,形成外周静脉输入系统(peripheral access system port,PAS port)。PICC 的主要优点是减少直接经颈静脉或锁骨下静脉插管引起的并发症,并且穿刺容易[3,8]。

大多数 CVC 头有一小孔,但有些靠近导管头的侧壁上还有一个或两个小孔。Groshong 导管有纵向切口,形成一个压力敏感阀,用注射器轻微抽吸,即可进行输液或采集血标本(见图 6-8)。多孔导管的主要缺点是导管最近的开口与导管头之间的管腔内易形成血栓。一旦形成,则抗生素和溶栓剂封管困难,常常不能起效。需要连续输注与 PN 不相容的液体时,应选择多管腔的 CVC(如重症和同时需要化疗的患者)[3]。

长期或永久性使用的 CVC 有一层硅树脂鞘和涤纶袖套状结构来增强位于皮下组织处的导管,大约在 3 周后逐渐被纤维组织包裹来固定导管,并作为物理屏障来预防感染。一些导管另有一层充满银离子的胶原袖套状结构,可作为预防感染的化学屏障(见图 6 - 9)[8]。

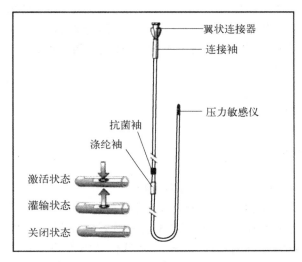

翼状连接器
连接袖
压力敏感仪
抗菌袖
涤纶袖
激活状态
灌输状态
关闭状态

图 6 - 8 导管

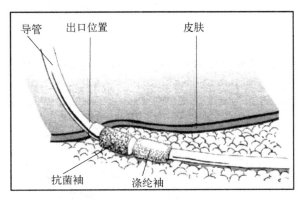

导管　出口位置　　皮肤
抗菌袖　　涤纶袖

图 6 - 9　长期使用管子的皮下部分(Hickman, Broviac 和 Groshong 导管)

　　皮下隧道是为了减少 CVC 皮肤出口处与血管入口处之间导管表面的细菌滋生,从而减少败血症的发生。然而,前瞻性研究未能证实其有效性,主要是因为大多数败血症患者细菌的侵入点是在导管中心轴。因此,目前认为皮下隧道的主要优点是固定好,更容易对导管出口处的进行护理。经颈静脉或股静脉插管,需要行皮下隧道,这有利于导管出口处的护理、固定以及长期使用[8,9]。带袖套状结构的导管大多需手术拔除。

6.2.1.2.2 置管

患者可以通过以前放置的 CVC(如手术期间)进行短期应用 PN。但有时候,在急症情况下置管并不能保证是无菌的,存在污染和发生脓毒症的风险。

置管应是择期操作。应向患者或其家属告知置管的步骤和利弊并签署同意书。应尽可能让患者多了解关于置管的知识,以便在置管时得到患者的配合。

置管术前注意评估以下指标。

(1) 静脉解剖条件。

(2) 血管充盈度。

(3) 凝血参数。

(4) 先前存在的感染。

(5) 局麻下,患者耐受能力。

(6) 体内是否有其他装置(如起搏器等)。

50%以上有大静脉血栓的患者可无症状,因此,在置管前,需行 Doppler 超声检查颈静脉和锁骨下静脉,尤其是那些既往有血栓性静脉炎史的患者[7]。穿刺部位和静脉选择应由血管解剖条件、患者的意愿和操作者的经验决定[6]。患者须充分准备,术前剃除颈部和胸部的毛发和清洁局部皮肤,对能自由活动的患者建议术前淋浴。穿刺应在无菌条件下,由受过良好培训者操作,如在手术室应按照外科无菌规则进行[3,8,10~14]。

锁骨下或颈静脉置管时,患者应躺在手术台上取仰卧头低位,以避免空气栓塞。颈部和胸部区域常规消毒、铺巾。目前,Seldinger 技术应用较广泛(图 6-10)。局麻下,引导针穿刺引导导管进入静脉。最好在超声引导下进行,可减少误

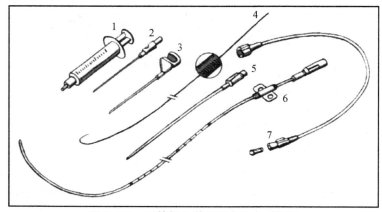

图 6-10 导管插入装置(Seldinger 技术)

1. 注射器　2. 引导针　3. 套管　4. 导引钢丝　5. 扩张器　6. 导管
7. 延长管

插入动脉的风险[3]。必须根据动脉和静脉血的不同特点来判断导管插入的是静脉而不是动脉。随后,将带有扩张器的导引钢丝引入静脉。通常含有导引钢丝的CVC可顺利送入,但最好用可分离的套管来避免导管与皮肤或涂有滑石粉手套之间的接触[9]。用大号的可剥离套管时,必须注意防止空气栓塞的发生和穿破血管[8]。

当导管进入锁骨下静脉后,应避免误入锁骨与第一肋之间的夹角,以免造成导管机械性压迫和损伤或脱出。

选择右颈静脉或锁骨下静脉插管更佳,可减少血栓形成的可能[15]。同样理由,CVC末端应置于上腔静脉与右心房交界处[7](见图6-11)。最好在透视下引导进行,并在最大吸气相时检查导管末端位置。在行皮下隧道插管(Broviac 图6-12,Hickman 或 Groshong 型)和放置可植入系统时有必要在透视下进行,因为在插管后再重新定位是不可能的。

对于长期和永久性CVC,通常需做皮下隧道。在插管前,检查患者站位和坐位时的情况,选择最佳的导管植入点,尽量使导管可见并双手可及[3,8]。通常选择肋角处为导管出口,但对有乳房下垂的女性患者,皮下隧道应避免经过乳房组织,出口处要定位于乳房上方或下方[8]。另外还应考虑患者的着装如内衣等对置管的影响。

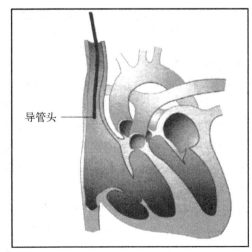

图6-11　位于右心房上的导管头

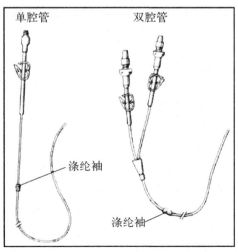

图6-12　长期使用的导管(左)和短期使用的双腔导管(右)

行皮下隧道有许多方法。目前,导管大多附有行隧道的器材,这使操作过程简单化。原则上有两种基本应用技术。

（1）不带有可拆装置的导管,通过可剥离的套管先行皮下隧道,再穿刺进静脉（见图6-13）;

（2）带有可拆装置的导管,则先穿刺进入静脉,用同样方法,然后再行皮下隧道（见图6-14）。

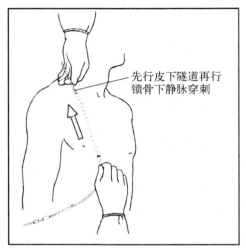

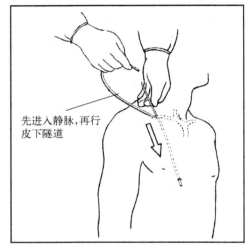

图6-13　不带有可拆装置导管的皮下隧　道置管（如Brovia型）

图6-14　带有可拆装置导管的皮下隧道置管（如Hickman或Groshong型）

这两种方法都需要定位导管头位于上腔静脉与右心房交界处,并且其皮肤出口处的永久性袖套装置固定至少2 cm长。第1种方法是根据导管血管入口处定位,第2种方法是通过合适的出口点定位。完成定位后,必须用一两根缝线固定导管,要十分小心避免导管闭塞,然后再固定于皮肤。一个是缝合皮肤切口,另一种是导管远侧1～1.5 cm处的固定。3周后可拆除缝线。如有条件最好使用导管保护装置（如导管翼）或易化装置（如statlock）[3]。经皮下隧道的导管与AIO输液袋连接见图6-15。

当经典的上腔静脉置管无法进行时,可通过盲插或超声引导下行股静脉置管,或直接插入大隐静脉或其分支,从而进入下腔静脉。这样,导管要在腹壁行隧道。为了避免导管进入点被脱落的表皮细胞所污染,皮下隧道要旋转180°,这样可使导管末端在下方。另外可供选择的静脉有:下腔静脉、肝静脉、奇静脉、大的旁系静脉（如肋间静脉）等[8]。

完全植入式装置（TID）唯一不同的就是有个额外的口袋式港口装置。通常在

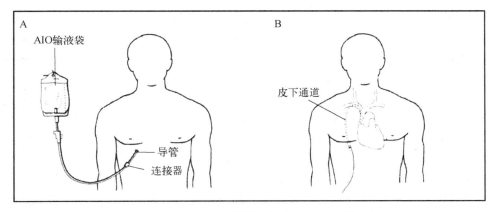

图 6-15 经皮下隧道置管的导管与 AIO 袋相连

胸壁上做个横向小切口,将这港口装置固定在距胸骨边缘 3 cm 处的胸筋膜上(图 6-16)。

　　PICC 和 PAS ports 从贵要或头静脉穿刺进入。在插入之前,测量入口与第 3 肋间的距离和导管所要插入的长度。这可以在透视或超声指导下进行,患者头部需转向置管手臂侧[3]。

　　在没有 X 线监测下进行插管和插管没有成功时,插管后应立即在最大吸气相时拍摄胸片。当在透视下插管时,应在 24 h 后拍胸片。放射科医生应确定和报告导管和导管末端的位子,以及相关的任何并发症如有无气胸和胸腔积液等。

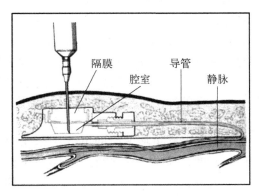

图 6-16 完全植入式装置(TID)

6.2.1.2.3 导管护理

　　CVC 应用时间的长短与导管护理的质量有直接关系。为预防与导管有关的感染,使导管畅通,必须根据各种导管使用的原则和常规,对 CVC 外部和 TID 仔细护理[3,10,11,16,17]。中心导管"保健包"的使用,结合基于循证基础制定出的干预措施的执行,可产生更好的临床结局。

　　关键步骤是做好手卫生,用氯己定或乙醇对皮肤消毒,最佳的位置选择,以及每日皮肤出口处和导管装置的仔细观察[18]。CVC 出口处必须覆盖无菌纱布,或通气良好的防水薄膜。每 48 h,或纱布潮湿(如出汗)、松开或变脏就需更换。薄膜可以每周更换1~2次[8,12,17,19]。处理管道或换药时,均应注意无菌操作。除去原敷料时,导管出口处皮肤要用乙醇或聚维酮碘(碘伏),或70%的乙醇里2%的氯己定,以出口为中心向外重复消毒3次,待皮肤干燥后覆盖新的敷料[12,19]。需要指出,在皮肤上涂抗菌药膏并无预防感染的作用[13]。

应积极执行CVC导管冲洗制度。在每次输液结束后,用0.9%生理盐水冲洗导管。2次输液之间间隔3~5 h,或导管有压力敏感阀时,冲洗导管即可,无须肝素化。较长时期不输注液体时,可先推注生理盐水,再根据CVC的容量,用100 U/ml肝素帽封管。推注时无须用过大的力气[3,7,8,11,12,19~21]。由于肝素与脂肪乳剂不相容,故应避免在输注脂肪乳剂后用肝素封管。

CVC可以用塞子、注射帽或带有压力阀的帽封闭。为防止空气栓塞或血液回流以及血栓形成,当连接部位脱离或管腔暴露在空气中时,CVC要用夹子夹住[19]。永久性的CVC配有关闭夹,在冲洗和用帽子关闭的间隙,为使CVC有短暂的关闭期,可用夹子夹住。标准的CVC通常没有夹子,因此需要使用带有夹子的特殊延长输液管。这种延长管道每周换1次,而且比三通开关更好,可不用肝素封管,并且操作是远离输注装置和导管之间的连接处的(此处被认为最易传入感染的部位)。无针静脉通路的中心连接器中带有防止反流的阀门却不能降低CVC相关的感染率,但一种新型的中心设备内膜涂有银和(或)氯己定或抗生素的无针导管系统已经生产。短期使用分析已显示其有好的功效。

合理的冲洗是预防血液反流的最有效措施[3,11,20,22]。为了达到该目的,在溶液连续输注同时从导管末端帽处用正压注入冲洗,直至反流停止为止。

输液设施更换的时间可以从24 h到1周,这要根据导管和设备的类型,及当地的制度,最好按生产商的标准进行更换[19]。

为避免微生物或其他污染,可使用有滤过装置的输液管道。抵抗细菌的0.22 μm滤过装置不能用于AIO混合液的输注,1.2 μm或5 μm的滤过装置则可以用于AIO。应当记住,滤过装置必须根据其有效期限及时更换。使用滤过装置的输液管道增加了治疗费用,且需要额外操作。因此,只有当添加的药物或液体必须经该种管道输注时,才需使用。

导管护理中最重要的是避免不必要的输液管、其他额外装置和开关,用于输注营养液的管道只能输注营养液,在准备输注溶液、连接或拔除输液皮条,以及关闭未输注的导管时,要严格遵守无菌操作[18]。用于营养液输注的管道,一定不能用于抽血[2,3]。如果必须从此处抽血,那么也要注意无菌操作,事后要仔细冲洗使用过的管道[7,16,19]。一些作者建议对长期肠外营养者,使用小剂量华法林(1 mg/d),以减少血栓形成[3,11]。我们的经验是使用永久性导管者至少使用2周低分子肝素,如果有高凝状态,应正规抗凝治疗。

【小结】

中心静脉途径对大多数肠外营养的患者是必需的。导管选择要考虑到治疗所需的时间和方法、进入部位、安全性和费用等问题。置管是一个选择性操作,应由受过良好训练的人员严格无菌操作。一般选择经皮下隧道的右颈内静脉置管术,或无皮下隧道的右锁骨下静脉置管术。透视下将导管末端置于上腔静脉,刚好在右心房上方,或置管后拍摄胸片,确定导管位置。在不可能进入上腔静脉时,可经股静脉进行置管;特别细的导管可插入外周静脉。导管的正确选择、良好的插管技术和导管护理是安全、成功治疗和避免并发症发生的重要因素。

---------- 推荐阅读文献 ----------

1. Dudrick SJ. History of vascular access. *JPEN J Parenter Enteral Nutr*,2006,30(1 Suppl): S47 - S56.

2. Messing B,Matuchansky C. Techniques for the provision of parenteral nutrition. *Eur J Gastroent Hepat*,1995,7:507 - 513.

3. Pittiruti M,Hamilton H,Biffi R et al. ESPEN:ESPEN Guidelines on Parenteral Nutrition:central venous catheters (access, care, diagnosis and therapy of complications). *Clin Nutr*,2009,28:365 - 377.

4. Ryder M. Device selection:A critical strategy in the reduction of catheter-related complications. *Nutrition*,1996,12:143 - 145.

5. Casey AL,Mermel LA,Nightinngale P,Elliott TSJ. Antimicrobial central venous catheters in adults:a systematic review and meta-analysis. *Lancet Infect Dis*,2008,8:763 - 776.

6. Cowley K. Make the right choice of vascular access device. *Prof Nurse*,2004,19:43 - 46.

7. Baskin JL,Pui C-H,Reiss U et al. Management of occlusion and thrombosis associated with long-term indwelling central venous catheters. *Lancet*,2009,374:159 - 169.

8. Sands MJ. Vascular access in the adult home infusion patient. *JPEN*,2006,30(1 Suppl): S57 - S64.

9. Egebo K,Toft P,Jakobsen C-J. Contamination of central venous catheters. *J Hosp Infection*,1996,32:99 - 104.

10. Ishikawa Y,Kiyama T,Haga Y et al. Maximal sterile barrier precautions do not reduce catheter-related bloodstream infections in general surgery units:a multi-institutional randomized controlled trial. *Ann Surg*,2010,251 - 620.

11. Jauch KW,Schregel W,Stanga Z,et al. Working group for developing the guidelines for parenteral nutrition of The German Association for Nutritional Medicine:Access technique and its problems in parenteral nutrition — Guidelines on Parenteral Nutrition,Chapter 9.

Ger Med Sci，2009,7：1-18.

12. Maki DG，Kluger DM，Crnich CJ. The risk of bloodstream infection in adults with different intravascular devices：A systematic review of 200 pulished prospective studies. *Mayo Clin Pro*，2006,81：1159-1171.

13. Mermel LA. Prevention of Intravascular Cather-Related Infections. Review. *Ann Int Med*，2000,132：391-402.

14. Pronovost P，Needham D，Berenholtz S et al. An intervention to decrease catheter-related bloodstream infections in the ICU. *N Engl J Med*，2006,355：2725-2732.

15. Hamilto HC，Foxcroft DR. Central venous access sites for the prevention of venous thrombosis，stenosis and infection in patients requiring long-term intravenous therapy. *Cochrane Database Syst Rev*，2007,18(3)：CD004084.

16. Casey AL，Elliott TS. Prevention of central venous catheter-related infection：update. *BR J Nurs*，2010,19：78-82.

17. Murphy LM，Lipman TD. Central venous catheter care in parenteral nutrition：A review. *JPEN*，1987,11：190-201.

18. Guerin K，Wagner J，Rains K，Bessensen M. Reduction in central line-associated bloodstream infections by implementation of a positinsertion care bundle. *Am J Infect Control*，2010,38：430-433.

19. Mackilin D. Catheter management. *Semin Oncol Nurs*，2010,26：113-120.

20. Hadaway L. Technology of flushing vascular access devices. *J Infus Nurs*，2006,29：129-145.

21. Mitchell MD，Anderson BJ，Williams K，Umscheid CA. Heparin flushing and other interventions to maintain patency of central venous catheters：a systematic review. *J Adv Nurs*，2009,65：2007-2021.

22. Polaschegg HD. Loss of catheter lock fluid is caused by hydraulic effects and not by diffusion. *Blood Purif*，2009,28：226.

6.2.1.3　中心静脉导管置管相关并发症和护理

M Pertkiewicz，A Sitges-Serra，SJ Dudrick

【学习目的】

- 了解中心静脉导管置管相关的机械性、感染性和血栓性并发症。
- 掌握如何预防中心静脉导管相关的并发症。
- 识别与导管相关血液感染的症状，熟悉基本诊断和治疗。

　　CVC 相关并发症可分成早期(与置管有关)和晚期(与导管使用、部位或护理不当有关)的并发症。这些并发症包括机械性、感染性和血栓性并发症[1]。

6.2.1.3.1 早期并发症

早期并发症主要是机械性并发症,包括以下 18 种。

(1) 置管失败。

(2) 局部血肿或脓肿。

(3) 穿刺点或皮下隧道出血。

(4) 导管错置和移位。

(5) 动脉损伤。

(6) 导管栓塞。

(7) 空气栓塞。

(8) 气道损伤。

(9) 心律失常。

(10) 血胸。

(11) 气胸。

(12) 心包积液/积血和心包填塞。

(13) 中心静脉血栓和(或)血栓栓塞。

(14) 膈神经、迷走神经、喉返神经和臂丛神经损伤。

(15) 蛛网膜下隙出血。

(16) 锁骨或第 1 肋骨骨炎。

(17) 胸导管损伤和乳糜胸。

(18) 化脓性纵隔炎。

由专业医护人员放置和护理中心静脉导管,按操作常规维护导管能减少并发症发生。充分的管道冲洗、纠正异常的凝血功能、插管之前用 Doppler 超声了解静脉解剖结构和选择合适的体位、调低 PEEP 值,用小口径针头定位静脉位置和插管时应用 Seldinger 技术都是非常重要的[2]。

6.2.1.3.2 远期机械性并发症

对于阻塞的导管,根据其原因,可分别用尿激酶、氢氧化钠、盐酸或 70% 乙醇冲管[3]。对于永久性导管外部的破裂可以用特殊修复装置处理。导管可能会发生管腔内破裂和栓塞。对于导管内的血栓碎片的去除可能必须采用辐射干预和(或)手术方法才能解决。

血栓形成

通过超声检查可以发现,中心静脉血栓形成是一种常见并发症(可达 50%)。然而,临床表现并不常见。它是一种危险的并发症,在 25% 严重病例中可导致较高的发病率和死亡率。通常因导管头致血管内皮损伤,常见部位在导管静脉入口周围近端(如:颈静脉、锁骨下静脉、腋静脉或股静脉)和(或)远端(如上、下腔静脉,髂静脉)到穿刺点处。有时可在右心房、肺动脉或其分支中发现导管末端周围血栓形成[3]。

通过选择合适的穿刺点、导管头位置,小心置管操作、冲洗和输液技术,以及置管后及时皮下注射肝素等可以预防血栓形成。对那些有血栓形成高危因素的患者,可小剂量使用华法林进行常规抗凝治疗。目前还不清楚,是否所有患者都需要进行抗凝治疗。当开始消融治疗时,建议应用纤溶酶活性物质、尿激酶或链激酶,而无须拔除输液导管[3]。

6.2.1.3.3 感染性并发症

感染仍是 CVC 最严重的并发症。导管相关的血液感染通常定义为血管内导管的感染性并发症。根据实际情况,这些并发症可以分成以下3点。

(1) 导管细菌移位:标本中(从导管抽取血标本、导管中心轴或被拔除的导管)发现有病原菌生长而没有全身或局部感染征象。半定量(>15 CFU)或全定量(>1 000 CFU)的导管节段性培养对区分有无细菌移位有帮助。

(2) 导管出口处、皮下隧道或 TID 局部感染:应拔除导管或外部装置,并应给予适当的局部和全身治疗。

(3) 最严重的 CVC 并发症是与导管相关的菌血症和败血症,可发生于带管时的任何时候。

发病机制

导管污染可以发生在导管表面、管腔内,或两者均有(见图 6-17)。当发生细菌或真菌明显生长时,病原体就定植在血液中,临床上将会出现感染迹象。根据置管方式,导管相关的血液感染可以来自导管内部和导管外部[4,5]。

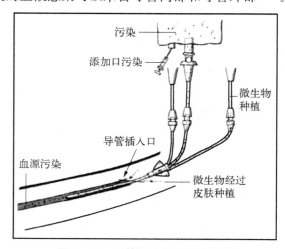

图 6-17 导管感染最常见的原因

常见导管腔内感染原因如下。

（1）导管内腔污染。

（2）导管破裂或渗液。

（3）营养混合液污染（配制、输液、添加药物、转送病房等期间）。

（4）导管用于其他用途（中心静脉压测定、抽血）。

常见导管腔外感染原因如下。

（1）微生物从穿刺点沿导管移位。

（2）置管时直接污染（第3天手术热）。

（3）少见，来源于机体其他部位感染的血行传播（肺、尿道和伤口等处）。

掌握上述致病机制非常重要，同样也需记住，随着时间的推移，CVC相关的感染也会发生变化。如：在导管插入后，穿刺点感染在几小时内即可发展为菌血症和严重的败血症，而腔内的感染很少在CVC应用的头1周内发生[4,5]。

导管相关的血液感染的临床表现可以是局部的和（或）全身性的。

（1）局部征象：包括红、肿、痛，或穿刺点有脓性分泌物。皮下隧道感染可表现为疼痛，炎症沿着皮下隧道播散。

（2）全身征象：表现可能无特征性，通常开始时不能辨认出导管相关的血液感染。它们可有多种表现，从低热到脓毒性休克和器官衰竭。早期可以表现为发热、常伴有寒战，负氮平衡，血清CRP、尿素氮和肝脏酶谱水平轻度增高，腹肌和咽部疼痛或伴呼吸困难。症状常出现在开始输液或导管封管后的1～3 h。非典型的症状还包括上消化道出血、恶心、呕吐、精神和视觉障碍，嗜睡、心律失常、肾功能和呼吸功能衰竭等。导管相关感染是一种动态性事件，可有多种临床表现，如不及时发现和处理，可能导致患者死亡[6]。

在其他因素中，血液感染的发生与导管使用时间有关，因此描述感染发生率的最好方法是计算一段时间内发生的感染次数。医院应用PN时，CVC感染率应为0.45～1.0例/年，家庭PN为0.1～0.5例/年[7]。目前大多与导管相关的感染是由革兰阳性菌引起的，尤其是表皮葡萄球菌和金黄色葡萄球菌[4,8]。

预防

最首要的预防方法是无菌置管，无菌处理所有连接管道，定期更换胶布，并由营养支持小组监测随访[2,9,10]。通常不推荐预防性使用抗生素。做皮下隧道可以减少从穿刺点进入细菌，这对颈内静脉和股静脉置管是有益的，而对锁骨下静脉置管并无益处。在皮下隧道出口上方2 cm处放置一个涤纶套囊，作为物理屏障，以防止纤维组织的侵入。尽管已采用了预防措施，但当与CVC相关的感染发生仍较高时，就需要使用有抗生素涂层的CVC，并且短期留置[11,12]。目前认为，没有必要在缺乏感染证据时拔管并在其他部位重新置管[2]。研究表明，对高危人群可使用抗菌液(如乙醇或甲双二嗪)封管作为预防[13]。

诊断和治疗

在大多数皮肤出口处感染的病例,应拔除导管,导管头做培养。导管出口周围的皮肤和血液应做检查。血培养应从外周静脉(两处)或者从导管(一处)和外周静脉(一处)抽取。后者可采用计数手段进行定量,或者计算不同时间段的阳性率[8]。

无典型感染症状(发热、寒战等)而怀疑存在 CVC 相关血液感染时,拔除 CVC 后,常发现高达 50% 的感染并非与 CVC 有关,这种不必要的 CVC 拔管使患者产生重新置管的危险。因此,怀疑有管腔内感染时,建议采用以下一些措施。

(1) 暂时停止输液,如上所述进行血培养,进行拭子或管腔内拭子培养[14]。接口处内腔送革兰染色检查也非常有用。输液管无须拔除,将其肝素化,并用无菌帽封管。必要时,经外周静脉营养支持或补液 24~48 h。

(2) 假如不能确定是导管相关的血液感染时,肠外营养可重新经 CVC 输注。

(3) 血培养完成后即刻开始经验性抗菌治疗(包括抗细菌和抗真菌)。待血培养结果回报后根据药敏调整用药。根据感染程度、来源及患者状态,抗生素可使用 1~6 周[8]。

(4) 一旦确定感染源,需要根据诊断和 CVC 情况制订治疗方案:① 真菌、表皮葡萄球菌、分枝杆菌或铜绿假单胞菌感染时,相关脏器并发症发生的危险性较高,且较难根治,应拔除导管,选择适当的抗生素治疗。② 对于未行隧道的导管,应权衡拔除导管与局部治疗的风险与费用。通常最合理的做法是拔除导管,并开始合理抗生素治疗 24 h 之后,重新置管。③ 对于行隧道的导管,如果上述提到的病原体并未涉及时,那么局部处理是合理的。在这类病例中,导管腔内给予适量的高浓度抗生素封管 12~24 h("抗生素封管")[15,16]。这种治疗持续 7~10 d,期间不能用 CVC(见图 6-18)。此法尤为适用于家庭肠外营养者,对怀疑有 CVC 相关感染的 80% 病例能保留导管,也可用乙醇或甲双二嗪封管[17]。目前尚无证据表明,为了加强抗生素封管的作用,是否需要进行全身的抗感染治疗。

并发症

凝固酶阴性的葡萄球菌引起的导管相关血液感染治疗时,可不伴并发症,而其他微生物引起的感染却可导致潜在的严重问题。金黄色葡萄球菌可引起急性心内膜炎,有金葡菌败血症的患者均应做超声心动图(最好是经食管)和拔除导管。败血症的转移灶可发生在肺、关节、肝脏、脾脏和软组织。金葡菌也可引起脓毒性血栓性静脉炎,反复伴有严重败血症和患侧肢体水肿。由于这些原因,单一的金葡菌败血症应给予半合成的青霉素治疗至少 10 d,如为耐甲氧西林金葡菌,则改为万古

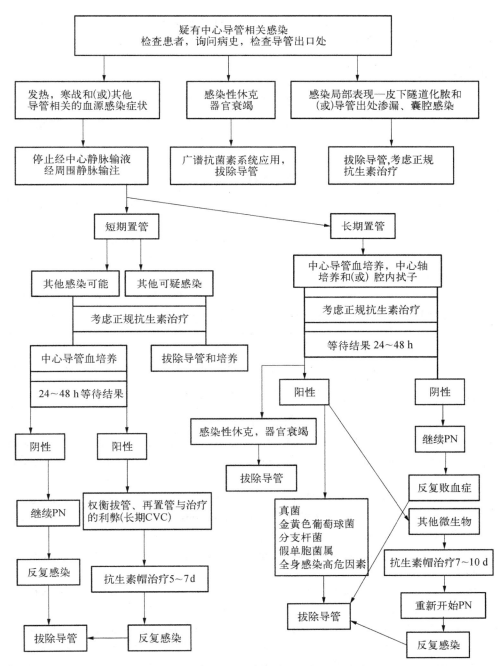

图 6-18 疑有与中心导管相关感染的处理简图

霉素，推荐至少治疗 6 周。白色念珠菌和其他真菌感染时也需拔除导管，给予氟康唑，或对耐氟康唑的菌株予两性霉素 B 进行全身治疗。

【小结】

在置管、维护或拔除导管期间，CVC 相关并发症可产生严重的临床问题。与置管相关并发症、主要的感染和血栓性并发症已阐述。掌握 CVC 相关并发症的病因学知识和预防原则和常规，是正确预防、诊断和治疗的基础。

推荐阅读文献

1. Dudrick SJ. History of vascular acess. *JPEN J Parenter ENteral Nutr*，2006，30(1 Suppl)：S47 - S56.

2. Pittiruti M，Hamilton H，Biffi R et al. ESPEN：ESPEN Guidelines on Parenteral Nutrition：central venous catheters（access，care，diagnosis and therapy of complications）. *Clin Nutr*，2009，28：365 - 377.

3. Baskin JL，Pui C-H，Reiss U et al. Management of occlusion and thrombosis associated with long-term indwelling central venous catheters. *Lancet*，2009，374：159 - 169.

4. Sitges-Serra A，Girvent M. Catheter-related bloodstream infections. *World Surg*，1999，23：589 - 595.

5. Sitfes-Serra A. Mermel LA. Intravascular catheter-related infections. *Nutrition*，1997，13.（Suppl）：1S.

6. Paston MJ，Meguid RA，Muscaritoli M，et al. Dynamics of central venous catheter-related sepsis in rats. *J Clin Microbiol*，1993，31：1652 - 1655.

7. Maki DG，Kluger DM，Crnich CJ. The risk of bloodstream infection in adults with different intravascular devices：a systematic review of 200 published prospective studies. *Mayo Clin Proc*，2006，81：1159 - 1171.

8. Mermel LA，Allon M，Boiza E et al. Clinical practice guidelines for the diagnosis and management of intravascular catheter-related infection：2009 Update by the Infectious Diseases Society of America. *Clin Infect Dis*，2009，49：1 - 45.

9. Mermel LA. Prevention of Intravascular Cather-Related Infections. Review. *Ann Int Med*，2000，132：391 - 402.

10. Rodriguez-Paz JM，Pronovost P. Prevention of catheter-related bloodstream infections. *Adv Surg*，2008，42：229 - 248.

11. Casey AL，Mermel LA，Nightingale P，Elliott TS. Antimicrobial central venous catheters in adults：a systematic review and meta-analysis. *Lancet Infect Dis*，2008，8：763 - 776.

12. Niel-Weise BS. Stijnen T，van den Broek PJ. Anti-infective-treated central venous catheters for total parenteral nutrition or chemotherapy：a systematic review. *J Hosp*

Infect，2008，69：114 - 123.

13. Casey AL，Elliot TS：Prevention of central venous catheter-related infection：update. *Br J Nurs*，2010，19：78，80，82.

14. Kite P，Dobbins B，Wilcox MH，et al. Rapid diagnosis of central-venous-catheter-related bloodstream infection without catheter removel. *Lancet*，1999，354：1504 - 1507.

15. Andris DA，Krzywda EA，Edmiston CE，et al. Elimination of infraluminal colonization by antibiotic lock in silicone vascular catheters. *Nutrition*，1998，14：427 - 432.

16. Messing B，Man F，Colimon R，et al. Antibiotic lock technique is an effective treatment of bacterial-related sepsis during parenteral nutrition. *Clin Nutr*，1990，9：220 - 225.

17. del Pozo JL. Role of antibiotic lock therapy for the treatment of catheter-related bloodstream infections. *Int J Artif Organs*，2009，32：678 - 688.

6.2.2　不同肠外营养输注系统（AIO 与 MB 系统）

M Pertkiewicz，*SJ Dudrick*

【学习目的】
● 熟悉不同肠外营养输注系统及它们的优缺点。

6.2.2.1　多瓶输注系统

在美国，碳水化合物、氨基酸和其他营养物质由医师、护士或药剂师在手术室混合，装入一个大(1~2 L)玻璃瓶。随着技术革新，现在多用 PVC 袋装营养液。脂肪乳剂另外用 Y 型管在使用时混合。这种方法称为 2+1[1~3]。

在欧洲，肠外营养早期主要使用多瓶输液系统(multiple bottle system，MBS)输注营养液，通常用 0.5~1 L 的输液瓶并联或串联输注氨基酸、葡萄糖和脂肪乳剂。电解质和维生素分别添加在各个输液瓶中，在不同时间输注以避免不同物质间的化学反应。每日更换 6~8 个输液瓶是很平常的事，且需要调节不同补液速度。差错、高血糖、电解质紊乱时常发生，而且需要频繁地调整血糖和血电解质[4]。一些营养素并不能很好地被利用。目前多瓶输液的唯一优点仍是灵活，比较适用于临床变化大的患者(如 ICU 患者)。有人认为，多瓶输液系统容易解决药物相容性的问题，不相容的矿物质和电解质可放在不同输液瓶中，所以对它们的剂量没有限制。然而，同时输注未经证实的营养素配比会增加理化不相容性。如果在同一根输液管道中输注其他药物，那么反应将更加剧烈，会导致在 Y 形管、输液管开关的下方，或导管腔中发生反应，产生沉淀，通常在延长管管壁上可见。

6.2.2.2 全合一输注

"全合一"系统(All-in-One，AIO，3-in-1)就是将所有肠外营养成分混合在一个容器中(图6-19)。根据经验，一天所需的营养物质、水、电解质、微量元素和维生素能从一个输液袋中输注。1972年，这种方法首先由Solassol和Joyeux在法国蒙彼利埃使用，主要是为了患者更方便地使用肠外营养，让每个患者只需通过一个硅树脂袋，经一根管道接受全部营养需要[5,6]。

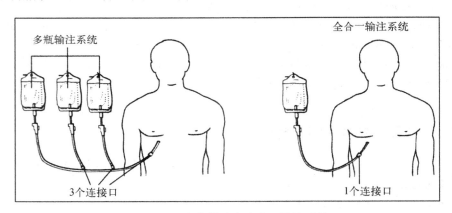

图6-19 多瓶输注和全合一输注系统

AIO系统的优点如下。

(1) 节省费用。

(2) 营养物质更好地被利用和吸收。

(3) 减少静脉输注管道、注射器和接头的消耗。

(4) 便于管理。

(5) 减少多瓶输注系统的污染风险。

(6) 减少代谢性并发症(如高血糖和电解质紊乱)，进而减少监测费用[7~12]。

此外:

(1) 脂肪替代部分葡萄糖可减少过量的糖摄入而产生的不良反应。

(2) 添加脂肪乳剂可降低营养液渗透压，从而减少对静脉刺激，使营养液可经外周静脉输注。

(3) 更少接口和单一密闭系统，减少手工输液瓶的频繁更换和其他操作，降低败血症发生率[13,14]。

(4) 令家庭肠外营养更简单易行且更安全[3]。

在过去10年中，由专业护士配制的AIO营养液取代多瓶输注系统后，败血症发生率由每人12.8次/年下降到3.5次/年。每个患者每日可使护士节省30 min。

患者活动和家庭肠外营养更加容易。一些与营养液相容的药物,如西咪替丁,可以加入营养袋中连续输注,这样有较好的药效,并减少额外输注管道的费用和风险[15]。AIO临床上唯一的缺点是不能将已经加入营养袋中的物质取出(如钾,营养袋已配制好并开始输注,但未预计到血钾已经升高)。

　　根据上述情况,为了确保质量和安全,就需要一个受过良好训练的工作人员、特殊的设备和配制室,但这也增加了额外费用。不同的配制方式,其费用也不同。但总体节省要比消耗的多。根据配制的规模,AIO系统在医院内使用后比多瓶输液系统的费用要节省12%～40%[16,17]。

【小结】

　　本节介绍了多瓶输注系统与AIO系统的优缺点。

～～～～～～～～～～～～～～ 推荐阅读文献 ～～～～～～～～～～～～～～

1. Dudrick SJ,Wilmore DW,Vars HM,Rhoads JE. Can intravenous feeding as the sole means of nutrition support growth in the child and restore weight loss in an adult? An affirmative answer. *Ann Surg*,1969,169:974-984.

2. Shils ME. Guidelines for total parenteral nutrition. *JAMA*,1972,220:1721-1729.

3. Dudrick SJ,O'Donnell JJ,Englert DM,et al. 100 patient-years of ambulatory home total parenteral nutrition. *Ann Surg*,1984,199:770-781.

4. Nube M,Bos LP,Winkelman A. Simultaneous and consecutive administration of nutrients in parenteral nutrition. *Am J Clin Nutr*,1979,32:1505-1510.

5. Solassol C,Joyeux H,Etco L et al. New techniques for long-term intravenous feeding:an artificial gut in 75 patients. *Ann Surg*,1974,179:519-522.

6. Burnham WR,Knott CE,Cook JA,Langman MJ. Simplified intravenous nutrition using intralipid based mixtures in patients with serious gastrointestinal disease. *Postgrad Med J*,1983,59:360-364.

7. Messing B,Beliah M,Girard-Pipau F et al. Technical hazards of using nutritive mixtures in bags for cyclical intravenous nutrition:comparison with standard intravenous nutrition in 48 gastroenterological patients. Gut,1982,23:297-303.

8. Campos ACL,Paluzzi M,Meguid MM. Clinical use of total nutritional admixtures. *Nutrition*,1990,6:347-356.

9. Driscoll DF. Total nutrient admixtures:theory and practice. *Nutrition in Clinical Practice*,1995,10:114-119.

10. MacFie J,Courtney DF,Brennan TG. Continuous versus intermittent infusion of fat emulsions during total parenteral nutrition:clinical trial. *Nutriton*,1991,7:99-103.

11. Meguid MM. Clinical applications and cost-efffectiveness of AIO. *Nutrition*,1989,5:

343-344.

12. Rollins CJ，Elsberry VA，Pollack KA et al. Three-in-one parenteral nutrition：a safe and economical method of nutritional support for infants. *JPEN*，1990，14：290-294.

13. Didier ME，Fischer S，Maki DG. Total nutrient admixtures appear safer than lipid emulsion alone as regards microbial contamination：growth properties of microbial pathogens at room temperature. *JPEN*，1998，22：291-296.

14. Durand-Zaleski I，Delaunay L，Langeron O et al. Infection risk and cost-effectiveness of commercial bags or glass bottles for total parenteral nutrition. *Infect Control Hosp Epidemiiol*，1997，18：183-188.

15. Driscoll DF，Lowell JA，Nompleggi D，et al.，Continuous *vs* intermittent cimetidine infusion in critically ill hospitalized patients：role of TPN admixture as drug vehicle. *Nutrition*，1990，6：383-388.

16. Pichard C，Schwarz G，Frei A et al. Economic investigation of the use of threee-compartment total parental nutrition bag：prospective randomized unblended controlled study. *Clin Nutr*，2000，19：245-251.

17. Muhlebach S，Franken C，Stanga Z. Working group for developing the guidelines for parenteral nutrition of The German Association for Nutritional Medical. Practical handling of AIO admixtures Guidelines on Parenteral Nutrition Chapter 10 *Cer Med Sci*，2009；7j DOC18.

6.2.3 肠外营养混合液的理化性质

如何配制肠外营养混合液，药剂师职责

S Muhlebach，*DF Driscoll*，*G Hardy*

【学习目的】
- 了解全合一营养液的概念和益处。
- 熟悉肠外营养混合液配制方法。
- 熟悉肠外营养混合液配制原则。
- 了解 PN 理化特性与 PN 溶液稳定性和相容性的关系。
- 掌握 PN 团队(包括药剂师)等对保证 PN 质量的重要性。
- 了解 PN 成品的优劣。

6.2.3.1 概述

肠外营养的目的是当口服或肠内营养不能实施时，由静脉提供必需营养素以治疗或预防营养不良。包括全肠外营养(TPN)和部分肠外营养(PPN)。

营养底物(碳水化合物、脂肪、氨基酸、水、电解质、维生素、微量元素等)可用不同方式输注：

独立系统：多瓶输注系统。

混合系统："二合一"（Two-in-One，TIO）或"全合一"（All-in-One，AIO）。

（1）TIO 是不含脂肪乳剂的方案；

（2）AIO 通常含有所有的肠外营养成分，包括脂肪乳剂（图 6-20）。

	多瓶单成分	多瓶混合成分	二合一	全合一
氨基酸				
葡萄糖				
脂肪				
可用	（一）	（+）	+	++

图 6-20 PN 的"二合一"（TIO）和"全合一"（AIO）系统

AIO 混合具有安全、有效和低风险等优点[1]。它们可以根据个体化的处方将独立稳定的营养成分如氨基酸、糖、脂肪、电解质、微量元素和维生素等在无菌条件下混合而成，也可由厂商标准化配制，这种制剂有多个独立组分，有其独立的保质期。PN 混合溶液的理化相容性和稳定性以及无菌性非常重要。

PPN 渗透压比 TPN 低，微生物感染和生长的危险性更高。含有脂肪乳剂的 PN 由溶液变为乳液，不稳定性增加（见图 6-21）。

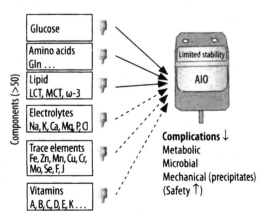

图 6-21 "全合一"（AIO）混合的概念及其特性[2]

6.2.3.2 AIO 的组成

PN 可单瓶输注（现已少用，不推荐），或由药剂师根据要求将多种成分混合配制而成，或者使用单一容器中的成品 PN 配方。

根据患者个体差异配制出的一大袋具有药理学作用的 PN 配方更加符合临床需要，尤其适用于长期 PN 患者(如 HPN)和代谢需求变化快者,如新生儿、代谢紊乱性疾病、液体受限、酸碱平衡失调,尤其是重症监护病房患者。

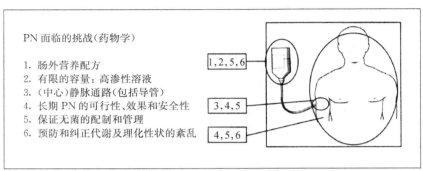

PN 面临的挑战(药物学)

1. 肠外营养配方
2. 有限的容量:高渗性溶液
3. (中心)静脉通路(包括导管)
4. 长期 PN 的可行性、效果和安全性
5. 保证无菌的配制和管理
6. 预防和纠正代谢及理化性状的紊乱

图 6-22 需要一个有效而安全的 PN[4]

PN 的安全性和有效性需要药剂师的努力[3](图 6-22)。感染并发症是 PN 严重甚至致命的副作用。由于 PN 输注系统的复杂性(静脉多点穿刺,多次更换输液瓶,输注成分可能污染等),以往的 PN 输注很难做到无菌。

根据最新指南[1],AIO 的 PN 配制需满足以下要求。

(1)治疗学方面和药理学方面均要符合患者。

(2)无污染且无热源。

(3)剂量正确和配制,且相容性好。

过去混合营养液由护士和临床医生在病房里将单个制剂(宏量营养素输注瓶、微量元素安培瓶)配制而成,现在看来不符合规范,且不能储存以便将来使用,更重要的是具有污染的风险。而单一密封系统的输注方式可降低代谢并发症的发生,且使用更方便(见图 6-21)。

减少污染风险是保证患者生存及长期使用中心静脉的前提[5,6]。无菌技术的发展是 PN 安全使用的重要基石,在 PN 输注团队中药剂师亦担任着重要角色。

目前,为了保证 PN 混合液的理化稳定性和微生物学的安全性,对操作流程、配制的环境有了严格的标准和要求。在大多数应用肠外营养的国家中,质量控制和安全检查均已开展。在不同的国家,药品配制条件可能各不相同,但是配制应尽可能在无菌条件下进行。

通常需要在药剂科的静脉配制中心进行配制,那里有空气层流装备的洁净房间,专业人员和技术,严格有效的配制顺序和制度[7]。有责任的药剂师需要按药典并严格执行 GMP(Good Manufacturing Practice)有关的制度。另外,规定要有正确的标签、重要的标识和 PN 的正确操作制度等[8,9]。

成人 PN 液体量不应低于 30 ml/kg,大多数住院患者采用持续输注方式,对于长期治疗患者可选择周期性间断输注法(如家庭 PN 时)。成人 TPN 的渗透压通常 ≥ 2 000 mmol/kg,不适用于外周静脉,因此必须中心静脉置管,并使用输注泵控制速度可增加耐受性。

由于 AIO 的 PN 混合液由多达五十多种化学成分组成,故其稳定性有限,必须及时配制及时使用,必须在 2～8℃环境下保存(最长不超过 1 周或 10 d)[10]。AIO 配方是在营养评估基础上制定的,因此具有很强的针对性。

为了避免医疗差错,PN 的 AIO 袋上必须做好完整的标签(见图 6 - 23)。

```
● 患者信息(姓名、生日、体重)
● 配制日期
● 配方信息,包括
  - 成分,包括浓度和每天剂量
  - 能量和蛋白含量
  - 储存说明
  - 输注说明
  - 有效期(储存期,输注期)
● 产品特征
  - 产品日期
  - 批号
  - 厂商
```

图 6 - 23　PN 混合液标签

6.2.3.2.1　个体化的即用型 PN 的配制

所有 PN 混合液中的组成成分通常由药品生产公司或医院制剂室在无菌条件下生产。AIO 混合液的每个配制步骤必需严格遵循药理学的混合原则和无菌操作。其微生物特性(无菌性)和理化稳定性(乳化分布、可溶性、降解、吸附等)需要由专业药剂师进行评估。这些参数都会影响到 PN 的质量[3,11～13]。

混合配制后的 AIO 液不可能再进行消毒,因此,药剂师需对混合配制过程中的无菌操作技术严格把关。目的是为了保证混合配置后的每袋符合处方的营养液在运输、储存和输注期间是稳定和安全的。

配制方法包括

(1) 用注射器将小容量的营养成分添加到输液瓶。

(2) 用注射器或输液装置直接罐注入最终的容器中。

(3) 在氮气压下灌注。

(4) 在负压下灌注(用真空泵)。

(5) 用自动混合装置。

在一个具有空气层流设备的洁净房间里,配制完成这样一个封闭输注系统内的 AIO 是预防营养液污染的重要保证。

PN 混合液配制的药理学原则

(1) 操作者必须受过专项培训,掌握无菌技术。

(2) 所有物品表面应清洁无污染,随时接受常规检测。

(3) 不能使用有破裂、渗漏或有其他危险或污染的输液瓶和安培瓶。在进入配制室前,输液瓶和安培瓶应该是清洁的。

(4) 在混合过程中,各种营养制剂在混合时应限制在空气层流的操作区域内(如:开始操作时的启用材料放在配制者的左边,之后配制者直接用右手操作)。

(5) 撕开的包装材料必须丢弃,暴露出的橡皮塞应消毒(70%异丙醇或 60%乙醇)。

(6) 电解质、微量元素和维生素等添加物严格按配制步骤,由注射器加至每个输液瓶中。不相容物质(如:钙和磷)必须分开添加。在某些特定 PN(如新生儿 PN)中对最大渗透压有所限制,此时需考虑到电解质对渗透压的影响。在配制儿童或新生儿 PN 时,为了减少溶液不稳定的风险,有时微量元素和电解质应该分开添加或者在使用时通过连接器最后添加入 PN 液里。

(7) 由于混合物间可能有反应(如:维生素 C 可促进铁的氧化),必须对混合物的稳定性进行评估。因此,电解质和多种微量元素并不推荐同时加入 AIO 中[1]。

(8) 带有空气滤过孔的注入端要插入橡皮塞中,输液瓶中的液体最终加入肠外营养输液袋中(可以是 EVA 袋,或是多层袋)。这里要强调的是,如果是含钙的氨基酸溶液,则要首先加入营养袋中,最后再加入含有磷的葡萄糖液。配制过程中注意观察有无沉淀。

(9) 脂肪乳剂必须最后加入营养袋中,便于在水溶液相观察有无不稳定的情况发生(详见稳定性章节)。

(10) 一旦所有成分都已加入营养袋中,那么输液连接管道就可移去,排出袋中空气后,用夹具夹住,盖上安全帽。

(11) 当微量营养素有化学稳定性的问题,应在 AIO 使用前或使用后通过连接器分别添加(家庭 PN),或者通过双腔导管输注(住院期间)。

(12) 配制完成的营养液配方用标签标明,包括总容量、成分、输注时间和过期时间;应用国际单位避免差错(用 mg/ml 或摩尔浓度替代%),避免使用类似数字的单位(如胰岛素 8 IU,可能会被误认为是 81 U)。

(13) 根据配制条件和有关 PN 混合液稳定性的数据,最终混合好的液体应在2～8℃中储存,24 h 内输注完。

6.2.3.2.2　产品化的 PN 混合液及其使用准备

目前 PN 混合技术已有一定发展,尤其是输液袋,已经有标准 PN 混合配方产品,包括"全合一"成品,或是带分隔腔结构的营养液袋(multi-chamber bag,MCB)[2](图 6-24)。后者的优点是延长保质期,每个腔内含不同营养组分,输注前挤压营养袋,使腔间分隔条分离,各营养组分即可相互混合。这些成分都是标准配方,储存在室温中,只需在袋中添加维生素、微量元素和其他所需的电解质成分,即可形成完整的"全合一"营养混合液(见表 6-13)。但当取除外面铝包装后,其保存时间就大大缩短。一旦混合,应保存于 2～8℃,并在 24 h 内输注完毕。

在缺乏无菌设备的医院或急症情况下,使用上述新系统可减少污染。但需记住:即使应用这些方便的输注系统,仍需专业医务人员根据添加顺序的规则进行无菌操作,需要进行专业培训。

研究表明,标准化固定的 PN 配方具有满足临床使用的实际意义[14],因此产生了多腔袋(MCB)的问世,但这种 MCB 并不能满足特殊患者的需要,尤其是那些代谢变化快的,以及极高或极低需要量的患者。因为工业化生产的 MCB 仅包括部分氨基酸和脂肪乳剂,使用前还需加入其他成分。

绝大部分患者在使用工业化 MCB 时,只要事先添加入符合其个体所需要的电解质和微量元素即可。对于那些不具备药理混合技术和设备的医院,可考虑购买使用 MCB。只有在急诊情况下或者医院药房不可用时(需备有患者的风险评估和相关文档)也可考虑在病区内严格按照操作规程现配 PN。

PN 准备人员,即使是 MCB 的使用准备,均需接受无菌操作专业培训。有关这些产品的经济学和人体学方面的影响还有待于深入研究[15]。当完成 MCB 的输注准备工作后,正常情况下,整袋输注时间不超过 24 h。例如,一袋 2 L 的 MCB,而患者只需要使用 1.5 L 时,可调整输注速度为 63 ml/h,24 h 后剩余的容量必须丢弃,被第二天的 MCB 重新替换。这点非常重要,在室温环境下,如允许 24 h 后的剩余量继续输注会增加 CMB 内营养成分的不相容性和不稳定性;因此,如有这种情况,必须具有强制性的特殊稳定性研究依据的保障。

对于特殊群体的 PN 如新生儿、危重症患者或长时期的家庭 PN 等,仍建议使用个体化配置的 AIOs。为了保障患者全程高质量的 PN 使用,熟练的技术是必需的。通过不同容量和输注时间上的策略调整,完全可以使一个新生儿获得标准混合的 PN 配方[16,17]。

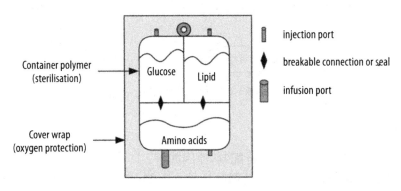

图 6-24 标准化 PN 多腔袋

6.2.3.2.3 营养小组中的药剂师

临床营养支持需要多专业技术,需要通过一个具有多学科人员组成的团队来完成[19]。其中药剂师在制剂的选择、混合液的配制(尤其是肠外营养)和安全使用方面的指导起着重要作用(见图 6-25)。然而,至今设计完好的肯定其临床优势的循证研究还很缺乏。但德国的相关指南和 ESPEN 的家庭肠外营养应用指南鼓励有技术的药剂师参与[20]。建议药剂师应与多学科的营养支持小组密切合作,具体情况应视药剂师的专业技术、营养支持专业知识以及临床经验而定。

涉及药理学知识的范围包括[1]**以下几点。**

(1) PN 产品及其使用设备方面的制药学知识的传递。

(2) 各成分间和其他添加物或药物间潜在的相互作用或不相容性,及其预防。

(3) 提供有关维护 PN 稳定性的体制和正确处理储存、避光和实施管理等。

(4) 核对患者的处方,评估与 PN 同时使用的特殊混合物或药物。

(5) 对住院和院外家庭患者的 PN 制剂的选择、组成和输注提供相关建议。

(6) 提供药物相关问题的咨询和观察建议:如混合、稳定性、相容性、生物学活性等,以及药物的副作用等。

(7) 提供增加药物安全性方面的研究建议(循证医学或药学方面)。

(8) 对营养综合治疗的方案和策略提出建议。

(9) 对药物或营养成分的副作用或过敏反应提供咨询。

(10) 参与教育和培训。

(11) 用制药学上的监控方法配合医护上的质控。

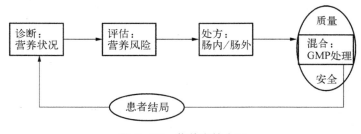

图 6-25 营养支持小组

【小结】

PN 通常应在医院药剂科进行配制,原因如下。

(1) 受良好训练的操作者在药剂师指导下配制 PN,了解 PN 成分间可能发生的化学和制药学上的相互作用,有助于在混合前解决潜在的威胁生命的稳定性问题。

（2）混合需在无菌环境下进行，保证配制的无菌操作（如隔离装置或层流操作台等），并使微生物污染最小化。

（3）对于营养液的混合和使用前的准备操作步骤应制度化。

（4）部分大医院的药剂科已使用自动化配制装置，在电脑控制下进行 PN 配制，可以提高 PN 质量，降低成本和扩大 PN 的应用范围[18]。

表 6-13　肠外营养配制不同方式

	混 合 方 法	混 合 袋	为获得 AIO 的 PN 应加入的物质
基本配制 ● 氨基酸溶液* ● 葡萄糖溶液* ● 水和（或）电解质溶液 ● 脂肪乳剂在分开的瓶或容器中	装入一个分隔输液袋	125～3 000 ml/袋	电解质、微量元素和维生素事先加入输液瓶中，或混合液体后经输液袋的注入口加入**
双腔袋 ● 双腔输液袋中分别含有氨基酸和葡萄糖溶液，含或不含电解质	撕开封条	1 000～2 000 ml/袋	脂肪乳剂在液体混合后加入** 微量元素和维生素在液体混合后注入** 需要时，电解质和附加液体在脂肪乳剂添加前加入**
三腔袋 ● 三腔分别含有氨基酸、葡萄糖和脂肪乳剂，含有电解质	撕开封条	1 000～2 500 ml/袋	微量元素和维生素在溶液混合后经输液袋注入口加入** 需要时，电解质和附加液体可在混合完后加入**
厂方混合 ● 含混合好的氨基酸、葡萄糖、脂肪乳剂和电解质，置于一个准备好的输液袋中，储存于冰箱中	已在制药厂混合	1 000～2 500 ml/袋	微量元素和维生素在使用前经注入口加入**

* 有或无电解质；

** 为保证 AIO 的稳定，推荐使用前在医院药房配制混合

～～～～～～～～～　**推荐阅读文献**　～～～～～～～～～

1. Muhlebach S，Franken C，Stanga Z et al. Practical handling of AIO admixtures —— Guidelines on Parenteral Nutrition. Ger Med Sci，2009，7（Doc 18.）/ Available at：http：//www.egms.de/static/en/journals/gms/2009-7/000077.shtml/.

2. Muhelabch S. Practical aspect of multichamber bags for TPN. *Curr Opin Clin Nutr Metabol Care*，2005，8：291-295.

3. Driscoll DF. Compounding TPN admixtures: then and now. *JPEN*, 2003,27: 433 - 438.

4. Dudrick SJ. Early developments and clinical applications of TPN. *JPEN*, 2003,27(4): 291 - 299.

5. Sitgers-Serra A, Linares J, Perez J. A randomized trial on the effect of tubing changes on hub contamination and catheter sepsis during parenteral nutrition. *JPEN*, 1985, 9: 322 - 325.

6. Snydman DR, Murraty SA, Kornfeld SJ. Total parenteral nutrition-related infections. Prospective epidemiologic study using semiquantitative methods. *Am J Med*, 1982, 73: 695 - 699.

7. Pharmaceutical Compounding — Sterile Preparations. *United States Pharmacoeia*, 2009, 797: 318 - 354.

8. GMP for small scale production in: *Pharmacopoeia Helvetica*. 10th ed. (2006),Chap. 20. 1.

9. PIC/S: Guide to good practices for the preparation of medicinal products in health care establishments. *Pharmaceutical Inspection Convention*. PE 010 - 1, April 1st 2008. / Available at: http: //www. cooperala. com. ar / pics_guides/ PE%20010%201%20GPP% 20Guide. pdf/.

10. Driscoll DF. Stability and compatibility assessment techniques for total parenteral nutrition admixtures: setting the bar according to pharmacopeial standards. *Curr Opin Clin Nutr*, 2005,8: 297 - 303.

11. ASPEN Board of Directors. Safety practices for parenteral nutrition. *JPEN*, 1998,22: 49 - 66.

12. Hardy G, Ball P, McElroy B. Basic principles for compounding all-in-one parenteral nutrition admixtures. *Curr Opin Clin Nutr Metab Care*, 1998,1: 291 - 296.

13. Hartmann B, Berchtold W, Aeberhard P, Muhebach S. Umfang, Rationalitat und Qualitat der parenteralen Ernahrung. *Aktuel Ernaecr Med*, 1998,23: 43 - 49.

14. Maionneuve N, Raguso CA, Paoloni-Giacobino A et al. Parenteral nutiriton practices in hospital pharmacies in Switzerland, France, and Belgium. *Nutrition*, 2004,20: 528 - 535.

15. Genton L, Muhlebach S, Dupertuis YM, Pichard C. Ergonomic and economic aspects of TPN. *Curr Opin Clin Nutr Metabol Care*, 2006,9: 149 - 154.

16. Graflein C. Parenteral Ernahrung mit stabilitatsgerpruften, modularen Standardosungen in der Neonatologie (Dissertation in German). Zurich: Universitat Basel 2004. /Available at: http: //pages. unibas. ch/diss /2004/ Diss B_6720. pdf. /.

17. Kronhn K, Babl J, Reiter K, Koletzko B. Parenteral nutrition with standard solultions in paediactric intensive care patients. *Clin Nutr*, 2005,24: 274 - 280.

18. Sknouroliakou M, Konstantinou D, Papasaranopoulos P, Matthaiou C. Computer assisted total parenteral nutrition for pre-term and sick term neonates. *Pharm World Sci*, 2005,27:

305 - 310.

19. Howard P，Jonkers-Schuitema C，Furniss L et al. Managing the patient journey through enteral nutritional care. *Clin Nutr*，2006，25：187 - 195.

20. Staun M，Pironi L，Bozzetti F et al. ESPEN Guidelines on Parenteral Nutrition：home parenteral nutrition（HPN）in adult patients. *Clin Nutr*，2009，28：467 - 479.

6.2.3.3　肠外营养混合液的稳定性和相容性

S Muhlebach，*DF Driscoll*
感谢 *G Hardy* 的审阅

【学习目的】

● 了解 PN 混合液理化性质的稳定性机制。

● 掌握从配制到静脉输注，不稳定和不相容性 PN 混合液的潜在临床危险及其预防原则。

6.2.3.3.1　概述

PN 配方 AIO 包括水、葡萄糖、15～20 种氨基酸、不同脂肪酸组成的脂肪乳剂、10～12 种电解质、9 种微量元素和 11～12 种维生素。为了维持血浆中有效药物浓度，降低输液总量，减少污染和器材费用，一些营养物质（特殊氨基酸、多不饱和脂肪酸、微量营养素）或药物（如：胰岛素、H_2 受体阻滞剂西咪替丁和质子泵抑制剂奥美拉唑）可以加入混合液中。所有这些添加物和添加顺序以及添加方式可能影响 TPN 混合液的稳定性。

6.2.3.3.2　稳定性

稳定性是指各种物质维持在一定浓度范围内不降解，而相容性指在一定时期内（包装、运输和输注过程）内物质间无相互作用。一旦溶液的稳定性发生改变，可能会影响其效力，甚至产生严重毒副作用。最后，应用 PN 时的药物安全性亦很重要，从 AIO 的正确配置到合理提供给患者，输注时还应使用过滤器以保证营养液的无菌。与相容性和稳定性有关的不良反应是可预防，通过良好制药学制度的执行是完全可以避免其发生而达到理想的安全性[1]。

稳定性的特征包括脂肪、电解质、维生素、微量元素、药物等在混合液中没有改变。

（1）脂肪乳剂的颗粒大小和分布无改变（包括脂肪微滴和直径＞5 μm 的脂肪球的变化）。

（2）保证有生物活性的微营养素的数量和质量。

（3）混合液中成分的药理学或毒理学上的性状（如药物作用、耐受性和过敏等）。

（4）所有成分的生物性状。

事实上,有时需要临时无菌配制混合液(如电解质或微量元素需要临时加入预先配制好的配方里),但最终的混合液必须在配制、储存和输注期间是稳定的。临床上重要且又容易发生的是脂肪乳剂不稳定,电解质间、某些氨基酸、维生素和添加药物后的相互反应。这些反应可能受储存设备的材质、环境条件(氧、光、温度)和添加物加入的理化影响。

6.2.3.3.3 脂肪乳剂稳定性

乳化剂使脂肪微小颗粒彼此分散,颗粒间的机械力和静电排斥力维持脂肪乳的稳定性。影响脂肪颗粒物理稳定性的最主要因素之一是 Zeta 电位。商品化的脂肪乳剂中每个油滴的外侧由卵磷脂(机械力微弱)层覆盖,表面呈负电位或称 Zeta 电位(形成很强的电子排斥力),可以减少脂肪颗粒凝集,防止融合和较大油滴形成[2]。

商业化的脂肪乳剂颗粒平均直径为 $0.25 \sim 0.5\ \mu m$,与乳糜微粒大小相仿。当脂肪乳剂颗粒大于 $5\ \mu m$ 时,有潜在增加肺动脉栓塞的可能,还可能被内皮系统免疫细胞吞噬,造成氧化反应,组织损伤[3]。

通过测定颗粒大小、分布、表面电位和聚合部位可了解其物理稳定性。从质控角度上,应尽量减少大直径的脂肪颗粒,美国药典要求 $>5\ \mu m$ 的脂肪(或 PFAT5)应少于 0.05%[4]。尽管上述测试仅能在实验室中进行,无法在日常临床实践中进行,为了 AIO 混合液的"寿命",应该限定在此范围内。因此,在日常实践中采用简单方法来指明其显著变化是质量检验的重要手段(见图 6-26)。

脂滴与 AIO 中每个添加物接触时,表面电位发生改变。周围溶液的 pH、电解质、微量元素和其他添加物可能降低颗粒之间的排斥力,导致凝聚发生(形成乳化物),进而出现融合,形成更大直径的油滴。

肠外营养液的 pH 在某种程度上取决于脂肪乳剂的储存时间,因为脂肪的 pH 随着时间推移而降低。添加酸性物质后进一步降低了 pH,如葡萄糖能降低脂肪乳剂的稳定性;pH 小于 5.0 时,脂肪乳剂的稳定性就被破坏。脂肪的自然来源(不同的脂肪酸类型)和乳化剂成分不同(来源于大豆或鸡蛋的天然卵磷脂),实质上也影响着脂肪乳剂的特征。

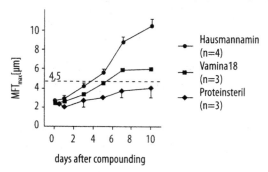

图 6-26　各种商品化氨基酸溶液对含高浓度二价阳离子的 AIO 混合液中脂肪乳剂稳定性的影响

MFT_max:脂肪滴最大直径

氨基酸能增强静电屏障、缓冲力,保护电解质复合物,从而减少脂肪颗粒相互作用。因此,氨基酸应首先加入 AIO 中(见图 6-26)。其影响程度取决于组成成分和氨基酸的 pH,而酸性氨基酸可改变颗粒表面电位,增加纯 LCT 的 AIO 不稳定性。

阳离子可改变排斥力,影响电位。阳离子浓度越高,越不稳定。AIO 的单价离子(钠、钾)和二价离子(镁、钙)的浓度应分别小于 130 mmol/L 和 8 mmol/L[5]。二价离子/一价离子>15 则溶液不稳定。脂肪乳剂的最终浓度应>20 g/L (2% w/v)(见图 6-26)。

脂肪乳剂不稳定阶段(见图 6-27)

(1)脂肪乳剂改变的第一征象是乳油形成——在 AIO 顶端出现白色致密层和其下方减弱的致密层。乳油层形成时,颗粒大小没有明显改变,轻轻摇动后,AIO 仍可继续使用。

(2)接着是凝结,产生非常大的脂肪球,其机械性和静电性屏障都被破坏。大直径脂肪球随着时间的延长更加活跃增加,并且可以通过单粒子光学传感技术进行测定[7]。也可以用显微镜分析来确定。

(3)这一过程是持续性的,大直径脂肪球数目会以对数的形式膨胀,直到油滴释放阶段。

这时,机械性和静电性屏障已经崩溃,游离油滴释放入混合液中。此阶段不可逆,并且脂乳已经发生"破裂",假如输注给患者会有潜在的危险。

注:当 AIO 混合液有脂肪乳凝结和破裂发生时不能再输注给患者。

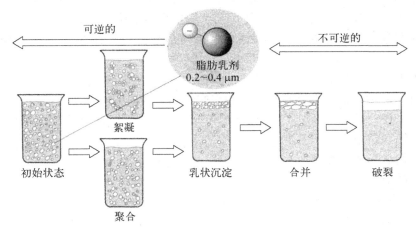

图 6-27 脂肪乳剂不稳定阶段

脂肪过氧化

有氧气存在时,多不饱和必需脂肪酸会发生过氧化,产生氧自由基,毒性物质如醛类,导致氧化应激和中毒。空气中的氧可透过大多数的 AIO 袋。微量元素、温度和光照等明显增加氧化,生育酚和维生素 C 则可以减少过氧化。应用透气较少的多层袋、避光、储存冰箱中、输注前添加微量元素和应用橘黄色或黄色的输液装置等可减少输液中过氧化物的产生[8,9]。如输注含 n‐6 PUFA 来源的 AIOs,其中较大的脂肪颗粒可被内皮系统吞噬,产生内源性过氧化物和毒性物质[2]。

6.2.3.3.4 维生素稳定性

一些维生素的化学性质不稳定,有的遇到紫外线会降解(如维生素 A、维生素 B_2 和维生素 K),有的遇到空气会发生氧化(如维生素 C 降解为草酸,再和钙发生反应形成不稳定的草酸钙)。另一些维生素可被容器或输液装置吸收(如维生素 A)。可引起临床相应的缺乏症状和降解产物的堆积(如草酸)。这些易变的维生素和 PN 成分间的相互作用是多方面的,因此,很难进行理论上的推断。只有当具有足够稳定性的研究证据时才可以将该维生素添加加入 PN 混合液中。

根据时间相关的降解动力学原理,维生素应在 AIO 输注前加入以减少不稳定的维生素与 PN 成分间的反应,及其自身降解。脂溶性维生素按配方制作在脂肪乳里,可以直接加入含脂的 AIO 混合液或脂肪中输注。

据报道,脂肪乳剂有保护某些维生素免受紫外线照射而发生的降解作用,但其自身可发生过氧化。因此还是建议在保存和输注含有维生素的 AIO 时注意避光。

微量元素与多种维生素的混合有潜在的较高的不相容性(如铁和维生素 C),由于缺乏特异的稳定性资料,故不推荐同时加入 AIO。商品化的维生素可安全地事先加入 PN 混合液中或者在 PN 使用结束后再小容量输入或缓慢推注[10]。无氧袋可增加易氧化维生素的稳定性,并且将来可能会允许含维生素的多腔袋产品问世[11]。

6.2.3.3.5 钙和磷稳定性

肠外营养混合液中的钙磷相容性和它们的稳定性取决于下列因素。

(1)pH。

(2)钙和磷浓度。

(3)钙盐和磷盐类型。

(4)镁浓度。

(5)氨基酸溶液组成和浓度(钙复合物)。

(6)葡萄糖浓度。

(7)是否含有脂肪乳剂。

(8)配制顺序。

(9)配制后持续时间。

(10)温度。

（11）输注速度。

影响溶解度差异的因素多达 60 多种，如高浓度的钙和磷，氯化钙之类的无机钙盐和（一价磷 $H_2PO_4^-$ 或二价磷 HPO_4^{2-}）的磷酸钠和钾盐的使用，所有这些均增加沉淀的风险（图 6-28）。

同样，低浓度的氨基酸和葡萄糖，高浓度脂肪乳剂（作为外周静脉配方），以及混合液 pH 值的增加，环境温度升高，渗透压增加和输注速度过慢（新生儿 PN 输注）等都会增加沉淀发生的可能。

此外，添加碳酸氢盐或右旋糖苷铁、经同一输液管添加钙和磷后未冲洗，均会导致钙磷沉积。

由于许多因素共同影响钙磷的相容性，事实上临床上控制所有影响因素是不可行的。但是，最近研究发现在成人和新生儿，可用消光法测定不可视的微沉淀，配合黑色或白色背景在强光下的视觉分析比较，外加物理特性（用偏振显微镜，红外线分光镜）观察。在成人，在低渗透压溶液中（AA≤30 g/L，糖≤50 g/L），钙浓度应≤2.5 mmol/L，磷浓度应≤15 mmol/L[12]。

钙磷需要较多时（新生儿和儿童），就需使用有机磷制剂（如：葡萄糖-1-磷酸或磷酸甘油酯）。但仍有可能发生水解，释放无机磷而产生不相容的反应物[9]。

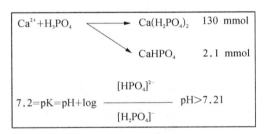

图 6-28　pH 对钙磷的影响

6.2.3.3.6　微量元素的相容性

关于微量元素在 AIO 中的相容性，目前了解不多。已知的微量元素沉淀是：磷酸铁、半胱氨酸铜或由维生素 C 将亚硒酸盐还原为不溶性的元素硒[13]。

钙和磷、微量元素和维生素相容有以下特征。

（1）在混合液中不发生起因于化学反应的不溶性复合物的沉淀。

（2）在混合的组分之间不发生化学反应。

（3）所有成分具有生物活性。

混合溶液在配制、保存和输注过程均应保证相容。钙和磷是人体很重要的必需元素，但两者之间却不能无限相容。影响混合液中营养成分和药物间的相容性的因素包括：保存材料、环境（氧气、光照、温度）等。

6.2.3.3.7 药物

有关药物和营养混合液之间更多的内容详见第6.2.3.3章节。

6.2.3.3.8 无菌

AIO混合液不能被污染。AIO配制严格按要求进行时,感染微生物的危险性将大大降低。据报道药房配制的AIO主要受周围环境中微生物污染(细菌和霉菌),病房配制的AIO多被皮肤细菌污染。配制好的AIO存储在$2\sim8℃$,低pH(例如5.5)、含有某些微量元素(铜、锌)的环境中,能防止微生物生长,但也能影响溶液稳定性。

过滤

PN无论在配制还是储存、运输以及输注过程中均不应含有杂质(无菌的或非无菌的)。无菌杂质如钙磷沉淀等可能形成栓子,应注意避免。同样,也需避免起源于配制过程不规范或输注过程护理不恰当而产生的非无菌杂质污染。故建议使用输注过滤装置以清除杂质。

输注过滤器特征

(1)防止不溶性杂质通过以减少栓子形成的风险。

(2)防止微生物通过进入血循环以减少感染风险。

就理论上而言,机械性过滤方法有3大优势:① 过滤掉形成栓子的粒子。② 隔离病原。③ 隔绝空气。但理论上又会产生新的问题,即又增加了新的影响PN理化特性的因素,可能有来源于过滤器材料中新的活性成分,甚至于杂志释放入PN。

有报道指出,使用过滤后的PN加热后可能造成致命性的钙磷沉积。目前对过滤器的使用暂无标准的推荐意见,可根据具体风险评估情况而定。德国的PN指南认为特殊群体如儿童或免疫受损者使用过滤器具有临床价值,但其他人群推荐意见仍不一致[14]。而美国FDA推荐:TIO混合液用$0.2\,\mu m$过滤装置;含有脂肪的AIO混合液用$1.2\,\mu m$过滤装置。

【小结】

AIO的稳定性和相容性涉及许多复杂的理化反应,各种添加成分产生的效应还未被证实。因此,在目前有限的可获得的证据中,临床医生希望能混合所有成分的想法并不一定安全,笔者建议根据准则在药剂师指导下配制AIO,常量和微量营养素在严格的控制下按顺序混合(标准操作规程,GMP)。任何不稳定和不相容性现象应该在输注前和输注过程中被观察或采取合适有用的检验方法来识别,如有无沉淀、变色、气体形成、聚集、乳油析出和脂肪颗粒破裂融合的发生,是保证安全性和有效性必不可少的。

推荐阅读文献

1. Muhlebach S. Incompatibility reactions in drug therapy — preventable medication errors. *Eur Hosp Pharm J Practice*，2007，13：30 - 31.

2. Washington C. The stability of intravenous fat emulations in TPN mixtures. *Int J Pharmaceutics*，1999，66：1 - 21.

3. Driscoll DF，Ling PR，Bistrian BR. Pathological consequences to reticuloendothelial system orgasm following infusion of unstable all-in-one mixtures in rats. *Clin Nutr*，2006，25：842 - 850.

4. Globules Size Distribution in Lipid Injectable Emulsions. Chapter 729，In：*The United States Pharmacopeia 31*/National Formulary，2008，26：285 - 287.

5. Davis SS. The stability of fat emulsions for intravenous administration. In：Johnson IDA ed. *Advances in clinical nutrition*. Lancaster，UK：MTP Press limited 1982：213 - 239.

6. Schmutz C，Werner R，Keller U，Muhlebach S. Emulsion stability of all-in-one TPN admixtures assessed by microscopy. Comparsion of different lipid emulsions and amino acid solution. *Clin Nutr*，1993，12(S2)：59 - 60.

7. Driscoll DF. Examination of selection of light-scattering and light obscuration acceptance criteria for lipid injectable emulsions. *Pharm Forum*，2004，30：2244 - 2253.

8. Steger PJ，Muhelbach SF. Lipid peroxidation of intravenous lipid emulsions and all-in-one admixtures in totoal parenteral nutrition bags：the influence of trace elements. *JPEN*，2000，24：37 - 41.

9. Graflein C. Parenterale Ernahrung mit stabilitatsgepruften，modularen Standardlosungen in der Neonatologie (Dissertation in German). Zurich：Universitat Basel 2004. /Available at：http：//pages unibas. ch / diss / 20074 / DissB_6720. pdf. /.

10. Muhlebach S，Franken C，Stanga Z et al. Practical handling of AIO admixtures — Guidelines on Parenteral Nutrition. *Ger Med Sci* 2009，7(Doc 18.) /Available at：http：// www. egms. de/static/en/journals/gms/2009 - 7/000077. shml/.

11. Dupertuis YM，Morch A，Fathi M et al. Physical characteristics of total parenteral nutrition bags significantly affect the stability of vitamins C and B1：a controlled prospective study. *JPEN*，2002，26：310 - 316.

12. Newton DW，Driscoll DF. Calcium and phosphate compatibility：revisited again. *Am J Health Syst Pharm*，2008，65：73 - 80.

13. Allwood MC，Martin H，Greenwood M，Maunder M. Precipitation of trace elements in parenteral nutrition mixtures. *Clin Nutr*，1998，17：223 - 226.

14. Jauch KW，Schregel W，Stanga Z et al. Access technique and its problems in parenteral nutrition — *Guidelines on Parenteral Nutrition*. Chapter 9. Ger Med Sci 2009，7(Doc 19.) / Available at：http：//www. egms. de/static/en/journals/gms/2009 - 7/000078. shtml/.

6.2.3.4 药物和营养混合液

S Muhlebach
感谢 DE Driscoll 和 G Hardy 的审校

【学习目的】
- 重点掌握药物加入肠外营养中发生的不相容性。
- 了解应用肠外营养患者的给药原则。

6.2.3.4.1 肠外营养和药物治疗

需要肠外营养支持的患者主要是由于胃肠道功能衰竭或解剖结构破坏。肠道吸收能力下降将影响外源性物质如药物的吸收,导致口服药物丢失或生物利用度丧失,需从静脉给药。为解决静脉输注途径(如新生儿静脉通路建立困难),并降低药物治疗的复杂性,临床上往往希望能够利用肠外营养混合液作为药物输注载体,可以降低患者的容量负荷,使治疗更方便(尤其在家庭 PN 时)。

肠外营养成分含量和药物剂量变化很大,相关文献报道较少。不同药物配方(如 pH 不同)和不同 PN 组分间相互作用不同,不能简单进行理论推测。其可能存在的不相容性反应限制了药物的添加。仅有部分特别的药物可进行常规添加,如西咪替丁、雷尼替丁[1]、胰岛素等。

如果必须在 AIO 中添加药物,应评估其稳定性和有效性。

重要提示:只有一些普通小分子的药物,已通过实验室检测到其生化属性可添加入 PN。大分子的重组药物如信号蛋白、单克隆抗体、融合蛋白(受体),这些伴有特定三级结构的具有额外制造业和溶解于溶剂的重要属性影响其生物活性,通常只能进行体内实验评估,所以不适合加入 PN 中。

通常,药物可通过 Y 型接管或三通管输注,但是可能导致许多不相容,如肝素或阳离子药物可造成脂肪乳剂不稳定,甚至破裂。因此,对于不确定相容的药物禁止添加入 PN。

即使对于相容的药物,与 AIO 肠外营养液的混合必须遵守良好生产规范(good manufacturing practice,GMP),避免细菌污染,保证配伍准确,避免医疗差错[2](见图 6-29)。

必须指出,药物加入肠外营养液中可能产生质的变化,形成新的组成成分,可能影响到肠外营养液和药物的生物利用度(见图 6-30)。因此,药学专家对各个 AIO 的 PN 混合液在储存和输注时的生化稳定性评估意见,是保证治疗的安全性和有效性不可缺少的第一步[4]。

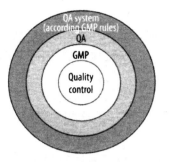

1. System for quality assurance (QA)
2. Personnel
3. Rooms / equipments
4. Documentation
5. Production
6. Quality control
7. Commissioned manufacture
8. Complaints
9. Self inspection

图 6 - 29   质量保证系统和 GMP 准则对 PN 混合液至关重要

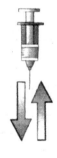

药物
活性成分
溶媒

良好的制作习惯
无菌
规章制度

全合一混合液
脂肪
葡萄糖
氨基酸
电解质
微量元素
维生素

媒介
输液
容器

管理
注射用药物
注射时间

图 6 - 30   PN 中的药物混合：药理学特性

6.2.3.4.2   药物稳定性

应确保药物加入 AIO 中的稳定性以保证其生物活性。如之前提及的 H_2 受体拮抗剂可以防止（应激相关的）黏膜受损（处于疾病危重阶段），或者减少消化道切除术后的高分泌状态。药典对加入 AIO 后仍保有活性，可用于临床的药物规格进行了定义，一般而言需要 ±10%（如 100 mg 的药物一般是在 90~110 mg），如超出此范围，可能造成药物降解，影响其生物活性，导致治疗失败，就像上述例子中提到的会引起致命性的胃肠道出血。

6.2.3.4.3   不相容性和相互作用

不相容性包括体外发生的药物间的理化反应。体内发生的药理学作用可影响药物活性(协同作用,拮抗作用和药物不良反应)。

AIO 混合液由标准的肠外营养成分组成,作为一种即用型产品其稳定性受限,保质期相对较短。AIO 混合液中大量可产生化学反应的成分,以及脂肪乳剂的油/水乳剂的特性,对于加入的药物而言,是极其复杂的载体。

不相容性不仅可能由可溶性成分之间的直接反应所致,还可能与容器的材质或容器中的气体(氧气)间的反应引起(见图 6-31)。这些理化反应与浓度、温度、光、催化剂(微量元素)等其他相关因素有关。

经"Y"型接管或"三通管"输注时,除药物间接触时间较短以外(时间依赖性反应),其不相容应与一般情况下没有什么差别(见表 6-14)。

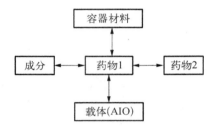

图 6-31　PN 中的不相容反应

表 6-14　不相容反应

化 学 反 应	物 理 反 应
氧化/还原(儿茶酚胺)	沉淀(溶解度)(咪达唑仑 pH>5)
水解(β-内酰胺抗生素)	吸附(地西泮)
聚合,凝聚(美拉德产物)	渗透(碘)
裂解反应(前列腺素)	分散系统的失稳定性(如乳剂)
外消旋化合物的形成(L-n-肾上腺素)	热反应(可溶性、沉淀、分解作用等)
表异构化(四环素)	
复合物(Ca+喹诺酮)	

以下药物混合后的各种情况应予以考虑。

(1) 肠外营养配方中乳剂特性的改变。

(2) 药物成分与 AIO 袋材料(EVA、PVC、聚烯烃等)的反应。

(3) 与特殊营养成分反应导致活性丧失(氧化等)。

(4) 与某些成分反应导致毒性作用(如沉淀反应、自由基的形成)。

6.2.3.4.4　乳剂改变

双嗜性磷脂乳化剂(卵磷脂)是 AIO 混合液中油/水相的稳定剂,其稳定性还与三酰甘油来源、氨基酸谱、糖含量（黏度）、电解质和微量元素浓度，以及 pH 有关。pH 在 5～8 时，磷酸乳化剂带负电，通过静电排斥力可防止小油滴颗粒（直径 250～500 nm）彼此聚合。而阳离子药物（氨基糖苷类）或二价阳离子盐（Ca-或 Mg-肝素）可降低 zeta 电位。

肝素封管现在受到挑战，认为在减少血栓方面不那么有效，反而会增加 PN 中脂肪乳剂的不稳定性。即使很短时间的接触也可能造成脂肪乳剂破裂[6]。Bozzetti 等以家庭肠外营养的中心静脉并发症为研究对象，发现使用肝素封管后其并发症明显上升[7]。因为肝素和 AIO 间具有不相容性，可能导致导管堵塞，感染并发症增加，严重时甚至必须拔除导管（见图 6-32）。因此德国 PN 指南现并不推荐 CVC 采用肝素封管[4]。

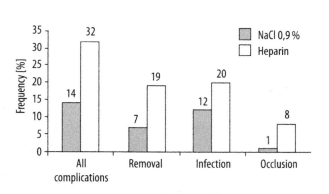

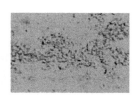

*AIO PN admixture
+Na Heparin(0.5IU/ml)
(significant droplet aggregation)

图 6-32　用盐水或肝素冲洗导管的 HPN 相关并发症（伴随着脂滴聚集的不相容性）
资料来源：Pr. Paul Thul,Charite Berlin(Clin Nutr2002;21：475) * Thesis C. Graflein(www.unibas. ch/diss/2004/DissB 6720 htm)

油滴之间排斥力降低最终导致不可逆的乳状液分层现象（第 6.2.3.2 章）。因此，pH 过低（如咪达唑仑、万古霉素）或过高（阿昔洛韦、呋塞米、甲氧氯普胺、苯妥英、巴比妥酸盐等）的药物在没有进行乳剂检测（如光镜检查），不应加入混有脂肪的 AIO 混合液中。

高亲脂性药物（$\log P_{octanol} \geqslant 3$）可溶于双相溶剂（如聚乙二醇化合物或聚山梨醇）形成胶体溶液，与脂肪乳剂发生相互作用。即使是增加了油/水乳剂稳定性的成分变化，也有可能影响药物和三酰甘油（游离脂肪酸释放——图 6-33）的生物学特性。类似反应可能发生于其他亲脂性药物，如紫杉酚或两性霉素 B，表现为疗效降低，与脂质体形成有关。在缺乏对治疗的有效性和安全性的证据时，应避免混合这些药物。

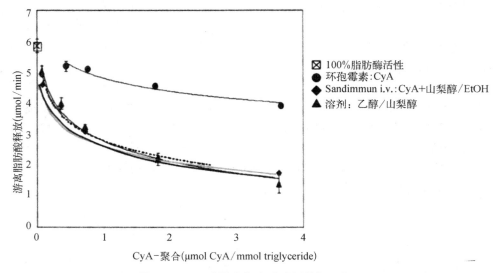

图6-33　环孢霉素与脂肪乳剂的相互作用

6.2.3.4.5　与营养袋或输注装置材料的不相容性

装有含脂肪的 AIO 营养袋的塑料材质必须不含软化剂,这是因为它们可能被脂肪浸出,如邻苯二甲酸酯从 PVC 中浸出。醋酸乙烯(EVA)和多烯烃(多层箔材)是常用的不含软化剂的容器材料。亲脂性药物如安定、硝酸甘油和二氢吡啶可被(PVC)塑料材料吸收。蛋白制剂药物如白蛋白、胰岛素、生长因子也可能被吸附在容器表面。因此,这些药物不应加入较大容量的肠外营养液中,以避免活性药物丧失。

6.2.3.4.6　药物或肠外营养成分失活

肠外营养并不是一个非活性载体,而是包含必需营养素,能将这些成分按原样输注给患者的混合配方。有机营养素含有乙醛基-、氢氧基-、氨基-(葡萄糖、氨基酸)或共轭双键(PUFA),易与相应物质发生化学反应。有些药物具有稳定性低和不相容性高(如儿茶酚胺),大部分是速效药物,尤其应用在 ICU,具有很高的化学活性。由于会导致快速失活,它们不应加入 AIO 混合液中。微量元素如铁、铜和硒能催化氧化反应,导致药物(肾上腺素)或营养素(抗坏血酸)降解。这些反应有的伴有溶液颜色变化(美拉德反应),但肉眼往往不能发现。相反,紫外分光光度法可通过各个化合物特殊吸收试验分析,发现这些药物的失活。

由于稳定性原因,药物中的螯合剂,可能影响微量元素或电解质的利用率(如异丙酚中的 EDTA)。

6.2.3.4.7　降解反应导致(潜在)毒性

由于药物的酸/碱特性(pKa),其溶解度与溶液 pH 密切相关。不同生产企业生产的同一药物的 pH 不同也与此有关,导致外推法困难。弱酸溶于高 pH 溶液,而弱碱溶于低 pH 溶液,以形成水溶性盐。当这些药物加入 AIO 混合液中,将形成沉淀,降低了药物和(或)营养成分的浓度和可溶性物质。用 Y 型接管或"三通管"给药时,局部 pH 的不同可能会更明显。沉淀物可能是有害的,甚至是致命的。过滤器并不是总能滤过沉淀物。例如,当溶质过量时,磷酸钙沉淀就会产生。这类物质在冷环境中更易溶解,如果营养混合液加热,就可能发生沉淀(见第 6.2.3.2. 章节)。

相对于不含脂肪乳剂的营养液而言,含脂肪乳剂的营养混合液无法进行肉眼评估。用来过滤脂肪乳剂的过滤器,孔径为 1.2 μm,并不能消除小的微粒。因此,在 pH<5 或>7 条件下可溶解的药物(生物碱、抑制病毒药物、万古霉素等)混入营养混合液中将会产生问题。

多不饱和脂肪酸的脂质过氧化导致一些有害自由基产生。对氧化/还原过程敏感的药物能与多不饱和脂肪酸或者自由基发生过氧化连锁反应。诸如三环酚噻嗪(氯丙嗪)之类的化学分子易干扰电子传递过程,因此这类药物不适合 AIO 混合液。

6.2.3.4.8 肠外营养患者药物治疗的临床应用指南

(1) 短期肠外营养患者应选用多腔导管进行独立的药物治疗,至少急性住院期应如此。

(2) AIO 是一种混合液,可作为静脉用药的输注载体,但大多数药物不适用(不相容性)。

(3) 如果需要通过同一输注管道应用 PN 与药物,输注药物前后应充分冲洗导管。停止 PN 时应考虑其代谢影响,如在停止前半小时逐渐降低速度以减少糖负荷,可减轻胰岛素的激活。

(4) 如果治疗药物必须与 PN 混合应用,那么应充分听取营养支持小组的关于药理学方面的建议。

(5) 药物成分的理化特性是评估相容性的必要前提(pH、pKa、添加剂的成分等)。

(6) 应考虑到反应物之间的摩尔浓度比。

(7) 药物混入前应进行最大限度稀释,并立即给药,应注意观察溶液变化。

(8) 评估疗效间接评估所添加药物的生物活性。

(9) 采用标准化肠外营养配方和标准化药物使用制度,将诱导建立配伍方案数据库,可作为参考依据。

下列情况时不能混合。

(1) 存在溶解亲脂性物质的药物(乙醇、克列莫佛等)。

(2) 化学性质不稳定的药物(冻干产物)。

(3) 治疗指数和范围窄的药物(细胞毒素等)。

(4)半衰期短的药物(给药速度受限)。

以下情况可以混合。

(1)充分的稳定性报道(文献、实验分析)。

(2)药物成分与 AIO 混合液 pH 相容。

(3)没有与 AIO 混合液不相容的成分(尤其是二价阳离子)。

(4)治疗系数大的药物(止痛剂、镇静剂、H₂受体拮抗剂)。

(5)无菌混合和按规章操作(药房有可控制的区域)。

(6)简单稳定性测试(pH、脂肪滴大小分析、颜色和沉淀物检测)。

(7)输注管道内过滤器的使用。

【小结】

在肠外营养的患者中,利用 AIO 混合液作为药物载体是临床非常关注的,但因为这些混合物复杂的特性,使这一技术仍存在一定的问题[9]。本章叙述了药物和 PN 混合液之间的不相容性,特别强调要考虑肠外营养混合液的特性(图 6-34)。

作为常规,应尽可能避免药物混入 AIO 混合液中。如果因治疗需要而不能避免,为了获得营养成分和药物治疗的安全性和有效性,则应严格按照 GMP 常规操作,包括专业的药理学专家的分析评估。只有治疗指数大,理化特性合适的药物才可加入营养液中。标准化应用指南有助于特殊机构的应用[10~13]。药理学专家有责任参与个体化的风险评估。

● 感染性	微生物污染 无菌组分/混合:GMP	
● 代谢性	营养素给予/耐受性/效应 PN 相关的高血糖,脂肪清除率	
● 机械性	导管阻塞 成分/混合不相容的沉淀物产生	
● 不正确	有害反应物 脂肪乳剂降解 脂肪过氧化(单不饱和脂肪酸)	
● 舒适度	操作,护理 静脉通路建立的次数 管理,活动度,家庭 PN	
● 经济	经济效价性 标准化,多腔袋	

图 6-34 PN 相关的稳定性和相容性危险因素

~~~~~~~~~~ 推荐阅读文献 ~~~~~~~~~~

1. Puzovic M，Hardy G. Stability and compatibility of histamine H_2-receptor antagosis in parenteral nutrition mixtures. *Curr Opin Clin Nutr Metab Care*，2007,10：311 – 317.

2. Taxis K，Barber N. Ethnographic study of incidence and severity of intravenous drug errors. *Brit Med J*，2003,326：684 – 687.

3. Pharmacopoeia. Helvetic. 10：GMP in small scale production Chap. 21.1.1.

4. Muhlebach S，Franken C，Stanga Z et al. Practical handling of AIO admixtures — Guidelines on Parenteral Nutrition. *Ger Med Sci* 2009，7（Doc18）/Available at：http：// www. egms. de/journals/gms/2009 – 7/000077. shtml/.

5. Muhlebach S， Deuster S. Chemisch-physikalische Inkompatibilitaten parenteral verabreichter Arzneimittel. //Schweizerische Gesellschaft. *Fur Pharmakologie und Toxikologie*，2005,234 – 239.

6. Raupp P，von Kries R，Schmidt E et al. Incompatibility between fat emulsion and calcium plus heparin in parenteral nutrition of premature babies. *Lancet*，1988,1（8587）：700 – 703.

7. Bozzetti F，Mariani L，Bertinet DB et al. Central venous catheter complications in 447 patients on home parenteral nutrition：an analysis of over 100,000 catheter days. *Clin Nutr*，2002,21：475 – 485.

8. Schmid U，Muhlebach S. Interactions of drugs and i. v. lipids：influence of cyclosporine on the fat clearance in vitro *Clin Nutr*，2001,20（S3）：27.

9. Driscoll DF，Baptista RJ，Mitrano FP，et al. Parenteral nutrient admixtures as drug vehicles：theory and practice in the critical care setting. *DICP*，1991,25：276 – 283.

10. King JC，Catania PN. *Guide to parenteral admixtures*. ［Updated quarterly.］ Pacemarq Inc. St. Louis MO，USA.

11. N. N. Guidelines for the use for parenteral and enteral nutrition in adult and pediatric patients. Drug-nutrient interactions. *JPEN*，2002,26（1S）：42SA.

12. Trissel LA. Handbook of injectable drug. 15th ed. Bethesda，MD（USA）：*American Society of Hospital Pharmacists*，2008.

13. Trissel LA，Gilbert DL，Martinez JF，et al. Compatibility of medications with 3 – in – 1 parenteral nutrition admixtures. *JPEN*，1999,23：67 – 74.

6.2.4 营养液混合液的组成和肠外营养配方

M Pertkiewicz，B Szczygiet，L Sobotka，SJ Dudrick

【学习目的】

● 学习肠外营养配方中的基础营养成分。

- 熟悉疾病相关肠外营养配方的组成。
- 知道 AIO 成分的临床需求。

6.2.4.1 概述

肠外营养可分成 2 种。

(1) 全肠外营养(total parental nutrition,TPN):所有营养素均须经静脉输入,不经肠道摄入。

(2) 部分肠外营养补充:部分食物经胃肠摄入,其余营养素由静脉输注。

最好的肠外营养是将营养物质混合在一起同时输注。全合一(AIO)、三腔袋、二腔袋等均可供选择,但各种成分间的不相容性及其不稳定性限制了 PN 的应用[1~3]。

6.2.4.2 PN 计划的制订

肠外营养混合液的组成和特殊营养素的摄入必须根据患者实际需要和代谢能力准确给予,这是因为以下原因。

(1) 肠内营养时,食物被消化道选择性地吸收,根据人体的需要一些营养素(如微量元素)受肠道细胞的调控而吸收。

(2) 接受 PN 的患者无法做到小肠控制营养素的吸收——所有经静脉给予的营养素都将被吸收、代谢或排泄。

(3) 接受 PN 的患者往往已经存在微量营养素缺乏,当接受 PN 时机体处于合成代谢旺盛阶段,使得这种缺乏进一步加重,容易产生再喂食综合征。

(4) 在 PN 支持期间容易发生过度营养,并带来相应危害(图 6-35)。PN 配方的营养素组成应由营养支持团队提供以获得最大的安全性和有效性。

(5) 需 PN 支持的患者可能有器官功能衰竭或受损,营养素代谢可能不同于正常个体。

(6) 同一患者在疾病和治疗的不同阶段,其器官损伤情况不同,代谢状态不同,需要的和能耐受的 PN 量和速率都有所不同。

相似的患者在不同营养支持小组可能接受差异显著的 PN,这与地域差别、个人经验、资源和传统等都有关系。

TPN 必须完整,即所有必需营养素(氨基酸、碳水化合物、脂肪、水、电解质、维生素和微量元素)必须按照比例足量给予。调整营养配方以适应不同患者的需求,这取决于以下几方面。

(1) 继发于疾病和(或)脏器功能不全的代谢紊乱。

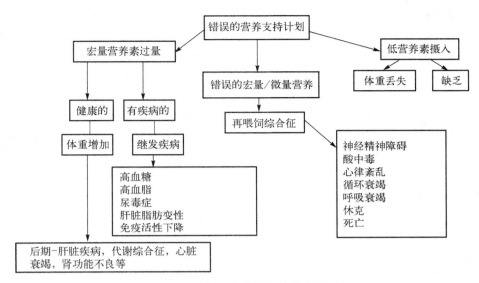

图 6 - 35　错误营养摄入的临床结局

（2）已经或继续存在的缺乏和过量的营养。

（3）增加提供某些特殊营养物质，因它们独特的药理作用可影响预后（如谷氨酰胺、ω - 3 脂肪酸、抗氧化营养素、支链氨基酸）[1]。

因此，为了营养方案组成的准确性，以下几个方面是非常重要的。

（1）认识和识别患者的代谢状态和疾病对代谢的影响。

（2）估计和确定患者的需要量。

（3）明确治疗的目的。

代谢情况和营养状态取决于临床评估和实验室检查。宏量营养素和微量营养素等的需要对疾病进一步发展、并发症以及治疗方案都有影响（如感染、脓毒症、肺炎、手术等）[1,2,4]。

能量

确定适当能量摄入，避免摄入过度或不足是十分必要的。能量测定可提供能量消耗最准确的数据，但数据不易获得。由于这个原因，临床上常采用一些公式估计能量消耗，如 Harris-Benedict（H-B）公式用于估计静息状态下的基础能量消耗（BEE）。BEE 乘以创伤和活动系数能获得总能量消耗值（TEE）。

最简单的能量需要量计算方法是用患者体重乘以每千克所需能量（见第 2.2 和 4.1 章节），但这不能计算体脂的变化。因此，经修改的方法能应用于肥胖者（减少每千克体重所需能量）或严重营养不良者（增加每千克体重所需能量）[5]，根据患者对能量的反应情况调整热卡系数以避免摄入不足或过量。

氨基酸

通常氨基酸的需要量根据患者体重和临床情况而定(见第5.4章节)。健康成人的基本需要量是$0.8\sim1$ g/(kg·d),但在严重分解代谢、明显的蛋白质丢失或重度营养不良时需要较大的剂量。另一方面,肝肾功能不全的患者,需限制剂量甚至调整氨基酸组成(见第8部分的相关章节)。

目前市场上有不同浓度($3.5\%\sim15\%$)、不同配方的氨基酸溶液。成人常规使用的氨基酸溶液中含$13\sim20$种氨基酸,包括所有必需氨基酸。最佳的氨基酸组成还未确定,特殊情况下,某些氨基酸成为条件必需氨基酸(第5.4章),因此最好选用含氨基酸较齐全的溶液。有的氨基酸溶液含电解质,在计算电解质的摄入时需将其计算进去。足量的非蛋白能量对蛋白质有效利用十分重要。大多稳定的患者需150 kcal∶1 g氮(或25 kcal∶1 g氨基酸)。现有的氨基酸溶液大多缺少或不含足量的条件必需氨基酸(如谷氨酰胺、半胱氨酸和酪氨酸等),因此在特定情况下,这些氨基酸应以双肽或左旋氨基酸的方式单独添加[6,7]。

水和电解质

液体容量和电解质需要量必须根据每个患者的每天情况计算提供(见第2.7和5.5章节)。

葡萄糖和脂肪乳剂

目前葡萄糖是肠外营养中唯一的碳水化合物。

脂肪提供的能量应占总能量的$25\%\sim40\%$,这与正常营养素的摄入相似。某些患者(如有呼吸衰竭,或脂肪耐受较好者)脂肪可给予50%以上以维持正常的呼吸熵(RQ)。

另一方面,由于脂肪乳剂较葡萄糖的价格贵,在一些区域脂肪的摄入被限制在总能量的$15\%\sim20\%$,只是为了提供每日必需脂肪酸(EFA)的需求。有一点需记住:同样容量和浓度的MCT/LCT与LCT中,MCT/LCT提供必需脂肪酸的量是LCT的一半,同体积的橄榄油脂肪乳剂提供的必需脂肪酸仅占LCT的30%。

限制脂肪乳剂剂量的另一原因是限制磷的摄入,减少脂肪相关的肝脏并发症,这点在使用长链脂肪酸时尤其重要。因此需调整脂肪乳剂每天的摄入量以满足EFA的需要,如大豆油脂肪乳来源的三酰甘油$15\sim25$ g、鱼油来源的三酰甘油$8\sim15$ g即可。

在严重疾病时,必须考虑到胰岛素抵抗和(或)脂肪利用障碍(见第2.14章节)。伴有明显高三酰甘油血症的患者应限制脂肪的供给量(见第5.3章节)。应用胰岛素来保证血糖浓度的正常。另外,为了获得更适合不同代谢路径的利用度以避免脂代谢紊乱,应选择来源于$3\sim4$种油类的复杂混合的脂肪乳剂以提供更合

理 $n-3：n-6$ 比率的脂肪酸,但迄今对临床的益处尚未完全明了[8~11]。

微量营养素

已有微量元素和维生素的混合制剂,能提供每日的需要量(见第 5.6 章节)。然而,含多种维生素的成品制剂可能对某些患者还是不够,因此必须增加剂量或额外添加单个维生素。目前在欧洲上市的维生素制剂仅能提供日常需要的维生素 B_1、维生素 B_6、维生素 C 的一半。由于许多病情危重的患者缺乏维生素 B_1,我们每日常规添加 25 mg 维生素 B_1,在严重缺乏的患者中甚至添加得更多。微量元素制剂也只能提供基本需要量,对那些特殊患者(如烧伤患者,或伴有肠瘘的患者)须额外增加。给予的剂量必须适应患者的排泄能力(如阻塞性黄疸或肾衰患者)[12~20]。

6.2.4.3 PN 方案

必须严密观察每位接受肠外营养的患者,根据疾病诊断,在一定范围和时期内监测患者的代谢变化。肠外营养的配方必须与监测的结果相对应(见第 8 章节)。以下内容和表 6-15 概括了肠外营养的基本推荐量。

(1) 经周围静脉输注的营养方案:通过增加液体容量和脂肪用量,限制电解质在基本需要量,来降低渗透压(<850 mmol/L)使外周静脉能耐受。

(2) 经中心静脉输注的标准方案:可在大多数患者中应用。可选择各种规格的事先配制好的双腔或三腔袋,但使用前需要添加如维生素类的特殊营养素[2,3]。

(3) 对于轻度应激患者,可适当增加蛋白质和电解质(见第 2.7 章节),根据应激情况调整电解质的需要量。

(4) 对于重度应激患者,添加谷氨酰胺和增加锌、硒补充量是有益的。

(5) 肾病患者,水、电解质、微量元素和某些维生素用量需个体化,这主要取决于肾功能受损程度和治疗情况。透析患者蛋白摄入不可减少,与大多数其他营养素一样,摄入量应视临床实际情况而定[21]。

(6) 肝性脑病患者使用 PN 支持时,氨基酸应限量,并给予特殊氨基酸(富含支链氨基酸的制剂)。因为铜和锰的排泄受限,所以最好只给予锌和硒的基本需要量,并且不用那些含有混合微量元素制剂的溶液[22]。

(7) 心功能衰竭患者需限制水和钠的摄入,所以 PN 配方里需限制它们的用量或限制在最少剂量。同样,为了限制 PN 的总容量,可使用高浓度脂肪乳剂($>20\%$或更高浓度)来减少葡萄糖的用液量。

(8) 严重营养不良患者的维生素和细胞内电解质消耗较多,因此可能出现"再喂饲综合征"。应从较低能量开始给予,逐渐增加能量摄入,并增加钾、镁、维生素,尤其是磷的摄入。这部分患者通常缺乏谷氨酰胺,必须额外添加。对于已有维生素缺乏的患者应在启用 PN 支持前给予合理和明智的补充[23,24]。

(9) 对于呼吸衰竭的患者,应该调整呼吸商来减轻呼吸负荷,以减少葡萄糖的摄入量,增加脂肪用量来满足其能量的需要。

(10) 需胰岛素治疗的糖尿病患者,可出现脂肪代谢紊乱,并且需增加钾和磷的用量。

(11) 有重度高脂血症患者应少量摄入脂肪乳剂以提供必需脂肪酸,如果血清三酰甘油 >7.7 mmol/L(700 mg/dl),应停止或延迟输注脂肪乳剂,并行高三酰甘油血症的合适治疗。

(12) 需长期肠外营养的短肠患者,营养素需要量受生理活动、胃肠道吸收能力和肠道丢失增加的影响,并且因为他们通常合并代谢性骨病,故钙和维生素 D 的供给量要高于其他住院和短期应用 PN 患者[10]。

(13) 术后肠瘘患者根据瘘口丢失情况增加蛋白质、水和电解质的补充。

(14) 在疾病急性期的危重症患者,应给予低能量或根据实际能量消耗而定,然后逐步增加能量的供给[5,25]。

特殊营养底物的添加

营养方案可通过添加特殊营养底物如谷氨酰胺、ω-3 脂肪酸进一步完善[25]。但并不推荐加入标准的营养混合液中。当这些物质加入后,一些常规的常量营养素用量应相应减少,以满足常规标准营养液中蛋白质、碳水化合物和脂肪之间的供能比例。这个问题较难解决,因为目前还没有客观的研究资料来确定其需要量和补充量的标准。

6.2.4.4 开始肠外营养

肠外营养常始于禁食一段时间的饥饿或半饥饿状态的患者,通常处于高代谢状态。营养缺乏、胰岛素抵抗、水电解质紊乱等可能导致代谢并发症或再喂养综合征。例如持续高血糖可能产生一系列临床表现,甚至导致糖尿病。

目前为止,尚无特殊手段准确评估患者的营养需要和代谢能力,为了避免严重代谢紊乱和再喂养综合征,通常以低于计算或评估的能量用于 PN 起始,并根据患者代谢反应逐步增加能量供给。对大多数患者,采用这种合理而明智的方案可以避免再喂养综合征和营养不耐受的发生(见图 6-36)。

纠正营养不良应该逐步完成而非一蹴而就,强制过快喂养可能导致患者更严重的后果。饥饿可降低患者的代谢能力,开始供给能量底物后代谢能力逐步增加,

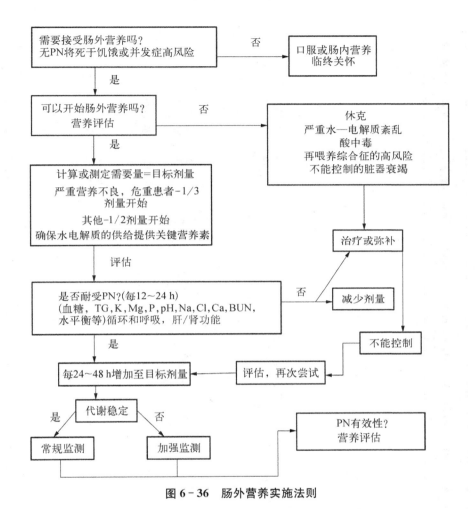

图 6-36　肠外营养实施法则

细胞利用底物的水平数日后恢复正常,此时才可以给予足量的 PN,从而减少超载综合征的风险。

　　开始 PN 时应注意避免过度喂养。"多"不代表好。营养不良患者接受营养支持时有两条原则:一是饥饿导致所有器官的细胞缩小,使细胞功能受损。因此,营养的供给也应由低能量开始,以符合相应机体组织和器官受损的代谢能力,直到机体逐渐恢复正常细胞功能和代谢能力。营养支持开始时如过快过量,就好比提供过多燃料造成引擎死机。尤其是在慢性营养不良患者,试图用几天或几周的时间来弥补几周或几个月的饥饿的方式是不明智的。此时,患者的机体细胞质量的恢复类似于成长中的小儿,受到先天基因的调控逐渐进行的。如果期望快速纠正营养不良,将会带来超负荷代谢而造成更严重的细胞功能损害。

表6-15 不同情况下肠外营养日需要量

	氮(g)	糖(g)	脂肪(g)	能量(kcal)	Na(mmol)	K(mmol)	Ca(mmol)	Mg(mmol)	P(mmol)	微量元素	维生素	容量(ml)
外周输注	6~10	150~250	50~80	900~1 700	80	50	5	8	10~30	基础量	基础量	2 500~3 000
标准配方	8~14	200~400	50~70	1 200~2 200	100	60~80	5	8	12~30	基础量	基础量	2 250~3 000
中度应激[1]	10~16	200~400	30~70	1 200~2 200	100~120	75~100	5	10	10~30	基础量	基础量+维生素B₁	2 500~3 000
重度应激[1]	12~16	200~350	30~70	1 200~2 200	100~120	80~100	0~5	10	10~20	基础量+锌·硒	基础量+维生素B₁	2 500~3 500
肾衰竭[2]	6~8	200~400	30~70	1 200~2 200	ind.	ind.	6	ind.	ind.	ind.	基础量+维生素B₁	ind.
肝功能衰竭[3]	4~8	150~300	25~60	1 000~2 000	80	40~60	6	ind.	10~20	锌·硒	基础量+维生素B₁	2 000~3 000
败血症[1]	9~12	150~400	20~70	900~2 200	100	60~100	0~5	6~8	10~30	基础量+锌·硒	基础量+维生素B₁	2 500~3 000
重度营养不良[4]	4~12	100~400	20~60	600~2 200	50~70	80~100	6	10~16	20~60	基础量+锌·硒·铜	基础量+维生素B₁	1 500~2 500
心功能衰竭[1]	6~12	150~300	20~70	900~2 200	50~70	80~100	6	10~12	15~35	基础量+锌·硒	基础量+维生素B₁	1 500~2 250
多脏器衰竭[1]	6~14	150~250	20~60	900~2 000	100~120	60~100	0~5	6~8	10~20	锌·硒+ind.	基础量+维生素B₁	2 000~3 500

续表

	氨(g)	糖(g)	脂肪(g)	能量(kcal)	Na(mmol)	K(mmol)	Ca(mmol)	Mg(mmol)	P(mmol)	微量元素	维生素	容量(ml)
糖尿病	6~14	150~350	30~70	900~2200	100	80	6	8~10	15~50	基础量	基础量+维生素B₁	2000~3000
脂肪不耐受	6~14	200~450	0~20	900~1600	100	80	6	8~10	10~20	基础量	基础量	2500~3000
短肠	6~14	150~400	20~100	900~2400	50~250⊗	50~100	9~12	10~16	10~40	基础量+锌·铜	基础量+维生素B₁	1000~3500

ind: 任何情况下都需要个体化剂量

2: 肾脏或3: 肝脏疾病推荐量

4: 推荐或1: 强烈推荐符合含氨酰胺的氨基酸配方或额外添加含氨酰胺

上述情况可能均需加用胰岛素

能量、氨和电解质质的摄入可根据患者的需求和失量(如烧,严重腹泻等)而定

微量元素基础需要量: Cernevit 或 Soluvit N+Vitalipid N(成人制剂)

锌、铜、硒: 可根据基础需要额外或单一补充

维生素B₁: 根据缺失或需求增加每日补充 10~200 mg

维生素基础需要量: Addamel N 1 安瓿

注: 所有配方在能合混合制剂前应有良好的稳定性(见第 6.2.3.3~6.2.3.5 章节)

⊗短肠经口空肠造口术容量可加至 5 500 ml 及 350 mmol Na

小心的、熟练的监测是实施合理营养支持,维持正常代谢,减少不良反应的重要措施。最后,应该牢记过度喂养是医源性的和完全可以避免的,这不是 PN 或 EN 的技术问题,而是由于荒谬、缺乏经验、错误的判断或对营养支持的供给不熟悉所致。

患者每天都需要提供液体和电解质,PN 被认为是一种积极的营养(蛋白和能量)、容量(水)和添加物(电解质、微量元素和维生素)供给的方式,这种营养方式的能量底物应逐步增加,而水电解质维生素则应一开始就足量供给。

【小结】

营养方案的组成应与营养素的需要量、代谢能力、已有的代谢紊乱和同时存在的不足或超负荷等相协调。本章节对一些肠外营养方案和与疾病或营养状态有关的常用营养素的需要量作了简述。对特殊患者的整个营养支持管理过程中有必要了解其所有病情和制订合适的方案。

推荐阅读文献

1. ASPEN Board of Directors and the Clinical Guidelines Task Force. Guidelines for the use of parenteral and enteral nutrition in adult and pediatric patients. *JPEN*,2002,26(1 Suppl):1SA-138SA.

2. Muhlehab S,Franken C,Stanga Z. Working group for developing the guidelines for parenteral nutrition of The German Association for Nutritional Medicine. Practical handling of AIO admixtures — Guidelines on Parenteral Nutrition. Chapter 10. *Ger Med Sci*,2009,7:Doc18.

3. Maisonneuve N,Raguso CA,Paoloni-Giacobino A et al. *Parenteral nutrition practices in hospital pharmacies in Switzerland*,*France*,*and Belgium Nutrition*,2004,20:528-835.

4. Schloerb PR,Henning JF. Patterns and problems of adult total parenteral nutrition use in US academic medical centers. *Arch Surg*,1998,133:7-12.

5. Kreymann G,Adolph M,Mueller MJ. Working group for developing the guidelines for parenteral nutrition of the German Association for Nutritional Medicine. Energy expenditure and energy intake — Guidelines on Parenteral Nutrition,Chapter 3. *Ger Med Sci*,2009,7:Doc25.

6. Stein J,Boehles HJ,Blumenstein I et al. Working group for developing the guidelines for parenteral nutrition of the German Association for Nutritional Medicine. Energy expenditure and energy intake — Guidelines on Parenteral Nutrition,Chapter 3. *Ger Med Sci*,2009,7:Doc24.

7. Berard MP,Pelletier A,Ollivier JM et al. Qualitative manipulation of amino acid supply

during total parenteral nutrition in surgical patients. *JPEN*, 2002,26: 136 - 143.

8. Adolph M, Heller AR, Koch T et al. Working for developing the guidelines for parenteral nutrition of the German Association for Nutritional Medicine. Energy expenditure and energy intake —— Guidelines on Parenteral Nutrition, Chapter 3. *Ger Med Sci*, 2009, 7: Doc22.

9. Calder PC. Hot topics in parenteral nutrition. Rationale for using new lipid emulsion in parenteral nutrition and a review of the trials performed in adults. *Proc Nutr Soc*, 2009, 68: 252 - 260.

10. Staun M, Pironi L, Bozzetti F et al. ESPEN. ESPEN Guidelines on Parenteral Nutrition: home parenteral nutrition (HPN) in adult patients. *Clin Nutr*, 2009,28: 467 - 479.

11. de Meijer VE, Gura KM, Meisel JA et al. Parenteral fish oil monotherapy in the management of patiets with parenteral nutrition-associated liver disease. *Arch Surg*, 2010, 145: 547 - 551.

12. Biesalski HK, Bischoff SC, Boehles HJ, Muehlhoefer A. Working for developing the guidelines for parenteral nutrition of the German Association for Nutritional Medicine. Energy expenditure and energy intake —— Guidelines on Parenteral Nutrition, Chapter 3. *Ger Med Sci*, 2009,7: Doc21.

13. Buchman AL, Howard LJ, Guenter P et al. Micronutrients in parenteral nutrition: too little or too much? The past, present, and recommendations for the future. *Gastroenterology*, 2009,137(5 Suppl): S1 - S6.

14. Sriram K, Lonchyna VA. Micronutrient supplementation in adult nutrition therapy: practical consideration. *JPEN*, 2009,33: 548 - 562.

15. Wilson JX. Mechanism of action of vitamin C in sepsis: ascorbate modulates redox signaling in endothelium. *Biofactors*, 2009,35: 5 - 13.

16. Berger MM, Shenkin A. Vitamins and trace elements: practical aspects of supplementation. *Nutrition*, 2006,22: 952 - 955.

17. Shenkin A. Selenium in intravenous nutrition. *Gastroenterology*, 2009, 137 (5 Suppl): S61 - S69.

18. Jeejeebhoy K. Zinc: an essential trace element for parenteral nutrition. *Gastroenterology*, 2009,137(5 Suppl): S7 - S12.

19. Forbes A. Iron and parenteral nutrition. *Gastroenterology*, 2009,137(5 Suppl): S47 - S54.

20. Shike M. Copper in parenteral nutrition. *Gastroenterology*, 2009,137(5 Suppl): S13 - S17.

21. Cano NJ, Aparicio M, Brunori G et al. ESPEN. ESPEN Guidelines on Parenteral Nutrition: adult renal failure. *Clin Nutr*, 2009,28: 401 - 414.

22. Plauth M, Cabre E, Campillo B et al. ESPEN. ESPEN Guidelines on Parenteral Nutrition: adult renal failure. *Clin Nutr*, 2009,28: 436 - 444.

23. Boateng AA, Sriram K, Meguid MM, Crool M. Refeeding syndrome: treatment

considerations based on collective analysis of literature case reports. *Nutrition*, 2010, 26:
156 - 167.

24. Khan LU, Ahmed J, Khan S, Macfie J. Refeeding syndrome: a literature review.
Gastroenterol Res Pract 2011: in press. /Epub 2010 Aug 25; pii: 410974. /.

25. Singer P, Berger MM, Van den Berghe G et al. ESPEN. ESPEN Guidelines on Parenteral
Nutrition: adult renal failure. *Clin Nutr*, 2009, 28: 387 - 400.

6.2.5　肠外营养代谢性并发症

L Sobotka, *G Wanten*, *ME Camilo*

【学习目的】

- 熟悉肠外营养有关的急性和慢性代谢性并发症。
- 了解营养素不足或过量引起代谢性并发症。
- 熟悉临床相关代谢性并发症和所涉及的相关物质。
- 掌握监测和预防肠外营养代谢性并发症的方法。

6.2.5.1　概述

肠外营养相关的代谢性并发症分为亚临床缺乏、急性和慢性(长期)代谢性并发症(见表 6 - 16)。

急性并发症　肠外营养期间,给予营养素而未考虑以下问题时,将发生急性并发症。

(1) 每位患者的临床细节,营养和生化状况的评估。

(2) 在肠外营养开始之前评估营养素的需求,纠正潜在的水电解质紊乱。

(3) 根据患者代谢情况小心制定合适的处方。

为了避免潜在致命的急性并发症,在制定营养方案之前应进行生化评估和纠正电解质紊乱。

慢性并发症　引起长期影响的原因有多种,常不能被充分认识。

在没有营养支持小组时,代谢性并发症更易发生,或者发生在医生并没有认识到肠外营养只是一种有效的辅助治疗手段,却把它当做是拯救生命的急救所需[1,2]。在那些伴有严重营养不良、脏器功能衰竭的患者,过快的 PN 常导致再喂养综合征[3]。肠外营养相关肝脏疾病发生(PNALD)常发生于短肠综合征患者剩余小肠长度不足 150 cm、结肠不完整、缺乏胆盐循环(末端回肠或回盲瓣切除者)、频繁的(导管)感染,小肠细菌过度生长,无任何肠内营养或过度喂养者[1,4]。这在儿童患者尤其是肝功能不成熟的早产儿更易发生 PNALD[5]。

表 6 - 16　肠外营养代谢性并发症及其防治

缺　　乏	
缺　　乏	预 防 和 治 疗
电解质缺乏：钾，镁，磷，钙	血、尿水平监测，防止缺乏
微量元素缺乏：铁，锌，铜，硒等	症状监测(皮肤改变,贫血,心功能),足量补充
维生素缺乏：维生素 B_1，维生素 B_2，维生素 B_6，维生素 B_{12}，维生素 C，叶酸，维生素 A，维生素 E	症状监测，足量补充
必需脂肪酸缺乏	在成人不常见 通常每周提供 1～2 次 20% 脂肪乳剂 500 ml 已足够
急性代谢性并发症	
并 发 症	预 防 和 治 疗
水、电解质紊乱	合理监测和调整水电解质供给 每日称重和定期生化监测
高血糖或低血糖	连续或循环 TPN 输注 血糖监测，必要时应用胰岛素
高血钙	康复治疗，避免维生素 D 中毒
高甘油三酯血症	监测血脂和减少脂肪乳剂用量 (选用含 MCT 或结构脂肪乳)
肝脏脂肪变性	减少脂肪和碳水化合物摄入，避免过度营养 周期性肠外营养支持
慢性代谢性并发症	
并 发 症	预 防 和 治 疗
肠外营养相关肝脏疾病(PNALD)	尽早刺激肠道(肠内营养)，预防细菌过度生长，熊去氧胆酸，维生素 E
骨病	调整维生素 D 剂量，康复治疗，避免铝中毒，使用二磷酸盐，骨密度监测

6.2.5.2　临床相关急性代谢性并发症

这些并发症与危及生命的功能紊乱有关，最常见的并发症见表 6－17。

表 6 - 17　急性代谢并发症的定义

并 发 症	证 据
高血糖	>12 mmol/L(甚至可更高)
低血糖	<3 mmol/L
酮症酸中毒	动脉 pH≤7.30 + 血清或尿的酮体 ≥2+

并　发　症	证　据
高渗非酮症性高血糖	高血糖＋血清渗透压＞305 mmol/L＋尿酮体阴性
钠、钾、氯、离子钙、镁、磷紊乱	超出血清参考值范围
高三酰甘油血症	脂肪乳剂停输 8 h 后检测值＞参考上限的 150%
氮质血症*	＞参考值上限 2 倍
高氯性酸中毒	血清氯＞115 mmol/L ＋ 动脉 pH≤7.30
肝功能紊乱*：AST、ALT、碱性磷酸酶、胆红素	＞参考值上限 2 倍；高胆红素血症提示肝脏衰竭
液量过多	心功能衰竭，水肿或体重增长＞0.45 kg/d 连续≥3 d
凝血障碍	凝血时间和(或)部分凝血酶原时间＞150%参考值

＊浓度＞基值 2 倍提示营养超负荷[6]

营养素缺乏引起并发症

短期或长期未能给予平衡和足够的宏量和微量营养素会引起营养素缺乏。患者的营养素需求常较难精确定义；年龄(婴儿、儿童、老年人)、疾病严重程度和营养状况不佳都是危险因素。长期肠外营养时，任何必需营养素的缺乏都是有害的；最常见的缺乏有：必需脂肪酸(主要是亚油酸)、锌、铜、铬，或水溶性维生素(见第 2.8 和 2.9 章节)。

在急性缺乏中，有 4 种需强调，它们是再喂养综合征的主要特征(见第 7.3 章节)。

(1) 低血糖，可能是由于胰岛素分泌、胰岛素敏感性或给予剂量的改变，以及高糖输注突然中断引起。

(2) 低磷血症，可能致死。症状包括感觉异常、肌肉无力、惊厥、昏迷(见再喂养综合征)；在肠外营养开始时应根据血清磷的浓度给予纠正。低磷血症通常发生于短时大量摄入碳水化合物，细胞摄取无机磷参与磷酸化增加。

(3) 低钾血症，细胞过快摄取血清钾以供蛋白质和糖原合成。充分补充和及时监测是预防的关键。

(4) 维生素 B_1 缺乏导致急性 Wernickes 脑病，为预防其发生，可以静脉一次性给予 100 mg 维生素 B_1，随后每天给予生理需要量。商品化的 AIO 并未添加维生素，应在使用前添加。曾有被忽视的情况发生而导致严重和不可逆的神经损害。

过度喂养综合征所致的代谢性并发症

过度喂养是一种代谢负担，大多数人未予充分认识。持续的过度喂养导致脏器衰竭；唯一有效的预防方法是认真评估患者情况，逐步增加营养素，同时仔细和定期监测(见第 7.2 章节)。这些操作必须以患者为中心，灵活掌握。有关过度喂养并发症见表 6-18。

表 6-18 营养过量引起的一些急性代谢性并发症

营养素	过量效应	推 荐
葡萄糖	高血糖*	葡萄糖输注速度≤4～5 mg/(kg·min) 如果血糖>7 mmol/L 提供外源性胰岛素 缓慢纠正高血糖以免发生脑水肿
脂肪	高甘油三酯血症* 大豆油过敏反应(皮疹、寒战、发热)	脂肪乳剂用量≤1.5 g/(kg·d) 检测有无败血症或血脂异常 停止输注后立即消失,考虑鱼油乳剂
氨基酸	氮质血症	用量≤1.7 g蛋白质/(kg·d) 降低输注速度,检测有无脱水、肾功能损害或处于分解状态
钙	高钙血症	测定离子钙,如升高:检测钙浓度或有无维生素 D 中毒、骨转移和噻嗪类利尿剂过量;减少/停止补钙或维生素 D,增加磷的摄入
维生素 D	高钙血症(少见)	测定离子钙,如升高:停止维生素 D 的补充,好的水合作用和利尿

生化监测

测定血清和尿液中一些参数的浓度对于预防急性代谢性并发症非常重要。根据患者临床/营养状况和所处的肠外营养阶段,定期进行生化监测,即所有患者应在开始前有一整套完整的血和尿液的实验室评估,以便纠正相关的电解质缺乏,记录基线值用于以后进行比较,评估有无肝肾等器官功能紊乱。在肠外营养早期阶段(3～5 d),常量营养素逐步增加至足量。血糖、尿素、钠、钾、镁、磷、离子钙应每日检测,对危重患者还应进行血气分析[3]。此后,全套的实验室参数每周应测定2～3 次。对于接受家庭肠外营养的患者,病情较急性患者稳定,故测定间隔时间可以适当延长[1]。

同时进行的其他药物治疗可能影响电解质和酸碱平衡,营养支持小组的药剂师应对此进行监测,应说明潜在的与药物相关的危险因素。

6.2.5.3 **长期代谢并发症**

肝脏脂肪变性

肝脏脂肪变性是 TPN 中常见的并发症[5,7],伴有血浆转氨酶升高和肝脏增大(超声检查显示肝脏回声增强)。这主要由于过度喂养引起,尤其是葡萄糖过量。一些作者认为外源性葡萄糖可合成脂肪酸。一些作者认为可以通过间歇性循环肠外营养输注来减少脂肪变性的发生(如晚间输注 TPN,而白天停止输注)[1]。降低能量摄入也可减少此并发症。

肝脏胆汁淤积

肝脏胆汁淤积是严重并发症,可能发展为肝硬化和肝衰竭[5]。这个并发症在儿童和新生儿中较常见(见第8.21和8.22章节)。患者有黄疸、高胆红素血症,血浆中 γ-谷氨酰转移酶(γ-GT)和碱性磷酸酶升高。组织学上出现门脉及其周围胆汁淤积和广泛纤维化;疾病终末期有肝硬化表现。

肝脏胆汁淤积的病因尚不明确,但归结为以下几点。

(1) 胆汁酸肠肝循环减少(如短肠综合征、肠瘘),导致胆汁酸耗竭,有害胆汁成分增加。

(2) 细菌过度生长(如盲襻)伴门脉内毒素血症,引起小肠中次级胆汁酸的产生,具有肝脏毒性作用,直接引起肝内胆汁淤积。细菌过度生长引起门脉内毒素(LPS)增加,刺激细胞因子生成和胆汁转运减少。

(3) 脂肪过氧化产物和抗氧化物质如生育酚(维生素E)的缺乏。

(4) 胆囊活动减少(见有关胆石症和胆囊炎章节)。

(5) 脂肪乳剂的组成成分能引起与肠外营养相关的肝损害。去除植物固醇(大豆脂肪乳中含有)的脂肪乳剂,如纯鱼油配方可能会扭转胆汁淤积的损伤。

(6) 葡萄糖过量,可引起脂肪酸在肝脏的 β 氧化减少,继而使脂肪酸堆积在肝脏细胞(肝脏脂肪变性),最终导致肝纤维化。

减少常量营养素的摄入,间歇输注肠外营养,以及经口/肠内营养都能预防肝功能受损;所含氨基酸的成分,如牛磺酸,可能是有益的。幸运的是,随着时间推移、知识和技术的提高,这些严重并发症的发生率正在降低。短肠综合征患者长期家庭全肠外营养导致终末期肝脏疾病时,有小肠和肝脏移植的适应证。

胆石症和胆囊炎

TPN 时因胆囊运动减少伴随着胆汁成分的改变,在缺乏肠内喂养时,由胆汁淤积发展为胆囊结石和胆囊炎的主要原因。给予胆囊收缩素(CCK),或少量饮食、肠内营养可刺激胆囊收缩,进而可防治该并发症的发生。

骨病

肠外营养相关骨病伴有骨钙丢失(在骨组织学和密度计量法可发现)、血清碱性磷酸酶增加、高钙血症、骨痛和甚至于骨折等[1,8]。

病因如下。

(1) 骨骼长期固定伴骨的脱矿物质作用。

(2) 维生素D中毒。

(3) 磷摄入过低。

(4) TPN 中氨基酸过量(尤其是含硫氨基酸)。

（5）铝污染。

（6）TPN 中缺乏镁。

（7）一些患者肝素或糖皮质激素应用。

（8）钙和维生素 D 摄入不足。

目前还不明确如何预防这种并发症，但增加磷和镁的摄入、交替摄取维生素 D 和足量的钙以及运动可能有用。

【小结】

肠外营养有许多代谢性问题，可能是由于营养素摄入不足或过量引起，也可能是营养素的组成不合理造成。最严重的是肝脏胆汁淤积和骨病。常见并发症和预防方法见表 6 - 16。

在日常实践中，准确评估每位患者的营养素需求是非常困难的，因此，必须积极进行营养监测和根据患者代谢需求进行调整。

──────── **推荐阅读文献** ────────

1. Staun M，Pironi L，Bozzetti F，Baxter J et al. ESPEN Guidelines on Parenteral Nutrition：Home Parenterl Nutrition（HPN）in adult patientd. *Clin Nutr*，2009，28：467 - 479.

2. Ziegler TR，Leader LM. Parenteral nutrition：transient or permanent therapy in intestinal failure? *Gastroenterology*，2006，130：S37 - S42.

3. Ziegler TR. Parenteral nutrition in the critically ill patient. *New Engl J Med*，2009，361：1088 - 1097.

4. Lal S，Teubner A，Shaffer JL. Intestinal Failure. *Aliment Pharmacol*，2006，24：19 - 31.

5. Kelly D. Intestinal failure-associated liver disease：what do we know today? *Gastroenterology*，2006，130：S70 - S77.

6. Buzby GP，Knox LS，Crosby LO et al. Study protocol：a randomized clinical trial of total parenteral nutrition in malnuourished surgical patients. *Am J Clin Nutr*，1988，47（2 Suppl）：366 - 381.

7. Cavicchi M，Beau P，Crenn P et al. Prevalence of liver disease and contributing factors in patients receiving home parenteral nutrition for permanent intestinal failure. *Ann Intern Med*，2000，132：525.

8. DeLuca HF. Vitamin D and the parenteral nutrition patient. *Gastroenterology*，2009，137：S79 - S91.

7 营养支持的监测

7.1 临 床 监 测

S Allison

【学习目的】

- 掌握在临床实践中如何进行营养支持的监测。
- 了解如何制订和组织监测方案。

7.1.1 概述

在临床实践中,根据实际需要,建立监测系统,通过培训,使每位小组成员能够理解整个监测流程的目的,进行常规系统监测和记录,并能参与对记录数据的解释工作。

采用系列的资料记录表,纸质版和电子版均可,放在病房门上或患者床头,这样任何一个小组成员不仅可以看到目前的数据,还可以与以往数据进行比较,能立即发现变化,有助于采取合适的措施。通过这些记录可以节约大量的时间,给出正确的医嘱。

当有不良情况发生时,如再喂养综合征发生时 K^+ 和 PO_4^- 快速减少,小组成员应学会迅速做出反应。这样一个结合临床、营养和实验室检测的小组,能发现相关参数的变化,从而有助于解释和解决问题。

7.1.2 目的

在决定进行什么检测项目前,首先需考虑一下实际目的是非常有用的。

(1) 疾病急性期:完全恢复身体成分是不现实的。最好的期望是防止或减慢身体组分的进一步丢失。此时,如体重增加是由于体液潴留或者是无用的脂肪组织的增加;要获得正氮平衡,同样是不现实的目的。尽管不能获得组织增量,但再喂养可快速提高脏器功能,如骨骼肌力量、呼吸肌力量、免疫功能和情绪等。肌肉组织减少不仅是因为疾病或创伤下的分解代谢,还因为不恰当的营养供给。因此早期合理的代谢支持和营养供给有助于减少肌肉消耗和促进肌肉组织恢复。

（2）急性疾病恢复期：在这个合成代谢时期，足够的营养不仅能帮助正常功能的恢复，而且还能修复丢失的组织，此时脂肪组织比瘦体组织恢复得更快。

（3）慢性疾病或营养不良：经过数周合理的营养支持，不但整体的功能得到提高，而且体重也会有一定的增加。

7.1.3 综合营养治疗

营养治疗不能孤立于患者的其他临床治疗，营养小组应充分理解这一点，并将营养与营养护理和监测系统相结合。换言之，营养监测必须与病理、药理和目前的处理相适应。记录内容应包括系统监测、喂养方式及可能的相关并发症等，如肠内营养时腹泻，或者肠外营养时发热等。

7.1.4 监测项目

临床体征

（1）患者的反应和情绪。

（2）生命体征：如体温、脉搏、血压。

（3）水肿或脱水征象。

（4）系统的临床检查，如肺、心脏和腹部体征等。

营养参数

（1）食欲。

（2）经口摄入和通过各种途径摄入的总量。

（3）胃肠道功能。

人体测量

（1）每日体重（对监测体液平衡很重要）。

（2）每周体重（监测组织生长和 BMI 变化）。

（3）每周中臂围和三头肌皮褶厚度（体重称量困难时的有用指标）。

功能　这些测定非常有用（但非绝对必需）

（1）握力测定：测定肌肉力量。

（2）最大呼气流速：反映呼吸肌力量。

（3）情绪评分。

（4）生活质量评估。

（5）日常生活能力评分（老年人）。

液体平衡表

评估液体平衡的最好方法是每日测定体重和液体平衡记录表。尽管液体出入量的记录存在不足，但仍不失为一项监测尿量、瘘的丢失量和胃肠减压量等的有效方法。

实验室数据(见第7.2章节)

除了上述项目,还需记录一系列实验室数据。检测频率由临床情况决定。在医院里,应用肠外营养的绝大多数患者,通常每周记录两次血液生化和其他相关实验室数据,如微量营养素和矿物质水平,短肠综合征患者的镁、锌、硒浓度等。近来研究证据表明,经常测定血糖和应用胰岛素调整血糖对危重患者特别重要。

转归和核查

疾病所有的并发症、治疗经过和喂养技术都应记录下来。抗菌素使用记录是提示存在感染的依据。与上述监测项目一样,住院天数、费用和出院后随访记录,都为今后研究和效价评估提供有用数据,使营养小组能更好地开展工作,显示出它的作用和经济效益。

【小结】

严密有效的临床监测是营养支持必不可少的部分。临床和生化指标应相互结合,形成一个整体,一旦发现变化,根据所出现的问题和并发症的严重程度,即刻进行调整,并能够及时了解疾病内在的病理变化、疾病本身或治疗引起的并发症进展,以及机体对营养支持的反应。

7.2 营养支持的临床实验室监测

L Cynober

【学习目的】
- 熟悉适用于监测营养支持有效性的指标。
- 全面分析指标变化时的主要混淆因素。
- 提供相关监测方法和适宜监测频率的信息。

7.2.1 概述

营养不良可使发病率和死亡率增加,造成住院时间延长和相关的额外费用增多,有效的营养支持能改变预后,因此,必须严密监测营养支持的有效性。包括精神状态和生理功能(见第7.1章节)[1]。

本章节中涉及的生化项目是短期和长期营养支持中的重要监测指标。需要指出,这些指标很难直接用于其他目的,如对患者营养不良风险的评估,营养不良诊断或营养不良患者发生并发症的风险评估等。

7.2.2 氮平衡

营养不良患者由于其摄入难以弥补其丢失(慢性营养不良)和/或氮大量消耗增加(高分解代谢者),使机体处于负氮平衡状态。因此,有效的营养支持应迅速建立以改善氮平衡[2]。

氮平衡的概念较简单,但要进行精确计算却比较困难。

(1)除了接受全肠内或全肠外营养支持的患者外,其余只能近似计算氮的摄入值(一般认为1 g蛋白质含160 mg氮)。

(2)要精确测定氮排出则更为困难:① 准确收集24 h尿较困难,即使在专业医疗机构。② 氮潴留可能会与蛋白质摄入多少无关(如肾衰竭时)。③ 尿氮排出只近似代表总氮丢失的85%。总氮丢失是尿中丢失量加上8 mg/kg的其他丢失。然而,在某些情况下,额外的丢失可能增加(如烧伤患者经皮肤丢失、吸收不良患者经粪便丢失)。

尿氮主要以尿素形式排泄。下列公式能简单计算出以尿素形式丢失的尿氮量:

$$尿氮丢失量(g/d) = \frac{尿素(g/d)}{2.14} + 4(g/L)$$

2.14——尿素分子量和氮分子量的比率(1 g = 2.14 g尿素);

4(g/L)——尿中丢失的非尿素氮含量。

但是,这个公式还不适用于分解代谢患者,因为他们氨的排泄增加,而以尿素形式排泄的氮减少,导致总尿氮排泄量被低估,而高估了氮平衡[3]。同时测定尿中尿素和氨,是估计尿氮量的好方法。然而,正确的尿氨测定并不容易。

(3)精确测定真正氮排泄的方法:① 经典的Kjeldahl方法,费时且所用试剂有危险性。② 基于化学光度测定的Antek方法,快速而且精确,但费用高。

由于氮的排泄每日都有变化,所以氮平衡必须每日测定,其结果以3 d作为1个阶段。高代谢患者如果7~10 d尚不能纠正负氮平衡,应给予更积极的营养支持方案(如增加氮摄入,降低热氮比,或使用疾病特殊配方如免疫增强配方等)。上述氮平衡测定方法主要用于研究,巴黎大学的一些医院有测试设备,可为危重患者测定氮平衡(如在烧伤中心)。

7.2.3 蛋白质是营养状态的标记物

Ingenbleek对非洲一些慢性营养不良患者的一个经典研究发现,某些在肝脏中合成的蛋白质,如白蛋白(ALB)、转铁蛋白(TRF)、转甲状腺素(TTR,以往称为前白蛋白)、视黄醇结合蛋白(RBP),在营养不良时合成减少[4]。进一步研究发现,有效营养支持可使这些蛋白质的血浆浓度恢复正常。它们各自在营养不良时减少的速度,和营养支持时增加的速度主要取决于各自的代谢半衰期(见表7-1)。尽管营养不良可能影响这些蛋白的血浆浓度,但应认识到即使长期处于饥饿状态,血浆白蛋白可能仍是正常的,白蛋白水平主要还受炎症和输液稀释作用而引起体内白蛋白重新分布的影响[6]。

表7-1　营养状态的蛋白质标记物

	半衰期(d)	正常血浆浓度**	
白蛋白(ALB)	20	(42 ± 2)g/L	
转铁蛋白(TRF)	8	(2.8 ± 0.3)g/L	
转甲状腺素(TTR)*	2	(310 ± 35)mg/L	
视黄醇结合蛋白(RBP)	1/2	(62 ± 7)mg/L	

* 即前白蛋白
** ：平均值±标准差

(1) ALB半衰期最长,不适用于营养支持效果的监测。

(2) TRF受铁剂的影响而不适用于监测。

(3) RBP测定费用高,其血浆浓度容易受肾功能和维生素A的影响。

(4) 由于上述原因,TTR是最适合用于营养支持效果监测的蛋白质。有许多测定技术,最合适的测定方法是比浊法[7]。

正常情况下,TTR无特殊变化。TTR水平受肝脏疾病和稀释等影响。TTR的合成受前炎性细胞因子,如IL-6的抑制,换而言之,TTR的水平受炎症变化的影响。因此,反映血浆炎症状态的标记蛋白必须和TTR一起测定(如：C反应蛋白,α_1糖蛋白酸)(见表7-2)。当CRP稳定时,如果TTR血浆浓度下降,可能是营养状况受损引起。当CRP升高,TTR血浆浓度下降,可能是炎症而非营养状况受损。

血浆TTR测定至少每3d应复测1次,其变化比绝对值更重要。

TTR还可反映预后：危重患者给予合理营养支持后,如TTR水平持续低下,则提示预后不佳。

反映营养状况的结合蛋白和急性相蛋白(如PINI)不能作为营养支持效果的评估指标,理由已在前说明。

纤维结合素也是一种短半衰期蛋白,其特点主要由肝外组织合成,但实际测定的精确性不高。

表 7-2　血浆 TTR 和 CPR 变化说明

C 反应蛋白	转甲状腺素	说　明
—	↓	营养状况受损
—	↑	营养状况改善
↓	↑	炎症减轻(有或无营养状况改善)
↑	↓	炎症加重

IGF-1 及其结合蛋白

血浆 IGF-1 及其结合蛋白的水平,尤其是 BP3,随营养状况而变化。这些变化有较高的敏感性和相对特异性[8]。但需用放射免疫方法测定,耗时费钱,不适用于常规检查,除非是大城市的几家医院集中在一个实验室内进行检测。

7.2.4　其他实验室指标

3-甲基组胺酸(3-MH)的排泄值作为肌肉蛋白分解的指标

3-MH 是一种氨基酸,主要存在于收缩蛋白(肌动蛋白和肌浆蛋白)。它由已结合于蛋白质内的组胺酸 C_3 位点甲基化形成,蛋白质分解释放的 3-MH 不再与蛋白结合。因此,3-MH 在尿中的排泄可反映肌肉的分解情况,尤其能反映骨骼肌的分解情况(如:以 3-MH/肌酐表示)。3-MH 可用离子交换层吸法或反向 HPLC 法测定。3-MH/肌酐的正常值是(0.23±0.07),与性别和年龄无关。

分解代谢患者进行有效营养支持后,3-MH/肌酐可下降至正常水平。但慢性营养不良患者反而上升,这是因为长期营养不良患者的肌肉分解适应性减少,营养支持后,蛋白质合成增加,可出现 3-MH/肌酐的升高。3-MH 的精确测量主要取决于 24 h 尿收集是否完全。3-MH 也存在于小肠平滑肌中。然而,近来的研究表明,分解状态时的变化仅与骨骼肌蛋白分解有关;并非由其他组织释放。此外,3-MH 也来源于肉类食物。因此,这个参数只用于那些全肠内营养(蔬菜和牛奶蛋白)者或全肠外营养者(不含 3-MH)。

实际上,3-MH 必须 1 周连续测 3 次,其结果以每 3 d 为 1 组。

瓜氨酸作为肠道吸收功能的指标

瓜氨酸几乎不来源于食物(除了西瓜),完全由小肠细胞合成,绝大部分在肾脏代谢。因此,血浆瓜氨酸水平与肠功能呈正比[9]。SBS 患者如果血浆瓜氨酸水平趋于正常或稍低,则预示可能可以脱离 PN。但不适用于肾衰患者。

免疫学指标

淋巴细胞计数因受疾病影响而缺乏特异性。皮肤敏感性试验对评估短期营养治疗的疗效并不敏感。

微量营养素

根据需要检测微量元素(尤其是锌和硒)和维生素(尤其是维生素 C、维生素 D、维生素 E、维生素 B$_6$ 等)。然而,在大多数情况下,还缺乏微量元素/维生素可靠易测的标记物(见第 2.8 和 2.9 章节)。

【小结】

营养不良患者的营养支持属于基本治疗,必须评估它的有效性。由于敏感度不足,目前许多常用指标并不适用于营养不良诊断。氮平衡、血浆转甲状腺素和尿 3-甲基组胺酸是一些有用指标,尤其适用于研究,但在日常实践中,应充分认识到其特异性有限,且需要完整收集 24 h 尿(用于氮平衡计算和 3-甲基组胺酸测定)。尿检测指标需每 3 d 或 3 d 为 1 阶段进行测定。此外,为了了解炎症状态,必须测定 CRP 水平。在此监测中最好有一支多学科的队伍(医生、生物学家和营养师)。

～～～～～～～～～ 推荐阅读文献 ～～～～～～～～～

1. Soeters PB, Shols AMWJ. Advances in understanding and assessing malnutrition. *Curr Opin Clin Nutr Metab Care*, 2009, 12: 487 - 494.

2. Konstantinides F. Nitrogen balance studies in clinical nutrition. *Nutr Clin Pract*, 1992, 7: 231 - 238.

3. Cynober L, Aussel C (Eds). *Exploration de l'etat nutritionnel*. Cachan: Editions Medicales Internationales, 1998, 172.

4. Bernstein LH. Utilizing laboratory parameters to monitor effectiveness of nutrition support. *Nutrition*, 1994, 10: 58 - 60.

5. Carpentier YA, Barthel J, Bruyns J. Plasma protein concentration in nutritional assessment. *Proc Nutr Soc*, 1982, 41: 405 - 417.

6. Omran ML, Morley JE. Assessment of protein energy malnutrition in older persons. Part Ⅱ. Laboratory evaluation. *Nutrition*, 2000, 16: 131 - 140.

7. Cardenas D, Blonde-Cynober F, Ziegler F et al. Should a single center for the assay of biochemical markers of nutritional status be mandatory in multicentric trials? *Clin Nutr*, 2001, 20: 553 - 558.

8. Donahue SP, Phillips LS. Response of IGF - 1 to nutritional support in malnourished hospital patients: a possible indicator of short changes in nutritional status. *Am J Clin Nutr*, 1989, 50: 962 - 969.

9. Crenn P, Messing B, Cynober L. Citrulline as a biomarker of intestinal failure due to enterocyte mass reduction. *Clin Nutr*, 2008, 27: 328 - 339.

7.3 再喂养综合征

Z Stanga，*L Sobotka*

【学习目的】
- 识别哪些患者有发生再喂养综合征的危险。
- 了解再喂养综合征的病因。
- 知道目前预防和治疗再喂养综合征的方法。

7.3.1 概述

再喂养综合征是严重营养不良患者过快过量地摄入食物而导致的一种危险结果[1]。该病首次由二战集中营战俘被释后报道,战俘获得自由后,重新快速摄食,但他们往往会突然死亡[1]。死亡原因包括腹泻、心衰、神经系统并发症如昏迷等。

然而,即使是现在,再喂养综合征仍是一个常见的营养并发症,其发生率为19%~28%(肠瘘患者为10%,老年人为14%,癌症患者为25%,神经性厌食患者为28%)[2~5]。严重营养不良行人工喂养者50%会发生再喂养综合征,半数发生在开始营养支持后的3 d内[6]。通常发生在营养不良患者给予肠内或肠外营养补偿时。一项研究表明,营养不良的癌症患者行人工营养支持时,血磷浓度<0.40 mmol/L的发生率为24.5%,而且肠内营养较肠外营养更常见(37.5%对18.5%)[4],其中61.5%患者发生再喂养综合征在开始的3 d内。

表 7 - 3　再喂养综合征危险因素

非人为的体重丢失	营养摄入低下
● 1个月内丢失>5%体重	● 饥饿>7 d
● 3个月内丢失>7.5%体重	● 长期低能量摄入或禁食
● 6个月内丢失>10%体重	● 慢性吞咽问题和神经功能障碍
● 营养低下的儿童	● 神经性厌食
	● 慢性乙醇中毒
营养素丢失增加/营养素吸收减少	● 老年抑郁
● 明显呕吐和(或)腹泻	● 癌症患者
● 胃肠道功能紊乱或炎症	● 慢性感染性疾病(如 AIDS,结核)
● 慢性胰腺炎	● 术后患者
● 慢性大剂量利尿剂使用者	● 糖尿病高渗状态
● 肥胖患者手术后	● 病态肥胖者严重体重丢失
	● 流浪者,社会剥夺
	● 异食癖
	● 绝食者

7.3.2 病理生理学

过快的再喂养(尤其是碳水化合物)可造成一系列代谢和病理生理学改变,影响心脏、肺、血液系统、肝和神经肌肉系统等,造成临床并发症,严重者可致死亡。

再喂养综合征可导致下列情况[1,7~12]:

(1) 水钠潴留甚至水肿或心力衰竭,在心肌萎缩患者更显著。

(2) 低钾血症:细胞合成糖原或蛋白质时,钾和糖、氨基酸一样被细胞快速摄取;钾离子作为细胞内的主要阳离子来平衡蛋白质分子上的负电荷。

(3) 低磷血症:糖和ATP合成增加,导致磷消耗增加。

(4) 低镁血症:细胞摄取增加,ATP合成增加所致。

(5) 维生素 B_1 在糖酵解中迅速消耗,导致 Wernicke 脑病和(或)心肌病。还可引起葡萄糖代谢紊乱(丙酮酸脱氢酶反应),乳酸中毒。

严重营养消耗患者的肠黏膜萎缩,胰腺功能受损,开始口服或肠内喂养时可能发生严重腹泻,进一步加重水和电解质紊乱。再喂养综合征临床表现多样,并不易诊断。某些营养状况良好的患者在禁食一段时间后再进食,也会表现为血钾、血磷降低,但并不出现临床表现。这与严重营养不良患者所出现的甚至于威胁生命的症状还是存在明显程度上的差异。

7.3.3 临床表现[1,7~12]

严重低磷血症(通常 <0.30 mmol/L)引起神经肌肉功能的损害,有感觉异常、癫痫发作、痉挛或有骨骼肌功能受损,包括无力和肌肉收缩不良。累及呼吸肌功能时会导致通气功能低下,最终引起呼吸衰竭。磷缺乏也能引起血小板减少、凝血功能损害和白细胞功能下降。精神状态的改变包括烦躁不安、意识错乱,最终昏迷。

血浆中低浓度的镁(<0.5 mmol/L)和钾(<3 mmol/L)导致心律紊乱和心跳停止。低镁血症和低磷血症都能引起神经肌肉功能异常,如无力、麻痹、感觉异常、意识错乱、横纹肌溶解和呼吸衰竭。

严重和持续营养不良时可发生心肌萎缩和电解质紊乱,可有窦缓和 QT 间歇延长[13]。此时的心脏对低磷和低钾更敏感,容易发生心律失常甚至猝死,尤其是当 QT 间期大于 470 ms 时[14]。

钠潴留、细胞外液增加与维生素 B_1 缺乏可导致充血性心力衰竭。更多见于因营养不良引起心肌减少的患者。

维生素 B_1 缺乏可导致神经系统并发症,如 Wernicke 脑病。由于维生素 B_1 在体内储存量不足,一旦碳水化合物代谢增加,作为辅助因子的维生素 B_1 即可造成急性缺乏。因此,对高危患者应加强维生素 B_1 的供给[15]。

7.3.4　预防和治疗成人危重患者再喂养综合征的指南[1,7~10,16~19]

预防再喂养综合征的第一步就是要预计它的发生,因为其发生可能非常迅速(可在再喂养后数小时内)。危险因素包括营养不良的严重程度;过快的营养支持;未及时补充磷、维生素 B_1、钾和镁等;造成微量元素和水电解质缺乏的疾病如乙醇中毒、胃肠道疾病等。

推荐意见

(1) 识别高危患者。

(2) 进行合理的营养评估、多学科管理方案和随访。

(3) 重视是否存在经口服、肠内或肠外营养供给的风险。

(4) 仔细监测容量指标:脉搏和水平衡。

(5) 能量供给应小心逐步增加(1~10 d 加至全量)。

根据经验,电解质和维生素可尽早积极供给。

第 1~3 d

(1) 能量(所有途径):由 10 kcal/(kg·d)开始,逐渐增加至 15 kcal/(kg·d);碳水化合物占 50%~60%,脂肪占 30%~40%,蛋白质占 15%~20%

(2) 电解质:开始前和开始后 4~6 h 测定血清水平,然后每天复查。大多数患者在早期需静脉供给(除非血清水平很高)。补充剂量根据患者体重和血清浓度调整,每日生理需要量:① 磷:0.5~0.8 mmol/(kg·d)。② 钾:1~2.2 mmol/(kg·d)。③ 镁:0.3~0.4 mmol/(kg·d)。

应密切监测相关指标,必要时增加供给量。

(1) 液体量:根据肾功能和丢失情况确定,应维持体液平衡,避免体重增加;目标设为零平衡。通常为 20~30 ml/(kg·d)。

(2) 钠:<1 mmol/(kg·d),水肿患者应更低。

(3) 矿物质和微量元素:给予每日推荐需要量(RDI)。第 1 周不宜补铁。

(4) 维生素:按 DRI 的 2 倍量供给。开始营养支持前 30 min 静脉补充维生素 B_1 200~300 mg,开始后的前 3 d 每日静脉或口服补充 200~300 mg。

(5) 每日监测:① 体重(液体平衡)。② 临床检查:水肿、血压、心率、循环系统和呼吸系统。③ 生化指标:血清磷、镁、钾、钠、钙、血糖、血尿素氮和肌酐等。④ 重症患者宜行心电监护。

第 4~6 d

(6) 能量(所有途径):10~20 kcal/(kg·d),碳水化合物占 50%~60%,脂肪占 30%~40%,蛋白质占 15%~20%。

(7) 电解质:根据测定的血清浓度调整用量。如果已经发生再喂养综合征,应积极纠正电解质紊乱。

如果血清磷<0.6 mmol/L,12 h 内静脉补充 30～50 mmol 磷;

如果血清镁<0.5 mmol/L,12 h 内补充硫酸镁 24 mmol;

如果血清钾<3.5 mmol/L,4～8 h 内补充氯化钾>20～40 mmol。

如果需要则应重复测定。

(8) 矿物质和维生素:1～3 d。

(9) 液体量:根据水合作用、体重变化等调整。基本需要量为 25～30 ml/(kg·d);实施初 3 d 每天监测。

第 7～10 d

(10) 能量(所有途径):20～30 kcal/(kg·d),碳水化合物占 50%～60%,脂肪占 30%～40%,蛋白质占 15%～20%。

(11) 电解质、微量元素和维生素:与前相似。第 7 天开始应添加铁剂。

(12) 液体量:维持体液平衡。基本为 30 ml/(kg·d)。

(13) 监测。

体重和生化指标:每周 2 次。

临床检查:每日。

【小结】

再喂养综合征是严重营养不良患者(神经性厌食、癌症、IBD、SBS、老年人、酗酒者等)在营养支持过程中发生的并发症,以重新予肠内或肠外营养时发生水钠潴留和血浆中钾、镁和磷浓度下降为特征。如果未及时诊断,有较高的并发症的发生率和死亡率。其潜在的临床表现包括呼吸急促、心率增快和心律失常等,认识这些特征对预防、识别和治疗该并发症非常有帮助。

～～～～～～～ 推荐阅读文献 ～～～～～～～

1. Stanga Z, Brunner A, Leuenberger M et al. Nutrition in clinical practice — the refeeding syndrome: illustrative cases and guidelines for prevention and treatment. *Eur J Clin Nutr*, 2008,62:687-694.

2. Fan CG, Ren JA, Wand XB, Li JS. Refeeding syndrome in patients with gastrointestinal fistula. *Nutrition*, 2004,20:346-350.

3. Kagansky N, Levy S, Koren-Morag N et al. Hypophosphataemia in old patients is associated with the refeeding syndrome and reduced survival. *J Intern Med*, 2005,257:461-468.

4. Gonzalez Avila G, Fajardo Rodriguez A, Gonzalez Figueroa E. The incidence of the

refeeding syndrome in cancer patients who receive artifical nutritional treatment. *Nutr Hosp*, 1996, 11: 98 - 101.

5. Ornstein RM, Golden NH, Jacobson MS, Shenker IR. Hypophosphatemia during nutritional rehabilitation in anorexia nervous: implications for refeeding and monitoring. *J Adolesc Health*, 2003, 32: 83 - 88.

6. Hernández-Aranda JC, Gallo-Chico B, Luna-Cruz ML et al. Malnutrition and total parenteral nutrition: a cohort study to determine the incidence of refeeding syndrome. *Rev Gastroenterol Mex*, 1997, 62(4): 260 - 265.

7. Crook MA, Hally V, Panteli JV. The importance of the refeeding syndrome. *Nutrition*, 2001, 17: 632 - 637.

8. Marinella MA. The refeeding syndrome and hypophosphataemia. *Nutr Rev*, 2003, 61: 320 - 323.

9. Hearing SD. Refeeding syndrome. *BMJ*, 2004, 328: 908 - 909.

10. Kraft MD, Btaiche IF, Sacks GS. Review of the refeeding syndrome. *Nutr Clin Pract*, 2005, 20: 625 - 633.

11. Crook MA, Panteli JV. The refeeding syndrome and hypophosphataemia in the elderly. *J Intern Med*, 2005, 257: 397 - 398.

12. Afzal NA, Addai S, Fagbemi A, Murch S, Thomson M, Heuschkel R. Refeeding syndrome with enteral nutrition in children: a case report. Literature review and clinical guidelines. *Clin Nutr*, 2002, 21: 515 - 520.

13. Heymsfield SB, Bethel RA, Ansley JD et al. Cardiac abnormalities in cachectic patients before and during nutritional repletion. *Am Hear J*, 1978, 95: 584 - 594.

14. Cooke RA, Chambers JB, Singh R et al. QT interval in anorexia nervosa. *Br Heart J*, 1994, 72: 69 - 73.

15. Betrosian AP, Thireos, Toutouzas K et al. Occidental beriberi and sudden death. *Am J Med Sci*, 2004, 327: 250 - 252.

16. Faintuch J. The refeeding syndrome: a review. *J Parenter Enteral Nutr*, 1990, 14: 667 - 668.

17. Brooks MJ, Melnik G. The refeeding syndrome: an approach to understanding its complications and preventing its occurrence. *Pharmacotherapy*, 1995, 15: 713 - 726.

18. Marik PE, Bedigian MK. Refeeding hypophosphatemia in critically ill patients in an intensive care unit. A prospective study. *Arch Surg*, 1996, 131: 1043 - 1047.

19. WHO. Severe malnutrition: report of a consultation to review current literature. Geneva: World Health Organization 2004. /Available at http://www.who.int/publications/Lit_review_report.pdf/.

8 不同疾病状态下的营养支持

8.1 严重营养不良患者的营养支持

L Sobotke

【学习目的】
- 掌握严重营养不良患者的代谢特点。
- 掌握严重营养不良患者的营养支持方式。
- 熟悉严重营养不良患者营养支持时可能的危险因素。

8.1.1 概述

严重营养不良是由于能量或其他宏量营养素摄入不足所导致,且与能量消耗相关。此外,肠道吸收不良引起的营养素丢失也是常见病因之一。严重营养不良的进展速度取决于营养摄入不足的程度和代谢率的变化。单纯性(适应性)饥饿时,营养不良进展较为缓慢。但是,应激反应与炎症会加快这一进程(见第2.14章节)。营养不良的程度快速加剧;另外,值得一提的是,营养不良往往被脂肪组织的存在而掩盖。

无论病因,严重营养不良均可表现为蛋白质、脂肪、糖原、钾、磷、镁、微量元素和维生素的丢失。脂肪组织的丢失取决于营养不良的发展速度;慢性营养不良通常伴有脂肪组织严重缺乏,而应激性营养不良则不伴有。

营养不良还可引起感染风险增加、伤口愈合延迟、手术并发症增多,因此,严重营养不良的患者必须给予营养支持,首选经口或管饲肠内营养。胃肠道功能障碍患者需肠外营养支持。

8.1.2 营养支持

严重营养不良患者营养支持需注意

(1) 严重营养不良可引起继发性肠功能障碍,如胰腺分泌障碍,结肠黏膜萎缩[2]。因此,可能出现消化不良、吸收障碍及腹泻。这些继发性的肠功能改变只是暂时性的,重新给予营养后可以迅速改善[3]。营养不良的患者在接受营养支持后如果肠功能障碍仍然持续存在,通常是由于胃肠道疾病、系统性炎症反应[4,5]、细菌过度生长或其他病因所造成,需要及时进行诊断治疗。

(2) 应注意再喂养综合征的发生风险(见第7.3章节)。即使预测到再喂养综合征的可能性,并已经选择了相对保守的配方和管饲速度,仍然需要提防它的发生。钠和水的供给不应过量。钾、磷、镁的情况则有所不同,因为给予足量营养底物后,细胞内钾、磷、镁摄入增加,因此需要额外补充以免发生血浆浓度过低导致临床危险。肠外营养时尤需注意。

营养支持目标

严重营养不良患者进行营养支持时,必须牢记以下2个基本目标。

(1) 恢复细胞和生理功能:短期目标。

(2) 恢复机体在营养不良期间丢失的组织(主要是体细胞质量):长期目标。

营养支持后10 d,可以观察到机体细胞功能的提高。这种相对快速的康复并不与瘦体组织的增加同步,更可能与减少营养亏损[6,7]和细胞功能改善相关[8,9]。

营养不良患者的细胞能够主动摄取能量和氨基酸,用于自身组织修复,这一点与生长发育期的儿童很相似。因此,营养支持的目标不应局限于修复患者的短期营养丢失和满足基本能量需求。还应当提供额外能量和蛋白质以满足疾病分解代谢期或恢复期的需求。在营养支持时,给予蛋白质(氨基酸)、脂肪和碳水化合物时,还应同时补充足量的维生素(如维生素 B_1)、钾和磷。蛋白质和能量的补充应当逐渐增加,以保障体细胞质量的恢复、避免再喂养综合征。临床和实验室指标的严密监测非常重要[10]。此外,需要指出的是,营养支持是综合治疗的一部分,若其他治疗措施不到位,单一营养支持可能无效。

8.1.3　口服营养支持

只要患者能自主进食,应首选口服平衡饮食,由营养师随时调整。在开始营养支持的第1周,可能需要经静脉补充额外的钾、磷和镁,以防止血浆浓度过低。应常规定期监测患者的情况和上述血电解质浓度。因为这些患者往往存在维生素缺乏(如维生素 B_1 缺乏可能会损害葡萄糖代谢、导致乳酸酸中毒[11]),所以在营养支持开始几日应当注意补充(特别是水溶性维生素)。

营养支持开始阶段,三大营养素供应量需减半,继而根据患者的耐受性,在3~5 d内逐渐增至全量,若经口摄入无法达到全量,需给予肠内或肠外营养支持。

8.1.4 肠内营养支持

若患者无法自主进食或吞咽困难,而胃肠道功能良好,可放置胃管或空肠管进行肠内营养支持,并根据患者的肠道耐受性和营养需求选择肠内营养配方(见第6.1.3章节)。

肠内营养支持开始滴速为 20～30 ml/h,一般在 3～5 d 内增至全量。标准肠内营养配方所含电解质、矿物质和微量元素为机体基本需要量。严重营养不良的患者可能还需额外补充电解质、矿物质和微量元素(见上文)。营养支持期间,需定期监测临床体征和生化指标。

8.1.5 肠外营养支持

胃肠道功能障碍患者无法通过口服或肠道营养,需肠外营养支持。肠外营养配方要满足患者需要,既要避免缺乏又要避免过量。呕吐、腹泻、肠瘘等可导致水盐丢失,需注意补充。重度营养不良或急性期患者水盐排泄能力减低,因此水肿患者应限制水盐补液量。此外,还应特别注意,长期胃肠道疾病患者可能有矿物质和微量营养素不足。血钾、血磷浓度可能迅速下降,需要额外补充。肠外营养的能量和蛋白质的起始目标分别是 35 kcal/(kg·d) 和 1.5 g/(kg·d),当患者开始下床活动或进入康复期后,可以适当增加。随着胃肠道功能改善,可恢复肠内喂养,逐渐停用肠外营养,在此过程中,无论采用何种方式进行营养支持,均应满足患者的营养需求。

8.1.6 监测

严重营养不良的患者开始接受营养支持时需监测以下内容。

(1)每日体重和出入量(监测液体平衡)。

(2)营养素过量或不足的相关体征(见第 2.7、2.8 和 2.9 章节)。

(3)血糖-观察患者的糖耐受情况、调节胰岛素用量。

(4)定期监测(根据临床情况,1 次/d～1 次/周)血肌酐,尿素氮,电解质(特别是钾、磷、钙、镁),白蛋白(1 次/周);必要时检测短时相蛋白质(前白蛋白、转铁蛋白)。

(5)肝功能和 INR 检测以早期发现 PN 相关肝胆并发症。

(6)有条件应监测叶酸、维生素 B_{12},各种微量营养素水平(长期营养支持时);锌和硒水平。

(7)每周测定脂肪的血浆清除情况:停用营养液 4 h 后测定血浆胆固醇和三酰甘油水平。

8.1.7 康复

体力活动和运动有助于肌肉组织恢复[12,13]。营养状况改善有助于舒缓患者心理状态,恢复大脑和其他组织细胞功能,提高肌肉强度和肺功能,进而有利于康复[14]。组织意义上的康复在短期内十分有限,通常发生于出院后恢复正常活动和饮食以后。

【小结】

(1) 严重营养不良患者的钾、磷、镁、锌和维生素需要量应高于每日推荐摄入量。

(2) 应给予较高的能量和蛋白质(可增加至每日 40～50 kcal/kg 和 1.5 g/kg),以加速组织器官功能恢复。

(3) 严重营养不良患者首选口服和(或)肠内营养。标准肠内营养配方支持同时,可能需要经静脉额外补充电解质、矿物质和维生素。

(4) 营养支持的短期目标是改善机体功能,促进康复;瘦体组织的恢复往往需要数周或数月。

～～～～～～～ **推荐阅读文献** ～～～～～～～

1. Campbell DI, Lunn PG, Elia M. Age-related association of small intestinal mucosal enteropathy with nutritional status in rutal Gambian children. *Br J Nutr*, 2002, 88: 499 - 505.

2. Hulsewé KW, van der Hulst RW, van Acker BA et al. Inflammation rather than nutritional depletion determines glutamine concentrations and intestinal permeability. *Clin Nutr*, 2004, 23: 1209 - 1216.

3. Jenkins AP, Thompson RP. Enteral nutrition and the small intestine. *Gut*, 1994, 35: 1765 - 1769.

4. Huang Q, Li N, Zhang W et al. Na⁺ - dependent neutral amino acid transporter ASCT2 is downregulated in seriously traumatized human intestinal epithelial cells. *J Pediatr Gastroenterol Nutr*, 2008 Jan, 46: 71 - 79.

5. Edrees WK, Lau LL, Young IS et al. The effect of lower limb ischaemia-reperfusion on intestinal permeability and the systemic inflammatory response. *Eur J Vasc Endovasc Surg*, 2003, 25: 330 - 335.

6. Briet F, Jeejeebhoy KN. Effect of hypoenergetic feeding and refeeding on muscle and mononuclear cell activities of mitochondrial complexes Ⅰ - Ⅳ in enterally fed rats. *Am J Clin Nutr*, 2001 May, 73: 975 - 983.

7. Briet F，Twomey C，Jeejeebhoy KN. Effect of malnutrition and short-term refeeding on peripheral blood mononuclear cell mitochondrial complex I activity in humans. *Am J Clin Nutr*，2003 May，77：1304－1311.

8. Pichard C，Hoshino E，Allard JP et al. Intracellular potassium and membrane potential in rat muscles during malnutrition and subsequent refeeding. *Am J Clin Nutr*，1991，54：489－498.

9. Pichard C，Jeejeebhoy KN. Muscle dysfunction in malnourished patients. *Q J Med*，1998，69：1021－1045.

10. Gentile MG，Pastorelli P，Ciceri R et al. Specialized refeeding treatment for anorexia nervosa patients suffering from extreme undernutrition. *Clin Nutr*，2010，29：627－632.

11. Van den Berg PJ，Bijlstra PJ，Brekelmans GJ. Thiamine deficiency as a single cause of life-threatening lactic acidosis in a patient with acute axonal polyneuropathy. *Intern Emerg Med*，2009，4：539－541.

12. Evans WJ. Skeletal muscle loss：cachexia，sarcopenia，and inactivity. *Am J Clin Nutr*，2010，91：1123S－1127S.

13. Karagounis LG，Hawley JA. Skeletal muscle：increasing the size of the locomotor cell. Int *J Biochem Cell* Biol，2010，42：1376－1379.

14. Adamo ML，Farrar RP. Resistance training，and IGF involvement in the maintenance of muscle mass during the aging process. *Ageing Res Rev*，2006，5：310－331.

8.2 围手术期患者营养支持

O Ljungqvist，*M Braga*，*K Fearon*

【学习目的】

- 掌握如何对外科患者进行营养支持，以及围手术期肠内肠外营养支持适应证。

8.2.1 概述

术后代谢

对于机体而言，手术是一个创伤过程，导致一系列代谢变化，如应激性激素和炎性介质释放增加，进而导致糖原、脂肪和蛋白质的分解代谢。其中一个非常重要的现象是出现胰岛素抵抗（insulin resistance，IR），最近的研究显示 IR 与选择性手术的临床结局密切相关[1]。

此时,营养素的部分作用有别于非应激状态(如运动),如促进局部区域的急性相蛋白、白细胞、胶原和其他组织成分的合成以利于伤口愈合。

目前有许多方法可用于减轻分解代谢反应、支持合成代谢。传统做法是对围手术期的患者禁食,但是,目前越来越多的证据显示营养支持(能量和蛋白质的补充)是围手术期综合治疗不可或缺的组成部分。从药理营养学的角度而言,给予患者具有药物作用的特殊营养素可以调节患者术后的代谢反应减轻氧化应激。

作为营养影响外科结局的例证之一,越来越多的有力证据表明,应当尽可能把术后处于严重应激状态患者的血糖维持在正常水平。Van den Berghe 的研究小组证实:ICU 内需要辅助通气的术后患者(主要是胸部手术患者),接受强化胰岛素治疗使血糖维持在 4.5~6 mmol/L,可使患者受益[2]。应用胰岛素维持正常血糖水平可明显降低败血症、肾功能衰竭发生率,减少机械通气时间,降低死亡率。该研究同时发现,胰岛素不仅是成功开展术后早期营养的关键,也是避免可能发生的加重分解代谢并发症的关键。避免高血糖的另一种方法是限制碳水化合物摄入量,但应用胰岛素控制血糖似乎优点更加明确。除了控制血糖,胰岛素还可能减少蛋白质分解,维持细胞膜功能,当然,这些作用都有待进一步研究证实。上述严格控制血糖的方案也已经在 ICU 中进行了临床研究,但并不如在外科患者中的结果那么肯定,本书部分章节已就此进行了描述(见第 2.14.3 章节)。

术后早期经口和肠内营养

近期研究显示,一些减轻手术应激的措施有助于降低术后胰岛素抵抗、提高营养支持耐受性,加速患者康复,即便是对大手术患者也具有同样的益处。这些加速康复外科[3,4]的方案往往包涵了多个组成部分,可减轻应激、促进功能恢复。这些措施包括:更优化的术前准备和药物、相对谨慎的液体量、麻醉和术后镇痛方案、围手术期营养支持和早期下床活动等。近期研究发现,上述措施除可以加速康复外,还有利于减少并发症的发生[5]。

术后禁食并没有科学依据,大部分患者术后数小时即可恢复饮食。一项大型、多中心、随机对照研究结果显示,上消化道手术的患者在术后按其需求随意进食是安全的。该方案与术后应用肠内营养一样有效,在某些方面甚至更佳[6]。如果医院提供的普通饮食不能满足患者的能量需要,或者患者不能耐受,口服肠内营养制剂是有效的替代方法。最近发表的一篇 meta 分析肯定了肠内营养可有效减少术后并发症,并缩短住院天数。一些患者延迟进食的传统常规做法不仅无效,甚至可能带来危害。例如,患者必须在肠道排气排便后才能开始饮水进食,这一传统做法不仅没有科学依据也没有必要。

严格限制静脉补液和电解质对早期进行肠内营养具有重要意义[7]。围手术期过量补充水分和电解质是导致水肿、延迟肠道动力恢复的主要因素。Kehlet 等[8]

还指出腹部大手术后 2 d 内使用硬膜外麻醉/镇痛有利于维持胃肠道功能。这是由于避免了全身性阿片类止痛剂的应用,而后者可能引起肠功能障碍甚至术后肠梗阻。其他措施还包括避免不必要的鼻胃管置管、胃肠减压,以及留置导尿。如果的确需要使用,也应尽早拔管。综合应用以上措施,多数患者,包括胃肠道大手术者,可在术后 1～2 d 内恢复肠道功能与正常饮食。

在现代外科临床实践中,建议采用加速康复方案,可使患者在术后 1～2 d 恢复正常饮食。因此,除了那些长期吞咽或胃肠功能障碍的患者,只有极少数患者需要接受围手术期肠内或肠外营养支持,主要是发生手术并发症的高风险人群,例如体重丢失者、极低体重者(BMI<18.5～22 kg/m^2 并根据年龄判断)、炎症反应较强者。

8.2.2 营养相关并发症的低风险患者

接受常规选择性手术的患者通常营养状况良好。他们可以,也应当正常进食直至手术前一天晚上。但是,研究显示,即使是营养状况良好的患者术后早期也会出现免疫反应受损、炎症反应过强以及内脏血流灌注降低。消化道肿瘤患者,无论其术前营养状态如何,术前给予富含免疫调节物质的口服营养补充剂有利于改善上述反应[9]。这些营养素的补充并非是为了提供能量或氮源,而是为了调节机体反应、纠正手术相关的、可导致并发症的免疫和代谢改变。这些措施价格低廉,而且可以在家中进行,但需要额外关注患者的依从性和实际完成情况。

手术前隔夜禁食的做法被认为有益无害,并作为常规广泛应用于临床。但最近 10 年来,这一做法正被逐渐改变。许多国家的麻醉学会已经修改了有关术前禁食的规定,其中最重要的变化是大幅度缩短术前禁水时间至 2～3 h[10]。这一做法的安全性已获证实,且能减少口渴引起的不适,避免术前脱水。术前口服含碳水化合物的等渗溶液能够从胃里迅速排空,还能减少术前饥饿感和焦虑感。更为重要的是,患者在手术开始时处于非饥饿状态,可以减少术后胰岛素抵抗[11]。

术后治疗的目标是促进患者功能恢复,避免术后并发症,减少住院天数。这一目标不仅反映了良好的临床实践,也同样具有经济学意义。如何使机体代谢尽早从分解状态转入合成状态是关键,而合理营养支持具有重要作用。早期经口进食和活动是最有效的两大措施。

镇痛新技术以及加速康复外科的发展可使多数患者在术后短期内恢复经口饮食,因此,需要营养支持的患者也大幅度减少。

现有的指南推荐意见为:术后持续 7～10 d 无法通过口服饮食达到其营养需求量者需接受肠外或肠内营养支持[12,13]。如果患者有营养支持的适应证,应当首选肠内营养或肠内联合肠外营养支持。营养良好的患者或者在术后 1 周能够恢复正常饮食的患者,常规应用 PN 并无益处[12,13]。当普通的院内膳食无法满足患者代谢需要时,可以补充口服营养。

8.2.3　营养不良患者

与没有并发症的患者相比,存在营养不良风险或接受腹部大手术的患者其治疗目标是相同的,即促进康复。患者的治疗措施是相同的,适合低风险患者的一般准则也应当同样适用于高风险人群。此外,高风险或营养不良的患者临床过程往往更为复杂,因而需要其他的措施以确保有足够的营养和代谢支持。

回顾性和前瞻性研究已证实了营养状况对术后患者的死亡率和并发症发生率的影响[14]。口服营养摄入不足大于 14 d 与死亡率相关。两项多变量分析的结果表明,对于普通住院患者以及接受手术的肿瘤患者而言,营养不良是感染性并发症、死亡率、住院天数以及住院成本的独立危险因素[15]。营养不良的患者还会发生康复延迟。

正是由于营养不良和手术风险存在相关性,因此应当对所有接受外科手术的患者进行营养状况的筛查与评估。营养不良的患者应当给予围手术期营养支持。

根据 ESPEN 工作组[11]的意见,当存在下列至少 1 种情况时,即可判断为严重营养不良。

(1) 6 个月内体重丢失>10%~15%。

(2) BMI<18 kg·m²。

(3) 血清白蛋白<30 g/L(没有肝或肾功能不全的证据)。

通过文献回顾和分析,工作组认为低白蛋白血症除了作为营养指标外,更能反映炎症的活动性,因此可以作为术后感染性并发症和死亡率的危险指标[16]。

已有一些研究表明,术前 1~2 周的肠内或肠外营养支持可以显著改善严重营养不良患者的术后临床结局[17]。但是,那些营养状况正常或仅有轻度营养不良的患者接受营养支持后不仅没有观察到上述疗效,甚至可能增加并发症。在 10 余年之前,已有研究发现术前接受 TPN 支持可增加并发症。这些高感染率的发生可能与葡萄糖摄入过量导致高血糖或水钠负荷过多有关。

最近的研究结果表明,营养不良患者术后早期肠内营养优于肠外营养[18]。事实上,手术患者接受肠内营养支持与肠外营养支持相比,不仅可以显著改善临床结局,还可大幅降低营养相关医疗支出。此外,还有研究显示营养不良的胃肠道肿瘤患者在围手术期接受含特殊营养底物的肠内营养可以改善其临床结局[19]。

长期胃肠功能障碍的患者,应给予肠外营养直至其肠功能恢复。肠内营养的禁忌证主要包括:肠梗阻、吸收不良、高流量的多发瘘、肠缺血,严重休克损害内脏器官灌注和暴发性败血症[12]。

8.2.4 有并发症的外科患者

无法正常进食的患者情况不同于普通患者。已有相当有力的证据表明,通过鼻胃管、鼻肠管和空肠管进行肠内营养或联合应用肠内、肠外营养是首选的方法,但对于长期胃肠功能衰竭的患者,肠外营养却可能是挽救生命的措施。有一些研究结果表明,术后第1周开始早期且合理的口服营养补充有利于改善预后,营养不良的患者效果更为明显。

有一些证据表明,肠外营养可使下列情况的患者获益。

(1)术后胃肠功能受损、不能经口进食超过7～10 d。

(2)术前存在严重营养不良的外科急诊手术患者。

(3)之前营养状况良好的严重创伤或危重症患者,无法耐受肠内营养者。

8.2.5 营养处方

首先,围手术期的照护以早期正常进食作为主要目标。大多数的术后患者应当首选医院的常规膳食。但是,监测和记录患者的摄入量是十分关键的。

如果患者无法摄入足量食物来满足其基本需要,可以依据下列准则开具营养处方。普通膳食摄入不足的患者,可以建议口服营养补充。如果患者只能摄入少部分食物或根本不能进食,大多数情况下可以使用标准多聚膳管饲营养,从20 ml/h开始,根据耐受性再逐渐加量。一些观察术后短期低热量肠内营养(18～20 kcal/kg)的研究获得了阳性的结果,特别在感染性并发症方面。另有研究显示,对于严重创伤和肿瘤手术的患者,免疫增强配方可能优于普通配方。

肠外营养时,应特别注意避免高血糖,以及水盐过多或过少。许多患者需要给予胰岛素以维持正常的血糖水平。也可以使用一些标准化的肠外营养制剂,能量为25～30 kcal/(kg·d),脂肪占总能量的30%～40%。通常,热氮比约为150:1,氮供给量为0.15 g/(kg·d)可以满足基本需要。此外,还应根据常规推荐量补充矿物质和微量营养素(见第5.5和5.6章节)。

8.2.6 综合治疗

营养治疗是术后综合治疗的一部分,营养支持不能弥补失败的手术、麻醉或其他的不当治疗。综合治疗措施包括术前准备、成功的手术与麻醉、有效的术后镇痛措施、液体平衡、早期活动和早期进食等,以达到改善预后,减少住院天数的目的。

【小结】

大多数手术患者术后可迅速恢复饮食。过去的一些常规做法可能过于陈旧,需要修订甚至废除。恰当应用术后镇痛技术,有助于恢复经口喂养,避免术后肠梗阻。术前营养可改善重度营养不良患者预后。选择性手术术前适当补充碳水化合物可减少术后胰岛素抵抗和蛋白质分解代谢程度。术后肠道喂养可减少术后并发症。有研究显示,术后肠内和(或)肠外营养可使术后有并发症、较大创伤或烧伤的营养不良患者获益。对那些严重创伤以及上消化道肿瘤术后患者,免疫增强配方有一定效果,营养治疗是术后综合治疗的一部分。

~~~~~~~~~~~~~~~~~~~~~ **推荐阅读文献** ~~~~~~~~~~~~~~~~~~~~~

1. Sato H, Carvalho G, Sato T et al. The association of preoperative glycernic control, intraopeative insulin sensitivity, and outcomes after cardiac surgery. *J Clin Endocrinol Metab*, 2010, 95: 4338 - 4344.

2. Van den Berghe G, Wouters P, Weekers F et al. Intensive insulin therapy in the critically ill patients. *N Engl J Med*, 2001, 345: 1359 - 1367.

3. Fearon KC, Ljungqvist O, Von Meyenfeldt M et al. Enhanced recovery after surgery: A consensus review of clinical care for patients undergoing colonic resection. *Clin Nutr*, 2005, 24: 466 - 477.

4. Lassen K, Soop M, Nygren I et al. Enhanced Recovery After Surgery (ERAS) Group. Consensus review of optimal perioperative care in colorectal surgery: Enhanced Recovery After Surgery (ERAS) Groupe recommendations. *Arch Surg*, 2009, 144: 961 - 969.

5. Varadhan KK, Neal KR, Deiong CH. The enhanced recovery after surgery (ERAS) pathway for patients undergoing major elective open colorectal surgery: a meta-analysis of randomized controlled trials. *Clin Nutr*, 2010, 29: 434 - 440.

6. Lassen K, Kjaeve J, Fetveit T et al. Allowing normal food at will after major upper gastrointestinal if surgery does not increase morbidity: a randomized multicenter trial. *Ann Surg*, 2008, 247: 721 - 729.

7. Lobo DN, Bostock KA, Neal KR et al. Effect of salt and water balance on recovery of gastrointestinal function after elective colonic resection: a randomised controlled trial. *Lancet*, 2002, 359: 1812 - 1818.

8. Kehlet H. Multornodal approach to control postoperative pathophysiology and rehabilitation. *Br J Anaesth*, 1997, 78: 606 - 617.

9. Gianotti L, Braga M, Nespoli L et al. A randomized controlled trial of preoperative oral supplementation with a specialized diet in patients with gastrointestinal cancer. *Gastroenterology*, 2002, 122: 1763 - 1770.

10. American Society of Anesthesiolgist Task Force. Practice guidelines for preoperative fasting and the use of pharrnacologic agents to reduce the risk of pulmonary aspiration: application to healthy patients undergoing elective procedures. *Anesthesiology*, 1999, 90:

896 - 905.

11. Ljungqvist O. To fast or not to fast before surgical stress. *Nutrition*, 2005,21: 885 - 886.

12. Weimann A, Braga M. Harsanyi L et al. ESPEN Guidelines on Enteral Nutrition: Surgery including Organ Transplantation. *Clin Nutr*, 2006,26: 224 - 244.

13. Guidelines for the use of parenteral and enteral nutrition in adult and pediatric patients. *JPEN J Parenter Enteral Nutr*, 2002,26: 1SA - 138SA.

14. Malone DL, Genuit T, Tracy JK et al. Surgical site infections: reanalysis of risk factors. *J Surg Res*, 2002,103: 89 - 95.

15. Correia MI, Caiaffa WT, da Silva AL, Waitzberg DL. Risk factors for malnutrition in patients undergoing gastroenterological and hernia surgery: an analysis of 374 patients. *Nutr Hosp*, 2001,16: 59 - 64.

16. Khuri SF, Daley J, Henderson W et al. Risk adjustment of the postoperative mortality rate for the comparative assessment of the quality of surgical care: results of the National Veterans Affairs Surgical Risk Study. *J Am Coll Surg*, 1997,185: 315 - 327.

17. The Veterans Affairs Total Parenteral Nutrition Cooperative Study Group. Perioperative total parenteral nutrition in surgical patients. *N Engl J Med*, 1991,325: 525 - 532.

18. Bozzetti F, Braga M, Gianotti L et al. Postoperative enteral versus parenteral nutrition in malnourished patients with gastrointestinal cancer: a randomised multicentre trial. *Lancet*, 2001,358: 1487 - 1492.

19. Braga M, Gianotti L, Nespoli L et al. Nutritional approach in malnourished surgical patients: a prospective randomized study. *Arch Surg*, 2002,137: 174 - 180.

8.3　危重患者和败血症患者的营养支持

L Sobotka, *PB Soeters*, *P Jolliet*, *C Pichard*, *P Singer*

【学习目的】
- 熟悉危重患者及败血症患者的营养支持方案。
- 了解危重患者营养支持时能量物质推荐剂量。
- 掌握用于危重患者的新型营养物质。

8.3.1　概述

第2.14章节详细描述了创伤、应激与危重患者的代谢反应,第8.4章节则详细描述了创伤患者的营养支持。正如这些章节提到的那样,要想逆转危重症时复杂的代谢反应十分困难,或几乎不可能实现。机体提供或转移能量和特殊营养底物以满足其防御和愈合过程的需要。这些反应包括糖异生、肝脏的胰岛素抵抗,肌肉和脂肪组织等,其目的在于促进组织生长和再生,并给机体的代谢通路提供其他营养物质。

这些反应是维持生存所必需的过程,但付出的代价却是机体蛋白质(特别是肌肉、皮肤和胃肠道组织)的丢失。此外,亚急性或慢性炎症会导致骨质疏松症,因此骨骼甚至可能部分参与了这一宿主反应。只有在原发疾病开始好转的情况下,如感染减轻、炎症控制,周围组织的上述反应才会缓解。

营养支持可弥补蛋白质-能量负平衡,但无法完全逆转肌肉,皮肤和骨骼等外周组织的分解代谢,直至康复期开始。在第 5.8 章中将会对一些加快康复、减轻代谢反应的特殊营养物质进行讨论。

8.3.2 肠内和肠外营养比较

通过上述讨论,可以肯定营养支持的作用对于危重患者而言是"支持"而非"治疗"。营养支持不可能弥补其他治疗措施的不力,而是综合治疗的重要组成部分。

营养支持的目的:

(1) 避免饥饿,尽可能减少蛋白质-能量负平衡和肌肉消耗。

(2) 维持组织功能,尤其是肝脏、免疫系统、骨骼肌与呼吸肌功能。

(3) 有利于 ICU 治疗后的恢复。

(4) 通过应用一些经研究证实的特殊物质改善应激期代谢变化与器官功能。

营养支持包括肠内途径(经鼻胃管、鼻空肠管或胃造瘘、空肠造瘘)与肠外途径(经外周和中心静脉)2 种。

肠内营养有利于维持免疫功能、屏障功能和肠道吸收功能,并且费用相对较少。大量研究显示,肠内营养,即使只是部分应用,有助于改善临床结局。最新研究证明,肠内营养开始越早,患者的 ICU 治疗时间就越短,预后越好。但我们只在非重症或那些因肠功能障碍等需要长期肠外营养支持的患者中证实了这一点。肠内营养的优点并未在可能发生多器官功能衰竭的重症患者中证实。

尽管肠内营养有诸多优点,但也存在缺点。例如,EN 往往不能满足危重患者的能量和蛋白质需求。而能量负平衡与许多的并发症密切相关[1~3]。此外,危重患者内脏血流量下降时,肠内营养会引起近端肠段血流增加(肠内营养的输注部位),可导致肠道缺氧、动力异常、黏膜损伤以及消化吸收功能下降等。另外,肠内营养还可导致反流与吸入,尽管半坐位如 45°,有助于将发生率降至最低。

胃肠道功能受损的患者,需接受肠外营养,直至肠功能恢复。当肠内营养不足以满足患者需求时,肠外营养有助于预防营养缺乏。

选择适当的营养制剂与输注途径同样重要,一些特殊营养物质如谷氨酰胺,对治疗有益。

8.3.3 能量

过去认为,营养支持的目的是逆转重症患者的分解代谢状态,促进正氮平衡。根据败血症与危重患者蛋白质高分解与高代谢率的特点,制定了相应的推荐剂量(葡萄糖1 kg/d,能量>4 000 kcal/d)。然而,能量代谢测定(间接能量测定或双标水测定法)结果显示:在当今的医疗实践中,患者的实际能量消耗要低得多[4]。即使是危重或应激状态的患者,其每日能量消耗也很少超过 30~35 kcal/kg。此外,过量的葡萄糖负荷还可导致高血糖,并增加氧耗、CO_2 生成增加,进而加重肺通气负担[5]。

较多研究显示:当能量摄入超过需要量时,反而会导致能量消耗增加,这一现象称为营养物质的热效应(TEN),对心肺功能受损的危重患者尤其有害。TEN 主要与能量摄入的速率有关,当能量摄入较基础能量代谢率(禁食状态)增加 2 倍,TEN 可增加 30%。此外,TEN 还与营养支持的能量底物有关,蛋白质和氨基酸的 TEN 最高(占摄入能量的 20%~25%),碳水化合物较低(6%~8%)。长链脂肪乳剂仅增加消耗 2%~3%,含中链三酰甘油的脂肪乳剂 TEN 值高于长链制剂。

综上所述,危重患者和败血症患者的能量摄入一般不应高于 35 kcal/kg 理想体重,过量反而增加机体的能量消耗与通气负担,并可能导致脂肪肝、肝功能损伤、胆汁淤积性黄疸和精神异常。

8.3.4 葡萄糖

葡萄糖是最主要的供能物质,可直接被几乎所有人体细胞利用。葡萄糖作为应激期患者的能量来源,可改善蛋白质分解、促进合成,其机制可能源自于胰岛素的作用(无论是内源性生成或外部输注)[6]。但是,败血症和危重患者常常有葡萄糖耐量下降。体内葡萄糖循环增加(周围组织与伤口糖酵解增加,肝脏糖异生的增加)、脂肪和肌肉组织的胰岛素抵抗作用均可导致高血糖,进而增加感染风险,影响预后。有研究显示,给予足量葡萄糖并严格控制血糖使其维持正常水平有利于改善预后[7]。但研究结果并不一致。那些阴性结果很可能是由于葡萄糖供给不足而血糖控制(太)严格导致低血糖的发生。从这一角度而言,只有给患者足量补充碳水化合物才有可能获得阳性的结果。

应激状态下,葡萄糖直接氧化最大速率也许并未改变[8],但仍应控制患者的葡萄糖摄入量,由 4~5 mg/(kg·min)降至[3~4 mg/(kg·min)(4~6 g/(kg·d))]。这是由于患者为卧床状态并接受辅助通气时,能量消耗较低。此外,应根据理想体重计算剂量,肥胖患者如果根据实际体重进行计算会导致能量摄入过多。葡萄糖摄入量高于氧化率可能会导致脂肪生成率(来自重新酯化的脂肪酸)增加,引起脂肪肝[9]。此外,CO_2 生成增加可引发呼吸问题,而上文所述葡萄糖诱导产生的额外物质循环也使能量消耗增加。

虽然如此,应激期患者仍需补充适量的葡萄糖以应对长期的应激状态。

(1) 在应激状态,即使在有氧条件下,葡萄糖很少能够在依赖胰岛素的器官中完全氧化。事实上,氧合充足的器官大多脂肪酸氧化或酮体氧化供能;尽管在动物实验发现,败血症大鼠酮体生成量不高,且低于单纯性饥饿的大鼠,但应激状态下的器官并不需要完全氧化葡萄糖来供能[10]。然而,研究也发现,摄入低热量饮食的脓毒症患者,酮体形成并未减少[11]。

(2) 大量的葡萄糖是糖酵解过程所必需的。红细胞缺乏完整的 krebs 循环所需的酶,必须依靠糖酵解来满足其能量需求。

(3) 葡萄糖经糖酵解后为 krebs 循环提供底物。应激状态下,丙酮酸的作用是进行 krebs 循环中间产物的补充,这是由于 krebs 循环的中间产物不断地通过代谢旁路生成应激反应的必需产物(kataplerosis)。

(4) 葡萄糖的另一个重要作用是戊糖磷酸循环的主要底物,在细胞增殖过程中提供核酸合成所需的碳骨架,并提供维持谷胱甘肽功能和抵抗氧化应激所需的还原性物质(如 NADPH)。

(5) 应激相关饥饿状态下,机体对葡萄糖代谢产物的需求量高于单纯性的饥饿。因为糖原储备在数天内即耗竭,其后,氨基酸通过糖异生补充机体的葡萄糖池。这就解释了为什么氮的净损耗在应激性饥饿时要大于单纯性饥饿。

(6) 蛋白质分解提供糖异生的碳骨架(丙酮),而脂肪酸水解后产生甘油进入糖异生,因此我们可以做出如下估计,在严重的应激性饥饿状态下,有不足 100 g 的葡萄糖发生了不可逆的代谢(不适合糖异生)。

8.3.5 脂肪

对于重症患者,脂肪是营养支持必不可少的部分。人体脂肪最高氧化速率可达 $1.2 \sim 1.7$ mg/(kg·min)。危重患者的肝细胞、心肌细胞和骨骼肌细胞均以脂肪酸作为重要能量来源,但是,败血症和危重疾病状态下,肝脏中脂肪酸转换为酮体的程度不及单纯性饥饿(参见第 2.14.3 章节),而脂肪酸的更新速率增加了[12]。因此,危重患者的标准 LCT 脂肪乳剂用量不得超过 1 mg/(kg·min)[1.4 g/(kg·d)]。

传统的脂肪乳剂由大豆油制成,含有过多的多不饱和脂肪酸(55%为亚麻酸),但 α-生育酚含量较低,因此可致过氧化代谢产物增加(多不饱和脂肪酸易被过氧化),并可破坏细胞膜磷脂的脂肪-酰基平衡模式。亚麻酸摄入过多,又使促炎性因子——前列腺素和白三烯合成增加(见第5.8.2和5.8.3章节),因而抑制机体免疫防御机制,使系统性炎症反应加强。因此,应减少重症患者ω-6脂肪酸(主要是亚麻酸)的用量。

(1)通过添加中链脂肪酸(MCT/LCT脂肪乳剂)可抑制这一反应,因为中链脂肪酸不参与合成前列腺素。此外,中链脂肪酸分解迅速,可促进酮体合成。然而,MCT过量可增加代谢(因为MCT的TEN较LCT更高),因此,MCT的最大用量应为0.5~0.6 mg/(kg·min)=MCT/LCT混合脂肪乳剂1.0~1.2 mg/(kg·min)[13]。

(2)橄榄油脂肪乳剂,ω-6脂肪酸含量较少[14]。这种脂肪乳剂的主要成分是油酸(一种单不饱和ω-9脂肪酸),也不是合成前列腺素的前体。危重病患者对基于橄榄油的肠外营养有很好的耐受性。

还有些方法是在普通脂肪乳剂中添加ω-3多不饱和脂肪酸(二十碳五烯酸-EPA和二十二碳六烯酸-DHA),调节ω-3/ω-6脂肪酸比例[15,16]。ω-3脂肪酸能够抑制促炎性的类花生酸类物质的合成,降低促炎性细胞因子的浓度,进而改善慢性疾病期及术后应激期炎性程度,增强免疫反应。最近的meta分析显示,该配方有助于控制炎症活动并减少感染并发症。已有证据证实,ω-3脂肪酸有益于改善细胞膜组成和炎症过程。含鱼油的脂肪乳剂可能有助于缩短危重患者的ICU住院时间。

8.3.6 氨基酸

尽管有适量的非蛋白质能量摄入,严重应激状态下蛋白质分解程度仍高于合成。在严重应激或败血症患者中,蛋白质降解产生的氨基酸,一部分用于蛋白质再合成,而另一部分无可避免地进一步分解成尿素,经尿液排出。其中,支链氨基酸(BCAA,包括亮氨酸、异亮氨酸、缬氨酸)的降解尤为明显,氨基末端的氮提供给α-酮戊二酸以生成谷氨酸,而碳链骨架则参与生成丙酮酸和乙酰辅酶A。肌肉组织、肝脏、脂肪组织和大脑中的谷氨酸可通过酰胺化生成谷氨酰胺,后者可通过血流被淋巴组织(包括肝脏Kupfer细胞,肾和脾的淋巴细胞)摄取并代谢。BCAA的氨基部分可以通过转氨基反应转化为丙酮酸继而生成丙氨酸,后者释放入血后可被肝脏摄取并转化为葡萄糖。BCAA的碳链骨架部分可转化为乙酰乙酸酯或乙酰辅酶A,继而氧化或用于脂肪酸合成。因此计算总能量时,必须将氨基酸包括在内。应激患者的氨基酸用量应当增加[可达1.5 g/(kg·d)],而热氮比相应降低。

最近的临床研究表明,谷氨酰胺,尤其是通过静脉给药(谷氨酰胺双肽)时,有利于改善危重患者的预后[17]。因此,ICU患者的PN处方中氨基酸溶液中应当含有0.2~0.4 g/(kg·d)L-谷氨酰胺[如0.3~0.6 g/(kg·d)丙氨酰-谷氨酰胺双肽]。

一些营养底物,结构脂肪乳(中链脂肪酸和长链脂肪酸在甘油骨架上进行随机酯化)、短链脂肪酸,或鸟氨酸-α-酮戊二酸对危重症患者的作用以及对激素的调节作用仍在研究当中。常规使用谷氨酰胺和精氨酸等免疫营养素仍存争议[18]。

8.3.7　维生素和微量元素

败血症患者体内维生素和微量元素水平下降,这一现象提示危重患者有必要额外补充微量营养素,尤其是那些抗氧化营养素。但是,维生素是否能够改善炎性反应,提高免疫功能,进而影响重症患者的临床转归,目前缺乏证据。接受肠内营养支持的危重患者摄入量通常不足,可能会发生维生素和微量元素缺乏[19]。因此,临床工作者应当充分了解肠内营养的组成和营养平衡以防止微量营养素缺乏。接受肠外营养的患者也同样需要补充维生素和微量元素(见第6.2.4章节)。迄今尚未制定危重患者对微量营养素的需求量,这是因为危重症状态下,急性期反应以及维生素或微量元素结合力改变使其浓度检测受到影响。现阶段的推荐剂量主要来源于普通人群的研究。重度肝肾功能衰竭患者需根据病情作相应调整,避免由于胆管和尿道分泌或排泄功能损伤而导致的微量元素过量沉积,引起毒性反应(见表8-1)。

表8-1　危重患者的营养支持每日推荐剂量

	最小剂量[g/(kg·d)]	最大剂量[g/(kg·d)]	注意事项
葡萄糖	2	6	如果需要,加入胰岛素
脂肪乳剂	0.5	1.5	优先使用 MCT/LCT/鱼油制剂:见正文
氨基酸	1.2	2.0	含谷氨酰胺的特殊配方:见正文

【小结】

只有治疗原发疾病,才能根本逆转创伤时的分解状态,营养支持能减轻饥饿程度,使组织消耗降至最低,进而维持组织功能,促进最佳恢复。由于肠内营养有益于肠道与免疫功能,营养支持应至少部分经肠道供给,且越早越好。胃肠功能障碍时应予以肠外营养。肠内营养无法完全满足患者需求时,也应给予部分肠外营养。

如果没有专业人士指导,或用量不当,营养支持反而有潜在危害。营养支持也不能弥补其他治疗措施的不足。更为详细的信息可参见《ESPEN 指南》[20,21]。

~~~~~~~~~~ 推荐阅读文献 ~~~~~~~~~~

1. Peterson SJ. Tsai AA, Scaia CM et al. Adequacy of oral intake in critically ill patients 1

week after extubation. *J Am Diet Assoc*, 2010,110: 427 - 433.

2. Reid C. Frequency of under-and overfeeding in mechanically ventilated ICU patients: causes and possible consequences. *J Hum Nutr Diet*, 2006,19: 13 - 22.

3. Villet S, Chiolero RL, Bollmann MD et al. Negative impact of hypocaloric feeding and energy balance on clinical outcome in ICU patients. *Clin Nutr*, 2005,24: 502 - 509.

4. Moriyama S, Okamoto K, Tabira Y et al. Evaluation of oxygen consumption and resting energy expenditure in critically ill patients with systemic inflammatory response syndrome. *Crit Care Med*, 1999,27: 2133 - 2136.

5. Klein CJ, Stanek GS, Wiles CE. Overfeeding macronutrients to critically ill adults: metabolic complications. *J Am Diet Assoc*, 1998,98: 795 - 806.

6. Wolfe RR. Sepsis as a modulator of adaptation to low and high carbohydrate and low and high fat intakes. *Eur J Clin Nutr*, 1999,53(Suppl 1): S136 - S142.

7. Van den Berghe G, Wouters P, Weekers F et al. Intensive insulin therapy in the critically ill patients. *N Engl Med*, 2001,345: 1359 - 1367.

8. Gore DC, Wolfe RR. Hemodynamic and metabolic effects of selective betal adrenergic blockade during sepsis. *Surgery*, 2006,139: 686 - 694.

9. Minehira K, Tappy L, Chiolero R et al. Fractional hepatic de novo lipogenesis in healthy subjects dutiny near-continuous oral nutrition and bed rest: a comparison with published data in artificially fed, critically ill patients. *Clin Nutr*, 2002,21: 345 - 350.

10. Pailla K, El-Mir MY, Cynober L, Blonds-Cynober F. Cytokine-mediated inhibition of ketogenesis is unrelated to nitric oxide or protein synthesis. *Clin Nutr*, 2001, 20: 313 - 317.

11. Beylot M, Guiraud M, Grau G, Bouletreau P. Regulation of ketone body flux in septic patients. *Am J Physiol*, 1989,257: E665 - E674.

12. Wolfe RR, Herndon DN, Jahoor F et al. Eflect of severe burn injury on substrate cycling by glucose and fatty acids. *N Engl J Med*, 1987,317: 403 - 408.

13. Chan S, McCowen KC, Bistrian B. Medium-chain triglyceride and n - 3 polyunsaturated fatty acid containing emulsions in intravenous nutrition. *Curr Opin Clin Nutr Metab Care*, 1998,1: 163 - 169.

14. Webb AN, Hardy P, Peterkin M et al. Tolerability and safety of olive oil based lipid emulsion in critically ill neonates: a blinded randomized trial. *Nutrition*, 2008, 24: 1057 - 1064.

15. Martin JM, Stapleton RD. Omega - 3 fatty acids in critical illness. *Nutr Rev*, 2010,68: 531 - 541.

16. Grimm H, Mertes N, Goeters C et al. Improved fatty acid and leukotriene pattern with a novel lipid emulsion in surgical patients. *Eur J Nutr*, 2006,45: 55 - 60.

17. Karinch AM, Pan M, Lin CM et al. Glutamine metabolism in sepsis and infection. *J Nutr*,

2001,131(9Suppl):2535S-8S.

18. Heyland DK, Novak F, Drover JW et al. Should immunonutrition become routine in critically ill patients? A systematic review of the evidence. *JAMA*, 2001,286: 944-953.

19. Kyle UG, Genton L, Heidegger CP et al. Hospitalized mechanically ventilated patients are at higher risk of enteral underfeeding than non-ventilated patients. *Clin Nutr*, 2006,25: 727-735.

20. Kreymann KG, Berger MM, Deutz NE et al. ESPEN Guidelines on Enteral Nutrition: Intensive care. *Clin Nutr*, 2006,25: 210-223.

21. Singer P, Berger MM, Van den Berghe G et al. ESPEN. ESPEN Guidelines on Parenteral Nutrition: intensive care. *Clin Nutr*, 2009,28: 387-400.

8.4　创伤患者营养支持

L Genton, *CP Heidegger*, *C Pichard*

【学习目的】

- 了解创伤时特有的代谢变化。
- 了解创伤患者的营养支持方案。
- 掌握用于创伤患者的新营养物质。
- 掌握与严重颅脑损伤有关的代谢变化和营养支持的作用。

8.4.1　创伤的病理生理

创伤定义为机体的物理损伤,经常发生于营养状况良好的青年人。创伤发生后,即刻引发机体心血管反应,数小时后引发炎症反应,最后是代谢变化,后者在疾病恢复期尤其需要得到重视[1](见图 8-1)。

心血管反应

心血管反应与出血、组织损伤、疼痛、焦虑有关,可分为 3 个阶段。

(1) 开始时,机体通过增加心率和外周血管阻力,以维持血压。

(2) 如果血容量丢失达 1/3,机体无法继续维持血压,并出现心动过缓和晕厥。

(3) 最后,如果血容量继续丢失达 44%,心率将再次大幅增快。

组织损伤本身可导致心动过速、血压升高、外周交感神经兴奋性增加,血流重新分布到骨骼肌。与此相反,失血后,血液则重分配至重要组织器官。创伤过程同时存在失血和组织损伤时,以组织损伤性反应为主。此时如动物实验结果所示,机体出现肠道黏膜缺血、细菌和内毒素移位等变化。

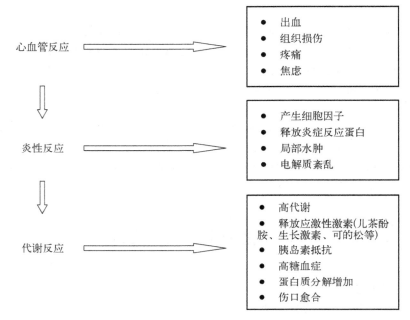

图 8-1 创伤时的一系列反应过程,导致组织分解代谢

炎症反应

炎症反应的重要表现之一是细胞因子如(TNF - α、IL - 1、IL - 6、IL - 10)水平升高。这些细胞因子可能是由肠道组织(肠道相关淋巴组织激活反应)和创伤组织局部产生的。这些细胞因子引起了创伤时复杂的内分泌和代谢反应(见第 2.14 章节),如果反应继续加强,则可导致多器官功能衰竭(multiple organ failure, MOF)。

一些患者可以在很早期发生 MOF,往往跟遗传多态性(见第 2.13 章节)和创伤之前的全身代谢情况(包括营养状况和身体组成)有关。

此外,创伤后的炎症反应还取决于损伤的次数("一次打击"或"二次打击"模型)。"一次打击"损伤是指严重创伤后立即出现 MOF,而"二次打击"损伤是指MOF 由二次损伤(如创伤发生数天后的手术、感染和(或)缺血)诱发。创伤后的全身炎症反应综合征(systemic inflammatory response syndrome,SIRS)之后转为免疫抑制期(SARS)。

代谢反应

代谢反应主要表现为高代谢反应和胰岛素抵抗。前者由分解性激素(胰高血糖素、儿茶酚胺和皮质激素)介导。这一神经内分泌反应,可导致蛋白质分解为氨基酸,骨骼肌组织尤为明显。生成的氨基酸可在肝脏和免疫细胞中合成葡萄糖和蛋白质。这些新合成的葡萄糖可以为免疫细胞和缺乏线粒体的组织(如创伤处肉芽组织)细胞供能。创伤患者伤口愈合延迟可能与全身炎症反应、淋巴细胞功能改变和某些药物的作用有关。细胞内外电解质异常、血浆白蛋白从血液中漏出增加,都可以引起患者发生水钠潴留。此时,不合理的营养、使用促分解代谢药物(糖皮质激素)和物理制动,都可能引起创伤患者的肌肉组织快速减少。

8.4.2 创伤患者的营养支持

时机

营养支持的时机可影响创伤患者的预后。研究显示,包括创伤患者在内的危重病患者,如在入院后 36 h 内早期开始肠内营养,可减少感染性并发症的发生、缩短住院天数。

早期肠内营养可降低创伤患者肺炎发生风险,对于腹部开放但无空腔脏器损伤的患者而言,肠内营养并不影响其腹部伤口闭合[2]。如果肠内营养可耐受时,还可减少多发性创伤患者的院内获得性肺炎和上腹部不适感[3]。

因此,ESPEN 指南中建议经口摄入不足的严重创伤患者应在 24～48 h 内开始营养支持[4,5]。

途径

应首选全肠内营养(total enteral nutrition,TEN)支持途径,这样更有利于营养素吸收,且能够预防肠道黏膜萎缩,保护肠道菌群,减少肠道应激和维持免疫功能[4,6]。有研究结果显示,在腹部创伤指数＞15 的患者中,采用 TEN 的患者较TPN 支持的患者,腹部脓肿源性败血症和肺部感染发生率较低。

创伤患者应根据其病情严重程度选择肠内营养的途径,可以经胃或经空肠喂养。在严重创伤(创伤严重程度评分＞18,腹部创伤指数＞20)或较低创伤程度但伴有胸部连枷伤、脊髓损伤、严重骨盆骨折、大面积软组织损伤或闭合性颅脑损伤时,可选用经空肠喂养。开腹手术的患者如果预期管饲时间较长,推荐术中放置空肠管喂养(见第 6.1 章节)。

但空肠喂养也有禁忌证,包括休克、败血症和内脏灌注不足,空肠喂养可诱发非绞窄性肠坏死。正常情况下小肠吸收营养素时会有局部血流量增加,但休克患者缺乏这一适应性变化过程。

长期胃肠道功能障碍(如小肠大部切除、高流量瘘、喂养不耐受)或极有可能发生非绞窄性肠坏死(休克复苏、高剂量 α 激动剂、间歇性血透、伴血液动力学不稳定)时,应给予全肠外营养。TPN 可单独应用,也可用作 EN 摄入不足的补充。

能量与蛋白质的需求与供给

应激状态下的患者(如创伤)的能量需求为 25～30 kcal/(kg·d)、蛋白质需

要量为 $1.5\,g/(kg \cdot d)^{[7]}$,应根据理想体重进行计算。蛋白质的供给量,除了考虑生理需要量,还需补充由胸腔和腹腔引流、蛋白尿、肠道分泌等途径丢失的额外损失量。随着应激程度降低,蛋白质需要量降至 $1.0 \sim 1.2\,g/kg$,但能量需要量不变。

从营养组成这个角度来看,一些 meta 分析的结果显示,免疫增强配方(额外添加 L-精氨酸、谷氨酰胺、$\omega-3$ 脂肪酸或核酸)对包括创伤患者在内的危重患者有益[8],其应用可降低感染率、住 ICU 时间和总住院时间、缩短呼吸机应用天数。这些研究对免疫增强配方与等氮等脂肪普通配方进行比较,肯定了前者对重大创伤患者的作用。但这些免疫营养素发挥作用的确切剂量却仍不明确。如果条件允许,应当在术前即开始应用,并持续用至术后 $5 \sim 7\,d$。ESPEN 关于重症患者和外科手术患者的肠内营养应用指南中均建议创伤患者应使用含有精氨酸、核苷酸、$\omega-3$ 脂肪酸以及谷氨酰胺的免疫调节肠内营养配方。ESPEN 关于 ICU 患者指南还推荐 PN 处方应当含有 $0.2 \sim 0.4\,g/(kg \cdot d)\,L$-谷氨酰胺[$0.3 \sim 0.6\,g/(kg \cdot d)$ 丙氨酰-谷氨酰胺双肽]。

其他特殊营养物质的作用见表 8-2。这些研究均显示出特殊营养素的益处,但在做出推荐建议之前仍应开展相关研究。

表 8-2 特殊营养物质对创伤患者的作用

营养物质	研 究 设 计	效 果	文献
益生菌	添加谷氨酰胺与益生菌 EN 配方对普通肠内营养配方	↓感染率和住院时间	9
合生元	添加合生元 EN 配方对未添加合生元配方	↓血源性感染风险和呼吸机相关肺炎	10
	添加合生元 EN 配方对添加谷氨酰胺配方对添加益生菌 EN 配方对肽类配方	↓肠道通透性和感染	11
特殊氨基酸混合物	添加半胱氨酸-苏氨酸-丝氨酸-天门冬氨酸的 EN 配方 vs. 添加丙氨酸↑配方	↑肌肉组织蛋白合成	12
$\omega-3$ 脂肪酸	橄榄油肠外营养对大豆油肠外营养 不同 $\omega-3$ 脂肪酸含量的肠外营养配方	↓住院时间、机械通气时间、血糖剂量>$0.05\,g/(kg \cdot d)$ 可降低 ICU 和住院时间,剂量>$0.1\,g/(kg \cdot d)$ 可降低患者病死率	13 14

创伤愈合和营养

伤口愈合与营养状态有关。危重患者多见中重度蛋白质能量营养不良,影响伤口愈合[15]。蛋白质不足可影响毛细血管生成、成纤维细胞增殖、蛋白多糖和胶原合成,因此,一定量的蛋白质摄入是创伤愈合所必需的。在众多氨基酸中,研究显示精氨酸能够促进伤口愈合,改善免疫功能。与创伤愈合机制有关的营养素还包括维生素 A 、维生素 C 、维生素 E 和其他微量元素(锌、铜、硒、镁)等,但这些营养素是否可以促进伤口愈合仍未明确。

严重颅脑创伤

严重颅脑创伤患者存在代谢亢进、高分解代谢、高血糖、急性期应激反应和免疫系统改变(见表 8-3)。

颅脑创伤患者的能量消耗值为预计基础代谢率的 $140\%\sim180\%$[16]。这种高能量消耗可能与儿茶酚胺水平增高和自主神经系统活动增加有关。在受伤后最初 3 d 内能量消耗最高,并且与 Glasgow 昏迷评分呈反比。那些丧失大脑或去皮质功能的患者,能量消耗高于肌无力患者。脑死亡患者呈现低代谢,能量消耗为基础代谢率的 $70\%\sim80\%$。

表 8-3 腹部、躯干部创伤和头部创伤代谢变化的异同点比较

代 谢 变 化	腹部、躯干部创伤	头 部 创 伤
高代谢	+	++
蛋白质分解	++	++
高血糖	+	+++
急性期反应	++	++
免疫功能改变	++	++

患者活动减少或消失、氮效(nitrogen efficiency)降低、激素治疗、营养素补充不足均可导致人体自身蛋白质分解增加,进而引起肌肉组织减少,内脏蛋白(前白蛋白、白蛋白、转铁蛋白)含量降低。感染导致的体液重分布和液体稀释,是低血浆白蛋白浓度的另一个原因。脑损伤后 2 周时间内氮平衡可在 $3\sim25$ g 范围内波动。

高血糖大多发生于脑损伤或其他创伤后的最初 24 h 内,促发无氧代谢,使细胞内乳酸含量增高,导致脑组织酸中毒,加重原本存在的组织缺血。细胞内乳酸水平增高可致神经损伤。高血糖与颅脑损伤严重程度和预后成正比,但与 Glasgow 昏迷评分成反比。严格控制血糖有助于改善预后。

急性期反应包括发热、血白细胞计数升高(即使没有感染)、急性相蛋白(α_1 -抗胰岛素蛋白、纤维蛋白原、C 反应蛋白)含量增加、血浆白蛋白浓度降低,这些反应可能是由细胞因子介导的。

严重脑损伤还可改变机体免疫活性,据报道颅脑损伤患者的感染发生率高达 60%,其发生原因与营养素、矿物质或细胞因子缺乏,进而导致细胞介导的免疫应

答无反应有关。

只有当颅内压、外周血流动力学稳定后才可以开始营养支持。对于其他的创伤患者,优先应用早期肠内营养支持,但其对降低颅脑损伤患者感染发生率作用有限。虽然大多数人在受伤后72 h内即能耐受经胃喂养,但仍应优先考虑幽门后喂养。苯巴比妥类药物可使胃肠道动力下降,必须对患者吞咽困难的症状加以监测以免发生吸入性肺炎。如果入院后48 h还无法开始肠内营养,应考虑肠外营养支持。

此外,临床医生还应避免发生过度喂养的发生。将过量的营养素转化为糖原或脂肪的过程,不仅耗能,也将增加O_2消耗和CO_2产生,后者导致脑动脉扩张,使颅内压增高。如将CO_2产生看作是不利因素的话,则需要控制患者的能量摄入总量[17]。

【小结】

创伤的特征性变化是同时或先后出现心血管反应、炎症反应和代谢反应。在心血管反应期,应首先考虑心肺复苏和维持重要脏器功能;炎症反应期和代谢反应期,营养支持可改善患者预后。对于创伤患者,TEN 优于 TPN,早期 TEN 优于晚期 TEN。在受伤后的最初 3~4 d,幽门后喂养优于经胃喂养。免疫增强型制剂对重度创伤患者可能有用。颅脑伤患者须特别注意控制颅内压,应注意避免过度喂养。

──────────── 推荐阅读文献 ────────────

1. Foéx BA. Systemic responses to trauma. *Br Med Bull*,1999,55:726.

2. Dissainake S,Phan T,Shalhub S et al. Effect of immediate enteral feeding on trauma patients with an open abdomen:protection from nosoconiial infections. *J Am Coll Surg*,2008,207:690-697.

3. Kompan L,Vidmar G,Spindler-Vesel A,Pecar J. Is early enteral nutrition a risk factor for gastric intolerance and pneumonia? *Clin Nutr*,2004,23:527-532.

4. Weimann A,Braga M,Hlarsanyi L et al. DGEM. ESPEN guidelines on enteral nutrition:surgery including organ transplantation. *Clin Nutr*,2006,25:224-244.

5. Singer P,Berger MM,van den Berghe G et al. ESPEN guidelines on parenteral nutrition:intensive care. *Clin Nutr*,2009,28:387-400.

6. Kreymann KG,Berger MM,Deutz NEP et al. DGEM. ESPEN guidelines on enteral nutrition:intensive care. *Clin Nutr*,2006,25:210-223.

7. Braga M,Ljungqvist O,Soeters P et al. ESPEN Guidelines on parenteral nutrition:surgery. *Clin Nutr*,2009,28:378-386.

8. Marik PE，Zaloga GP. Imrnunonutrition in critically ill patients：a systematic review and analysis of the litterature. *Int Care Med*，2008，34：1980 - 1990.

9. Falcao De Arruda IS，de Aguilar-Nascimento JE. Benefits of early enteral nutrition with glutamine and probiotics in brain injury patients. *Clin Sci*，2004，106：287 - 292.

10. Giamarellos-Brouboulis EJ，Bengmark S，Kanellakopoulou K，Kotzampassi K. Pro- and synbiotics to control inflammation and infection in patients with multiple injuries. *J Trauma*，2009，67：815 - 821.

11. Spindler-Vesel A，Bengmark S，Vovk I et al. Synbiotics，prebiotics，glutamine，or peptide in early enteral nutrition：a randomized study in trauma patients. *J Parent Enteral Nutr*，2007，31：119 - 126.

12. Mansoor O，Breuillé D，Béchereau F et al. Effect of an enteral diet supplemented with a specific blend of amino acid on plasma and muscle protein synthesis in ICU patients. *Clin Nutr*，2007，26：30 - 40.

13. Huschak G，Zur Nieden K，Hoell T et al. Olive oil based nutrition in multiple trauma patients：a pilot study. *Intensive Care Med*，2005，31：1202 - 1208.

14. Heller AR，Rossler S，Litz RJ et al. Omega - 3 fatty acids improve the diagnosis-related clinical outcome. *Crit Care Med*，2006，34：972 - 979.

15. Campos AC，Groth AK，Branco AB. Assessment and nutritional aspects of wound healing. *Curr Op Clin Nutr Metab Care*，2008，11：281 - 288.

16. Krakau K，Omne-Pontén M，Karlsson T，Borg J. Metabolism and nutrition in patients with moderate and severe traumatic brain injury：A systematic review. *Brain Inj*，2006，20：345 - 367.

17. Perel P，Yanagawa T，Bunn F et al. Nutritional support for head-injured patients. *Cochrane Database Syst Rev*，2006，18：CDO01530.

8.5 炎症性肠病患者的营养支持

H Lochs，A Forbes

【学习目的】

- 了解炎症性肠病导致的营养和代谢紊乱。
- 掌握 IBD 的营养监测。
- 掌握 IBD 营养支持的适应证。
- 掌握 IBD 患者如何应用肠内和肠外营养支持。

8.5.1 炎症性肠病对机体营养和代谢的影响

炎症性肠病(inflammatory bowel disease，IBD)常伴有营养不良。高达75%的急性期IBD患者伴有体重降低和低蛋白血症，还可伴有贫血、维生素(特别是维生素D和维生素B_{12})和微量元素缺乏。克罗恩病中伴随肌肉组织及体脂减少的营养不良较溃疡性结肠炎常见，但多见于急性期。在疾病得到控制时营养不良较少见，而伴有短肠、严重肠瘘及因肠道狭窄导致进食量减少的患者则多发生营养不良[1,2]。

厌食为营养不良的原因之一，常由于进食相关症状(疼痛)以及急性炎症反应期间释放的细胞因子(如肿瘤坏死因子)影响所致。此外，因肠道炎症(或术后肠道缩短)所致吸收不良、肠道丢失(白蛋白、血)的增加也是造成营养不良的原因。IBD活动期机体能量消耗增加又将加重营养不良。

约40%儿童期IBD患者发生生长迟缓，其中约90%的病例在确诊IBD前已出现生长迟缓。7%～30%克罗恩病患儿的生长发育持续低于生长曲线的第5百分位[3]。

表8-4总结了炎症性肠病可能发生的营养素缺乏。IBD静止期，患者的能量和营养底物代谢基本正常，或表现为碳水化合物氧化分解增加而脂肪氧化分解减少。活动期患者常同时伴有炎症反应和营养不良，能量消耗轻度增加，脂肪氧化分解相对增加而碳水化合物氧化分解减少。但上述代谢改变都是非特异的，通过营养支持可很快纠正。

表 8-4 炎症性肠病引起的营养不良

营养缺乏	在克罗恩病中的发生率(%)	在溃疡性结肠炎中的发生率(%)
体重下降	65～75	18～62
低白蛋白血症	25～80	25～50
小肠蛋白丢失	75	＋
负氮平衡	69	＋
贫血	60～80	66
铁缺乏	39	81
维生素B_{12}缺乏	48	5
叶酸缺乏	54	36
钙缺乏	13	＋
镁缺乏	14～33	＋
钾缺乏	6～20	＋
维生素A缺乏	11	没有报告

续表

营养缺乏	在克罗恩病中的 发生率(%)	在溃疡性结肠炎中的 发生率(%)
维生素 B$_1$ 缺乏	＋	没有报告
维生素 C 缺乏	＋	没有报告
维生素 D 缺乏	75	＋
维生素 K 缺乏	＋	没有报告
锌缺乏	＋	＋
铜缺乏	＋	＋
代谢性骨病	＋＋＋	＋

8.5.2　营养支持的适应证

以下情况需营养支持。

（1）治疗或预防营养不良。

（2）急性期克罗恩病的术前营养支持。

（3）疾病缓解期的营养维持。

（4）特殊情况下的对症治疗。

治疗和预防营养不良

常规监测营养状况和营养素缺乏情况,对 IBD 患者的治疗十分重要。表 8 - 5 对 IBD 患者营养状况的一些指标进行了概括。还需考虑某些引起患者营养缺乏的特殊危险因素[4]。当然,如伴有短肠、肠瘘等特殊情况时还需监测其他指标。

为减轻临床症状,患者常常无意识地养成了一些饮食习惯,如低纤维饮食和缺乏水果和蔬菜的膳食等。这些饮食极不平衡,可导致营养素缺乏。因此常规监测饮食摄入情况十分必要。患者常未意识到自身饮食习惯的改变,因此仅仅询问患者饮食是否正常是不够的。全面评价饮食摄入情况需进行膳食回顾,必要时还需进行前瞻性的饮食记录。

表 8 - 5　IBD 时的营养监测

指　　标	时　　机
身高	每次随访时(儿童 2~3 次/年)
体重	每次随访时
膳食回顾	每次随访时
血红蛋白、红细胞	每次随访时
白蛋白	活动期:每隔 14 d 静止期:1~2 次/年

指　　标	时　　机
铁蛋白	活动期：每周 静止期：1～2 次/年
维生素 D/Ca	活动期：每次急性发作时 静止期：每年
维生素 B$_{12}$、叶酸	末端回肠病变或切除患者及柳氮磺吡啶治疗时
锌、硒	每年
微量元素、其他维生素	根据临床情况
骨密度	每 2 年，如发生异常情况或开始治疗后则每年监测

微量营养素

许多 IBD 患者有必要补充微量元素及维生素。值得注意的是，铁缺乏很常见[5]。血红蛋白<100 g/L 时需口服补充铁剂。如果无效，应通过静脉补充，将总量（根据 Ganzoni 公式）分数次进行输注，有些新的制剂单次输注即可。经过静脉补充铁剂，80％克罗恩病及溃疡性结肠炎患者血红蛋白可上升。研究显示，补充铁剂可改善 IBD 患者生存质量。

急性或进展期克罗恩病患者，维生素 D、Ca 缺乏和骨密度降低发生率增加[6]。频繁应用类固醇激素则是另一个危险因素。即使在活动性低的患者中，只要曾使用过激素，维生素 D 的缺乏也十分普遍。因此，维生素 D 及骨密度必须常规监测，如有需要需进行补充，必要时可通过静脉补充。由于克罗恩病患者常伴有乳糖不耐受及其他的牛奶不耐受症状，极易导致奶及奶制品的摄入减少，也因此限制了钙的摄入。尽管有些患者需补充钙剂，从营养素缺乏的总体情况来看，维生素 D 缺乏是更大的问题。

末端回肠病变或切除的患者和接受柳氮磺吡啶（可抑制维生素 B$_{12}$ 及叶酸吸收）治疗的患者需补充维生素 B$_{12}$ 及叶酸。近期研究显示，因溃疡性结肠炎进行回肠肛门造口的患者虽然并无小肠病变，但维生素 B$_{12}$ 的缺乏也很常见。

蛋白质能量营养不良

IBD 患者营养不良常表现为体重下降，因此体格检查是最好的评判方法。但也不可低估炎症导致分解代谢的影响。尽管由于腹泻导致脱水，可使患者的血浆白蛋白浓度出现假性升高，但是一些并无吸收不良的溃疡性结肠炎患者低蛋白血症也很常见。与此相似，铁蛋白既是急性时相蛋白，同时也是铁缺乏的标志。因此，其血浆浓度也具有误导效果。

生长迟缓很容易进入不可逆转阶段，是最为严重的营养不良。如果患儿体格测量指标大于第 10 百分位,但减慢的生长速度仍然提示严重营养不良的存在。因此,需定期检测 IBD 患儿生长速率和发育状况,对前者的监测尤为重要。

如果患者出现营养不良或生长迟缓,应通过口服或肠内营养进行纠正,单纯的饮食指导对他们往往并不奏效。活动度低的营养不良成年患者,在正常饮食基础上每日增加 500 ml 的多聚膳,不仅可改善营养状况,同时能降低 IBD 活动度。

活动期的营养不良患者或生长迟缓的儿童,都应当进行肠内营养支持。可通过鼻胃管或胃造瘘管连续输注标准多聚膳。以往的建议是从慢速开始,逐渐增至目标速率,但新的证据并不支持上述做法。长期 EN 时,特别是对于那些生长迟缓的儿童,夜间进行管饲可保证患者白天的正常活动,因而更具优势。儿童(和一些成人)能迅速适应夜间放置喂养管,并可迅速达到肠内营养目标,在这种情况下,也可使用胃造瘘管。白天,患者可继续原先的饮食。上述措施可显著加速患儿生长、弥补成人患者的营养缺乏。经皮胃造瘘管(PEG)可安全应用于 Crohn's 病患者,适合中长期应用肠内营养的患者。目前尚无 PEG 引起胃肠瘘的报道。

长期 PN 仅适用于因反复肠切除导致短肠综合征的患者(详见第 6.2.4 章节)。重症活动期患者如不能耐受肠内营养,可短期应用 PN;对伴有肠梗阻或高流量的肠瘘患者,可在围手术期应用 PN。就短肠而言,IBD 患者应用 PN 的远期结局要好于其他原发疾病。

许多 IBD 患者长期存在营养不良,需要长期营养支持。即使是 3～4 周短期的肠内外营养支持,也有助于病情缓解,而且对营养状况的改善有长期作用。

活动期的治疗

研究显示,单独应用营养支持可有效治疗活动期克罗恩病,尽管其疗效不及类固醇,却好于 5-乙酰水杨酸(ASA)等药物,可使 60% 的患者缓解,但其证据却值得怀疑。目前并没有好的安慰剂对照研究来验证肠内营养的作用,且只有约 20%～25% 的克罗恩病患者对安慰剂有反应。研究显示口服营养、管饲营养以及肠外营养均有一定的效果。要素膳并不优于多聚膳,而肠外营养也不比肠内营养有效。肠外营养不良反应较多且应用不便。因此,营养支持应首选肠内营养,并从口服多聚膳开始。只有无法经口喂养或不耐受时,可考虑管饲营养并更改配方为肽类或要素膳。有明确适应证时应用肠外营养。

肠内营养对活动期克罗恩病患者的作用机制尚未明确。目前有以下几种假说。

(1)肠道休息可减少肠腔内细菌和抗原暴露,进而减轻炎症反应;使用液体制剂也可使肠道得到部分休息。

(2)合成代谢增加,可改变免疫反应,进而减轻炎症程度。

(3)营养素的作用不容忽视;有证据显示肠内营养中的脂肪组成也有特殊作

用,例如改变 $\omega-3$ 和 $\omega-6$ 脂肪酸的比例等。

几种机制可能共同作用。为了达到肠道休息的目的,大多数专家建议单独给予营养制剂(条件允许时也可同时给予清流质)。联合应用常规饮食与特殊液体营养制剂对克罗恩病的维持已证实有效,亦可诱导缓解[4]。

营养治疗对活动期克罗恩病的作用机制与合成代谢有关,相关研究显示,只有肠内营养期间能够增加蛋白合成的患者可长期缓解,不能达到正氮平衡的患者在停用 EN 后症状复发。肠内营养的效果首先表现为临床改善而非体格测量数据的变化。

活动期克罗恩病成年患者首选管饲营养。口服营养液同样有效,但患者往往不能足量摄入。此外,由于营养制剂口味较差,患者有时依从性较差,因此,管饲营养是第一选择。

只有部分如肠梗阻等不能耐受 EN 的患者需要使用 PN。

患者应通过鼻胃管连续输注能量 $25\sim35$ kcal/(kg·d)。输注速度超过 120 ml/h 易导致腹泻或反流,因此在开始阶段,应 $20\sim24$ h 连续输注,当患者耐受性提高后逐渐缩短输注时间。间歇推注易并发恶心或腹泻,因此最好避免使用。EN 时可使用普通配方,一些关于特殊配方(如要素膳,以及含 $\omega-3$ 脂肪酸或谷氨酰胺的免疫配方)的有效性研究并未得到证实。

肠内营养应从 20 ml/h 开始,在 $2\sim3$ d 内逐渐增加至全量。此外,对于严重腹泻和脱水患者,应在开始数天予静脉补充电解质。伴有严重蛋白丢失的患者,可在肠内营养中添加蛋白成分。

肠内营养应连续应用至少 2 周,最好 4 周,具体剂量和时间取决于临床指标,如营养状况等。症状改善后,可减少肠内营养,并增加口服营养液和其他食物。

肠内营养在轻中度活动期克罗恩病中疗效最好,另有研究显示,小肠受累的患者要好于结肠切除者[7]。

重症患者或其他医疗措施无效时,应使用肠外营养。尽管无法通过随机试验评价 PN 在这类患者中的作用,但已有的报告均支持了 PN 的有效性[8]。

营养治疗在活动期克罗恩病的应用已有很多文献记载,但在溃疡性结肠炎中仍少有报道。在这些患者中,PN 的适应证是中毒性巨结肠,应联合应用水电解质替代治疗。

肠内营养和药物联合治疗已被很多临床医生采用,尤其用于那些营养不良的患者,但目前并没有研究评判其疗效。值得注意的是,口服饮食不能满足活动期克罗恩病患者的营养需要。类固醇具有增进食欲的作用,可增加患者的口服摄入量,但不可据此假定患者能获得正氮和能量平衡;事实上,即使是最敏感和依从性最好的患者也需数周方能获得正氮平衡。肠内营养可以改善上述情况,而且尚未发现相关的不良反应。

8.5.3　术前营养

　　一些研究证实 IBD 患者伴有白蛋白浓度低于 35 g/L 和严重的体重丢失,将造成生理和心理损害,同时增加术后并发症。因此,这些患者有术前营养支持的适应证,最好是进行肠内营养,但如果需要获取足够能量,达到正氮平衡,则可以经静脉部分补充[9,10]。许多胃肠道手术前进行过营养支持患者显示,给予 5 d 术前营养支持可以改善预后。如果无需急诊手术,最好先给予营养支持,直到患者白蛋白浓度＞35 g/L 并且活动性降低。

8.5.4　预防复发

　　预防 IBD 复发和纠正营养不良是营养研究领域中的重要部分。低碳水化合物,高纤维等特殊膳食并没有被证实对其有效。由于对 ω-3 脂肪酸的有效性仍有争议,因此,目前并不推荐其作为预防复发的常规治疗。维持良好的营养状态是提高患者生活质量必不可少的。初步研究显示原先主要依靠激素治疗的慢性活动性克罗恩病,口服营养治疗可使其摆脱激素,同时并没有造成病情恶化。

　　一些研究发现个体化的回避性饮食能减少复发。疾病活动期进行管饲营养获得成功后,是开始回避性饮食的最好时机。当病情进入缓解期时,患者每 2 d 增加一种新的食物,并记录有无腹痛、腹泻等症状。患者可根据自己的饮食记录,与医生和营养师共同制定适合自己的回避性饮食[11]。容易引起症状的食物包括小麦制品、奶制品、各种蔬菜、酵母、番茄和橘类水果,但患者之间差异很大。

8.5.5　IBD 的药物营养学

　　一些膳食成分可参与 IBD 的治疗。ω-3 脂肪酸备受关注,其对溃疡性结肠炎有一定疗效[12],但对克罗恩病的作用仍有争议。谷氨酰胺并未发现有益。一种用于管饲或口服的含有高剂量 TGF-β 的新产品对儿童活动性克罗恩病的治疗有效,能明显改善症状和减轻炎症。然而,目前缺乏标准多聚膳与该配方的随机对照研究。

8.5.6　症状治疗

　　(1) 伴有严重肠狭窄的患者减少饮食中的纤维素有助于缓解疼痛和减少肠梗阻的风险。

　　(2) 切除末端回肠的患者,因胆汁酸重吸收障碍,可引起腹泻。这些患者应减少其饮食中长链脂肪酸的含量或使用如考来烯胺之类的胆盐结合剂。

（3）IBD伴肠外瘘的患者通过肠内营养可减少其瘘口的排出量。60％的患者瘘口可自愈,但除了那种小手术后且未并发远端梗阻的瘘口,大多数患者在摄入正常饮食后瘘口会重新开放。自抗肿瘤坏死因子生物治疗面世以来,营养与药物联合治疗的效果有了明显提高。

【小结】

IBD急性期常导致蛋白质-能量营养不良,引起儿童生长发育迟缓。此外,一些患者还会发生维生素、铁和钙的缺乏。因此,对所有IBD患者应进行常规营养监测。

营养支持能预防和治疗营养不良。饮食指导很难起效,通常需要口服或管饲标准多聚膳。管饲可在夜间进行,白天可正常进食。患者可选择每晚放置喂养管,或是行PEG(克罗恩病患者也可安全放置)。

对因吸收减少或不能耐受经口摄食而引起维生素和铁缺乏的患者,应经静脉补充。合理营养支持可改善IBD患者的生存质量。

肠内(和肠外营养)对克罗恩病活动期同样有效,可用作不能耐受或不愿使用激素患者的替代治疗。口服营养能减少克罗恩病患者的激素剂量、降低疾病活动度、延迟病情发展。制定回避性饮食方案并不容易,但有助于维持缓解状态。药物营养素的应用仍有争议。

推荐阅读文献

1. Hébuterne X，Filippi J，Al－Jaouni R，Schneider S. Nutritional consequences and nutrition therapy in Crohn's disease. *Gastroenterol Clin Biol*，2009,33(Suppl 3)：S235－S244.
2. Hartman C，Elialdm R，Shamir R. Nutritional status and nutritional therapy in inflammatory bowel diseases. *World J Gastroenterol*，2009,15：2570－2578.
3. Grifliths AM. Growth retardation in early-onset inflammatory bowel disease：should we monitor and treat these patients differently? *Dig Dis*，2009,27：404－411.
4. Lochs H，Dejong C，Hammarqvist P et al. ESPEN Guidelines on enteral nutrition：gastroenterology. *Clin Nutr*，2006,25：260－274.
5. Stein J，Hartmann F，Dignass AU. Diagnosis and management of iron deiicienty anemia in patients with IBD. *Nat Rev Gastroenterol Hepatol*，2010,7：599－610.
6. Ghishan FK，Kiela PR. Advances in the understanding of mineral and bone metabolism in inflammatory bowel diseases. *Am J Physiol Gastrointest Liver Physiol*，2011,300：G191－G201.
7. Lucendo AJ，De Rezende LC. Importance of nutrition in inflammatory bowel disease. *World J Gastroenterol*，2009,15：2081－2088.
8. Shiloni E，Coronado E，Freund HR. Role of total parenteral nutrition in the treatment of Crohn's disease. *Am J Surg*，1989,157：180－185.

9.　Kelly DG，Fleming CR. Nutritional considerations in inflammatory bowel diseases. *Gastroenterol Clin North Am*，1995,24：597－611.

10.　Husain A，Korzenik IR. Nutritional issues and therapy in inflammatory bowel disease. *Semin Gastrointest Dis*，1998,9：21－30.

11.　Gross M. Nutrition in chronic inflammatory bowel diseases. What your patient tolerates is permitted MMW *Fortschr Med*，2002,144：40－43.

12.　Bassaganya-Riera J，Hontecillas R. Dietary conjugated linoleic acid and ω－3 polyunsaturated fatty acids in inflammatory bowel disease. *Curr Opin Clin Nutr Metab Care*，2010,13：569－573.

8.6　肝脏疾病患者的营养支持

M Plauth

【学习目的】

- 了解蛋白质-能量营养不良是肝硬化患者的常见并发症。
- 熟悉肝脏疾病的营养支持方法。
- 掌握急性肝脏疾病营养支持治疗的基本原则。
- 掌握慢性肝脏疾病营养支持治疗的建议。

8.6.1　概述

急性肝病无肝衰竭时,其能量代谢改变与其他疾病急性期反应相似。患者的营养状态取决于疾病的持续时间,以及是否有慢性肝病。

慢性肝病患者有营养不良风险,在晚期肝硬化患者中,混合性蛋白质能量营养不良的发病率很高。这些患者体蛋白质显著减少,伴随器官功能损害,例如骨骼肌损害或免疫功能受损[1]。具有营养不良风险的患者可通过询问疾病和营养相关病史和一些临床检查进行识别,例如主观全面评价(SGA)和人体测量(上臂围、皮褶厚度)。生物电阻抗分析可用于评估卧床患者的体细胞质量丢失(相位角)。酒精性肝硬化患者蛋白质减少程度更重。代谢情况稳定时,予以充足营养可以恢复体质量。

8.6.2　肝病患者的营养

8.6.2.1　经口膳食

通常,肝病患者能耐受普通膳食。大多数患者不需要限制饮食,否则甚至可能有害。减少膳食脂肪摄入量可能会改善肝硬化患者脂肪泻的症状,但可能导致能量摄入不足,并且这种做法也没有临床试验支持。稳定期的肝硬化患者,把饮食模式改成少食多餐(4～7 次/d),且至少一餐为夜间进食,可以促进节氮作用和营养底物的利用。

如果患者每日进食 70 g 以上的蛋白质,并未引起意识改变,则不必限制其饮食[2,3]。如患者处于边缘性蛋白质不耐受(60～70 g 蛋白质/d),素食或摄入大量膳食纤维可有助于预防肝性脑病。但需要注意,这种饮食并不能改善氮平衡。

8.6.2.2　膳食补充剂

膳食补充剂可以使患者在经口进食的同时,提供理想需要量的某种营养素。

补充口服营养液

当营养不良的肝硬化患者不能单靠自行增加进食达到其营养需要时,可以采用补充口服营养液,如 2 瓶 200 ml 标准多聚配方(每瓶能量为 300 kcal)。

支链氨基酸(BCAA)

患者如不能耐受 1.0 g/(kg·d) 的蛋白质摄入量,就需要降低到 0.5 g/(kg·d),但应尽可能避免这种情况。此时,通过口服 0.25 g/(kg·d) BCAA 可以促进氮的摄取和保证氮平衡,且不会发生肝性脑病的危险。此外,这种蛋白质不耐受可能是短暂现象,接着患者便可耐受更多的蛋白质。研究显示,长期补充支链氨基酸可能有利于氮的利用和肝功能的改善。同样,在正常膳食基础上额外补充 BCAA[0.25 g/(kg·d)]对稳定期肝硬化患者精神状况的改善有益[2~4]。

微量营养素

因胆汁淤积和胆盐缺乏而引起脂肪泻的患者,可出现脂溶性维生素缺乏,这也常见于酗酒者。维生素 A 和锌的补充剂可以通过改善味觉功能促进食欲以间接改善营养状况。水溶性维生素的缺乏在肝硬化患者(特别是酒精性肝硬化患者)中也并不罕见。需特别注意的是,酗酒者存在维生素 B_1 缺乏的风险,且往往在给予碳水化合物再喂养后出现症状,这些患者应预先给予维生素 B_1,否则很可能导致 Wernick's 脑病[2~4]。锌和硒的缺乏在酒精性或非酒精性肝病中都可发生。一些研究显示肝性脑病与锌缺乏相关。然而,3 个随机对照研究(在亚临床肝性脑病患者中予以口服补充剂)的结果并不一致。

钙剂和维生素 D 通常推荐用于骨量减少的患者,但在有胆汁性肝硬化的患者中效果不佳;雌激素替代疗法更有效。

由于维生素和微量元素缺乏常常难以诊断。因此,可能需要更积极地应用口服补充剂。营养不良的肝硬化患者有发生再喂养综合征的风险。因此,应监测其血钾、镁、磷水平。

8.6.2.3 肠内营养

许多营养不良的肝硬化患者有食欲缺乏症状,不能通过经口摄食来满足营养需求。一些干预性研究证实使用肠内营养制剂比单纯的饮食指导更有效。此外,酒精性肝病患者每日能量摄入量与生存率正有关[3]。

在稳定期肝病患者或急性酒精性肝炎患者中,研究发现:

(1) 肠内营养支持作为经口饮食的补充可改善生存和肝功能。

(2) 经口摄入显著不足的患者获益更明显。大多患者可以耐受 1.8 g/(kg·d)以内的蛋白摄入量,而对精神状况无不良反应。

(3) 治疗组的良好结果可能源于营养素摄入量增加。

(4) 普通配方与添加 BCAA 的配方同样有效。[2~3]

(5) 夜间补充性肠内喂养与白天相比,可以更有效地提高人体氮含量[5]。

一些对照试验研究酒精性肝病患者使用含有氨基酸溶液的肠外营养以补充口服摄入不足,然而结果并未发现死亡率的改变。另有研究显示,增加氮摄入量并未使患者产生神经精神不良反应。有一些实验显示治疗组营养状况和肝功能有提高。一项随机、安慰剂对照试验对严重酒精性肝病患者分别予以肠内营养支持或可的松,结果发现两组 360 d 的死亡率并无差别,但激素组感染性并发症更多[3]。

因此,何时开始肠内营养尚存争议。肠内营养之所以优于经口饮食,往往是因为患者主动摄入不足,但肠内营养也存在引起肠道出血的风险。少量或间歇性的胃肠道出血并非肠内喂养的绝对禁忌证。只要患者不是绝对禁食,就不应延迟应用管饲营养。此外,选择间歇(临床常规)还是持续应用管饲营养并无共识。肝硬化伴有水钠潴留的患者优先选用高能量密度(1.5 kcal/ml)低钠(40 mmol/d)配方。

8.6.2.4 肠外营养

口服及肠内喂养不足或不能时应考虑肠外营养。

高 BCAA 含量(40%~45%)、低芳香族及蛋氨酸的氨基酸溶液对肝性脑病的治疗可能有效,但没有文献证明其在改善营养状况方面的作用。许多对照性研究关注 BCAA 对肝性脑病的治疗作用,但结果并不一致。一项 META 分析发现富含 BCAA 的注射液对改善精神症状有益,但对生存率无帮助,发生肝性脑病的肝硬化患者往往伴有严重的危及生命的并发症,例如感染和出血。因此,富含 BCAA 的溶液不能提高患者短期生存率也并不奇怪。一项包括 7 项随机对照研究和 397

名急型肝性脑病患者的 Cochrane 分析表明,肠外使用 BCAA 可缩短肝性脑病病程,但对提高生存率无效。最近发现,由于血红蛋白中缺少异亮氨酸,上消化道出血时血液作为低效价的蛋白质来源引起 BCAA 抵抗,继而导致血氨升高,尽管异亮氨酸注射能够纠正这种情况,但市场上并没有单独的异亮氨酸注射液,而富含BCAA 的氨基酸注射液含有大量异亮氨酸和亮氨酸、缬氨酸[2,4]。

目前尚没有系统的研究资料提供最佳配方和产能底物(碳水化合物和脂肪)的构成比。大部分肝硬化患者可以有效地利用和清除肠外途径给予的脂肪乳剂。有两项研究,糖脂比设定为(40~50):(50~60)。一项研究发现,糖和脂肪同时输注比葡萄糖单独输注更有利于营养底物的利用。肝移植患者使用 MCT/LCT 制剂时比大豆油制剂时可以更好地维持网状内皮系统功能。MCT 和(或)橄榄油和(或)鱼油的混合制剂中 $n-6$ 不饱和脂肪低于传统的大豆油 LCT 脂肪乳剂($n6:n3=8:1$),因此,新制剂对白细胞和免疫功能的抑制作用较小,也不易促发炎症反应[4]。

稳定期肝硬化患者不推荐常规应用术前肠外营养。营养不良增加开腹手术患者术后死亡等并发症的发生率。对于术后(肝切除术、脾切除联合食管横断吻合术、脾肾静脉分流术)患者,肠外应用普通氨基酸不会增加其脑病的发生率。围手术期肠外营养在改善肝细胞肝癌患者死亡率和营养状态方面均优于葡萄糖电解质溶液[4]。

8.6.3 相关疾病的营养治疗建议

基于相关证据和前文所述,以下建议可用于指导不同情况下的营养治疗。

酒精性肝炎(ASH)

当 ASH 患者口服摄入不足,且无禁忌证如肠梗阻或者肝性脑病Ⅳ期时,可以使用高能量密度的多聚肠内营养制剂。如患者无法经口摄入足够营养,则推荐使用鼻胃管管饲(即使伴有静脉曲张)。营养不良的酒精性肝炎患者,如不适合或不耐受肠内营养,可给予肠外营养支持[3,4]。

肝硬化

代偿期肝硬化患者如需肠外或肠内营养支持时,优先选择高能量密度的标准配方。其治疗目的是提供足够的能量和蛋白质或氨基酸保证正氮平衡,而不会引起水钠潴留。肝硬化者肝糖原储备衰竭,因此,如果禁食超过 12 h(包括夜间),需予以静滴葡萄糖 2~3 g/(kd·d),如果禁食超过 72 h,就需要予以全肠外营养支持[4]。

在稳定期肝硬化患者中,能量推荐量为 1.3 倍 REE,或非蛋白热量 25~30 kcal/(kg·d)加上 1.0~1.2 g/(kg·d)蛋白质,以维持机体组成。

营养不良患者需要予以更多能量,推荐每天摄入非蛋白热量 35~40 kcal/

(kg·d)，以及 1.6 g/(kg·d)的蛋白质。轻度肝性脑病(Ⅰ-Ⅱ度)不是此类患者足量蛋白质摄入的禁忌证。[2,3]

肝性脑病

合理营养本身可对抗肝性脑病；只有无法口服或肠内营养时，才选择肠外营养。BCAA 可以改善肝性脑病患者的精神状态，减少肝功能进一步恶化，且无较多的临床并发症，这种改善作用不仅来自营养状态的提升。BCAA 注射液对生存率没有影响。

确定患者蛋白质摄入量时需要考虑到肝性脑病以外的因素。除了极少数情况，短期限制蛋白质是不利的。对于蛋白质不耐受的患者，口服 BCAA 制剂可能有助于提高氮摄入量。昏迷患者(肝性脑病Ⅲ-Ⅳ期)，提供非蛋白质热量为 25～30 kcal/(kg·d)，以及 1.0 g/(kg·d)富含 BCAA 制剂的 TPN 是安全的[2,4]。

慢性肝病围手术期的营养

术后早期营养支持有益于肝硬化患者；非肝性脑病患者可选用普通氨基酸配方，而不必选用 BCAA 配方。早期肠内营养可能至少与肠外营养一样有效。

急性肝衰竭的营养

很多研究关注此类患者能量代谢的改变，但缺乏对照研究[7,8]。为预防或治疗低血糖，肠外葡萄糖 2 g/(kg·d)的供给是必需的。

原则上，这些急性肝衰竭患者应尽可能予以肠内营养，而不是肠外营养。目前为止，尚无探讨关于营养液最佳组成、肠内营养的代谢监测或降低感染性并发症的系统性研究。尽管存在这些问题，肠内营养仍在临床实践中得以成功应用[6]。

脂肪是肝细胞的重要能量来源，也同样用于急性肝功能衰竭患者的肠外营养。目前 LCT 和 MCT 物理混合的脂肪乳剂已广泛用于这类患者，并且可能是最安全的能量底物选择。

一项临床实践综述指出，尽管静脉注射氨基酸已应用于临床，但并非普遍接受[6]。血氨水平升高是评判 LF 患者预后的独立因素，因此要监测血氨值以调整氨基酸供给量[4]。虽然病理生理学提示肝病患者应使用富含支链氨基酸的特殊制剂，然而临床试验还没有得到能改善预后的有效证据。

营养与肝脏移植

虽然在等待移植的营养不良肝硬化患者应用营养疗法比较普遍，但是还没有证据表明这样可以改善预后。另一方面，高分解代谢和营养不良的患者进行肝移植时死亡率较高，但营养不良本身并不是肝移植的禁忌证。因此，应当合理应用上述策略以改善患者的营养状况[2,3]。

肝移植后的患者在营养底物的需求和利用方面与普通外科患者并无两样。术后早期肠内营养通常耐受良好，并且可以降低并发症的发生率和医疗费用。

【小结】

慢性肝病患者中,蛋白-能量营养不良非常常见,营养素的负平衡是由于长期摄入不足引起的。因此,过分限制饮食反而可能有害,营养治疗的目的是为了保证适当的能量、氮和微量营养素的供应,以改善营养状况。

推荐阅读文献

1. Peng S，Plank LD，McCall JL et al. Body composition，muscle function，and energy expenditure in patients with liver cirrhosis：a comprehensive study. *Am J Clin Nutr*，2007，85：1257 - 1266.

2. Plauth M，Merli M，Kondrup J et al. ESPEN guidelines for nutrition in liver disease and transplantation. *Clin Nutr*，1997,16：43 - 55.

3. Plauh M，Cabre E，Riggio O et al. ESPEN Guidelines on Enteral Nutrition：Liver disease. *Clin Nutr*，2006,25：285 - 294.

4. Plauth M，Cabre E，Campillo B et al. ESPEN Guidelines on Parenteral Nutritition：hepatology. *Clin Nutr*，2009,28：436 - 444.

5. Plank LD，Gane EJ，Peng S et al. Nocturnal nutritional supplementation improves total body protein status of patients with liver cirrhosis：a randomized 12 - month trial. *Hepatology*，2008,48：557 - 566.

6. Schutz ET，Bechstein WO，Neuhaus P et al. Clinical Practice of Nutrition in Acute Liver Failure — A European Survey. *Clin Nutr*，2004,23：975 - 982.

7. Clemmesen JO，Hoy CE，Kondrup J，Ott P. Splanchnic metabolism of fuel substrates in acute liver failure. *J Hepatol*，2000,33：941 - 948.

8. Clemmesen JO，Kondrup J，Ott P. Splanchnic and leg exchange of amino acids and ammonia in acute liver failure. *Gastroenterology*，2000,118：1131 - 1139.

8.7　肾脏疾病患者的营养支持

W Druml，*N Cano*，*V Teplan*

【学习目的】

- 熟悉肾脏疾病患者的代谢改变。
- 熟悉尿毒症营养状况的决定因素和营养不良的原因。
- 掌握肾病患者营养支持的目的和各种肾病饮食的类型和组成。

8.7.1 概述

急性和慢性肾病(chronic kidney disease，CKD)时的"蛋白质—能量消耗"是近期提出的特指人体蛋白质和能源储备减少的术语[1]，满足以下 3 个特征就应诊断为"蛋白质—能量消耗"。

(1) 血清白蛋白、甲状腺素转运蛋白，或胆固醇降低。

(2) 体重减轻(低体重或体重/体脂减少，或蛋白质能量摄入减少而体重减轻)。

(3) 肌肉减少(肌肉消耗或衰减，上臂围减少)。

"蛋白质—能量消耗"的病因、诊断和营养治疗(营养支持)应成为急慢性肾病标准化治疗的组成部分。

8.7.2 病理生理

不同类型的 CKD 或肾功能衰竭患者具有不同的(有时甚至是相反)营养支持目的、营养需求和配方组成。

肾衰竭表现为全身性代谢和内分泌异常，对机体的各个代谢过程均有不同程度的影响。尽管各种类型肾衰竭以及疾病的不同时期存在不同的代谢(和营养需要)改变，但也存在一些共同点(见表 8 - 6)。

患者的能量代谢与肾功能损伤程度相关性不大(通常氧消耗量降低而不是增加)，但受并发症的影响较大。

表 8 - 6　肾衰竭患者主要的代谢异常

肾衰竭患者主要的代谢异常
外周胰岛素抵抗
脂肪分解受损
轻度炎症状态,伴或不伴蛋白质分解
并发症引起分解代谢增加
代谢性酸中毒
甲状旁腺功能亢进,肾性骨病
维生素 D_3 活性受损
肾性贫血

肾脏替代疗法的代谢和营养结果

肾脏替代疗法会引起多种代谢性不良反应，包括营养底物(如氨基酸和水溶性维生素)丢失和全身性的不良反应(如蛋白质分解，生物不相容所致脂质过氧化增加)。虽然持续肾脏替代疗法(continuous renal replacement therapy，CRRT)已成为急性肾衰竭(acute renal failure，ARF)患者的一线治疗方案，但 CRRT 和高输液量会引起某些代谢不良反应，为 ARF 患者制定营养配方时应予以考虑(见下文)。

营养干预主要应用于稳定期 CKD(4～5 期)、肾脏替代疗法或急性肾功能衰竭3 类患者。

8.7.3 肾病患者的营养治疗

8.7.3.1 无分解代谢的稳定期慢性肾病患者(CKD)

代谢情况

没有并发症和代偿性代谢性酸中毒的患者，通常不会出现分解代谢。

营养状况

因为尿毒症、代谢性酸中毒等并发症、食欲缺乏、经口摄入不足、胃肠道不良反应，以及可能不合理的饮食限制，此类患者常常具有高度营养不良风险。

营养治疗目的

营养治疗的目的包括：在肾脏疾病早期防止营养不良发生/维持最佳的营养状态，减少或控制内生水蓄积，治疗高脂血症以预防心血管疾病，治疗维生素 D 缺乏症和甲状旁腺功能亢进以防止骨病，纠正慢性贫血，最终延缓肾功能损害。

注意：CKD 患者存在摄入过量所致毒性反应和摄入不足所致营养不良之间的复杂平衡关系。

每日营养素需要量见表 8-7，尤其需注意蛋白质、磷、钾、碳酸氢盐和活性维生素 D_3 制剂和铁的摄入量。必要时使用促红细胞生成药物。

饮食治疗中最有争议的问题是蛋白质摄入量。有些专家一致指出应当(至少)适度限制蛋白质[0.7～0.8 g/(kg·d)]。如果蛋白质摄入量低于每日 0.6 g/kg，需要补充酮酸制剂[2,3]。每个患者的电解质限制是不同的，注意补充碳酸氢盐。通常情况下，只有急性期患者才考虑肠外和肠内营养支持。

表 8-7 稳定期 CKD 患者进行 HD 或 CAPD 治疗时每日营养素的需要量

		保守治疗	血液透析	腹 透	
能量 (kcal/kg)		＞35	30～35	＞35*	
蛋白质 (g/kg)		0.6～0.8	1.1～1.4	1.2～1.5	
磷	(mg)	600～1 000	800～1 000	800～1 000	
	(mmol)	19～31	25～32	25～32	
钾	(mg)	1 500～2 000**	2 000～2 500	2 000～2 500	
	(mmol)	38～40	40～63	40～63	

续表

		保守治疗	血液透析	腹　　透
钠	（g）	1.8～2.5**	1.8～2.5	1.8～2.5
	（mmol）	77～106	77～106	77～106
液体	（ml）	不限制	1 000 ml+DO	1 000 ml+UF+DO

＊包括透析液中的能量（葡萄糖）

＊＊每个人的需要量不同

DO：每日尿量

UF：超滤量

8.7.3.2　长期肾脏替代疗法的患者

长期接受血液透析（hemodialysis，HD）和腹膜透析（chronic ambulatovy peritoneal dialysis，CAPD)治疗等肾脏替代疗法的患者通常存在营养不良或营养不良风险。据报道,HD 患者中大于 20％为不同程度的营养不良[4]。每年营养不良的 HD 患者死亡率达 25％～30％。导致患者蛋白质能量消耗的主要原因见表 8-8。口服摄入减少是最重要的原因[5～7]。糖尿病常见于 HD 患者,并与蛋白质储备不足有关[8],HD 本身可引起分解代谢,透析可到 10～13 g/d 的氨基酸丢失。CAPD 患者每日可从透析液中丢失 8～9 g 蛋白质(尽管可补充 125 g 葡萄糖)。

表 8-8　血液透析患者营养不良的原因

血液透析患者的营养不良
经口摄入减少(厌食、抑郁,饮食限制、社会地位低) 尿毒症对胃肠道的影响 尿毒症毒性表现;透析不足 代谢性酸中毒 内分泌因素(生长因素异常,促红细胞生成素和雄性激素缺乏,胰岛素抵抗,甲状旁腺功能亢进) 与透析有关的原因(营养素的丢失,引起蛋白质的分解) 糖尿病 体力活动减少 并发症(感染等)

肾脏替代疗法患者的营养支持

营养治疗目的在于预防或治疗营养不良,减少体内液体、代谢产物、钾、磷蓄积,防止尿毒症相关并发症发生(如心血管疾病、骨骼疾病等)。

营养监测

表 8-9 列出了透析患者的常规监测项目、频率和推荐值,主要根据膳食调查,

体重(BW),体质指数(BMI),血清白蛋白和甲状腺素转运蛋白和氮表现率标准蛋白当量(normarized protein equivalent of nitrogen appearance,nPNA)。

表 8-9　维持性透析患者营养评估指标

KDOQI, NKF(HD 和腹透)[5]	EBPF 对 HD 患者的营养建议[9]
透析前血清白蛋白:每月测定。血清白蛋白应≥40 g/L(溴甲酚绿法)	膳食调查:每 6～12 月一次;年龄大于 50 岁的患者或者 HD 大于 5 年的患者每 3 个月一次
BW:常规透析后体重变化的百分比,每月测定	每月透析后平均体重和体重变化百分比的均值。BMI 应>23.0
BW 占标准体重(NHANES II)的百分比,每 4 个月测定一次	nPNA:开始透析后的第 1 个月,此后每 3 个月 1 次,nPNA 应该>1.0[g/(kg·d)]
SGA:每 6 个月测定 1 次	血清白蛋白:开始透析后的第 1 个月,此后每 3 个月 1 次。血清白蛋白应≥40 g/L
膳食调查和(或)记录	血清前白蛋白应>300 mg/L
nPNA,每 6 个月测定 1 次	血清胆固醇应大于实验室最小阈值

　　KDOQI:肾脏疾病预后质量倡议;NKF:美国肾脏病基金会;EBPF:欧洲最佳实践指南;HD:血透;BW:体重;BMI:体质指数;NHANES:全国健康和营养调查,nPNA:标准化的蛋白氮呈现率

　　通常,nPNA[g/(kg·d)]是根据透析前后血尿素氮(blood urea nitrogen,BUN)水平和尿素稀释空间计算出的反映每日蛋白质摄入量的指标[7]。

营养需要量

　　(1) 表 8-7 列出了 HD 和腹透患者每日蛋白质、能量、液体和电解质需要量。欧洲肠外肠内营养学会(ESPEN)、国立肾脏病基金会(NKF)、欧洲透析和移植学会(EDTA)每日蛋白质推荐摄入量分别为 1.2～1.4、1.2 或>1.1[g/(kg·d)],其中至少 50% 为优质蛋白质[6,7,9]。

　　(2) 根据年龄和体力活动量,每日能量摄入量为 30～40 kcal/d;注意补充由于透析导致的水溶性维生素的流失。

　　(3) 欧洲最佳治疗指南(EBPG)[9]推荐每日供给维生素 B_1(1.1～1.2 mg)、维生素 B_2(1.1～1.3 mg)、维生素 B_6(10 mg)、维生素 C(75～90 mg)、叶酸(1 mg)、维生素 B_{12}(2.4 μg)、烟酸(14～16 mg)、生物素(30 μg)、泛酸(5 mg)。根据血钙、磷、甲状旁腺激素水平补充维生素 D。长期 HD 患者微量元素丢失不明显,但消耗性患者补充锌(15 mg/d)和硒(500～700ug/d)可能有益。

　　(4) 减少液体、钾、磷的摄入量,必要时予以口服磷酸盐结合剂。

HD 患者的营养支持

　　(1) 前提:寻找导致蛋白质-能量消耗的原因,纠正代谢性酸中毒(透析前碳酸

氢根≥20 mmol/L)。

(2) 营养建议：可改善消耗性透析患者的营养状态。营养师定期随访,监测患者的进食量并调整口服补充剂。

(3) 口服营养补充(ONS)[4]：研究表明(包括 6 项对照研究)ONS 有利于改善营养学指标。ONS 应在正餐后 1 h 服用,以及在 HD 之间服用。

(4) 透析时肠外营养支持(IDPN)[10]：IDPN 是通过透析环路中的静脉途径给予的循环 PN。PN 混合液包括氨基酸、脂肪和葡萄糖。IDPN 在透析时匀速滴注,速度≤250 ml/h,与透析量维持等量,每升 IDPN 中加入 4 g 钠盐以弥补透析导致的钠损失。30 项研究(包括 4 项随机对照研究)证实了 IDPN 的有效性[10],口服补充剂和 IDPN 可以改善营养状态。另一项研究,186 名口服营养补充的营养不良 HD 患者随机分组予以 IDPN 或不予以 IDPN 1 年[1],结果发现口服营养补充剂,无论是否联合使用 IDPN,都可以持续提高营养状态,且独立于血清 C 反应蛋白水平。额外予以 IDPN 对死亡率、发病率和营养状态的改善并不明显。有趣的是,两年随访结果表明,早期营养状态的改善(血清甲状腺素转运蛋白升高)是存活率的独立预测因素。根据 FINES 结果,IDPN 只应用于不能接受或耐受 ONS 的患者。

(5) 肠内营养(EN)：图 8-2 列出了 HD 患者营养支持的流程图。口服营养补充剂和 IDPN 只能提供相当于 7～8 kcal/(kg·d)的能量和 0.3～0.4 g/(kg·d)蛋白质。因此,若自主进食蛋白质<0.8 g/(kg·d)和能量低于 20 kcal/(kg·d),应给予营养支持以确保达到推荐摄入量,对于这类患者,要优先考虑使用 EN[6]。

(6) 营养不良的其他治疗方法：通过每日透析、必需或支链氨基酸制剂的应用,锻

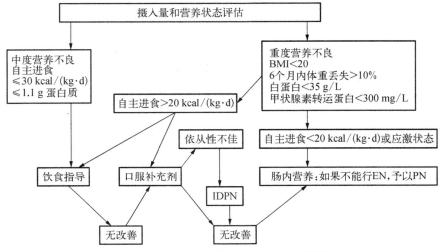

图 8-2 血透患者营养支持方案流程[10]

炼、促合成激素,以及联合治疗等可以改善食欲、减少蛋白分解和(或)促进蛋白合成。

研究显示,锻炼能改善营养状况,提高生活质量。根据《EPBG指南》[10]:营养干预无效的严重营养不良患者,若无禁忌证,可使用3～6个月疗程的雄激素;对于血透后出现营养不良的病情不稳定的患者,或营养干预无效且纳差的营养不良患者,尝试性应用6～12个月的每日透析可能是一种补救措施。

8.7.3.3 急性肾衰竭(ARF)患者和处于急性分解代谢HD/CAPD患者

(1)营养支持目的:对于ARF患者,营养支持的目的不是缓解尿毒症和阻止肾脏疾病进展(如CKD),而是促进机体伤口愈合、免疫功能和其他功能恢复。大多数情况下,急性肾衰竭患者的营养素需要量超过慢性肾衰竭稳定期患者的最低推荐量,也超过正常人群每日膳食推荐量(RDA)。

(2)代谢特征和营养素需要量:大多数情况下,ARF并发于败血症、创伤或多器官功能衰竭。机体的代谢变化取决于尿毒症分期及其他疾病进程、并发症(严重感染或器官衰竭)、肾脏替代疗法的形式和频率。短期内肾脏分泌功能急剧丧失不但影响水电解质和酸碱平衡,还可导致蛋白质、氨基酸、碳水化合物和脂类代谢紊乱,引起促炎症反应。

因此,原发疾病、分解代谢的程度、肾脏替代疗法的形式和频率是决定ARF患者最适营养素摄入量的主要因素,而肾功能损害程度的影响并不大。正是由于多种影响因素的存在,ARF患者的营养素需要量有很大的个体差异(见表8-10)。

表8-10 ARF患者营养素的需要量

能量	25～30	(最大量35)	kcal/(kg·d)
碳水化合物	3～5	(最大量7)	g/(kg·d)
脂肪	0.8～1.2	(最大量1.5)	g/(kg·d)
氨基酸		必需氨基酸＋非必需氨基酸	
保守治疗	0.6～0.8	(最大量1.0)	g/(kg·d)
体外治疗	1.0～1.5		g/(kg·d)
＋高分解代谢		(最大量1.7)	g/(kg·d)
维生素		复合维生素配方	
		(注意:维生素C<200 mg/d)	
水溶性维生素	1～2安瓿	(2×RDA)	每日
脂溶性维生素	2～4安瓿		每周
微量元素	复合微量元素配方		
	(注意:毒性作用)		
	2～4安瓿		每周
电解质	个体化补充(注意:开始TPN或EN后,会出现低钾血症和(或)低磷血症)		

RDA:推荐每日摄入量 TPN:全肠外营养 EN:肠内营养

（3）能量代谢和需求：能量代谢与需求同样取决于 ARF 的原发疾病及并发症。通常情况下，ARF 患者，即使并发败血症或多器官功能不全综合征（MODS），其能量需要量不超过 25～30 kcal/(kg·d)。

注意：过度喂养会引发不良反应和并发症，故能量摄入不应超过实际消耗量。

（4）氨基酸和蛋白质：ARF 以大量蛋白质分解代谢为特征（每日可达 1.3～1.8 g/kg），继而刺激肝脏糖异生和尿氮生成并促进蛋白质合成。此外，机体对氨基酸的利用也发生改变，一些对正常人来说属于非必需的氨基酸，如酪氨酸、精氨酸、半胱氨酸和丝氨酸等，对肾衰竭的患者则成为"条件必需氨基酸"。

非肾脏替代疗法患者的蛋白质/氨基酸的需要量为每日 0.8～1.2 g/kg，而每日行血液透析或 CRRT 患者可增加到每日 1.2～1.5 g/kg。

（5）碳水化合物代谢：很多 ARF 患者都会并发高血糖。胰岛素抵抗是主要原因。此时虽然血浆胰岛素浓度持续升高，但促葡萄糖转运能力却下降 50%；其次，以氨基酸转化为主的肝脏糖异生加速，输注外源性葡萄糖只能减少（但不能完全抑制）糖异生。此外，ARF 患者胰岛素代谢也存在异常。

虽然葡萄糖是很重要的能量底物，但摄入量不应超过 4～6 g/(kg·d)。过量葡萄糖摄入可引起不良反应，因此，应尽可能避免发生高血糖，必要时可给予胰岛素以维持正常血糖水平。但是，胰岛素并不能改善葡萄糖氧化代谢，如果有可能，ARF 患者应采取葡萄糖和脂肪联合供能。

（6）脂肪代谢：ARF 患者脂肪代谢也有所改变，主要是脂肪分解能力受损，脂蛋白的三酰甘油（TG）含量增加，而高密度脂蛋白（HDL）浓度降低。

ARF 患者对外源性脂肪乳剂廓清延迟，清除率大约降低 50%。但是，脂代谢变化并不意味着 ARF 患者应当禁用脂肪乳剂。应当根据患者脂肪廓清能力来调整脂肪乳剂输注剂量与速度，1 g/(kg·d) 的使用剂量一般不会引起血浆 TG 水平升高（见第 2.5 和 5.3 章节）。

（7）微量营养素：ARF 患者接受肾脏替代疗法会引起水溶性维生素丢失，因此需要量增加。通常，脂溶性维生素在肾脏替代治疗过程中不会丢失，但其血浆维生素浓度降低（维生素 K 除外）。同样，微量元素在血液透析或连续性肾脏代替疗法（CRRT）过程中的丢失很少，但硒、锌或铁等的血浆浓度都出现了降低。

一些微量营养素，如维生素 A、维生素 C、维生素 E 和硒，是机体抗氧化系统的组成部分，这些营养素的缺乏会导致机体免疫活性受损，引起或加重危重患者的组织损伤。

（8）电解质：ARF 患者本身以及在病程中对电解质的需要量有很大差异，应根据每日病情进行调整。

注意：大部分患者会出现低钾、低磷血症，营养支持或 CRRT 时电解质溶液供给不足时也会发生。

8.7.3.4 营养支持配方

肠内营养

尽管还不清楚肾脏疾病影响胃肠道功能的机制,但肠内营养已经成为肾功能衰竭患者的主要营养支持方法[12,13]。

肠内营养配方可分为 3 大类。

(1) 针对 CKD 患者设计的(半-)要素膳(已经不再采用)。

(2) 用于非尿毒症患者的商品化整蛋白即用型制剂,也可用于 ARF 患者(注意:可能引起高钾血症)。

(3) "肾病"专用整蛋白制剂(商品化配方):① 低蛋白质和电解质(钾、磷)配方,适合 CKD 患者(非肾脏替代疗法者)。② 蛋白质含量中等,低电解质含量,添加某些物质,如肉毒碱,适用于肾脏替代疗法的患者及 ARF 患者。

肠外营养

(1) 氨基酸:纯必需氨基酸配方目前已不再用于 ARF 患者,取而代之的是平衡氨基酸,或适应肾衰代谢改变的专用配方。一些肾病专用配方含有酪氨酸双肽(酪氨酸是肾功能衰竭患者的条件必需氨基酸,但水溶性极低)。

(2) 脂肪乳剂:对于肾脏患者,纯 LCT 脂肪乳剂或 LCT/MCT 混合脂肪乳剂都是安全的。由于患者脂肪分解能力不足,输注量应根据患者的脂肪清除能力进行调整,通常不超过 1 g/(kg·d)。输注后要监测血浆三酰甘油浓度。

(3) 肠外营养液的输注:"全合一"溶液包括氨基酸、葡萄糖、脂肪及维生素、微量元素和电解质等多种成分,是临床标准的输注方法。胰岛素可加入"全合一"中输注或单独使用。

8.7.3.5 并发症及监测

非尿毒症患者营养支持并发症与肾衰竭患者相似。肾衰竭患者存在胃肠道功能损害、对容量负荷和电解质的耐受性降低、营养素利用改变,代谢性并发症的发生率增加,因而需要更严密的监测。

注意:营养支持(肠内和肠外营养支持)开始时需少量低速,逐渐增加,有利于营养素利用,并减少代谢性并发症发生率。

8.7.3.6 肾移植的营养管理

肾脏移植是最常见的实体器官移植。合理的营养状态可以改善移植后结局。营养管理可分为 4 个阶段:移植前期、手术期、移植后早期和移植后晚期[14]。

(1) 移植前期:移植前期营养管理的目标是改善移植后结局。营养干预措施应有利于促进蛋白质和能量合理摄入,以减少感染风险、促进伤口愈合并维持肌肉量;还应保证合理的钙、磷摄入以维持骨骼结构。肥胖患者最好能在术前减少体脂肪。

（2）手术期:移植手术期间的目标主要是防治外科手术可能造成的水分潴留,还包括监测和纠正电解质紊乱(特别是钾和酸碱度)。外科手术及伤口愈合都会增加能量和蛋白质需要量。

另外,患者除了常见的外科术后应激外,移植后使用大量激素促进蛋白质分解代谢,也会造成负氮平衡。

（3）移植后期:移植后早期的营养管理主要包括:① 维持内脏蛋白储备。② 促进伤口愈合。③ 预防手术和免疫抑制相关感染。④ 预防因肾功能急剧变化造成的电解质紊乱。

移植后,肾功能恢复时间长短不一。一些患者在移植后需要进行连续几日甚至几周的血透(HD),他们的营养需求与 ARF 或危重患者相似(详见上文)。此时,还应考虑皮质激素的作用。此外,肾小球滤过率的改善可能不会使电解质水平马上恢复正常[15]。

慢性移植性肾病的低蛋白饮食治疗

严格限制蛋白质以延缓肾功能的恶化,这种做法的有效性和安全性尚有争议。限制蛋白质时需要严格监测营养状况和人体肌肉量[16]。磷的饮食限制(约 800 mg/d)需要谨慎,可使用螯合剂治疗。

【小结】

肾衰竭患者营养支持的目的取决于肾脏损伤的类型和严重程度、营养不良程度和合并疾病。

无合并症的慢性肾功能不全患者,因为存在尿毒症相关因素的影响、代谢性酸中毒、食欲缺乏和尿毒症引起的胃肠道不良反应,是营养不良的高危人群。营养治疗的主要目的在于预防营养不良,减少或控制代谢产物蓄积,防止骨骼和心血管疾病的发生。

肾脏替代疗法会导致营养素丢失,如氨基酸和水溶性维生素,而且还会促进蛋白质分解。所以,应保证充足能量、蛋白质和维生素的摄入。

对于并发急性分解代谢疾病的肾功能不全患者和(或)急性肾衰竭患者,营养支持的目的是增强免疫力、促进伤口愈合和功能恢复。大多数临床情况下,所需营养素量超过稳定期 CRF 患者或正常人的最低推荐量。对他们来说,强化营养支持是必需的,同时应更积极进行肾脏替代疗法以防止潜在代谢产物和毒性产物蓄积。

肾衰竭表现为全身性代谢和内分泌异常,或多或少会影响机体的各类代谢。没有其他一种疾病像肾衰竭那样,营养支持可能的毒性作用与发生营养不良之间仅一步之遥。

对各种肾移植患者及移植前患者,营养评估和加强营养教育很重要。严重肥胖的患者,推荐术前进行减肥。移植后第一年,营养治疗的主要目的是治疗原有的营养不良,并预防体重过多增长。

推荐阅读文献

1. Fouque D, Kalantar-Zadeh K, Kopple J et al. A proposed nomenclature and diagnostic criteria for protein-energy wasting in acute and chronic kidney disease. *Kidney Int*, 2008, 73: 391 - 398.

2. Teplan V, Schuck O, Racek J et al. Reduction of plasma asymmetric dimethylarginine in obese patients with chronic kidney disease after three years of a low-protein diet supplemented with keto/amino acids: a randomized controlled trial. *Wien Klin Wochenschr*, 2008, 120: 478 - 485.

3. Teplan V. Effect of keto acids on asymmetric dimethylarginine, muscle, and fat tissue in chronic kidney disease and after kidney transplantation. *J Ren Nutr*, 2009, 5(Suppl 1): S27 - S29.

4. Cano N, Fiaccadori E, Tesinsky P et al. ESPEN Guidelines on Enteral Nutrition: Adult renal failure. *Clin Nutr*, 2006, 25: 295 - 310.

5. Toigo G, Aparicio M, Attman PO et al. Expert Working Group report on nutrition in adult patients with renal insufficiency(part 1 of 2). *Clin Nutr*, 2000, 19: 197 - 207.

6. Toigo G, Aparicio M, Attman PO et al. Expert Working Group report on nutrition in adult patients with renal insufficiency (part 2 of 2). *Clin Nutr*, 2000, 19: 281 - 291.

7. Clinical practice guidelines for nutrition in chronic renal failure. K/DOQI, National Kidney Foundation. *Am J Kidney Dis*, 2000, 35: S1 - S140.

8. Cano NJ, Roth H, Aparicio M et al. Malnutrition in hemodialysis diabetic patients: evaluation and prognostic influence. *Kidney Int*, 2002, 62: 593 - 601.

9. Fouque D, Vennegoor M, ter Wee P et al. EBPG guideline on nutrition. *Nephrol Dial Transplant*, 2007, 22(Suppl 2): ii45 - 87.

10. Cano NJ, Aparicio M, Brunori G et al. ESPEN Guidelines on Parenteral Nutrition: Adult renal failure. *Clin Nutr*, 2009, 28: 401 - 414.

11. Cano NJ, Fouque D, Roth H et al. Intradialytic Parenteral Nutrition Does Not Improve Survival in Malnourished Hemodialysis Patients: A 2 - Year Multicenter, Prospective, Randomized Study. *J Am Soc Nephrol*, 2007, 18: 2583 - 2591.

12. Druml W, Mitch WE. Enteral nutrition in renal disease. in: Rolandelli RH. *Enteral and Tube Feeding*. 4th ed. Philadelphia: WB Saunders, 2003.

13. Druml W. Nutritional support in acute renal failure. //Mitch WE, Klahr S. *Nutrition and the Kidney*. Philadelphia: Lippincott Williams & Wilkins, 2002, 191.

14. Marine KA, Kasiske BL. Nutritional management of renal transplantation. //Kopple JD, Massry SG. *Nutritional management of renal disease*. Baltimore, USA: Williams and

Wilkins，1997，669 - 685.

15. Martins C，Pecoits-Filho R，Riella MC，Nutrition for the post-renal transplant recipients. *Transpl Proc*，2004，36：1650 - 1654.

16. Teplan V，Valkovsky I，Teplan V Jr，et al. Nutritional consequences of renal transplantation *Ren Nutr*，2009，19：95 - 100.

8.8　心肺疾病患者的营养支持

R Antonione

【学习目的】

- 了解营养不良的流行病学及诊断心肺疾病患者营养不良的重要性。
- 了解在这类患者中营养不良的病理生理过程及结局。
- 掌握营养方案的制订和效果监测。
- 了解未来可能的营养策略。

8.8.1　流行病学

蛋白质能量营养不良在慢性肺疾病和慢性心力衰竭（chronic heat failure，CHF）患者中很常见，以前它被认为是疾病发展过程中无法避免的结局，且很少作为医疗干预的目标。

肺部疾病

由于大多数的研究主要集中于慢性阻塞性肺疾病（chronic obstructive pulmonary disorder，COPD）的营养不良，我们将主要对此展开讨论。最近研究发现，25％～40％的慢性阻塞性肺病患者（当 FEV_1 ＜50％）会出现显著体重下降（过去 3 个月＞5％或＞10％的体重丢失）。具有正常 BMI 但去脂体重（FFM）下降的患者与那些低 BMI 且瘦体组织降低[1]的患者具有相似的死亡率。另一研究发现 17％～20％的患者为低 BMI（＜20 kg/m^2），而 38％～45％的患者出现了瘦体组织的减少。[2]

肌肉组织是呼吸功能、运动能力及生活质量的重要决定因素。FFM 与肌肉组织密切相关，需作为呼吸衰竭患者营养评价的金标准。FFM 可通过采用生物电阻仪进行人体成分分析及双能量 X 线吸光测定法来衡量。如果男性患者的 FFM 指数（$kgFFM/m^2$）＜16 kg/m^2，女性患者低于 15 kg/m^2，会被认为是瘦体组织减少。大约 15％的 COPD 门诊患者及康复门诊 35％的呼吸道疾病患者都表现出了瘦体组织的缺乏[3,4]（见图 8 - 3）。

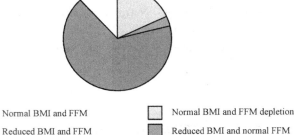

图 8-3　COPD 中不同类型缺乏的发生率

资料来源：Vermeeren MA，Creutzberg EC，Schols AM et al.，on behalf of the COSMIC Study Group. Prevalence of nutritional depletion in a large out-patient population of patients with COPD. Respir Med 2006,100：1349-1355

心血管疾病

因为缺乏统一的标准，对 CHF 患者的营养不良情况进行评估非常困难；但是据估计其发生率为 20%～70%。"心脏恶液质"，即 CHF 最严重的并发症，是指与之前正常的非水肿性体重相比，6 个月内丢失＞6% 的体重，发生率为 10%～16%。

恶液质是独立于年龄、功能性疾病分类、左心室射血分数及氧需求量之外，预测不良预后的独立因素。心脏恶液质患者 18 个月后的死亡率通常在 50%。这些患者普遍存在水肿和(或)细胞外液增加，因此，测定 FFM 十分重要。恶液质 CHF 患者不仅表现出 FFM 减少而且脂肪(能量储存)和骨组织丢失(骨质疏松)。另外，低白蛋白血症(发生率 20%～30%)与死亡风险增加 2 倍相关。基于上述原因，心脏恶液质的诊断仍有待完善，应不仅包括 FFM 丢失，还应纳入其他衡量蛋白质能量营养不良及炎症的指标[5]。

8.8.2　营养不良的病理生理学及结局

肺部疾病

营养不良的病理生理及结局见图 8-4。营养不良会损害骨骼肌有氧代谢，通过减少糖分解酶及氧化酶，导致磷酸肌酸及糖原的耗尽[6]。其后，乳酸酸中毒增加通气需求来加重呼吸肌负担。同时慢性低氧会通过刺激钙依赖蛋白水解来影响肌肉代谢，而且会增加活性氧化合物和细胞因子浓度。酸中毒还会通过泛素蛋白酶通路加快肌肉分解。[7]

能量消耗增加、膳食能量摄入不足、蛋白质合成与分解不均衡，所有这些因素都导致了患者重要部位的肌肉消耗。骨骼肌损伤和功能障碍、肌肉萎缩、结构改变(骨骼肌 2 型纤维的减少)、体重丢失和 FFM 下降，都是决定机体活动能力降低的重要因素。消耗状态的 COPD 患者血浆谷氨酰胺、谷氨酸、丙氨酸和亮氨酸等支链氨基酸浓度降低[8]。因此,氨基酸模式的修饰可能具有潜在的重要意义。此外,药物干预(如糖皮质激素)也可能是导致蛋白质和肌肉降解的部分原因,而 β 受体激动剂的作用仍不明确。激素的变化(胰岛素抵抗,睾酮减少)亦可能发挥了一定的作用,但仍需进一步证实。

慢性阻塞性肺病是一种低炎症状态。为了维持急性期介质的合成,肝脏对肌肉氨基酸的需求增加。另外,细胞因子对肌肉组织的直接作用也可导致 FFM 的减少[7]。大多数慢性阻塞性肺病患者是由于通气和系统性炎症增加能量需求引起 REE 增高。就像其他的系统性炎症疾病一样,COPD 似乎也与胰岛素抵抗和高血糖有关,并伴有代谢负担加重。

营养不良是 COPD 预后与死亡最重要的决定因素,而且 BMI 也被纳入了 BODE 指数。营养不良会导致呼吸肌力量、有氧代谢、表面活性物质合成及肺实质的弹力纤维减少,并引起呼吸困难和通气动力增加及脱离呼吸机的时间延长,所有这些都会增加死亡率并降低生活质量。营养不良相关免疫功能受损会削弱全身和肺部的防御机制,增加感染和死亡率。

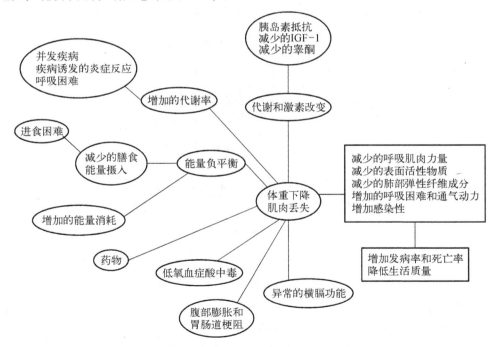

图 8-4 肺部疾病患者营养不良的病理生理及其结局

心血管疾病

心脏恶病质患者肌肉组织消耗的病理生理变化,与COPD患者相似,但仍有待明确。代谢、体液、神经内分泌及免疫系统异常是根本性的变化,且独立于心脏衰竭严重度的指标(图8-5)。恶液质CHF患者的特点包括:血清脑肠肽(ghrelin)、肾上腺素、去甲肾上腺素、皮质醇、肾素活性和醛固酮水平升高、低血钠和胰岛素抵抗。

氧化应激指标增高提示因老化、合并疾病、慢性炎症和内毒素所导致的"促氧化"活动增加。因营养不良、抗氧化维生素摄入减少和氨基酸缺乏,机体无法抵消由氧化产物导致的器官损害,进一步加重骨骼肌和心脏功能障碍。

心脏恶病质还与升高的血浆TNF-α水平有关,后者可引起食欲缺乏。食欲缺乏还可能源自药物的不良反应。疲劳和呼吸困难也会减少食物摄入,加重营养不良。肠道水肿引起吸收不良或蛋白丢失性肠病也可减少能量的有效摄入。恶液质CHF患者REE值升高,并随着疾病的严重程度而增加。营养不良所致心脏功能紊乱会引起骨骼肌肉血流长期受损,并伴有缺血缺氧。肌肉"麦角受体"的激活后引起内皮功能障碍,进而导致骨骼肌显著变化;胰岛素抵抗、细胞凋亡与上述消耗性进程共同加重了FFM的耗竭。矿物质、电解质和微量营养素缺乏(如低钙、维生素 B_1 或硒元素缺乏)除了影响心脏功能、也可能加剧消耗综合征[5]。

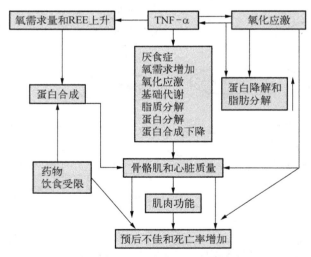

图8-5　导致心脏恶病质患者肌肉丢失的病理生理改变

营养过剩导致的肥胖、高脂血症、糖尿病和高血压是心血管疾病的主要危险因素。CHF患者可能会明显超重,但不同于营养不良,超重通常在较长的时间后才会产生严重的影响。因此,"反向流行病学"主要关注营养不良CHF患者不佳的短期存活率,而非营养过剩的患者。除外肺部疾病,营养不良事实上也是CHF的一个不良预后因素。营养不良会影响心室质量和射血、肌肉力量减退,进而影响血流动力学参数及交感神经活动;免疫功能受损导致感染几率增加;代谢改变伴随促炎反应和氧化应激,增加内皮损伤并导致促凝状态,进一步加重了心血管系统的负担[9]。

8.8.3 营养支持和干预

肺部疾病

慢性呼吸道疾病患者存在体重丢失和(或)运动效率下降,因此,营养支持十分重要。当 BMI 指数低于 21 kg/m²、在过去 6 个月内不明原因体重减轻≥10%或存在 FFM 或瘦体丢失时,需要考虑营养干预。首先考虑膳食指导(少食,多餐)和补充高能量营养制剂。慢性疾病状态下,饮食相关呼吸困难及有限的通气储备并不受营养补充剂的成分影响(高脂饮食与标准饮食无差异)。高脂膳食通常会增加早饱感、延迟胃排空,干扰横膈和胸部运动,增加氧和血红蛋白的去饱和度,从而增加呼吸负担。蛋白摄入量应达到 1%~−1.5 g/(kg·d)以刺激适度的蛋白质合成[10~12]。大量证据表明,运动前补充氨基酸(特别是谷氨酰胺)有利于呼吸肌,并可减少感染性并发症。[13]

除了水、电解质、矿物质和其他微量营养素的平衡外,还应特别注意维持血磷浓度(ATP 新陈代谢)。营养耗竭和系统性炎症密切相关。目前,关于 $n-3$ 多不饱和脂肪酸减轻 COPD 患者炎症反应的研究正在进行中。[11]

当 COPD 患者无法通过口服摄入足够热量时,有必要考虑营养支持,管饲肠内营养优先。[14]需要强调的是,单纯的营养补充并不能显著提高生活质量,还应制订周全的康复计划(力量训练和呼吸体操)。只有几者相结合,才能明显改善 FFM 和肌肉力量,降低死亡率(见图 8-6)。

疾病急性发作期

在急性呼吸衰竭、机械和(或)正压通气时,患者通常无法达到热量需求,需要接受营养支持。肠内营养与肠外营养相比会显著减少并发症。强烈推荐在机械通气 24~48 h 内开始肠内营养。急性状态下代谢参数可能会迅速变化,因此,营养支持配方显得更为重要。控制糖脂比有利于降低通气负担和二氧化碳的生成。与脂肪相比,碳水化合物氧化后会产生更多的二氧化碳。近期研究指出,每天摄入 150~250 g 葡萄糖,而脂肪供能占总能量的 30%~50%是接近理想比例的方案。这种情况下,大多使用高热量配方。急性状态总热量摄入为 20~25 kcal/kg,但在恢复期或脱机阶段可增加到(25~30 kcal/kg)。

当需要肠外营养时,包含中链和长链脂肪酸的混合乳剂更佳(脱机时间短、细菌感染几率减少)。低氧状态的患者,肠外脂肪输注速度过快[>3 mg/

(kg·min)〕会导致肺功能恶化,应保持低速输注。补充氨基酸有助于增加代谢率和呼吸动力,并可增加呼吸中枢对二氧化碳的敏感性[12, 16],因此,推荐蛋白质(氨基酸)摄入量应保持在 1～1.5 g/(kg·d)。机械通气患者细菌性肺部感染的风险升高。

补充谷氨酰胺可保护肺上皮并防止胃肠黏膜细菌移位,减少了重症患者败血症发生率;通常予以推荐[17]。添加鱼油($n-3$)、琉璃苣油和抗氧化剂的营养制剂可用于急性非重症患者。

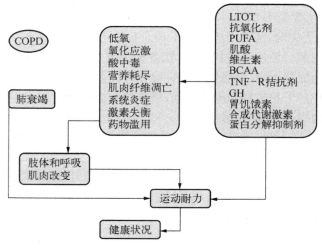

图 8-6 COPD 的治疗策略

心血管疾病

与肺部疾病患者相似,CHF 患者的营养干预也需要多学科的协作。CHF 营养不良具有多种病理生理改变,除了饮食指导、调整膳食模式外,必要时使用口服或管饲补充,营养推荐量往往取决于并发疾病或共患疾病。近期提出的一些新的治疗观点见表 8-11[12]。最有希望的方法是添加氨基酸、抗炎及抗氧化的口服营养补充剂。通过 MRI 测定心室质量,已经证实了补充支链氨基酸(BCAA)可以防止缺乏运动所致的心肌萎缩。蛋白摄取和 BCAA 补充刺激了骨骼肌和心肌[18]的蛋白合成,减少蛋白分解和氮丢失。有证据表明,2 型糖尿病患者心肌蛋白合成抑制及蛋白分解增加,因此,心脏的氨基酸代谢受损。轻中度心功能异常的 2 型糖尿病患者,补充氨基酸及采用 ACE 抑制剂治疗可以减少左心室扩张并改善心脏功能。其可能的机制是增加了谷氨酸和能量底物,有利于将生化能量转化为机械收缩。[19]

表 8－11　治疗心脏恶液质可能的营养素和药物

营养素补充	药　　物
氨基酸补充	NSAIDs
抗氧化维生素	抗 TNF－α 因子
● 维生素 E	沙利度胺
● 维生素 C	他汀类
● 维生素 A/胡萝卜素	ACE 抑制剂/ARBs
其他的抗氧化剂	合成代谢类固醇
n－3 脂肪酸	其他皮质类固醇
● α－亚麻酸	甲地孕酮
琉璃苣油、菜籽油	甲羟孕酮
● EPA,DHA	己酮可可碱
鱼油	赛庚啶
肉碱	卓那比醇
N-乙酰半胱氨酸	皮质素抑制剂
	β阻滞剂

　　炎症和氧化应激是 CHF 高死亡率的重要预后因素。抗氧化剂在这些患者的应用仍有待进一步研究,目前并无随机试验的结果证实补充抗氧化剂可以改善营养状况或临床结局。

　　ACE 抑制剂、血管紧张素受体阻滞剂、卡维地洛,他汀类,抗氧化维生素(维生素 E 和维生素 C)等作为潜在的抗氧化剂治疗 CHE 仍有待评估。

　　己酮可可碱具有重要的抗炎作用(减少细胞因子介导的一氧化氮合成通路,抑制 TNF－α 和核因子 κB 的生成,减少急性期体重丢失和肌肉蛋白消耗)。一些研究(但存在方法学限制)显示己酮可可碱可减轻心肌功能异常(提供射血分数),改善 CHF 患者和恶液质的临床预后。己酮可可碱无法单独纠正 CHF 的分解代谢状况,然而与营养制剂、抗炎症和抗氧化制剂共同使用可能会有协同作用。

　　因为厌食是导致营养不良的重要因素,应用食欲刺激药物(尤其那些具有抗炎作用的药物,如甲地孕酮)可能具有潜在的效果,但是此类药物往往有严重的不良反应(增加血栓形成和脑血管意外的发生风险),往往不宜常规使用。一些促合成的药物可能有利于心脏恶液质的肌肉质量,例如生长激素(GH)、胰岛素样生长因子 1(IGF－1)或两者合用,但是研究结论却出人意料。

　　ghrelin 可能会改善 CHF 患者的心室功能,减少系统血管阻力,增加心输出量。ghrelin 及其受体激动剂将来可能会成为新的治疗方法。[20]

【小结】

　　营养不良是 COPD 患者重要的预后指标,因此,营养评估十分重要。具有风险的患者(BMI<21 kg/m²;6 个月无意识的体重丢失>5%或 12 个月>10%;去脂体重减少)应进行营养支持,但是如果没有完整的康复计划,单独的营养干预很难见效。调整饮食习惯非常重要,包括制订个体化的能量摄入计划(避免摄入过多的能量以免加重代谢负担,产生过多的二氧化碳)以及少食多餐(减少餐后呼吸困难和早饱)。高脂膳食与普通或高碳水化合物配方相比并无益处。建议蛋白质摄入量为 1～1.5 g/(kg·d)。在 COPD 急性发作期,间接能量消耗测定是正确估计热卡需求的最佳方法,有助于避免代谢负担和过多的二氧化碳生成。现在常用的能量推荐量为:急性期 20～25 kcal/(kg·d),恢复期 25～30 kcal/(kg·d),含葡萄糖 150～250 g/d,蛋白质 1～1.5 g/(kg·d),脂肪功能 30%～50%。对于机械通气患者,添加中/长链脂肪和 $n-3$ 脂肪酸的肠内配方可能有益。

CHF 患者营养不良的诊断是非常重要的,因营养不良预示了不良结局,但是患者存在细胞外液增加往往难以发现,通常需要正确的评估 FFM。心脏恶液质存在复杂的病理生理过程,单纯的营养干预很难纠正营养不良,应当采用多学科协作的方式。目前推荐的干预措施主要包括合理的饮食指导、最佳的膳食模式、口服营养补充剂或必要时鼻饲,但是能量和蛋白需求通常取决于伴发疾病。具有抗炎、抗氧化作用的氨基酸可能是未来有效的治疗方法。

───────── 推荐阅读文献 ─────────

1. Vestbo J, Prescott E, Almdal T et al. Body mass, fat-free body mass, and prognosis in patients with chronic obstructive pulmonary disease from a random population sample: findings from the Copenhagen City Heart Study. *Am J Respir Crit Care Med*, 2006, 173: 79 - 83.

2. Vermeeren MA, Creutzberg EC, Schols AM et al. on behalf of the COSMIC Study Group. Prevalence of nutritional depletion in a large out-patient population of patients with COPD. *Respir Med*, 2006, 100: 1349 - 1355.

3. Schols AMWJ, Broekhuizen R, Weling-Scheepers CAP, Wouters EFM. Body composition and mortality in COPD. *AJCN*, 2005, 82: 53 - 59.

4. Lerario MC, Sachs A, Lazaretti-Castro M et al. Body composition in patients with chronic obstructive pulmonary disease: which method to use in clinical practice? *Br J Nutr*, 2006, 96: 86 - 92.

5. Anker S, Sharmab R. The syndrome of cardiac cachexia. *Int J Cardiology*, 2002, 85: 51 - 66.

6. Jagoe RT, Engelen MPKJ. Muscle wasting and changes in muscle protein metabolism in chronic obstructive pulmonary disease. *Eur Resp J*, 2003, 22(Suppl 46): 52 - 63.

7. Godoy I, Campana AO, Geraldo RR et al. Cytokines and dietary energy restriction in

stable chronic obstructive pulmonary disease patients. *Eur Respir J*, 2003, 22: 920 - 925.

8. Engelen MPKJ, Schols AM. Altered amino acid metabolism in chronic obstructive pulmonary disease: new therapeutic perspective? *Cur Opin Clin Nutr Metab Care*, 2003, 6: 73 - 78.

9. Kalantar-Zadeh K, Block G, Horwich T, Fonarow G. Reverse Epidemiology of Conventional Cardiovascular Risk Factors in Patients With Chronic Heart Failure. *J Am Coil Cardiol*, 2004, 43: 1439 - 1444.

10. Creutzberg EC, Wounters EFM, Mostert R et al. Efficacy of nutritional supplementation therapy in depleted patients with chronic obstructive pulmonary disease. *Nutrition*, 2003, 19: 120 - 127.

11. Ferreira IM, Brooks D, Lacasse Y et al. Nutritional supplementation for stable chronic obstructive pulmonary disease. *Cochrane Database Syst Rev*, 2005, 18(2): CD000998.

12. Anker SD, Iohn M, Pedersen PU et al. ESPEN Guidelines on enteral nutrition: cardiology and pulmonology. *Clin Nutr*, 2006, 25: 311 - 318.

13. Vermeeren MA, Wouters EF, Geraerts-Keeris AJ, Schols AM. Nutritional support in patients with chronic obstructive pulmonary disease during hospitalization for an acute exacerbation: a randomized controlled feasibility trial. *Clin Nutr*, 2004, 23: 1184 - 1192.

14. Koretz RL, Avenell A, Lipman TO et al. Does enteral nutrition affect clinical outcome? A systematic review of the randomized trials. *Am J Gastroenterol*, 2007, 102: 412 - 429.

15. Nici L, Donner C, Wouters E et al. ATS/ERS Pulmonary Rehabilitation Writing Committee. American Thoracic Society/European Respiratory Society statement on pulmonary rehabilitation. *Am J Respir Crit Care Med*, 2006, 173: 1390 - 1413.

16. Hallin R, Koivisto-Hursti UK, Lindberg E, Janson C. Nutritional status, dietary energy intake and the risk of exacerbations in patients with chronic obstructive pulmonary disease (COPD). *Respir Med*, 2006, 100: 561 - 567.

17. Biolo G, Zorat F, Antonione R, Ciocchi B. Muscle glutamine depletion in the intensive care unit. *Int J Biochem Cell Biol*, 2005, 25: 210 - 223.

18. Dorfman T, Levine B, Tillery T et al. Cardiac atrophy in women following bed rest. *J Appl Physiol*, 2007, 103: 8 - 16.

19. Sconamiglio R, Negut C, Palisi M et al. Effects of oral amino acid supplements on cardiac function and remodeling in patients with type Ⅱ diabetes with mild-to-moderate left ventricular dysfunction. *Am J Cardio*, 2008, 101(Suppl): 111E - 115E.

20. Kalantar-Zadeh K, Anker S, Horwich T, Fonarow G. Nutritional and anti-inflammatory interventions in chronic heart failure. *Am J Cardiol*, 2008, 101(Suppl): 89E - 103E.

8.9 急性和慢性胰腺炎的营养支持

R Meier,L Sobotka

【学习目的】

- 了解胰腺分泌的生理和病理生理特点及其对营养素消化吸收的影响。
- 熟悉急性胰腺炎的液体疗法。
- 掌握急性胰腺炎早期肠内或肠外营养支持的优缺点。
- 掌握慢性胰腺炎患者的营养支持。

8.9.1 概述

胰腺两种主要炎性疾病是急性和慢性胰腺炎。在这两种情况下,营养物质的消化和吸收受到短期或永久性损害,其营养支持方法各不相同。正常情况下,胰腺在消化和吸收营养素方面扮演重要的角色,而胰腺功能受损将会对机体产生不良的影响。急性和慢性胰腺炎均会存在营养素的缺乏。急、慢性胰腺炎均能导致营养不良,前者是由于全身炎症反应引起的急性代谢应激造成,后者则主要由于疼痛、营养物质消化和吸收减少引起。

对于急性胰腺炎患者而言,给予充足的液体和营养是一个主要问题。虽然我们对代谢、临床营养和干预的认识已有了很大提高,但对于如何给急性胰腺炎患者合理营养治疗却依然存在很多分歧。很多年以来,教科书一直提出经口或肠内营养对急性胰腺炎有害的观点,认为进食会刺激胰腺的外分泌,继之发生自身消化。但同时,大家也知道那些病程长、并发症多的坏死性胰腺炎患者会发生营养不良。当然也有人质疑早期肠道喂养是否能真正改变无并发症急性胰腺炎患者的结局。总之,虽然现有依据足以让我们建立急性胰腺炎合理化治疗方案,但由于各自经验和收治患者不同,很多方面仍存在争议。

慢性胰腺炎的发展过程中,酶的分泌逐渐减少。如果大于90%的胰腺组织被破坏,脂肪泻和氮溢将导致消化不良。慢性胰腺炎的后期,由于胰腺中产生胰岛素的β细胞的破坏将导致糖尿病的发生。

8.9.2 急性胰腺炎

急性胰腺炎有轻度到重度不同程度表现,并伴有局部和全身并发症。急性胰腺炎涉及全身免疫炎症反应,与周围胰腺组织的自身消化,累及胰腺周围组织和远处脏器有关。

男性酗酒以及女性胆结石是引起急性胰腺炎的最主要原因,其机制尚不完全清楚。

急性胰腺炎的主要病理过程是炎症,水肿和胰腺组织坏死,同时发生胰腺以外器官的炎症和损伤[1]。

80%的患者是轻度水肿性胰腺炎,而20%～25%是重度坏死性胰腺炎。

轻中度胰腺炎的死亡率很低(1%),但是重度胰腺炎的死亡率为19%～20%[2]。如果胰腺坏死大于50%,死亡率接近50%。发生败血症时,死亡率可以上升到80%[3]。接近一半的急性胰腺炎发生死亡的时间为发病后2周内,主要死因为器官衰竭。剩余50%的患者死亡时间为发病后数周至数月内,主要原因为与坏死感染相关的器官衰竭。

营养支持对重度坏死性胰腺炎是必需的,因为这些患者很快会出现营养缺乏。如果患者在发病之前已经存在营养不良将更加致命。

8.9.2.1　结果预测

胰腺炎的严重程度和营养状况是预测急性胰腺炎结局的2个主要因素。

评价急性胰腺炎的程度

评价预后的评分系统,包括临床表现(Ranson 评分;Glasgow 评分;APACHE Ⅱ 评分;Atlanta 分类),实验室检查和影像学检查[4~7]。Atlanta 分类对急性胰腺炎的严重程度进行评估,主要基于临床表现。

(1) Ronson 评分≥3 分(见表 8 - 12)[6]。

(2) APACHE Ⅱ 评分≥8 分。

(3) 出现器官功能衰竭的证据。

(4) 胰内的病理表现(坏死性或间质性胰腺炎)。

表 8 - 12　评估急性胰腺炎严重程度的 Ranson 评分标准[6]

入院时标准
年龄>55 岁
WBC>16.0～109/L
血糖>10 mmol/L
乳酸脱氢酶(LDH)>350 IU/L
AST>250 IU/L
48 h 后标准
血球比容下降>10%
BUN 增加>1.8 mmol/L
钙<2 mmol/L
PaO₂<60 mmHg
碱缺失>4 mmol/L
体液隔离>6 L

这种分类很有用,因为它还可以比较不同的临床试验和方法。急性胰腺炎影像学的严重程度评估主要根据 Balthazer 评分。严重程度的预测主要根据 CT,包括是否存在坏死(见表 8-13)[7]。具体的评价方法见下。

(1)在静脉造影及 CT 增强显示坏死,如果>50%的腺体受到影响表明胰腺受到了严重损伤。

(2)血浆 CRP 浓度是非常有用的指标,其浓度和预后无关。在 2~4 d CRP 水平最高超过 210 mg/L 或第 1 周>120 mg/L 可作为多因素评分系统的预测指标[8]。

表 8-13 Balthazar 的 CT 评分

CT 评分		胰腺坏死百分数
A=0	胰腺正常表现	
B=1	胰腺局部或弥漫性扩大	<33%=2
C=2	胰腺异常表现伴轻度胰旁炎症改变	33%~50%=4
D=3	一处液体积聚(通常在前肾旁间隙)	>50%=6
E=4	两处或更多胰腺周围液体积聚或有胰腺积气,胰旁炎症	
总分=CT 评分(0~4)+坏死(0~6)		

营养状况

营养不良和肥胖常见于急性胰腺炎患者中。众所周知,这是发生并发症和较高死亡率的危险因素。营养不良见于 50%~80%的长期酗酒者,而乙醇是急性胰腺炎患者(30%~40%)的主要发病因素[9]。

进行有效的营养支持和在入院时以及疾病过程中评价急性胰腺炎的严重程度和营养状况是非常重要的,是为急性胰腺炎患者制订营养干预方案所必需的。

8.9.2.2 营养和液体疗法的生理学和病理生理学基础

急性胰腺炎会发生许多特异性和非特异性的代谢改变。各种促炎细胞因子增加了基础代谢率,导致能量消耗增加。静息能量消耗的变化与疾病严重程度和病程有关。如果患者存在败血症,80%的患者蛋白质分解代谢增加,营养素的需要量增加,长时间的负氮平衡将导致不良的结局[10]。负氮平衡是否是影响结局的主要因素目前还不清楚。氮平衡和结局的关系可能仅仅反映了氮平衡和疾病严重程度的关系。目前仍然缺乏根据疾病严重程度进行分层的研究。

碳水化合物代谢

急性胰腺炎患者的糖代谢由能量需求增加而决定的。内源性糖原异生增加是严重炎症反应的结果。葡萄糖是一种重要的能源来源,可以部分抵消因蛋白质降解而产生的内源性糖异生。这可以一定程度减少蛋白质分解的有害和不必要的影响[11]。葡萄糖氧化的最大速率是约 4 mg/(kg・min)。补充过多的葡萄糖是有害的(甚至是种浪费),因为其增加了脂肪生成。此外,将会发生高血糖和高碳酸血症。高血糖是感染和代谢性并发症发生的危险因素。因此有必要监测血糖。

蛋白质代谢

急性重症胰腺炎患者常存在蛋白质需要量增加和负氮平衡。应尽量减少蛋白质的丢失,尤其有并发症和病程较长的患者。如果存在败血症,大多数患者处于高代谢的状态。负氮平衡将导致不良的结局。一些急性胰腺炎患者氮的丢失达到 20~40 g/d。

脂肪代谢

高脂血症在急性胰腺炎的患者中较常见。脂肪代谢改变的具体机制目前尚不完全清楚。急性发作后,血清脂肪浓度回到正常水平。一些严重高脂血的患者会发生急性胰腺炎[12]。

液体紊乱

急性早期,轻型胰腺炎与将向重症发展的胰腺炎之间的界线并不明显。尤其是在这一时期,大量液体进入组织间隙导致血容量减少,虽然临床上不一定有血压下降,但研究证明胰腺和内脏器官微循环已出现了障碍。甚至有研究显示,胰腺炎起始阶段,胰腺血流就锐减 73%,由此产生的局部缺血可能会导致腺泡细胞功能紊乱,随后出现由溶酶体水解酶引起的细胞内消化酶激活,以及由轻度胰腺炎发展为胰腺实质坏死。内脏血流灌注不足的另一个后果是肠道损伤。屏障功能受损可能会导致随后的感染并发症和多器官功能衰竭的发生。众多证据表明,早期液体复苏可以预防这些紊乱状态的发生。例如,在胰腺炎犬类动物研究表明,持续 4 h以 6.5 ml/(kg・h)的速率输注乳酸林格液可以防止血流量减少[13]。

8.9.2.3　急性胰腺炎的治疗

早期液体疗法

在急性胰腺炎发生和发展过程中,血容量不足所致的脏器缺血是非常重要的因素[13,14]。最近研究表明,早期液体疗法可以降低急性胰腺炎患者的死亡率[15]。所以当患者出现腹痛、CRP 和淀粉酶升高都应怀疑可能发展为重症胰腺炎。这时需要立即采取措施,按以下方案进行严密监护和治疗。

(1) 氯化钠和乳酸林格液应以 1~2 L/h 的速度开始输注,保持尿量在 100~200 ml/h。

(2) 如果输液 2~4 L 后,尿量仍少,则应留置导尿。

(3) 如果尿量没有增加,则应放置中心静脉导管进行输液和测量中心静脉压。

(4) 输液量(氯化钠和乳酸林格液)应根据尿量和中心静脉压变化,以每日 6~

10 L 或更快的速度给予。

（5）在开始 3 d 内,患者体内液体和钠的累积量可分别达到 6～12 L 和 600～1 200 mmol(见图 8－7)。

（6）以后治疗中,可经常观察到明显的液体量和钠浓度变化,同时伴临床症状改善(如肠蠕动恢复、CRP 和淀粉酶水平下降)。

（7）急性重症胰腺炎伴有液体潴留,除非采取相应治疗措施,否则水肿将持续存在。

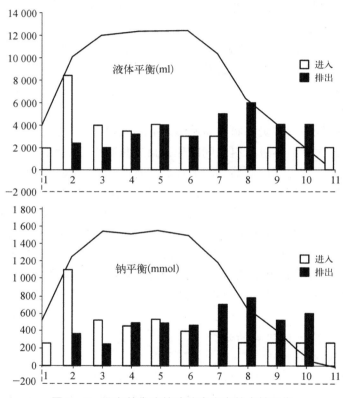

图 8－7　没有并发症的胰腺炎患者的水钠平衡

8.9.2.4　营养支持

能量和宏量营养素的需要量

急性胰腺炎患者处于高代谢状态。疾病越严重,代谢越高。静息能量消耗在这些患者中各不相同;报道显示是能量消耗预测值的 77％～158％[16]。如果存在败血症或多器官功能衰竭,静息能量消耗明显增加。

研究显示,用 Harris-Benedict 公式计算重症急性胰腺炎患者的能量消耗不够敏感。在这些患者中,用间接能量仪进行测定可以避免过度喂养和喂养不足。对肠内和肠外营养而言,推荐 25～35 kcal/(kg·d),以避免过度喂养和高血糖出现。

血糖水平应不超过 10 mmol/L。推荐使用胰岛素,但是其剂量应不高于 4～6 IU/h。葡萄糖氧化受损率并不能因使用胰岛素而正常化。通常情况下,碳水化合物的推荐量是 3～6 g/(kg·d)。

理想的蛋白摄入量是 1.2～1.5 g/(kg·d)。肾衰竭和严重肝脏衰竭的患者需要减少蛋白质的摄入量。

脂肪乳剂的使用剂量可至 2 g/(kg·d),但是必须仔细监测血三酰甘油水平。三酰甘油的可耐受量最高为 12 mmol/L。然而,血浆三酰甘油浓度应<3～4 mmol/L,否则高三酰甘油症会引起代谢问题(见第 5.3 章节,表 8 - 14)。

表 8 - 14　重症胰腺炎营养支持推荐量

营养物质	推 荐 量
能量	25～35 kcal/(kg·d)*
蛋白质	1.2～1.5 g/(kg·d)
碳水化合物	3～6 g/(kg·d)*,根据相应的血糖浓度调整(目标:<10 mmol/L)*
脂肪	最多 2 g/(kg·d)*,根据相应的血三酰甘油浓度调整(目标:<3 mmol/L)*

*应避免过度营养,特别是肥胖患者。如有可能可按患者实测的静息能量消耗给予营养

全肠外营养(total parenteral nutrition,TPN)可以避免胰腺外分泌。一些前瞻性随机临床研究比较急性胰腺炎患者肠内营养和肠外营养支持的效果[17～23],结果显示,对轻中度急性胰腺炎患者的临床结局没有明显影响[20,21]。TPN 没有改变疾病过程,但是价格昂贵,导管相关感染并发症更多,住院时间更长。近来研究越来越清楚地显示,这些并发症和过度喂养有关。Van den Berghe 等研究显示,无论营养支持采用何种方式,用胰岛素控制高血糖可以降低危重患者的死亡率[24]。近来,营养支持策略从肠外营养转为肠内营养。肠内营养降低急性胰腺炎患者的代谢和减少瘦体组织的丢失,可调节急性相反应和通过下调内脏细胞因子反应减少内脏蛋白质代谢[25](见表 8 - 15)。

表 8 - 15　早期肠内营养的益处

维持肠道的完整性(减少细菌易位)
改善全身免疫(下调免疫反应)
减轻氧化应激
减轻疾病的严重程度
促进疾病恢复的进程
降低并发症[降低发生感染的风险和降低需要外科干预的风险;缩短住院时间;减少发生多器官功能衰竭的风险(可能)]

　　一些研究对重症急性胰腺炎患者应用肠内营养和肠外营养进行比较,结果与轻中度胰腺炎不同。Kalfarentzos进行了第一项前瞻性研究,患者在入院48 h以内,分为肠内或肠外营养支持组,肠内营养通过鼻肠管给予半要素膳,结果显示:肠内营养对疾病无不良影响,且患者耐受良好,更重要的是,肠内营养组的患者感染性并发症、总的并发症发生率均低于全肠外营养组,应用TPN患者的治疗费用是应用肠内营养患者的3倍[22]。其他研究也支持这些结果[20~23]。Windsor等[20]的一项比较PN与EN的研究显示尽管CT检测发现胰腺损伤没有明显改善,但EN可以减轻急性胰腺炎的急性相反应,改善疾病严重程度和临床结果。肠内营养组的全身炎症反应综合征(systemic inflammatory response syndrome, SIRS)和败血症的发生率均下降,可以得到较好的临床结局(根据APACHE Ⅱ评分和CRP)。Abou-Assi等对156例开始给予静脉补液和止痛药治疗的急性胰腺炎患者进行研究,对于能迅速恢复的患者给予口服喂养,其他患者随机经鼻空肠管给予肠内营养或TPN。75%的患者通过口服疗法得到改善,并在4 d内出院。随机入肠内营养组治疗组的患者治疗时间较短(6.7 d vs. 10.8 d),代谢降低,并且败血症并发症减少。此外,肠外营养组患者应用胰岛素治疗高血糖明显增加[21]。Petrov等对466名中的70名急性胰腺炎患者进行研究,随机给予肠外营养和肠内营养,结果显示肠内营养优于肠外营养,降低了并发症的发生率,减少了单个或多器官衰竭和死亡率[23]。

　　急性胰腺炎患者应首先尽早试用肠内营养。McClave等[26]的meta分析显示,应用肠内营养可以明显降低感染的发生率,缩短住院时间,和肠外营养相比可以减少器官衰竭的发生,而对死亡率没有影响。

轻中度胰腺炎的营养支持

　　没有证据表明营养支持(肠内或肠外)对轻度胰腺炎有益[27]。肠内营养对5~7 d可以恢复正常饮食的患者是不必要的(ESPEN指南,等级B)。

　　在5~7 d内给予肠内营养或肠外营养是无益的,目前也不推荐(ESPEN指南,等级A)。早期肠内营养对已经存在重度营养不良和5~7 d不能恢复饮食的患者是重要的。图8-8显示了轻中度胰腺炎患者的治疗方案。

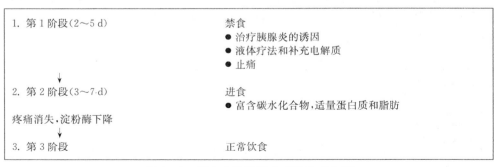

图8-8　轻中度胰腺炎患者的治疗方案

重症急性胰腺炎的营养支持

有严重胰腺炎伴并发症或需要手术治疗的患者,需要早期营养支持以防止营养不良引起的不良反应。如果可能的话,重症坏死性胰腺炎首先给予肠内营养(《ESPEN 指南》,等级 A)[27]。近 10 年,急性胰腺炎的营养支持策略发生了改变。营养管理已经从肠外营养转为肠内营养,后者降低代谢和减少瘦体组织丢失,调节急性相反应,维持内脏蛋白质代谢,下调内脏细胞因子反应[20]。此外,研究显示肠内营养应用安全且耐受性良好。一些前瞻性随机临床研究比较了肠内营养和肠外营养在重症急性胰腺炎患者中的应用[16]。重症坏死性胰腺炎患者常常不能实现全肠内营养不足部分需要联合应用肠外营养。通常,联合营养支持可以使患者达到营养目标。如果可以避免高三酰甘油血症的发生,肠外营养中应用脂肪乳剂是安全的[27]。重症胰腺炎患者的营养治疗方法见图 8-9。

● 对那些重症、有并发症或需外科手术治疗的患者,应予早期营养支持以预防由营养缺乏带来的不良后果。

— 先从液体疗法开始
— 随后尽量通过空肠早期给予多聚膳、要素膳,或免疫增强配方,连续 24 h 以上的肠内营养
— 当肠内营养出现不良反应或能量不够时,可联合应用肠外营养
— 当肠内营养无法实施时(如长时间的肠麻痹),应予 TPN,同时根据耐受性可经空肠连续给予少量的要素膳(≤10～30 ml/h)
● 如能避免高甘油三酯血症,静脉输注脂肪乳剂是安全的。

图 8-9　重症胰腺炎患者的营养治疗

喂养途径

营养支持的途径(肠内/肠外营养)要根据患者的情况而定。大多数患者可以进行管饲,但是一些患者需要联合应用肠外营养(《ESPEN 指南》,等级 A)。一些前瞻性研究已经证实空肠喂养在大多数急性胰腺炎患者中是可行的[24]。空肠喂养管能放置在远端屈氏韧带,可以在 X 线或内镜引导下进行置管。通常空肠管耐受良好[18,28～30]。鼻饲管近端移位和随后的胰腺刺激加重急性胰腺炎的情况很少发生[31]。部分性肠梗阻不是肠内营养禁忌证,因为这些患者通常可以耐受持续低流量的空肠营养。可以使用一些单腔或多腔的喂养管。对一些需要手术治疗的胰腺炎患者,可在术中留置空肠管便于术后给予营养支持[32]。

急性胰腺炎应该选择何种配方?

许多研究中多使用肽类配方,显示了较好的结果(《ESPEN 指南》,等级

A)[27]。近来,多聚配方也在大多数机构中应用。研究显示肽类配方和多聚配方在临床结局的比较中无明显差异[33]。通常开始时使用多聚配方,如果出现不耐受,试用短肽配方。一些临床试验中应用了添加免疫调节物质的(谷氨酰胺、精氨酸、ω-3多不饱和脂肪酸)配方或益生元和益生菌[26]。到目前为止,上述研究并未得到验证,因此并不推荐使用这些配方。益生元和益生菌可以防止细菌易位的观点非常引人注意。Olan等的两项研究比较了肠内补充益生菌对急性重症胰腺炎患者的有效性[34,35]。第一项研究,22例患者补充活的乳杆菌和燕麦纤维,23例患者使用同样的配方并添加热灭活的细菌。研究发现活菌组阳性培养结果较少,抗生素使用和胰腺感染下降,外科治疗减少($P=0.046$)。此外,住院天数也缩短(13.7 d对21.4 d)[34]。第二项研究,随机选择了62例鼻空肠管喂养的急性胰腺炎患者,29例患者仅接受含有纤维素的肠内营养,34例患者除了含纤维素肠内营养外,还添加了4种乳杆菌,治疗组的并发症发生率降低($P=0.049$)。对照组多器官功能衰竭,胰腺脓毒性并发症,手术治疗和死亡率高于治疗组[35]。这些结果在Besselink等进行的大样本多中心对照研究的报道出现前是振奋人心的[36]。他们对298例急性重症胰腺炎患者进行了研究,随机分为安慰机组和益生菌组(添加4种乳杆菌和2种双歧杆菌)。两组均经鼻空肠管给予了含多种纤维的肠内营养液。益生菌组和安慰剂组比较,感染的发生率无统计学差异(30%对28%)。不幸的是,益生菌组的死亡率更高(16%对6%),有9例患者出现了肠缺血。这些并发症是由于添加了益生菌引起的,还是有其他潜在的原因,目前还不清楚。这两组尚未进行全面的比较。入院期间器官功能衰竭在益生菌组较安慰剂组多(27.0%对16.0%;$P=0.02$)。肠缺血更常发生在应用加压素治疗时。益生菌组应用加压素治疗比安慰剂组更多;这可能是造成肠缺血的一个原因。在Besselink的研究中,只添加益生元组没有不良事件发生与Karakan的研究结果一致[37]。他们发现在急性重症胰腺炎患者中,通过鼻空肠管补充益生元和纤维素,和对照组比较,缩短了住院时间和营养治疗时间,减低了急性期反应,减少了并发症。目前,益生菌尚未在急性重症胰腺炎患者中推荐应用,需要更多的临床试验来证实其安全性和有效性。

一些研究关注了TPN中添加ω-3多不饱和脂肪酸和谷氨酰胺。Wang等研究发现补充ω-3多不饱和脂肪酸患者EPA水平升高,CRP水平下降,在肠外营养应用5 d后,氧合指数好于对照组。此外,持续肾替代治疗的天数明显减少[38]。所有关于谷氨酰胺的研究均得到有效的结果[26]。最近Fuentes-Orozco等[39]的研究也证实了这一点。谷氨酰胺组血清IL-10水平,淋巴细胞计数,细胞亚群计数,血清白蛋白水平明显升高。谷氨酰胺组呈现正氮平衡,而对照组为负氮平衡。对照组感染的发生率更为常见。两组住院时间和死亡率无差异。可在急性重症胰腺炎患者的肠外营养中添加 ω-3 多不饱和脂肪酸和(或)谷氨酰胺。

胃和空肠喂养

是否必须进行空肠喂养目前尚无定论。就胰腺外分泌最小化而言,支持空肠喂养。刺激胰腺分泌是否影响临床结局还存在争议。最近,发表的两项随机研究对鼻胃管和鼻空肠管在急性重症胰腺炎患者的应用进行了比较[40,41]。在这些研究中,鼻胃管和鼻空肠管都是安全的,两组间疼痛、需要镇痛、血清 CRP 水平和结局均无差异。如果使用多腔管,可以尝试通过胃的端口进行管饲。如果有困难,可以转到空肠的端口。有理由在更多的临床试验中应用这种方法。

口服喂养

关于口服喂养的研究很少。一旦胃幽门梗阻已经解决,无疼痛以及并发症得到控制,可以逐步尝试进行普食和(或)口服补充剂。如果口服摄入增加,则可以逐渐减少管饲的量。仅有 2 项关于口服喂养方面的研究[42,43]。Levy 等的研究显示,21%的患者在头两天经口进食后有疼痛复发。血清脂肪酶浓度在正常范围上限 3 倍以上,并且在开始口服后 Balthazar CT 评分较高被确定为疼痛复发的危险因素[42]。

胰腺炎术后的营养支持

一些小规模的研究证实术后可以通过空肠管进行管饲[29,32,44]。Hernandez-Aranda 等研究发现术后进行肠外营养和通过空肠营养管给予肠内营养的患者之间无差异[44]。此外,经过手术治疗的急性重症胰腺炎患者,长期通过空肠管进行肠内营养是安全的,且无营养风险[32]。总之,需根据患者临床状况和疾病的过程制订术前营养支持方案。

【小结】

75%~80%的轻中度急性胰腺炎患者不需要特别的营养支持。如果患者没有疼痛和胃肠道紊乱可以在几天后开始早期口服。没有证据表明特殊肠内制剂和肠外营养支持对这些患者有益。目前尚缺乏对已存在严重营养不良患者推荐的营养支持方案。

存在并发症,或需要手术治疗的重症胰腺炎患者需要进行早期营养支持。对于重症胰腺炎患者,需要放置空肠营养管,如果肠内营养不足则需要补充肠外营养。以下几个问题仍需通过研究予以明确:① 营养治疗的最佳时机。② 营养支持的最佳方式(口服,胃、空肠或肠外营养)。③ 最佳营养配方(半要素配方,多聚配方,免疫增强配方,益生元和益生菌)。应根据患者入院时营养状况进行分层研究。

8.9.3　慢性胰腺炎

慢性胰腺炎是一种炎症性疾病,导致胰腺解剖结构不可逆转的改变和损害,包括炎性细胞的浸润,纤维化和钙化。乙醇是 60%～70% 的慢性胰腺炎患者的主要致病因素。

慢性胰腺炎的诊断是基于影像学显示胰导管的变化(腹部超声、超声内镜、ERCP、磁共振、CT)[45]。

慢性胰腺炎患者由于胰酶分泌减少,病程中可出现脂肪泻和蛋白质(氮)泻,脂肪泻可引起脂溶性维生素缺乏。腹痛和糖耐量异常则可能干扰营养支持的实施。胰酶分泌减少和腹痛是引起营养不良和体重下降的主要原因。蛋白质能量营养不良经常发生在慢性胰腺炎的后期,部分原因是由于疼痛引起的厌食和持续酗酒。30%～50% 的慢性胰腺炎患者静息能量消耗增加[46]。

慢性胰腺炎的营养治疗

宏量营养素的消化不良是引起慢性胰腺炎患者进行性营养和代谢损害的主要原因。需根据患者消化不良的程度和营养状况进行营养干预。

对慢性胰腺炎患者进行营养状态的评价是必要且容易实现的。进行性体重下降,体质指数,人体测量和一些实验室检测是非常有用的指标。此外,一些营养筛查评分(例如 SGA、ESPEN-NRS、MNA)可以用来评估存在营养不良和发生并发症风险的患者[47~50]。营养干预的目标是通过减少消化和吸收不良来预防营养不良。

通过饮食指导和补充胰酶来治疗外分泌不足[51]。约 80% 患者通过应用止痛药,膳食指导,胰酶补充剂得到控制;10%～15% 的患者需要口服营养支持;5% 的患者需要管饲肠内营养;约 1% 的患者需要肠外营养支持(《ESPEN 指南》,等级 B 和 C)。

足够的营养治疗和缓解疼痛能够有效地改善营养状况。通常,餐后疼痛减轻后能量的摄入量增加。

膳食建议的第一条是禁酒。此外,因为静息能量增加,所以需要补充足够的能量,每日 4～5 餐。食物应该富含碳水化合物和蛋白质。如果患糖尿病应限制碳水化合物的摄入。蛋白质 1.0～1.5 g/(kg·d)且可以耐受。脂肪必须供给以达到目标能量。脂肪占能量的 30%～40% 且耐受良好,特别是富含植物油。如果体重增加和(或)脂肪泻,可以试用中链三酰甘油(MCTs)促进脂肪的吸收[31]。MCTs 容易水解,中链脂肪酸(MCFA)可以直接通过小肠入门静脉吸收。MCTs 的缺点是能量密度低且口味差,可以引起抽筋、恶心和腹泻。如果血清脂溶性维生素(维生素 A、维生素 D、维生素 E 和维生素 K),维生素 B_{12} 和其他的微量营养素水平降低,需要进行补充[52]。此外,推荐低纤维膳食,因为纤维素可以吸收酶和延迟营养素的吸收。

足量的胰酶对改善蛋白质和脂肪消化不良是必要的[53]。脂肪泻通常较氮溢更难纠正。因此,每餐补充足够的脂肪酶可以增强脂解作用。目前没有酶的规定剂量,患者一般每餐需要 2～6 片。体重得到控制,脂肪泻症状缓解或在 72 h 粪便脂肪排泄减少可以用作是实际的治疗终点指标。酶必须在餐前口服以保证充分混合。如果酶治疗后并不满意,可以试着添加制酸剂(质子泵抑制剂)。降低十二指肠酸负荷可以防止脂肪酶在小肠中的失活。酶补充剂的酶含量并不相同,目前还由一些植物制剂中获得。没有证据表明胶囊制剂优于普通的酶制剂。10%～15%的患者,口服补充剂可以减少体重丢失,以及推迟管饲营养。

总之,如果热卡摄入不足,即可给予肠内营养支持。引起热卡摄入不足的原因有解剖因素(如十二指肠溃疡狭窄),持续炎症,急性并发症(如急性胰腺炎或瘘)或者因再次手术需要禁食。推荐使用鼻空肠管补充能量。如果需要长期治疗,在经皮内镜下留置胃空肠管可能更方便。目前已经证明夜间连续滴注方法较为合适。可以试用多聚配方,目前仍缺乏证实其益处的临床研究。如果不能耐受多聚配方,则选择半要素配方。

在胰腺手术之前进行肠内营养支持是有益的。研究证实腹部手术前给予含免疫增加剂肠内营养或口服营养制剂可以改善临床结局:① 降低术后感染并发症的发生率。② 减少住院时间[54]。此外,在腹部大手术后早期通过空肠造瘘或鼻空肠管进行肠内营养是有益的。

慢性胰腺炎患者很少需要肠外营养。以下情况需应用肠外营养:胃排空受阻、患者需要胃肠减压、无法放置空肠管和存在肠瘘并发症。目前没有长期应用肠外营养治疗慢性胰腺功能不全的系列报道。患者要大多短期应用肠外营养(例如,在胰腺手术之前不能进行肠内营养的严重营养不良的患者)。

【小结】

禁酒,饮食调整,补充胰酶是慢性胰腺炎营养管理的基石。目前缺乏肠内营养和肠外营养支持对严重消化不良和营养不良的慢性胰腺炎患者有效性的临床研究。如果膳食指导无效或围手术期,给予肠内营养是有益的。可以耐受通过空肠给予低分子的食物。由于缺乏慢性胰腺炎患者肠内和肠外营养支持的前瞻性临床研究,对于这些患者的肠内和肠外营养支持的推荐主要基于临床经验。

========== 推荐阅读文献 ==========

1. Pandol SJ，Saluja AK，Imrie CW，Banks PA. Review in basic and clinical gastroenterology. *Gastroenterology*，2007，132：1127－1151.

2. Baron TH，Morgan DE. Acute necrotizing pancreatitis. *N Engl J Med*，1999，340：1412－1417.

3. Renner IG，Savage WT，Pantoja JL，Renner VJ. Death due to acute pancreatitis：a retrospective analysis of 405 autopsy cases. *Dig Dis Sci*，1985，30：1005－1018.

4. Blamey SL，Imrie CW，O'Neill J et al. Prognostic factors in acute pancreatitis. *Gut*，1984，25：1340－1346.

5. Knaus WA，Draper EA，Wagner DP，Zimmermann JE. APACHE Ⅱ：a severity of disease classification system. *Crit Care Med*，1985，13：819－829.

6. Ranson JH，Rifkind KM，Roses DF et al. Prognostic signs and the role of operative management in acute pancreatitis. *Surg Gynecol Obstet*，1974，139：69－81.

7. Balthazar EJ，Robinson DL，Megibow AJ，Ranson JH. Acute pancreatitis：value of CT in establishing prognosis. *Radiology*，1990，174：331－336.

8. Wilson C，Heads A，Shenkin A，Imrie CW. C-reactive protein，antiproteases and complement factors as objective markers of severity in acute pancreatitis. *Brit J Surg*，1989，76：177－181.

9. Robin AP，Campbell R，Palani CK et al. Total parenteral nutrition during acute pancreatitis：clinical experience within 156 patients. *World J Surg*，1990，14：572－579.

10. Sitzmann JV，Steinborn PA，Zinner MJ，Cameron JL. Total parenteral nutrition and alternate energy substrates in treatment of severe acute pancreatitis. *Surg Gynecol Obstet*，1989，168：311－317.

11. Alpers DH. Digestion and absorption of carbohydrates and protein. In：Johnson LR et al. (eds). Physiology of the Gastrointestinal Tract (2nd edition). New York：*Raven Press*，1987：1469－1487.

12. Greenberger NJ. Pancreatitis and hyperlipidemia. *N Engl J Med*，1973，289：586－587.

13. Knol JA，Inman MG，Strodel WE，Eckhauser FE. Pancreatic response to crystalloid resuscitation in experimental pancreatitis. *J Surg Res*，1987，43：387－392.

14. Sobotka L. Acute pancreatitis-pancreatic perfusion and fluid resuscitation in ICU. *Nutrition*，1996，12：844.

15. Gardner TB，Vege SS，Chari ST et al. Faster rate of initial fluid resuscitation in severe acute pancreatitis diminishes in-hospital mortality. *Pancreatology*，2009，9：770－776.

16. Dickerson RN，Vehe KL，Mullen JL，Feurer ID. Resting energy expenditure in patients with pancreatitis. *Crit Care Med*，1991，19：484－490.

17. Sax HC, Warner BW, Talamini MA. Early total parenteral nutrition in acute pancreatitis: lack of beneficial effects. *Am J Surg*, 1987,153: 117 - 124.

18. McClave SA, Greene LM, Snider HL et al. Comparison of the safety of early enteral vs. parenteral nutrition in mild acute pancreatitis. *J Parenter Enteral Nutr*, 1997,21: 14 - 20.

19. Kalfarentzos F, Kehagias J, Mead N et al. Enteral nutrition is superior to parenteral nutrition in severe acute pancreatitis: results of a randomized prospective trial *Br J Surg*, 1997,84: 1665 - 1669.

20. Windsor AC, Kanwar S, Li AG et al. Compared with parenteral nutrition, enteral feeding attenuates the acute phase response and improves disease severity in acute pancreatitis. *Gut*, 1998,42: 431 - 435.

21. Abou-Assi S, Craig K, O'Keefe SJD. Hypocaloric jejunal feeding is better than total parenteral nutrition in acute pancreatitis: results of a randomized comparative study. *Am J Gastroenterol*, 2002,97: 2255 - 2262.

22. Gupta R, Patel K, Calder PC et al. A randomised clinical trial to assess the effect of total enteral and total parenteral nutritional support on metabolic, inflammatory and oxidative markers in patients with predicted severe acute pancreatitis（APACHE Ⅱ ＞or = 6）. *Pancreatology*, 2003,3: 406 - 413.

23. Petrov MS, Kukosh MV, Emelyanov NV. A randomized controlled trial of enteral versus parenteral feeding in patients with predicted severe acute pancreatitis shows a significant reduction in mortality and in infected pancreatic complications with total enteral nutrition. *Dig Surg*, 2006,23: 336 - 345.

24. van den Berghe G, Wouters P, Weekers F et al. Intensive insulin therapy in critically ill patients. *N Engl J Med*, 2001,345: 1359 - 1367.

25. Jabbar A, Chang WK, Dryden GW, McClave SA. Gut immunology and the differential response to feeding and starvation. *Nutr Clin Pract*, 2003,18: 461 - 482.

26. McClave SA, Chang WK, Dhaliwal R, Heyland DK. Nutrition support in acute pancreatitis: A systemic review of the literature. *J Parent Enteral Nutr*, 2006, 30: 143 - 156.

27. Meier R, Ockenga J, Pertkiewicz M, Pap A, Milinic N, Macfie J, Löser C, Keim V ESPEN guidelines on enteral nutrition: Pancreas. *Clin Nutr*, 2006,25: 275 - 284.

28. Cravo M, Camilo ME, Marques A, Pinto Correia J. Early tube feeding in acute pancreatitis: a prospective study. *Clin Nutr*, 1989,8(Suppl 1): 14.

29. Kudsk KA, Campbell SM, O'Brian T, Fuller R. Postoperative jejunal feedings following complicated pancreatitis. *Nutr Clin Pract*, 1990,5: 14 - 17.

30. Nakad A, Piessevaux H, Marot JC et al. Is early enteral nutrition in acute pancreatitis dangerous? About 20 patients fed by an endoscopically placed nasogastrojejunal tube. *Pancreas*, 1998,17: 187 - 193.

31. Scolapio JS, Malhi-Chowla N, Ukleja A. Nutrition supplementation in patients with acute and chronic pancreatitis. *Gastroenterol Clin North Am*, 1999,28: 695 – 707.

32. Weimann A, Braunert M, Muller T et al. Feasibility and safely of needle catheter jejunostomy for enteral nutrition in surgically treated severe acute pancreatitis. *J Parenter Enteral Nutr*, 2004,28: 324 – 327.

33. Tiengou LE, Gloro R, Pouzoulet J et al. Semi-elemental formula or polymeric formula: Is there a better choice for enteral nutrition in acute pancreatitis? Randomized comparative study. *J Parenter Enteral Nutr*, 2006,30: 1 – 5.

34. Olah A, Belagyi T, Issekutz A et al. Randomized clinical trial of specific lactobacillus and fibre supplement to early enteral nutrition in patients with acute pancreatitis. *Brit J Surg*, 2002,89: 1103 – 1107.

35. Oláh A, Belágyi T, Pótó L et al. Synbiotic control of inflammation and infection in severe acute pancreatitis: a prospective, randomized, double blind study. *Hepatogastroenterology*, 2007,54: 590 – 594.

36. Besselink MG, van Santvoort HC, Buskens E et al. Probiotic prophylaxis in predicted severe acute pancreatitis: a randomised, double-blind, placebo-controlled trial. *Lancet*, 2008,371: 651 – 659.

37. Karakan T, Ergun M, Dogan I et al. Comparison of early enteral nutrition in severe acute pancreatitis with prebiotic fiber supplementation versus standard enteral solution. A prospective randomized double-blind study. *World Gastroenterol*, 2007,13: 2733 – 2737.

38. Wang X, Li W, Li N, Li J. ω – 3 fatty acids-supplemented parenteral nutrition decreases hyperinflammatory response and attenuates systemic disease sequelae in severe acute pancreatitis: a randomized and controlled study. *J Parenter Enteral Nutr*, 2008, 32: 236 – 241.

39. Fuentes-Orozco C, Cervantes-Guevara G, Muciño-Hernández I et al. L-alanyl-L-glutamine-supplemented parenteral nutrition decreases infectious morbidity rate in patients with severe acute pancreatitis. *J Parenter Enteral Nutr*, 2008,32: 403 – 411.

40. Eatcock FC, Brombacher GD, Steven A et al. Nasogastric feeding in severe acute pancreatitis may be practical and safe. *Int J Pancreatol*, 2000,28: 23 – 29.

41. Kumar A, Singh N, Prakash S et al. Early enteral nutrition in severe acute pancreatitis: A prospective randomized controlled trial comparing nasojejunal and nasogastric routes. *J Clin Gastroenterol*, 2006,40: 431 – 434.

42. Lévy P, Heresbach D, Pariente EA et al. Frequency and risk factors of recurrent pain during refeeding in patients with acute pancreatitis: a multivariate multicentre prospective study of 116 patients. *Gut*, 1997,40: 262 – 266.

43. Pandey SK, Ahuja V, Joshi YK, Sharma MP. A randomized trial of oral refeeding compared with jejunal tube refeeding in acute pancreatitis. *Indian J Gastroent*, 2004,23:

53 - 61.

44. Hemande-Aranda JC, Gallo-Chico B, Ramirez-Barba EJ. Nutritional support in severe acute pancreatitis. Controlled clinical trial. *Nutr Hosp*, 1996,11: 160 - 166.

45. Mitchell RM, Byrne MF, Baillie J. Pancreatitis. *Lancet*, 2003,361: 1447 - 1455.

46. Hebuterne X, Hastier P, Peroux JL et al. Resting energy expenditure in patients with alcoholic chronic pancreatitis. *Dig Dis Sci*, 1996,41: 533 - 539.

47. Detsky AS, Smalley PS, Chang J. The rational clinical examination. Is this patient malnourished? *JAMA*, 1994,271: 54 - 58.

48. Veterans Affairs Total Parenteral Nutrition Cooperative Study Group. Perioperative TPN in surgical patients. *New Engl J Med*, 1991,325: 525 - 532.

49. Guigoz Y, Vellas B, Garry P. Assessing the nutritional status of the elderly: the Mini Nutritional Assessment as part of the geriatric evaluation. *Nutr Rev*, 1996,54: S59 - S65.

50. Kondrup J, Rasmussen HH, Hamberg O, Stanga Z, Ad Hoc ESPEN Working Group. Nutritional risk screening (NRS 2002): a new method based on an analysis of controlled clinical trials. *Clin Nutr*, 2003,22: 321 - 336.

51. Di Magno EP. Medical treatment of pancreatic insufficiency. *Mayo Clin Proc*, 1979,54: 435 - 442.

52. Havala T, Shronts E, Cerra F. Nutritional support in acute pancreatitis. *Gastroenterol Clin North Am*, 1989,18: 525 - 542.

53. Di Magno EP, Malagelada JR, Go VL, Moertel CG. Fate of orally ingested enzymes in pancreatic insufficiency. Comparison of two dosage schedules. *N Engl J Med*, 1977,296: 1318 - 1322.

54. Heyland DK, Novak F, Drover JW et al. Should immunonutrition become routine in critically ill patients? A systematic review of the evidence. *JAMA*, 2001,286: 944 - 953. Weblink: ESPEN guidelines http://www.espen.org/education/guidelines.htm/pancreas.

8.10　消化道瘘患者的营养支持

B Szczygiel, *M Pertkiewicz*, *T Naber*, *SJ Dudrick*

【学习目的】

- 认识不同位置的消化道瘘对消化、吸收和代谢的影响。
- 了解营养和代谢支持在肠瘘自然愈合中作用。
- 理解肠内营养在维持小肠功能的完整性、降低感染率和减少肠道细菌移位的作用。

8.10.1　概述

消化道瘘可以分为 2 大类型。

(1) 肠内瘘：消化道与其邻近的腔隙存在异常通道。

(2) 肠外瘘(肠皮肤瘘- EC)：消化道和机体表面存在异常通道[1,2]。

此外，近来损伤控制外科(damage control surgery)广泛开展，以及腹部开放性外伤和急诊开腹手术，使得外科医生面临一个特别困难的问题——暴露或肠道大气瘘(entro-atmospheric fistula，EAF)[3]。

尽管肠外瘘很少发生(占所有腹腔手术的 1%～2.4%)，但它们存在许多内科和外科问题[4,5]。

8.10.2　肠瘘并发症

肠瘘并发症主要包括以下 3 种类型。

(1) 水和电解质丢失(见第 2.7 章节)。

(2) 败血症。

(3) 营养不良(存在于 55%～90%的肠瘘患者中)[5~8]。

准确判断消化道瘘的位置和了解瘘后肠管有否狭窄是估计瘘能否自然愈合的关键，并由此制订出相关的营养治疗方案。位置比较低的低流量的消化道瘘比高位大流量瘘更易闭合。肠黏膜外翻的唇状瘘很少有机会自行闭合。当肠瘘合并远端狭窄或恶性肿瘤也是同样结果。

由于营养素摄入不足，富含蛋白质的消化液丢失所致的营养不良和败血症是肠外瘘最常见的并发症，因而，营养支持作为这类患者综合治疗的一个重要部分已被普遍认可。确实，在现代营养支持技术发展以前，这类患者大部分难免死亡[6,9,10]。

目前外科医生最具挑战性的是开放或暴露的肠瘘，称为肠道大气瘘(EFA)。这些瘘，产生于开放的腹部伤口，难以控制，并具有致命性。事实上，它们迅速成为外科医生所面临的最常见的肠瘘类型，但它们不常见于教科书中。目前对其治疗仍存在争议，并缺乏最好控制方法的共识[3]。

8.10.3　处理原则

1964 年，Chapman 等简述了肠外瘘的治疗原则及其处理时机。关键点包括：水和电解质的平衡，瘘口的引流，感染的控制，营养支持和手术时机的确定[9]。

消化道瘘的处理措施包括以下几种。

(1) 纠正水电解质酸碱平衡的紊乱(见第 2.7 章节和 5.5 章节)。

（2）胃肠减压。

（3）减少吻合口高流出量。

（4）药物抑制消化液分泌：奥曲肽（Octreotide）、H_2受体拮抗剂和质子泵抑制剂。

（5）负压吸引。

（6）保护皮肤。

（7）早期诊断和控制感染。

（8）营养支持。

（9）积极促进康复[3,4,7,8,11~15]。

肝功能损害的风险与炎症过程、可能存在的细菌过度生长及胆酸肠肝循环紊乱有关。将造瘘口引流液回输入远端肠段可减少肝功能损害的发生率[16]。一些上消化道瘘（如食管和十二指肠）的患者，可经造瘘口远端肠段给予肠内营养，从而可避免或减少使用肠外营养[7,17]。

我们认为应该避免早期外科手术，手术仅限制在出现脓肿、出血或腹膜炎的急症病例时进行。通常不推荐，也无指征进行肠瘘急症手术修补，应等到局部炎症消退后再考虑，这样可以改善手术预后。

自 1975 年以来，我们治疗了术后上消化道瘘患者共 212 例。所有患者在营养支持小组的指导和监测下接受 TPN，并过渡到 EN。191 例（90%）患者按照上述原则采用 TPN，其中 21 例经过包括 PN 在内的 3~17 d 的保守治疗后接受早期手术。191 例保守治疗患者中自愈的有 116 例（60.7%），而 41 例（21.5%）没有自愈者，在 PN 持续 4~6 周后接受手术。获得愈合者中接受晚期手术者有 32 例（78%），接受早期手术者仅 6 例（28.5%）。死亡率分别为 22.0% 和 71.5%[13]。

从营养支持对肠外瘘自然愈合率影响的文献数据来看，治疗结果仍存有争议。1970 年，Dudrick 和同事报道的 78 例胃肠道瘘患者经 TPN 治疗的自然愈合率为 70%，死亡率为 6%。1974、1976 和 1978 年的 3 个回顾性研究中发现，TPN 开展前与 TPN 应用后相比较，肠瘘的自愈率均有明显提高，分别由 27% 上升到 56%，34% 上升到 81% 和 35% 上升到 65%。接受 TPN 治疗的患者死亡率也有显著下降。

由于缺乏不同营养干预类型的前瞻性随机对照研究，营养支持对消化道瘘治疗效果的评价非常受限。如果可以提供足够的营养，不同的营养支持途径可能会产生相同的效果。然而，不是所有的患者都能成功应用肠内营养，甚至有时可能使瘘口的量增加。没有对照资料显示要素配方比标准配方、较便宜的多聚配方对肠瘘患者更有利。

假如经过 8 周的营养支持和肠康复治疗，瘘仍然没有自愈，那么必须手术关瘘[12,18]。CT 或 MRI 提示患者存在全身感染和(或)状况不佳的,应推迟非紧急手术[18,19]。外科医生应该知道消化道瘘的手术修复可能会不成功,甚至会进一步造成新瘘的形成和并发症的发生。应避免广泛肠切除,尽可能保留更多的肠道,以获得更多的营养。因此,手术中应该考虑放置一根双腔鼻-胃-空肠管,可以在术后胃减压的同时进行空肠喂养。主要在胃手术后引起的上消化道瘘(胃、十二指肠)中应用较多。目前,小肠和大肠的肠瘘最为常见,且治疗也比较困难。对于远端瘘,应考虑近端肠造口暂时减压。术后足量的营养支持主要还是给予持续的肠外营养,并积极应用抗生素。由于术前肠瘘发生时的一些并发症在术后也可能发生,因而必须非常严密仔细地监护患者。

外科关瘘时机的确定需根据患者总体情况和瘘的类型而定。有大裂口或完全吻合口断裂的肠瘘,且患者状况不断恶化,靠自然愈合是不可能的,应尽早手术。但此时,患者应已经开始恢复,围手术期的营养状况也有所提高,见图8-10。

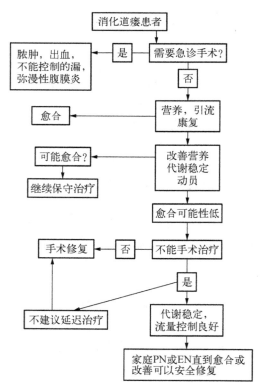

图8-10　消化道瘘管理途径

【小结】

术后肠外瘘的治疗目标是,瘘的愈合和小肠连续性的重建。

要达到这些目标不是容易的事,通常不可能使短期内刚接受过手术、而且瘘发生以前就存在营养不良的患者达到这个目标。瘘的治疗是综合的,包括让肠道休息、尽可能给予肠内营养、如果肠内营养不耐受给予肠外营养、应用抑制消化液分泌的药物、负压吸引、生理功能的康复和对所有生命指标的仔细监测。在可能的情况下,尽早给予肠内营养,至少作为营养支持的一部分。假如经过3～5周的营养支持后瘘仍未能自愈者,那么应该考虑施行选择性手术。对于那些无法控制的败血症或有严重出血的患者应行急诊手术。

推荐阅读文献

1. Berry SM,Fischer JE. Classification and pathophysiology of enterocutanecus fistulas. *Surg Clin N Am*,1996,76:1009-1018.

2. Sitges-Serra A,Jaurrieta E,Sitges-Creus A. Management of postoperative enterocutaneous fistulas:the roles of parenteral nutrition and surgery. *Br J Surg*,1982,69(3):147-150.

3. Schecter WP,Hirshberg A,Chang DS et al. Enteric fistulas:principles of management. *J Am Coll Surg*,2009,209(4):484-491.

4. Dudrick SJ,Maharaj AR,Mckelvey AA. Artificial nutritional support in patients with gastrointestinal fistulas. *World J Surg*,1999,23:570-576.

5. Soeters PB,Ebeid AM,Fischer JE. Review of 404 patients with gastrointestinal fistulas. Impact of parenteral nutrition. *Ann Surg*,1979,190:189-202.

6. Edmunds LH,Williams GM,Welch CE. External fistulas arising from the gastro-intestinal tract. *Ann Surg*,1960,152:445-471.

7. Falconi M,Pederzoli P. The relevance of gastrointestinal fistulae in clinical practice:a review. *Gut*,2001,49(Suppl Ⅳ):2-10.

8. Meguid MM,Campos AC. Nutritional management of patients with gastrointestinal fistulas. *Surg Clin North Am*,1996,76:1035-1080.

9. Chapman R,Foran R,Dunphy JE. Management of intestinal fistulas. *Am J Surg*,1964 Aug,108:157-164.

10. Dudrick SJ,Wilmore DW,Steiger E et al. Spontaneous closure of traumatic pancreatoduodenal fistulas with total intravenous nutrition. *J Trauma*,1970,10:542-553.

11. Fukuchi S,Seeburger,Parquet G,Rolandelli et al. Nutrition support of patients with enterocutaneous fistulas. *Nutrition Clin Pract*,1998,13:59-65.

12. Lloyd D,Gabe SM,Winsor AC. Nutrition and management of enterocutaneous fistula. *Review Br J Surg*,2006,93(9):1045-1055.

13. Pertiewicz M. Nutritional therapy for postoperative gastrointestinal fistula. *PhD Dissertation*，Warsaw 1999.

14. Ryan JA et al. Enteric fistulas. //Rombeau JL，Caldwell MD *Clinical Nutrition*，*vol*. *Ⅱ Parenteral nutrition*. Philadelphia. Sanuders WB，1986,419.

15. Visschers RG，Olde Damink SW，Winkens B et al. Treatment strategies in 135 consecutive patients with enterocutaneous fistulas. *World J Surg*，2008,32(3)：445－453.

16. Rinsema W，Gouma DJ，von Meyenfeldt MF，et al. Reinfusion of secretions from high-output proximal stomas or fistulas. *Surg Gynecol Obstet*，1988 Nov,167(5)：372－376.

17. Lévy E，Frileux P，Cugnenc PH et al. High-output external fistulae of the small bowel：management with continuous enteral nutrition. *Br J Surg*，1989,76(7)：676－679.

18. Foster CE，Lefor AT. General management of gastrointestinal fistulas. *Surg Clin North Am*,1996,76：1019－1033.

19. Byrne WJ，Burke M，Fonkalsrud EW，Ament ME. Home parenteral nutrition. An alternative approach to the management of complicated gastrointestinal fistulas not responding to conventional medical or surgical therapy. *JPEN*，1979,3：355－359.

8.11　广泛肠切除后(短肠综合征)患者的营养支持

CF Jonkers-Schuitema，*G Wanten*，*B Szczygiel*，*A Forbes*

【学习目的】

- 了解小肠大部切除对机体消化、吸收和代谢的影响。熟悉小肠切除的预后取决于切除部位和功能,例如,切除包括回盲瓣在内的回肠比切除空肠的预后更差。

- 掌握、认识并能治疗小肠切除的继发疾病：如腹泻、微量和常量营养素吸收不良,高胃酸分泌,细菌过度生长,肾脏草酸盐结石和胆囊结石,以及代谢性酸中毒。

- 掌握短肠综合征患者营养支持目标,以及肠内营养对剩余小肠结构及功能代偿的作用。

8.11.1　概述

短肠综合征(short bowel syndrome，SBS)是小肠切除后导致摄入营养素和(或)液体不能满足维持机体基本需要的一种综合征。能够保证充分营养素吸收的最短小肠长度取决于剩余肠段的状况和吸收能力。小肠长度存在很大的个体差异,因此,很难准确定义究竟剩余小肠多少即属于短肠。短肠综合征的患者不可避免发生肠衰竭,但应指出,功能性肠衰竭的定义是并非所有的肠衰竭患者存在短肠综合征,主要的炎症或运动障碍会危及肠道吸收功能而不一定有肠道长度的减少。

短肠综合征患者的临床和代谢特点取决于以下几点。

(1)切除程度和部位。

(2)是否保留回盲瓣。

(3)剩余消化道和相关器官的功能和健康状况。

(4)引起肠衰竭的原发疾病的程度和发展过程。

(5)剩余小肠代偿能力。

(6)患者年龄。

(7)是否保留结肠。

就成人而言,近端小肠长度至少需要保留约 80 cm,才无须肠外营养。如果能够保留一半结肠,那么只需 50 cm 的剩余小肠,通过肠内营养即可满足营养需要[2~4]。

短肠综合征的临床特点包括:腹泻、脂肪泻、体重下降、脱水,营养不良,伴宏量营养素、维生素、液体、电解质和微量元素吸收不良,并可导致继发性低血容量症、低白蛋白血症和代谢性酸中毒[1]。

8.11.2 病因学

成人短肠综合征最常见的原因是肠系膜血管栓塞、克罗恩病、术后并发症和恶性肿瘤等。其他原因包括腹部大创伤、肠扭转和其他类型肠绞窄、放射性肠炎、硬化性腹膜炎以及多发性肠瘘。儿童期常见病因是腹裂、坏死性小肠结肠炎和肠闭锁[1~4]。

8.11.3 病理生理

小肠大部切除后是否引起营养不良主要取决于切除部位、范围和手术方法,手术方法主要有以下 3 种。

(1)末端空肠造口术。

(2)末端回肠造口术。

(3)小肠结肠吻合术。

在远端小肠切除时保留回盲瓣是非常重要的,这是因为回盲瓣具有以下功能。

(1)延长小肠转运时间。

(2)防止小肠细菌定殖,可以:① 增加肠道对水、电解质的吸收。② 与不保留回盲瓣剩余相同长度的小肠相比,其吸收能力大约增加 2 倍。

从十二指肠到空肠近端 120～150 cm 均是蛋白质、脂肪和其他营养素的消化吸收部位。小肠每日吸收的水分为 6～8 L,大部分来自消化道分泌液重吸收,小部分来自饮水,80％经空肠和回肠重吸收。末端回肠是维生素 B_{12} 和胆盐唯一的吸收部位(图 8-11)。

通常只有 1.0～1.5 L 的液体进入结肠且大部分被结肠重吸收,仅 150 ml 液体随粪便排出。结肠重吸收水分的潜能巨大,24 h 内可达 5 L。因此,空肠大部切除可能仅引起中等程度腹泻;而回肠全切除者会引起更严重的吸收不良和腹泻,这不仅因为进入结肠的液体大量增加,同时大量胆盐和未被吸收的脂肪酸也进入结肠,从而造成胆盐泻和脂肪泻。保留的结肠,具有将部分可溶性膳食纤维和未经消化的碳水化合物消化成短链脂肪酸并加以吸收的作用,从而增加了能量底物的吸收(可达到总能量需要量的 5％)。此外,短链脂肪酸(尤其是丁酸)虽然有时会加剧渗透性腹泻,但可以作为结肠细胞的能源而发挥重要作用。有证据表明,这些脂肪酸在短肠综合征患者的结肠中具有类似的节氮作用。

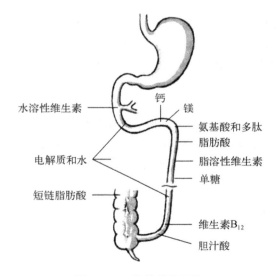

图 8-11　营养吸收部位

电解质和微量营养素随粪便丢失会导致维生素、矿物质和微量元素缺乏。末端空肠造口术和近端回肠造口术的患者容易出现脱水、电解质(特别是镁、锌和钠)缺乏,因而治疗时特别困难。此外,宏量营养素吸收不良常导致严重营养不良。

8.11.4　SBS 的并发症

除了营养素缺乏外,小肠大部切除还有另外一些并发症,必须及时诊断、积极治疗,并尽可能预防其发生。

高胃酸分泌

由于空肠正常分泌的抑制性激素(如胃抑制性多肽、血管活性肠多肽)丢失,引起胃泌素水平增高,刺激胃酸高分泌。术后胃酸分泌恢复正常需要 3～6 个月,甚至更长。

有研究证实,小肠大部切除术后 24 h 内,空肠切除比回肠切除引起的高胃酸分泌更加严重。胃酸负荷可加重腹泻,并可因为灭活胰脂酶、抑制肠腔内胆盐结合而影响营养素吸收。静脉给予质子泵抑制剂有利于改善小肠消化和吸收营养素的能力,并预防急性消化性溃疡所致的出血。通常可以在早期改变为口服治疗。

尽管外伤后的高胃酸分泌常有时间限制,但持续口服质子泵抑制剂有益于短肠患者。事实证明胃分泌的大部分是酸性物质,因此,酸抑制剂有助于减少小肠中的总液量(可高达 500 ml/d),然而酸抑制剂本身有引起细菌过度生长的副作用。

D-乳酸性酸中毒

结肠完整的 SBS 患者存在无法解释的代谢性酸中毒,应考虑这一少见的并发症。原因与碳水化合物在结肠细菌作用下发酵产生大量 D-乳酸(不是由人体产生的),经结肠部分吸收且代谢较差而导致代谢性酸中毒有关。儿童表现为头晕和共济失调。治疗包括限制碳水化合物摄入量,并给予不经肠道吸收的抗生素,以抑制结肠细菌繁殖来减少 D-乳酸的产生。L-乳酸性酸中毒常发生于伴有其他急性合并症时的 SBS 患者(通常是感染性合并症)。

肾结石和草酸盐肾病

正常情况下,食物中草酸盐在肠腔内与钙结合,形成不溶性复合物经粪便排出。结肠完整的 SBS 患者,未吸收的脂肪酸与钙结合,导致草酸盐在结肠吸收入血,产生高草酸尿,同时常伴有脱水发生,就可形成草酸盐肾病和草酸肾结石形成。如果患者正常饮食,应减少草酸含量较高的食物(如茶、大黄、菠菜、巧克力、坚果、草莓、甜菜)的摄入[8]。草酸盐的问题不会发生在那些回肠造口/空肠的患者,但其他形式的肾结石仍然很常见,超过 25% 进行家庭肠外营养的 SBS 患者存在肾结石。

胆结石

短肠综合征患者由于回肠切除和胆盐吸收不良,胆汁中胆盐浓度降低,容易发生胆结石,发病危险率比一般人高 2～3 倍。此外,由于肠内营养缺乏或肠道严重受损,胆囊收缩素分泌减少,胆囊收缩功能降低,胆汁淤积发生率增加。如果肝功能超过正常水平,需进行腹部超声检查以确诊和排除胆总管结石[8]。

肝功能异常

50% 的进行家庭肠外营养成人 SBS 患者以及 75% 进行长期肠外营养的 SBS

患儿会出现肝功能损害。其原因是多方面的,包括肠道广泛切除以及肠外营养应用所造成的直接后果,但同时还存在其他严重损伤所造成的影响。肠外营养相关肝损害在儿童和新生儿(特别是早产儿)更易发生。相反,循环(例如整夜)输注肠外营养和持续输注相比,降低发生肝损害的危险。

SBS患者的内毒素血症主要与肠道细菌易位,以及细菌过度生长有关。后者更常见于回盲瓣切除的患者。细菌过度生长也改变了肠道的胆汁酸代谢,增加石胆酸等次级胆汁酸的产生,更容易导致胆汁淤积和肝损害。肠肝胆汁酸循环的中断也增加了胆汁的成石性。

静脉高营养指的是无论摄入碳水化合物或脂肪[>2 g/(kg · d)]过多导致热量过高[>40 kcal/(kg · d)],均会导致SBS患者的肝损害。慢性胆汁淤积与过多摄入脂肪乳剂(大豆油为基质)有关。

减少细菌过度生长和控制感染(包括导管相关败血症)可以减轻肝功能损害。在一些严重肝功能损害的病例中应停用脂肪乳剂。另外,保证整体能量摄入也很重要[7~8]。

一些证据表明,含有中链脂肪酸、橄榄油或鱼油的脂肪乳剂具有一定的保护作用。

8.11.5 小肠的适应性改变

小肠切除术后48 h,即可发生剩余小肠的适应性变化,这一变化可持续2年之久。这一小肠结构的代偿性变化包括绒毛细胞增生、隐窝深度增加,从而使得黏膜表面积和重量增加。小肠的代偿伴有功能的改变,特别是增加了营养物质和液体的吸收。功能的代偿主要表现是小肠刷状缘酶活性增强,因而对各种营养物质和水的吸收率增加。

年幼儿童的小肠适应性变化最为明显,老年人和那些伴有内科疾病的患者代偿能力却很差。小肠适应性变化尤其受到包括肠内营养、细胞因子和短肽在内的影响。

肠内营养物质是肠道功能代偿所必需的,通过与肠道上皮细胞的直接接触,以及刺激胰液及小肠激素分泌等发挥作用。食物构成很重要,有证据表明持续小剂量给予肠内喂养是促进肠道代偿的最佳方法[5]。

营养学方面的因素包括膳食纤维、短链脂肪酸和谷氨酰胺[14]。分子结构越复杂,营养素浓度越高,作用就越明显。有关生长因子的研究正在进行,如替度鲁肽(teduglutide)是胰高血糖素样肽2(glucag on-like peptid - 2,GLP2)的合成物质,最具有应用前景,特别是可以改善SBS患者体内体液的吸收[15]。

8.11.6 SBS 的治疗措施

SBS 的代谢和营养治疗可分成 3 个阶段[1~4]：① 术后早期。② 小肠适应期。③ 长期治疗期。

术后早期的主要治疗措施包括：① 液体疗法。② 抗酸、抗分泌和抗动力药物治疗。③ 肠外营养支持。

因腹泻、大量造瘘口引流和胃肠减压而丢失大量液体和电解质，需要严密监测，及时补充。补液量应包括所有丢失液体量，并保持尿量在 1 000 ml/d 以上。

抗酸治疗可减少消化性溃疡发生，后者在小肠切除后即刻就可出现。抗酸剂可经鼻胃管输注或经口摄入。质子泵抑制剂有助于控制高胃泌素血症及相应的胃酸高分泌，经静脉给药更有效。

肠动力抑制剂可用于治疗腹泻，提高营养素吸收，常用药物有：可待因（codeine）、盐酸氯苯哌酰胺（loperamide）、阿片酊剂（tincture of opium）。氯苯哌酰胺镇静的不良反应较小，因此较常选用之。避免联合应用阿片类药物和抗胆碱能药物，因为它们具有口干的不良反应，容易被误解为脱水。考来烯胺（cholestyramine）与其结构类似药物可在结肠内结合未被吸收的胆酸盐，改善腹泻症状；但考来烯胺也有不良反应，可能进一步减少本已不足的胆汁酸池，抑制脂肪和脂溶性维生素摄入。

生长抑素以及它的合成物质奥曲肽，可以通过抑制胃肠激素和胰液分泌，减少肠内液体负荷，但它们无助于营养素的吸收。此外，如应用生长抑素时间过长，增加了胆管结石症的风险。

肠外营养支持应尽早开始使液体能够及时补充，防止营养不良的发生。肠内营养支持应根据粪便情况逐渐加量，开始时一般不超过 30~40 ml/(kg·d)[5]。

大多数患者最终能够进食固态食物，术后应尽早开始，有的甚至无需肠内营养。然而，如果推注喂养引起腹泻，那么应考虑整晚缓慢持续滴入等渗多聚配方，以利于营养素吸收，保持水电解质、营养素平衡，避免肠外营养。浓氯化钠可以加入肠内营养中以补充足够的钠。有的病例虽然常量营养素摄入能够达到要求，但即使口服含盐溶液（ORS）补液盐和镁制剂，水、盐、镁仍持续不足时，这类患者及其护理者应当学会在家庭中进行静脉补液，并经常根据体重变化（监测液体是否平衡）以及血常规生化检查进行调节。对那些需要低容量的肠外营养（<1 L/d），整晚进行输注更有利于保证钠和液体的摄入。

一些严重的短肠综合征，需要长期肠外营养和抗分泌治疗，以预防进行性营养不良与可能致命的低容量和低电解质的发生。肠外营养（全部或部分）可以在家庭进行，称为家庭肠外营养（home parenteral nutrition，HPN）。现代的营养支持手段,使绝大多数过去不可能存活的短肠综合征患者获得长期生存(见第 8.27 章节)。

一些外科治疗手段能有利于提高营养素吸收,例如连续横位肠成形术(serial transverse enteroplasty,STEP),但不作为常规治疗措施。小肠移植在一些国家或许有效,但其失败的风险高于 HPN。因此关注肠康复治疗至关重要[5,14]。

8.11.7 SBS 的饮食治疗

SBS 大部分并发症的主要原因是营养不良,因此确定常量营养素(脂肪、碳水化合物和蛋白质)、微量营养素、电解质缺失程度很重要。治疗开始阶段应注意保持液体和电解质平衡,纠正钠、钾、镁、钙和磷缺乏。补充途径包括口服、肠内和肠外等(见表 8 - 16)。

表 8 - 16　SBS 患者的营养治疗

途　　径	注　意　事　项
口服	● 监测液体摄入量 ● 监测电解质摄入量 ● 限制脂肪摄入量,增加中链三酰甘油(MCT) ● 限制乳糖等双糖摄入 ● 限制乙醇摄入:最多 20 g/d
肠内	● 首选整蛋白制剂 ● 如果整蛋白引起腹泻,应选用低脂肽类配方 ● 监测电解质摄入情况,增加钠的摄入量(6 g/L)
肠外	● 监测液体平衡 ● 监测电解质

液体和电解质

正常情况下一个健康人每日需补充 1.5~2 L 水分。经腹泻、造瘘口或肠瘘丢失大量液体时,需额外补充液体。保持出入量平衡很重要。一些具有轻度缓泻作用的营养素如大剂量单糖和双糖会导致排出量(瘘/腹泻)增加。饮水或摄入低渗性的饮料会通过刺激钠净分泌进入近端小肠,引起排出量增加。短肠综合征患者可能是"净分泌"。由于 90 mmol/L 或更高钠浓度环境可使小肠上段出现对水钠的净吸收,此时含有大量盐的口服补液盐就非常有效。但是,因为脱水引起口渴,患者大量喝水,结果导致排出量显著增加,造成恶性循环,加重电解质丢失。因此应当教会患者要少量多次喝水,并补充适量盐分。

高流量的患者会经排出液丢失钠、镁、钾、钙以及碳酸氢盐物质。流失的主要是水和钠,但是也有一部分患者主要是镁的丢失。肾脏保钠的作用间接导致尿钾的排出,转而发生代谢性酸中毒,进一步损害肾脏对钾的重吸收功能。因此低钾血症时不仅要静脉补充氯化钾,同时也要补充碳酸氢盐和钠。监测血电解质浓度,经口、肠内和静脉补充具有重要意义。尿电解质排出也有一定的临床意义(见第2.7章节)。

钠

膳食中钠的补充尤其重要。食物钠是各种营养素吸收所必需,因此当小肠液中钠大量丢失时,及时添加非常重要。缺钠的表现有眩晕、直立性低血压、皮肤弹性降低和肾前性血尿素氮升高等。钠主要在空肠和葡萄糖共同吸收,这就是使用口服补液盐的机制。

需要额外补充钠盐的患者需要逐渐适应咸味。而钠盐应该添加到各种食物中。患者比较喜欢通过薯片而不是糖果补钠。应该鼓励他们进食汤类、额外加盐的饮食,以及薯片和其他咸味零食。空肠造瘘分泌量大的患者每日需补充200 mmol钠盐。管饲肠内营养液钠浓度一般不超过35 mmol/L,通过额外添加钠盐(6 g/L),很容易使钠浓度增加到100 mmol/L,刚好高于机体净钠吸收的临界值90 mmol/L。添加钠盐的肠内营养液,需冷藏保存,不超过24 h,以免污染。

钾

蔬菜汁(另外加盐)、汤类、咖啡和肉汤是钾的良好来源。水果汁和牛奶也是钾的良好来源,但可能引起腹泻,与果糖、乳糖在结肠内发酵有关。此外,还可补充KCl溶液或片剂。

镁

近端肠液中镁含量仅1 mmol/L,而远端肠液含量明显增加。正是由于这个原因,伴远端肠瘘或结肠不完整的患者,更容易丢失镁,使血镁浓度低于正常范围(0.7~1.2 mmol/L)。血镁<0.4 mmol/L时,可能有肌肉兴奋和抽搐表现,不过临床上大多患者能够耐受0.5 mmol/L左右的血镁浓度,而不出现明显症状。口服氧化镁或甘油磷酸镁、葡萄糖酸镁可能有用,但由于镁盐的缓泻作用,口服用量有限。如果患者出现症状或表现出继发性低钙血症,主要由于抑制甲状旁腺激素从而导致镁缺乏,首先就需要通过皮下或静脉补充硫酸镁。皮下注射镁具有一定的刺激性,但是4 mmol/L的浓度通常可以耐受。

钙

正常情况下,乳制品是良好钙源。然而,中等量的乳糖可引起SBS患者腹泻。因此,推荐使用经发酵的乳制品和乳酪,而不推荐牛奶。活性维生素D可促进小肠钙吸收。短肠综合征的患者常存在脂溶性维生素吸收不良[11],需要常规补充维生素 D。如果口服摄入不足,可以通过静脉进行补充。如果并发低镁血症,低钙血症很难纠正。因此,需要经常监测血清镁的浓度,如有必要,在低钙血症的患者中予以纠正。

水

应当评估包括肾外和经肾排出的所有液量。应补充额外损失量以达到液体基本需要量(1.5~2 L/d),维持每日尿量 1~1.5 L。最好的补水方法是口服补液盐(见第 5.5 章节),而不只是补充纯水和钠含量较低的液体。

通过监测体重、尿量和尿色可评估每日液体需要量。应教会患者自己评估。应及时补充额外损失量。如果经口摄入的液体不能在肠道充分吸收(如高流量瘘),就必须从皮下或静脉补充液体和电解质。

常量营养素

常量营养素可通过肠内或肠外途径给予。D-木糖试验(如果肾功能正常)、氢气呼吸试验和(或)脂肪平衡试验可检测营养素吸收情况。近来研究显示,瓜氨酸循环水平是评价肠功能较好的指标——其产物几乎完全都在小肠上——但是目前没有常规应用。

吸收不完全的患者需要额外补充这些营养素,有时甚至达到推荐量的 2 倍。幸运的是适应大量进食的过程很容易实现,或者可以给予整夜的肠内营养或肠外营养。

碳水化合物

所有常量营养素中碳水化合物最易消化。单糖和双糖容易引起腹泻,因此要限制其摄入量[1,13]。需要增加能量摄入量时,可考虑添加水溶性麦芽糖糊精。

膳食纤维对腹泻的作用取决于所保留肠道的部位[10]。如果保留结肠,大部分碳水化合物能够在小肠内消化和吸收,那么添加水溶性膳食纤维就能增加液体吸收和减少粪便量。而且,水溶性膳食纤维会产生短链脂肪酸,后者具有营养结肠上皮细胞的功能,经肠道吸收又增加了能量摄入(达到 500 kcal/d)。然而,当碳水化合物不能完全被小肠吸收时,它们就像膳食纤维一样在大肠进行发酵,反而会增加粪便量[16]。

脂肪

脂肪是能量的重要来源,如果口服耐受性良好,但需要防止草酸盐肾病发生时,应限制脂肪摄入。长链脂肪酸在空肠和回肠近端吸收[13]。如果脂肪吸收不良,那么应添加中链脂肪酸(medium chain triglycerine, MCT)作为脂肪来源,因为在这种状况下它们更容易代谢。MCTs 应该逐步添加,以防止腹泻。除中链脂肪酸外,要严格控制脂肪摄入以防止脂肪泻的发生。必须记住的是,来源于长链脂肪的必需脂肪酸供能应至少达到每日总能量的 2%。

蛋白质

正常情况下,经肠道消化吸收的蛋白质包括食物来源和约 70 g 左右的肠道分泌酶和黏膜脱落细胞。短肠综合征患者大量蛋白质经肠液丢失,如果所保留肠段也处于疾病状态(炎症),可能因蛋白质渗出增加而进一步恶化。因此短肠综合征是一种失蛋白质性肠病,需要增加蛋白质的摄入。

开始经口摄入时可给予整蛋白配方。如果不耐受的话,可选用寡肽类配方,只有极少数患者选择要素配方,因为它不仅脂肪含量低,而且容量大,渗透压高,口味差,所以短肠患者不愿意接受。

经口摄入蛋白质应强调少量多次原则。乳制品含有乳糖会引起腹泻。因此,较为理想的是选择发酵乳制品和乳酪,其中的酪蛋白部分在胃内凝集,经部分消化后缓慢通过小肠。鸡蛋、家禽、鱼和精肉末也是经口补充的良好蛋白质来源。

乙醇

SBS 患者并不需要完全禁酒,但每日酒量最多不超过 20 g。啤酒和苹果酒的耐受性较葡萄酒和烈酒差,因为其低钠液体含量较高。

微量营养素

必须严密监测维生素、矿物质和微量元素水平。如末端回肠切除,可能引起维生素 A、D、E 缺乏,尤其是维生素 B_{12} 缺乏。如果末端回肠切除 >100 cm,患者需要每月注射一次维生素 B_{12}。维生素 D 缺乏可导致低钙血症和骨软化症,增加骨折风险。锌和硒的缺乏也很常见,其增加了 SBS 患者发生感染的风险。

如果 SBS 患者补充推荐每日供给量(RDA)的维生素、矿物质和微量元素不能完全吸收时,供给量应至少达到每日允许摄入量(ADI)的 $2\sim3$ 倍。因监测缺乏程度,必要时经口或经静脉补充(见第 5.6 章节)。

8.11.8　营养师在 SBS 治疗中的作用

短肠综合征患者无法耐受标准配方膳食,需要根据不同解剖状态和不同代偿阶段制订个体化的方案。

营养师应对这些患者定期随访,监测内容包括以下。

(1)营养素和液体摄入量:包括口服、肠内和肠外途径。

(2)体重变化。

(3)吸收试验。

(4)促进肠内营养物质利用。

(5)认识到摄入物质不能被完全吸收。

(6)宏量和微量营养素缺乏。

(7)营养素补充剂的应用,并提高依从性。

（8）为患者选择最佳的营养支持方式（口服、肠内或肠外）预防营养不良。

（9）监测各种营养支持方式的并发症（表8-17）。

表8-17 SBS患者喂养时的可能并发症

途径	并发症	治疗
口服	脱水	● 监测体液平衡和体重 ● 选择含电解质液体补充额外损失量 ● 限制含钠较低的液体 ● 如果肠内途径不能进行，给予肠外营养
	常量营养素吸收不良	● 明确吸收不良发生（D-木糖试验、呼吸试验、瓜氨酸水平或脂代谢平衡） ● 增加摄入量或选用不同营养素（如以MCT来代替LCT） ● 随访体重变化
	微量营养素吸收不良	● 严密监测 ● 补充多种维生素和微量元素
肠内	脱水	● 液体平衡 ● 额外补充钠盐（6 g/L） ● 其他溶液（如ORS补液盐）
	常量营养素吸收不良	● 明确吸收不良发生（D-木糖试验、呼吸试验、瓜氨酸水平或脂代谢平衡） ● 热量测定 ● 随访体重变化情况 ● 使用浓缩的多聚膳或转为肠外营养
	微量营养素吸收不良	● 仔细监测患者情况 ● 补充含5倍ADI的浓缩制剂
	导管阻塞	● 每4 h用水或碳酸氢钠（8.4%）冲洗 ● 不要用含碳酸盐水或其他（酸性）软饮料冲洗管道
肠外	脱水	● 液体平衡 ● 额外补充1 L液体 ● 使用0.65%的盐水，葡萄糖/盐（0.18%）溶液，或平衡电解质溶液如Hartmann液或林格液 ● 如果血钠低，补充0.9%盐水
	电解质不平衡	● 仔细监测电解质水平 ● 如果患者生命体征不稳定，1周查2次血钠、钾、镁、钙、磷 ● 肠外营养支持时，另外补充电解质
	胆结石，肝功能衰竭，黄疸	● 监测肝酶水平 ● 如果胆红素升高，肠外脂肪乳剂（大豆油）减量或停用

【小结】

短肠综合征以腹泻、水电解质紊乱和体重丢失为特征。空肠切除后，回肠承担了大部分吸收功能，而切除同等长度的回肠对机体代谢影响更严重。切除回盲瓣会减少食物在小肠内停留时间，增加小肠细菌逆行定殖。液体、电解质疗法和营养治疗在短肠综合征患者治疗中发挥着至关重要的作用。大多数患者,手术切除后早期必须依靠肠外营养支持。但是,应尽早给予肠内营养,并尽可能减少肠外营养。肠内营养有利于促进小肠代偿性变化和肠道功能恢复。某些患者必须口服或肠内营养辅以长期肠外营养支持。在家庭进行相关配置以提高患者的生活质量是值得关注的[1~10]。

推荐阅读文献

1. Buchman AL,Scolapio J,Fryer J. AGA Technical review on short bowel syndrome and intestinal transplantation *Gastroenterology*,2003,124:1111-1134.

2. Wilmore DW. Indications for specific therapy in the rehabilitation of patients with the short bowel syndrome *Best Parctice & Research Clin Gastroenterol*,2003,17:895-906.

3. Buchman AL. Etiology and iitial management of short bowel syndrome *Gastroenterology*,2006,130(suppl 1):S5-S15.

4. Jeejeebhoy KN. Management of short bowel syndrome:Avoidance of total parenteral nutrition *Gastroenterology*,2006,130 (Suppl 1):S60-S66.

5. Joly F,Dray X,Corcos O et al. Tube feeding improves intestinal absorption in short bowel syndrome patients. *Gastroenterology*,2009,136:824-831.

6. Lochs H,Dejong C,Hammarqvist F et al. ESPEN Guildelines on enteral nutrition:*Gastroenterology Clin Nutr*,2006,25:260-274.

7. Gossum A,Cabre Ee,Hebuterne X et al. ESPEN Guildelines on parenteral Nutrition:*Gastroenterology Clin Nutr*,2009,28:415-427.

8. Staun M,Pironi L,Bozzetti F et al. Guidelines on parenteral nutrition:Home parenteral nutrition(HPN) in adult patients *Clin Nutr*,2009,28:467-479.

9. Murray CD,le Roux CW,Gouveia C et al. The effect of different macronutrient infusions on appetite,ghrelin and peptide YY in parenterally fed patients *Clin Nutr*,2006,25:626-633.

10. Rushdi TA,Pichard C,Khater YH. Control of diarrhea by fiber-enriched diet in ICU patients on enteral nutrition:a prospective randomized controlled trial *Clin Nutr*,2004,23:1344-1352.

11. Pironi L,Tjellesen L,De Francesco A et al. ESPEN-home artificial nutrition working group. Bone mineral density in patients on home parenteral nutrition:a follow-up study *Clin Nutr*,2004,23:1288-1302.

12. Szczygiel B,Jonkers-Schuitema CF,Naber T. Basics in Clinical Nutrition:Nutritional support in extensive gut resections(short bowel) *Eur e-J Clin Nutr Metab*,2010,5:e63-e68.

13. Bongaerts GP,Severijnen RS. Arguments for a lower carbohydrate-higher fat diet in

patients with a short small bowel *Medical Hypotheses*，2006，67：280 - 282.

14. Matarese LE，Seidner DL，Steiger E. Growth hormone，glutamine，and modified diet for intestinal adaptation *J Amer Diet Assoc*，2004，104：1265 - 1272.

15. Jeppesen PB，Tappenden KA，Gilroy R et al. Teduglutide，a nove GLP - 2 analogue，decreases fecal wet weight，sodium and potassium excretion in short bowel syndrome(SBS) patients dependent on parenteral nutrition(PN). *Gastroenterology*，2009，136(Suppl 1)：A - 139.

16. Baxter JP，Fayers PM，McKinlay AW. A review of the quality of life of adult patients treated with long-term parenteral nutrition. *Clin Nutr*，2006，25：543 - 553.

17. Persoon A，Huisman-de Waal G，Naber TA et al. Impact of long-term HPN on daily life in adults. *Clin Nutr*，2005，24：304 - 313.

8.12　减肥手术后的营养结局

J Faintuch

【学习目的】

- 掌握病理性肥胖的特征。
- 掌握常见手术方式和围手术期护理。
- 了解胃肠道解剖结构、生理以及饮食习惯改变可能引起的营养缺乏。
- 了解常见营养并发症的处理原则。

8.12.1　概述

肥胖可以被认为是过去或现在的能量正平衡所导致的脂肪组织积累过多。尽管非能量性的营养因素与肥胖的诊断无关，但是肥胖患者普遍营养较好。

很多时候上述情况会发生变化，特别是在减肥手术后。减肥手术是通过造成一定程度的吸收限制和(或)吸收障碍，从而达到减少 50% 的过多体重 EBW (excess body weight，EBW，理想体重与实际体重之差)的目的，但是不会超过 80%。因此，仅少数肥胖患者可在术后达到理想体重，大多数人仍然比理想体重要重20%～25%，很少有人出现体重过轻。

营养缺乏在减肥手术后患者中并不常见，特别是 20 世纪 60～80 年代初使用的空肠-回肠旁路手术被新型的胃部手术替代之后。外科医生唯一推荐的预防方法就是每天补充多种维生素和矿物质。但近期的一些研究提示，减肥术后的人群存在多种宏量和微量营养素缺乏的风险。

　　有趣的是,病理性肥胖患者在手术之前就已经存在缺铁性贫血,并且血维生素 A、维生素 D、维生素 B_{12}、叶酸、硒、锌的水平降低[1]。Ernst 等不仅证实了上述代谢紊乱的存在,并且还发现血清白蛋白降低的同时还伴随血镁和维生素 D 的缺乏[2]。他们的研究还发现,将近一半的患者在术前会出现下列 3 种营养素中的至少一种缺乏:维生素 B_{12}、锌和维生素 $25 - OH - D_3$。

8.12.2　主要手术方法

　　图 8 - 12 对常见的术式进行了总结。需要注意的是所有这些手术均可以用传统的开腹手术和腹腔镜的方法完成,而现在大多数患者和外科医生更愿意选择后者。最近,几种方式可以通过(至少是实验性的)自然腔道内镜手术(NOTES)开展[3]。

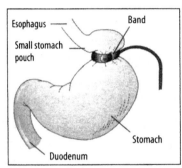

Adjustable gastric banding

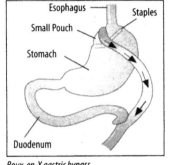

Roux-en-Y gastric bypass

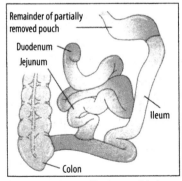

Bilio-pancreatic diversion (Scopinaro modality)

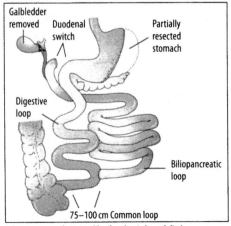

Bilio-pancreatic diversion (duodenal switch modality)

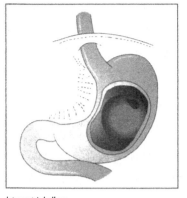 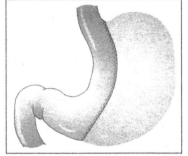

Intragastric balloon   *Sleeve gastrectomy*

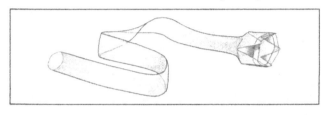

Duodeno-jejunal endoscopic bypass sleeve [4]

图 8 - 12   Representative surgical and non-surgical bariatric interventions

在这种手术中,双腔内窥镜可通过上部(食管-胃)或下部(肛直肠)进入体内。与腹腔镜的操作相似,先在胃或直肠上打孔,再使用器械对目标脏器进行操作,然后冲洗腹腔、抽尽腹腔气体,最后用吻合器吻合穿孔部位。现在还有术者从阴道途径进行上述手术。

一些严格在内镜下进行的修复术、缝合术,不需要穿孔、不损害腹腔密闭性,并且可以减少胃或十二指肠-空肠解剖学比例或旁路,也随着时代的进步慢慢出现,特别是在现在一种经典且接受度好的胃内置气囊出现后,而后者在世界各地有不同的品牌和模型。

几年前出现了类似于心脏起搏器的胃起搏器。这种微创技术,依靠植入电极刺激交感神经或副交感神经纤维以及肠壁肌层,可以保持胃肠道的完整性。目前人们寄予胃肠起搏器很大的期望,但是还需要更多的试验和临床研究。

8.12.3   围手术期营养管理

一般护理:减少胃容量是减肥手术最常见的方法,手术前患者需要养成新的饮食习惯,即少食多餐、进餐时不饮用或仅摄入少量或液体,细心咀嚼食物。

术前特殊护理:许多外科专家推崇手术前 4 周开始低热量流质饮食,降低

5%～10%的体重。

可能的获益包括：① 早期适应术后流质饮食，这是术后 1～4 周必须采取的饮食。② 可以减少腹内脂肪含量，并且可促进增大的脂肪肝缩小，从而降低手术的难度[5]。③ 可以减少并发症、缩短住院天数。

目前关于手术前后的饮食推荐尚无共识。非应激性肥胖者按目前体重每日摄入热量 14～21 kcal/kg，蛋白质 1.2 g/kg。存在分解代谢问题的肥胖者按理想体重每日摄入蛋白质 2.1 g/kg，热量 17 kcal/kg[6]。大多数学者都认为体型巨大的肥胖患者每天蛋白质摄入＜60 g、热量＜800～1 000 kcal，或能量减少大于 50% 是不明智的做法。表 8-18 总结了术后的饮食指南。

许多团队认为术后 4 周内应该选择流质饮食，5～8 周为半流质。一般在 2 个月内，所有患者可以转为普通饮食(见表 8-18)。

表 8-18 胃缩小术后饮食推荐

1. 固体食物要切成小片并且缓慢咀嚼，尤其是肉和冷切肠，生的或纤维丰富的水果和蔬菜，以及黏性面食(鲜面包、匹萨)。

2. 少食多餐(每日 6 餐)，减少不必要的胃肠反应，并维持体重均衡下降。

3. 进餐时避免同时饮用液体——液体摄入非常重要，并且不受限制，但是要在饭前或饭后 1 h 摄入。

4. 不建议食用浓缩的单糖食品(糖、含糖饮料)，可能引起倾倒综合征。

5. 禁食其他高能量食物：冰激凌、巧克力、奶油蛋糕或布丁、薯片等。

6. 食用瘦肉和脱脂牛奶，因为他们富含宏量和微量元素，应当列入每天的饮食计划。

7. 酒精可以提供过多的能量，且往往合并体重降低，容易引发临床问题——应尽量少喝。

8. 不要忘记每天预防性补充维生素和矿物质。

9. 如果经常发生呕吐、腹泻或感觉虚弱，应该及时就医和检查。

8.12.4 预期体重下降

术后 1 周到 3 个月后体重下降迅速，然后逐渐变慢。第一年和第二年体重稳定。5～10 年后体重可能会缓慢上升(增加 10%～20%)。大多数患者术后仍然维持 50% 的体重减轻，这也是手术成功的基准。典型的体重变化见表 8-19。

表 8-19 胃旁路手术术后 0～12 个月的体重变化

时　间	BMI(kg/m²)	过多体重(%)
手术前	48～50	
1 月	45～47	19～21

续表

时　　间	BMI(kg/m²)	过多体重(%)
3 月	41～43	47～55
6 月	38	65～70
12 月	35	77～83

资料来源：Guajardo-Salinas GE，Hilmy A，Martinez-Ugarte ML. Predictors of weight loss and effectiveness of Roux-en-Y gastric bypass in the morbidly obese Hispano-American population. Obes Surg. 2008 Nov,18(11)：1369－1375[7]

8.12.5　早期营养并发症

快速减肥阶段需要引起特别关注,患者如果营养不足,特别是伴随技术性问题比如吻合口狭窄,可能会引起许多类似饥饿的特征性变化[8]。有关胃旁路术后女性患者的报道发现,3 个月后其总热量摄入仅仅(529.4±47.4)kcal/d,6 个月后也仅增加到(710.9±47.6)kcal/d[9]。

大多数韦尼克综合征(Wernicke syndrome)(急性维生素 B_1 缺乏引起的脑病和外周瘫痪)发生在术后第 60～90 d,严重呕吐会导致几乎所有摄入的维生素 B_1 丢失[10]。这是一种严重的并发症,可能引起长期的残疾和后遗症。

如果没有预先补充维生素 B_1,过快摄入高热量或营养支持可能会引发不良反应,因为碳水化合物可以增加细胞维生素 B_1 消耗。

脱发也是影响女性患者形象的另一项并发症,累及 20%～30% 的患者。脱发可能持续 1 年或以上,反映了身体蛋白质、必需脂肪酸、锌和维生素 A 的流失,幸运的是这些都是可逆的。

贫血是另一个不能被忽视的常见并发症,未使用质子泵抑制剂时更容易发生,因为侵蚀性胃食管炎和溃疡出血在术后 1 个月内并不少见。此外,还有些患者变得怕吃肉类或其他动物性食品,使得有机铁的摄入急剧减少,从而引起慢性疾病。顺便提到的是,许多病理性肥胖患者在术前就已经存在贫血,并且在减肥术后会持续 5～10 年,而口服补充铁的效果在这一人群中并未得到证实(见表 8-20)。

系统检查的重要性

一项有趣的发现是术后并发症存在“蜜月期”和“灰姑娘”效应。许多肥胖患者,尤其是女性患者,一般会认为术后她们会拥有很好的身材和非常成功的生活,因此容易忽视许多没有明显症状的严重并发症。此外,对于手术无效的假设普遍存在抵抗心理,即使只是提及这些可能性也可能使某些患者震惊。

从这个意义上来说,即使许多患者试图否认和忽视营养异常,仍然应当进行积极监测。

表 8-20 营养缺乏和临床并发症发生风险[9~12]

描　　述	0～6 个月	9～24 个月	2 年以上
维生素 B_1、韦尼克综合征	+++	+	+
铁	++	++	++
维生素 B_{12}、叶酸		+	++
钙、维生素 D		+	++
钾、镁	+	+	+
低蛋白血症		+	+
锌、硒、铜		+	++
维生素 A,C,E,K	+	+	++
蛋白质-热量营养不良		+	+
体重反弹,减重不理想		+	++
脱发	+++	+	
低血糖	+		
再喂养综合征	+		+
骨质疏松、佝病			++

8.12.6　稳定阶段

许多患者在术后 6～24 个月后开始逐渐适应。也有许多相反的观点,由于胃囊袋扩张,吻合口可能会"出来"一点,肠蠕动以及吸收过程需要调节适应,因此过程是因人而异的。

或许最显著的进步是表现为对新的生理状态的适应。患者逐渐发现吃什么食物、吃多少、什么时候吃对他们最有利,随之营养状况得以改善,倾倒综合症征、胃食管反流、腹泻等不良症状也逐渐消失。

当然,不能让患者自己做决定,因为引起最小不良反应的饮食不一定是最有营养价值的。如果选择错误,一方面可能会引起蛋白质-热量营养不良,另外还会使肥胖复发。因此在各个阶段进行营养监测仍然是非常重要的。

8.12.7　长期营养并发症

以前,人们认为术后 2 年无症状者看作为治愈。而现在人们都认为病理性肥胖是一种无法治愈的疾病。此外,减肥手术引起的并发症、代谢以及其他方面的并发症虽不多见,但是会终身存在[13]。因此,患者应该终身接受每年一次的详细体检。

患者后期的变化不大,但同样令人担忧。一些早期的并发症如重新出现血脂异常、糖尿病、高尿酸血症、高血压以及许多其他并发症会随着时间的推移逐渐为大家所了解,另一方面,在干预性吸收不良患者中还需考虑微量元素紊乱、骨去矿化作用、牙齿侵蚀加速以及脂溶性维生素缺乏等的存在。

骨量减少以及骨质疏松

许多年来人们一直以为肥胖人群的骨骼更强壮,并且只会受到骨质疏松的影响,除非在他们发生脂肪泻引起吸收不良的情况下。现在都认为所有减肥手术患者都存在摄入过低的风险,在特定情况下引起钙、镁、维生素D以及其他脂溶性维生素的吸收不良,因此不能忽视定期监测的重要性。比如在巴西人群的研究中发现牙齿去矿化作用和牙折断相对比较常见。

在后期的随访中,贫血可能经常出现,还会出现体重增加和其他并发症(比如糖尿病、高血压和脂质紊乱)。

慢性营养失衡

一些患者在术后保留了原先的不良饮食习惯,即使受限于新的生理状况而减少进食量,但仍以快餐和无营养价值的食品为主。因此他们相对容易缺乏微量元素,发生急性应激性状况时,他们比其他健康人更容易出现严重的缺乏。

韦尼克综合征在后期很少见,但是我们这么多年间也碰到过胃旁路术后的病例,这常常由于呕吐和快速体重丢失引起体内储备的维生素 B_1 快速耗竭所致。

本章并不涉及减肥失败或术后5年或5年以上体重显著增加,但是这些情况也是导致代谢紊乱复发的原因。

8.12.8 优先考虑补充的营养素

患者同时存在早期和晚期营养素缺乏的易感性,应强调临床和生物化学的监测,注意补充以下营养素,当然在某些情况下其他营养素的补充也很重要。

蛋白质

在一项236人的回顾性分析中我们发现有4.7%的人在术后平均(17.9±15.8)个月会出现严重蛋白质-能量性营养不良和低蛋白血症。2/3是由于手术并发症引起的,然而其他人仅表现为非特异性的呕吐和厌食。约半数患者需要住院治疗和并接受肠内营养支持,其中部分病例死亡[12]。

Ernst等发现部分患者术前就有明显的低蛋白血症[2]。一些关于液体或蛋白质口服制剂的有限经验提示我们,这些制剂在没有机械性肠梗阻的情况下可能有利于胃肠道修复,早期低蛋白血症出现之前使用的话效果可能会更好。

铁、叶酸、铜、维生素 C

贫血是在任何减肥手术后都需要持续关注的并发症,这是因为十二指肠旁路术式会降低胃酸酸度,或其他术式会缩小胃容积(尤其是胃底部)。正如前面所提到的原因,通过饮食摄入基本食物成分也是不可靠的。因为患者存在关键营养物质的吸收障碍,所以需对小细胞性贫血(常见)和巨细胞贫血(少见)进行定期监测。贫血的发生率从 3% ~ 25% 不等,某种程度上女性更为常见。对于那些存在吸收不良和接受混合手术的患者建议每隔 2 ~ 4 个月肌肉内注射维生素 B_{12}。其他情况下建议口服补充,每日 1 000 μg。

维生素 B_1(硫胺素)

现在关于韦尼克综合征的报道已经非常丰富,近年来已从传统的"酒精性疾病"领域转移到了肥胖领域。虽然很少见,但是后果很严重,因此需要重视补充维生素 B_1 以及维生素 B_6 和维生素 B_{12},而后两种维生素也参与该并发症的病理过程。高危人群,即那些经常呕吐或膳食摄入明显减少的人,应该补充维生素 B_1 10 mg/d ~ 100 mg/d,任何急症情况下都应该选择注射途径进行补充[10]。

脂溶性维生素

多年来,脂溶性维生素几乎是这一领域临床医生唯一关注的营养素,尤其对于那些出现脂肪泻的患者。现在虽然不常见,但是大家公认减肥手术后可能会使维生素 A、D、E、K 发生较小的变化。下文会对维生素 D 进行单独分析。

钙、镁、维生素 D

由于骨骼代谢较为缓慢,因此,钙、镁、维生素 D 的缺乏往往发生在后期,但值得一提的是早期缺乏(尤其是镁)也并不少见。某些特殊年龄段的人群更需要密切观察这些营养素的变化。青少年和年龄 > 65 岁的患者过去是减肥手术的禁忌人群,而现在允许进行减肥手术,这就使得他们存在许多特殊的风险。成人每日应当至少补钙 1 200 mg,最好是每天 1 500 mg,并补充适量的镁和维生素 D。

继发性甲旁亢可能会发生于以下情况:① 术前维生素 D 缺乏。② 非洲人群。③ 45 岁以上的妇女。

纤维素

肥胖患者的饮食经常是缺乏纤维素的,并且术后会更加恶化。生的或未完全煮熟的蔬菜和水果很难下咽,当胃容量明显缩小时甚至形成结石。此外,减肥几十年之后许多患者已经变得很难接受甚至抗拒高纤维膳食。虽然目前没有针对减肥手术患者纤维摄入量的推荐,但是专家共识一致认为纤维素应当纳入术后的营养计划。

多维生素和矿物元素制剂

20 世纪 90 年代几个外科学会开始建议肥胖患者减肥术后第一年内应当每天

补充维生素。后来,建议需持续到术后2年,而现在大多数人都建议要终身补充。

上述建议是否与均衡膳食能提供所有必需元素这一基本原则相矛盾?毫无疑问,有一些要做减肥手术的患者是做好充分准备,对手术适应良好,因此术后其身体组成和饮食习惯基本与正常人一样。这种情况下,没有必要进行外源性补充,一些改动性较小的手术后也是如此。然而,如果患者并非以上所提及的任何一种,则需要谨慎对待,不要停止补充。

关于传统补充剂的不足现在仍然有争议。减肥手术引起的营养缺乏是特殊的,并且明显不同于其他人群。应该根据患者个体情况选择口服药片或液体补充。

抗炎的 $n-3$ 脂肪酸

肥胖的表型特征是急性期蛋白和脂肪因子的系统性表达,但是当脂肪尤其是内脏脂肪减少时,它们会与其他合并症一起消失[13]。然而,这种逆转要持续多长时间,以及心血管系统的反应时间目前仍然不清楚。

现有的证据表明炎症对动脉粥样硬化有不良影响,因此需要使用具有抗炎和抗血栓作用的 $n-3$ 脂肪酸,尤其适用于那些生化学指标异常的患者。一项关于 a 亚麻酸(Alpha-lino lenic,ALA)(二十碳五烯酸(EPA)的前体)的研究发现,ALA 有利于改善炎性标志物[14]。

目前,心血管疾病危险性指标在病态肥胖人群中的价值还不明确。一些大型研究比如经典的弗雷明汉队列研究中,研究对象的 BMI 几乎没有大于 40 kg/m^2。由于在这种极端体重的情况下(类似于极端年龄的影响作用),人体有不同的生理反应,抑或这些患者本身即有基因相似性,因此可能会发生歪曲的关联和不同的流行病学结论[15]。

尽管存在上述这些问题,我们正在进行的非侵入性大动脉结构和功能测量研究,初步发现了一些结果,提示在这种情况下补充抗炎性物质是合乎逻辑的。

8.12.9 怀孕的建议

育龄妇女在减肥手术后计划开始或改变情感生活是很普遍的,怀孕生育也在优先考虑之列。事实上,体重减轻可以改善性表现,亦有利于生育。许多研究中心认为减肥手术后18个月以内禁忌怀孕,因为担心营养失衡可能会对胎儿有害。

已有研究表明减肥术后孕育的婴儿是健康的,并不会导致后遗症或畸形,甚至在违反上述规定时也不会发生。虽然目前还没有婴儿长期生长和发育的数据,但是应当是乐观的。

即使有如此美好的前景,也不能忽视潜在的挑战。有些研究发现减肥术后妇女娩出出生体重>4 000 g 的新生儿现象越来越普遍,易发生胎膜早破导致生产困难,还会使引产和剖宫产率增加。

身体组成不稳定时期的孕期体重增加是很难监测和控制的。孕期、围产期以及哺乳期都可能发生关键营养素的不平衡,尤其是与贫血、蛋白质和钙代谢相关的变化(见表 8-21)。

表 8-21　怀孕患者营养处方

营 养 素	剂 量	备 注
蛋白质	60 g/d	为最低剂量,也许需要更高剂量
叶酸	400 μg/d	所有育龄妇女孕前服用
铁	50~100 mg 元素铁	所有未绝经妇女日常服用
钙	1 000 mg/d	最高 1 500 mg/d

8.12.10　关注儿童和青少年

当传统的减肥方式失败时,手术干预是治疗严重型儿童 Prader-Willi 综合征和其他家族性综合征最直接的方法。需要强调的是,这些人群的手术效果可能不佳,并且可能会发生减肥失败。非遗传性肥胖的青少年如果临床治疗失败后,可以考虑手术治疗,特别是那些伴有胰岛素抵抗和其他代谢综合征症状的患者。他们的临床结果与那些年龄较大的患者相似。

这一人群的营养需求尚未达成共识,初步结果表明手术不会阻碍生长或引起生长停滞。非常重要的是,应对这些人群进行随访监测直至成年,因为他们在关键的生长发育期容易发生与成人相似的消耗[17]。

8.12.11　营养不良患者的再喂养

肥胖患者减肥术后发生明显蛋白质营养不良时需要住院治疗并不常见,但是,这种现象开始变多。引起营养不良的原因可能是术后并发症,比如胃肠道梗阻或狭窄,创伤、其他问题,以及医学疾病包括长期呕吐、腹泻、神经性厌食或消耗性疾病(恶性肿瘤)。

精神异常也可能会发生,尤其是经常发生在"蜜月期"早期的抑郁。患者感觉即使在进行整形手术之后他(她)的理想的社会、情绪、职业成就都是梦,都是不现实的。

绝大多数人即使会有轻微的痛苦和失望,但是都会克服抑郁,拥有一个完整的、有意义的人生。但有部分人会出现过度饮食,还会发生酗酒、自杀等问题,还有少部分人会出现饮食不规律和误餐,最终发生营养不良。这些异常容易被处于肥胖,甚至病理性肥胖范围的 BMI 所掩饰,这一现象看似矛盾,但是却存在更大的危险。

由于细胞外和细胞内失衡通常不显著,因此应该对再喂养综合征的发生风险采取一定的预防措施。此类患者再喂养综合征不同于那些常见的营养不良患者,如严重低磷血症等特征性改变,可能会完全消失。另一方面,患者发生韦尼克综合征的风险高于除酗酒者以外的其他人群[11,18],营养不良肥胖患者的营养康复包括(见表8-22):

表8-22 营养不良肥胖患者的营养康复

1. 摄入能量之前注射维生素 B_1(10～100 mg),并在住院期间持续进行。
2. 监测细胞内电解质水平(磷、钾、镁),并通过肠内或肠外途径补充,但须谨慎进行。
3. 注意特殊营养素的监测,尤其是与贫血相关(维生素 B_{12}、叶酸、维生素 C、铁、铜)、钙、锌、硒以及维生素 A。
4. 每天补充平衡型多种维生素和微量元素,疑似缺乏时,给予推荐剂量 2～3 倍的量。
5. 营养处方热量增加应缓慢,开始时不超过 10～12 kcal/kg(理性体重)/d(如果体重太轻则按实际体重计算)。
6. 即使患者出现脱水症状,也不应积极补充液体和钠,因为患者容易出现水肿甚至发生肺水肿。
7. 首选肠内营养,必要时通过内镜下将鼻肠管置于狭窄或阻塞段以下。仅在特殊情况下给予静脉营养,并及早停用。

【小结】

肥胖通常被认为是一种营养失调,但是现在已经明确的是它与营养不良并不矛盾。重度肥胖的治疗性手术,是可以去除疾病、延长寿命的值得推荐的外科疗法,但是也可能会增加营养消耗。肥胖患者减肥术后的新问题是可能发生的多种慢性营养素缺乏,尤其是那些隐匿的、亚临床患者。医护人员应当审慎并持久地对抗那些严重的并发症(如 Wernicke 综合征)和相对轻微的病变(如贫血和骨量丢失)。

治疗应当个体化,但本章也同样列举了针对孕妇和再喂养综合征的一般指南。

推荐阅读文献

1. Kaidar-Person O, Person B, Szomstein S, Rosenthal RJ. Nutritional deficiencies in morbidly obese patients: a new form of malnutrition? Part A: vitamins. *Obes Surg*, 2008 Jul,18(7): 870 - 876.

2. Ernst B, Thurnheer M, Schmid SM, Schultes B. Evidence for the necessity to systematically assess micronutrient status prior to bariatric surgery. *Obes Surg*, 2009 Jan, 19(1): 66 - 73.

3. Mintz Y, Horgan S, Savu MK, et al. Hybrid natural orifice translumenal surgery (NOTES) sleeve gastrectomy: a feasibility study using an animal model. *Surg Endosc*, 2008 Aug,22(8): 1798 - 1802.

4. Tarnoff M, Shikora S, Lembo A. Acute technical feasibility of an endoscopic duodenal-jejunal bypass sleeve in a porcine model: a potentially novel treatment for obesity and type 2 diabetes. *Surg Endosc*, 2008 Mar,22(3): 772 - 776.

5. Fris RJ. Preoperative low energy diet diminishes liver size. *Obes Surg*, 2004 Oct,14(9): 1165 - 1170.

6. Rinaldi Schinkel E, Pettine SM, Adams E, Harris M. Impact of varying levels of protein intake on protein status indicators after gastric bypass in patients with multiple complications requiring nutritional support. *Obes Surg*, 2006 Jan,16(1): 24 - 30.

7. Guajardo-Salinas GE, Hilmy A, Martinez-Ugarte ML. Predictors of weight loss and effectiveness of Roux-en-Y gastric bypass in the morbidly obese Hispano-American population. *Obes Surg*, 2008 Nov,18(11): 1369 - 1375.

8. Faintuch J, Soriano FG, Ladeira JP, Janiszewski M, Velasco IT, Gama-Rodrigues JJ. Refeeding procedures after 43 days of total fasting. *Nutrition*, 2001 Feb, 17（2）: 100 - 104.

9. Dias MC, Ribeiro AG, Scabim VM, et al. Dietary intake of female bariatric patients after anti-obesity gastroplasty. *Clinics* (Sao Paulo), 2006 Apr,61(2): 93 - 98.

10. Chaves LC, Faintuch J, Kahwage S et al. A cluster of polyneuropathy and Wernicke-Korsakoff syndrome in a bariatric unit. *Obes Surg*, 2002 Jun,12(3): 328 - 334.

11. Kuga R, Ishida RK, Faintuch J. Recurrent obesity and hyperlipidemia after anti-obesity gastroplasty. *Clinical Nutrition*, 2005,24: 642.

12. Faintuch J, Matsuda M, Cruz ME, et al. Severe protein-calorie malnutrition after bariatric procedures. *Obes Surg*, 2004 Feb,14(2): 175 - 181.

13. Faintuch J, Ishida RK, Jacabi M, et al. Increased gastric cytokine production after Roux-en-Y gastric bypass for morbid obesity. *Arch Surg*, 2007 Oct,142(10): 962 - 968.

14. Faintuch J, Horie LM, Barbeiro HV et al. Systemic inflammation in morbidly obese subjects: response to oral supplementation with alpha-linolenic acid. *Obes Surg*, 2007 Mar, 17(3): 341 - 347.

15. Faintuch J, Marques PC, Bortolotto LA et al. Systemic inflammation and cardiovascular risk factors: are morbidly obese subjects different? *Obes Surg*, 2008 Jul,18(7): 854 - 862. Epub 2008 Apr 3.

16. Beard JH, Bell RL, Duffy AJ. Reproductive considerations and pregnancy after bariatric surgery: current evidence and recommendations. *Obes Surg*, 2008 Aug, 18（8）: 1023 - 1027.

17. Nadler EP, Youn HA, Ren CJ et al. An update on 73 US obese pediatric patients treated

with laparoscopic adjustable gastric banding: comorbidity resolution and compliance data. *J Pediatr Surg*, 2008 Jan, 43(1): 141 - 146.

18. Faintuch J. The refeeding syndrome: a review. *J Parenter Enteral Nutr*, 1990, 14: 667 - 668.

8.13　老年患者的营养支持

Z Stanga, S Allison, M Vandewoude, SM Schneider

【学习目的】

- 理解人体老化过程中发生的一些相关生理变化。
- 理解老年患者发生营养不良的机制。
- 了解营养不良在老年患者中的发生率、病因和后果。
- 掌握如何筛查和评估患病和健康老人是否存在营养不良。
- 掌握如何治疗老年患者的蛋白质-能量营养不良。

8.13.1　概述

世界人口,特别是西方国家人口,65 岁以上人群所占的比例越来越高。例如在美国,人口增长最快的人群是 85 岁以上人群[1]。人口结构的改变对卫生医疗体系的影响,已被急症医疗、慢性病医疗及长期护理机构所关注。虽然欧洲 Seneca 调查显示[2],社区健康老人发生营养不良的比例不高,但在健康欠佳的老年人中,蛋白质-能量营养不良伴有微量营养素缺乏则是个主要问题。10%～38%的老年门诊患者、5%～12%的居家老人、26%～65%的老年住院患者以及 5%～85%的养老机构中的老人存在严重的蛋白质-能量营养不良[3]。Moley 也曾报道约 15%的社区老人存在不同程度的营养不良。1977 年,Exton Smith 等人报道 4%英国社区老人患有营养不良。他们的调查方案见图 8-13,该图描述了引起营养不良的一些主要病因,这些病因也可以通过"MEAL-ON-WHEELS"(表 8 - 23)回忆法来获得。Edington 则通过分析英格兰南部的一个大样本研究[4],根据 BMI 和人体测量学数据,结果发现约有 10%的居住在家里的患者和罹患癌症及慢性病的患者患有营养不良。McWhirter 和 Pennington 的调查[5]发现 40%老年人入院时即存在营养不良,而且其中绝大多数未被识别出,只有约 5%的营养不良患者获得营养支持。结果这些人在住院期间体重有所增加而大多数患者则出现体重下降。在发达国家,老年人营养不良主要发生于下文将要提到的疾病。

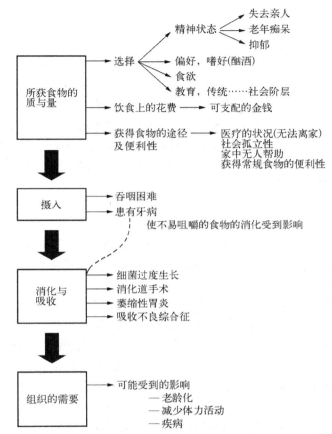

图 8-13 影响老年人营养状况的各因素之间的相互关系(资料来
源：伦敦,健康与社会保障部,1979)

表 8-23 "Meals-on-Wheels"——引起体重下降的原因

- 药物
- 情感问题(抑郁)
- 厌食症、迟发型厌食症,被虐待
- 晚年期偏执狂
- 吞咽障碍(吞咽困难)
- 口腔问题
- 没钱(贫穷)
- 闲逛(痴呆)
- 甲亢,甲旁亢,肾上腺皮质功能减退
- 肠道问题(吸收不良)
- 进食问题(不能自己进食)
- 低糖、低胆固醇饮食
- 结石,社会问题

资料来源：Miller 等,1991 年

8.13.2 老年人营养不良的决定因素[6~10]

老化过程中引起的营养问题,尤其是肌肉的丢失(肌肉衰减症)和骨质的丢失(骨质疏松症)直接影响发病率和致残率。其他营养问题,如微量元素缺乏主要见于急性或慢性疾病。老年人易发生疾病相关的营养不良,因为他们不仅本身营养储备不足,而且恢复胃口和活动能力缓慢。尤其是肌肉生理功能潜在改变,老年人瘦体组织复原比年轻人更慢、更困难。因此,老年人正常生理功能常恢复延迟,导致发病率和死亡率增加。然而即使这些困难存在,营养的重视和支持对老年人护理仍然是至关重要的部分。

8.13.2.1 老年人人体成分及其功能的改变

从营养学角度人一生可分为4个阶段。第1阶段是儿童和青春期的生长发育时期。第2阶段是在20～35岁的巩固时期,此时肌肉和骨密度在持续增长,生理活动功能达到顶峰。

骨骼肌:肌肉衰减症

第3阶段从35岁起,人体肌肉组织逐渐减少而脂肪组织增加(尤其是腹部脂肪),其程度取决于饮食和运动的习惯。有些健康个体坚持锻炼,如登山,肌肉变化会延迟,然而大多数人到中年的时候出现上述变化,并伴随肌力和体能的下降,这些改变称为肌肉衰减症。肌肉衰减症的特点有:肌肉纤维量和横截面减少,脂肪和结缔组织浸润入肌肉组织,Ⅱ型纤维的大小和数目减少,Ⅰ型纤维不变,内部纤维核、纤维环及破碎变形的纤维积聚,肌丝和Z线的排列无序,内质网和T管系统的增生,脂褐素和杆状棒状结构积聚,运动单位数量减少。

老年人肌肉衰减症很常见,根据第3次美国国家健康和营养调查[11]显示男性中度和重度肌肉衰减症的比例分别为59%和10%,女性比例分别为45%和7%。

老年人肌肉衰减症的病理生理学表现复杂,有激素水平改变(性激素、维生素D、GH、IGF-1水平低下,胰岛素抵抗),慢性炎症,最重要的还有氨基酸合成代谢产物丢失(摄入减少,内脏获取增加,肌肉水平蛋白质合成的刺激减少,见图8-14)。尽管肌肉量的维持和恢复随着年龄的增长难以抵抗,但经常体育锻炼可以缓解肌肉减少。

在第4阶段,如80岁后,身体成分和机能加速衰减,导致依赖性增加。

由于肌肉衰减症在健康老人和患病老人中相对常见,所以要进行保健护理的老年人应用简单工具做系统筛查是重要的。肌肉衰减症的诊断是根据肌肉的受损、肌力和功能的障碍综合评价的[12,13](见表8-24)。

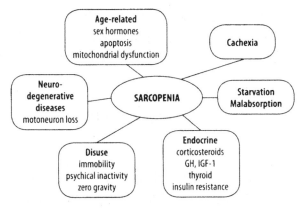

图 8 - 14　肌肉衰减症的决定因素

表 8 - 24　肌肉衰减症的诊断标准

阶　　段	肌　肉　量	肌　　力	功　　能
前期	↓		
肌肉衰减	↓	↓　或	↓
严重肌肉衰减	↓	↓	↓

资料来源：Muscaritoli M，Anker SD，Argilés J，et al. Consensus definition of sarcopenia，cachexia and pre-cachexia：joint document elaborated by Special Interest Groups（SIG）"cachexia-anorexia in chronic wasting diseases" and "nutrition in geriatrics". *Clin Nutr*，2010，29(2)：154 - 159[12]

老年人肌肉衰减症可认为是生理性的，而临床医师常常面对的是伴随急性或慢性疾病的更为严重的肌肉衰减[12]。

老年人肌肉衰减可导致一系列后果：摔倒，骨折，呼吸功能障碍，患病率增加，无法自理，对疾病的抵抗力减弱。肌肉是氨基酸的主要来源，如谷氨酰胺在代谢应激过程中用于修复受损的组织，免疫系统，肝脏和消化道。因此，肌肉衰减症使机体对疾病和创伤的反应受损，最终增加患病率和死亡率[14~16]。

如上述所说，肌肉衰减症的预防和治疗是困难的。中等强度的运动可暂时改善肌肉量和肌力，一旦运动中止，则肌肉继续减少。有证据显示，健康个体蛋白质需要量为每日 1 g/kg，患病期间蛋白质需要量为每日 1.5 g/kg，以利于氮平衡。如有可能，早期动员和物理疗法也是有帮助的。这些方法是否有用还取决于患者的心理状态和本身的意愿。一直以来，护理应遵循人道和伦理的考虑。将来，药物的干预如选择性雄激素受体调节剂可能也是有用的。

其他瘦体组织

随着年龄的增长，组织中的其他蛋白质部分也在减少，包括结缔组织、胶原（如皮肤和骨骼)、免疫细胞、载体及其他蛋白质。所有体细胞量的减少导致对疾病抵抗的储备减少。体内钾离子随年龄增长而减少,较蛋白质的减少为甚,两者不成比例。原因在于研究发现骨骼肌含有钾离子浓度最高的,骨骼肌减少较其他含蛋白质组织的减少多。

脂肪组织

体脂,特别是向心性分布的脂肪,在中年期增加但到 75 岁以后由于胃纳减退而逐步减少。

骨质

从 30 岁起,男性和女性的骨密度均逐渐减少。而女性在绝经期起减少加速。骨质疏松指骨密度小于同性别健康年轻人骨密度平均值±2SD,随年龄增长,骨折的风险增加。并随着营养不良、低体重、维生素 D 和钙摄入不足、缺乏体育锻炼和性激素水平下降而恶化[17]。

体温调节

体温调节功能也会随年龄增加而受损,尤其是在蛋白质能量营养不良情况下。低体重抑制了人体对寒冷的反应使得这些个体易出现轻度的体温下降。体温下降 1～2℃ 已足以损害认知功能、协调功能和肌力,使老年人更易受伤和跌倒[18～20]。

水

体内总水分(total body water,TBW)亦随年龄的增加而减少(妇女从 30～80 岁 TBW 减少 17%,男性则减少 11%)。总体水的减少主要在于细胞内液(intra cellular water,ICW)的减少,而细胞外液(extra cellular water,ECW)则保持恒定。细胞内液改变与瘦体组织(其 73% 为水分)随年龄增加而减少有关,这可通过总体钾(total body potassium,TBK)的多少来估计。虽然细胞内液随年龄而减少,但与 TBK 的减少却成正比。钾离子几乎仅存在于细胞内,所以 TBK/ICW(细胞内水分)的比例保持恒定,提示在正常的老化过程中,细胞内液溶质的浓度是保持不变的。细胞内液减少或 ECW/ICW 比例增高本身不会引起老年人水代谢的紊乱,但是,随着年龄的增加疾病发生也逐渐增加,相应药物的应用也增多,这两者可能影响老年人的身体组成成分和水、电解质的平衡。

能量平衡[10,21～23]

每日的能量消耗由基础或静息能量消耗、食物特殊动力作用和体力活动消耗的能量组成。这些组成部分在人老化过程中均会发生变化。首先,瘦体组织的减少,使体重相关的基础代谢率(basal metabolim rate,BMR)相应减少,而 BMR/kg 去脂体重保持不变或仅有轻度的下降。报道显示从 30～75 岁,BMR 下降 10%～20%(图 8-15),而经常锻炼能保持瘦体组织,则 BMR 可不变。第二,食物特殊动力作用消耗的能量亦因老人摄食减少而减少。第三,老人活动减少,特别是残疾老人。尽管能量摄入的减少,但以上三点使人从中年期开始出现能量代谢正平衡,并出现如前文所述的人体组成成分的改变。由于高龄老年厌食,最终能量代谢又成为负平衡,而 BMI 和脂肪组织也随之减少。同样,慢性疾病引起的厌食和体重下降也会导致 BMR 下降。

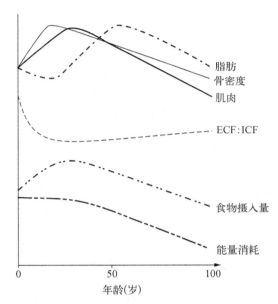

图 8-15　与年龄相关的身体组成、食物摄入
和能量消耗改变

8.13.2.2　老年人的食欲[24~29]

随着年龄增长,人品尝食物味道的 2 个组成——嗅觉和味蕾的功能都在退化。这些变化妨碍了老年人享受食物。这种随着老化而出现的味觉阈值轻度上升使得老年人需要口味更重、更丰富的食物(图 8-16),这也引发了养老机构内老人对食物的诸多抱怨。Schiffmann 等人曾报道增加食物的香味可以使一些老年人重新对食物产生兴趣[29]。老年人常抱怨食欲不振、味觉受损和进食减少。导致老年人味觉下降的原因,包括味觉的敏感性下降、下丘脑和整个大脑的儿茶酚胺和氨基酸浓度的改变以及膜流动性和受体功能的改变。也有人提出锌缺乏导致味觉下降,但补充锌后味觉未见改善。人体随着年龄老化对大量食物的排空能力下降,易产生早饱感。Morley 小组研究发现老年人胃底部对食物的适应性松弛能力下降,从而导致胃窦部过快充盈产生饱腹感。观察发现向年轻人的十二指肠内注入营养物质

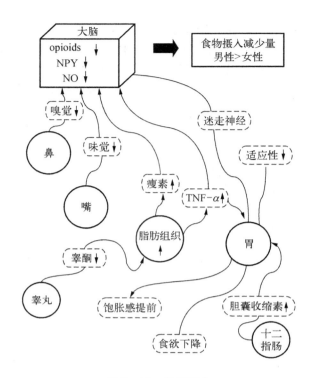

图8-16 老年厌食

资料来源：Morley JE. Anorexia of ageing: physiologic and pathologic. Am J Clin Nutr 1997；66：760－773[27] Chandra RK. Nutritional regulation of immunity and risk of infection in old age. Immunology 1989,67：141－147

可缓解饥饿感,而老年人则不缓解,提示老年人对食物的早饱感主要来自胃内信号而非肠内信号。Morley小组利用这一现象发现在餐前60 min给予胃内前负荷(液体注入胃内,并在60 min内排空),可以提高老人的总能量摄入,但餐前给予前负荷则无此效果。这一研究提示给予口服补充营养的最佳方法是在老人餐前60 min饮开胃酒。一旦食物摄入,各种胃肠道来源的信息,血液循环中的营养素的浓度以及储存在体内的营养素相互之间作用,向大脑传递饱腹或饥饿的信号。这些信息传递物质被称为外周饱食/饥饿系统。因此,食欲是一个包含了许多内在因素(感受内源信号如嗅觉、味觉、视觉、听觉、激素等)和外在因素(社会和情感问题、药物等)组合的复杂过程。老年男性由于体内睾酮水平下降,相反瘦素水平升高,则导致食欲下降。补充睾酮可以逆转该现象。

8.13.2.3 老年患者小肠内细菌的过度生长

过去 60 年中,人们建立了"肠襻淤滞综合征"这一概念来解释造成那些有小肠狭窄、憩室炎或手术损伤小肠的患者出现吸收不良和多种营养素缺乏的原因。近端小肠异常的细菌定殖是造成上述情况的根本原因。细菌过度生长也可发生在无任何解剖异常的情况下,如胃酸缺乏和各种胃肠动力紊乱,包括糖尿病引起的神经病变及硬皮病。自 1977 年以来,有少数老年患者被发现在小肠解剖正常的情况下,出现小肠细菌污染。Haboubi 和 Montgomery 确认除小肠解剖异常、胃酸缺乏外,小肠细菌的过度生长也是造成老年人吸收不良和营养不良的重要临床原因[30]。这种消化不良完全可以通过抗生素治疗。老年人口-盲肠转运时间(mouth-to-caecum transit time)延长,尤其是在小肠细菌过度生长的老年患者中,即使无小肠解剖异常,食物停留时间也会选择性延长。

8.13.2.4 免疫系统的退化

人的一生中,相当一部分免疫组织逐渐退化(如儿童期的腺样组织、青壮年的胸腺组织),同样伴有免疫功能下降[31]。传统观点认为免疫系统的老化是随年龄增大后 T 细胞功能的逐渐衰退所致的免疫缺陷状态。这一观点可用来解释老年人出现许多慢性退行性病变的原因,如关节炎、癌症、血管损伤和自身免疫性疾病以及易患感染性疾病。免疫功能衰退主要表现为 T 细胞增殖力下降和 T 辅助细胞活性下降,这就导致针对 T 细胞依赖性抗原所产生的细胞介导反应和体液反应受损(这些免疫功能的改变类似于获得性免疫缺陷综合征患者,见表 8-25)。

与之矛盾的是,自身抗体的产生反而增加,以及良性单克隆 B 淋巴细胞增殖增加,导致单克隆抗体产生的增加。免疫系统同样受膳食脂肪的影响,脂肪是类花生酸、前列腺素和白三烯的前体物质。类花生酸合成由膳食中抗氧化物质修饰,如维生素 E、维生素 C、硒和铜。锌缺乏也与 T 细胞功能受损有关。给实验动物吃锌含量不足的食物会导致其胸腺萎缩、白细胞减少、抗体介导的反应和迟发型超敏反应下降。随年龄增长易患疾病,主要由于营养不良对免疫活性产生负面作用。因此,充足的营养对疾病的预后有重要的意义,尤其对那些免疫功能已受损的体弱老年人。

表 8-25 老年人蛋白-能量营养不良 (PEM) 对免疫功能的影响

免疫状况	健康老年人	PEM 老年人
迟发型皮肤超敏反应	下降	明显下降
总淋巴细胞计数	正常	下降

续表

免 疫 状 况	健康老年人	PEM 老年人
T 细胞增殖力	下降	明显下降
CD3	下降	明显下降
CD4	正常	下降
CD8	正常	轻度下降
CD4/CD8	正常	下降
白介素-1 释放	减少	明显下降
白介素-2 释放	正常	下降
白介素-6 释放	增加	下降
抗体产物	增加	下降
肠道免疫屏障功能	轻度下降	明显下降

资料来源：Chandra RK. Nutritional regulation of immunity and risk of infection in old age. Immunology 1989,67：141－147[33]

Chandra 就老年人的营养与免疫的关系提出了 4 点结论[32,33]：

(1) 免疫功能下降并不是老化过程中不可避免的部分,许多老年人保持着和年轻人一样强有力的免疫力。

(2) 老年人营养不良很常见,约有 35％的老年人表现有蛋白质-能量营养不足或某些营养素的缺乏。

(3) 即使在老年阶段,纠正营养不良仍能改善免疫反应。

(4) 合理的营养咨询和膳食疗法,有时合并使用药物可以减少呼吸系统疾病的发生。

8.13.3 老年期药物的相互作用

随着年龄的增长,每个人不可避免都会出现生理功能的下降,并最终影响健康。现在,65 岁以上的老年人已占总人口的 13％,由于常见的慢性疾病和残疾,他们消耗了近 30％的处方和非处方药。平均每个因多病而居家的老年人每日不同时间需服 3～7 种或更多的不同药物,在长期护理机构中,则需每日服用 10 种或更多种药物。药物常常影响胃口、营养吸收、代谢和分泌,从而影响机体营养状况。除这些影响之外,食物本身或食物、饮料中的特殊成分,以及维生素、矿物质和其他食物补充品都会影响药物的作用。营养素和药物之间的相互干扰往往易发生于老年人,不仅是因为药物或食物引起的营养素和药物代谢发生变化,也因为不同器官退化、伴随的慢性疾病、膳食习惯、早已存在的营养不良状态和其他与老龄化相关的因素所致。

　　胃肠道会随着老龄化出现相关的变化,但多数时候对药物吸收的影响很小。与年龄相关的人体成分的变化,如身材变小、瘦体组织减少、总体水减少和脂肪组织增加,意味着脂溶性药物在老年人体内分布的容积增加,而水溶性药物则减少。这表示高水溶性的药物如地高辛在较低剂量时即达到治疗浓度。而且,许多水溶性药物是通过肾脏排泄的,由于肾小球滤过率随年龄增加而下降,故其排泄时间延长。在人体内许多药物结合血浆蛋白,尤其是白蛋白,而通常游离型的药物才具活性。健康老人血浆白蛋白的浓度不会有明显的改变,而患病的老人往往有低白蛋白血症。在低白蛋白血症的患者中,应用那些与白蛋白有广泛结合的药物(如华法林、甲苯磺丁脲),会导致游离药物的浓度明显升高,产生相当大的潜在毒性。同药物动力学改变一样,老年人的药效学改变也很普遍。由于药物对营养状况产生影响,而膳食亦会对药物反应产生影响,因此各种常用的处方药和非处方药应用前需谨慎考虑。

8.13.4　老年患者的营养不良及结局[34~40]

　　营养不良所造成的生理和临床后果已在第1.4章节讨论,然而老年人又有其特点。BMI与标准化死亡率之间存在相关性。生命早期超重是死亡的最大风险,但在老年期,BMI低的老人死亡率最高。在我们第一个有关股骨骨折的研究中发现死亡率与人体测量学指标的评价之间有明确的相关性。15年以后,我们证实了这一观点,发现上臂肌围(mid-upper arm circumference, MAC)是最好的预测预后的因子。MAC每减少1 cm,死亡的风险即增加了0.89($P=0.008\,7$)。股骨骨折后,年龄、痴呆和肱三头肌皮褶厚度(triceps skin fold, TSF)也与死亡率有显著相关。一些研究也显示营养状况与并发症的发生率、康复的延长和住院时间成负相关。反之,营养支持则能加快患者康复,缩短住院时间和降低死亡率。一项以老年患者为主的围手术期研究发现,围手术期给予老年患者(尤其是术前有营养不良的患者)以口服补充或肠内营养支持可以降低感染的发生。

8.13.5　老年患者营养不良的诊断[41~48]

　　早期识别营养不良可以及时给予营养干预。营养不良的筛查(见表8-26),如微型营养评价(mini nutrition assessment, MNA)的第一部分,适用于门诊、住院和养老机构的老年人。该评价方法共有6项(0~14分),涵盖了整体评定、主观评定、人体测量、膳食问卷等几个方面。对那些有高风险的患者(11分或以下)可行进一步的营养评价以判断营养不良的程度并有助于制订最佳的营养支持方案。

表 8 - 26　微型营养评价(MNA)：第一部分

A	**在最近 3 个月内,有否因食欲缺乏、咀嚼或吞咽等消化问题导致食物摄入减少?** 0＝严重的食欲减退 1＝中等程度的食欲减退 2＝没有食欲减退　　　　　　　　　　　　　　　　　?
B	**最近 1 个月内体重有否减轻?** 0＝体重减轻超过 3 kg 1＝不清楚 2＝体重减轻 1～3 kg 3＝没有体重减轻　　　　　　　　　　　　　　　　　?
C	**活动情况如何?** 0＝卧床或坐在椅子上 1＝能下床/椅,但不能出门 2＝能出门　　　　　　　　　　　　　　　　　　　?
D	**在过去的 3 个月内是否受过心理创伤或罹患急性病?** 0＝是 2＝否　　　　　　　　　　　　　　　　　　　　?
E	**有否神经心理问题?** 0＝严重的痴呆或抑郁 1＝轻度痴呆 2＝无心理问题　　　　　　　　　　　　　　　　　?
F	**BMI 是多少? (kg/m²)** 0＝BMI＜19 1＝19≤BMI＞21 2＝21≤BMI＞23 3＝BMI≥23　　　　　　　　　　　　　　　　　?

筛查分值(共计 14 分)

≥ 12 分者,正常：无营养不良的危险　　　→ 不需要完成进一步的评价

≤11 分者,可能存在营养不良　　　　　→ 继续进行评价

　　最有效的营养评价的方法见微型营养评价法的第二部分,由新墨西哥州的 Toulouse 大学医学院与瑞士雀巢研究中心合作研发。此评价方法共有 12 项,涵盖了人体测量学指标、饮食行为、主观全面因素。完成需耗时 10～15 min,评分 0～30 分。其中,24～30 分提示无营养风险,17～23.5 分提示可能或中度营养风险,低于 17 分提示高度营养风险。效度研究显示,75% 的患者可经此方法分类而无需进一步的评估。

　　许多观察性和干预性研究使用 BMI 和上臂测量值进行营养状况分类。这些数值需与同年龄同性别同种族人群的百分位值进行比较,然而却缺乏高龄老人(＞75岁)的参考数据。MAC 和 TSF＞第 15 百分位者可视为正常,位于第 5～15 百分位之间视为中度营养不良,＜第 5 百分位者视为重度营养不良。这种方法尤其适用于卧床不起和意识障碍的老人。Campbell 等运用上臂肌肉面积(arm muscle area，AMA，由 MAC-TSF 获得）、TSF 和 BMI 指标评价＞79 岁的 758 名老人，发现死亡率与这些数值的降低相关。由于身高随年龄的增长而下降，使得 BMI 的正常范围有所扩大，因此界定老年人营养不良的 BMI 值提高到了 22 kg/m² ，而不是年轻人群的20 kg/m² 。老年人由于驼背或无法站立时则无法测量身高，用水平测量仪测量可替代身高，测量半身长度（即从胸骨上凹至外展位时中指与无名指间的掌蹼的长度）或测量坐位时膝盖至足跟长度。BMI 即从上述数据计算获得。

表 8－26　微型营养评价(MNA)：第二部分

G　是独立生活(不住在养老机构或医院)吗？			
0＝否　　　　　　　　　1＝是			？
H　每日服用至少3种处方药吗？			
0＝是　　　　　　　　　1＝否			？
I　有压力性疼痛或皮肤溃疡吗？			
0＝是　　　　　　　　　1＝否			？
J　患者每日完成几餐？			
0＝1 餐　　　　　1＝2 餐　　　　　2＝3 餐			？
K　蛋白质的摄入量是多少？			
每日至少1份乳制品(牛奶、奶酪、酸奶)　　　是？　　　否？			
每周2～3 份豆制品或鸡蛋　　　是？　　　否？			
每日吃肉、鱼或禽类　　　是？　　　否？			
0.0＝0～1 个"是"，　　0.5＝2 个"是"，　　1.0＝3 个"是"			？
L　每日能吃2份以上的水果或蔬菜吗？			
0＝否　　　　　　　　1＝是			？
M　每日喝多少液体(水、果汁、咖啡、茶、牛奶……)？			
0.0＝少于3 杯　　　0.5＝3～5 杯　　　1.0＝多于5 杯			？
N　进食模式？			
0＝需帮助才能进食　　1＝自己进食有些困难　　2＝自己进食没有困难			？
O　对营养状况的自我评价如何？			
0＝认为自己营养不良　1＝不清楚　　　　2＝认为自己无营养不良			？
P　如与其他同龄人比较,认为自己的营养状况如何？			
0.0＝没有其他人好　　0.5＝不清楚　　1.0＝一样好　　2.0＝更好			？
Q　中臂围(MAC)是多少？(cm)			
0.0＝MAC＜21　　　　0.5＝MAC 21～22　　1.0＝MAC≥22			？
R　小腿围(CC)是多少？(cm)			
0＝CC＜31　　　　　1＝CC≥31			？
第二部分评价分值(共计16 分)			？
筛查分值			？

总评估分(共计 30 分)　　　　　　　　　　　　　　　　　　　　　　　?
营养不良分数
17～23.5 分　　　　存在营养不良风险　　　　　　　　　　　　　　　　?
<17 分　　　　　　营养不良　　　　　　　　　　　　　　　　　　　　?

血清肌酐和尿肌酐可反映肌肉组织的量,因而也随年龄的增长而下降(见表8-27)。肌酐身高指数(creatinine height index,CHI)可由以下公式获得。CHI也随年龄的增长而下降,已作为营养评估的一项指标:CHI=(实测尿肌酐值/由身高预测的尿肌酐值)×100。

表 8-27　不同年龄组肌酐身高指数

年龄组(岁)	患者例数	肌酐值(mg/d)	肌酐身高指数
25～34	73	～1 862	10.6
45～54	152	～1 689	9.6
65～74	68	～1 409	8.0
75～84	29	～1 259	7.2

资料修改自 Driver 和 McAlevy 1980 年的资料

功能性指标的测量如握力、1 秒末用力呼气容积(Forced expiratory volumn,FEV_1)或最大呼气流速提倡用于评估年轻人,但用于评估高龄老人似乎有困难。

评价身体虚弱老年患者的方法不同于标准的医学评估,它包括非医疗领域的强调生理机能和生活质量的衡量指标。评估有助于制订疾病治疗和随访的计划。老年人的营养评估应增加包括功能状态、体力、认知、精神状态、社会经济状况等评估。标准化工具使评估更可靠更有效。日常生活活动情况(activities of daily living,ADLs)和工具性日常生活活动情况(instrumental activities of daily living,IADLs)用于评估个人功能状态,其中 ADLs 主要评估内容有日常生活必须从事的活动(如:自己进食、更衣、沐浴、可在床和椅子之间移动身躯、如厕、自主控制大小便等),出现问题的老人无法获得足够的营养,需要每日 12～24 h 照顾。IADLs 主要评估个体在家中寓所内进行自我护理活动的能力(如做饭、做家务、服药、出门办事、管理金钱、使用电话等)。Katz ADL 量表和 Lawton IADL 量表是分别用于评估老年人 ADLs 和 IADLs,并决定需要何种帮助的可靠工具。一些用于认知功能障碍筛查的工具已被证实有效,常用的有简易智能量表(Mini-Mental State Examination,MMSE)。有关忧郁筛查的工具中,老年忧郁量表(Geriatric Depression Scale)简单易用,普遍接受(见表 8-28)。而影响患者社会环境的因素复杂,很难被量化。这些因素包括社会关系网络、现有的社会支持资源、特殊需求、环境安全与便利,均对治疗措施实施构成影响。一般有经验的护士或社会工作者能提供这些信息。

表 8 - 28 老年忧郁量表

问　　题	是	否
你基本满意自己的生活	0	1
你感觉生活空虚	1	0
你感觉有不好的事马上要发生在自己身上	1	0
大部分时间,你能感到快乐	0	1

评分:切点值＝2
资料来源:Yesavage JA 等,1983

8.13.6 营养素需求的改变

总能量[10,21~23]

如前所述,由于老年人总能量消耗的各组成部分均有下降,所以总能量消耗也就相应减少,即大多数情况下老人每千克体重的能量消耗也减少了,而每千克去脂体重的 BMR 保持不变或仅有轻度减少。住院患者每日能量需求为 BMR 预计值的 1.3 倍,以维持体重,若达到 BMR 预计值的 1.5~1.7 倍则可增加体重。每日给予 30~35 kcal/kg 的能量可以满足绝大多数老年住院患者的需求。

蛋白质[22,49~53]

在没有严重的肝、肾疾病时,膳食中蛋白质的摄入达到总能量的 12%~15% 是完全可以耐受的。目前 RDA 推荐每日摄入 0.8 g/kg 蛋白质,如果能量摄入充足且提供的是优质蛋白质,则完全能够满足健康人的需求。然而 Munro 指出,有些老年人即使在每日摄入 0.8 g/kg 蛋白质的情况下,仍有大量的机体蛋白丢失。他建议老年人应给予略多于 RDA 推荐的蛋白摄入量,摄入应不少于其摄入能量的 12%~14%。Toulouse 小组建议老年人每日理想的蛋白质摄入量为 1 g/kg,因为一项长期的社区随访调查显示,每日蛋白质摄入达到 1 g/kg 或者更多的老人,其患病或住院率低于摄入蛋白质少于 1 g/kg 的老人。老年人增加蛋白质摄入则会增加蛋白质合成,但一餐摄入的蛋白质多于 30 g 不会进一步刺激肌肉蛋白的合成。所以,除了蛋白质的质和量,不同餐次中蛋白质的分配也同样重要[54]。患病老人的每日蛋白质需要量相应增加至 1~1.5 g/kg。虽然人们常担心给予老年人过高的蛋白量摄入(多于能量摄入的 15%)会增加肾脏负担,但是目前没有证据显示这种情况会发生在无肾脏疾病的患者身上。无法行动的、卧床的、非门诊患者可能由于不活动而处于负氮平衡。给予过量的蛋白质,也不能逆转这个过程。在给予适量的蛋白质的同时,进行适当的锻炼可以保持肌肉组织或至少降低蛋白丢失速度。

脂肪

膳食中脂肪的摄入应限制在总能量的 30% 或以下,以避免带来营养素失衡的不良反应。事实上这就是所谓的"健康饮食",可避免动脉粥样硬化疾病的发生。有趣的是,RDA 推荐必需脂肪酸(essential fatty acids,EFA)摄入占总能量的 2%～3%,即每日仅需摄入来源于动物和蔬菜中 9～10 g 的 EFA(亚麻酸和亚油酸)。然而,过度限制脂肪摄入,如少于总能量的 20% 会影响膳食的质量。急性疾病使用肠外营养治疗中,脂肪可占总能量的 40%～60%,而长期应用时,脂肪应逐渐减至 30%。血清总胆固醇和低密度脂蛋白(lipoprotein,LDL)水平在 30～50 岁时呈线性增加,60～70 岁时保持平稳,70 岁以后下降,而高密度脂蛋白(high-density lipoprotein,HDL)则始终保持稳定。

碳水化合物

目前没有单糖或多糖的 RDA 量,因为没有一种糖证实是必需的营养素。大多数的饮食中碳水化合物能提供 45%～50% 的每日所需能量。但是,目前大多数人赞同增加那些吸收缓慢的碳水化合物的量,如淀粉摄入达到总能量的 55%～60%。肠内营养或肠外营养配方中,碳水化合物能提供大部分能量。但是随着年龄的增长,老年人对碳水化合物的耐受性下降,因此应尽量选择复杂碳水化合物,并监测血糖。许多老年人会出现肠道乳糖酶缺乏。不经过水解的乳糖不能被吸收,但能被结肠内细菌代谢利用,由此产生的代谢物包括气体,会导致肠胃胀气、肠绞痛和腹泻,这些均导致老年人拒食牛奶和其他乳制品。这是非常令人遗憾的,因为牛奶中的营养素含量很高。

膳食纤维

膳食纤维含有植物多聚糖,它们不易被小肠酶消化。可溶性纤维,像果胶,则能被分解为短链脂肪酸,如醋酸盐和丁酸盐,它们是结肠黏膜重要的营养底物,使结肠黏膜具有吸收水、盐的能力。而且这些短链脂肪酸也能被吸收,占人体总能量需要的 5%。不溶性纤维则不被消化,但能增加粪便以防止老年人常见的便秘。因此应注意在给予老年人的普通食物、口服补充品和肠内营养制剂中有无膳食纤维[55]。

液体量

水作为营养素对老年人来讲尤其重要,因为它在液体库里具有快速调节的能力。其每日需要量可大致以每摄入 1 kcal 能量补充 1 ml 水,或每千克体重补充 30 ml 水。对液体平衡的评估是诊断某些发老年患者的非特异性症状和认知改变的关键。脱水和电解质紊乱往往非特异性,难以识别诊断。

维生素[56,57]

65 岁以上老年人的维生素需要量目前还未定。对人群营养素摄入情况的营养调查也很少包括 75 岁以上老人的样本。亚临床维生素缺乏症在老年人中很普遍,尽管其临床意义还有争论。疾病产生的生理应激足以迅速消耗任何储备,并导致缺乏。在许多报告中都未提及急性或慢性病对维生素的影响。有人已提出,随着年龄的增长应增加某些维生素的需要量。老年人可能无法通过肝脏迅速地清除视黄醛酯以避免产生毒性;因此,维生素 A 的推荐量应减少,但具体的量还未确定。β-胡萝卜素的需要量也未确定,其摄入的中毒剂量也未有报道。老年人可能对清除体内循环的 β-胡萝卜素有困难,除了会使皮肤染色未显示有任何毒不良反应。维生素 E 和维生素 K 的需要量不变,但是维生素 K 的浓度可能会受抗生素、磺胺药、或维生素 K 拮抗剂的影响。维生素 D 的需要量可能随年龄的增长而增大,缺乏的风险也随之增加。例如住在养老机构的老人可能太阳光照不足,肾脏可能无法有效地将 25-羟化维生素 D 转化为 1,25-羟化维生素 D。或由于觉得不耐受或不喜欢乳制品而使膳食中维生素 D 含量不足。维生素 D 补充量应每日至少 700~1 000 IU,并坚持补充以预防摔倒和骨折的发生。理论上,25-羟化维生素 D 应达到至少 75 nmol/L,对严重维生素 D 缺乏者或超重者来说需补充超过 700~1 000 IU 剂量的维生素 D[57]。

水溶性维生素的需要量在整个成人期保持相对稳定,虽然有一些证据显示维生素 B_{12} 和维生素 B_6 的需要量应有所增加。叶酸的需要量可能减少,但没有证据显示其他水溶性维生素的需要量有所改变。接受肠外营养的患者发生维生素不足的风险较接受肠内营养的患者为少,因为肠外营养中常规给予补充维生素制剂。事实上,接受鼻饲营养的老年患者往往未得到充足的肠内营养制剂以满足 100% 的 RDA 需要量。处于疾病或创伤期,一些维生素和矿物质的需要量应增加,这些患者需要额外的补充以避免逐渐出现营养不良。

矿物质[58]

老年人矿物质(钙、磷、镁、铁、锌、碘、铬、钼、硒)的需要量并未有所改变,但要维持正常的血清浓度则需要给予肠内和肠外营养的支持。随着长期给予慢性疾病患者营养支持,矿物质和微量元素的缺乏则会更常见。大家主要关注的是两大元素:钙(骨质疏松)和铁(贫血)的摄入。对锌、镁及其他微量元素似乎有缺乏的可能,但这些元素的推荐摄入量尚需更多的研究。另外,膳食中的氯化钠在高血压中所起的作用已引起了大家的关注和争论。

8.13.7 营养干预[34~41]

对于住院患者来说,目前有强有力的证据显示,住院期间供给的食物不足以满足其在住院期间的代谢需求。最近在诺丁汉的一项研究显示如果患者选择最大份的菜单,他每日可以得到 1 800 kcal 的能量(见图 8-17)。但是测试结果显示膳食实际热量摄入常常不到既定量的 80%,在老年病房,食物的浪费率达到 40%~

60%,能量和蛋白质的摄入不到推荐量的75%。这就解释了为什么大多数患者在医院内会体重减轻。如果膳食量减少而增加能量和蛋白质密度,则浪费减少30%,使能量摄入增加至推荐量的96%。但蛋白摄入仍较低,这提示有必要加强措施以减少膳食中蛋白质的损失。需考虑制定措施以提高老年患者对医院膳食的利用。这些措施包括:提供更合理的菜单、制定更合理的用餐模式以满足老年患者少食多餐的饮食习惯、在两餐之间提供点心、提供经培训的护理人员帮助老人进餐,以及提供特殊的含高能量密度的食物。斯德哥尔摩学者 Ödlund Olin,伦敦学者 Gall 和哥本哈根学者 Kondrup 均证明提高老年住院患者的膳食能量密度可以使其体重增加,改善功能。

为老年患者制订营养治疗计划比为年轻患者考虑的因素更多。首先考虑口服补充的方法,但这也对患者家属、护士和医生提出了挑战;Peake 等人发现老年患者对口服补充制剂的依从性只有52%(处方容量为353 ml,实际仅服用183 ml)。影响依从性的因素有:没有送达给患者、缺乏医护人员的监督、配方的液量过多、呕吐、口味。Potter 指出如果护士在发药的时候,同时监督老人服用补充制剂,其依从性可达100%。

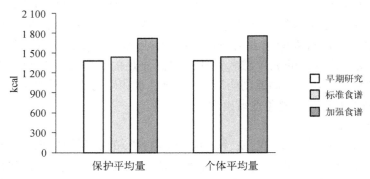

图 8-17　食物摄入:早餐+午餐+晚餐+点心
假定早餐+点心=600 kcal[40]

对于接受口服或肠内营养的老年慢性患者,增加膳食中的膳食纤维可有助于增强肠道蠕动;提供充足的液体可有助于维持正常的肠道功能。有关口服补充制剂、鼻胃管饲和静脉营养的一些对照试验都显示给予这样的营养干预会提高治疗效果。

压疮

老年人特别易患压疮。Ek 指出其主要的风险因素有行动障碍、生理状况和营养状况[36]。随着压力性溃疡的出现,炎性反应进入恶性循环,营养状况进一步恶化。因此营养支持在疾病管理方面发挥了重要的作用。

老年骨质疏松症[17]

老年人群中,有关负钙平衡引起骨质疏松的证据给了我们有力的提示。虽然饮食回顾,特别是在很长一段时间之后进行推断存在本身固有的误差,给这方面的研究带来了困难。但是几项研究显示年轻女性的骨密度与所服的钙剂量和体力活动呈正相关关系。髋关节骨折与钙摄入量的负相关性已经被多项对女性的研究和一项对男性的研究所证明。许多与老龄化相关的因素可引发负钙平衡和随之而来的骨质丢失,这些因素包括:活动障碍、疾病、缺乏锻炼、营养不良、使用药物(如激素、甲状腺素、肝素、利尿药、抗酸药、抗生素、抗惊厥药),和内分泌紊乱(如肾上腺皮质功能亢进、甲状旁腺功能亢进、甲状腺功能亢进)。营养不良,特别是蛋白质-能量营养不良可使骨组织减少、肌肉强度改变,影响康复,最终导致骨质疏松性骨折。

与骨质丢失和老龄化相关的老年期骨折主要由生命后期骨密度降低引起,这部分内容已在人体组成成分一章中论及。这种骨组织/骨密度降低可能是由于在成熟期形成的骨组织峰值较低或老龄化引起的骨质快速丢失有关。维持长期的高钙饮食有助于形成较高的骨组织峰值和延缓随老龄化而出现的骨组织丢失。在老年期补充钙剂可以减慢骨组织的丢失速度。

老年糖尿病患者[55]

随年龄的增加,糖耐量会下降,所以非胰岛素依赖型糖尿病(non-insulin-dependent diabetes mellitus, NIDDM)变得常见,其发生率在 65 岁以上人群中可多达 18%,然而其中约有一半的人未被诊断。在今后的 20 年中,预计老年人糖尿病的发生率将增长 44%。老年糖尿病患者比非糖尿病患者占有更多的医疗资源,约 30% 的 65~74 岁的糖尿病患者每年需住院治疗。因此,所有的老年患者都应进行糖尿病的筛查。

由于在成年后患糖尿病的中年人中有 80% 属于肥胖,因此肥胖与 NIDDM 间关系密切。肥胖通过组织胰岛素抵抗来影响碳水化合物的代谢,并导致循环中胰岛素水平代偿性升高。通过增加体力活动可使之改善,而体重增加和腹部脂肪增多则使之恶化。某些患者通过限制能量的摄入达到减重可使糖代谢恢复正常。推荐制订健康的饮食计划,包括摄入充足的蔬菜、少吃脂肪,多食鱼(ω-脂肪酸)。

老龄化与心血管系统[60]

冠状动脉粥样硬化是一种主要由饮食不合理合并吸烟、高血压和青年期起活动少等高危因素所造成的疾病,并随年龄增长而加剧。而且血管狭窄的发生率随年龄增加而增多,到 55~64 岁时,主要冠状动脉(3 条中至少有 1 条)发生狭窄率为 50%。不典型的冠状动脉疾患在许多人一生中隐匿存在,当试图评估年龄对心血管功能的影响时,这一点显得尤其重要。改变饮食习惯,少食脂肪、多吃鱼和蔬菜可以对公共健康,减少心血管疾病的发生产生重要的影响。

在西方国家,血压随年龄的增长而增高,确切的机制尚不清楚,但是饮食因素诸如盐和脂肪的摄入可能很重要。

老年营养不良与精神疾病

长期的微量元素摄入不足可通过各种机制导致认知功能受损。相反,营养不良常由于慢性病所致的精神障碍引起。严重的营养缺乏所致的认知功能受损较少见,除了乙醇中毒所致的维生素 B_1 缺乏或维生素 B_{12} 水平低下。

老年期的癌症

在西方人中,有近一半的新发癌症患者年龄大于 65 岁,其中许多人有营养问题。60 岁以上的癌症患者中,胃癌、前列腺癌和乳腺癌占了一半多。虽然癌症的发生率随年龄的增长而增加,但到 85~90 岁时却开始下降。肥胖明显增加了绝经期妇女乳腺癌的发病率和男性大肠癌的发病率。超重和免疫功能老化会使老年人易于患癌。

认为饮食能改变癌症发病率的概念由来已久。1933 年,Stocks 和 Karn 发现在多个地区大量地摄入全麦面包、蔬菜和新鲜的牛奶与癌症发病率的下降有关。饮食在癌症病因学中所起的作用在世界范围内引起了广泛的研究。营养支持在癌症患者的治疗中起到了很大的作用,但仅限于合并有明显营养不良的癌症患者。

8.13.8 伦理学的考虑

医学伦理学是构筑在自主(患者有自主决定的权利)、有利(只做那些对患者有利的事)、无伤害(避免伤害)和公正(一视同仁)的原则之上。这些在考虑为老年患者制订营养治疗的方案时起了很重要的作用。例如,最近的一篇综述总结到给予老年精神病患者人工营养支持没有获得益处,其风险大于益处。同样,对那些由于脑卒中而失语的患者,应确定患者是否表达过或之前曾表达过有关管饲的意愿,如有应予尊重。在广泛推荐老年患者使用经皮内镜胃造口(PEG)之前,我们需要更多具体的证据。虽然个别老年患者证实使用是有益的。当患者临终时,重要的是能判断何时人工营养支持对其已无意义甚至是有害的。

【小结】

老年人是特别易患营养不良的群体,尤其当他们患有慢性的精神或生理的疾病时。老年患者均应做营养不良风险的筛查,并给予制定合理的治疗计划。营养支持治疗营养不良的效果是显著的。目前有证据显示良好的营养,甚至是补充维生素和矿物质都能对老年人保持身体健康和生活质量起到重要的预防作用。在制订任何治疗计划时,伦理学的考虑是很重要的,应该尊重患者自己的选择,确保有益而无害。

~~~~~~~~~~~~~~~~~~~~~~~~~ **推荐阅读文献** ~~~~~~~~~~~~~~~~~~~~~~~~~

1. Andres R. In: Andres R, Bierman EL, Hazzard WR, eds. *Principles of Geriatric Medicine*. New York: Mc Graw-Hill, 1985,311.

2. De Groot LCPGM, van Staveren WA, Dirren H, Hautvast JGAJ. Seneca: Nutrition and the elderly in Europe, follow-up study and longitudinal analysis. *Eur J Clin Nutr*, 1996,50 (Suppl 2): S1 - S127.

3. Ley JE, Glick Z, Rubenstein LZ, eds. *Geriatric Nutrition: a comprehensive review*. New York: Raven Press 1995.

4. Edington J, Kon P. Prevalence of malnutrition in the community. *Nutrition*, 1997,13: 238 - 240.

5. McWhirter JP, Pennington CR. Incidence and recognition of malnutrition in hospital. *BMJ*, 1994,308: 945 - 948.

6. Nutrition and Health in Old Age. *Report of a Committee on Medical Aspects of Food Policy*. London: HMSO 1979.

7. Shock NW, Gruelich RC, Andres R. Normal human aging: the Baltimore longitudinal study of aging, Washington, DC: US Department of Health and Human Services 1984: *NIH publication* no. 84 - 2450.

8. Vellas B, Hunt WC, Romero LJ, et al. Changes in nutritional status and patterns of morbidity among free-living elderly persons: a 10 - year longitudinal study. *Nutrition*, 1997 Jun; 13: 515 - 519.

9. Forbes GB, Reina JC. Adult lean body mass declines with age: some longitudinal observations. *Metabolism*, 1970,19: 653 - 663.

10. Fukagawa NK, Bandini LG, Yong JB. Effect of age on body composition and resting metabolic rate. *Am J Physiol*, 1990,159: E233 - E238.

11. Janssen I, Heymsfield SB, Ross R. Low relative skeletal muscle mass (sarcopenia) in older persons is associated with functional impairment and physical disability. *J Am Geriatr Soc*, 2002 May,50(5): 889 - 896.

12. Muscaritoli M, Anker SD, Argilés J et al. Consensus definition of sarcopenia, cachexia and pre-cachexia: joint document elaborated by Special Interest Groups (SIG) "cachexia-anorexia in chronic wasting diseases" and "nutrition in geriatrics". *Clin Nutr*, 2010,29(2): 154 - 159.

13. Cruz-Jentoft AJ, Baeyens JP, Bauer JM et al. European Working Group on Sarcopenia in Older People. Sarcopenia: European consensus on definition and diagnosis: Report of the European Working Group on Sarcopenia in Older People, *Age Ageing*, 2010, 39 (4): 412 - 423.

14. Guralnik JM, Ferrucci L, Pieper CF et al. Lower extremity function and subsequent

disability: consistency across studies, predictive models, and value of gait speed alone compared with the short physical performance battery. *J Gerontol A Biol Sci Med Sci*, 2000,55: M221 – M231.

15. Lehmann AB, Bassey EJ. Longitudinal weight changes over four years and associated health factors in 269 men and women aged over 65. *Eur J Clin Nutr*, 1996,50: 6 – 11.

16. Horan MA, Little RA. *Injury in the ageing*. Cambridge University Press 1998.

17. Markovic V, Kostial K, Simonvic I et al. Age related changes in metacarpal bone density in men and women in two districts in Yugoslavia, one providing a high calcium intake, the other a low intake. *Am J Clin Nutr*, 1979,32: 540 – 549.

18. Collins KJ, Exton-Smith AN. Thermal homeostasis in old age. *J Am Geriatr Soc*, 1983,31: 519 – 524.

19. Collins KJ. Low indoor temperatures and morbidity in the elderly. *Age Ageing*, 1986,15: 212 – 520.

20. Mansell PI, Fellows IW, Macdonald IA, Allison SP. The syndrome of undernutrition and hypothermia — its pathophysiology and clinical importance. *Q J Med*, 1988,69: 842.

21. Elia M. Energy expenditure in the whole body. //Kinnsy JM, Tucker HN, New York: *Raven Press*, 1992.

22. Munro HN, Suter PM, Russell RM. Nutritional requirements of the elderly. *Ann Rev Nutr*, 1987,7: 23 – 49.

23. Poehlmann ET, Melby CL, Badylak SF. Relation of age and physical exercise status on metabolic rate in younger and older healthy men. *J Gerontol*, 1991,46: B54 – 58.

24. Clarkston WK, Pantano MM, Morley JE et al. Evidence for the anorexia of ageing: gastrointestinal transit and hunger in healthy elderly vs. young adults. *Am J Physiol*, 1997, 272: R243 – 248.

25. Cook CG, Andrews JM, Jones KL et al. Effects of small intestinal nutrient infusion on appetite and pyloric motility are modified by age. *Am J Physiol*, 1997,273: R755 – 761.

26. De Castro JM. Age related changes in natural spontaneous food intake and hunger in humans. *Appetite*, 1993,22: 255 – 272.

27. Morley JE. Anorexia of ageing: physiologic and pathologic. *Am J Clin Nutr*, 1997,66: 760 – 773.

28. Barton AD, Beigg CL, Macdonald IA, Allison SP. High food wastage and low nutritional intakes in hospital patients. *Clin Nutr*, 2000,19: 445 – 449.

29. Schiffman SS, Warwick ZS. Effect of flavor enhancement of foods for the elderly on nutrition status: food intake, biochemical indices, and anthropometric measures. *Physiol Behav*, 1993,53: 395 – 402.

30. Haboudi NY, Montgomery RD. Small-bowel bacterial overgrowth in elderly people: clinical significance and response to treatment. *Age Ageing*, 1992,21: 13 – 19.

31. Thomas ML，Weigle WO. The cellular and subcellular basis of immunosenescence. *Adv Immunol*，1989,46：221 - 261.

32. Chandra RK. Effect of vitmin and trace-element supplementation on immune responses and infection in elderly subjects. *Lancet*，1992,340：1124 - 1127.

33. Chandra RK. Nutritional regulation of immunity and risk of infection in old age. *Immunology*，1989,67：141 - 147.

34. Allison SP. Cost effectiveness of nutritional support in the elderly. *Proc Nutr Soc*，1995，54：693 - 699.

35. Campbell AJ，Spears GF，Brown JS et al. Anthropometric measurements as predictors of mortality in a community population aged 70 years and over. *Age Ageing*，1990,19：179 - 184.

36. Ek AC，Unosson M，Larsson J et al. The development and healing of pressure sores related to the nutritional state. *Clin Nutr*，1991,10：245 - 250.

37. Larson J，Unosson M，Ek AC，Nilson L et al. Effect of dietary supplement on nutritional status and clinical outcome on 501 geriatric patients-a randomized study. *Clin Nutr*，1990，9：179 - 184.

38. Odlund-Olin A，Osterberg P，Hadell K et al. Energy-enriched hospital food to improve energy intake in elderly patients. *JPEN*，1996,20：93 - 99.

39. Barton AD，Beigg CL，Macdonald IA，Allison SP. A recipe for improving food intakes in elderly hospitalized patients. *Clin Nutr*，2000,19：451 - 454.

40. Potter JM，Roberts MA，Reilly JJ，McColl JH. An evaluation of protein energy supplementation in medically ill admissions to a geritric unit. *Proc Nutr Soc*，1998，57：88A.

41. Chernoff R. Physiologic ageing and nutritional status. *Nutr Clin Practice*，1990,5：8 - 13.

42. Guigoz Y，Vellas B，Garry PJ. Assessment of nutritional status of the elderly：the mini-nutritional assessment as part of the geriatric evaluation. *Nutr Rev*，1996,54：S59 - S65.

43. Katz S，Ford AB，Moskowitz RW et al. Studies of illness in the aged. The Index of ADL：A standardized measure of biologicl and psychosocial function. *JAMA*，1963，185：914 - 919.

44. Lawton MP，Brody EM. The instrumental activities of daily living scale. *Gerontologist*，1969,9：179 - 186.

45. Kaiser MJ，Bauer JM，Ramsch C et al. Validation of the Mini Nutritional Assessment short-form（MNA-SF）：a practical tool for identification of nutritional status. *J Nutr Health Aging*，2009,13：782 - 788.

46. Folstein MF，Robins LN，Helzer JE. The Mini-Mental State Examination. *Arch Gen Psychiatry*，1983,40：812.

47. Mc Nair DM，Lorr M，Dropplemann LF. *The Profile and Mood States（POMS）Manual*.

San Diego：Educational and Industrial Testing Service，1971.

48. Yesavage JA，Brink TL，Rose TL et al. Development and validation of a geriatric depression screening scale：a preminary report. *J Psych Res*，1983,17：37－49.

49. Gersovitz M，Motil K，Munro H et al. Human protein requirements：assessment of the adequacy of the current Recommended Dietary Allowance for dietary protein in elderly men and women. *Am J Clin Nutr*，1982,35：6－14.

50. Munro HN，Yong VR. Protein metabolism and requirements. In：Exton-smith AN，Caird FI（Eds）. *Metabolic and nutritional disorders in the elderly*. London：John Wright，1980，13.

51. Munro HH，In：Kinney JM，Jeejeebhoy KN，Hill GL，Owen OE（eds）. *Nutrition and Metabolism in Patient Care*. Philadelphia：W. B. Saunders company 1988.

52. Young VR. Amino acids and protein in relation to the nutrition of elderly people. *Age Ageing*，1990,19：S10－S24.

53. Winterer JC，Steffee WP，Davy W et al. Whole body pritein turnover in ageing man. *Exp Gerontol*，1976,11：79－89.

54. Symons TB，Sheffield-Moore M，Wolfe RR，Paddon-Jones D. A moderate serving of high-quality protein maximally stimulates skeletal muscle protein synthesis in young and elderly subjects. *J Am Diet Assoc*，2009,109：1582－1586.

55. Vandewoude MF，Paridaens KM，Suy RA et al. Fibre-supplemented tube feeding in the hospitalised elderly. *Age Ageing*，2005,34：120－124.

56. Suter PM. Vitamin requirements. In：Chenoff R ed. *Geriatric Nutrition*. Rockville，MD：ASPEN Publications，1990.

57. Bischoff-Ferrari HA，Shao A，Dawson-Hughes B et al. Benefit-risk assessment of vitamin D supplementation. *Osteoporos Int*，2010,21：1121－1132.

58. Linderman RD，Beck AA. Mineral Requirements //Chernoff R. *Geriatric Nutrition*. *Rockville*，MD：ASPEN Publications，1990.

59. Finucane P，Sinclair AJ eds. Diabetes in Old Age. Chichester：John Wiley，1995：ISBN 0－471－95344－X.

60. Bendich A，Deckelbaum RJ. *Preventive Nutrition*. Humana Press，1997.

8.14 烧伤患者的营养支持

MM Berger

【学习目的】

- 认识烧伤患者早期液体复苏和消化道功能间的相互作用以及早期肠内

营养的益处。
- 熟悉大面积烧伤患者能量、常量营养素和微量营养素的需要量,以及随时间进展需求量的不同。
- 认识烧伤患者肠内营养的益处。

8.14.1　概述

虽然西方国家烧伤发生率有所下降,但仍是一个世界级的挑战。烧伤患者的代谢反应从本质上来说与创伤相似,但更为严重持久。烧伤存在一个明显的急性重症期。与严重创伤一样,烧伤可因休克、急性呼吸衰竭、败血症和多器官功能衰竭[1]等原因导致死亡。由于一些特殊和额外的医学特征,烧伤患者能获益于特定的医疗措施。

(1) 皮肤屏障被破坏,大量体液经表皮渗出丢失,其中含有大量蛋白质、矿物质及微量元素,引起急性缺失综合征。

(2) 静脉穿刺点皮肤往往存在损伤,给建立静脉途径带来困难(导管相关感染率高)。

(3) 需修复的表皮面积很广泛,这解释了长期营养支持的必要性。

(4) 与其他创伤相比,烧伤患者 ICU 治疗时间和营养支持天数均延长。

烧伤面积决定了创伤后的反应。烧伤可分为:小面积(small):10%~20%体表面积(body sunface area,BSA);大面积(large):20%~40% BSA;重大面积(major):40%~60%;特大面积(massive):>60% BSA。吸入性烧伤使患者需气管插管和机械通气,且易营养不良。如果没有吸入性烧伤,烧伤面积<20% BSA 的患者可无需人工营养支持。下文将重点介绍烧伤面积≥20% BSA 的患者。

8.14.2　烧伤病理生理学和液体复苏

烧伤(面积>20% BSA)后的 12~24 h 内,由于组胺、细胞因子和脂质过氧化物的释放,毛细血管通透性暂时性的急剧增加,使血浆样液体由血管内转移到血管外。通透性改变持续 24 h,在第 1 个 12 h 内达到高峰,液体复苏用于大量体液丢失,但引起全身性水肿。液体的丢失量和烧伤严重程度成比例。此外还出现体表水分蒸发、创伤面血浆渗出。水肿影响机体任何部分,包括胃肠道[2]。Parkland 公式(补液量(乳酸钠林格液,ml)=4×体重(kg)×总的烧伤面积(%))为目前应用最广泛的公式。液体复苏过度负荷,引起脏器功能恶化,包括腹腔间隔综合征和内脏缺血。

烧伤后 24 h 内静脉输注大剂量抗坏血酸(66 mg/kg)通过抗氧化机制能起到

稳定内皮细胞,减少毛细血管渗漏的作用[3,4]。这一干预措施可减少早期液体复苏时对液体量的需求,但还未纳入指南。

在液体复苏初期,需要足够的水分(除正常生理需要外再额外补充 2～3 L),尤其是躺在专用烧伤床上的患者。肠内需补充 5% 葡萄糖或水(补充水能避免葡萄糖超负荷)。血浆白蛋白水平<18 g/L 时需引起注意。由于液体出入量变化大,患者需每日测量体重。

8.14.2.1 代谢反应

1940 年,Cuthbertson 提出将创伤后代谢反应可分为 2 个阶段,即代谢低潮期和代谢高潮期[1],之后出现恢复期。

(1)代谢低潮期:创伤后即刻表现为血液动力学不稳定,组织充盈减少,儿茶酚胺大量释放,称为"代谢低潮期"。代谢特征性主要有耗氧量(V_{O_2})下降及代谢率降低。根据创伤严重程度及血流动力恢复情况,"低潮期"可持续极短暂到数小时或者数天。

(2)代谢高潮期:紧接着"低潮期"的是"代谢高潮期",特征性为机体 V_{O_2} 消耗增加,静息能量代谢(rest energy expenditure, REE)增加,底物利用提高,钾、氮盐丢失加速。内脏血流和脏器耗氧量随心脏总输出量和总 V_{O_2} 的消耗而增加[5]。这个阶段往往出现体温控制中枢上调,体温增高,尤其在严重烧伤患者中多见。20 世纪 70 年代文献报道烧伤患者的实际能量消耗值是 REE 理论预计值的 150%～200%,且与烧伤严重程度和烧伤面积大小成比例。现代治疗方案中提供机体所需摄入能量的消耗量已显著降低。观察到最初几周内能量消耗增加明显,增加的持续时间根据烧伤面积大小而不同[6],之后逐渐恢复至正常。烧伤后负氮平衡可持续数周,主要原因:① 大量蛋白质从皮肤创面丢失。② 骨骼肌蛋白质分解代谢显著增加。

在疾病恢复期或合成代谢期,蛋白质合成可能受损。急性相反应物和一些内脏蛋白合成增加,使机体呈现负氮平衡。有效的治疗与营养支持可缓解这一过程,但无法抑制。

(3)急性期过后,机体进入恢复期,烧伤表面逐渐愈合。此期的能量需要量很高,用于机体恢复和伤口愈合(比开始的 2～6 周少)。严重烧伤患者这一时期甚至需要持续 2 年。

8.14.3 治疗

8.14.3.1 非营养性治疗措施

代谢亢进反应可通过重要的非营养性治疗措施给予下调营养需求量,包括以下 4 种方式。

（1）辐射方式维持环境稳定（25～31℃）。

（2）控制感染、疼痛和焦虑状态。

（3）早期清创和植皮。

（4）药物治疗：β受体阻滞剂可有效降低 REE，且风险较小。近期一项关于严重烧伤儿童的研究表明β受体阻滞剂能有效降低能量消耗和蛋白分解代谢[7]。

8.14.3.2　营养需求

能量

烧伤患者的高营养概念起源于 20 世纪 70 年代，此概念现已基本不用。很多公式被开发用于预测能量需要量。最常用的公式如 Curreri 公式。如果这些公式高估了能量需要量，则不应再使用。应用间接能量测定法可测得的实际能量消耗值通常低于公式预计值。

现在的 Toronto 公式是最为准确的，该公式纳入了所有可能影响能量需要的因素，如性别、体重、身高、烧伤比例、发热、烧伤前的能量摄入量和烧伤后天数（表 8 - 29）。

表 8 - 29　能量消耗计算公式

Toronto[8]	EE＝－4 343＋（10.5×％烧伤 BSA）＋（0.23×CI）＋（0.84×EREE）＋（114×T℃）－（4.5×烧伤后天数）
EREE	男性＝66.5＋（13.8×体重）＋（5.0×身高）－（6.8×年龄） 女性＝655.1＋（9.6×体重）＋（1.8×身高）－（4.7×年龄）

EREE：Harris-Benedict 公式计算能量消耗值；BSA：体表面积
TEE：总能量消耗值；CI：烧伤前的能量摄入量

近年来文献报道实际测定 REE 值大多为 Harris-Benedict 公式预计值的 1.3～1.5 倍，有时测定值高出此范围。烧伤后不同时期，REE 随时间有所变化，根据烧伤严重程度及是否有并发症，高峰值一般持续 2～6 周不等[6]。喂养不足和过度喂养同样有害，因此准确评价 REE 值具有重要意义，尤其对于持续时间长、病程复杂的患者。强烈推荐严重烧伤患者应用间接能量测定法测定能量消耗值。

如果没有间接能量测定仪，应使用 Toronto 公式，即 Harris-Benedict 公式估计 REE，再由校正因子校正[8]。临床上烧伤早期，为尽快开始营养支持，可使用更为简便的计算方法：烧伤面积＜40％ BSA 患者的能量需要量为 30～35 kcal/kg，烧伤≥40％ BSA 患者的能量需要量为 35～50 kcal/kg。对于大面积烧伤的患者来说，需通过间接能量测定进一步验证或 Toronoto 公式校正。每日体重监测是估计营养支持是否充分的重要手段。

蛋白质

大面积(majory)烧伤患者持续肌肉蛋白分解代谢是主要问题,将导致不良预后。受伤后最初 21 d 内,即使给予充分的营养支持,危重创伤患者体内总蛋白丢失量也达到 16%[9],其中最初 10 d 内丢失的蛋白质约 2/3 来自骨骼肌,此后也出现内脏蛋白分解。严重烧伤的患者丢失更多。

烧伤患者最初一周内经伤口的氮丢失量达 10 g/10% BSA[10],因此很难精确计算氮平衡。重大面积烧伤患者蛋白丢失更为严重,即使营养支持也无法完全代偿。尿氮或尿素氮含量测定可有效反映蛋白质分解状况。严重烧伤患者尿氮排泄量可高达 30 g/d,而正常人禁食状态下的尿氮排泄量仅 2 g/d。1984 年,Lasson 及其同事的研究显示,给烧伤患者能量 45~50 kcal/(kg・d)(略高于现代标准),氮 0.2 g/(kg・d)(相当于蛋白质 1.25 g/(kg・d)),即正常人最低需要量的 2~3 倍,可改善氮平衡;但再进一步增加能量摄入并不能改善氮平衡。实践中所用的配方能量含量稍低,而氮含量高一些。

欧洲目前的蛋白质推荐量为每日 1.3~1.5 g/kg(氮 0.2~0.25 g/kg)。摄入量过高的话,蛋白质立即被氧化,导致尿氮排泄增加,而非用于蛋白质合成的目的。与正常人相同,氮平衡不但取决于摄入的氮或蛋白质量,还取决于能量摄入量。

急性反应相血浆白蛋白水平显著下降,但部分合成增加。创伤后早期,由于毛细血管通透性增加、液体稀释及分解代谢增加,血清白蛋白水平常低于 20 g/L。此后数周内,血清白蛋白水平维持在 25~30 g/L,这一水平能够被很好耐受。目前没有关于烧伤患者补充白蛋白的系统评价,但当白蛋白水平低于 18 g/L,胶体渗透压则下降。从有关严重烧伤儿童的终点指标研究结果来看,额外补充白蛋白没有益处[11],但没有不良影响。

碳水化合物

创伤后体内内源性葡萄糖生成和转换显著增加[12]。葡萄糖是促进损伤组织细胞生长和伤口愈合的最直接及首选的能量来源。创伤患者的葡萄糖氧化率是正常人的 130%,即使补充大量葡萄糖也不能抑制内源性葡萄糖合成、糖异生及蛋白分解。

严重烧伤患者脂肪新生,常诱发脂肪肝。可能与补充过量碳水化合物有关[13,14]。基于这些考虑,建议葡萄糖摄入量不超过 5 mg/(kg・min)[7 g/(kg・d)]以及考虑上文提到的机体葡萄糖最大氧化能力[15],需增加脂肪摄入(肠内或肠外营养)。

2001 年有研究显示[16],严格控制血糖可减少外科危重患者的死亡率,之后血糖控制出现争论,尚未有数据证实重大面积烧伤患者的血糖维持于 4~6.1 mmol/L 是有益的。然而,回顾性资料[17]显示合理的血糖控制(<8 mmol/L)是安全的,

能减少感染发生[18],利于皮肤移植[19]。

脂肪

脂肪分解增加是创伤代谢反应的一部分,表现为游离脂肪酸和甘油释放增加,前者用于氧化代谢,而后者用于糖异生。脂肪分解增加还受到血浆中负性调节激素(如儿茶酚胺和胰高血糖素)浓度升高和胰岛素敏感性降低的影响。推荐脂肪的摄入不应超过总能量的30%。一项前瞻性随机研究[20]结果有力地提示正常脂肪摄入量可能促进感染并发症的发生。低脂肪含量(占总能量的15%)可减少感染发生率[20]。需控制脂肪酸总负荷量,但其类型不重要。营养支持配方中脂肪供能占总能量的15%~30%。止痛药丙泊酚(广泛用于重症监护)稀释后加入长链脂肪乳剂(long chain triglycerides,LCT)内时,需考虑每日脂肪输注剂量。

维生素、微量元素和矿物质

烧伤患者存在微量元素缺乏,主要包括铜、铁、硒、锌。在烧伤最初一周内,患者烧伤表面液体渗出、引流、出血,导致体液丢失,引起负氮平衡[10,21,22]。重大面积烧伤后,经烧伤表面渗出丢失大量体液,伴大量微量元素损失,并持续很长时间直至开口创面关闭。烧伤后微量元素代谢的改变表现为血浆浓度降低,并持续数周。虽然烧伤患者微量元素和维生素的确切需要量还有待商榷,但近期的多个研究均证明此类患者微量营养素需要量增加。烧伤患者微量元素降低表现为急性期反应,如血浆铁、硒、锌浓度降低而铜浓度增加。根据渗出丢失量补充足量微量元素一定程度上可提高血浆浓度[22,24]同时增加酶的活性,例如硒依赖的谷胱甘肽过氧化物酶[25]。补充量元素能显著降低感染并发症的发生[26]。

除了营养作用,微量元素和维生素还具有抗氧化作用,对观察到氧自由基产物增加的烧伤患者具有重要意义,因此应尽早补充,从损伤后最初几个小时即可开始。

微量营养素对重大面积烧伤患者的作用包括以下几种。

(1)水溶性维生素B族本身储存量不足,将很快耗尽。碳水化合物代谢需B族维生素(维生素B_1)参与,因此需要量明显增加。

(2)胶原蛋白合成需要维生素C参与,此外维生素C还具有抗氧化作用。因此,建议摄入量1~2 g/d。

(3)维生素A及维生素E参与组织修复。

(4)脂溶性维生素D和维生素K储存于脂肪组织内,随病程进展逐渐耗竭。有研究报道烧伤患者后期可出现维生素D缺乏。

(5)铜、硒、锌从皮肤创面大量渗出。重大面积烧伤患者体内很快出现储备耗竭,需早期补充。铜在烧伤患者体内胶原纤维成熟分化有重要的作用。硒对于谷胱甘肽过氧化物酶的活性以及锌对免疫及细胞复制都具有重要意义。

(6) 铜、硒、锌从皮肤创面大量丢失,因此烧伤患者镁和磷需要量增加(见表 8-30)[1]。

表 8-30　微量元素经静脉输注补充多种微量元素及多种维生素

微 量 元 素	剂 量	疗程(d)按烧伤面大小分	
铜	3~4 mg	烧伤 20%~40% BSA:14 d	
硒	300~400 µg	烧伤 41%~60% BSA:21 d	
锌	30 mg	烧伤>60% BSA:30 d	

1 g 维生素 C,100 mg α-生育酚,100 mg 维生素 B_1

补充疗程根据创面愈合程度决定,但不应超过以下推荐时间。儿童补充剂量需根据体表面积(BSA)进行调整。以下剂量按体表面积 1.8 m² 计算所得

烧伤时的营养补充剂

谷氨酰胺和精氨酸

这 2 种氨基酸均属于条件必需氨基酸,有助于改善肠道黏膜功能及免疫功能,从而减少烧伤患者的感染并发症。由于在疾病初期谷氨酰胺会快速耗竭,因此需及时补充[27,28]。推荐每日补充 30 g 的谷氨酰胺,但往往难以经肠道补充[29]。一些有关谷氨酰胺代谢前体鸟氨酸 2-酮戊二酸的动物和人体研究肯定谷氨酰胺有促进伤口愈合和提高免疫力的作用[30]。同时推荐每日补充 30 g 的精氨酸,但关于烧伤无确定性的数据。基于现有的证据,只有谷氨酰胺应常规用于严重烧伤患者的营养治疗中。

ω-3 多不饱和脂肪酸(polyunsaturated fatty a cid,PUFA)

每日补充 3~5 g ω-3 多不饱和脂肪酸可能具有免疫调节和抗炎作用。有证据显示 ω-3 PUFA 可能具有改善预后的作用。目前尚缺乏有关烧伤患者的研究资料。其他脂肪酸的作用仍有待评估。

免疫强化饮食(immune-enhancing diet,IED)

免疫强化饮食包括精氨酸用于危重患者存在争论[31]。重大面积烧伤的患者属于危重患者范畴,常发生败血症。膳食中添加谷氨酰胺结合抗氧化微量营养素可能有益处[29],而精氨酸是否用于促进伤口愈合目前尚缺乏结论性的研究给出建议。

8.14.3.3　营养途径的选择

肠内营养对烧伤患者有益。然而严重烧伤患者休克期体液重新分配引起肠壁明显水肿,加重胃肠道轻瘫。创伤后早期,通常 12 h 内开始肠内营养非常重要。早期经胃途径给予营养治疗,成功率很高[32]。延迟肠内营养可导致胃肠道轻瘫。

Lausanne 实践推荐使用肠内营养,除非存在禁忌证(腹部创伤或电击伤)。

肠内营养

如其他危重患者一样(见相关章节),烧伤患者也应优先选用肠内营养。此观点得到前瞻性随机试验结论的支持[33]。早期肠内营养可增加内脏血流灌注(动物实验),减轻高代谢反应,刺激肠道 Ig-A 产生[34],维持肠黏膜完整和肠道动力。烧伤第 1 周过后,多数患者的能量需求可通过肠内营养给予足量。尚无证据支持给予早期肠外营养。

烧伤患者胃排空延迟与应用镇静和止痛药物有关。严重烧伤患者,经幽门后途径给予营养支持可有效解决这些问题,甚至可以在长期外科治疗过程中维持管饲,以避免营养延迟输送[35]。管饲时需严密监测以防误吸,缓慢经胃或经幽门后持续输注的耐受性好于推注法。经幽门后喂养的同时可继续行胃肠减压。

腹泻是烧伤患者管饲营养中常见并发症。原因很多,包括抗菌素使用,肠内营养液渗透压过高、输注速度过快等。添加膳食纤维是缓解腹泻的好方法。另一方面,某些医疗中心采用大剂量鸦片类镇静剂,常引起严重便秘。我们的经验是在创伤后第 2 日起开始使用缓泻剂,并选用含膳食纤维的配方。

应用肠内营养存在一主要的限制:喂养不足。坚持全肠内喂养导致能量需求需逐渐达到足量。很多患者接受多次手术治疗,需要反复禁食,导致实际喂养时间不足。如果肠内营养不能达到患者的需要量,应同时实施肠外营养支持,补充不足部分。两种营养支持方式可互补。

肠内途径

众所周知,技术人员习惯于在他们的手中完成工作。但要牢记肠道途径可能引起多种问题。一项纳入 106 例烧伤患者的研究显示[36],烧伤后 6 h 内开始经胃喂养,能够满足大多病例的能量需要,但对于重度烧伤(烧伤面积>60% BSA)的患者,存在明显不足。鼻胃管最易放置成功,但也最易脱出。鼻空肠管耐受性较好,且可以 24 h 持续喂养。对于面部严重烧伤或由于手术原因无法经鼻腔置管的患者,可选择内镜下经皮穿刺置胃喂养管或空肠喂养管(PEG 或 PEJ)[37],并 X 线下评估置管位置。虽然技术上有风险,但已经成功应用于我们病房内的严重烧伤患者。

肠外营养

烧伤发生后 2～3 周内的大量微量营养素需求只能通过静脉途径补充(表 8-30)。肠外营养(parenteral nutrition,PN)并非烧伤患者首选,但可预防和纠正由于肠衰竭导致肠内营养不足,从而挽救生命。经中心静脉途径 PN 有发生感染和败血症的风险。烧伤患者一般无法行外周静脉营养。肠外营养支持应注意避免过量能量和碳水化合物的摄入,与肠内营养支持相比,肠外营养更易发生过度喂养,因此烧伤治疗管理中每日监测能量需求是重要的。

【小结】

大面积(major)烧伤患者营养需要量增加。能量需求随病程进展而有所变化,在烧伤的最初几周能量需要增加最多。首先给予肠内营养,但不足的部分可由肠外营养补充。烧伤患者微量元素从皮肤创面大量丢失,直至开放创面闭合。急性缺乏微量元素导致恢复延迟,早期经静脉补充可纠正这一问题。需每日监测体重变化及能量摄入量。

推荐阅读文献

1. Berger MM, Chiolero R. Energy, trace element and vitamin requirements in mahor burns. *Crit Care Shock*, 2002, 2: 91 - 103.

2. Kinsky MP, Milner SM, Button B et al. Resuscitation of severe thermal injury with hypertonic saline dextran: effects on peripheral and visceral edema in sheep. *J Trauma*, 2000, 49: 844 - 853.

3. Tanaka H, Matsuda T, Miyagantami Y et al. Reduction of resuscitation fluid volumes in severely burned patients using ascorbic acid administration. *Arch Surg*, 2000, 135: 326 - 331.

4. Dubick MA, Williams C, Elgjo GI, Kramer GC. High-dose vitamin C infusion reduces fluid requirements in the resuscitation of burn-injured sheep. *Shock*, 2005, 24: 139 - 144.

5. Goodwin CW. Metabolism and nutrition in the thermally injured patient. *Crit Care Clin*, 1985 Mar, 1(1): 97 - 117.

6. Cunningham JJ. Factors contributing to increase energy expenditure in thermal injury: a review of studies employing indirect calorimetry. *JPEN*, 1990, 14: 649 - 656.

7. Herndon DN, Wolf SE, Chinkes DL, Wolfe RR. Reversal of catabolism by beta-blockade after severe burns. *N Engl H Med*, 2001, 345: 1223 - 1229.

8. Allard JP, Pichard C, Hoshino E et al. Validation of a new formula for calculating the energy requirements of burn patients. *JPEN*, 1990, 14: 115 - 118.

9. Gamrin L, Essen P, Fosberg AM et al. A descriptive study of skeletal muscle metabolism in critical ill patients: Free amino acids, energy-rich phosphates, protein nucleic acids, fat, water and electrolytes. *Cric Care Med*, 1996, 23: 575 - 583.

10. Berger MM, Cavadini C, Bart A et al. Cuaneous zinc and copper losses in burns. *Burns*, 1992, 18: 373 - 380.

11. Sheridan RL, Prelak K, Cunningham JJ. Physiologic hhypoalbuminemia is well tolerated by severely burned children. *J Trauma*, 1997, 43: 448 - 452.

12. Long CL, Nelson KM. Nutritional requirements following burns injury. *Ann Surg*, 1979, 190: 274 - 285.

13. Burke JF, Wolfe RR, Mullany CJ et al. Glucose requirements following burn injury. Parameters of optimal glucose infusion and possible hepatic and respiratory abnormalities following excessive glucose intake. *Ann Surg*, 1979,190: 274 - 285.

14. Tappy L, Chioléro R, Berger MM. Autoregulation of glucose production in health and disease. *Curr Opin Clin Metab Care*, 1999,2: 161 - 164.

15. Sheridan RL, Yu YM, Prelack K et al. Maximal parenteral glucose oxidation in hypermetabolic young children: a stable isotope study. *JPEN J Parenter Enteral Nutr*, 1998,22: 212 - 216.

16. van den Berghe GM Wouters P, Weekers F et al. Intensive insulin therapy in critically ill patients. *N Engl J Med*, 2001,345: 1359 - 1367.

17. Cochran A, Davis L, Morris SE, Saffle JR. Safety and efficacy of an intensive insulin protocol in a burn-trauma intensive care unit. *J Burn Care Res*, 2008,29: 187 - 191.

18. Pham TN, Warren AJ, Phan HH et al. Impact of tight glycemic control in severely burned children. *J Trauma*, 2005,59: 1148 - 1154.

19. Gore DC, Chinkes D, Heggers J et al. Association of hyperglycemia with increased mortality after severe burn injury. *J Trauma*, 2001,51: 540 - 544.

20. Garrel DR, Razi M, Lariviere F et al. Improved clinical status and length of care with low-fat mutrition support in burn patients. *JPEN*, 1995,19: 482 - 491.

21. Berger MM, Cavadini C, Bart A et al. Selenium losses in 10 burensed patients. *Clin Nutr*, 1992,11: 75 - 82.

22. Voruganti VS, Klein GL, Lu HX et al. Impaired zinc and copper status in children with burn injuries: need to reassess nutritional requirements. *Burns*, 2005,31: 711 - 716.

23. Berger MM, Spertini F, Schenkin A et al. Trace element supplementation modulates pulmonary infection rates after mahor burns: a double blind, placebo controlled trial. *Am J Clin Nutr*, 1998,68: 365 - 371.

24. Berger MM, Binnert C, Chiolero RL et al. Trace element supplementation after major burns increases burned skin trace element concentrations and modulates local protein metabolism but not whole-body substrate metabolism. *Am J Clin Nutr*, 2007, 85: 1301 - 1306.

25. Berger MM, Baines M, Raffoul W et al. Trace element supplementation after major burns modulates antioxidant status and clinical course by way of increased tissue trace element concentrations. *Am J Clin Nutr*, 2007,85: 1293 - 1300.

26. Berger MM, Eggimann P, Heyland DK et al. Reduction of nosocomial pneumonia after major burns by trace element supplementation: aggregation of two randomised trials. *Crit Care*, 2006,10: R153.

27. Peng X, Yan H, You Z et al. Glutamine granule-supplemental enteral nutrition maintains immunological function in severely burnsed patients. *Burns*, 2006,32: 589 - 593.

28. Zhou YP, Jiang ZM, Sun YH et al. The effect of supplemental glutamine dipeptide on gut integrity and clinical outcome after escharectomy in severe burns: a randomized, double-blind, controlled clinical trial. *Clin Nutr Supplements*, 2004, 1: 55-60.

29. Soguel L, Chioléro RL, Ruffieux C, Berger MM. Monitoring the clinical introduction of a glutamine and antioxidant solution in critically ill trauma and burn patients. *Nutrition*, 2008, 24: 1123-1132.

30. Coudray-Lucas C, Le Bever H, Cynober L et al. Ornithine alpha-ketoglutarate improves wound healing in severe burn patients: a prospective randomized double-blind trial versus isonitrogenous controls. *Crit Care Med*, 2000, 28: 1772-1776.

31. Heyland DK, Samis A. Does immunonutrition in patients with sepsis do more harm than good? *Intensive Care Med*, 2003, 29: 669-671.

32. Raff T, Hartmann B, Germann G. Early intragastric feeding of seriously burned and long-term ventilated patient: a review of 55 patients. *Burns*, 1997, 23: 19-25.

33. Chen Z, Wang S, Yu B, Li A. A comparison study between early enteral nutrition and parenteral nutrition in severe burn patients *Burns*, 2007, 33: 708-712.

34. Lam NN, Tien NG, Khoa CM. Early enteral feeding for burnsed patients — an effective method which shoule be encouraged in developing countries. *Burns*, 2008, 34: 192-196.

35. Jenkins ME, Gottschlich MM, Warden GC. Entenal feeding during operative procedures in thermal injuries. *J Burn Care Rehabil*, 1994, 15: 199-205.

36. McDonald WS, Sharp CW, Deitch EA. Immediate enteral feeding in burn patients is safe and effective. *Ann Surg*, 1991, 213: 177-183.

37. Patton ML, Haith LR Jr, Germain TJ et al. Use of percutaneous endoscopic gastrostomy tubes in burn patients. *Surg Endosc*, 1994, 8: 1067-1071.

8.15　肿瘤患者的营养支持

F Bozzetti，MF von Meyenfeldt

【学习目的】
- 掌握手术和非手术治疗的肿瘤患者营养支持适应证。
- 熟悉家庭肠外营养与肠内营养的利弊。
- 掌握如何制定合理的营养支持方案(液体、能量、氮)。

8.15.1　概述

肿瘤患者营养支持的理想目标是逆转恶病质/营养不良,进而防止与之相关的并发症与死亡。但是,这一目标只具有部分可行性,这是由于癌症恶病质与单纯性饥饿和营养不良不同,其发生机制相当复杂,是多种代谢紊乱的结果。

研究发现,许多介质均可干扰肿瘤患者的正常代谢、导致瘦体组织和脂肪组织减少,并引起营养底物利用障碍。大家也一致认同:合理营养支持对于肿瘤患者并非无足轻重。营养支持和抗分解代谢药对于体重丢失的患者十分重要,两者之间不仅可以相互影响,也是患者获得良好营养和临床结局的必要条件。

营养支持的适应证

以前的观点认为,既然恶病质患者的临床表现与严重饥饿消耗性患者相似,存在明显食物摄入不足,那么积极营养支持可能(完全)逆转疾病进程。

营养支持对各项营养指标的影响见表 8-31。营养支持能够获得的最肯定效果是:防止机体营养状况进一步恶化。如果肿瘤进展并非十分迅速,且导致衰竭的主要原因是摄入不足,那么一定时间内的营养支持仍有机会获得远期效果,并使机体储备获得中等程度的恢复。但是,如果机体消耗程度严重,肿瘤已累及多个器官,那么,营养支持只不过起到减缓自身消耗的作用。

表 8-31　癌症患者 TPN 或 EN 支持的代谢与营养指标

指　　标	肿瘤患者	
	TPN	EN
体重	↑	↑
三角肌皮褶	↑	↑±
臂围	↑	±
瘦体组织	±	
氮平衡	↑	↑
血浆葡萄糖	↑	±
血浆 NEFA	↓	↓
葡萄糖转化	↑	↑
葡萄糖再循环	±	±
葡萄糖氧化	↑	
乳酸糖异生	↓	
丙氨酸糖异生	↓	
血浆乳酸	↑	↑
外周葡萄糖平衡		↑
外周甘油平衡		±
外周 NEFA 平衡		±
蛋白质更新	±	±
蛋白质合成	±	±

续表

指　　标	肿瘤患者	
	TPN	EN
蛋白质分解	±	±
外周酪氨酸平衡		±
外周丙氨酸平衡		↑
外周乳酸平衡		↑
血清白蛋白	±↓	±↓
血清视黄醛结合蛋白		
血清前白蛋白	±	±
尿3-甲基组胺	↓	±

　　研究发现细胞因子是引发肿瘤恶病质的主要原因,而 ω-3 脂肪酸(花生四烯酸,eicosapentaenoic acid, EPA)能够阻断细胞因子的活性,有人据此提出了改善恶病质的可能措施。与传统配方相比,含 EPA 的营养配方或许可以更加有效地维持机体瘦体组织。有限的临床经验显示,这种改善代谢的营养支持配方是有效的,而且有助于保持机体功能的完整性,主要表现为维持患者肌肉力量和改善生活质量两方面。虽然其有效性和应用适应证需要进一步评估,但在细胞因子介导的分解代谢个体中使用该配方似乎已成共识。适应证不应依赖于有无体重丢失这一代谢紊乱的指标,更应观察患者的疾病进展是否存在上述作用机制。此外,其临床意义亦有待评估。

8.15.2　营养支持的方案

　　肿瘤患者接受短期营养支持(通常为围手术期 PN 或 EN)时,给予常规配方即可,如需改善患者免疫功能、减轻术后分解代谢或降低高血糖风险,也可补充特殊的营养底物。如果营养支持的目标是逆转恶病质,则应根据恶病质的代谢特点(见表 8-32)调整营养方案。

表 8-32　进展期肿瘤患者的 PN 推荐量

营　养　素	使　用　剂　量
水	≤30 ml/kg
非蛋白热量	～25 kcal/kg
葡萄糖	～50%（～3.0 g/kg）
脂肪(L/MCT＋ω-3)	～50%（～1.3 g/kg）
氨基酸	1.5～2 g/kg
钠	≤1 mmol/kg

能量代谢

有关肿瘤患者静息能量代谢（resting energy expenditure，REE）的研究已经相当充分。体重丢失的肿瘤患者往往伴有 REE 增高。另一方面，有关进展期肿瘤患者的总能量消耗（total energy expenditure，TEE）的研究却相对缺乏。

Gibney[1]等人测定了 8 例无营养不良的小细胞肺癌患者 1～2 d 的 TEE，结果发现其基础能量消耗增加 6%、TEE/REE 的比值仅为 1.36。Moses[2]等人的研究发现伴有恶病质的胰腺癌患者 REE 值较公式预计值增高 9%，但 TEE/REE 的比值仅为 1.24，而健康个体为 1.50。通常，TEE/REE 比值低于 1.4 常见于那些具有久坐生活方式且活动量不足的个体。

由此可见，进展期肿瘤患者代谢虽略微增高，但活动相关能量消耗值降低，因此能量需求量并无异常增加。我们可以这样推测，按照 REE 测定值为每日 23 kcal/kg，那么 TEE 大概在每日 27～31 kcal/kg 这一范围，也与对进展性实体瘤患者通过代谢测定仪连续测定 3 d 得出的数值相近[3]。

能量底物

制定肿瘤患者营养支持方案时，优先选择脂肪供能，基于以下 3 点。

（1）根据数位研究者[4~9]的报道，无论体重稳定或是体重丢失的肿瘤患者，均显示出餐后内生性脂肪的充分动员和氧化，为每日 0.7～1.9 g/kg，即每日 6.3～17 kcal/kg（占 REE 值的 60%～78%）。

（2）分别给予健康对照组、体重正常的肿瘤患者和体重丢失的肿瘤患者 LCT 或 LCT/MCT 脂肪乳剂后，各组的脂肪清除率（每日 g/kg）分别为 1.4 与 2.3 与 3.5 以及 1.2 与 1.6 与 2.1[8]。

（3）营养不良的肿瘤患者输注 LCT 或 LCT/MCT 脂肪乳剂后，氧化速率（每日 g/kg）分别为 1.3～1.6、0.62[8,10]。

一些研究者关注于长期应用脂肪乳剂的潜在毒性反应，并提出每日 1 g/kg 的安全使用剂量。这一推荐量主要基于大豆油脂肪乳剂的使用经验；LCT/MCT 和其他脂肪乳剂的应用数据更具说服力。

液体与腹水

腹膜肿瘤因为存在梗阻或腹水，往往是家庭肠外营养（home parenteral nutrition，HPN）最常见的适应证，对这些患者需注意限制水钠用量，以防出现液体过量或第三体液间隙液体潴留。否则，一旦发生腹腔积液，临床医师可能需要严格限制液体量，将不利于营养支持的执行。

氨基酸

关于肿瘤患者的蛋白质摄入量，近期的权威意见[11]指出应高于常规剂量（每日约 1.5 g/kg）。

8.15.3 营养支持的适应证

推荐意见如下。

（1）通过纠正营养不良（如存在）、改善免疫反应、维持肠道功能，减轻分解代谢相关诱因，从而降低患者的手术风险。

（2）提高因疾病或治疗并发症所致营养不良患者对抗肿瘤治疗的耐受性。

（3）维持因放疗、手术并发症或恶性梗阻所导致的肠衰竭患者的生命。

8.15.4 围手术期营养支持

营养不良手术患者需要接受营养支持，这一认知源自人们发现营养不良与术后并发症密切相关。近期，研究者发现饥饿（禁食）的早期不良后果，不仅仅是由于饥饿本身，更重要的是因此而导致的"肠道饥饿"。正因为此，不管患者的营养状态如何都应提倡术后早期肠内营养支持。手术相关的各种免疫抑制因素（疾病本身、营养不良、手术创伤、常规止痛、输血）都可能是术后感染并发症的原因。个体化营养支持可以通过调节免疫反应改善机体术后免疫状态。

以下将依据循证医学，对3种不同情况下的营养支持进行阐述。

营养不良患者的营养支持

至少有2项RCT[12,13]和一些随机对照研究结果显示营养不良的癌症患者（体重丢失≥10%），手术前后接受营养支持治疗（主要为TPN）与低热量液体输注相比，能够降低术后并发症发生率和死亡率。此外，患者术前接受PN支持还有利于改善术后的葡萄糖耐受，但患者需要在术前1至2周入院，往往不适用于财政紧张或优化资源的时代。Braga等[14]的研究发现，无论患者的营养状态如何，术前给予门诊患者添加精氨酸、ω-3脂肪酸和核苷酸的口服营养补充剂（3×250 ml）连续5～7 d，与标准EN相比，可以降低腹部肿瘤大手术的术后死亡率、缩短住院时间。

非营养不良患者的营养支持

营养状况良好的患者围手术期是否有必要接受肠外或肠内营养支持，仍然存在争议。目前发表的RCT研究中，约50%获得肯定性结论。胰腺切除术后TPN与仅接受常规补液相比，并发症的风险增加。

意大利开展的一项大型多中心RCT研究[15]，纳入了453例胃肠道肿瘤患者，结果显示补充谷氨酰胺并不能使患者获益。

相反，在8个RCT研究中，有6个研究肯定了术后免疫增强型肠内营养制剂能够显著减少术后感染及其他并发症，缩短住院时间。

肠内营养支持与肠外营养支持

Elia[16]等对术后开展PN或EN的效果进行了综述。结果发现，无论是营养良好还是营养不良的患者,PN 或 EN 支持两组之间的死亡率并无差别,但是 EN 可以显著降低患者住院时间、减少总体并发症以及感染性并发症。

这一结果与米兰两家研究院合作的大型 RCT 的结论相似。后者的研究[17]发现,对于胃肠道肿瘤围手术期营养支持而言,无论患者是否存在体重丢失(术后并发症的独立危险因素),EN(特别是使用免疫增强配方)的效果优于 PN(特别是与等渗配方进行比较)(见图 8 – 18)。

关于 EN 能获得更好临床结局的原因仍有争论。可能的原因包括,EN 可使患者获得更完整的营养素、保留了肠道的功能(另有研究显示术后嚼口香糖也可使患者获益),或是避免了肠外营养的某些危险因素。

肠外营养支持较易发生过量问题,导致高血糖、高钠血症、液量过多或其他代谢问题等,反而增加术后并发症,不利于预后。因此,肠外营养支持带来的问题可能并非由于其本身,而是由于不恰当应用所致。

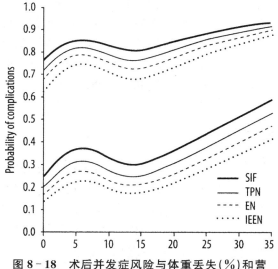

图 8 – 18 术后并发症风险与体重丢失(%)和营养支持的方式相关

SIF:常规等渗液体 TPN:全肠外营养 EN:肠内营养 IEEN:免疫增强肠内营养

引自 Bozzetti F, Gianotti L, Braga M et al. Postoperative complications in gastrointestinal cancer patients: the joint role of the nutritional status and the nutritional support. Clin Nutr. 2006,26:698 – 709[17]

围手术期支持的展望

理想的营养支持虽然可以看作是术后顺利过程的里程碑,但目前的研究更加注重围手术期多模式的支持,不仅包括营养支持,也涵盖其他一些干预措施,例如更优化的术前准备和药物、相对谨慎的液体补充、为了维持肠道动力而选择更合理的麻醉和术后镇痛方式(硬膜外镇痛、避免静脉输注阿片类药物)、减少鼻胃管、集尿管和引流管的使用、早期下床活动,以及条件允许时尽早摄入医院内的普通膳食。

已有研究显示,减轻手术应激的一些措施可以减轻术后的胰岛素抵抗、提高营养支持的耐受性,使患者加速康复,即便是大手术患者也同样如此。加速康复外科[18]实施计划涵盖了多个组成部分,可减轻应激、促进功能恢复。

应当指出的是,这些理念主要在北欧的一些机构中发展起来,具体实施过程涉及外科、麻醉、护理、营养、康复等多个科室人员,并需与患者及其亲属进行信息互通及协作。此外,患者出院后各相关科室仍需进行严密监测。在整个实施过程中,任一环节出现问题,都可能导致失败。虽然这些实施方案缩短了住院时间,但是对于病死率和死亡率的影响仍需深入研究。

ESPEN 最新发布的外科患者肠外营养指南[19]中指出,在现代外科临床实践中,建议使用加速康复方案,患者可在术后1～3天恢复正常饮食。因此,对于接受选择性手术的非营养不良者,几乎没有围手术期营养支持的必要,只有极少数患者可从中获益,主要是发生手术并发症的高风险人群,例如体重丢失者、极低体重者(BMI 低于 18.5 kg/m,或根据年龄判断)、高炎症反应者。一旦患者发生感染性并发症,通常需要进行营养支持。

8.15.5　非手术肿瘤患者

一些小型的临床研究探讨了所谓辅助性 PN 对放化疗患者的作用。这些研究以及相关的荟萃分析[20]都未能证明这种营养支持方式的有效性。然而,这些研究除了存在一些方法学缺陷(效力不足,15 年前研究),伦理因素也决定了参加试验的只能是边缘性营养不良患者。因此,我们无法知道,营养支持对于真正营养不良患者是否有效,并且也无法通过随机研究获取答案。

当前的做法是:如果营养不良影响了其他治疗方案的实施,应给予营养支持。

但是,有研究显示,体重下降明显的患者化疗药物毒性更大,因此限制了用药剂量,影响疗效,降低生存率。

近期的随机临床研究显示长期、密切、个体化的营养咨询和营养支持可以有效地预防营养状态和生活质量的降低[21,22]。最新的研究则发现,接受放化疗的头颈部及胃肠肿瘤患者给予口服营养补充剂可改善其治疗敏感性、提高生存率。

如果存在上消化道梗阻性肿瘤或治疗引起的局部黏膜炎影响患者吞咽功能时,可通过置管给予肠内营养。

8.15.6　家庭营养支持

近些年来,一直存在着这样一种争论:TPN 和 EN 对晚期癌症患者是否有效。来自世界各地的资料有力证明,家庭 TPN 可以维持非恶性肠功能衰竭患者的生命,而肿瘤患者即使接受 TPN,也难免死亡。另一个不容忽视的现象,一些患者(主要为腹膜肿瘤导致肠梗阻)在肿瘤发生转移之前就已死于饥饿。

是否家庭营养支持,往往最终取决于公共医疗保险机构的经济情况,以及医生的观念倾向,通常医生更擅长治疗疾病而非照顾不可治愈的患者。是否应该给这些患者提供营养支持,这一问题无法通过 RCT 研究来解答。因为对摄入不足的饥饿及存在慢性梗阻的癌症患者来说,TPN 意味着根本的生命支持,将这些患者随机分组(TPN 组或非 TPN 组),显然不符合伦理道德要求。许多提供姑息治疗的医生,往往将单纯输液作为这些患者的基本治疗,而 PN 只是延缓了死亡的过程而已,因此拒绝接受包括 TPN 治疗的随机研究。

有时,是否应用营养支持的抉择并不存在。"肿瘤终末期"患者尚能够存活数月,不同于那些已无须营养支持的濒死(生理终末期)患者。

晚期癌症患者接受家庭 TPN 的适应证主要包括[23]:① 吞咽障碍,慢性梗阻。② 预期生命超过 2 个月,引起营养不良的主要原因是饥饿,而不是肿瘤的进展。③ 不存在(或控制良好的)严重的非营养相关症状。④ 未累及主要生命器官(脑、肺、肝等)。

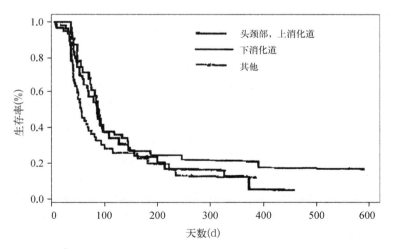

图 8‑19　意大利肠外肠内营养学会登记的 620 名肿瘤患者的生存曲线

接受家庭 TPN 患者,平均生存期为 3 个月,其中 25%~30% 的患者生存时间超过 6 个月(见图 8‑19)。家庭 TPN 的非终末期肿瘤患者平均生存时间为 5.1 个月[24]。因政治原因或战争年代,完全由饥饿原因导致死亡的正常健康人群,平均生存时间为 60～75 d;由于恶性梗阻入住临终关怀病房、仅接受制酸剂和止吐药物的患者,生存时间不足 2 个月。

最近一个评估家庭 TPN 肿瘤患者生存质量的研究[25]显示,在去世前 2～3 个月时,他们的多项生存质量指标没有改变,但此后开始出现下降。因此,预期寿命在 2～3 个月以上的肿瘤患者,存在不同程度饮食障碍时,应当给予营养支持。

【小结】

肿瘤患者的营养支持适应证主要包括 3 种情况。

围手术期:营养支持可使营养不良的患者获益,而免疫增强配方亦有利于体重正常的患者。

接受放疗和(或)化疗期间:如患者存在以下状况降低抗肿瘤治疗的依从性和造成疗程推延并影响治疗效果:厌食、恶心、呕吐;黏膜炎;体重丢失。

无法治疗的肿瘤患者:存在慢性恶性(不全)梗阻导致患者可能因饥饿而非肿瘤死亡时,PN 是临时性的拯救生命的措施。

一些报告已经指出了肿瘤患者营养方案,尤其是长期(家庭)PN 的主要特点。

推荐阅读文献

1. Gibney E, Elia M, Jebb SA et al. Total energy expenditure in patients with small-cell lung cancer: results of a validated study using the bicarbonate-urea method. *Metabolism*, 1997, 46: 1412 - 1427.

2. Moses AW, Slater C, Preston T et al. Reduced total energy expenditure and physical activity in cachectic patients with pancreatic cancer can be modulated by an energy and protein dense oral supplement enriched with n - 3 fatty acids, *Br J Cancer*, 2004, 90: 996 - 1002.

3. Bencini L, DiLeo A, Ponzessere D, Bozzetti F. Total energy expenditure in patients with advanced solid tumours. A preliminary report. *Nutr Ther & Metab*, 2008, 26: 45 - 47.

4. Arbeit MA, Lees da, Corsey R, Brennan MF. Resting energy expenditure in controls and cancer patients with localized and diffuse disease. *Ann Surg*, 1984, 199: 292 - 298.

5. Hansell DT, Davies JWL, Burns HJG et al. The oxidation of body fuel stores in cancer patients, *Ann Surg*, 1986, 204: 638 - 642.

6. Legaspi A, Jeevenandam M, Fletcher Starnes H jr. et al. Whole lipid and energy metabolism in the cancer patient. *Metabolisim*, 1987, 36: 958 - 963.

7. Shaw JF, Wolfe RR. Fatty acid and glycerol kinetics in septic patients and in patients with gastrointestinal cancer. *Ann Surg*, 1987, 205: 368 - 376.

8. Korber J, Pricelius S, Heidrich M, Muller MJ. Increased lipid utilization in weight-losing and weight — stable cancer patients with normal body weight. *Eur J Clin Nutr*, 1999,53: 740 – 745.

9. Selberg O, Weimann A, Meyer HJ et al. Lipolysis and lipid oxidation in weight-stable patients with malignant tumors of the digestive system. *Infusionstherapy*, 1991, 18: 80 – 84.

10. Lindmark L, Eden E, Ternell M et al. Thermic effect and substrate oxidation in response to intravenous nutrition in cancer patients who lose weight. *Ann Surg*, 1986, 204: 628 – 636.

11. Baracos V. In: G Mantovani ed. Cachexia and wasting. *Milan: Springer Publ*, 2006,631 – 634.

12. Meguid MM, Curtas MS, Meguid V, Campos C. Effects of preoperative TPN on surgical risk-preliminary report. *Br. J Clin Prac Suppl*, 1988,63: 53 – 58.

13. Bozzetti F,Gavazzi C, Miceli R et al. Perioperative parenteral nutrition in malnourished gastrointestinal cancer patients: a randomized study. *JPEN*, 2000,24: 7 – 14.

14. Braga M, Gianotti L, Nespoli L et al. Nutritional approach in malnourished surgical patients: a propspective randomized study. *Arch Surg*, 2002,137: 174 – 180.

15. Gianotti L, Braga M, Biffi R et al.GlutamItaly Research Group of the Italian Society of Parenteral, and Enteral Nutrition. Perioperative intravenous glutamine supplementation in major abdominal surgery for cancer: a randomized multicenter trial. *Ann Surg*, 2009,250: 684 – 690.

16. Elia M, Van Bokhorst-de van der Schueren MA, Garvey J et al. Enteral（oral or tube administration）nutritional support and eicosapentaenoic acid in patients with cancer: a systematic review. *Int J Oncol*, 2006,28: 5 – 23.

17. Bozzetti F, Gianotti L, Braga M et al. Postoperative complications in gastrointestinal cancer patients: the joint role of the nutritional status and the nutritional support. *Clin Nutr*, 2006,26: 698 – 709.

18. Fearon KC, Ljungqvist O,Von Meyenfeldt M et al. Enhanced recovery after surgery: A consensus review of clinical care for patients undergoing colonic resection. *Clin Nutr*, 2005,24: 466 – 477.

19. Braga M, Ljungqvist O, Soeters P et al. ESPEN Guidelines on Parenteral Nutrition: surgery. *Clin Nutr*, 2009,28: 378 – 386.

20. Koretz RL, Lipman TO, Klein S. American Gastroenterological Association. AGA technical review on parenteral nutrition. *Gastroenterology*, 2001,121: 970 – 1001.

21. Isenring EA, Capra S, Bauer JD. Nutrition intervention is beneficial in oncology outpatients receiving radiotherapy to the gastrointestinal or head and neck area. *Br J Cancer*, 2004,91: 447 – 452.

22. Ravasco P，Monteiro-Grillo I，Vidal P，Camilo Me. Impact of nutrition on outcome：a prospective randomized controlled trial in patients with head and neck cancer undergoing radiotherapy. *Head Neck*，2005，57：659－668.

23. Bozzetti F，Amadori D，Bruera E et al. Guidelines on artificial nutrition versus hydration in terminal cancer patients. *Nutrition*，1996，12：163－167.

24. Scolapio JS，Fleming R，Kelly DG et al. Survival of home parenteral-nutrition treated patients：20 years experience at the Mayo Clinic. *Mayo Clin Proc*，1999，74：217－222.

25. Bozzetti F，Cozzaglio L，Biganzoli E et al. Quality of life and length of survival in advanced cancer patients on home parenteral nutrition. *Clin Nutr*，2002，21：281－288.

8.16 癌症恶病质

F Bozzetti

【学习目的】

- 掌握什么是癌症恶病质,及其定义和分类。
- 了解癌症恶病质的病理生理和与饥饿的差异。
- 了解癌症恶病质对患者预后的影响。

8.16.1 定义

继最近 ESPEN 指南对癌症患者的肠外营养支持达成共识[1],癌症恶病质可以在临床上定义为严重的、慢性的、非主观意愿的、进行性体重丢失为特征的一类复杂综合征。癌症恶病质通常对常规营养支持不敏感,并可能产生食欲不振、乏力和早期厌食。

除了这个关于癌症恶病质的描述性和定性陈述外,还有 2 个更客观的关于癌症恶病质的定义[2,3]和分类[3]。

Fearon 等[2]基于 170 例晚期胰腺癌体重丢失的患者提出了癌症恶病质包括 3 个主要特点：体重下降≥10％、能量摄入量≤1 500 kcal/d 和 C 反应蛋白≥10 mg/L。这个定义无疑是受到临床特点和病理生理特点的理论支持,并且是能够被预后所验证的,但它有一些缺点：不能按不同的严重性对患者进行分类;难以在无专业医生指导下评估癌症出院患者的饮食情况;另外,需要血液学检查,因此,需要对患者进行 2 次评估。

Bozzetti 和 Mariani[3]最近提出将癌症恶病质定义为体重丢失≥10％,伴有或不伴有下列情况之一：食欲不振、早期厌食和疲劳(见图 8-20)。体重丢失≤10％

定义为前期恶病质。

总之,我们将癌症恶病质区分 4 个阶段:

(1) 阶段Ⅰ:体重丢失<10%无症状。

(2) 阶段Ⅱ:体重丢失<10%伴 1 个或多个症状。

(3) 阶段Ⅲ:体重丢失≥10%无症状。

(4) 阶段Ⅳ:体重丢失≥10%伴 1 个或多个症状。

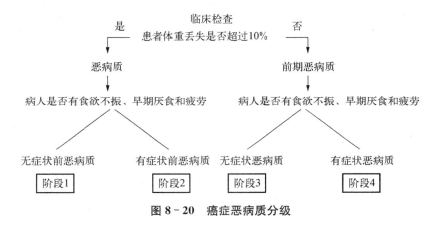

图 8 - 20　癌症恶病质分级

此分类方法在 1 300 例各种实体肿瘤患者中进行了运用,分型等级越高,出现不良预后可能越大。这一方法的主要优点是使用方便,即使在非专科门诊也可以方便使用。此外,它允许简单的定义同质群体患者,并将其纳入前瞻性研究;也有助于比较文献上不同治疗方法对癌症恶病质的治疗结果。

8.16.2　病理学

癌症恶病质是 2 种机制共同作用的结果:营养摄入减少;促炎症因子和肿瘤特异性恶病质因子释放所导致的代谢改变。癌症恶病质与饥饿的不同点如表 8 - 33 所示的两者不同的代谢模式。

人类癌症细胞中表达的各种促炎症细胞因子(TNF - α,IL - 2,IL - 8,IFN - Y)、MTF 和 PTHrR,它们能够诱导肝急性时相蛋白反应。其中一些细胞因子由癌细胞分泌,并在局部产生作用,或激活宿主炎症细胞传导到整个肿瘤组织。这些激活的宿主细胞随后能够启动/触发细胞因子级联反应(见图 8 - 21)。

肿瘤特异性因子包括蛋白水解诱导因子(proteolysis-inducing factor,PIF)和脂质动员因子(lipid-mobilising factor,LMF)。PIF 是一种存在于多种肿瘤(胰腺、肝脏、结肠、直肠、卵巢癌和肺癌)恶病质患者的尿液中的硫糖蛋白。PIF 能够通过

NF-KB激活泛素化途径使骨骼肌降解。

LMF还能够通过GTP依赖的腺苷酸环化酶相互作用,参与脂肪组织特异性代谢动员。癌症患者细胞因子代谢影响以及主要的代谢改变分别参见表8-34和表8-35。也有证据表明神经内分泌应激反应(神经激素的合成代谢活性不足/分解活性过度)和植物神经系统失调(交感神经兴奋)在恶病质的发病中发挥的作用。

表8-33 饥饿、外伤和癌症的代谢和营养指标

指　　标	饥　　饿	外　　伤	癌　　症
厌食	是	是	是
体重	↓	↓	↓
基础代谢率	↓	↑	↑
血糖	↓	↑	±
血乳酸	±	↑	↑
血清胰岛素	↓	↓	±
血浆胰高血糖素	↑	↑	±
血浆总氨基酸	↓	↑	↑
尿氮	↓	↑	±
葡萄糖抵抗	↓	↓	↓
全身葡萄糖周转率	↓	↑	↑
全身葡萄糖回收(%)	↑	±	±
全身葡萄糖回收率	±	↑	↑
全身蛋白质周转	↓	↑	±
全身蛋白质合成	↓	↑	±
全身蛋白质分解	±	↑	未知
丙氨酸糖异生	↑	↑	↑
血浆丙氨酸	↑	↑	↓
肌肉丙氨酸释放	↑	↑	↑
谷氨酰胺释放	↑	↑	±
BCAA摄取		↑	↑

近来指出年龄和体能可能也对新陈代谢和营养支持的宿主反应产生重要影响[4];癌症患者往往是老年人并在疾病晚期体能明显减少。除了上述因素外,头颈部或上消化道肿瘤患者营养摄入可能会受到损害,这不仅是因为厌食,还包括晚期癌症患者由于机械性梗阻不能摄取食物。这也许可以解释为什么这些肿瘤患者体重丢失更多、更严重。最后,肿瘤治疗的并发症可能会导致自发的营养素摄入的暂时性或永久性减少(见表8-36、8-37、8-38)。

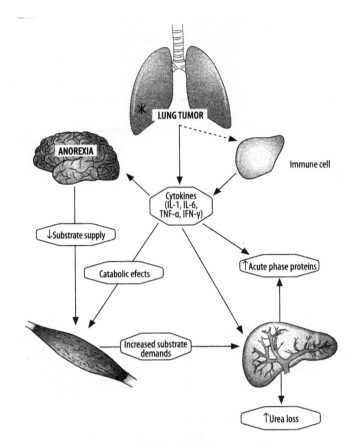

图 8 - 21 肺癌癌症恶病质的病理

表 8 - 34 癌症恶病质时,细胞因子对蛋白质、碳水化合物、脂肪代谢的影响

	蛋 白 质	碳水化合物	脂 肪
TNF - α	肌蛋白分解增加 蛋白质氧化增加 肝脏蛋白质合成增加	糖异生增加 糖原合成减少 糖原分解增加 葡萄糖清除加速 乳酸生成增加	脂肪合成减少
IL - 1	肝脏蛋白质合成增加	糖异生增加 葡萄糖清除加速	脂肪分解增加 LPL 合成减少 脂肪酸合成增加
IL - 6	肝脏蛋白质合成增加		脂肪分解增加 脂肪酸合成增加

	蛋 白 质	碳水化合物	脂 肪
IFN-γ			脂肪合成减少 脂肪分解增加 LPL 活性降低

LPL：脂蛋白脂肪酶

表 8 - 35 癌症患者的代谢改变

碳水化合物

- 氨基酸、乳酸和丙氨酸糖异生增加
- 葡萄糖清除与再循环增加
- 胰岛素抵抗

脂类

- 脂肪分解加速
- 丙氨酸与脂肪酸转化增加
- 脂肪氧化不受葡萄糖抑制
- 脂肪合成减少
- 脂蛋白酯酶活性降低
- 血浆内非必需脂肪酸水平非持续性升高
- 血脂非持续性升高

蛋白质

- 肌肉蛋白质分解加速
- 全身蛋白质转化增加
- 肝脏蛋白质合成增加
- 肌肉蛋白质合成减少

表 8 - 36 消化器官部分切除的营养后果

器官部位	营 养 后 果
舌咽部	需要管饲营养(吞咽障碍)
食管胸段	胃潴留(由于迷走神经切断) 脂肪吸收不良(由于迷走神经切断)
胃	倾倒综合征,贫血,脂肪,铁、钙、维生素吸收障碍
十二指肠	胰胆功能障碍
空肠近端 120 cm 以内	葡萄糖、脂肪、蛋白质、叶酸等吸收障碍
回肠末端 60 cm 或回盲瓣	维生素 B_{12}、胆盐、脂肪吸收障碍
小肠切除 75%	葡萄糖、脂肪、蛋白质、叶酸、维生素 B_{12} 等吸收障碍,腹泻
空回肠	全吸收障碍
结肠(次全或全切除)	水电解质丢失
胰腺	吸收不良与糖尿病
肝脏	暂时性低白蛋白血症

表 8-37 放疗相关的营养性并发症

照 射 区 域	早 期 影 响	晚 期 影 响
头颈部	吞咽痛 口腔干燥 黏膜炎 厌食 嗅觉障碍 味觉减退	溃疡 口腔干燥 龋齿 放射性骨坏死 牙关紧闭 味觉减退
胸部	吞咽困难	纤维化 狭窄 瘘
腹部与盆腔	厌食 恶心 呕吐 腹泻 急性肠炎 急性结肠炎	溃疡 吸收不良 腹泻 慢性肠炎 慢性结肠炎

表 8-38 化疗药物的影响

常引起恶心呕吐的化疗药物	
药　　物	**严重度与持续时间**
氮芥	几乎所有患者 可能很严重,大多在 24 h 内缓解
氯乙基亚硝尿	不定,有时很严重 几乎所有患者 每隔 5 d 一剂可提高耐受性
顺铂	可能很严重 静脉水化,持续 5 d 以上耐受性明显提高 可能有几天的恶心
氮烯咪胺	几乎所有患者 每隔 5 d 一剂可提高耐受性
常引起黏膜炎的化疗药物	
药　　物	**严重度与持续时间**
甲氨蝶呤	长期使用或肾功能不良可能相当严重 放疗有加强作用
5-氟尿嘧啶	剂量增加,周期缩短,动脉注射更为严重
放线菌素 D	非常普遍,可能影响经口摄食 放疗有加强作用
盐酸多柔比星	可能严重,甚至溃疡 增加肝病发生 放疗有加强作用

续表

常引起黏膜炎的化疗药物	
药　　物	严重度与持续时间
博来霉素	可能严重,甚至溃疡
长春碱	频发溃疡

8.16.3　体重丢失的临床特点和预后

体重丢失是癌症恶病质的一个较为突出的特点,早已被确认为是影响癌症患者预后的一个重要因素。许多研究显示,体重丢失会导致癌症存活率的显著下降[5~15]。一些检测方法显示,癌症患者体内蛋白质的消耗会导致生存期缩短;这种检测方法主要通过体内中子活化分析[16]或低生物电阻抗相位角分析来得出,这两种检测方法主要用来评估细胞膜的完整性[17,18]。DEXA身体组成分析研究表明,骨骼肌损失在男性晚期恶性实体瘤患者中预示生存率降低[19]。

此外,化疗患者如果出现营养不良会导致生活质量下降[20,21],再入院率增加,住院天数延长[22]。4%~23%的癌症患者最终死于进行性营养不良和厌食[23~26]。

营养不良和生存率低之间的关联并不意味着改善营养状况能够改善预后。然而有数据表明强调营养不良和恶病质的治疗是有益的。事实已证明,营养不良的肿瘤患者对化疗耐受性差,这体现在对长期化疗和对反复多次化疗的耐受性较差[20,21,27~29]。全面的肿瘤治疗方案,在可治愈性肿瘤的预后上起着重要作用。随机临床试验[30,31]和对照前瞻性研究[32]证明,无论是否给予相应的抗癌治疗,营养支持和抗癌症恶病质治疗能够明显提高患者的生存率。

【小结】

癌症恶病质经常表现在头颈部肿瘤和上消化道肿瘤患者,以及所有晚期肿瘤患者。癌症恶病质与饥饿的不同之处在于,癌症恶病质不仅由于营养摄入量减少,更是由于细胞因子和其他肿瘤特异性因子级联反应所导致的代谢改变。体重丢失是恶病质的主要特点,已被广泛认为是癌症患者不良预后的预测指标。

～～～～～～　推荐阅读文献　～～～～～～

1. Bozzerti F, Bozzetti F, Arends J et al. Guidelines on Parenteral Nutrition in Oncology. *Clin Nutr*, 2009, 28: 445 - 454.

2. Fearon KC, Voss AC. Hustead DS for the Cancer Cachexia Study Group. Definition of cancer cachexia: effect on weight loss, reduced food intake, and systemic inflammation on functional status and prognosis. *Am J Clin Nutr*, 2006, 83: 1345 - 1350.

3. Bozzetti F, Mariani L. Defining and classifying cancer cachexia: a proposal from SCRINIO Working Group. *JPEN*, 2009,33: 361 – 7.

4. Skipworth RJE, Stewart GD, DEjong CHC et al. Pathophysiology of cancer cacheixia: much more than host-tumour interaction. *Clin Nutr*, 2007,26: 667 – 676.

5. Dewys WD, Begg C, Lavin PT et al. Prognostic effect of weight loss prior to chemotherapy in cancer patients. Eastern Cooperative Oncology Group. *Am J Med*, 1980, 69(4): 491 – 497.

6. Stanley K. Prognostic factors for survival in patients with inoperable lung cancer *JNCI*, 1980,65: 25 – 32.

7. Pedersen H, Hansen HS, Cederqvist C, Lober J. The prognostic significance of weight loss and its integration in stage-grouping of oesophageal cancer. *Acta Chir Scand*, 1982,148: 363 – 366.

8. Fein R, Kelsen DP, Geller N et al. Adenocarcinoma of the esophagus and gastroesophageal junction, Prognostic factors and results of therapy *Cancer*, 1985,15: 2512 – 2518.

9. Edington J, Winter PD, Cole SJ et al. Outcomes of undernutrition in the community with cancer or cardiovascular disease. *Proc Nutr Soc*, 1999,58: 655 – 661.

10. Van Bokorst-de van der Schueren MAE, van Leeuwen PAM, Kuik DJ, Klop WM et al. The impact of nutritional status on the prognosis of patients with advanced head and neck cancer. *Cancer*, 1999,86: 519 – 527.

11. Bosaeus I, Daneryd P, Lundholm K. Dietary intake, resting energy expenditure, weight loss and survival in cancer patients. *J Nutr*, 2002,132(Suppl 11): 3465S – 3466S.

12. Mitry E, Douillard JY, Van Cutsem E et al. Predictive factors of survival in patients with advanced colorectal cancer: an individual data analysis of 602 patients included in irinotecan phase Ⅲ trials. *Ann Oncol*, 2004,15: 1013 – 1017.

13. Ross PJ, Ashley S, Priest K Priest K et al. Do patients with weight loss have a worse outcome when undergoing chemotherapy for lung cancers? *Br J Cancer*, 2004, 90: 1905 – 1911.

14. Aviles A, Yanez I, Garcia EL et al. Malnutrition as an adverse prognostic factor in patients with diffuse large cell lymphoma. *Arch Med Res*, 1995,26: 31 – 34.

15. Lai SL, Perng RP. Impact of nutritional status on the survival of lung cancer patients. *Zhonghua Yi Za Zhi*, 1998,61: 134 – 140.

16. Kadar L, Albertson M, Areberg J et al. The prognostic value of body protein in patients with lung cancer. *Ann NY Acad Sci*, 2000,904:584 – 591.

17. Toso S, Piccoli A, Gusella M et al. Altered tissue electric properties in lung cancer patients as detected by bioelectric impedance vector analysis. *Nutrition*, 2000,16: 120 – 124.

18. Gupta D, Lammersfeld CA, Burrows JL et al. Bioelectric impedance phase angle in

clinical practice: implications for prognosis in advanced colorectal cancer. *Am J Clin Nutr*, 2004,80: 1634 – 1638.

19. Bosaeus IG, Ellegard L, Malmros V et al. Body composition, gender, and survival in advanced cancer. *Clin Nutr*, 2007, (Suppl 2): 111.

20. Andreyev HJ, Norman AR, Oates J, Cunningham D. Why do patients with weight loss have a worse outcome when undergoing chemotherapy for gastrointestinal malignancies? *Eur J Cancer*, 1998,34: 2132 – 2133.

21. Ross PJ, Ashley S, Norton et al. Do patients with weight loss have a worse outcome when undergoing chemotherapy for lung cancers? *Br J Cancer*, 2004,90: 1905 – 1911.

22. Correia MI, Waitzberg DL. The impact of malnutrition on morbidity mortality length of hospital stay and costs evaluated through a multivariate model analysis. *Clin Nutr*, 2003, 22: 235 – 239.

23. Warren S. The immediate cause of death in cancer. *Am J Med Sci*, 1932,184: 610 – 615.

24. Klastersky J, Daneau D, Verhest A. Causes of death in patients with cancer. *Eur J Cancer*, 1972,8: 149 – 154.

25. Inagaki J, Rodriguez V, Bodey GP. Causes of death in cancer patients. *Cancer*, 1974,33: 568 – 573.

26. Ambrus JL, Ambrus CM, Mink IB. Causes of death in cancer patients. *J Med*, 1975,6: 61 – 64.

27. Tubiana M, Attié E, Flamant R Gérard-Marchant R, Hayat M. Prognostic factors in 454 cases of Hodgkin's disease. *Cancer Res*, 1971,31: 1801 – 1810.

28. Swenerton KD, Legha SS, Smith THortobagyi GN et al. Prognostic factors in metastatic breast cancer treated with combination chemotherapy. *Cancer Res*, 1979,39: 1552 – 1562.

29. Persson C, Glimelius B. The relevance of weight loss for survival and quality of life in patients with advanced gastrointestinal cancer treated with palliative chemotherapy. *Anticancer Res*, 2002,22: 3661 – 3668.

30. Gogos CA, Ginopoulos P, Salsa B et al. Dietary omega – 3 polyunsaturated fatty acids plus vitamin E restore immunodeficiency and prolong survival for severely ill patients with generalized malignancy. A randomized control trial. *Cancer*, 1998,82: 395 – 402.

31. Ravasco P, Monteiro-Grillo I, Vidal PM, Camilo ME. Dietary counseling improves patient outcomes: a prospective, randomised, controlled trial in colorectal cancer patients undergoing radiotherapy. *J Clin Oncol*, 2005,23: 1431 – 1448.

32. Lundholm K, Daneryd P, Bosaeus I et al. Palliative nutritional intervention in addition to cyclooxygenase and erythropoietin treatment for patients with malignant disease: effects on survival, metabolism, and function. *Cancer*, 2004,100: 1967 – 1977.

8.17 放射性肠炎

F Bozzetti

【学习目的】

● 了解放射性肠炎病史和肠外营养在放射性肠炎中的应用。

8.17.1 概述

腹部放疗可导致显著的胃肠道,泌尿生殖系统和骨盆损伤。近年来,由于放疗作为癌症的主要治疗方法之一,放射性肠炎(radiation enteropathy,RE)的发病率有所增加。准确估算放射性肠炎患病率是困难的,一般的放射性肠炎通常没有得到临床医生的重视;而严重的放射性肠炎通常发生在放疗结束几年后,这些患者有可能到其他医疗机构求治或接受紧急手术。

放射性肠炎在老年人和瘦小的患者中发病率较高,高血压和糖尿病也更增加了放射性肠炎的发病率。开腹手术的患者 RE 危险系数增加 2 倍,而腹部大手术危险系数增加 3~7 倍。曾经或正在进行化疗的也增加 RE 风险。据估计 5%~7%术后腹部放疗患者因胃肠道并发症需进行手术干预[1]。

临床上尚未对 RE 形成统一的认识,需要一个标准化的临床方案。有文献报道[2],浆瓜氨酸水平可以评价放射引起的小肠上皮损伤,但这种方法尚在临床广泛应用。

治疗前,有必要对 RE 患者根据其发病特点、临床表现及病理表现进行分类[3](表 8 - 39)。

表 8 - 39 胃肠道放射性损害分类

分期	发病及病程	累及部位	临床表现
急性	● 发生在治疗的最初几天 ● 可持续数周,但常在 4~6 周后缓解	黏膜	恶心、呕吐、腹部痉挛、水泻伴便血
亚急性	● 发生在最初 1 年 ● 病程可持续进展几年 ● 可自行恢复和治愈	黏膜或黏膜下层缺血	部分肠梗阻、便血、腹痛
慢性	● 常发生在 9~24 个月后,也可发生在数年或数十年后	进行性梗阻性胃肠黏膜炎,累及全层	肠梗阻、穿孔、出血

8.17.2 肠外营养的作用

避免手术是急性 RE 患者的基本原则,随时间推移症状逐渐减轻,禁食时可给予静脉补液或肠外营养。相比之下,复杂的慢性 RE 患者却有手术指征,因为此时肠道梗阻和狭窄已无法逆转,出血和穿孔也不会自行缓解[4]。然而,肠道广泛损伤或大部切除,常需要长期 PN。亚急性 RE 的治疗还存在争议。表 8-40 给出了一个较合理的原则,决定积极还是保守疗法的主要依据是病变是局限性还是弥漫性。

表 8-40 亚急性放射性肠炎的治疗方法

临 床 表 现	推 荐 治 疗
局限性 RE	若短期 TPN 及药物治疗后无进展(或复发)建议手术
弥漫性 RE	首选 TPN a) 如果症状缓解可考虑家庭 TPN(>4~6 个月) b) 如果症状无缓解或 TPN 后恢复肠内营养时再次出现症状,可考虑手术

腹部 X 线平片检查、小肠造影、结肠镜、腹部 CT 和 MRI 扫描,以及仔细评估患者症状,对疾病程度的确定至关重要。肠炎常比想象中弥漫快。

因弥漫性 RE 需手术治疗时,需与患者及其家属讨论术后需要家庭 TPN 的可能性(如出现无法解决的肠梗阻和需要广泛肠道切除)。

一项随机研究[5]显示在开始放疗后诊断为放射性肠炎超过 8 个月的患者,分别予 TPN(含或不含甲基脱氢皮质醇)和 Vivonex-HN(一种肠内营养制剂)(含或不含脱氢皮质醇)支持 2 个月,TPN 组和 Vivonex-HN 比较,营养状况得到改善、影像和临床指标好转。

在我们有限的治疗经验中,10 例因急性 RE 导致肠梗阻的患者中,5 例患者经 6~12 月的 TPN 支持后所有症状自行缓解并恢复经口饮食[6]。

8.17.3 长期 HPN 的结局

在美国、欧洲和意大利,根据国家和政府统计局的报告,因 RE 导致的肠衰竭患者占接受 HPN 的患者比例分别为 4%、8%、18%。据报道 3~5 年存活率为 65%[7~11]。根据意大利肠内肠外营养学会的经验 15 年存活率为 53%。

各家报道比较一致地认为 1/4 到 1/3 患者可以脱离 HPN,恢复经口饮食。此类患者中癌症复发是最常见的死因(约 50%)。有时,很难鉴别癌症复发和 RE。可根据 TPN 营养支持的效果来鉴别,RE 患者效果较满意,而癌症复发患者效果不理想。

【小结】

急性 RE 通常是难以避免的,但经常是可逆的,此类患者的治疗应采取禁食和 TPN 等保守治疗。

慢性 RE,病变牵涉大部分小肠或因手术切除导致短肠综合征时 TPN 可能有用,但并不是所有患者都需要 TPN。

亚急性 RE,由于多为散发性而不宜手术,给予一定时期的 TPN,可缓解肠梗阻并有助于恢复经口进食。

推荐阅读文献

1. Cerrotta A, Gardani G, Lozza L, et al. Ileal obstruction following radiosurgical treatment for rectosigmoid neoplasm. *Radiol Med*, 1995,89: 643 - 646.

2. Lutgens L, Larnbin P. Biomarkers for radiation-induced small bowel epithelial damage: an emerging role for plasma citrulline. *World J Gastroenterol*, 2007,13: 3033 - 3042.

3. Bozzetti F, Cozzaglio L, Gavazzi C, Gennari L. Radiation enteropathy. *Tumori*, 1995, 81(Suppl 3): 117 - 121.

4. Galland RB, Spencer J. Natural history and surgical management of radiation enteritis. *Br J Surg*, 1987,74: 742 - 747.

5. Loiudice TA, Lang JA. Treatment of radiation enteritis: a comparison study, *Am J Gastroenterol*, 1983,78: 481 - 487.

6. Bozzetti F. Radiation enteropathy In: F Bozzetti, M Staun, A Van Gossum eds. *Home Parenteral Nutrition*. Oxon UK: CAB International Publ. 2006: 95 - 103.

7. Howard L, Ament M, Fleming CR et al. Current use and clinical outcome of home parenteral and enteral nutrition therapies in the United States. *Gastroenterology*, 1995, 109: 355 - 365.

8. Howard L, Heaphey L, Fleming CR et al. Four years of North American registry home parenteral nutrition outcome data and their implications for patient management. *JPEN J Parenter Enteral Nutr*, 1991,15: 384 - 393.

9. Scolapio JS, Ukleja A, Burnes JU, Kelly DG. Outcome of patients with radiation enteritis treated with home parenteral nutrition. *Am J Gastroenterol*, 2002,97: 662 - 666.

10. Silvain C, Besson I, Ingrand P et al. Long-term outcome of severe radiation enteritis treated by total parenteral nutrition. *Dig Dis Sci*, 1992,37: 1065 - 1071.

11. Van Gossum A, Vahedi K, Malik A et al. Clinical, social rehabilitation status of long-term home parenteral nutrition: result of a European multicentre survey. *Clin Nutr*, 2001, 20: 205.

8.18 抗恶病质药物在癌症中的作用

F Bozzetti

【学习目的】

● 了解抗恶病质或促进食欲药物在癌症恶病质治疗中的潜在作用与最新进展。

8.18.1 概述

人们已经认识到癌症恶病质患者长期处于分解代谢的状态,而肠外营养支持对这些患者的作用非常有限。

营养支持最直接效果是预防营养状况进一步恶化。如果导致营养不良的主要原因是摄入不足而不是代谢紊乱,在肿瘤生长速度缓慢时,有可能逆转营养消耗,抗肿瘤治疗联合营养支持可能有效改善营养耗竭。

但是,大多癌症患者营养耗竭的原因不是饥饿,而是代谢的改变,所以营养支持往往无效。当认识这一点后,近期研究开始关注可能影响某些引发恶病质介质的药物或营养素。但是,这些药物必须与充分饮食、肠内或肠外营养支持联合应用才可能有效。

这些药物在对照研究和随机研究中,对改善营养参数、生活质量和提高生存率都被证明是有效的,以下列举相关抗恶病质药物。

8.18.2 促进食欲药物

孕激素[1]

由于癌症患者营养不良不只是由于厌食和食欲不佳引起的,因此想通过简单增加营养摄入逆转营养不良是不现实的,但增加食欲本身会提高生活质量,对即将发生的恶病质起到延缓的作用,对肿瘤治疗的毒性反应起到改善作用。

甲地孕酮(megestol acetate,MA)-Megace ®是唯一能够确实有效促进食欲的药物。MA 的剂型包括 20 mg 片剂、40 mg 片剂,以及 40 mg/ml 的混悬剂。MA 能够提高约 70% 患者的食欲,下调促炎细胞因子。尽管有以上优点,临床上只有大约 20% 的服用者出现食物摄入量的增加和体重增加。

MA 在使用中存在一些问题:第一,体重增加往往是由于水肿或脂肪沉积,而不是增加骨骼肌质量。相反,孕激素甚至可以通过减少雄激素水平而降低肌肉质量,这也许可以解释为什么在大多数的临床试验中,尽管有一些主观改善和体重增加,但患者的生活质量并没有改善。第二,最佳剂量不确定,常用剂量为每日240～480 mg,但 MA 最高剂量可达 1 600 mg/d。高剂量的应用具有进一步增加食欲的作用,但也会产生一系列不良反应,如血栓形成、阳痿、阴道出血、高血糖、高血压、血管神经性水肿、脱发和肾上腺皮质功能不全等。因此如果两星期低剂量应用MA 后,食欲增加不明显,不建议增加剂量。

皮质类固醇

糖皮质激素(如泼尼松 10 mg,每日 2 次),也可以在短期内改善食欲不振、身体状态和主观感受,但通常疗效持续时间只有几个星期;糖皮质激素与常见的类固醇激素的副作用类似,不建议应用于有生存期只有几个月的患者。

大麻

合成大麻素屈大麻酚被用于癌症化疗导致的呕吐和常规疗法无效的顽固性厌食。其潜在的优点还包括镇痛、提高情绪、肌肉松弛和缓解失眠。

现在大麻在许多国家可以使用,起始剂量为饭前 2.5 mg,口服,每日 2 次。无法忍受这一剂量的患者可以睡前一次性给予 2.5 mg。约 50% 的患者可以耐受每日 2 次 10 mg 的剂量。

8.18.3　抗分解药物

非类固醇类消炎药

这些药物能够降低全身炎症反应,并保持身体脂肪。

恶性肿瘤合并营养不良患者长期口服吲哚美辛(50 mg,每日 1 次),与安慰剂相比,吲哚美辛能够延长恶性肿瘤患者的生存期,其机制为吲哚美辛可以抑制前列腺素合成,前列腺素是肿瘤细胞增殖所需,是肿瘤转移和恶病质[2]发生的重要因素。

患者应用布洛芬(400 mg,每日 3 次)联合醋酸甲地孕酮(160 mg,每日 3 次),3个月后,与安慰剂联合醋酸甲地孕酮组比较,布洛芬联合醋酸甲地孕酮组出现体重增加和生活质量改善[3]。

ω-3 脂肪酸

二十碳五烯酸(eicosapentaenoic acid, EPA)是天然鱼油的脂肪酸成分,能够下调促炎性细胞因子,阻止肿瘤特异性恶病质因子的影响(例如,PIF),抑制泛素-蛋白酶体降解途径。

给予肿瘤患者鱼油(18 g ω-3PUFA 和维生素 E)直至死亡,与安慰剂组比较,可以改善免疫缺陷(增加辅助性 T 淋巴细胞活性),延长晚期肿瘤患者生存期。每天补充鱼油两次(310 kcal,16.1 g 蛋白质,1.09 g EPA),数星期后体重增加明显,身体状况和食欲得到改善,并降低了体重丢失的胰腺癌患者的静息能量消耗[4]。

EPA 可以通过鱼油胶囊或高热量口服液(如 Prosure)的方式补充。这种组合能够阻止营养水平下降[5]、改善身体活力[6]。大样本的 EPA 相关随机对照研究受到了患者依从性的限制,但因果剂量-反应分析表明血浆 EPA 和瘦体质增加值[7]之间呈现线性关系。

口服 EPA 依从性差和营养摄入减少的相关性,也许可以解释为什么 Cochrane 荟萃分析中未确定口服 EPA 的益处[8]。

8.18.4 蛋白同化药物

合成代谢类固醇

合成代谢雄性激素类固醇能够增加骨骼肌雄激素受体 mRNA 表达,增加细胞内蛋白降解产生的氨基酸的利用,并刺激肌肉蛋白质净合成,使骨骼肌质量净增加。迄今为止,雄性激素类固醇在肿瘤患者应用的前期研究只是出现在会议报告的摘要中。雄氧甲氢龙每日 2.5~20 mg,分数次服用。

8.18.5 其他药物

晚期非小细胞型肺癌患者注射三磷酸腺苷后,与对照组比较,可以增加体重、维持血清白蛋白水平,改善肌肉功能和提高生活质量[9,10]。

【小结】

虽然这些研究结果值得进一步研究,但似乎药物能够控制恶病质介质的合成,或减弱这些介质在某些代谢途径中的有害影响。抗癌症恶病质药物联合营养支持有望在肿瘤治疗上开启美好的应用前景。

─────────── 推荐阅读文献 ───────────

1. Yavuzsen T, Davis MP, Walsh D et al. Systematic review of the treatment of cancer-associated anorexia and weight loss. *J Clin Oncol*, 2005,23: 8500 - 8511.

2. Lundholm K, Gelin J, Hyltander A et al. Anti-inflammatory treatment may prolong survival in undernourished patients with metastatic solid tumors. *Cancer Res*, 1994,54: 5602 - 5606.

3. McMillan DC, Wigmore SJ, Fearon KC et al. A prospective randomized study of megestrol acetate and ibuprofen in gastrointestinal cancer patients with weight loss. *Br J Cancer*, 1999,79: 495 - 500.

4. Gogos CA, Ginopoulos P, Salsa B et al. Dietary omega - 3 polyunsaturated fatty acids plus

vitamin E restore immunodeficiency and prolong survival for severely ill patients with generalized malignancy：a randomized control trial. *Cancer*，1998，82：395 – 402.

5. Wigmore SJ，Barber MD，Ross JA et al. Effect of oral eicosapentaenoic acid on weight loss in patients with pancreatic cancer. *Nutr Cancer*，2000，36：177 – 184.

6. Moses AW，Slater C，Preston T et al. Reduced total energy expenditure and physical activity in cachectic patients with pancreatic cancer can be modulated by an energy and protein dense oral supplement enriched with ω – 3 fatty acids. *Br J Cancer*，2004，90：996 – 1002.

7. Fearon KC，Von Meyenfeldt MF，Moses AG et al. Effect of a protein and energy dense ω – 3 fatty acid enriched oral supplement on loss of weight and lean tissue in cancer cachexia：a randomised double blind trial. *Gut*，2003，52：1479 – 1486.

8. Dewey A，Baughan C，Dean T et al. Eicosapentaenoic acid EPA，an omega – 3 fatty acid from fish oils for the treatment of cancer cachexia. *Cochrane Database Syst Rev*，2007，(1)：CD004597.

9. Agteresch HJ，Dagnelie PC，van der Gaast A et al. Randomized clinical trial of adenosine 5′ – triphosphate in patients with advanced non-small — cell lung cancer. *J Natl Cancer Inst*，2000，92：321 – 328.

10. Agteresch HJ，Burgers SA，van der Gaast A et al. Randomized clinical trial of adenosine 5′ – triphosphate on tumor growth and survival in advanced lung cancer patients. *Anticancer Drugs*，2003，14：639 – 644.

8.19　艾滋病患者的营养支持

CF Jonkers-Schuitema，*HP Sauerwein*

【学习目的】

- 熟悉人类免疫缺陷病毒（HIV）病毒感染者消耗的主要原因。
- 掌握治疗艾滋病药物对营养状况的影响。
- 掌握 HIV/AIDS 患者接受或不接受药物治疗（HAART）时营养支持的必要性。
- 熟悉 HIV 感染者的代谢变化。

8.19.1　背景和病理生理学

1981 年，疾病控制中心（Centres for Disease Control，CDC）第一次正式定义

了"后天获得性免疫缺陷病(acquired immunodeficiency syndrome，AIDS)"。据报道，一些青年患有少见的机会性感染，包括卡氏肺囊虫性肺炎(pneumocystis carinii pneumonia，PCP)、巨细胞病毒感染、念珠菌感染、卡波齐肉瘤(一种少见的皮肤癌)，以及严重的细胞免疫抑制。1983年，Barre-Sinowsoi首先分离出"人类免疫缺陷病毒"(HIV)这一新的逆转录病毒[1]。

通过性、血液途径传播，HIV给整个世界带来了极大的打击。在那些防范措施不佳的国家，HIV传播率相当高。尤其在年轻人、儿童(由产道或喂养等垂直传播途径引起)、同性恋者、静脉毒品使用者、血友病患者中，更为常见。

由于当前医疗取得的两大进展，HIV患者的治疗及其临床转归有了显著进展。

(1)病毒负载试验：通过监测每毫升血液中HIV-RNA的拷贝数，了解血液中游离病毒的量。病毒负载试验＋CD4细胞计数试验可用于预测AIDS相关疾病与死亡的发生情况，同时也是决定是否使用或调整抗逆转录病毒治疗的主要参考依据。

(2)抗病毒药物的发展：① AZT这一类核苷逆转录酶抑制剂(nucleoside analogue reverse transcriptase inhibitors，NRTI)可抑制病毒无限制生长。② 蛋白酶抑制剂(protease inhibitors，PI)则阻断了HIV编码的酶的活性。HIV编码的酶是一种病毒蛋白酶，存在于出芽的病毒颗粒中，主要用于将无活性的一条病毒蛋白质切割成数条分子量较小的活性蛋白复合物。③ 1996年开始使用的非类核苷逆转录酶抑制剂(NNRTI)与蛋白酶抑制剂(PI)联合治疗法，显著缓解了病情发展。

然而，这种鸡尾酒疗法的费用相当昂贵。而且，患者每日需在严格指导下服用20～30颗药丸，且每日使用的药物并不相同，这给患者的生活带来不便。治疗顺应性不佳，患者往往不愿接受药物治疗[2]。

高活性抗逆转录病毒疗法(highly active antiretroviral therapy，HAART)则尝试通过降低体内的病毒量，改善机体免疫状况，预防AIDS患者各种疾病的发生。

疾病防治中心将HIV病毒感染的少年与成人的症状分为3类[3]。

(1)无症状：持续性全身淋巴结病(persistent generalized lymphadenopathy，PGL)，急性感染。

(2)符合下列指标之一，但未被列入第三类的HIV感染者：细菌性心内膜炎、脑脊膜炎、肺炎、败血症、念珠菌感染(外阴部、口咽部)、颈部发育不良和肿瘤、1个月以上的发热、腹泻、毛性黏膜白斑病、带状疱疹、自发的血小板减少性紫癜、李斯特菌病、肺部结核分枝杆菌感染、奴卡菌病、盆腔感染性疾病、周围神经病。

（3）列入 1987 年 AIDS 监测病例范围的任何情况，对青少年与成人均有影响。这些病情与严重免疫缺陷密切相关，常发生于 HIV 感染者，并导致严重疾病发生与死亡。这一类症状中导致营养问题的有：口咽部念珠菌感染、口咽部单纯疱疹性溃疡、胃肠道 *M. avium* 感染、小孢子菌属感染、隐孢子菌属感染、消耗。

儿科患者中，除以上症状，还伴有生长迟缓[4]。

8.19.2　HIV 感染者的代谢与营养变化

自从发现 HIV 感染以来，机体消耗（体重下降超过 5％，或 BMI $<$ 20.5 kg/m^2）一直是一个与病死率密切相关的临床有关问题，往往提示预后不佳。人们已经认识到它的重要性，并把非治疗性体重下降作为 AIDS 相关疾病之一，称为 AIDS 消耗综合征。引起消耗的原因很多，不只是能量摄入的改变，更是由于即使 HIV 感染者尚无明显的临床症状，也能引起显著的代谢变化，这是 HIV 感染最显著的特征之一[5,6]。

高效反转录病毒（HAART）疗法对患者的营养摄入有影响。许多患者体重显著增加，但同时发生脂质营养不良。然而，有些患者的持续低体重现象表明，HAART 疗法并不一定能够使体重增加[7]。体重变化并非抗反转录病毒治疗所致，而可能是受药物不良反应影响。

那些体重稳定、没有机会性感染的 HIV 感染者，其静息能量代谢水平（REE）大多比正常人增加±10％。总能量消耗（TEE）和活动能量消耗则与正常人群相同[5,6]。

8.19.3　药物不良反应

抗反转录病毒药物的应用大大降低了艾滋病患者的死亡率，以及消耗和腹泻的发生率。但也带来了许多代谢和美观方面的不良反应[3,8]。这些不良反应包括以下几种。

乳酸性酸中毒

NRTI 疗法（尤其是 D4T＋ddI）会破坏肝脏线粒体，发生大囊泡或小囊泡性肝脂肪变性，可导致肝功能衰竭和乳酸性酸中毒。脂质营养不良和乳酸性酸中毒常同时发生，大剂量维生素 B_1 有预防作用。避免体重超重也很重要。

脂代谢紊乱

某些药物可导致皮下脂肪分布改变。这主要表现在患者的面部。虽然体重保持稳定，但脸部脂肪严重消耗。脂肪主要储存在女性的腹部或其男性的颈部。皮下脂肪改变不能通过营养支持逆转。妇女脂肪代谢障碍发生的"大肚子"会产生减肥的问题，这应该被劝阻。出现这些问题的患者应该到经验丰富的营养师那里获得健康饮食相关信息。

8.19.4　营养支持的适应证和目标

艾滋病毒携带者被视为慢性感染患者。要保证患者的健康饮食模式,避免吸收不良的问题[7,9~11]。消耗在 HAART 治疗的年代已经不是一个严重的问题,因此营养治疗的基本目标是保持正常的体重和肌肉质量(BMI 18.5~25 kg/m²),营养咨询应注重健康的饮食模式防止肥胖。

一旦食物摄入量受限,HIV 患者仍然会发生体重丢失。约 25% 的患者会发生持续一段时期的体重丢失(最大为正常体重的 5%),主要原因为营养摄入不足、口腔和上消化道疼痛、厌食、心理、经济问题、吸收不良、代谢改变、不可控的艾滋病毒感染、HAART 治疗的代谢需求、机会性感染或恶性肿瘤(艾滋病相关的),激素不足(睾丸激素或甲状腺)和细胞因子失调[12]。

慢性疾病和艾滋病毒感染有关的营养建议[1,7,8,11,13]如下。

(1) BMI<27 kg/m²,能量为 25~30 kcal/kg 实际体重,超过这个范围应重新计算。

(2) 蛋白质为 1.5 g /kg 实际体重,超过这个重量应重新计算。

(3) 微量营养素为 RDA 推荐值的 100%~150% 的,同时给予抗氧化物。如果存在营养不良,应当了解体内微量营养素水平,需要的话,应口服或静脉补充。

超重患者的蛋白质应按照以上的推荐剂量给予,但能量应按照该患者的理想体重作相应调整。脂质营养不良患者更应确保蛋白质摄入充足。脂质营养不良患者,尤其是腹部脂肪组织沉积的妇女,尝试减肥会有营养不良的危险。

如果营养摄入达到要求,而体重仍未恢复或持续下降,应考虑存在吸收障碍。这时,应对患者进行呼吸试验、脂肪排泄试验、木糖耐受试验、弹卡计等测试,以明确吸收障碍的原因。如果饮食或肠内营养不能达到要求,需考虑肠外营养支持。在前 HAART 疗法时代,这是个常见的问题,但现在肠外营养支持只在患者伴有其他非 HIV 疾病时才推荐。

一般认为,应给予 HIV 感染者大剂量的维生素和微量元素,但来自非洲农村的研究表明,达到而不超过 100%RDA 剂量,即可获得较好的治疗效果。

虽然目前有一种倾向,认为体重下降是影响疾病预后的一个独立因素,但在无临床症状的 HIV 感染者中,代谢与营养状况变化并不显著影响疾病的进程[7,14,15]。

营养支持的推荐剂量

HIV 患者营养支持的主要目的是维持其瘦体质。在 HAART 治疗过程中,患者体重上升,但以脂肪组织为主[7,15]。HAART 治疗与其他刺激因素(运动、合成代谢激素、人类生长激素等)共同作用,可能改变这一结果。

营养支持的关键是提供适当营养,并应考虑患者的生活质量。繁复的药物治疗、严格的节食措施相互影响,均使患者难以坚持这一治疗方式。据统计,患者对药物治疗的耐受性约为 $80\%^{[7,14,15]}$。

要达到最适的营养支持效果,以下方法可能比较适当。

(1) 如果体重及一般情况稳定,不必特别调整饮食与体重,对于体重正常的患者(BMI $18.5\sim25$ kg/m²)营养支持的目标为能量每日 $25\sim30$ kcal/kg,蛋白质每日 $1.0\sim1.5$ g/kg$^{[7,14,15]}$。

(2) 如果发生营养不良(6 个月内体重下降 10%),应为其提供营养咨询,给予口服营养补充。对于营养不良的 HIV 感染者,能量摄入可提高 $50\%^{[3]}$。

(3) 如果患者的正常饮食不能达到营养需求,高密度肠内营养配方能够起到一定作用。腹泻时,低分子量配方有助于改善吸收不良。增加配方溶液中钠离子含量,也能够帮助液体吸收(通常增加配方溶液钠离子含量 $<1\,000$ mg/L;43 mmol/L)。可尝试可溶性纤维素治疗腹泻,但应注意它的不良反应。必须强调的是,应当及时寻找,腹泻的根本病因,而不能一味地依赖营养支持疗法$^{[16]}$。

(4) 如果肠内途径不能提供足够的营养素与液体,应考虑肠外营养支持。许多需要 TPN 的 AIDS 患者患有胃肠道隐孢子菌属或小孢子菌属感染,他们通过粪便损失的脂肪和蛋白质超过 20%。无法治疗的感染病例,则应考虑给予家庭TPN。如果伴有频繁腹泻,需注意监测血电解质,并经静脉及时补充调整$^{[17]}$。只有在 HAART 疗法不敏感或终末期,患者 CD4 T 淋巴细胞计数极低的情况下才会出现频繁的腹泻,在这个阶段通常不推荐使用家庭 TPN。

食欲

服用促进食欲的药物可使体重增加,但以脂肪增加为主。体内睾酮水平升高,蛋白质转化相应增加。大麻类药物也能促进食欲,但对机体的构成无特别影响。而那些促合成代谢的药物,通过促进蛋白质合成、脂肪分解,使瘦体组织增加。癸酸南诺龙、睾酮、氧甲氢龙也显示具有相同的作用。但更多时候,这些药物的不良反应远较其增加食欲的作用明显,且价格昂贵,这也是这些药物不常用于治疗消耗性疾病的原因$^{[12,15,18]}$。

高胆固醇血症

脂质代谢紊乱的患者常伴有高胆固醇血症。用他丁类药物治疗,同时辅以低脂饮食,能够降低 LDL -胆固醇水平。但对于这些患者来说,坚持低胆固醇饮食相当困难,需要试验期以确定其疗效。饮食中饱和脂肪含量应偏低(最多占 10% 的能源),包括丰富的水果和蔬菜,单糖、双糖和纤维。其他富含蔬菜类固醇的食物可以被推荐。如果饮食和药物仍不能改善,建议反逆转录病毒治疗方案应适当变化。

8.19.5 饮食咨询

慢性患者的营养状况时刻处于高危状态。如果药物治疗不恰当,不良反应可能影响患者的营养状况。营养师应该指导这些患者如何度过这段时期,为了防止营养状况的恶化,应常规监测体重。

饮食治疗目的。

(1) 提供最适营养。详见"营养支持的推荐剂量"。

(2) 定期监测患者的体重和瘦体组织(生物电阻抗分析和光谱分析-BIA 和BIS)。

(3) 指导患者日常饮食模式,尤其是那些药物依赖患者(有些药物应在进食时服用,有些则应空腹)(见表 8-41)。

(4) 对不同治疗方案的 HIV 患者进行指导,并评估该治疗方案是否与合理营养支持相适应。

表 8-41　药物与营养建议[2]

HIV 治疗药物	营 养 建 议
Fuzeon（enfuvirtide）	1
Celsentri（maraviroc）	2
核苷类似物	
Retrovir（zidovudine）	1
Eplvir（lamivudine）	1
Ziagen（abacavir）	2
Zerit/D4T（stavudine）	7
Viread（tenofovir）	3
Videx（didanosine）	7
非核苷类似物	
Viramune（nevirapine）	1
Stocrin（efavirenz）	1
Intelence（etravirine）	5
整合酶抑制剂	
Isentress（altegravir）	2
蛋白酶抑制剂	
Norvir（ritonavir）	4,5
Telzir（fosamprenavir）	2
Prezista（darunavir）	3
Aptivus（tipranavir）	3
Reyataz（atazanavir）	3
Invirase（saquinavir）	4,5
Aptlvus（tipranavir）	3
Agenerase（amprenavir）	8

续表

HIV 治疗药物	营 养 建 议
蛋白酶抑制剂	
Crlxivan（indinavir）	7，8
Viracept（nelfinavir）	6
Kaletra（Iopinavir＋ritonavir）	1
复合疗法	
Kivexa（lamivudine＋abacavir）	2
Combivir（zidovudine＋Lamivudine）	2
Truvada（emtriva＋tenofovir）	3
Trlzivir（abacavir＋zldovudine＋lamivudine）	2
Aptripla*	9

营养建议：
1. 没有营养建议
2. 空腹或餐时服用
3. 餐时同服
4. 与高脂肪饮食同时服用（最少 20 g 脂肪）
5. 最晚为餐后 2 h
6. 不低于 300 kcal 饮食同时使用
7. 空腹服用，或餐后 2 h，或餐前 1～2 h
8. 与点心、不含脂肪的食物同时服用
9. 空腹，最好睡前服用

有资料显示，无论是否接受营养支持，接受营养指导的患者，与未接受任何营养指导的患者相比，能够获得更好的营养摄入。对于是否使用增强免疫功能的补充营养物，目前仍有争议。有研究表明，精氨酸、谷氨酰胺（20 g/d）、ω－3 脂肪酸（10～18 g/d），对 AIDS 患者的各项免疫功能参数没有显著影响，只是引起体重增加。这些研究证明接受营养指导是有效的[3,16,19]。

【小结】

尽管 HIV 感染从急性到慢性需接受多种药物的治疗，始终不应忽略患者的营养状况。除非发现治愈艾滋病的方法，HIV 患者都应该接受营养治疗，以保持良好的营养状况来对抗感染和保持一个有效的身体机能。由于活动减少和食物摄入的不平衡，应随时监测患者是否罹患肥胖、心血管疾病和糖尿病。我们的目标是维持患者良好的营养状况，促进药物治疗。

～～～～～～ 推荐阅读文献 ～～～～～～

1. Duncan A，Moir C，Phillpot M，Visser T. Nutrition and HIM，NAM information on HIV

and AIDS，2008. /wwwaidsmap. com/.

2. Hammer S，Eton J，Reiss P et al. Guidelines for the Use of Antiretroviral Agents in HIV-1-Infected Adults and Adolescents November 3，2008 Developed by the DHHS Panel on retroviral Guidelines for Adults and Adolescents — A Working Group of the Office of AIDS Research Advisory Council（OARAC）.

3. Sharpstone D，Murray C，Ross H et al. The influence of nutritional and metabolic status on progression from asymptomatic HIV infection to AIDS-defining diagnosis. AIDS 1999，13：1221-1226.

4. Irlam JH，Visser ME，Rllins N，Siegfried N. Micronutrient supplementation in children and adult with HIV *Cochrane Database of Systematic Reviews*，2005,19：CDD03650.

5. Hommes MJT，Romijn JA，Endert E et al. Resting energy expenditure and substrate oxidation in human immunodenciency virus（HIV）-infected asymptomatic men — HIV affects host metabolism already in early asymptomatic stage. *Am J Clin Nutr*，1991,54：311-315.

6. Heijligenberg R，Romijn JA，Sauerwein PH. Total energy expenditure in human immunodeficiency virus infected men and healthy controls. *Metabolism*，1997,46：1324.

7. Wanke C. Nutrition and HIV in the international setting. *Nutr Clin Care*，2005,8：44-48.

8. Sauerwein HP，Serlie MJ. Optimal nutrition and its potential effect on survival in critically ill patients. *Neth J Med*，2010,68：119-122.

9. Parenteau J，Edelman D，Glynn K，House A，eds. *Nutrition guidelines for agencies providing food to people living with HIV disease*. Washington：Association of Nutrition Services Agencies 2002.

10. Johansen D. *A practical guide to nutrition for people living with HIV* Toronto：Canadian AIDS treatment Information Exchange 2007.

11. Fields-Gardner C，Thompson CA，Rhodes S. *A Clinician's Guide to nutrition and HIV and AIDS*. Chicago，IL：The American Dietetic Association 1997.

12. Argjlés JM，Lopez-Soriano FJ，Busquets S. Novel approaches to the treatment of cachexia. *Drug Discov Today*，2008,13：73-78.

13. Drain PK，Kupka R，Mugusi F，Fawzi WW. Micronutrients in HIV-positive persons receiving highly active antiretroviral therapy *Am J Clin Nutr*，2007,85：333-345.

14. Mahlungulu S，Grobler LA，Visser ME，Volmink J. Nutritional interventions for reducing morbidity and mortality in people with HIV. *Cochrane Database of Systematic Reviews*，2007,18：CD004536.

15. Mangili A，Murman DH，Zampini AM，Wanke CA. Nutrition and HIV infection：review of weight loss and wasting in the era of highly active antiretroviral therapy from the nutrition for healthy living cohort. *Clin Infect Dis*，2006,42：836-842.

16. Ockenga J，Grimble R，Jonkers-Schuitema CJ et al. ESPEN Guidelines on Enteral Nutrition：Wasting in HIV and other chronic infectious diseases. *Clinical Nutrition*，2006，25：319－329.

17. Gossum A，Cabre E，Hébuterne X et al. ESPEN Guidelines on Parenteral Nutrition：Gastroenterology. *Clin Nutr*，2009，28：415－427.

18. Berenstein EG，Ortiz Z. Megestrol acetate for the treatment of anorexia-cachexia syndrome. Cochrane Database *Syst Rev*，2005，18：CD004310.

19. Pichard C，Sudre P，Karsegard V et al，A randomized double-blind controlled study of 6 months of oral nutritional supplementation with arginine and omega－3 fatty acids in HIV-infected patients. Swiss HIV Cohort Study. *AIDS*，1998，12：53－63.

8.20　妊娠期的营养支持

M Pertkiewicz，J Manak，M Kunecki，SJ Dudrick

【学习目标】

- 认识饥饿对妊娠和胎儿预后的不良影响。
- 了解妊娠期营养支持最常见的适应证。
- 掌握由于饥饿所致的妊娠期并发症的营养支持原则。

8.20.1　病理生理学

为了保证子宫、胎盘和胎儿的正常生长，整个孕期孕妇大约需要增加80 000 kcal的能量。相应的，孕早期孕妇在基础营养需求量上每日增加150 kcal，而孕中期和孕晚期则每日增加350 kcal。对于双胎妊娠的孕妇需求量则更大[1]。孕期基础代谢率增加，但是同时由于体力活动减少，故仍能保持平衡。孕期新陈代谢动态调节的特点包括胰岛素抵抗，高脂血症和蛋白质/氨基酸代谢改变。这些变化伴随着胎儿胎盘的生长发育及其所需的营养需求量产生[2]。能量主要来源是碳水化合物提供60%～75%的能量，脂肪提供25%～30%的非蛋白质能量，对多不饱和脂肪酸的需求大幅增长，它们已经被证实了会影响中枢神经系统发育。脂肪的消耗同时可以帮助避免高血糖浓度，因为孕妇持续的高血糖会导致高胰岛素水平，增加巨大儿，胎肺成熟受损，新生儿低血糖和胎儿死亡的风险。孕期平均蛋白质需求量是在每日基本需求量基础上再加30 g蛋白质。

母亲的营养状况和妊娠期体重增长不良会影响胎儿的出生体重和预后。母亲营养不良对胎儿的不利影响与某些因素有关,如血容量不足,母亲的营养素储存不足,母亲-胎儿间的物质交换率降低和胎盘发育异常等。在孕早期,母亲营养不良可诱发早产和增加围产期的死亡率,以及中枢神经系统的先天性畸形的发生。而孕晚期的营养不良则会导致低出生体重儿的发生,增加新生儿死亡的危险性,或延长早产新生儿治疗和监护的时间[3]。更严重的问题是母亲处于妊娠期半饥饿状况时会优先维持自身需求而不是供给胎儿。而且这种倾向在以后的再喂养阶段还将持续存在,即当营养提供充足时母亲将比其生长中的胎儿先恢复体内营养素的储存。

8.20.2 营养支持的指征和目的

营养状况会影响生育:严重的营养不良会导致缺乏排卵和继发性闭经。尤其多见于患有炎症性肠病[4]、短肠综合征[5]、因病理性肥胖手术治疗[6]、吸收障碍和神经性厌食导致的慢性肠衰竭患者。对于这些患者来说,人工营养支持是唯一改善和维持营养状况的方式,可以增加受孕和妊娠机会。营养缺乏也会发生于那些在怀孕前健康的女性,最主要的原因是顽固性恶心和呕吐导致的妊娠剧吐。不太常见的孕期营养不良的病因包括:脑损伤或颅内出血引起的昏迷、肠梗阻、腹部手术导致的禁食期延长、癌症、糖尿病导致的胃轻瘫和胰腺炎。然而,真正需要人工营养支持的孕妇不多,但必须认识到营养对于母亲和小儿都非常重要和必需。产科医生若缺乏监测孕妇营养状况的意识,将延误提供营养支持的时机。尽管营养被忽视的不利影响已经证实,出于法律和伦理的考虑,进行妊娠期营养治疗安全性和有效性的前瞻性临床研究是困难的。我们的相关知识主要基于临床观察的病例报道和综述。

妊娠剧吐

有 0.1%～2% 的孕妇会经历妊娠剧吐,其中 5%～10% 的孕妇由于症状非常严重需要住院治疗,接受静脉补液和电解质的补充[7]。当脱水被纠正后处于稳定期时,可尝试进行常规的营养补充,起初给予口服液体,然后由流质逐渐向普通膳食调整。然而症状易反复出现,应该采用同样的方法再次给予治疗和调整。当这种调整不能获得满意效果时,可以尝试用鼻肠管进行肠内营养。但操作有点麻烦,尤其是对于严重呕吐患者,会增加吸入性肺炎的危险性。如果肠内营养失败,应考虑采用肠外营养。一般剧吐能在 2～3 周后缓解,尤其是出现在孕早期后阶段,故肠外营养开始可经外周静脉输注。对一些剧吐非常严重的病例,肠外营养需考虑经中心静脉进行长期输注[8,9]。需要指出的是,大约 60% 的病例存在缺乏大量维生素 B_1,维生素 B_2 和维生素 A,如果延迟营养支持会出现不可逆的并发症如母亲的韦尼克脑病(Wernicke's encephalopathy)和胎儿的不可逆损伤甚至流产[7]。

炎症性肠病

患有炎症性肠病的妇女的营养不良风险很高,妊娠进展取决于病史、当前疾病状态和肠衰竭程度[10]。人工营养支持是维持正常营养状态的重要途径,同时也是妊娠期病情恶化的一项安全有效的治疗措施。

短肠综合征

依赖肠外营养的短肠综合征患者,考虑到妊娠期需求量增加,应适当调整治疗计划。同样避免过度喂养也是重要的。有趣的是,有研究观察到肠道长度保留超过 50 cm 的患者妊娠期肠道吸收能力增加[11]。这些患者经肠外补充蛋白质和能量应低于计算预测值。另一重要问题是对水和电解质的估计量补充,可能会产生液体积聚和水肿的倾向。因此,临床上需对母亲和胎儿进行定期评估,有利于后续对肠外营养容量和成分的调整。

8.20.3 孕期的肠外营养

如果孕期肠外营养(PN)只维持 1 周左右,则不会出现问题。当需要长期 PN 时,由于缺乏妊娠期肠外营养的确切需要量的研究资料,难以精确地评估营养需求。在一些长期 PN 治疗的患者中有报道存在镁、锌、磷、铁、叶酸和维生素 B_{12} 的亚临床缺乏,并需要额外补充维生素 D_3 和钙。微量营养素的需求量也取决于原发病对消化功能的不利影响。营养治疗的主要目的是为了获得与正常孕妇类似的理想体重增长率(根据 BMI),比如在妊娠 20 周增加 4 kg,30 周增加 8 kg(偏瘦的孕妇应增加更多,肥胖的孕妇则增加少一点)。也可用超声波检查胎儿的生长情况。两种监测方法可作为评价营养支持效果的指标。

较早期的报道曾提出 PN 的不良反应与低品质的脂肪乳剂或输注过快有关,甚至某些脂肪乳剂被禁止应用于妊娠期。现在的观点是应该给予脂肪,但输注要维持 20~24 h,作为三合一合剂的一部分,提供总热量的 25%~30% 和必需脂肪酸。

PN 在 1972 年首次使用于妊娠期。至今为止,已报道有 100 多例孕妇接受了肠外营养支持,其中大部分位于妊娠的中晚期,9 例接受家庭肠外营养支持(HPN),时间从妊娠开始至分娩[12~14],包括 1 例已有 5 年 HPN 史的上海女子,妊娠全程接受 PN 维持[15](见表 8-42)。在波兰,4 名女性由于严重短肠综合征接受 7~10 年的 HPN 后怀孕,并产下 2 个健康的男孩和 3 个健康的女孩。尽管一些肠外营养通过外周静脉输注[16],大多数医疗中心对于超过 2~3 周的 PN 支持途径还是选择中心静脉。

【小结】

综上所述,妊娠是人生的特殊阶段,此时营养对母亲和小儿都非常重要。处于饥饿或半饥饿状态的孕妇没有及时进行营养支持,将会给胎儿带来不利的影响,可能会增加胎儿的死亡率和发病率。在这种情况下,营养支持应尽早开始。

表 8-42　妊娠期肠外营养的策略

分　　期	肠外营养策略
妊娠前期	● 治疗营养不良 ● 纠正电解质和矿物质缺乏 ● 充足的维生素和微量元素 ● 个体化调整营养方案
妊娠早期	● 肠外营养方案不变
妊娠中期	● 孕妇在妊娠早期的体重增长合适(总 1～3 kg)→方案不变 ● 孕妇在孕早期的体重增长不足→方案中每日增加 300 kcal 能量和 10～30 g 蛋白质
妊娠中晚期	● 孕妇体重增长 250～500 g/周→方案不变 ● 孕妇体重增长＜250～500 g/周→方案中每日增加 300 kcal 能量和 10～30 g 蛋白质
产后-哺乳期	● 标准方案 ● 哺乳期需要额外的水分

～～～～～～～～　推荐阅读文献　～～～～～～～～

1. Melzer K，Schutz Y. Prepregnancy body mass index and resting metabolic rate during pregnancy. *Ann Nutr Metab*，2010,57：221-227.

2. Catalano PM，Tyzbir ED，Wolfe RR Calles J et al. Carbohydrate metabolism during pregnancy in control subjects and women with gestational diabetes. *Am J Physiol*，1993，264：E60-E67.

3. Smith CA. Effects of maternal undernutrition upon the newborn infant in Holland (1944-1945). *J Pediatr*，1947,3：229-243.

4. Tresadern JS，Falconer GF，Turnberg LA，Irving MH. Successful completed pregnancy in a patient maintained on home parenteral nutrition. *BMJ*，1983,286：602-603.

5. Breen KJ，McDonald IA，Panelli D，Ihle B. Planned pregnancy in a patient who was receiving home parenteral nutrition. *Mde J*，1987,146：215-217.

6. Adami GF，Friedman D. Intravenous nutritional support in pregnancy. Experience following biliopancreatic diversion. *Clin Nutr*，1992,11：106-109.

7. Kuscu NK，Koyuncu F. Hyperemesis gravidarum-current concept and management. *Postgrad Med J*，2002,78：76-79.

8. Fejzo MS，Poursharif B，Korst LM et al. Symptoms and pregnancy outcomes associated withe extreme weight loss among women with hyperemesis gravidarum. *J Womens Health* (*Larchmt*)，2009,18(12)：1981-1987.

9. Godil A，Chen YK. Percutaneous endoscopic gastrostomy of rnutrition support in

pregnancy associated with hyperemesis gravidarum and anorexia nervosa. *JPEN*, 1998, 22: 238 - 241.

10. Alstead EM, Nelson-Piercy C. Inflammatory bowel disease in pregnancy. *Gut*, 2003, 52: 159 - 161.

11. Drozdowski LA, Clandinin MT, Thomson ABR. Morphological, kinetic, membrane biochemical and genetic aspects of intestinal enteroplasticity. *World J Gastroenterol*, 2009, 15: 774 - 787.

12. Kirby DF, Fiorenza V, Craig RM. Intravenous nutritional support during pregnancy. *JPEN*, 1998, 12: 72 - 80.

13. Russo-Stieglitz KE, Levine AB, Wagner BA, Armenti VT. Pregnancy outcome in patients requiring parenteral nutrition. *J Matern Fetal Med*, 1999, 8: 164 - 167.

14. Wolk RA, Rayburn WF. Parenteral nutrition in obstetric patients. *Nutr Clin Pract*, 1990, 5: 139 - 152.

15. Wu ZH, Huang DX, Zhang YW, Wu ZG. Normal gestation after 5 years on home parenteral nutrition. *Clin Nutr*, 1993, 12: 43 - 46.

16. Watson LA, Bommarito AA, Marshall JE. Total peripheral parenteral nutrition in pregnancy. *JPEN J Parenter Enteral Nutr*, 1990, 14: 485 - 489.

8.21　新生儿营养支持

JWL Puntis

【学习目的】
- 了解极低出生体重早产儿早期营养支持的必要性。
- 掌握新生儿肠外营养支持的适应证。
- 了解新生儿肠外营养支持的需要量。
- 掌握肠外营养支持的并发症。
- 了解早产儿肠内营养支持的途径和方法。

8.21.1　概述

出生时小于 37 周的新生儿即被定义为早产儿,但这个概念涵盖了一个复杂的群体,他们出生时的营养状况、伴随疾病以及营养需求可能各不相同。例如,一个提前出生 15 周、体重 600 g 的危重新生儿,需要机械通气、药物维持血压以及限制液体,而另一个则是胎龄 35 周、体重 2.5 kg 的新生儿,无须暖箱且情况良好。前者只有50%的生存机会,不能耐受低容量喂养,并且有发生坏死性小肠结肠炎(necrotising enterocolitis,NEC)的高风险;而后者虽吸吮吞咽功能尚不成熟,但在生后数天即可耐受喂养,预后良好。毫无疑问,就营养支持而言,最大的挑战来自那些最为不成熟的,特别是出生体重低于1.5 kg的新生儿。

8.21.2　肠内营养还是肠外营养

肠外营养(PN)的主要适应证是胃肠道功能受损导致营养素吸收不良的患儿。早产儿的胃肠道可能是完整的,但运动功能不成熟导致胃潴留、胃食管反流、便秘和腹胀,使全肠道喂养发生困难。目前尚无有关比较新生儿肠外和肠内营养的大样本研究[1]。这在很大程度上是由于PN的好处不证自明,因为在PN应用于临床之前,很多先天性肠道畸形的婴儿(通常为足月儿)死于营养不足。动物实验提示,在发育过程中"脆弱"时期的营养不良可对大脑发育和功能以及远期生长带来永久性损害。因此,对早产儿而言,避免饥饿状态的发生是一个先验性的前提。这也意味着在临床实践中,应当先从PN开始,再缓慢地建立肠内营养。然而,我们需牢记目前还缺少最佳的营养支持策略[2]。对足月的来说,手术后肠梗阻、吸收面积减少(短肠综合征)、严重的功能障碍(假性梗阻)和先天性的肠黏膜异常都是长期肠外营养支持的指征。

不言而喻,越小的婴儿对营养的需求越迫切。一个1 kg的婴儿,皮下脂肪储存量很少,即便是动用包括肌肉蛋白在内的所有能量储备,也仅能存活几天。理想的营养支持不仅能使新生儿达到与宫内相同的生长速度,而且可以最好地促进脑发育。早产和肠内营养是NEC的高危因素,因此要特别加以注意。出生体重低于1.5 kg的新生儿,NEC发生率约8%;NEC的死亡率在25%~40%,并且常常导致其他疾病,如短肠综合征。奶量增加过快是NEC的一个诱发因素,但是目前并没有足够的证据显示给高危新生儿预防性应用TPN可以防止NEC。NEC一旦发生,就是TPN的绝对适应证,通常需应用肠外营养10~14 d。

少数患先天性肠黏膜异常(如微绒毛包涵体病)的新生儿也是PN的绝对适用对象[3]。PN对他们而言,不仅可以挽救生命,而且可以维持生长发育直至小肠移植。

存在营养储备不足(如SGA)、NEC风险、器官衰竭/功能不成熟等因素,经肠道喂养无法满足营养需要的早产儿,不可能不采用PN。所以在很多医疗机构,出生体重<1 kg的新生儿在生后1~2周常规接受PN支持,并缓慢增加奶量。病情相对稳定的1 000~1 500 g新生儿(或大于该体重者),可以全肠内营养。但是,目前存在不同的营养支持规范,也很难确定哪种方案更优越。

8.21.3　营养支持目的

营养支持的目的是维持和重建正常的营养状态和生长,同时避免营养相关并发症。不同出生体重新生儿对营养的需求(肠内和肠外)已经有了很好的综述[4~7]。如果说早产儿生长发育的"金标准"是达到宫内的营养储备和生长速度,但一般很难达到。例如,许多早产儿在出院时的校正胎龄体重远低于同胎龄的足月儿。因为篇幅限制,本章节无法详细讨论营养的远期影响,但越来越多的流行病学资料显示早期营养和生长发育与成年后的疾病显著相关,尤其是早产儿群体,早期的营养可以影响神经系统发育。例如,早产儿使用普通配方奶可能导致神经系统发育落后,因此,建议使用早产儿配方乳[8]。但是,积极营养支持是否有利于远期发展,仍未得到证实[9]。此外,尽管从某些方面来看,母乳喂养存在营养不足(如低蛋白、低能量、低矿物质和低钠),但却有利于婴儿脑发育,而且对减少成年期心血管疾病可能有保护效应。

8.21.4　早期营养管理

尽管 PN 支持有导管相关感染、葡萄糖和脂肪不耐受、液体过量以及胆汁淤积等风险,但也要意识到早产儿肠内营养可能会引起胃潴留、呼吸道疾病和 NEC。对危重的低体重儿,在生后几天可结合 PN 给予微量肠内营养(低能量管饲),0.5 ml/h(<1 kg 出生体重),或 1 ml/h(>1 kg 出生体重)。如果患儿在生后 1 周可以耐受喂养,那么可以不超过 25 ml/(kg·d)的速度缓慢增加喂养量。只要条件允许,很多医疗机构均首选母乳喂养(来自母亲或捐赠者),直至完全耐受肠内营养。

临床上习惯至早产儿病情稳定后才开始 PN 支持,经 1 周或更长时间内开始营养的供给。这一现象反映了以往过度关注代谢并发症(如重度酸中毒、高血氨和昏迷)风险的观念,事实上这些症状已经非常罕见了。分别在早产儿出生后 24 h 或 72 h 输注氨基酸,比较两组的 24 h 平衡试验结果显示,早期补充氨基酸组在生后 1 d 即达正氮平衡,而延迟输注氨基酸组直至生后 4 d 才建立正氮平衡。另一项研究对生后 2 d 和生后 4 d 开始应用氨基酸进行了比较,结果发现早期应用氨基酸可以增加蛋白质合成,有利于氮平衡。早产儿出生后即开始补充氨基酸看来是安全的,并且可以防止蛋白质丢失。还有研究比较了生后 48 h 静脉营养的配方,分别为葡萄糖、葡萄糖/氨基酸、葡萄糖/氨基酸/脂肪乳 3 种。仅在未给氨基酸组的早产儿中发现血氨基酸浓度迅速降低;各组血三酰甘油、胆固醇以及胆红素水平相似;脂肪乳剂组低血糖发生率最低。这些研究显示在生后 24 h 应用 PN 是安全可行的,但当患儿存在败血症、明显酸中毒、极度不成熟和严重呼吸道疾病时,PN 应用应慎重。

对于那些胎龄小于34周宫内发育迟缓的新生儿,由于其具有较高发生 NEC 的风险,微量喂养应至少持续1周,然后再增加奶量。但这样的肠内营养策略是否可以减少 NEC 发生至今未获证实,仍需要开展前瞻性研究。母乳(来自母亲或捐赠者)在肠内营养时优先或至少在开始时优先选择。母乳具有免疫方面的优势,能提供某些保护因子防止 NEC 的发生。后续喂养时,尽管母乳(如果仍可获得)和强化剂共同喂养是不错的选择,但早产儿配方乳使用也很普遍。

8.21.5 肠外营养

氮

通常结晶左旋氨基酸溶液作为氮的来源。极低出生体重早产儿(<1.5 kg)大概需要摄入 3.5 g/(kg·d)的氨基酸才能达到与宫内相同的"氮储存"(见表8-43)。足月儿每日供给 2.5 g/(kg·d)氨基酸(相当于300～360 mg/(kg·d)的氮),即可满足生长需要。因为生长发育所需,婴儿比成人需要更多的必需氨基酸。由于代谢途径尚未完全建立,一些成人期的非必需氨基酸对新生儿来说则属必需,包括组氨酸、牛磺酸、胱氨酸/半胱氨酸、酪氨酸、脯氨酸和甘氨酸。现在可供选择的氨基酸溶液很多,表8-43中列出了部分产品及与母乳成分的比较。适应不同需要的氨基酸溶液是根据最理想化配方设计而成,但某些氨基酸的水溶性和稳定性等因素使其受到一定限制。例如,酪氨酸的水溶性很差,而胱氨酸不稳定。通过给予水溶性和稳定性更好的乙酰化形式可以增加这些氨基酸的摄入,但也导致了尿中丢失增加。将来,双肽可能是一个很好的解决方式。

表8-43 达到胎儿体重增加速度所需营养素预计摄入量[9]

体重(g)	500～700	700～900	900～1 200	1 200～1 500	1 500～1 800
胎儿体重增加 g/d	13	16	20	24	26
(g/(kg·d))	21	20	19	18	16
蛋白质(g)(N×6.25)					
尿/皮肤 丢失	1.0	1.0	1.0	1.0	1.0
生长(增长)[a]	2.5	2.5	2.5	2.4	2.2
需要摄入量					
肠外	3.5	3.5	3.5	3.4	3.2
肠内[b]	4.0	4.0	4.0	3.9	3.6
能量[kcal/(kg·d)]					
消耗	60	60	60	60	60
静息	45	45	50	50	50

续表

体重(g)	500~700	700~900	900~1 200	1 200~1 500	1 500~1 800
其他	15	15	15	20	20
生长(增长)c	29	32	36	38	39
需要摄入量					
肠外	89	92	101	101	108
肠内d	105	108	119	127	128
蛋白质/能量(g/100 kcal)					
肠外	3.9	4.1	3.5	3.1	2.9
肠内	3.8	3.7	3.4	3.1	2.8

a. 校正食物蛋白向机体蛋白转化有效率按 90% 计
b. 与肠外营养相同,但预计食物蛋白吸收率为 88%
c. 能量增加＋生长消耗 10 kcal/(kg·d)
d. 预计食物蛋白吸收率为 85%

　　Vaminolact (Fresenius Kabi)是根据鸡蛋蛋白的模式并且在某些方面改良后更接近母乳的配方,与 Vamin9(一种适合较大儿童和成人的产品)相比,其苯丙氨酸含量显著降低。因此,患儿在接受 PN 支持时,血浆苯丙氨酸浓度显著降低。尽管有报道,新生儿应用成人剂型的氨基酸溶液可导致苯丙氨酸浓度升高,可能导致不好的结果,但跟踪研究并未发现在神经发育方面的不良反应。近期一项动物试验提示,Vaminolact 中芳香族氨基酸含量较低,可能会对小猪生长和氮储存有限制作用。

　　Primene(Baxter)是模拟早产儿和足月儿脐血氨基酸浓度开发的产品。Aminoplasmal ped (Braun)则充分考虑了早产儿和新生儿氨基酸利用的药物动力学。从表 8-44 可以看出,这些溶液的配方大体相似,也很难说哪一种有独特的优势。因此,有必要对蛋白质的代谢和氮平衡测定进行进一步评估。已有研究显示,与足月儿相比,早产儿接受 PN 支持时对蛋白水解的抑制有抵抗性。早产儿有自身的代谢特点、出生时营养和发育状况各不相同、疾病和药物会影响营养代谢,因此几乎没有一种氨基酸溶液能够完美地适用于不同阶段的每个新生儿。

表 8-44　部分适于婴儿的氨基酸溶液组成成分(mg/g)与母乳比较

氨基酸	Vaminolact (Fresenius Kabi)	Primene (Baxter)	Aminoplasmal ped (Braun)	母乳
异亮氨酸	47	67	28	48
亮氨酸	107	99	50	104

续表

氨基酸	Vaminolact (Fresenius Kabi)	Primene (Baxter)	Aminoplasmal ped (Braun)	母乳
赖氨酸	86	109	90	81
蛋氨酸	20	24	16	19
苯丙氨酸	41	42	38	41
苏氨酸	55	37	60	53
色氨酸	21	20	12	20
缬氨酸	55	76	32	54
组氨酸	32	38	60	30
胱氨酸/半胱氨酸	15	19	29*	16
酪氨酸	8	9	23**	39
牛磺酸	5	6	0	3
丙氨酸	96	79	116	47
天冬氨酸	63	60	38	101
谷氨酸	109	99	196	181
甘氨酸	32	40	0	30
脯氨酸	86	30	54	85
丝氨酸	58	40	20	55
精氨酸	63	84	44	46

* 半胱氨酸
* * 酪氨酸 6 mg,n-乙酰-酪氨酸 17 mg

碳水化合物

葡萄糖是 PN 中的碳水化合物,可以被任何一种细胞代谢,也是中枢神经组织、红细胞和肾皮质的必需营养素。过快的输注速度可导致高血糖、尿糖升高和渗透性利尿。通过在数天内逐步增加葡萄糖摄入量可以达到耐受。葡萄糖可从 6～8 g/(kg·d)开始,逐渐加至耐受量 18 g/(kg·d);对极低出生体重儿而言,有时需应用胰岛素来提高其对糖的耐受[5,10],但是其临床结局的安全性和有效性尚未得到证实。

脂肪

脂肪乳剂对静脉无刺激,能量密度高,而且可提供必需脂肪酸。在以碳水化合物为主的溶液中加入脂肪,可以增加机体的能量摄入,提高氮储存。Intralipid (Fresenius Kabi)以大豆油为原料,并经蛋黄磷脂乳化而成,有10%、20%和30% 3种浓度可供选择。Intralipid 全部由长链三酰甘油(LCTs)组成,输注时会提高血浆胆固醇和磷脂浓度(10% 较 20% 明显)。Lipofundin LCT/MCT(Braun)由

LCT 和中链三酰甘油(MCT)组成,可以更快地从血浆中清除而且氧化更完全,从理论上来说更有优势。但在婴儿中应用 MCT 乳剂的临床经验相对较少,也很难说是否优于 LCT 剂型。近年来,有一种来源于橄榄油的乳剂(Clinoleic, Baxter)面世,与 Intralipid 相比,其多不饱和脂肪酸含量明显降低,对改善炎性反应和肺血流有潜在的优越性。

早产儿,特别是生长迟缓或超低出生体重儿,对脂肪乳剂的耐受性降低,因此必须监测血甘油三酯的浓度。脂肪酸氧化前,L-肉碱可以增加其跨线粒体内膜的转运,但脂肪乳剂中并不含有肉碱。尽管有报道指出 PN 时血浆肉碱浓度较低,但没有充分证据提示应当常规补充肉碱。从理论上来说,由脂肪乳剂代谢生成的游离脂肪酸,可与胆红素竞争白蛋白的结合位点,从而增加黄疸患儿的核黄疸风险。尽管这种风险非常小,但临床上当未结合胆红素 $>180\ \mu mol/L$ 时,会限制脂肪用量。脂肪输注可引起呼吸窘迫早产儿动脉氧分压下降,其机制可能是通过一些血管活性代谢产物导致肺血管收缩受阻,进而加重肺通气灌注失衡。许多研究显示脂肪乳剂可能与早产儿肺功能异常相关[11],但前瞻性随机研究并未证实早期应用 Intrlipid 与迟发性慢性肺病有关联。

很多文章曾经提及,脂肪乳剂可能潜在削弱机体抗感染能力。虽然早产儿中心静脉置管时,凝固酶阴性的葡萄球菌败血症发生风险可能增加,但几乎没有研究证实过这种联系。应用脂肪乳剂所带来的营养方面的益处远超过理论提及的不良反应,除非患儿存在严重的败血症。新开发的脂肪乳剂含有橄榄油和鱼油,可以调节免疫和炎性反应,但临床上能否给新生儿带来裨益仍不为人知。鱼油脂肪乳剂可以预防或逆转肠衰竭相关肝损害[12]。花生四烯酸是大脑发育重要构成成分,那么含有 ω-3 系脂肪酸的新型脂肪乳剂在新生儿营养支持中可能会有特别的益处。

钙和磷

代谢性骨病在早产儿中较为普遍,可能与矿物质摄入不足有关。PN 中的钙和磷由于溶解度较差,所以很难满足早产儿相对高的需求。通常认为,早产儿理想的钙磷比例为 1.7:1(胎儿期的比例)。PN 时常联合应用葡萄糖酸钙和磷酸一氢钾或磷酸二氢钾,而甘油磷酸钙则可以比上述方式提供更多的钙磷。总的来说,极低出生体重儿的血磷酸盐浓度应维持在 2.0 mmol/L 以上。

维生素和微量元素

根据已有的研究,欧洲儿科胃肠病学、肝病学与营养学会(ESPGHAN)发表了 PN 时维生素、微量元素以及钙、磷、镁的推荐摄入量指南(见表 8-45);虽然最佳摄入量仍存在争议,但这些指南仍为临床实践提供了基础。

表 8 - 45　欧洲儿科胃肠病学、肝病学与营养学会(ESPGHAN)和欧洲临床营养和
代谢学会(ESPEN)[5]维生素和微量元素推荐摄入量和表 8 - 47 所列的摄入量

维生素	新生儿(剂量/kg·d)	表 8 - 47 所列的摄入量[摄入量/(kg·d)]
水溶性:		
维生素 C(mg)	15～25	11.3
维生素 B$_1$(mg)	0.35～0.5	0.31
维生素 B$_2$(mg)	0.15～0.2	0.49
烟酸(mg)	4.0～6.8	4.90
维生素 B$_6$(mg)	0.15～0.2	0.49
叶酸(μg)	56	40.00
维生素 B$_{12}$(μg)	0.3	0.50
泛酸(mg)	1.0～2.0	1.65
生物素(μg)	5.0～8.0	6.00
脂溶性:		
维生素 A (μg)*	150～300	276.0
维生素 D (μg)*	0.8(32 IU)	4.0
维生素 K (μg)	10.0	80.0
维生素 E (mg)*	2.8～3.5	2.8

　　* 1 μg 视黄醇当量(RE)＝1 μg 全反式视黄醇＝3.33 IU 维生素 A;10 μg 维生素 D＝400 IU;2.8 mgα-生育酚＝2.81 IU 维生素 E

微量元素	早产儿[μg/(kg·d)]	足月儿[μg/(kg·d)]	表 8 - 47 所列的摄入量[摄入量/(kg·d)]
锌	450～500	250＜3 月 100＞3 月	250 250
铜	20	20	20
硒	2.0～3.0	2.0～3.0	2.0
铬	0	0	0
锰	1.0	1.0	1.0
钼	1.0	0.25	1.0
碘	1.0	1.0	1.0
铁	200	50～100	100

新型营养物质

　　近年来,人们对 PN 的一些添加物质进行了评估,但这些营养物质至今没有加入常规 PN 液中。肌醇是母乳中含有的一种膜磷脂组成成分。给未成熟的动物补充肌醇可以增加肺表面活性物质(PS)。因此,对那些可能因 PS 缺乏导致呼吸窘

迫综合征的高危早产儿来说,肌醇的应用非常受人关注。一项持续 5 d 的研究显示,给未应用外源性 PS 的早产儿静脉补充肌醇可以显著降低慢性肺病的发生风险。

谷氨酰胺(glutamine,Gln)是肠道和免疫系统细胞特殊的能量来源。肌肉释放的 Gln 可以为组织氧化代谢提供碳源。有研究表明,Gln 可以为胃肠道提供能量,补充肌肉细胞中的谷氨酰胺池,维持肠道屏障功能。因此,Gln 的使用具有潜在的益处。研究显示,出生体重<1 000 g 的早产儿补充 Gln 未能降低死亡率或迟发型败血症的发生率[13]。鸟氨酸 α-酮戊二酸(OKG)是 α-酮戊二酸的鸟氨酸盐,具有与 Gln 相似的碳架结构。OKG 可以减少成人术后的氮丢失;肠内应用 OKG 可加速大鼠的生长速率,刺激胰岛素和人生长激素的分泌。给接受 TPN 支持的生长迟缓儿童肠外应用 OKG 可增加身高增长速度,提高生长因子(IGF-1)浓度,但是具体机制仍不清楚。因此,有必要开展足够样本的随机试验来明确这些营养物质在临床实践中的重要作用。

肠外营养的处方和组成成分

理想状态下,应当由多学科背景的营养支持小组负责 PN 支持[14]。这样做的好处包括:减少代谢和导管相关的并发症,减少 PN 支持中不必要的过程。肠外营养支持可以通过应用标准组合配方提供一定的液体总量,或者在计算机程序辅助下制定适合不同年龄、体重的具体配方(见表 8-46、8-47)。后者可以制定部分肠内营养和其他静脉补液,并在制定时与 PN 的配方相平衡,具有灵活性,对于那些对水电解质有特殊需要的儿科患者来说,补液中各成分的浓度可以独立改动不受其他成分影响,显然很实用。PN 处方可通过病房-药剂科计算机连接系统发出,也可以打印好送到药剂科。药剂科的计算机系统可以将处方中脂肪、氨基酸和葡萄糖的克数转换成相应的溶液量,并准备好药剂师的工作表以及打印配液袋标签。在无菌室里,通过自动混合装置可以加快 PN 的配置过程。

表 8-46　早产儿 PN 液体量和营养素推荐摄入量[5]

PN 成分	早产儿[剂量/(kg·d)]	足月儿[剂量/(kg·d)]
液体量(ml)	60~180	60~180
氨基酸(g)	1.5~4.0	1.5~3.0
碳水化合物(g)	6.0~18.0	8.0~18.0
脂肪(g)	3.0~4.0	2.0~3.0
钠(mmol)	0~3	0~3
钾(mmol)	0~2	0~2
钙(mmol)	0.8	0.8

续表

PN 成分	早产儿[剂量/(kg·d)]	足月儿[剂量/(kg·d)]
镁(mmol)	0.2	0.2
磷(mmol)	0.5	0.5

液体量从 60 ml 开始,6 d 持续增加。葡萄糖根据耐受情况每日增加-正常情况下摄入量占非蛋白热量的 60%～75%。存在高血脂风险(如超低出生体重儿,脂肪摄入量高、败血症、分解代谢)需监测血浆三酰甘油浓度。生长期新生儿需要补充 1.3～3 mmol/(kg·d)的钙和 1～2.3 mmol/(kg·d)的磷,钙磷比例为 1.3～1.7(mol/mol)。详见[5]

表8-47 婴儿肠外营养配方(配方 1～3 适用于新生儿生后 3 d 肠外营养,配方 4 适用于大于 4 d 的婴儿),需根据临床状况(胎龄和营养物质耐受性)进行调整

组成成分	kg/d	1	2	3	4
氨基酸	g	0.8	1.5	2.0	2.5
碳水化合物	g	10	12	13	14
脂肪	g	1	2	3	3.5
钠	mmol	3	3	3	3
钾	mmol	2.5	2.5	2.5	2.5
钙	mmol	1	1	1	1
镁	mmol	0.2	0.2	0.2	0.2
磷	mmol	0.4*	0.4*	0.4*	0.4*
铁	μg	100	100	100	100
Solivito N	ml	1	1	1	1
Vitlipid N infant	ml	4	4	4	4
Peditrace	ml	0.5	1	1	1

* 早产儿应加量至 1 mmol/(kg·d)

通过 Addiphos 补充磷,应计算其中的钠和钾;如使用甘油磷酸钠,计算其中钠的含量。Solivito N 与 Vitlipid N infant 混合为 1 ml(Addiphos、Peditrace、Solivito N 与 Vitlipid N infant 均为 Fresenius Kabi 公司产品)

现在,成人应用 PN 支持时多采用将葡萄糖、脂肪和氨基酸混合的方式(全合一),而婴儿则是采用单独输注脂肪的双输液装置来提供 PN。这是由于儿科患者 PN 时需要较高的二价离子,而后者可能导致溶液的不稳定。直到最近,人们才逐渐关注这些单独输注的液体进入血循环快速混合到底发生了什么。脂肪颗粒凝聚似乎很普遍,尤其在 PN 常规加入肝素后,但这种现象的临床意义仍有待确定。

静脉途径

PN 通过外周或中心静脉滴注。使用外周静脉时,葡萄糖浓度不应超过 12.5%,因为外渗可导致新生儿严重的皮肤坏死和瘢痕形成。2FG(0.6 mm)的硅

胶管最常用于中心静脉置管,当无法进行中心静脉置管时,也可用于外周静脉。在生后数日,固定中央静脉导管(CVC)可能会引起新生儿皮肤损伤,因此最好放置导管后,待皮肤部分角化后再固定。在不能维持一个好的静脉通路的情况下,如果需要输注高糖液体或循环 PN(液体维持过夜),可在全麻下手术放置较大口径的 Broviac 导管[15]。

滤器和输液泵

氨基酸和葡萄糖溶液通常经 0.22 μm 的微孔以过滤细菌。在无菌配置室里,营养液的细菌污染很罕见,使用滤器更重要的目的是除去溶液中某些微粒。现在已经开发出适用于脂肪乳剂的内置型滤器。与成人相比,新生儿有更高的单位体重液体需要量和相对多的溶质负荷。因此,过滤对婴儿来说更为重要。微粒污染不仅与静脉炎有关,而且可导致更严重的并发症如肉芽肿性肺动脉炎、肺源性心脏病等。这些微粒可能来自溶液中的化学反应,或输液系统(如塑料碎片)。过滤还可以防止由于配置过程中致命的失误所导致的溶液不稳定。容量泵常用于输注 PN,通过蠕动泵液的机制来输液,容量误差为 ±5%,通常的设定单位是 ml/h。如果滴速要求 <5 ml/h,可以使用注射泵和新生儿容量泵。

PN 并发症

中心静脉导管败血症

中心静脉置管最常见的并发症是败血症,也可以导致机械性损伤。感染可以由一系列的革兰阳性和阴性细菌以及真菌引起。这些微生物可能来自患者或护理者的皮肤,在更换输液的过程中污染了导管孔,还有可能来自肠道细菌易位。患者的主要表现有发热、体温不稳或血糖升高,还有腹泻/呕吐等非特异性症状。在首次怀疑败血症时,应当进行 CVC 导管内和外周血双份血培养;同时,还应充分考虑其他感染的可能性(如尿道、胸腔和脑脊液等)。有很多不同的方法可以用来诊断导管性败血症,但并非所有方法都是可用的。此时,放宽 0.6 mm 皮下穿刺导管的拔除适应证是合理的,但仅有很小比例的导管后来证实被感染了。长期 PN 时的 Broviac 导管感染后可在原位处理。在抽取血培养后,应当开始广谱抗生素治疗,例如联合应用万古霉素和氨曲南直到药敏结果出来。应当通过导管给予敏感抗生素 10 d。有时,微生物只是暂时被压抑生长,一旦停药后败血症重又死灰复燃。对维持静脉通路的困难的预计,以及继续 PN 的需要,会影响是否拔除导管。真菌感染、抗生素治疗期间持续的菌血症/菌栓形成,以及脓毒血症菌栓形成都是拔除导管的指征。防止导管相关败血症应当注意在换液时严格无菌操作,遵守培训和护理的标准规范。

导管相关机械性并发症

这类并发症包括导管阻塞、断裂、偶尔出现打结,以及插管导致的损伤。有时可以将生理盐水、纤维蛋白溶酶原激活剂、尿激酶、1 mol 盐酸、90％乙醇注射入导管腔内来解除 Broviac 导管的堵塞,必要时也可交替使用。发生在导管外部的折裂可以用厂商提供的器械包修补。残余导管碎片可由心血管医师用心肌活检钳或带环形末端结构的静脉心脏导管进行处理。导管头部可以损伤心房壁引起心包填塞,这种情况即使是应用新生儿硅胶管时也有报道,并且导致猝死。近期,英国新生儿致死性心包填塞的风险报告的要点就是建议导管头部不放入心房腔内[5]。由于导管易位引起静脉营养液渗入胸腔、肺部、颅内以及腹部的情况都曾有报道。由熟练掌握导管放置技巧的人员进行操作,以及常规 X 线检查确定导管位置,都减少了中心静脉置管的机械性并发症。

代谢性并发症

文献中已经报道过很多的 PN 相关代谢并发症,但是短期 PN 很少会引起严重并发症。在葡萄糖加量的过程中,应当每日数次监测血糖,及时发现患儿的不耐受,避免尿糖或渗透性利尿。长期 PN 时还可以化验尿糖。同时,脂肪耐受性可通过测定血三酰甘油来监测,并控制其血浓度在 2.5 mmol/L 以下。

如果 PN 持续超过 1 个月,那么很可能碰到一些其他代谢并发症。其中,最常见的是胆汁淤积,甚至可以导致肝硬变和肝衰竭。胆汁淤积是由多因素引起的,禁食导致胰腺-胆道缺乏刺激是重要原因。因此,应当强调只要可能就应避免完全禁食。早产和败血症是发生胆汁淤积的重要危险因素,短肠以及严重的肠道动力性疾病(如腹裂)的患儿可能发生严重肝病。肠内使用熊去氧胆酸(10 mg/kg)可治疗长期 PN 导致的胆汁淤积,且应早期使用。最近有证据显示脂肪乳剂中的植物固醇可能与黄疸有关,当脂肪减量或停用一段时间后,胆汁淤积会得到改善。胆碱缺乏也与 PN 肝损害相关,将来很可能在常规配方中加入胆碱。鱼油脂肪乳剂可能会逆转肠外营养相关胆汁淤积,但仍需进一步研究[16]。

Peditrace 中含有硒。在没有常规加硒以前,曾有报道一名长期 PN 的婴儿发生了表现为骨骼肌病的硒缺乏症。早产儿对锌的需要比较高,尽管已经使用 Peditrace,有时也仍然会发生锌的缺乏症,特别是那些伴有消化液丢失的患儿。在皮肤损伤等锌缺乏的症状出现以前,有时先出现血碱性磷酸酶(一种依赖锌的酶)浓度下降。长期 PN 时配方中铬的补充与肝脏和肾脏损伤相关。PN 含有足够的铬,无须额外补充,Peditrace 不含铬。有报道显示镁对儿童和成人的基本神经节有毒性损害,因而镁的补充也大大减少。因为微量元素的需要量经常变化,所以应定期监测。PN 中铝与胆汁淤积、中枢神经系统异常、贫血和骨病均有相关。PN 时早产儿和足月儿对组织中铝的蓄积很敏感。产品和包装(玻璃是铝的来源)仍有待改进,减少铝的负荷。表 8－48 是对病情稳定的患者接受 PN 时指标监测的建议。

表 8-48　肠外营养监测方案(适用于病情稳定的患者)

	PN前	每日	每周2次	每周1次	每月1次	每6月1次
血浆						
钠	✓		✓			
钾	✓		✓			
PO$_4$				✓		
胆红素	✓			✓		
钙				✓		
ALP				✓		
血糖		✓ 第1周		✓		
铜、锌、硒、锰					✓	
胆固醇、三酰甘油				如果脂肪>3 g/kg		✓
纤维蛋白原,PT/KPTT,铁蛋白						✓
Al,肌酐						✓
叶酸;维生素A、E、D、B$_1$、B$_2$、B$_6$、B$_{12}$						✓
尿						
钠	✓		✓			
钾	✓		✓			
糖		✓				
其他						
X线胸片						✓
心脏彩超						✓
心电图						✓

8.21.6　肠内营养

　　肠内营养的最初目的是促进生后的肠道适应。如果患儿喂养耐受,那么可以逐步增加奶量直至满足其能量需要。与纯母乳喂养比较,母乳喂养辅以强化剂或早产儿配方奶都能使患儿体重增加更快。母乳可以来自自己的母亲或母乳库(挤出或滴出)。因为担心母乳营养不足,且有病毒传播的风险,母乳库的使用有所减少。尽管如此,由于母乳耐受良好、可降低 NEC 发生风险、有利于神经发育,母乳喂养又有所增加。但是,母乳中的营养成分不固定,而且能量、蛋白质和矿物质均低于早产儿配方奶。早产儿配方奶喂养的婴儿生长要优于母乳辅以强化剂喂养者。花生四烯酸和二十二碳六烯酸(DHA)对二十烷类物质的合成和细胞膜功能来说都是必需的。未成熟儿无法利用必需脂肪酸前体合成这些成分。尽管早产儿配方乳中已经添加了长链多不饱和脂肪酸,但对其长期临床有效性仍然充满争议。

因为早产儿吸吮和吞咽功能不成熟,通常需经胃管喂养。虽然很多医院使用鼻胃管,但它会增加呼吸困难;所以口胃管成为新的选择。选择连续或是推注喂养方式在临床实践中也有所不同。小规模的试验结果显示与推注式喂养相比,连续喂养能量消耗较少,更有利于生长。比较合理的做法是:先采用连续管饲喂养,等吸吮/吞咽协调性开始建立后,改为推注式喂养。对早产儿来说,营养素丰富的出院后配方更有利于追赶生长[17]。然而,在早期应该更关注适宜的生长速度,过快的追赶生长与成年后的肥胖、胰岛素抵抗和糖尿病相关[18]。

【小结】

对于因先天性或获得性肠道疾病导致肠衰竭的新生儿,PN是挽救生命的手段。为避免饥饿导致的不良后果,同时由于肠道功能不成熟,早产儿应在最初几天给予PN支持。早产儿在脐带剪断的刹那即失去了营养来源,应尽快恢复营养供给。而现在临床实践常有所偏离,往往过分小心谨慎,常常推迟开始营养补充而且添加速度过缓,与宫内生长速度相比较,这种做法最终导致了累积性的营养不足。减少上述营养不足可提高患儿的生长速率,但是否有益于神经发育仍需进行长期评估。现在,早期积极静脉营养的安全性尚未完全建立,但必须考虑避免饥饿和营养不良。很多早期接受PN的早产儿可以在生后1~2周达到完全肠内营养。大量临床试验显示早产儿配方乳优于普通配方乳;尽管营养成分不固定,母乳有潜在优越性。而母乳辅以添加剂和早产儿配方乳的优缺点比较仍有待进一步研究。

─────────── 推荐阅读文献 ───────────

1. Heird WC. Parenteral feeding. In: Sinclair JC, Bracken MB, editors. *Effective care of the newborn infant*. Oxford: Oxford University Press, 1992.

2. Thureen PJ. The neonatologist's dilemma: catch-up growth or beneficial undernutrition in very low birth weight infants-what are optimal growth rates? *J Pediatr Gastroent Nutr*, 2007, 45: S1152 - S1154.

3. Goulet O, Ruemmele F, Zlacaille F, Colomb V. Irreversible intestinal failure. *J Pediatr Gastroenterol Nutr*, 2004, 38: 250 - 269.

4. Klein CJ. Nutrient requirements for preterm infant formulas. *J Nutr*, 2002, 132(6 Suppl

1）：S1395－S1577.

5. Koletzko B，Goulet O，Hunt J et al. Guidelines on Paediatric Parenteral Nutrition of the European Society of Paediatric Gastroenterology，Hepatology and Nutrition（ESPGHAN）and the Europen Society for Clinical Nutrition and Metabolism（ESPEN）. *J Pediatr Gastroenterol Nutr*，2005,41（Suppl 2）：S1－S87.

6. Tsang R et al. Nutrition of the preterm infants. *Scientific basis and practical application*. 2nd ed. Cincinnati：Digital Educ Publ，2005.

7. Agostoni C，Buonocore G，Carnielli VP et al. ESPGHAN Committee on Nutrition. Enteral nutrient supply for preterm infants：commentary from the European Society of Paediatric Gastroenterology，Hepatology and Nutrition Committee on Nutrition. *J Pediatr Gastroenterol Nutr*，2010,50：85－91.

8. Lucas A，Morley R，Cole TJ et al. Early diet in preterm babies and developmental status in infancy. *Arch Dis Child*，1989,64：1570－1578.

9. Ziegler EE，Thureen PJ，Carlson SJ. Aggressive nutrition in the very low birth weight infant. *Clinics in Perinatology*，2002,29：225.

10. American society for parenteral and enteral nutrition（A. S. P. E. N.）Board of directors. Clinical guidelines for the use of parenteral and enteral nutrition in adult and pediatric patients. *JPEN*，2009,33：255－259.

11. Stahl GE，Spear ML，Hamosh M. Lipid infusions and pulmonary function abnormalities. ／／Polin RA，Fox WW. *Fetal and neonatal physiology*. Philadelphia：WB Saunders Company，1992.

12. Gura KM，Lee S，Valim C et al. Safety and efficacy of a fish-oil-based fat emulsion in the treatment of parenteral nutrition-associated liver disease. *Pediatrics*，2008，121：e678－e686.

13. Poindexter BB，Ehrenkranz RA，Stoll BJ et al. Parenteral glutamine supplementation does not reduce the risk of mortality or late-onset sepsis in extremely low birth weight infants. *Pediatrics*，2004,113：1209－1215.

14. Agostoni C，Axelson I，Colomb V et al. ESPGHAN Committee on Nutrition，European Society for Paediatric Gastroenterology. The need for nutrition support teams in pediatric units：a commentary by the ESPGHAN committee on nutrition. *J Pediatr Gastroenterol Nutr*，2005,41：8－11.

15. Stringer M. Vascular access. ／／Spitz L，Coran AG. *Pediatric Surgery* 5th ed. London：Chapman and Hall Medical，1995.

16. Diamond IR，Sterescu A，ZPencharz PB，Wales PW. The rationale for the use of parenteral omega－3 lipids in children with short bowel syndrome and liver disease. *Pediatr Surg Int*，2008,24：773－778.

17. Aggett PJ，Agostoni C，Axelsson A et al. Feeding preterm infants after hospital discharge：

a commentary by the ESPGHAN Committee on Nutrition. *J Pediat Gastroenterol Nutr*, 2006,42: 596 - 603.

18. Cianfarani S, Germani D, Branca F. Low birthweight and adult insulin resistance: the "catch-up growth" hypothesis. *Arch Dis Child Fetal Neonatal Ed*, 1999,81(1): F71 - F73.

8.22　儿童和青少年营养支持

B Koletzko, *O Goulet*

【学习目的】

- 了解儿童和青少年营养不良风险的评估和方法。
- 熟悉儿科患者营养支持的适应证。
- 掌握肠内营养的方法和适应证。
- 了解肠外营养的方法。
- 了解肠内外营养的并发症和预防措施。

8.22.1　诊断步骤

当婴儿、儿童或青少年不能通过正常饮食来满足适合其年龄的能量/营养需要时,应采用肠内营养(EN)或肠外营养(PN)[1]。有效的营养支持的重要前提就是对患者的营养状况进行综合评价,并找出喂养困难的潜在原因。例如,对一个伴有胰腺外分泌障碍的纤维囊性变患儿来说,如果不事先给予胰酶制剂来处理吸收不良,那么高能量饮食就难以奏效。诊断计划应当能够有效实施,并避免对患儿的不必要干预。这就需要医生有一个深思熟虑的计划、丰富的临床经验和广泛深入的儿科知识。

对于低体重儿童,应当了解他(她)是否存在摄入不足、营养物质丢失(如吸收障碍、炎症)、能量消耗增加(如肺部疾病呼吸做功增加、先心患者心脏能耗增加),或者以上因素同时存在[2](图8-22)。病史中还应当特别补充患儿的饮食习惯和行为。对患儿的饮食行为以及患儿与家长(或看护人)之间关系的良好观察,可以为诊断提供重要的线索。通过大于3 d的或6 d(更佳)的前瞻性食物调查,应用计算机软件根据食物的组成成分计算营养素的摄入量,可以对患儿进行饮食摄入的定量分析。此外,还可以根据目前体重和理想体重(身高和体重的中位数)计算出每千克体重的能量和营养素摄入量,并与同年龄儿童的适宜摄入量进行比较(见第1.7.2章节)。实际摄入量如能达到或超过推荐摄入量,一般可以满足患者需求,但也不排除疾病可能导致患者对某种营养素的需求增加[3]。对于那些相对理想体重摄入量明显减少的病例,应当分析其可能的解剖学、功能性、器质性或心理等方面的诱因。

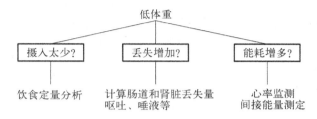

图8-22 通过系统分析找出病因是有效营养支持的前提[2]

详细的喂养记录对了解病情以及有效治疗是非常重要的[4]。例如,母乳喂养儿需询问每侧乳房喂养频率、喂养方式是否正确,是否添加辅食。人工喂养儿需了解配方奶的类型和配奶方法以及喂养次数和喂养总量,每次喂养量以及喂养间隔和肠道耐受性。较大的儿童需记录其进食种类、消耗量和用餐情况(何时,何地,和谁,怎样?)、食欲和给予途径。

临床检查应包括体格检查,至少应测量体重、身长(85 cm 以下儿童或不能站立者)或身高,幼儿的头围,还应计算其百分位数、体重变化、生长速度等。早产儿在 2 周岁以内都应该根据矫正年龄来评估体格检查值。具体的测量方法已有详尽的描述[4]。通过测量上臂围和皮褶厚度,在临床上,可以对患儿的机体成分组成有个大概的判断。在某些专门的机构中,有更为复杂的方法来了解儿童的人体成分组成(如 TOBEC 法,通过机体的导电性计算瘦体组织含量;DEXA,双能 X 线法计算脂肪组织含量)。

如果生长不佳的患儿食物摄入量偏少,而且没有其他丢失增加的迹象,可以尝试增加肠内营养的试验来帮助诊断,必要时可用管饲(见图8-23)。在供给适合其理想体重的食物后,如果患儿体重正常增加,那么摄入过少可能是营养不良的病

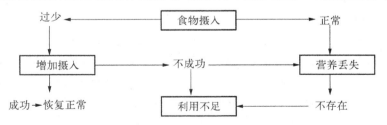

图8-23 低体重儿童的病因诊断流程图
如果患儿饮食摄入量少,可进行一段时间增加能量和营养素的治疗试验查找病因[2]

因;如果患儿体重变化不大,那就应当加强对其他病因的寻找,如肠内营养物质利用过度或不足。

儿科患者的实验室检查应当根据病情有的放矢。常用的实验室检查包括:血常规、血浆蛋白、白蛋白、铁、铁蛋白、转铁蛋白饱和度、空腹血糖、尿素氮、空腹氨基酸、三酰甘油、胆固醇、维生素 E、25-OH-维生素 D、β-胡萝卜素、凝血因子、大便脂滴、还原碳水化合物、胰蛋白酶、弹性蛋白酶、α_1-抗胰蛋白酶、血红蛋白、尿常规、有机酸排泄率及其他。

8.22.2 营养治疗

在儿科患者中,很多慢性疾病都与继发性营养不良相关,营养治疗显然非常重要。治疗的方法取决于原发疾病、个体状况和患者的需要。很重要的一点是营养治疗的目的在于预防营养不良,而不是等到出现营养不良给患儿造成损害再进行干预,而且在那时也很难完全逆转营养损伤。因此,如果患儿所患疾病伴有营养不良的高风险,那么就应对其营养状况进行严密监测,同时给予饮食指导。营养支持的适应证见表 8-49。

表 8-49　儿科营养支持的建议适应证[5]

A 口服摄入不足
- 不能达到推荐摄入量的 60%～80%至少 10 d
- 口服摄入不足者,1 岁以上儿童,5 d 内予以营养支持,1 岁以内儿童,3 d 以内予以营养支持
- 残疾儿童每日喂养时间超过 4～6 h

B 消耗和生长迟缓
- 2 岁以内体重不足或身长缓慢大于 1 个月
- 2 岁以上儿童体重减轻或体重不增大于 3 个月
- 生长曲线上年龄和体重变化超过 2 个生长轨道
- 皮褶厚度小于该年龄段第 5 百分位
- 身高增长每年大于 0.3SD
- 在青春期前身高增长每年不足 2 cm

营养干预途径取决于疾病本身、个体情况和患者需要。根据疾病的严重程度,通过逐步分析的方法可以提高诊断的效力(表 8-50)。

尽可能采用家庭常用的食物而不是某些特殊饮食,并避免不必要的饮食限制。对于可能发生低体重的儿童,补充高能量食物、点心以及相对高脂饮食(脂肪占能量摄入近 40%)也许是有效的方法。当高能量的普通食物不能使患儿达到正常体重增长,而其他干预措施(如治疗慢性感染来减少能量消耗,治疗吸收障碍来减少肠道液体丢失)也不能改善病情,可以尝试家庭自制高能量食物。通过增加脂肪(人造黄油,黄油,奶油,植物油如葡萄籽油和大豆油)、低渗透性的碳水化合物(麦芽糊精、淀粉)和高能量密度的点心(自制奶昔、冰激凌、巧克力、坚果和薯片等),都

能增加总的能量摄入。如果上述方法都不能奏效,应当让他/她在两餐之间饮用液体营养配方,增加总的能量摄入和体重[6,7]。只有在其他方法都无效的时候,才考虑夜间或连续管饲,部分或全肠外营养。图8-24对急性严重疾病儿科患者如何选择营养支持方式进行了说明。

如果口服摄入量不足,只要胃肠道存在功能就应该尝试肠内营养支持(EN)。如果EN不能实施,或者短期内不能达到适宜摄入量,就应该使用肠外营养支持(PN)。EN在前三天内应至少达到年幼儿需要量的70%,青少年的60%(图8-24)。

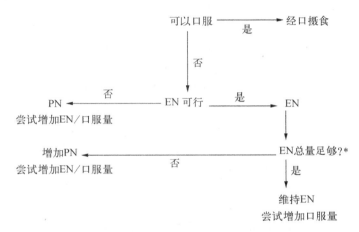

图8-24　急性重症患儿营养支持流程

表8-50　对慢性疾病易并发营养不良的儿童青少年分步营养治疗[2]

- 自诊断时开始:定期监测营养状况,饮食指导,一旦体重偏离正常百分位,早期开始以下干预措施
- 加强饮食指导(增加普通食物摄入,如增加点心、牛奶)
- 在普通膳食基础上增加液体营养配方
- 在普通膳食基础上增加夜间管饲
- 连续管饲
- 部分或全肠外营养

8.22.2.1　肠内营养

EN的传统定义是指将喂养管通过食管置于胃或者幽门后,ESPGHAN的肠内营养定义则包括管饲液体和口服特殊营养补充剂(医学营养食品)2个部分,对其途径不做限制[5]。

如通过正常饮食不能达到能量和营养素需要量,只要患者存在部分肠道功能,就应使用EN[5]。另外,EN也被用来治疗特殊疾病,例如食物不耐受,或者诱导和维持缓解克罗恩病。EN 的禁忌证包括麻痹或机械性肠梗阻、肠穿孔、坏死性小肠结肠炎。相对禁忌证包括肠动力障碍、中毒性巨结肠、腹膜炎、消化道出血、高输出型肠瘘、严重呕吐、顽固性腹泻。通过 EN 给予至患者的最大耐受量,结合补充性PN 弥补能量供给的不足。少量甚至微量(非营养性喂养)的 EN 可增加肠道灌注,胃肠激素的释放和增加肠屏障功能,有益于肠道完整性和功能。只要能够给予微量喂养,就应避免完全禁食。

近年来,通过胃管、十二指肠管和空肠管进行管饲的技术提高,使得儿科患者肠内营养有了很大发展。肠内营养可以持续或间接给予。如果营养液匀速进入胃中,输注的速度、能量负荷和渗透压不高,那么胃持续排空速度与输注速度成直线相关。当输注速度低于 3 kcal/min 时,胃排空速度与其相近。此时,进入胃内的营养素量、胃液分泌量和胃排空速度达到稳定的状态。但是,当输注速度过快,超过胃排空速度时,呕吐风险增加。当能量负荷和(或)液体渗透压增加时,为了维持十二指肠内稳定的能量负荷,胃排空速度降低。因此,应当尽量避免使用能量密度>1 kcal/ml 的配方,除非临床上需要应用高能量饮食(如先天性心脏病患儿有液体限制,或在饮食基础上需要额外补充高能量的食物)。连续肠内营养可以维持胆囊的运动,因此胆结石和胆囊炎等胆道并发症比较少见。

8.22.2.1.1　置管操作步骤

经胃管或幽门后喂养

选择经胃管或幽门后喂养,取决于胃肠道的形态与功能的完整性、EN 的预计持续时间以及反流风险。通常情况下,优先选择胃管喂养,这是因为胃管放置较容易,也更符合生理[5]。推注喂养和高渗液体会诱发倾倒或腹泻,不应用于幽门后喂养。幽门后喂养途径只在一些情况下使用,比如有反流、胃瘫、胃排空障碍,或手术导致不能经胃管喂养或者腹部大手术后早期喂养。幽门后喂养必须连续输注、谨慎加量,特别是使用高能量和(或)高渗液时。

经鼻肠管以及造口管饲

ENS 还可以通过可替换管道(鼻胃管、鼻十二指肠管、鼻空肠管)或胃肠造口给予。ENS 的持久性、上消化道的完整性是影响选择营养途径的主要因素。

只有经过训练的专业人员或看护人员才能进行鼻胃管放置,以避免错误操作。在置管和使用时都需要确定鼻胃管的位置。放射影像学检查可确认置管位置,但存在辐射,因此只在特定患者中使用。在胃管内注气后听诊的方法不完全可靠。因为肠鸣音和支气管/胸膜音有时很难鉴别。检查管内抽吸物的类型和质地以及检查其 pH 的方法在儿童中也可能导致错误判断,这是因为儿童可能存在胃食管反流,另外,牛奶也具有中和效应。如果抽吸物 pH>5、无法获得抽吸液、NG 置管后患者情况发生变化(如长时间的咳嗽、不安、不适和声嘶),必须进行影像学检查以明确。

如果肠内营养预期超过 4 周,可以选择胃造口或肠造口[5]。经皮内镜胃造口术(PEG)是较为常用的方法。预防性静脉使用头孢类抗生素可减少伤口感染的发生[5]。多数情况下,PEG 置管后 6 h 可以使用,24 h 内可达全量喂养。

喂养管和泵

经胃进行肠内营养最为常见。鼻胃管由聚氯乙烯(PVC)、多尿脘或硅胶管等数种材料制成。PVC 管可以释放大量有潜在毒性的邻苯二甲酸二辛酯(DEHP)和其他邻苯二甲酸酯类进入脂肪组织,因此在婴幼儿中应小心使用。置管后必须进行 X 线摄片。根据患儿体重和年龄选择合适口径的鼻胃管(4~10 号),尽可能选择外径最细的管子,使患儿感觉舒适,避免对呼吸的影响。鼻到脐的距离可作为置管长度参考。对患儿仔细解释操作步骤后,轻柔地插入鼻胃管。向管内注射空气后腹部听诊,以及回抽液体测定 pH,都是判断胃管位置的常规做法,位置正确的话,pH 应<3。

放置十二指肠和空肠喂养管时,患儿右侧卧位,必要时可先用镇吐剂,插管后经 X 线确定末端位置。仔细固定鼻部管道,避免移位;同时固定于上唇、同侧面颊和外耳处。在某些情况下,特别是鼻塞的儿童和早产儿,喂养管可以经口插入。

总的来说,PVC 管应当每 3~5 d 更换 1 次,否则僵硬的管道可能造成上消化道损伤,而且会释放有潜在毒性的邻苯二甲酸酯污染含有脂肪的营养剂;多尿脘或硅胶管最长可以放置 8 周,放置于十二指肠或空肠的 PVC 管每 8 d 需更换 1 次,这使得管道更换非常麻烦。因此,只有硅胶管被用于过幽门喂养。

儿童肠内喂养时不应采用重力滴注的方式,如条件允许,应使用输液泵以保证合适的速度和安全性。输液泵的蠕动机制可以维持速度稳定,而且输注速度应当可以从泵上直接读取。另外,还应根据患者的需要选择不同级别和质量的报警系统。还有一些带电池的微型泵,适用于家庭和救护车上肠内营养。

持续滴注和快速推注肠内营养

如果患儿能够耐受,而且可以完成喂养量并且生长良好,那么肠内营养应当首选快速推注式。但是,持续肠内营养的食物生热作用(摄入食物后,能量消耗增加)要低于快速推注式喂养。连续喂养可使体重增加不理想的儿童增加体重。此外,对于一些食物不耐受的患者,持续推注肠内营养可以提高消化吸收能力、增加营养物质的利用率。对那些肠道吸收面积减少的患者,如短肠综合征、肠绒毛萎缩、肠外瘘或近端肠造口者,这种方式有着特殊的重要性。

8. 22. 2. 1. 2　肠内营养配方的选择

根据患者的营养需求、消化吸收功能以及其他方面的要求来选择合适的肠内营养液。加水稀释的自制浓汤因为不能满足能量的需求,在很多情况下都不适用于那些长期管饲的患者。为了使食物顺利通过营养管,必须用足量的水来稀释这些浓汤类的食物,也引起了营养素摄入量的显著"稀释"。自制的食物还有可能被微生物污染,进而导致腹泻或系统性感染。制作这些食物有时需要购买特定的设备,同时花费了一部分原本可以照顾孩子的时间,也会成为家长的负担。

6 个月内的婴儿如果肠道和代谢功能正常的话,可喂养吸出的母乳和婴儿配方奶。1 岁后,可以使用延续奶粉并根据患者需要添加辅食。如果婴儿能量需求较高但是又要限制液体时,因母乳或配方奶的能量密度只有 0.65 kcal/ml,很难达到他们的能量需求,可以使用一些高能量密度的配方奶,如 1 kcal/ml。

早产儿的能量需求和健康足月儿不同[8]。纯母乳不能满足早产儿的营养需求,喂养时,需要强化蛋白质、钙、磷,有时需要增加能量和微量元素。基于早产儿生理特征的特殊配方奶含有更高的蛋白含量和一些营养素如维生素 E,长链多不饱和脂肪酸、钙、磷和铁,可以满足他们迅速生长发育的需求[4]。

学龄前和学龄期儿童可以选择适合其年龄需要的产品,包括液体制剂和粉剂(加水或牛奶后使用),成人配方不可用于小于 10 岁的儿童[5]。目前,市场上有 2 类配方:"肠内营养制剂"和"补充制剂"。肠内营养制剂提供了符合生理和成长所需的所有必需营养素,可长期作为唯一的能量来源。一般来说,这种制剂中足够的营养素可满足该年龄和性别健康人群的推荐摄入量。大多数配方的能量密度大约为 1 kcal/ml,在满足儿童营养需求的同时,也可提供充足的液体。能量密度更高的配方(1.5 kcal/ml)适合能量需要量更高的儿童,但有液体供应不足的风险。多数配方是通过管饲给予的,但也可以直接口服。

营养补充制剂可作为正常饮食的补充,以提高能量和营养素。此类制剂虽然提供了一定量的能量、蛋白质以及部分营养素,却未必是提供所有营养素的均衡配方。

标准的多聚配方基于牛乳蛋白,并含有一些不能消化的糖类(膳食纤维),可以用于口服或管饲,对多数患者来说都是合适的具有性价比的 EN 产品[5]。这些产品大多不含麸质,含有少量或不含乳糖。一些疾病可破坏肠黏膜完整性,如急性肠炎,引起双糖酶活性降低,低乳糖配方可能有利。等渗配方(300~350 mmol/kg)相对高渗配方(分子更小)更合适,后者可能导致一些患者发生腹泻。避免高渗配方喂养对于那些过幽门喂养(空肠喂养)的患者尤其重要。

低聚配方制剂基于蛋白质水解产物,提供寡肽(半要素配方),而要素配方则基于游离氨基酸。这类产品常用于对多聚配方不耐受或肠道吸收功能严重损害的患者。半要素和要素配方口味很差,通常仅用于管饲;它们价格也更加昂贵,因此这类产品只用于那些有指征的患者。

高脂配方(＞40E％)减少了糖负荷,因此可能有益于那些应激性代谢紊乱的患者(胰岛素抵抗、高血糖,例如术后患者、败血症、烧伤)。在供给相同热量的同时可减少CO_2的生成,适用于二氧化碳潴留的肺病患者(例如囊性纤维化的儿童)。存在严重的脂肪消化和吸收障碍的患者,例如胆汁淤积、胰腺外分泌功能不全,或者肠肝循环受阻、严重的短肠综合征、肠道吸收面积减少、淋巴系统疾病,使用含有椰子油来源的中链脂肪酸(MCT)替代部分脂肪是有益的。不鼓励随意使用含有MCT配方的制剂,因为MCT的供能比普通油脂少15％,且必需脂肪酸含量更低。已有报道显示,含有高浓度单不饱和脂肪的制剂(＞20E％)可以提高胰岛素敏感性,但缺乏儿科患者的应用证据。儿童需要摄入长链 n-3 多不饱和脂肪酸[9,10]。在肠内营养制剂中添加长链 n-3 多不饱和脂肪酸可以增加抗炎和免疫调节作用[11],但仍需更多临床资料来支持。

近来,ESPGHAN 建议不要给有肠道损伤或者炎症的儿科患者使用添加多聚卡拉胶的制剂[5]。卡拉胶作为乳化剂和增稠剂,可能会诱发潜在的过敏反应和炎症反应。

疾病专用制剂含有多种配方。例如,肾脏疾病或高血氨者需要限制蛋白质含量。脂肪同化不良者可以使用 MCT 来代替部分脂肪,严重胆汁淤积者需要增加脂溶性维生素的含量,半乳糖血症或葡萄糖/半乳糖吸收障碍者需要调整碳水化合物的含量,有食物过敏的儿童可以用水解蛋白质和氨基酸配方。一些特殊疾病专用配方是由医院厨房或在家中特制的,还有一些产品市面上可以买到。

8.22.2.1.3 持续肠内营养

持续肠内营养(CEF)适用于无法耐受推注喂养、短肠综合征以及其他严重消化道疾病患儿,可以在肠外营养时开始 CEF,然后根据患儿的耐受情况逐渐增量,逐步停用 PN。

有严重肠功能衰竭的患者需要逐步增加营养素供给。水钠的补充应与 EN 开始阶段消化道疾病引起的肠道液体丢失量相适应。水和电解质的需要量依据患儿的体重、尿量、尿渗透压和电解质含量以及血电解质浓度来确定。根据 24 h 尿分析来确定水钠的需要量和耐受度,正常应维持 2～3 mmol/(kg·d)的尿钠排泄。同时,还应根据血浆浓度、尿排泄量和氮、能量摄入等来调节磷、钾、镁的用量。肠内输注葡萄糖时,要根据粪便的量、pH、是否含有还原糖等来控制摄入量,并逐渐增加。在开始数天内,应当维持葡萄糖和钠的摩尔比。存在肠衰竭时,根据消化道的耐受性逐渐调整水解蛋白的用量。很多患者在 CEF 1 周内,能量摄入可由原先的 10 kcal/(kg·d) 增加至 80 kcal/(kg·d)。

一旦肠内营养能量达到预期值而且能够耐受,就应该逐渐进行质和量的调整。先增加果糖,然后加入双糖(麦芽糖开始);逐渐增加氮和脂肪的用量。如果肠内营养已建立且耐受良好,可尝试使用半要素聚膳制剂。这一阶段是"断奶期",其持续时间可以是数日、数周甚至数月。此外,在肠内营养期间还应支持并系统性训练患儿的吸吮和吞咽功能,这样可以使以后的口服喂养变得容易。只要能够耐受,可以尽早开始少量推注喂养,但在肠衰竭患儿中不可快速加量,以免造成肠内营养不成功。在 CEF 期间,非营养性的吸吮也是有利的,研究显示这有助于促进早产儿生长发育和肠道成熟。

在 CEF 的撤退阶段,可以在白天推注式喂养 5～6 餐,夜间进行持续肠内营养。开始的时候,喂养的量宜小,并缓慢地增加喂养量。长期肠内营养后,肠道功能有所减弱,给予口服喂养时应特别谨慎。

8.22.2.1.4 肠内营养的并发症

胃肠道和代谢并发症

肠内营养的患者一旦出现恶心、呕吐、腹部不适或腹胀,应当立即检查输注速度、营养液的配方组成和渗透压。超过小肠和结肠的吸收能力,就会发生腹泻。缓慢提高输注速度和容量,使用低渗透压的配方可以减少这类并发症,但也应当注意感染和抗生素也可导致腹泻。

相比肠外营养,EN 引起的代谢性并发症发生率要小得多。但是,尤其在那些严重营养不良的儿童,水过量或电解质失衡却是诱发因素,应当仔细监测。持续肠内营养的患儿,规则的营养素输注可以维持 24 h 稳定的血糖、低而稳定的胰岛素和胰高血糖素浓度。但是,不恰当的或突然改变输注速度,有时会引起高血糖或低血糖,进一步导致低血糖抽搐等严重的后果。因此,经过一夜肠内营养后,应当在 30～60 min 内缓慢逐步降低速度然后停用。

再喂养综合征

EN 或 PN 支持时营养不良患者可能会出现一系列代谢并发症,有可能会出现再喂养综合征[12,13]。营养不良患儿的饥饿适应性反应包括:新陈代谢率减缓,细胞活动和器官功能降低,胰岛素分泌减少和营养素、矿物质、电解质的缺乏。分解代谢的患者体内氮、磷、镁、钾储备减少,突然提供碳水化合物及其他营养素会逆转新陈代谢导致胰岛素大量分泌,导致磷、镁、钾向细胞内大量转移,从而使血浆浓度降低。低磷血症的临床表现可包括溶血性贫血、肌无力,以及心功能损害,甚至可能导致心衰、体液潴留、心律失常以及死亡。

重度慢性体重丢失的患者发生再喂养综合征的风险最高,例如神经性厌食症或癌症恶液质,但这一并发症可发生于所有营养不良的患者。营养支持的第 1 周再喂养综合征发生的风险最高。应当进行一系列评估以减少其风险[5,12,13]。在开始 EN 或 PN 之前,应评估患者的营养状况并测定血镁、磷和电解质水平。在喂养初期,需要密切(至少每日)监测血浆电解质水平、磷、镁、钙、尿素氮、肌酐和心功能

（脉搏、是否有心衰、心电图、心彩超）。

严重病例开始接受肠内营养支持时应限制用量至预期值的 1/2～2/3（即年龄<7 岁,60 kcal/(kg・d);7～10 岁,50 kal/(kg・d);11～14 岁,45 kcal/(kg・d);15～18 岁,40 kcal/(kg・d)）。如果能够耐受,就可在 3～5 d 内增加剂量直至达到估计需要量。频繁、少量喂养 1 kcal/(kg・d) 的营养液可以减少体液潴留。蛋白质起始用量可为 0.6～0.8 g/(kg・d),增加至 1.2～1.5 g/(kg・d)。

此外,还要提供以下成分：N a$^+$ 1 mmol/(kg・d),K$^+$ 4 mmol/(kg・d),Mg^{2+} 0.6 mmol/(kg・d),5 岁以上儿童磷酸盐静脉补充不超过 1 mmol/(kg・d),口服补充不超过 100 mmol/(kg・d)。若有低钙血症要及时纠正。

维生素 B$_1$、维生素 B$_2$、维生素 B$_6$、叶酸以及脂溶性维生素应同微量元素一起补充。开始喂养之前予以 100 mg 维生素 B$_1$ 可以预防急性维生素 B$_1$ 缺乏。进食量极少且持续大于 5 d 的患者在喂养的最初 2 d 内应半量供应,如果没有出现再喂养综合征有关的临床表现和生化变化,可以逐渐加量至足量。

青春期患儿 BMI<16 时,近 3～6 个月体重无明显诱因丢失>15%,禁食或者极少摄入饮食>10 d,低钾、低磷或低镁血症,以上情况都提示易发生再喂养综合征。营养支持在开始时不应仅仅限制蛋白质和能量的摄入量,也要给予维生素 B$_1$ 和其他 B 族维生素,以及平衡的多种维生素和微量元素补充剂,还要补充钾、镁、磷,并密切监测其血浆浓度。

细菌污染和感染

在医院、研究机构以及家庭中使用 EN 喂养,细菌污染十分常见,可能引起腹泻或败血症。免疫功能缺陷患儿,例如进行化疗者,或胃酸屏障受损者更易发生。十二指肠或空肠置管,因未经过胃,缺乏胃酸提供抗菌屏障,容易造成肠道内细菌过度生长。应当制定合适的卫生标准来减少发生风险,包括营养液制备的清洁环境、洗手、仔细操作营养液容器和输液管道,避免营养液容器的反复使用。EN 营养液的最长保存时间尚未确定。市售产品将输液器直接连接到营养袋上,可减少不当操作导致的微生物污染,以及长期喂养可能导致的管道污染风险。此外,工作人员的定期卫生操作培训也是很重要的。

技术性并发症

置管过程本身就有一定的风险,比如可引起穿孔,使用导引器时风险尤高。鼻胃管位置不准确或移位可能会引起食管反流,气管误吸,一旦通过幽门,推注喂养可引起腹泻,进而出现脱水和(或)碳水化合物失调等类似倾倒综合征的症状。对喂养管的仔细固定和监测可以减少上述并发症,特别是那些放置十二指肠-空肠管的低体重儿。

长期经十二指肠喂养的早产儿可能会发生幽门狭窄,这是由于营养管置于幽门以下,而直接进入十二指肠的脂肪可引起幽门痉挛。由于PVC管大约36 h后会失去弹性变得僵硬,有报道在PVC管放置超过8 d后,会引起消化道出血、穿孔和肠套叠。此外,这类营养管还有可能引起胃食管反流,进而导致出血性食管炎和食管狭窄。主要的预防措施有:施用硅胶管;口服合适的润滑剂;有必要时插入新管;在十二指肠喂养时抽吸胃内容物。患儿尽可能保持45°头高位。用微泵调节输液速度,防止由于速度不规则引起的呕吐或腹泻。为避免食物残渣堵塞管腔,每次喂养后均应用水或生理盐水彻底冲洗。

管饲药物时应当额外注意。某些药物可与食物成分反应并产生沉淀,可能堵塞管腔,其药代动力学也会发生改变。因此,药物和营养液不可同时管饲。用药前后都要用水冲洗管道。许多常用液状药物渗透压都很高(>3 000),如果没有预先进行稀释的话,通过空肠管给予可能导致腹泻[5]。

8.22.2.1.5 消化道适应证

短肠综合征

短肠综合征(short bowel syndrome, SBS)可以定义为小肠切除后出现的吸收不良。随着肠外营养的合理应用,广泛小肠切除者的预后显著提高。在小肠大部切除后,剩余的小肠出现了以肠上皮增生为特征的缓慢的适应性改变。早期肠内营养有助于代偿,提示我们肠腔中的营养物质为小肠代偿所必需。术后代偿反应的时间取决于剩余肠段的长度和质量、回盲瓣的有无、结肠的连续性以及是否进行了肠道一期吻合。营养支持可通过鼻胃管或胃造瘘给予半要素膳进行CEF,同时早期辅助性应用肠外营养。还可以在肠内营养中增加特定的营养物质,如谷氨酰胺、鸟氨酸α-酮戊二酸(OKG是谷氨酰胺、精氨酸和多胺的前体),其作用仍有待确定。另外,在CEF的同时,早期给予小量的经口喂养可以起到刺激和锻炼的作用。

严重的婴儿期迁延性腹泻

没有明确病因的婴儿顽固性腹泻,常需要长时间肠外营养支持。消化液分泌减少、绒毛萎缩和获得性双糖酶缺乏都可能造成营养不良和吸收障碍。对严重营养不良的迁延性腹泻患儿,实施肠内营养较为困难,往往需要有经验的团队进行耐心、循序渐进的尝试。

炎症性肠病

儿童克罗恩病(CD)患者使用要素膳和多聚膳的全肠内营养来诱导和维持缓解已有多年历史。研究显示单独使用EN(EEN)同激素一样有效,而且不会有激素相关不良反应,例如影响生长发育,但营养治疗并不能改变CD的长期进程。并无证据显示要素膳优于多聚膳。EEN对于治疗生长迟缓有效。然而,是否选择肠内营养,应当权衡利弊,肠内营养对患儿生活质量提高的效果必须与其他药物进行比较。另外,肠内营养不能有效控制溃疡性结肠炎的病情。

囊性纤维化

生长迟缓和体重低下在囊性纤维化(CF)患儿中十分普遍,原因为慢性炎症、频繁咳嗽,继发于胰腺功能不全的营养吸收不良、因肺部感染、发热、呼吸做功增加而导致能量消耗增加,以及痰液中的蛋白质丢失增加[4]。只要饮食和膳食补充剂不能满足生理需要,就有指征使用添加胰酶的多聚配方或半要素膳进行肠内营养支持。

慢性肝脏疾病

尽管蛋白质-能量营养不良是慢性肝病婴儿和儿童常见而严重的并发症,但其病因机制尚未完全清楚。可能的原因有肠内胆盐缺乏导致的脂肪泻和吸收障碍、代谢紊乱,能量消耗增加和口服摄食减少。婴儿期肝硬变最常见的病因是胆汁淤积,而后者大多继发于肝外胆道闭锁。这种情况下,原位肝移植(OLT)是有效的治疗手段,而此前的营养支持也尤为重要。营养可以直接影响患者接受移植的机会和移植后感染率和发生外科并发症的几率以及存活率;多数患儿饮食摄入量不足,我们推荐使用富含 MCT、补充足够脂溶性维生素的肠内营养制剂。门脉高压的患儿可能有食道静脉曲张,鼻胃管可能会引起出血,最好使用硅胶管或胃造瘘。

新生儿期腹部手术

新生儿因先天性或获得性疾病进行腹部手术后,常需要接受肠外营养支持,但只要条件允许,就应当早期联合应用肠内营养。如果预期需要长期营养支持,手术时就应予以肠造口术。PN 联合 EN(常以 CEF 的形式),已经改善了很多疾病的病程和预后。CEF 对以下情况尤为重要:因肠瘘或广泛肠切除引起的吸收面积减少、肠道转运功能异常、慢性假性肠梗阻。后者是一种非常严重的肠动力性疾病,常常无法进行肠内营养。

不能正常进食

不能正常进食的儿童应进行肠内营养。这种情况通常是由于神经肌肉损伤影响患儿吸吮和(或)吞咽功能。例如,严重脑瘫或神经变性疾病。喂养困难也可能继发于上消化道结构或功能异常。

食道如有瘘、狭窄、穿孔或严重反流,需经胃或十二指肠喂养,并根据情况选择胃造瘘或幽门后喂养。

吸吮吞咽功能的异常或不成熟可能引起误吸,影响患儿营养摄入。而插鼻胃管可以避开吞咽过程,常常用于早产儿或危重新生儿,有利于预后。极低出生体重儿(出生体重<1 500 g)和超极低出生体重儿(出生体重<1 000 g),可以使用肠外营养联合经幽门后喂养能够满足生长发育的营养需要。

其他疾病

肠内营养的适应证还包括一些慢性疾病,例如恶性肿瘤、慢性肾功能不全、能量需求增加但摄入减少的先天性心脏病、喂养不耐受。某些先天性代谢异常患儿,经常性的禁食可导致严重的低血糖(如糖原累积症)或蛋白质分解(如器质性酸性尿、尿素循环障碍),这些患者需要使用疾病专用配方进行管饲营养。对于一些严重进食障碍患者,暂时管饲喂养有利于帮助患者渡过难关,直到精神性药物治疗起效和并开始经口进食。

8.22.2.1.6 家庭肠内营养

现在肠内营养可在医院外机构或者家庭中广泛使用。只要可能就可以使用家庭肠内营养,这对于儿童和家庭都有好处。家庭肠内营养适用于那些原发疾病已得到良好控制、家庭具有护理和支持的能力的患者,在专业人员帮助下可以开展。护理者需要进行系统化训练,包括喂养管的护理、鼻胃管和胃造瘘管的放置、营养制剂的无菌配制和冷藏、输注泵的使用和推注喂养技术,测定胃潴留量,并可辨识腹泻、呕吐、气管吸入等问题。家庭肠内营养的成功实施需要各部分紧密合作不断协调(家庭、护理专家、社会服务、教育、志愿者等)。当地医院或医生应当提供全天候急诊服务。所需设备由当地的营养支持机构提供。患儿应定期门诊随访。

8.22.2.2 肠外营养
8.22.2.2.1 肠外营养和家庭肠外营养的适应证

当口服或肠内途径无法满足患儿营养需求时,应使用肠外营养[14]。只有当其他方法无效(如改善护理、肠内营养)时,再考虑使用 PN。PN 可以导致严重不良反应,因此需要一个多学科的营养支持队伍、谨慎制订方案、避免不当配方,并制定严格的卫生标准减少导管感染;同时予以肠内喂养,鼓励进食,尽可能减少 PN 使用时间。上述推荐均来自基于证据支持的儿科 PN 指南[15~18]。

只要通过口服或肠内途径可以满足患儿营养需求,就无须使用肠外营养。PN与 EN 相比价格更高,风险更大。肠道存在功能的患者可以经口置管或者胃造口术开展肠内营养,不必应用 PN。PN 的开始时间取决于患者的个体情况、营养状态、体型和年龄。极低出生体重儿即使仅禁食 1 d 也是有害的,因此如果出生后不能短期内进食,就应予以 PN。较大儿童或青少年,营养摄入不足可允许少于 7 d,但具体取决于患者的环境和年龄、营养状况、疾病和治疗措施。儿科患者中消化或非消化系统疾病的 PN 适应证见表 8-51。

只要有可能,PN 应该和 EN(即使微量)联合应用。建立多学科的儿科营养支持小组(PNST)监督和管理 PN,可以显著提升护理质量和节约成本[19],还应制定PN 使用和监测 PN 的统一规范。接受 PN 的患者应每周评估 2~3 次(例如,临床检验:体重,人体学测量;实验室检查;估计膳食摄入情况)。现在 PN 的个体化处方已被广泛应用于临床,但是标准化配方仍适用于很多患者,只要定期监测、合理配方,就可以提高 PN 的使用质量和安全性,还能减少成本[20]。只要代谢和疾病状况允许,就应当在住院期间开始循环输注肠外营养。循环输注 PN(超过 8～14 h/d)在代谢、生理和心理等方面均优于持续性 PN,可用于 3～6 月以上患儿。

循环性 PN 也在家庭肠外营养中使用。当患儿不需要住院治疗,却依赖长期 PN 时可首选家庭 PN 支持,后者还可以显著提高这些儿童以及家庭的生活质量。此外,家庭 PN 发生导管相关感染的风险更低。能够开展家庭 PN 的最小年龄主要取决于个体情况,但是儿科中心常有小于 1 岁甚至小于 6 个月的患儿接受家庭 PN。进行家庭胃肠外营养(HPN)的患儿应病情稳定,包括疾病情况稳定、体液电解质平衡、理想的中心静脉置管。医护人员应将相关注意事项告知家长,因为他们需要处理与 HPN 可能有关的医疗、情感和技术问题。此外,还应当有技术人员专门负责家庭肠外营养,包括家访发现一些实际问题,例如是否有放置专用冰箱和其他设备的空间等。虽然 HPN 费用昂贵,但是比住院费用要少得多。儿科中心需要定期监测治疗效果和并发症,调整配方,尽可能增加口服或者肠内喂养,定期评估。此外,还应当有全天候的急诊机构随时处理可能出现的并发症。

表 8-51　儿科肠外营养适应证

消化道疾病适应证	非消化道疾病适应证
内科和(或)外科性吸收不良	**新生儿**
迁延性或难治性腹泻	出生体重<1 500 g 的早产儿
短肠综合征	**代谢性疾病**
肠瘘	终末期肝病
近端肠造瘘	先天代谢疾病
肠道细菌过度生长	囊性纤维化
免疫缺陷	**血液肿瘤疾病**
需禁食的疾病	实体瘤
炎症性肠病(克罗恩病、溃疡性结肠炎、不典型结肠炎)	白血病
	骨髓移植
坏死性小肠结肠炎	**肾脏疾病**
肠淋巴管扩张	严重肾脏疾病
急性胰腺炎	严重肾小管疾病
胃液高分泌	肾衰竭
系统性疾病	**高代谢性疾病**
Schoenlein-Henoch 动脉外膜炎	烧伤
放射性肠炎	严重外伤
新生儿先天性或获得性胃肠疾病	手术
腹裂	
脐膨出	
胎粪性肠梗阻	
广泛小肠切除	
NEC	
复杂型的先天性巨结肠	
慢性假性肠梗阻综合征	

8.22.2.2.2　肠外营养的成分

肠外营养成分的推荐平均使用量见表8-52,但需要注意根据疾病情况调整个体需要量。

液体

个体间水分需要量差别很大。不同年龄的液体需要量见表8-52。一些肾脏和心脏疾病需限制液体摄入量,而发热、过度通气、腹泻或因外伤或瘘管丢失过多等液体丢失较多的情况下,则增加液体摄入量。计算液体量时应充分考虑患者的临床状态、体重、液体出入量、血电解质、酸碱平衡、红细胞容积、尿比重和尿电解质。接受 PN 支持的新生儿,出生一周内需要逐渐增加液体供应量(表8-53)。

氨基酸

氨基酸的肠外需要量少于肠内,因为 PN 不需要进行氨基酸摄取和吸收的过程。理想的氨基酸利用需要同时提供30 kcal/g 氨基酸的非蛋白能量。需要使用 PN 的新生儿,应在生后第一天使用氨基酸。婴幼儿应使用儿童型氨基酸溶液,其中含有适量的半胱氨酸、牛磺酸和酪氨酸,而疾病状态下这些氨基酸的内源性合成会受到限制。目前没有证据显示早产儿需要额外补充谷氨酰胺。早产儿使用氨基酸起始量应从$1.5 \, g/(kg \cdot d)$开始以预防负氮平衡,VLBWI 的目标量是$3\sim4 \, g/(kg \cdot d)$。摄入更多量的氨基酸是为了达到生理的蛋白质储备,但一般不推荐超过$4 \, g/(kg \cdot d)$。

表8-52　稳定患者各年龄肠外营养推荐量

年龄	液体 (ml/kg)	能量 (kcal/kg)	氨基酸 (g/kg)	葡萄糖 (g/kg)	脂肪(g 三酰甘油/kg)	钠 (mmol/kg)	钾* (mmol/kg)	钙 (mmol/kg)	磷 (mmol/kg)	镁 (mmol/kg)
早产儿	140～160	110～120	1.5～4	18	最多3～4	3～5(～7)	2～5			
婴儿(第1个月)	140～160	90～110	1.5～3	18	最多3～4	2～3	1.5～3			
0～1岁	120～150 (最多180)	90～100	1～2.5	14～18	最多3～4	2～3	1～3	0～6月: 0.8 7～12月: 0.5	0.5	0.2
1～2岁	80～120 (最多150)	75～90	1～2	12～14	最多2～3	1～3	1～3	0.2	0.2	0.1
3～6岁	80～100	75～90	1～2	10～12	最多2～3	1～3	1～3	0.2	0.2	0.1
7～12岁	60～80	60～75	1～2	7～10	最多2～3	1～3	1～3	0.2	0.2	0.1
13～18岁	50～70	30～60	1～2	9～8	最多2～3	1～3	1～3	0.2	0.2	0.1

根据个体情况调整[15]

＊见尿补钾

氯的补充量通常相当于钠和钾的补充量之和

表 8 - 53　新生儿生后第 1 周肠外营养液体量(ml/d)需要逐渐增加[15]

生后天数	第 1 日	第 2 日	第 3 日	第 4 日	第 5 日	第 6 日
足月儿	60～120	80～120	100～130	120～150	140～160	140～180
早产儿>1 500 g	60～80	80～100	100～120	120～150	140～160	140～160
早产儿<1 500 g	80～90	100～110	120～130	130～150	140～160	160～180

能量

提供非蛋白热量的目标是为了满足患者的营养需要(基础代谢率,活动需要,生长和纠正已存在的营养不良)并支持合成代谢。能量摄入过多可导致高血糖、脂肪沉积、脂肪肝和其他并发症。摄入过少可导致营养不良,免疫应答损害和影响生长。肠内喂养的能量需求量高于肠外,这是由于肠道消化吸收过程中会丢失部分能量并伴有能量消耗。运动量、生长、是否需要纠正营养不良,决定了能量供给量。可以根据能量消耗公式[15]以及监测体重变化来调整能量供给量。能量过低可导致不良结局,但也应该避免能量过多("高营养"),否则可能会导致代谢失衡、肝损伤,营养不良儿童还可能会发生再喂养综合征。

葡萄糖

葡萄糖是唯一推荐在 PN 中使用的碳水化合物,提供 $60\%\sim75\%$ 的非蛋白能量。葡萄糖用量过多可能会导致高血糖、脂肪生成和脂肪沉积增加,随之发生脂肪肝、肝脏生成 VLDL 增加、CO_2 生成以及每分通气增加,也会影响蛋白质代谢。在成人监护患者中,高血糖与感染相关的死亡率增加有关。PN 使用初期,应该逐步增加葡萄糖供给量(见表 8 - 54)。早产儿葡萄糖开始剂量为 $4\sim8$ mg/(kg・min)[$5.8\sim11.5$ g/(kg・d)],逐渐增加。危重患儿葡萄糖使用量应≤5 mg/(kg・min)[7.2 g/(kg・d)],足月儿新生儿和小于 2 岁儿不超过 $15\sim18$ g/(kg・d)[13 mg/(kg・min)],同时还要考虑到可能影响糖代谢的药物(例如,激素、生长激素及其类似物,他克莫司)。危重病以及病情不稳定的患儿,葡萄糖用量需要比以上情况更少,并根据病情和血糖水平逐渐增加。

表 8 - 54　PN 中葡萄糖[g/(kg・d)]需要根据病情和血糖逐渐增加[15]

	第 1 日	第 2 日	第 3 日	第 4 日
3 kg 以下	10	14	16	18
3～10 kg	8	12	14	19～18
10～15 kg	6	8	10	12～14
15～20 kg	4	6	8	10～12
20～30 kg	4	6	8	<12
>30 kg	3	5	8	<10

脂肪

脂肪乳剂是儿童 PN 中不可缺少的一部分,是作为一种非碳水化合物的能量来源,液量少,渗透压低,也是必需多不饱和脂肪酸的来源[15,21]。与葡萄糖相比,脂肪乳剂能减少 CO_2 生成。脂肪一般提供 25%～40% 的非蛋白能量。婴儿的脂肪输注速度限制在 3～4 g/(kg·d)[0.13～0.17 g/(kg·h)],儿童为 2～3 g/(kg·d)[0.08～0.13 g/(kg·h)]。以 0.5～1 g/(kg·d) 的幅度逐步加量并未显示可以提高耐受性,但有利于监测高脂血症的发生。使用 PN 需要定期监测血脂,尤其是重症或者感染者。肝素钠不能改善脂肪乳剂的利用,除非有其他适应证,否则不应常规添加。血三酰甘油浓度超过 250 mg/dl(婴儿)或 400 mg/dl(儿童)要考虑减少用量,但需要保证最小量的亚油酸摄入,预防 EFA 缺乏(早产儿亚油酸＞0.25 g/(kg·d),足月儿/儿童≥0.1 g/(kg·d))。使用 PN 的新生儿,生后第 1 日即可使用脂肪乳剂且不应晚于 3 d。小婴儿输注脂肪乳剂应 24 h 连续给予。

患儿接受光疗时,应注意避光输注脂肪乳剂以减少脂质过氧化。没有确切证据显示脂肪乳剂可引起高胆红素血症,或对急性呼吸衰竭的患者有不良反应,但此类患者最好避免大剂量使用。严重的、进展性的 PN 相关胆汁淤积患者,应考虑减少或停止使用脂肪乳剂。

市售的大豆油、橄榄油和大豆油,或者 MCT 和大豆油的混合制剂可安全用于儿科患者[22]。最近,有一种含有鱼油的脂肪乳剂已被用于儿科患者并且被证实对肠外营养相关胆汁淤积(PNAC)的患儿有保护作用[23]。PNAC 是一种非常严重的并发症,最早在肠衰竭的患儿中发现,有很高的发病率和死亡率,由多种因素共同造成。预防措施,包括合理的手术方式,预防早期感染,合理管理 PN 的使用等。实验数据显示鱼油对于 PNAC 的治疗和预防有潜在的益处。观察性研究发现一些患儿在几周到几个月之间 PNAC 有改善,但并非所有患儿均有效,且类似的改善结果亦可见于维持或减少原有脂肪乳剂用量者。目前,鱼油脂肪乳剂用于PNAC 的有效性和安全性尚无结论,另外,纯鱼油制剂中不合理的 n-6 脂肪酸含量也可引起不良反应。此外,长期使用纯鱼油脂肪乳的潜在不良反应还不明确。有报道在儿科患者中使用含有部分鱼油的混合脂肪乳剂是安全的,而且对肝功能有益,但仍需开展临床对照研究来进行评估,目前不常规推荐用来预防和治疗PNAC[23]。

维生素

所有婴幼儿 PN 中都应该添加维生素。水溶性或者脂溶性维生素添加到脂肪乳剂或者含有脂肪的混合液中能提高维生素的稳定性。间歇使用维生素因暂时的高浓度可能具有潜在的风险,但并无研究佐证。因此,除维生素 K 每周给予 1 次,其余维生素均推荐每日补充。目前还未建立婴幼儿维生素的理想用量和输注条件,基于专家共识的推荐量见表 8-55 和表 8-56。某些患儿,特别是那些长期使用 PN 的患者,可以根据个体情况,测定维生素浓度,但因缺乏相应的证据,不推荐常规监测。

表 8-55 婴幼儿脂溶性维生素需要量[15]

	婴儿(每 kg 体重每日)	儿童(每日)
维生素 A(μg)*	150~300	150
维生素 D(μg)	0.8(32 IU)	10(400)
维生素 E(mg)	2.8~3.5	7
维生素 K(μg)	10(推荐,但目前不可能达到)**	200

* 1 μg RE(视黄醇当量)=1 μg 全反式视黄醇=3.33 IU 维生素 A
** 现在的多种维生素提供更多维生素 K,但是没有明显的临床不良反应

表 8-56 婴幼儿水溶性维生素需要量[15]

	婴儿(每 kg 体重每日)	儿童(每日)
维生素 C(mg)	15~25	80
维生素 B$_1$(mg)	0.35~0.50	1.2
维生素 B$_2$(mg)	0.15~0.2	1.4
维生素 B$_6$(mg)	0.15~0.2	1.0
烟酸(mg)	4.0~6.8	17
维生素 B$_{12}$(μg)	0.3	1
泛酸(mg)	1.0~2.0	5
生物素(μg)	5.0~8.0	20
叶酸(μg)	56	140

8.22.2.2.3 肠外营养并发症

并发症的发生与中心静脉导管(CVC)、PN 液的稳定性和添加进 PN 的药物的相互作用,代谢或营养性并发症,其他器官和系统的疾病有关(表 8-57)。CVC 相关并发症包括感染、阻塞、中心静脉血栓、肺栓塞和导管移位或损伤。代谢性或营养性并发症包括 PN 组成部分的缺乏和过量,包括电解质、矿物质、葡萄糖、必需脂肪酸、维生素、微量元素和污染物。其中一些并发症见相关章节。PN 液和疾病情况可能会影响其他的器官系统。并发症包括肝胆疾病、代谢性骨病和生长迟缓;一些并发症可能威胁生命,可能需要其他治疗介入,包括外科手术或者小肠和肝脏移植。

表 8 - 57 婴幼儿肠外营养并发症

感染	代谢性并发症
● 局部皮肤感染	● 水和(或)钠过多
● 导管相关败血症	● 高渗性昏迷
● 导管相关感染并发症:心内膜炎,骨髓炎	● 多尿
	● 高血糖伴糖尿
缺乏	● 低血糖
● 必需脂肪酸缺乏	● 代谢性酸中毒
● 肉碱缺乏	● 高氮质血症
● 微量元素缺乏:铁、锌、铜、硒、钼等	● 高血氨
● 维生素缺乏:维生素 A、维生素 E、维生素 B₁、维	● 低钾血症
生素 B₁₂、叶酸等	● 低磷血症
	● 高钙血症
长期 TPN 并发症	● 高钙尿
● TPN 相关肝病	● 高三酰甘油血症
● TPN 相关骨病	● 高胆固醇血症
● 出凝血异常	
	CVC 相关并发症
	● 感染
	● 阻塞
	● 中心静脉血栓
	● 肺栓塞
	● 导管移位或损伤

并发症预防

减少 PN 使用量和持续时间,增加肠内喂养量能很好地减少并发症发生风险。只要有可能,就应给予肠内喂养而不是禁食。有经验的儿科医师和护士组成的营养支持队伍应监测儿童使用 PN 的情况。

导管护理

败血症是肠外营养最严重的并发症,而中心静脉置管(CVC)无疑增加了感染的发生风险。要预防导管相关败血症必须在置管和更换输液时严格无菌操作,定期护理置管部位的皮肤也尤其重要。所有的静脉营养液按照良好的药品生产实践,在无菌环境下制备,氨基酸和葡萄糖输注装置应 72 h 内更换 1 次,脂肪输注装置应 24 h 内更换一次,或者按照厂家说明操作。医疗护理人员需接受导管相关败血症(CRS)的培训。一旦出现不明原因发热或导管相关败血症疑似症状,应进行 CVC 血培养,如使用半定量或定量培养技术,同步进行外周血培养。如果疑似 CRS,留取血培养标本后立即使用 4 代广谱抗生素治疗,结果明确后,改用敏感抗生素治疗。治疗时间应根据致病菌而定。如果有良好的操作技术,导管误置或堵塞、上腔静脉栓塞等并发症少有发生。

为了预防堵管,每次治疗之间都要用生理盐水冲洗。当 CVC 不使用时,至少每周使用肝素一次。所有 PN 液体输注时均应通过内置的过滤器。若有过滤器堵塞,应查明原因。如果发现有渗漏,CVC 管道僵硬或者输注压力上升,应及时汇报主管护师并立即处理。可以用以下药物治疗 CVC 堵塞:疑似血凝块的使用尿激酶或阿替普酶,疑似脂肪或药物沉积的使用盐酸或乙醇。不应使用规格少于 10 ml 的注射器;不推荐使用导引丝疏通管道。

细心操作有助于预防血栓性静脉炎,减少败血症栓子的散播。急性的有症状的血栓可用血栓溶解剂或者抗凝剂治疗。长期使用 PN 或者原先有血栓栓塞病史的患者可预防性给予维生素 K 拮抗剂或低分子肝素钠。

导管应牢固地固定于体表以防止 CVC 的移位、牵引和损伤。术后敷贴应易于去除,并可以观察导管出口端。CVC 导管的任何损坏都应该立即汇报和处理。还应使用接口锁连接器来减少意外渗漏和血栓的风险;备用夹钳以预防导管损伤导致的出血。儿童(有意识后)和所有护理人员应了解 CVC 的安全使用。

为避免出现不相容,PN 制剂应出自有许可证的制造商和质量保证的机构。厂商应提供相应的矩阵表,明确添加电解质、矿物质、微量元素等的允许范围。未经过专家建议或重复验证不可用其他成分代替使用。磷酸盐应以有机结合态的形式添加,防止钙磷沉淀。如果使用无机磷制剂,应该坚持严格按照配方按顺序配置,但有时仍会偶尔发生沉淀。使用 Y 形装置进行"二合一"混合液与脂肪乳剂输注,或单独输注脂肪乳剂,必须经过生产商或实验室验证后方可进行。应避免在 PN 中添加药物,除非已经验证。PN 输注管道必须连接终端过滤装置。

要连续监测 CVC 并发症的发生率,一旦发生变化,需要寻找原因并采取有效措施。

PN 相关骨病的预防

PN 相关骨病类似于佝偻病,伴有肢体骨折,但有时是无症状的,只有在 X 线检查后才得以发现。实验室检查大多表现为血碱性磷酸酶升高、尿钙升高,维生素 D 的代谢和甲状旁腺素正常或轻度降低。骨组织学改变主要是伴矿化减少的骨软化样改变以及类骨质显著增多。这些骨损害的病因通常是多因素的。因此,长期 PN 的婴幼儿需要定期监测尿钙、血钙、磷、甲状旁腺素、维生素 D 浓度以及血浆碱性磷酸酶,规律测定骨矿化情况,尽量减少肠外营养液中的铝污染。

PN 相关肝病的预防

PN 相关胆汁淤积(PNAC)也称为"肠衰竭相关肝病",因为其主要发生于使用肠外营养的肠衰竭婴幼儿[23,24]。PNAC 致死率可达 40%,是儿科肝移植的指征[24,25]。其发生原因与多重因素相关(表 8-58)。儿科与成人患者 PNAC 发生率和症状并不相同,此外,早产儿、极低出生体重儿、小于胎龄儿人群中 PNAC 增加,由此可见,肝脏不成熟是一个关键因素[24,26,27]。另一个高危因素是早期严重感染。例如,导管相关(革兰阳性)或坏死性小肠结肠炎或者小肠细菌过度增生(small intestinal bacterial overgrowth，SIBO)导致的革兰阴性菌感染[26~28]。严格的操作规范有助于预防导管感染[15,18],这是决定长期 PN 的婴儿的预后的重要因素。防治 SIBO 也有一定作用。还有一个高危因素是胆汁酸的循环和分泌受到抑制,主要见于切除回肠末端和(或)回盲瓣、末行一期肠吻合、肠内喂养缺乏或延迟的患者[24,28]。

以大豆为基础的脂肪乳剂与长期 PN 患者发生胆汁淤积有关,增加使用量会发生胆汁淤积,减少或停用脂肪乳剂后升高的胆红素水平会下降[29]。Colomb 等报道停用或减少脂肪乳剂的第 1 个月多数病例的血浆胆红素迅速下降,(3.2±2.0)月后恢复正常[29]。数据表明大豆油脂肪乳是 PNAC 的一个危险因素。目前有多重病因假说,包括氧化应激、慢性炎症以及脂肪乳剂中的植物甾醇[30,31]。使用含有鱼油的脂肪乳剂可能有助于防治 PNAC,但是目前没有足够的证据推荐常规使用[23]。

PN 成分不合理,尤其是脂肪乳剂过量或者不均衡输注以及胰岛素/葡萄糖比值不均衡都是 PNAC 的高危因素,但是还存在其他影响因素[24]。疾病也是一个重要的影响因素,比如,回肠切除的短肠综合征患者存在胆汁酸的肠肝循环抑制,或动力性疾病可引起肠道壅滞、肠菌过度生长。预防 PNAC 最重要的措施是尽早肠内喂养,并在肠道能够耐受的情况下逐渐加量,因为肠内营养可以刺激肠胆轴(enterobiliary axis)促进食物消化(尤其是长链三酰甘油)。应当抑制肠道细菌过度生长,有指征时可使用甲硝唑或者抗生素鸡尾酒疗法;熊去氧胆酸能刺激胆汁流;避免过多的葡萄糖摄入以免造成肝脏脂肪堆积;循环输注 PN 有助于减轻高胰岛素血症和肝脂肪变。

表 8－58　可能与静脉营养相关的胆汁淤积的危险因素[23]

- 早产儿,极低出生体重儿,小于胎龄儿
- 早期败血症感染(导管感染、坏死性小肠结肠炎)
- 胆汁酸的循环不良(短肠综合征在切除回肠末端和/或回盲瓣、肠吻合后)
- 肠内喂养延迟/受限
- 长期 PN
- 过量/不平衡的肠外营养配方
- 植物甾醇

【小结】

合理营养支持(包括 EN 和 PN)作为安全有效的治疗手段,可以改善临床病情、营养状况、改善生长和提高许多患者的生活质量,甚至可以拯救生命。儿科患者对于营养支持的不良反应和并发症非常敏感,因此,只有通过精心护理和专业营养支持小组的工作才能使他们最大限度地获益。

~~~~~~~~~~~~~~~~~~~~~~~~~~~~~~ 推荐阅读文献 ~~~~~~~~~~~~~~~~~~~~~~~~~~~~~~

1. Pawellek I, Dokoupil K, Koletzko B. Prevalence of malnutrition in paediatric hospital patients. *Clin Nutr*, 2008,27: 72 – 76.

2. Koletzko B, Koletzko S. Gedeihstörung und Untergewicht. *Monatsschr Kinderheilkd*, 2008,156: 803 – 816.

3. Atkinson SA, Koletzko B. Determining life-stage groups and extrapolating nutrient intake values (NIVs). *Food Nutr Bull*, 2007,28(1 Suppl International): S61 – S76.

4. Koletzko B, Cooper P, Garza C et al. *Children's Nutrition — A Practical Reference Guide*. Basel: Karger Verlag 2008.

5. Braegger C, Decsi T, Dias JA et al. ESPGHAN Committee on Nutrition. Practical approach to paediatric enteral nutrition: a comment by the ESPGHAN committee on nutrition. *J Pediatr Gastroenterol Nutr*, 2010,51: 110 – 122.

6. Steinkamp G, Demmelmair H, Ruhl-Bagheri I et al: Energy supplements rich in linoleic acid improve body weight and essential fatty acid status of cystic fibrosis patients. *J Pediatr Gastroenterol Nutr*, 2000,31: 418 – 423.

7. Hren I, Mis NF, Brecelj J et al. Effects of formula supplementation in breast-fed infants with failure to thrive. *Pediatr Int*, 2009,51(3): 346 – 351.

8. Agostoni C, Buonocore G, Carnielli VP et al, ESPGHAN Committee on. Nutrition: Enteral nutrient supply for preterm infants: commentary from the European Society of Paediatric Gastroenterology, Hepatology and Nutrition Committee on Nutrition. *J Pediatr Gastroenterol Nutr*, 2010,50: 85 – 91.

9. Koletzko B, Uauy R, Palou A et al. Dietary intake of eicosapentaenoic acid (EPA) and docosahexaenoic acid (DHA) in children — a workshop report. *Br J Nutr*, 2010,103: 923 – 928.

10. Koletzko B, Beblo S, Demmelmair H et al. Does dietary DHA improve neural function in children? Observations in phenylketonuria. *Prostaglandins Leukot Essent Fatty Acids*, 2009, 81: 159 – 164.

11. Calder PC, Krauss-Etschmann S, de Jong EC et al. Early nutrition and immunity — progress and perspectives. *Br J Nutr*, 2006,96: 774 – 790.

12. Kraft MD, Btaiche IF, Sacks GS. Review of the refeeding syndrome. *Nutr Clin Pract*, 2005,20: 625 – 633.

13. Fuentebella J, Kerner JA. Refeeding syndrome. *Pediatr Clin North Am*, 2009, 56: 1201 – 1210.

14. Colomb V, Dabbas-Tyan M, Taupin P et al. Long-term outcome of children receiving home parenteral nutrition: A 20-year single-center experience in 302 patients. *J Pediatr Gastroenerol Nutr*, 2007,44: 347 – 353.

15. Koletzko B, Goulet O, Hunt J et al. Guidelines on Paediatric. Parenteral Nutrition of the European Society of Paediatric Gastro enterology, Hepatology and Nutrition. (ESPGHAN) and the European Society for Clinical Nutrition and Metabolism (ESPEN), Supported by the European Society of Paediatric Research(ESPR). *J Pediatr Gastroenterol Nutr*, 2005,41(Suppl 2): S1 - S87.

16. Koletzko B, Celik I, Jauch KW et al. Introduction and methodology-Guidelines on Parenteral Nutrition.Chapter 1,*Ger Med Sci*, 2009,18: 7.

17. Koletzko BK, Goulet O, Shamir R. Paediatric Parenteral Nutrition. A *Practical Reference Guide*, 2008.

18. Fusch C, Bauer K, Böhles HJ et al. Working group for developing the guidelines for parenteral nutrition of The German Society for Nutritional Medicine. Neonatology/Paediatrics-Guidelines on Parenteral Nutrition, Chapter 13. *Ger Med Sci*, 2009,7: Doc 15.

19. Agostoni C, Axelson I, Colomb V et al. ESPGHAN. Committee on Nutrition; European Society for Paediatric Gastroenterology. The need for nutrition support teams in pediatric units: a commentary by the ESPCHAN committee on nutrition. *J Pediatr Gastroenterol Nutr*, 2005,41: 8 - 11.

20. Krohn K, Babl J, Reiter K, Koletzko B. Parenteral nutrition with standard solutions in paediatric intensive care patients. *Clin Nutr*, 2005,24: 274 - 280.

21. Calder PC, Jensen GL, Koletzko BV et al. Lipid emulsions in parenteral nutrition of intensive care patients: current thinking and future directions. Intensive *Care Med*, 2010, 36: 735 - 749.

22. Krohn K, Koletzko B. Parenteral lipid emulsions in paediatrics. *Curr Opin Clin Nutr Metab Care*, 2006 May,9(3): 319 - 323.

23. Koletzko B, Goulet O. Fish oil containing intravenous lipid emulsions in parenteral nutrition-associated cholestatic liver disease. *Curr Opin Clin Nutr Metab Care*, 2010,13: 321 - 326.

24. Goulet O, Joly F, Corriol O, Colomb-Jung V. Some new insights in intestinal failure-associated liver disease. *Curr Opin Organ Transplant*, 2009,14: 256 - 261.

25. Willis TC, Carter BA, Rogers SP et al. High rates of mortality and morbidity occur in infants with parenteral nutrition-associated cholestasis. *JPEN J Parenter Enteral Nutr*, 2010,34: 32 - 37.

26. Robinson DT, Ehrenkranz RA. Parenteral nutrition-associated cholestasis in small for gestational age infants. *J Pediatr*, 2008 Jan,152(1): 59 - 62.

27. Hsieh MH,Pai W,Tseng HI et al. Parenteral nutrition-associated cholestasis in premature babies: risk factors and predictors. *Pediatr Neonatol*, 2009,50: 202 - 207.

28. Quirós-Tejeira RE, Ament ME, Reyen L et al. Long-term parenteral nutritional support and intestinal adaptation in children with short bowel syndrome: a 25-year experience. *J*

Pediatr，2004，145：157－163.

29. Colomb V，Jobert-Giraud A，Lacaille F et al. Role of lipid emulsions in cholestasis associated with long-term parenteral nutrition in children. *JPEN J Parenter Enteral Nutr*，2000，24：345－350.

30. Forchielli ML，Bersani G，Tala S et al：The spectrum of plant and animal sterols in different oil-derived intravenous emulsions. *Lipids*，2010，45：63－71.

31. Clayton PT，Bowron A，Mills KA et al. Phytosterolemia in children with parenteral nutrition-associated cholestatic liver disease. *Gastroenterology*，1993，105：1806－1813.

8.23　饮食失调-神经性厌食和神经性贪食

N Vaisman

【学习目的】

- 熟悉饮食失调的临床表现。
- 掌握神经性厌食和神经性贪食的基本治疗方法。

8.23.1　概述

饮食失调可以分为 3 类（目前修订中）：神经性厌食（anorexia nervosa，AN）、神经性贪食症（Bulimia Nervosa，BN）和其他类型饮食失调[1]。其命名是根据生理和心理疾病相关的体重和饮食变化命名的。饮食失调的发病率为 5%。本章将主要讨论神经性厌食患者特有的生理和营养变化，从中可以了解到无伴随疾病时人体对半饥饿的反应。

AN 以极低体重以及害怕体重增长为特征。常见症状表现为 3 个方面：行为表现、精神症状和躯体症状[2]。行为的特征表现为：减少进食量，制定严格规则，长时间禁食（＞8 h），食物购买、制备和消费的习惯性行为，食物选择减少，避免社交进食。精神症状特征主要表现为关于体型想象的障碍；躯体症状包括：体重减轻或者生长迟缓，月经紊乱和闭经，对于低温，疲劳和虚弱更加敏感。

8.23.2　发病机制

许多因素都与饮食失调的发病相关，其中最为重要的是以下 3 类：

生理学因素

此类因素大多由于饥饿造成，有假设提出 AN 患者饱腹和饥饿相关的神经体液回路的自我调节存在缺陷。与 AN 相关的有单胺能神经系统(如 5HT2A：5HT1A 受体比例改变)和多巴胺能神经系统(如病愈后多巴胺受体数量增加)。

遗传学因素

女性患病的风险很大。家族和双胎研究显示遗传因素可达 50%～83%。同时患有饮食失调、抑郁症、焦虑症和成瘾症的风险约是 30%。

环境因素

社会对骨感形体的追捧也带动了节食减肥的热潮。产前并发症和早产也可能有影响。

8.23.3　生理学改变

长期饥饿的影响涉及许多器官,这也是神经性厌食症和一些饮食失调疾病的特征。因为摄入能量减少,人体包括体型和各器官功能都发生相应改变。多数改变是适应性的,一方面,降低机体的消耗;另一方面,是为了最大限度地维持功能。

研究显示,严重营养不良与静息能量消耗降低有关,而静息能量代谢与瘦体重、低能量摄入所致代偿性改变有关。营养底物的利用也发生变化,主要表现为蛋白质分解和糖利用增加,呼吸商的增加可以反映出这种变化[3]。营养不良合并其他疾病时,患者蛋白质合成(每千克体重)减少,但是神经性厌食症患者却没有这一变化。人体组成部分也发生了一定的改变,主要表现为体重、BMI 和体脂肪比例降低,瘦体重略减少,但细胞外水显著增加[4]。再喂养时人体会发生一些与再喂养模式相关的代谢改变,主要包括因为葡萄糖依赖的蛋白质分解[3],REE 升高,因为皮质醇、ACTH、儿茶酚胺分泌增加导致的食物生热效应增加[5]。由于这些代谢和生理的异常,需要在营养支持的过程中进行密切的医学评估。

8.23.4　临床表现

能量摄入减少和营养素缺乏都将对人体造成影响,各个器官都有不同程度损害。以下篇幅将阐述各器官系统的改变。

心血管系统

心血管系统的并发症包括心律失常、QTc 间期延长和(或)电解质紊乱引发的心律失常、低血压、心动过缓,严重时可致死。饮食失调的患者心脏萎缩,这可能与长期的低血容量有关。患者心输出量减少,外周血管阻力降低。再喂养本身可能存在心血管风险(再喂养综合征),可能发生心律失常、心动过速、充血性心衰、心源性猝死。再喂养这些患者时,需要密切监测,缓慢喂养以减少并发症的发生风险。

皮肤

皮肤干燥龟裂,面部、背、腹部和前臂长有毳毛样毛发。由于胡萝卜素沉积,很容易发生脱发、暗疮、泛黄。一些患者低体温时血流动力学缓慢出现手足发绀,还可表现为口腔炎症、指甲营养不良和瘙痒症。

消化道

AN 患者存在胃排空延迟和便秘。神经性贪食症(bulimia nervosa,BN)患者胃肠道功能紊乱包括胃容量增加和胃排空延迟。有报道显示某些患者有胃扩张。患者常诉有早饱、腹胀和胀气。许多患者的呕吐物中有血丝,多为呕吐引发食管黏膜撕裂症所致。严重营养不良和营养吸收障碍有关,可在恢复喂养后纠正。尽管营养不良患者十二指肠黏膜萎缩发生率很高,但其肠道黏膜蛋白质合成速度是正常的。重新喂养具有营养学效应,可使黏膜形态恢复正常,还可纠正胃和胰腺的异常分泌。

血液系统表现

AN 患者的外周血细胞计数改变十分常见。1/3 的患者可出现贫血、白细胞减少症和血小板减少症[6]。骨髓检查的结果显示几乎 50％ 的患者伴有骨髓萎缩和明胶状骨髓转化。贫血常表现为正常细胞、正常色素性贫血,白细胞减少症往往是淋巴细胞或者中性粒细胞减少。严重的血小板减少症可增加出血风险。

内分泌系统

饥饿导致的负面效应会影响脑垂体、甲状腺、肾上腺、性腺和骨骼。内分泌紊乱包括性腺功能紊乱、皮质增生、生长激素抵抗和病态综合征,都是疾病的临床表现。脂肪组织减少可导致脂肪因子异常。还会出现食欲调节通路的改变,包括瘦素和脑肠肽(ghrelin)浓度的改变。虽然 AN 导致的内分泌异常大多可以逆转,但是身材矮小、骨质疏松和不孕症可能成为永久性并发症。

大脑表现

大脑消耗能量占摄入总能量的 20％,主要依靠葡萄糖作为能量来源,因此,对营养不良十分敏感。饥饿使大脑萎缩,可以导致很多行为和心理异常。有证据显示,AN 和 BN 患者大脑 5-羟色胺(5-HT)功能改变导致食欲、情绪和神经冲动的调节异常。使用 5-HT 特异性配体的脑部影像学研究结果显示 AN 和 BN 患者存在 5-HT 功能紊乱,且在康复后持续存在。营养不良和体重丢失也会影响神经肽和单胺功能,并可能放大烦躁的心境。

骨骼系统

AN 患者中低 BMI 以及长期厌食与低骨密度相关。尽管 AN 患者往往在骨骼本应快速增长的时期丢失骨质,但是药物干预如二磷酸盐或雌激素治疗等仍缺乏良好的证据。因此,早发现早期恢复正常体重是最重要的。

血生化检查

近期的研究强调了血液浓缩对血液检查结果的影响。这可能导致对患者入院时实验室检查结果的误判(可能误认为正常),治疗时无法分辨表现上以及实际上的电解质紊乱。低磷血症、低钠血症、低镁血症和贫血比较常见。当剧烈呕吐或者滥用泻药或者利尿剂时可以导致低钾血症。

8.23.5　并发症

饮食失调可导致一系列潜在的严重的医学并发症。AN患者往往比BN患者更加严重,这是因为这些并发症主要是因为长期饥饿导致的[2]。10～19岁患者人群此类发病率最高,往往影响生长发育。随着营养改善,多数病理生理学改变可以逆转。某些并发症可以(至少暂时)威胁生命,尤其好发于再喂养期[4]。不同报道其死亡率各不相同,从0.7%～17.8%,高于其他任何精神性疾病。

8.23.6　营养评价

显而易见,精确的评估患者的临床和代谢状态非常重要,有助于避免发生短期或长期并发症。如果条件允许,营养学评估应包括人体成分测量、能量代谢测定、能量摄入评估和血生化检查(电解质、微量元素、维生素、性激素和甲状腺功能)。要考虑到入院时患者血液浓缩的可能性,可能导致结果偏高,通过检查有助于判断患者的依从性和营养改善情况。对于体重、体成分和能量代谢改变不明显的不典型病例或BN患者,诊断具有一定的难度。Russell征因为反复诱发呕吐导致手背表面的瘢痕以及门牙牙釉质的丢失,可能有一定帮助。

8.23.7　治疗

目前没有能够指导治疗的对照研究。近期有一个临床meta分析(2009)显示只有重新喂养才能使患者获益。门诊治疗与住院治疗的有效性没有显著差异。心理治疗和使用选择性5-羟色胺重摄取抑制剂(SSRI)和赛庚啶的药物治疗,以及抗焦虑药物和三环类抗抑郁药都没有效果。厌食症青少年的营养康复是一门科学也是一门艺术。治疗目标是:促进代谢复苏;恢复正常体重;逆转并发症;改善饮食行为和心理功能[8]。

绝大多数,但并非所有的并发症都能随着营养状态的康复而逆转。AN患者再喂养后,首先出现瘦体重的增加,随后脂肪组织增加并达到目标体重。营养康复的主要风险是再喂养综合征,以水电解质、心脏、血液和神经系统并发症为特征,严重营养不良的患者更易发生(见7.3章);最严重的事件是发生猝死。

制定治疗计划需要考虑到个体的心理、生理和社会心理状况。口服替代治疗常作为一线治疗,但是合适的治疗模式要依赖于个体化治疗。治疗过程中,很少用到管饲营养,全肠外营养更少。然而,在严重营养不良和衰竭患者有使用管饲和肠外营养的指征(通过静脉补充电解质和微量营养素)。

第一阶段(3～7 d)使用能量为 5～10 kcal/(kg·d)含有维生素 B_1 和其他 B 族维生素的软食,包括一些磷含量较高的例如以牛奶为来源的产品,少量多次进食。门诊患者每周应体重增长 250～450 g,住院患者每周增加约 1 kg[1]。如果出现顽固性的低钾血症,可能与磷和镁耗竭有关。应该定期监测电解质以预防再喂养综合征。质子泵抑制剂可能对碱中毒、保钾、防止食道和齿龈损伤有作用。

8.23.8 长期影响

以上提到的大多数改变都是可逆的,但是一些可能会持续存在。就这点来说,骨骼系统尤其是骨质疏松症和生长迟缓,牙齿、生殖系统和大脑特别容易受损伤。

【小结】

神经性厌食症可引起严重营养不良并导致相关并发症风险增加。营养治疗是至关重要的,但是如果不能耐受或者出现再喂养综合征,情况可能非常复杂。因此必须根据具体情况制订周密的个体化营养方案。

～～～～～～～ 推荐阅读文献 ～～～～～～～

1. Treasure J，Claudino AM，Zucker N. Eating disorders. *Lancet*，2010，375（7914）：583-593.

2. Fairburn CG，Harrison PJ. Eating disorders. *Lancet*，2003,361：407-416.

3. Vaisman N，Rossi MF，Corey M et al. Effect of refeeding on the energy metabolism of adolescent girls who have anorexia nervosa. *Eur J Clin Nutr*，1991,45：527-537.

4. Vaisman N，Corey M，Rossi MF et al. Changes in body composition during refeeding of patients with anorexia nervosa. *J Pediatr*，1988,113：925-929.

5. Rigaud D，Verges B，Colas-Linhart N et al. Hormonal and psychological factors linked to the increased thermic effect of food in malnourished fasting anorexia nervosa. *J Clin Endocrinol Metab*，2007,92：1623-1629.

6. Hutter G，Ganepola S，Hofmann WK. The hematology of anorexia nervosa. *Int J Eat Disord*，2009 May,42(4)：293-300.

7. Golden NH，Meyer W. Nutritional rehabilitation of anorexia nervosa. Goals and dangers. *Int J Adolesc Med Health*，2004,16：131-144.

8. Mitchell JE，Crow S. Medical complications of anorexia nervosa and bulimia nervosa. *Curr Opin Psychiatry*，2006,19：438-443.

8.24 神经系统疾病的营养支持

CF Jonkers-Schuitema，*ME Camilo*

【学习目的】

- 认识所有慢性或急性神经系统损害的患者都有发生营养不良的风险。
- 理解神经系统疾病引起功能逐渐下降、自理能力下降或经口进食过程受损导致的营养不良。
- 理解如何早期营养评估，膳食回顾是关键，与患者/家庭/护理人员合作共同完成早期营养支持方案的制订。
- 识别吞咽困难的不同阶段，并掌握如何为这类患者提供合理营养支持。

8.24.1 概述

与神经系统疾病有关的营养问题可以分成两类。一类是营养缺乏（如 Korsakov 综合征、脚气病），由酗酒、营养不良或营养素吸收不良等原因引发的。补充营养是必需的，但预防是关键。另一类并发于严重的进展的急性或慢性退行性病变，如闭合性脑创伤[1]、脑卒中[2]、单侧肌萎缩或多发性硬化征[3,4]、帕金森病/阿尔兹海默病[5~8]，这些疾病会损害进食、咀嚼、吞咽功能。营养治疗是临床其他治疗有效的辅助治疗[9]。本章节主要叙述第二类营养问题。

第二类营养问题的所有患者都存在营养不良风险，且营养治疗复杂[2]。很多患者存在吞咽困难，或自主进食能力受损。功能丧失的类型依病变部位和严重程度而异。

8.24.2 营养评估

首先需要进行营养评估，包括全面营养评估，同时为获得基线数据需记录体重变化情况。对于神经损害患者，详细膳食回顾可提供有关营养的重要信息，包括营养素摄入量，目前进食、咀嚼、吞咽能力。一旦出现，早期能发现功能障碍相关症状和体征，对制订个体化营养支持方案具有重要价值，同时向家庭成员及护理人员咨询也是必要的[2,6,9~11]，见表 8-59。

表 8-59 影响营养摄入的主要问题：评价和实施要点

问　　题	评价和实施要点
食物获取	可能依赖于家庭、朋友和专业人员
食物准备	安慰食品、预包装的食品，或方便食品常可满足单独准备食物的需要

续表

问 题	评价和实施要点
喂养问题：将食物放入嘴里	可能需要监督或者帮助喂食
进食：口服过程	观察进食过程使得护士、语言治疗师或营养师及时发现吞咽困难的问题，并告知整个团队，合理的吞咽体位如：下巴朝下的端坐体位
吞咽	这是个自发的复杂过程，通过肌肉推进作用完成，重力也有帮助；体位和避免环境干扰可能有帮助
液体	吞咽稀薄液体如：水最需要协助和控制；可稠厚的液体
质地	少量多餐，强调口味，质地软或成分单一，冷食

吞咽分期

(1) 口腔准备期：完成咀嚼，为吞咽食物做准备的阶段。

(2) 口腔期：食块由口腔送入咽部的阶段。

(3) 咽部期：食块由咽部向食管移送的阶段。

(4) 食管期：食块通过食管进入胃部的阶段。

吞咽各期的持续时间

(1) 口腔期 1～2 s。

(2) 咽部期小于 1 s。

(3) 食管期的持续时间多变(8～10 s)。

据报道，口腔和食管期随年龄增加轻度延长，食管期尤甚。口咽部的作用在于进食后嘴唇闭合，直至吞咽完成食块进入食管。不能经鼻腔呼吸的患者无法完成此动作[12]。

常规评估患者的临床进展中，评价营养状态和摄入情况必不可少。根据病情调整饮食及进食途径(口服或其他肠内)。还需注意营养素与药物间潜在的相互作用(如帕金森病)。因此营养支持应当与其他治疗紧密结合，治疗小组应包括内科医生、专业护士、语言治疗师、理疗师、药剂师和营养师。营养师处于主要地位，药剂师确保药理安全性和有效性，团队合作是提高患者生活质量的关键。

8.24.3 营养需要

能量

能量需要量的估计需结合本身的神经系统障碍和其临床症状。肥胖患者给予低能量摄入 20～25 kcal/(kg・d)足够，体重正常患者需要 25～30 kcal/(kg・d)以维持体重，体重低下患者或由于癫痫发作或肌肉抽搐(如帕金森病、亨廷顿舞蹈病)，导致机体高能量消耗的患者，能量需要量较高，达 35～40 kcal/(kg・d)，闭合性脑损伤患者所需能量应不少于每日 30～35 kcal/kg,增加程度与 Glasgow 昏迷评分[1]相关。应避免过度喂养及其带来的代谢负担,尤其是呼吸肌功能减退的患者,因为他们无法应付气体交换的增加。每位患者应逐步增加营养供给量和输注速度,且需要仔细监测。物理治疗可促进肌肉合成代谢,使营养治疗更为有效。

蛋白质

能量/蛋白质摄入不足(如饥饿),可减少蛋白质合成,但不影响蛋白质分解[11]。健康成年人禁食 3 d 的,蛋白质合成减少 20%,10 d 后再减少 20%。分解代谢性疾病如创伤、败血病、器官衰竭的危重患者,蛋白质分解和合成均增加,即使饮食正常,仍存在负氮平衡。神经系统障碍患者存在严重的急性期蛋白分解,导致严重消耗,进一步降低蛋白质合成率。为避免营养不良的发生,营养支持应尽早开始。应提供至少 1 g/kg 的优质蛋白,但每日摄入高于 1.7 g/kg 蛋白则不会进一步增加合成。

液体需要量

成人每日液体平均需要量是 30～40 ml/kg。癫痫发作、呼吸受损、吞咽障碍或渴觉改变的患者,需要评估其实际需要量,并密切监测,随时调整。测量液体平衡最好的方法是每日称体重。维持体液平衡对药物代谢终产物排出具有重要意义(谨慎使用利尿剂),同时对患者的精神和身体健康也很重要。对于昏迷或意识不清的患者,必须准确记录其液体出入量。

8.24.4 营养支持

无论急性或慢性神经损害,营养支持前都必须首先评估患者的吞咽、咀嚼功能,了解与摄食有关的颅神经功能(见表 8-60)

膳食治疗

评价与监测吞咽功能,以保证经口进食的安全性(见表 8-61)。

表 8-60 神经损害与摄食

变　　量	描　　述
厌食	食物在嘴里先引起味觉然后导致吞咽。如果患者厌食或有味觉障碍(味觉受损),可导致拒食,这一点很重要,但常常由于患者存在交流障碍无法表述而被忽略
咀嚼	咀嚼能力是必要的。评估牙齿情况,假牙是否合适,随年龄改变或营养不良而改变。如果无法咀嚼,应调整食物的质地,如糊状食物
痴呆	进行性痴呆可出现认知力下降、失认、失用、嗅觉丧失、共济失调、饥饿感及渴觉紊乱、视力损害等,摄食行为发生改变

续表

变 量	描 述
反流	胃肠道反流常见,伴随无法咳嗽,导致误吸和肺炎
失语,抑郁	抑郁或由于疾病本身(如帕金森病)无法交流的患者,有可能出现拒食。判断拒食原因究竟与失能有关还是情绪不良所致,有时比较困难
便秘	肠动力下降、流质及少纤维饮食可导致便秘,食欲减退。缓泻剂可能有效
治疗	抗精神病药物,抗胆碱能药物及止痛药可能影响吞咽,甚至导致吞咽困难

表 8-61 确保营养充足合适的食物

		食物摄入		
咀 嚼	吞 咽	小 吃	主 食	饮 品
合适	正常	软面包,无硬皮 软水果(如梨、桃、香蕉)	忌煎烤食物,忌骨头,食物最好煮得很烂	凉或常温
差	正常	糊状食物:蛋羹、粥、酸奶、汤、水果泥、果汁	糊状食物:土豆、蔬菜、肉类、蒸鱼	凉或温热
功能丧失	正常	厚的糊状食物:粥、糊、浓汤或无渣的汤、酸奶	糊状食物:较厚不能有碎屑	稠厚
功能丧失	偶尔有呛咳	同样稠度的厚糊状食物	同小吃	稠厚,避免过热或过冷
功能丧失	进食流质有呛咳	同样稠度的厚糊状食物	同小吃	必须稠厚流质
功能丧失	功能丧失	判断食物摄入、营养状态和预后:是否管饲?		
功能丧失 4 周以上		考虑放置 PEG 或 PEGJ		

肠内营养

急性神经系统损害患者应早期开始管饲喂养(最好在 48 h 内)。早期营养可以降低感染风险、提高生存率、减少残疾发生。脑卒中患者在起病 72 h 内开始肠内营养可缩短住院时间[2]。慢性进展期疾病,需要及时有效的营养评价,并决定是否放置 PEG 或 PEG-J。预计住院时间少于 4 周的病例,如果有营养支持小组管理,可选用匀浆。

要点

(1)温度:冷冻饮料及食物可刺激口腔感觉和吞咽,如果允许可以在进食时喝冷饮料。

（2）酸度：吞咽感受器对酸性食物如苹果酱、果汁或柠檬水有正性反应。

（3）甜度：可刺激唾液分泌，可能给吞咽紊乱患者带来不利影响。

（4）分量：大份食物可导致吞咽困难，少量多餐(6 次/d)效果更好。

（5）食物组分：流质较难满足患者能量和蛋白质需要量。吞咽障碍无法耐受流质的患者可选用半流质。很多患者需要强化配方（额外添加蛋白质、碳水化合物、脂肪），还需要补充微量营养素（液态），尤其是老年人需要补充维生素 C 和维生素 B_{12}。

（6）唾液：正常人每日分泌唾液 1～1.5 L。唾液产生增加却无法吞咽，不仅给患者带来不适，甚至可能引起危险。目前没有抑制唾液分泌的有效药物（阿托品和异丙嗪存在不良反应，因此不应以抑制唾液分泌为目的使用这两种药物）。黏稠的唾液影响食物吞咽；进食酸味食物（如酸奶、酸牛奶和果汁等）可解决这一问题。此外，甜食可刺激少量唾液分泌。

（7）环境：存在吞咽和咀嚼困难的患者应当在安静环境中进食。

（8）吞咽困难：分类见表 8-62。

（9）口咽部吞咽机制的评估：当怀疑咽部或喉部功能障碍时应进行改良吞钡试验(modified barium swallow)进行评估[12]。

（10）相互合作：发音治疗师管理口咽部吞咽障碍，消化科医师管理食道吞咽困难。

（11）咽固态测压术(pharyngeal solid-state manometry)和改良吞钡试验：需共同用于诊断某些口咽部吞咽障碍。

（12）减少肌肉衰减症的发生：给予充足的蛋白质以及合理有效的康复训练。

表 8-62　吞咽困难的分类：评估和治疗[3,12]

分　级	生　理	措　施
无吞咽困难	无误吸；吞咽和咳嗽反射正常；咀嚼正常	不必调整食物和液体
轻度吞咽困难	无误吸表现；吞咽和咳嗽反射正常；轻度咀嚼功能异常	正常经口饮食；无须帮助；发音治疗师提供饮食禁忌及进食环境禁忌的建议
中度吞咽困难	有误吸可能；吞咽和咳嗽反射正常；中度咀嚼功能异常	经口进食食物，改变食物质地，有必要提供补充剂。患者进食时需要帮助或建议减慢速度
中到重度吞咽困难	有误吸风险；有吞咽和咳嗽反射，但存在异常或延迟；咀嚼功能异常	限制经口进食食物，改变食物质地，患者由专业的看护人员严密监护 需添加营养补充剂或部分(夜间)管饲，才能达到最佳营养摄入

续表

分　级	生　理	措　施
重度吞咽困难	高误吸风险；吞咽和咳嗽反射不足或不连续；咀嚼功能障碍；块状食物吞咽不能	禁止经口进食，或经口摄入少量特制食物，必须有经专门培训的护理人员指导与监测；多需要肠内营养（管饲或 PEG-J）；严重吸收不良时考虑静脉营养
极重度吞咽困难	存在误吸；无咳嗽反射，需要气管吸引；无任何吞咽能力	禁止经口进食；需要肠内营养（管饲或 PEG-J）；严重吸收不良时考虑静脉营养

【小结】

严重进展的急性或慢性神经系统疾病如闭合性脑损伤、脑卒中、双侧性肌肉萎缩，或多发性硬化症、帕金森/阿尔茨海默病常有高度营养不良风险，尤其是那些存在进食、咀嚼、吞咽功能障碍的患者。营养支持是综合治疗措施的重要组成部分。本章节述及此类患者的各种营养支持方法（如特殊饮食、营养素强化饮食，肠内或肠外营养）。

推荐阅读文献

1. Wilson RF，Tyburski JG. Metabolic responses and nutritional therapy in patients with severe head injuries. *J Head Trauma Rehabil*，1998，13：11－27.

2. Foley NC，Martin RE，Salter KL，Teasell RW. A review of the relationship between dysphagia and malnutrition following stroke. *J Rehabil Med*，2009，41（9）：707－713（Review）.

3. Miller RG，Jackson CE，Kasarskis EJ et al. Quality Standards Subcommittee of the American Academy of Neurology. Practice parameter update：The care of the patient with amyotrophic lateral sclerosis：drug，nutritional，and respiratory therapies（an evidence-based review）：report of the Quality Standards Subcommittee of the American. *Academy of Neurlogy*，2009，73：1218－1226.

4. Patel BP，Hamadeh MJ. Nutritional and exercise-based interventions in the treatment of amyotrophic lateral sclerosis. *Clin Nutr*，2009，28：641－617.

5. Smith HA，Kindell J，Baldwin RC et al. Swallowing problems and dementia in acute hospital settings：practical guidance for the management of dysphagia. *Clin Med*，2009，9：544－548.

6. Candy B，Sampson EL，Jones L. Enteral tube feeding in older people with advanced dementia：findings from a Cochrane systematic review. *Int J Palliat Nurs*，2009，15：396－

404.

7. Scheltens P. Moving forward with nutrition in Alzheimer's disease. *Eur J Neurol*，2009，16 (Suppl 1)：19－22(Review).

8. Sampson E L，Candy B，Jones L，Enteral tube feeding for older people with advanced dementia *Cochrane Database Syst Rev*，2009，15：CD007209.

9. Tarnopolsky MA，Saris W. Nutrition and neurological disorders：in the absence of a cure， what can we offer? *Curr Opin Clin Nutr Metab Care*，2002，5：597－599.

10. Paddon-Jones D，Rasmussen BB. Dietary protein recommendations and the prevention of sarcopenia. *Curr Opin Clin Nutr Metab Care*，2009，12：86－90.

11. Op den Kamp CM，Langen RC，Haegens A，Schols AM. Muscle atrophy I cachexia：can dietary protein tip rhe balance? *Curr Opin Clin Nutr Metab Care*，2009，12：611－616 (Review).

12. Logemann JA. Swallowing disorders. *Best Pract Res Clin Gastroenterol*，2007，21：563－573.

13. Cortez-Pinto H，Correia AP，Camilo ME et al. Long-term management of percutaneous endoscopic gastrostomy by a nutritional support team. *Clin Nutr*，2002，21：27－31.

14. Kim JS，Wilson JM，Lee SR. Dietary implications on mechanisms of sarcopenia：roles of protein，amino acids and antioxidants. *J Nutr Biochem*，2010，21：1－13.

8.25 伤口愈合和营养支持

8.25.1 伤口愈合的基本知识

T Wild，*L Sobotka*

【学习目的】

● 了解伤口愈合的基本概念。

● 熟悉伤口愈合营养的相关知识。

● 理解营养不良对伤口愈合过程的影响。

● 熟悉影响伤口愈合的营养底物。

8.25.1.1 概述

由于致伤因子(如物理因素、化学物质、感染、免疫破坏等)的作用造成机体疾病或组织损伤,受损组织的再生是一个必需条件。这是一个精密的调节过程,受体液和细胞因子调控。伤口(创面)指皮肤完整性的破坏以及不同程度皮下组织的损伤。胎儿早期伤口愈合不留瘢痕不同,而胎儿晚期和出生后,伤口愈合不全,常留瘢痕。出生后,炎症反应在伤口愈合过程中起了主要作用,瘢痕可能是炎症反应的结果。对于存在大面积未愈合伤口的患者来说,营养治疗应是治疗中必不可少的部分。

8.25.1.2　伤口愈合的分期

伤口愈合是一系列复杂的过程,始于创面出现能持续数月甚至数年[1]。胎儿有能力通过再生愈合伤口,不仅能保持表皮完整,而且使深部结构如细胞外基质结构、强度和功能达到完全修复,不发生炎症反应[2]。然而,出生后,伤口愈合以炎症反应为主,并分为3个时期(见表8-63)。而且,伤口愈合的分期并非呈线性关系,能受到许多自身和外来因素的改变,从而影响愈合过程(正面效应或负面效应),见图8-25。

表8-63　伤口愈合的分期[1]

分　期	出现时间	发　生　事　件
Ⅰ. 炎症期	即刻	● 止血 ● 血管反应性收缩 ● 血小板聚集 ● 血液凝固 ● 炎症反应 ● 血管舒张 ● 炎症细胞迁移 ● 吞噬反应
Ⅱ. 增殖期	数天至数周	肉芽形成 ● 成纤维细胞→胶原填补缺损,促进新生毛细血管形成(血管再生) 创面收缩 ● 创面边缘向内收缩,减少表面缺损 上皮覆盖 ● 跨过潮湿的表面-细胞从原位向各个方向移行约3 cm
Ⅲ. 重建期	数周至数年	新的胶原形成 ● 增加创面的拉伸强度 瘢痕组织 ● 强度仅为原来组织的80%

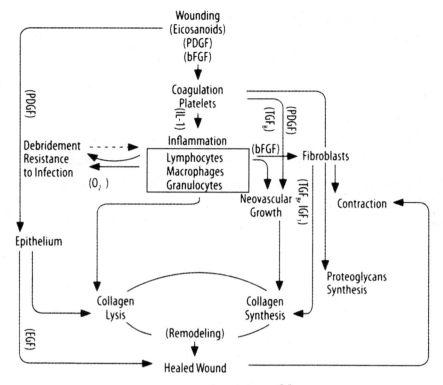

图 8 - 25　伤口愈合过程[1]

bFGF：碱性成纤维细胞生长因子　EGF：内皮生长因子　IGF-1：胰岛素样生长因子-1
IL-1：白介素-1　PDGF：血小板衍生生长因子　β-TGF：转化生长因子β

凝血期和炎症反应

凝血和炎症反应紧密相连。皮肤受伤后，止血机制和通路立即开始启动以避免失血。首先是血管反应性收缩，外源性凝血过程通过组织因子、钙、活化因子Ⅶ也被启动。随后整个凝血过程启动，血液凝固。血管收缩后，典型的炎症反应表现为以下几种。

（1）皮肤发红：血管收缩，主要由血小板、前列腺素A、前列腺素D和前列腺素E（PGE）介导。

（2）局部肿胀：增加了血管的通透性，血管内皮缝隙扩大，允许血浆蛋白和体液进入细胞间质。PGE2和PGF2使这些改变增强，并使炎症细胞进入创伤区域。

（3）灼热：血流加快和细胞因子级联反应所致，使局部环境能抵抗微生物。

（4）疼痛：由前列腺素等作用于外周疼痛感受器引起。

（5）功能障碍：炎症反应过程所致。

炎症反应产生屏障抵御微生物入侵,并由局部环境、体液因子(酶、补体和溶解酶)及粒细胞、淋巴细胞和巨噬细胞增强抵御作用。甚至疼痛对防止感染的扩散也起了重要作用,因为疼痛限制了机体损伤部位的活动。

除了免疫反应,炎症反应也启动了伤口愈合过程。在炎症反应循环末期,类花生四烯酸与不同细胞相互作用,刺激成纤维细胞增殖分化,导致胶原蛋白和基质的合成。

增殖期

当单核细胞代替白细胞和巨噬细胞继续增殖,增殖期启动。创面周缘成纤维细胞增生,并开始中心部位迁移。巨噬细胞释放的碱性成纤维细胞生长因子(bFGF)、转化生长因子 $\beta(\beta-TGF)$ 和血小板释放血小板衍生生长因子(PDGF)均刺激成纤维细胞增殖。成纤维细胞产生黏多糖(透明质酸)、蛋白多糖和胶原,这些物质均是肉芽组织的主要细胞外基质。随后成纤维细胞成为主要细胞,开始产生 $\beta-TGF$、bFGF、角质细胞生长因子和胰岛素样生长因子-1(IGF-1)。成纤维细胞同时聚集胶原分子形成纤维,纤维交叉连接,集合成束。最终,胶原成为愈合创面主要的细胞外成分,其含量与拉伸强度的强弱有关[3,4]。

角质细胞和内皮细胞在这一时期明显增殖。它们产生自分泌生长因子以维持自身的生长。相应地,内皮扩增有助于肉芽组织内的血管新生。新生的血管提供氧气、必需营养素和细胞因子用于创面的愈合。同时,内皮细胞继续从创面边缘向中心移行,直至创面完全被覆盖。这时,细胞接触性抑制使成纤维细胞转化为肌成纤维细胞,以维持收缩肌动蛋白纤维生长,促进伤口收缩。然后透明质酸由硫酸软骨素和胶原替代。

成熟期

新合成的胶原在肉芽组织内随机排列,随后进一步分化转型,使其强度增强。Ⅰ型胶原纤维代替Ⅲ型胶原纤维,直至恢复正常皮肤内的比例:1:4。随着不断重建,胶原合成和溶解(基质金属蛋白酶)达到稳定状态。创伤后约1年左右,创面的拉伸强度达到原来的80%。

8.25.1.3　未经愈合的慢性伤口

伤口愈合过程受到很多因素(全身性的和局部因素)影响(表8-64)。这些因素阻碍创面愈合,最终形成慢性或未愈合的伤口。长期蛋白质水解作用促使典型的慢性伤口形成。中性粒细胞释放蛋白酶(主要是弹性蛋白酶),使巨噬细胞功能受阻,导致组织裂解坏死。宿主的弹性蛋白酶水解产生的水溶性片段,降解能刺激 toll 样受体(TLR2)的趋化因子受体,产生额外的促炎症因子(PCs),使其进入炎症循环,并使中性粒细胞聚集。炎症循环持续不断,延迟了创面的愈合。这些慢性创面的产生机制在静脉性溃疡、动脉性溃疡、糖尿病性足溃疡、压疮和自身免疫性疾病所致的伤口尤其明显。营养不良也能延迟伤口愈合，即使运用现代医疗技术方法，创面愈合的过程仍是一个慢性过程[6]。

对持续6周以上的慢性伤口的治疗是医学上的挑战，因为它还导致了其他并发症的出现，包括感染、败血症或邻近组织的破坏。慢性创面是影响代谢和营养的持续炎症状态，由于疼痛限制了活动，以及慢性炎症反应促使肌肉的丢失，最终发展成肌肉衰竭症、肌肉减少型肥胖或恶液质。

表8-64　影响愈合的局部和全身性因素

局部因素

- 烫伤和烧伤，理化因素
- 局部压力
- 受损血管再灌注，动脉、静脉或混合
- 神经缺损

全身性因素

- 创伤(初始或反复)
- 免疫缺陷
- 恶性肿瘤
- 结缔组织自身免疫性疾病
- 代谢性疾病，尤其是糖尿病，尿毒症
- 营养不良或营养素缺乏
- 心理社会应激
- 先天性代谢性缺陷
- 皮质类固醇或免疫抑制剂的治疗
- 慢性疾病，尤其是消耗性疾病
- 高龄

8.25.1.4　局部创面的治疗

近10年来，处理创面的方法已发生了巨大的变化。基于湿性创面愈合理论下已发展出数百种创面敷料。对特定的创面选择合适的敷料需要慎重考虑和经验。主要创面护理产品包括敷料见表8-65。

表8-65　局部创面治疗用敷料

产品	优点	缺点	适应证	说明
医用纱布	经济，易获得	干燥，屏障阻隔差	深部创面的包扎	每12～24 h更换
膜	保湿性，透明，半闭合，阻隔环境微生物入侵	吸收渗液能力差，皮肤剥脱	渗出不多的创面，辅助性敷料	能维持7 d或当液体渗出时更换辅料

产　品	优　点	缺　点	适应证	说　明
水凝胶	保湿性,无机械性损伤,减轻疼痛	高水分合力	干燥的创面,疼痛明显的创面	每 1～3 d 更换辅料
水胶体	耐用,吸收性,闭合性,保护创面免受污染	不透明,吸收渗液能力差,皮肤剥脱,有异味	轻至中度渗出的创面	能维持 7 d 或当液体渗出时更换辅料
藻酸盐和水合纤维	吸收性强,止血	纤维碎屑,引流条横向(藻酸盐)	中至重度渗出创面,轻度出血创面	长期维持直至创面浸泡于渗液更换辅料
泡膜	吸收性,隔热,闭合性	不透明,有异味	轻至中度渗出的创面	每 3 d 更换辅料
透明质酸-碘复合物	刺激创面愈合	必须和其他辅料结合使用	各类创面(尤其是难愈合的创面)	每 1～3 d 更换辅料
真空辅助伤口闭合系统(VAC)	刺激创面愈合	患者需固定,昂贵	深部创面	每 3～4 d 更换辅料

8.25.1.5　营养和伤口愈合

伤口愈合过程中,细胞增殖,蛋白质合成和酶活性的增加需要加强局部营养和建立基质。通常氨基酸从机体蛋白质储备中释放(尤其是骨骼肌),而葡萄糖在肝脏中产生。在创面愈合早期葡萄糖氧化降低[7],可能是由于新生细胞和葡萄糖用于合成通路(非氧化)如戊醣循环。在合成过程中,糖酵解产生 ATP,乳酸在肝脏内转化成葡萄糖 Cori 循环。

营养不足的患者机体储备少,有创面愈合延迟以及发展成慢性创面的风险[8]。当营养不足联合全身性炎症,可能使创面愈合受阻[9]。营养不足阻碍创面愈合的方面包括:① 新生血管生长延迟,减少胶原合成。② 炎症反应期延长。③ 白细胞吞噬功能下降。④ B 细胞和 T 细胞功能障碍。

营养不足的患者伤口愈合延迟,导致慢性炎症反应,而炎症反应又加重营养不良严重程度,从而造成恶性循环(见 2.16 章节)。高蛋白质的补充已证实能减少压力性溃疡的发生(见 8.25.2 章节)。

因此,评估营养状态和监测饮食摄入对患者来说是必不可少的。营养摄入必须满足能量 30～35 kcal/kg 和蛋白质 1～1.5 g/kg 的需求。然而,已有营养不足或未愈合伤口的患者每日能量和蛋白质摄入必须分别增加至 35～40 g/kg 和

$1.5 \sim 2.0$ g/kg。

住院营养不足患者除标准膳食外,必须额外增加营养剂。补充应有针对性以满足患者营养缺乏。蛋白质、微量元素和维生素同营养底物(如精氨酸)一样转化迅速,应予以补充。精氨酸已证明能改善免疫功能[10],还能刺激创面愈合[11]。最近一项双盲、前瞻、随机研究表明[12],对于非营养不足的患者来说,富含能量和蛋白质的饮食,同时包括大量精氨酸、锌、维生素 C 和抗氧化剂能加速压力性溃疡的愈合。

特殊营养素

蛋白质和氨基酸

提供充足的蛋白质对于细胞分裂和维持伤口愈合必不可少。因为胶原蛋白主要由蛋白质产生,用于伤口的愈合,如果蛋白质缺乏则减少了胶原的合成及成纤维细胞的生成。所有的蛋白氨基酸在伤口愈合过程中均重要,而某些氨基酸尤其重要。甲硫氨酸和半胱氨酸主要用于结缔组织和胶原的合成。精氨酸对胶原的增生和改善免疫反应起重要作用[13~15]。

脂肪酸

脂肪酸是细胞膜的重要组成成分及合成类花生酸(促进炎症反应)的重要底物。局部应用 $\omega-3$ 脂肪酸发现能改善伤口的愈合[16]。令人惊奇的是,实验发现补充这些脂肪酸能增加局部创面炎症反应[17]。最近,共轭亚油酸(conjugated linoleic acid,CLA)证实能改善实验动物伤口的闭合[18]。然而,临床应用的证据需待进一步证明。

维生素 C

维生素 C 对合成胶原过程中脯氨酸和赖氨酸的羟基化是必要的,能起到交叉连接并稳定胶原蛋白三螺旋结构的作用。维生素 C 对伤口愈合炎症期免疫反应、细胞有丝分裂和单核细胞迁移至创面组织转变成巨噬细胞等均必不可少[19]。

锌

锌是许多酶系统的辅助因子,包括 RNA、DNA 和蛋白质的生物合成。因此,锌对所有增殖期细胞是必需的,缺乏锌会影响创面的闭合和拉伸力,并抑制炎症反应。关于补充锌的有效性和风险性文献报道中尚存争议,一般认为补充锌对缺乏锌的患者是有益的,而对不缺乏锌的患者则无益[20]。

铁

铁是脯氨酸和赖氨酸水解酶系统的辅助因子,对胶原的合成是必需的。因此,严重铁缺乏会严重干扰伤口愈合过程。

其他微量营养素

其他微量营养素如维生素 A、维生素 B 和维生素 E 及微量元素(硒、铜和镁)对伤口的愈合均有其特殊作用。缺乏这些营养素和皮肤病变尤其相关。因此对于治疗大面积或未愈合的创面需避免这些营养素的缺乏和耗竭。

【小结】

　　伤口愈合过程需精心护理,分3个阶段组成:炎症期、增殖期和成熟期。影响伤口愈合过程的因素有全身性和局部因素。慢性伤口在临床日常工作中需占用很多资源。因此,创面的处理、全身炎症的治疗以及营养支持对伤口的成功愈合和避免慢性伤口的形成是必要的。

　　伤口愈合过程需增加能量的需求。尤其是营养不足的患者和处于应激分解代谢的患者,营养评估有助于快速开始补充营养。高蛋白质及必需微量营养素的补充是有效的。

～～～～～～～ 推荐阅读文献 ～～～～～～～

1. Wild T, Rahbarnia A, Kellner M et al. Basics in nutrition and wound healing. *Nutrition*, 2010,26: 862 – 826.

2. Larson BJ, Longaker MT, Lorenz HP. Scarless fetal wound healing: a basic science review. *Plast Reconstr Surg*, 2010,126: 1172 – 1180.

3. Robson MC. The role of growth factors in the healing of chronic wounds. *Wound Repair Regen*, 1997,5: 12 – 17.

4. Robson MC, Burns BF, Phillips LG. Wound repair: principles and applications. In: Ruberg RL, Smith DJ, editors. *Plastic surgery: a core curriculum*. St. Louis, MO: *Mosby-Year Book*, 1994,3 – 30.

5. Robson MC, Hill DP, Woodske ME, Steed DL. Wound healing trajectories as predictors of effectiveness of therapeutic agents. *Arch Surg*, 2000,135: 773 – 777.

6. Ho CH, Powell HL, Collins JF et al. Poor nutrition is a relative contraindication to negative pressure wound therapy for pressure ulcers: preliminary observations in patients with spinal cord injury. *Adv Skin Wound Care*, 2010,23: 508 – 516.

7. Kivisaari J, Vihersaari T, Renvall S, Niinikoski J. Energy metabolism of experimental wounds at various oxygen environments. *Ann Surg*, 1975 Jun, 181: 823 – 828.

8. Stechmiller JK. Understanding the role of nutrition and wound healing. *Nutr Clin Pract*, 2010,25: 61 – 68.

9. Ng MF. Cachexia — an intrinsic factor in wound healing. *Int Wound J*, 2010,7: 107 – 113.

10. Angele MK, Smail N, Knöferl MW et al. L-Arginine restores splenocyte functions after trauma and hemorrhage potentially by improving splenic blood flow. *Am J Physiol*, 1999, 276: C145 – C151.

11. Witte MB, Barbul A. Arginine physiology and its implication for wound healing. *Wound*

Repair Regen，2003,11：419-423.

12. van Anholt RD，Sobotka L，Meijer EP et al. Specific nutritional support accelerates pressure ulcer healing and reduces wound care intensity in non-malnourished patients. *Nutrition*，2010,26：867-872.

13. Posthauer ME. The role of nutrition in wound care. *Adv Skin Wound Care*，2006,19：43-52.

14. Thomas DR. The role of nutrition in prevention and healing of pressure ulcers. *Clin Geriatr Med*，1997,13：497-511.

15. Witte MB，Barbul A. Arginine physiology and its implication for wound healing. *Wound Repair Regen*，2003,11：419-423.

16. Shingel KI，Faure MP，Azoulay L et al. Solid emulsion gel as a vehicle for delivery of polyunsaturated fatty acids：implications for tissue repair，dermal angiogenesis and wound healing. *J Tissue Eng Regen Med*，2008,2：383-393.

17. McDaniel C，Belury M，Ahijevych K，Blakely W. Omege-3 fatty acids effect on wound healing. *Wound Repair Regen*，2008，16：337-345.

18. Park NY，Valacchi G，Lim Y. Effect of dietary conjugated linoleic acid supplementation on early inflammatory responses during cutaneous wound healing. *Mediators Inflamm*，2010,2010. pii：342328. /Epub 2010 Aug 17.

19. Ross V. Micronutrient recommendations for wound healing. *Support Line*，2002，24：3-9.

20. Lansdown AB，Mirastschijski U，Stubbs N et al. Zinc in wound healing：theoretical，experimental，and clinical aspects. *Wound Repair Regen*，2007,15：2-16.

8.25.2　压疮患者的营养支持

JMGA Schols

【学习目的】

- 知道压疮的病理生理学和分类。
- 理解营养不良对压疮的影响。
- 理解营养支持对压疮的作用。

8.25.2.1　概述

压疮(PU)，又名压力性溃疡或压疮，是指由于压力和(或)剪切力、摩擦力联合所引起的身体局部皮肤和下层组织损害。

压疮是全球卫生保健机构所面临的共同难题，其发生率在 $3\%\sim66\%$[1~4]。压疮给患者及其家庭带来巨大的负担，也显著增加了医务人员的工作负担，最终付出沉重的经济负担[5,6]。身体虚弱、高龄和慢性病患者尤其易患压疮。因此，在大多数西方国家压疮的发生率可能随着年龄的增加而增加。据统计,英国每年用于压疮的治疗费用约 10.7 亿欧元,美国是 24 亿美元,荷兰则是 6 亿欧元[7,8]。

8.25.2.2 压疮的分类和病因学

压疮分 4 期[9]。

(1) 第 1 期:出现指压不变白的红肿,且皮肤完整。皮肤变色、皮温增高、水肿、变硬可作为溃疡形成的标志,尤其对肤色较深的个体。

(2) 第 2 期:局部皮肤出现缺损,包括表皮层和(或)真皮层。溃疡为表浅的,临床表现为皮肤破损或出现水疱。

(3) 第 3 期:全层皮肤缺失,以及坏死的皮下组织向下延伸,但筋膜尚未暴露。

(4) 第 4 期:广泛破坏,组织坏死,或肌肉、骨骼及支撑结构破坏伴或伴有全层皮肤缺失。

促成压疮发生的内在因素和外在因素。

(1) 引起压疮重要的外在因素是压力、摩擦力和剪切力。这些因素在皮肤上产生机械性负荷,继而导致皮肤受损和软组织的破坏[10]。

(2) 内在因素影响组织的存活能力,并通过病理生理机制产生机械性负荷。文献中关于内在因素的描述有很多。通过 Logistic 回归分析表明[11~14],和压疮产生显著相关的因素有:年龄、性别、活动能力的受限,日常活动需要辅助,大便和(或)小便失禁,Braden 评分、贫血、感染和营养状况。然而,这些因素各自的相关影响因素仍需进一步研究。

8.25.2.3 压力性溃疡和营养状况

营养状况是影响压疮形成的内在因素之一。

营养摄入不足和营养状况不良已经证实和促成压疮及延迟创面的愈合有关[2,15]。

尽管存在方法学上的缺陷,横断面研究和前瞻性研究[16~19]结果均显示,营养不足和压疮的形成关联性较强。

流行病学多变量分析结果表明[14,20,21],营养状况不良及其相关因素如低体重,经口摄入不足是促成压疮的独立危险因素。同时显示许多急慢性疾病患者尤其是老年人出现压疮风险或压疮,往往存在体重丢失[2,17~20]。

除了营养不足,脱水状态也是促成压疮的常见因素之一,但往往被忽视。脱水使皮肤脆弱,易破损,也减少了创面组织的血流灌注[24]。

然而,压疮和营养之间确切的因果关系仍然不清。同样,不同宏量营养素和微量营养素对预防和治疗压疮的确切作用也不明确。

8.25.2.4　压力性溃疡和营养干预

营养干预使患者获得充足的营养,即充分的蛋白质和能量的摄入,能逆转压疮患者营养不足状态,避免溃疡的形成[2,25,26]。

营养和压疮愈合的关系正不断地被认识,但目前循证指南仅提出充足的饮食摄入(满足能量和蛋白质的需求)能改善创面的愈合速度[28]。而营养补充剂的摄入或管饲高蛋白质饮食也已经证实能改善创面的愈合速度[27,28]。

Benati等做了压疮和营养补充相关研究[29],发现给予特殊配方包括高能量和高蛋白,富含精氨酸、维生素C和锌的营养补充对创面的愈合有积极作用。这些发现在最近比利时和卢森堡进行的一项多中心研究中[30]也同样得到证实。最近发现[31]这种特殊配方的营养补充同样能改善非营养不足患者的创面愈合。

需要说明的是,对这些研究结果的叙述必须谨慎。大部分研究的样本量较小,且参与者来源(如外科患者、危重并恶化和家庭看护患者等)和干预方法(类型、应用形式、剂量和营养治疗时间等)均存在异质性。

一项关于营养干预和防治压疮的Cochrane综述,其中仅有的一项研究中得出证据级别良好的结论,该研究证明混合性营养补充减少发生压疮的概率[32]。而且大部分营养治疗压疮相关的研究随访时间均太短,以至不能完全明确营养干预对压疮愈合的积极作用。

随后,Stratton等进行了一项包括4个随机对照研究的meta分析[33],结果显示和标准膳食相比,有压疮发生风险的患者口服营养补充剂(ONS)能显著降低压疮的发生。meta分析中的2项RCT试验[26,34]研究目的在于比较ONS和标准膳食对压疮的预防的不同。另一项RCT试验[35]目的在于比较管饲和标准膳食对于压疮的预防的差异。2003年一篇关于如何预防压疮的Cochrane综述[32]中也包括这3项RCT试验,比较增加额外的营养支持和单纯常规护理(标准膳食)的差异。额外的营养补充剂包括增加蛋白质、碳水化合物、脂肪、维生素和(或)微量元素。但研究时限较短(2～4周),且营养干预时不考虑患者本身的营养状况。所有这些研究均未提供数据关于体重或其他营养指标的改变。Stratton等也未能发现强有力的证据支持营养补充剂能改善压疮的愈合。

Cochrane综述和meta分析结果均很明确地指出,为获得更明确的证据证明营养干预和营养治疗对压疮的影响,需要更强有力的、设计良好的、方法学更为合理的大样本的随机对照试验。

8.25.2.5 营养管理和压疮护理

已经明确许多急慢性病患者尤其老年人出现压疮风险或压疮,往往存在体重丢失和营养不良[2,20~23]。在日常实践中,许多保健机构人员也将营养不良视作引起压疮的主要因素之一[22]。这一观点主要基于 2 个实践经验。一方面,通常认为压疮是机体内部虚弱的标志。另一方面,在临床实践中,压疮患者或有发生压疮风险的患者往往存在营养不足,事实上压疮的营养管理意味着增加机体全面康复能力。

然而,这一观点经常被忽视。许多患者不但未给予足够的营养重视,而且即使给予营养干预,时间往往也太迟了[5,22]。按照这一与日常实践相一致的观点,在提供全面护理和治疗的目的的前提下,对压疮或有发生压疮风险的患者如何优化营养状态应给予更多的关注。

2002 年进行了一项总结来自 13 个国家的压疮营养指南的研究。该研究揭示了不同指南对营养干预和治疗压疮的关注度相当地不同,这些指南中的推荐比较笼统,往往仅有一些提示性表述。似乎关于营养干预的推荐应该更明了的写入指南,推荐应是完整的、明确的、可验证的,包括整个营养治疗过程[36]。

随后,欧洲压疮顾问小组(EPUAP)成立了工作组,着手开发以循证为基础的关于压疮的营养干预和营养治疗的指南,于 2004 年完成,共有 8 种语言版本[37]。2008 年进行了该项指南的评估。压疮护理中关于营养管理推荐总结见表 8 - 66。当然,在临床实践中指南应结合其他合适的预防和治疗压疮的措施。

表 8 - 66 压疮护理中关于营养管理的一般和特殊推荐

一般推荐

1 卫生保健机构对有压疮风险的患者进行营养筛查

既然潜在的营养不良是溃疡形成的可逆的风险因素,早期识别和管理营养不良非常重要。而且,由于在任何卫生保健机构疾病相关的营养不良发生率很高,每个患者应进行营养筛查以判断是否存在营养缺乏。应包括存在压疮和发生压疮风险患者[2,8,20~22]

1.1 营养筛查工具应有效、可靠、实用、使用方便简单,能被患者和医护人员接受

筛查工具有效、可靠、适用于筛查人群是非常重要的。筛查工具应考虑当前体重状况(如体重低下或肥胖),以及过去和将来可能发生的体重变化。体重变化和食物摄入/食欲及疾病严重程度有关。同一种筛查工具能用于不同卫生保健机构(消除不同护理之间的差异)保证护理的连续性是重要的

同样重要的是,筛查工具能用于检测营养不足和营养过剩,能检测出各类患者的营养风险,包括那些液体不平衡及体重身高不易测量的患者

1.2 所有卫生保健机构应该有透明的政策关于营养筛查和使用频率

每个卫生保健机构应该有透明的政策关于营养筛查和使用频率可能不尽相同。患者来源不同,其营养不良的发生率也可能差别很大。筛查的结果,尤其是需要执行时,不同护理机构之间应相互沟通

续表

一般推荐

2　向注册营养师个体化咨询营养风险或问题以及压疮风险或压疮问题。如有需要,还可以向多学科营养小组(包括注册营养师、营养护师、内科医生、语言治疗师、职业治疗师和/或牙医)寻求咨询

现代医疗中关于营养支持如何治疗干预一直是最具争议的讨论之一。然而,目前有很好的证据支持营养不足是患病率增加、住院时间延长、再入院率增加、康复延迟、生活质量下降、住院费用增加以及死亡率增加的独立危险因素[8]

因此,如果营养筛查能识别患者有压疮出现可能,以及营养不足或营养风险,则营养师必须进一步给予全面的营养评估,或者由多学科营养支持小组进行更为综合性的评估[21]

2.1　对于有营养风险或营养问题的患者以及压疮或有压疮发生风险的患者,按照相关循证指南进行肠内营养

明确应该具有其他更为具体化的临床指南关于营养

避免和治疗脱水状态是正确的

2.2　对有营养风险或营养问题的患者以及压疮或有压疮发生风险的患者提供营养支持,按照营养管理流程执行,包括营养评估、营养需求的估计、进食途径的选择和监测临床结局,并根据随后患者临床情况变化调整营养评估

在疾病治疗期间,患者可能需要不同形式的营养管理。而且,随着临床情况的变化,需在不同卫生保健机构给予营养管理。如果管理不得当,则可能会出现不合理的治疗。基本治疗措施保障的情况下,临床治疗才能有效地实施。临床治疗组需明白,不同的基本要素参与形成有效的服务,这也取决于不同学科之间的结合,包括那些不公开的临床议程如提供饮食服务、财政和高级行政管理[8]

2.3　提供有营养风险或营养问题的患者以及压疮或有发生压疮风险的患者每日至少 35 kcal/kg 能量、1.5 g/kg 蛋白质和 1 ml/kcal 液体

预防和治疗压疮患者的能量需求包括每日至少 35 kcal/kg 能量、1.5 g/kg 蛋白质和 1 ml/kcal 液体[21]。营养干预的基本目标是经口提供充足的营养。当考虑正常食物和液体摄入出现限制时,还需考虑是否方便获取食物、社会因素和功能性问题以及食物的质地等。改变这些原因可能增加经口摄食的便利性

当正常饮食无法增加,可考虑经口摄入营养补充剂。如果正常饮食和口服营养补充剂无法满足患者的需求,其他途径(如管饲)可执行,但应考虑这些干预措施带来的风险

2.4　接受姑息治疗或临床关怀期间有营养风险或营养问题的患者以及压疮或有压疮发生风险的患者,营养管理应结合其预后综合考虑,并尊重患者个人意愿和喜好

特殊推荐

3　出现急、慢性病或手术情况,除常规饮食外,给有营养风险或营养问题的患者以及压疮或有压疮发生风险的患者提供高蛋白质含量的口服和(或)管饲营养补充剂

2005 年 Stratton 等人的 Meta 分析[31]和 2003 年 Langer 等人的 Cochrane 综述[32]表明,和常规饮食相比,添加高蛋白质的饮食能显著减少压疮的发生

预防压疮对患者(消除疼痛和不雅的状况)和医护人员(减轻工作负担和减少床位占用率以及节省医疗成本)均有利

3.1　如果常规饮食无法满足压疮患者或营养不良患者的需求,可提供高蛋白质含量的口服和(或)管饲营养补充剂

至今仍没有强有力的证据支持给予营养补充能改善压疮[31,32]。然而,许多急慢性病患者出现压疮,往往伴随体重丢失和营养不良。除正常饮食外,提供额外的营养补充用于恢复机体宏量元素和微量元素储备以及提供额外的营养素用于保护皮肤组织,增强组织抵抗力和促进组织修复似乎是合乎逻辑的。营养不良的压疮患者常发生正常饮食无法满足其营养需求的问题

3.2　为不影响正常三餐进食,在两餐之间给予口服或管饲营养补充剂

EPUAP 工作组 2004 年完成,2008 年得到更新(在 EPUAP 许可下)

【小结】

压力性溃疡是全球卫生保健机构所共同面临的高发生率的难题。营养不良是促进压力性溃疡形成的重要因素。蛋白质的补充能显著降低压疮的发生。因此，合理的营养管理对于有发生压疮风险或已发生压疮的患者是综合治疗中的必要组成部分(表 8 - 66)。

～～～～～～～～～～ **推荐阅读文献** ～～～～～～～～～～

1. Allman RM，Laprade CA，Noel LB et al. Pressure sores among hospitalized patients. *Ann Intern Med*，1986，105(3)：337 - 342.

2. Ek AC，Unosson M，Larsson J et al. The development and healing of pressure sores related to the nutritional state. *Clin Nutr*，1991，10：245 - 250.

3. Bours GJ，Halfens R，Lubbers M，Haalboom J. The development of a national registration form to measure the prevalence of pressure ulcers in The Netherlands. *Ostomy Wound Manage*，1999，45：28 - 33，36 - 38，40.

4. Tannen A，Dassen T，Bours G，Halfens R. A comparison of pressure ulcer prevalence：concerted data collection in the Netherlands and Germany. *Int J Nurs Stud*，2004 Aug，41：607 - 612.

5. Bours GJ，Halfens RJ，Abu-Saad HH，Grol RT. Prevalence，prevention，and treatment of pressure ulcers：descriptive study in 89 institutions in the Netherlands. *Res Nurs Health*，2002，25：99 - 110.

6. Schols JM，Kleijer CN，Lourens C. Pressure ulcer care：nutritional therapy need not add to costs. *J Wound Care*，2003，12：57 - 61.

7. Severens JLA，Kosten van decubitus in Nederland. Nijmegen：Afdeling MTA，Universitair medisch *Centrum Radboud*，1999.

8. Stratton RJ，Green CJ，Elis M. *Disease-related malnutrition: an evidenced-based approach to treatment*. Cambridge：CABI Publishing 2003.

9. European Pressure Ulcer Advisory Panel (EPUAP). Pressure Ulcer Treatment Guidelines. http：//www. equap. org/gltreatment. html 2003.

10. Bouten CV，Oomens CW，Baaijens FP，Bader DL. The etiology of pressure ulcers：skin deep or muscle bound? *Arch Phys Med Rehabil*，2003，84：616 - 619.

11. Bours GJ，De Laat E，Halfens RJ，Lubbers M. Prevalence，risk factors and prevention of pressure ulcers in Dutch intensive care units. Results of a cross-sectional survey. Intensive *Care Med*，2001，27：1599 - 1605.

12. Bergquist S，Frantz R. Pressure ulcers in community-based older adults receiving home health care. Prevalence，incidence，and associated risk factors. *Adv Wound Care*，1999，

12：339－351.

13. Breslow R. Nutritional status and dietary intake of patients with pressure ulcers：review of research literature 1943 to 1989. *Decubitus*，1991，4：16－21.

14. Guenter P，Malyszek R，Bliss DZ et al. Survey of nutritional status in newly hospitalized patients with stage Ⅲ or stage Ⅳ pressure ulcers. *Adv Skin Wound Care*，2000，13(4 Pt 1)：164－168.

15. Green CJ. Existence，causes and consequences of disease-related malnutrition in the hospital and the community and clinical and financial benefits of nutritional intervention. *Clin Nutr*，1999，18(Suppl 2)：3－28.

16. Pinchcofsky-Devin GD，Kaminski MV Jr. Correlation of pressure sores and nutritional status. *J Am Geriatr Soc*，1986，34：435－440.

17. Thomas DR. The role of nutrition in prevention and healing of pressure ulcers. *Clin Geriatr Med*，1997，13：497－511.

18. Berlowitz DR，Wilking SVB. Risk factors for pressure sores. A comparison of cross-sectional and cohort-derived data. *J Am Geriatr Soc*，1989，37：1043－1050.

19. Green SM，Winterberg H，Franks PJ et al. Nutritional intake in community patients with pressure ulcers. *J Wound Care*，1999，8：325－330.

20. Thomas DR，Verdery RB，Gardner L et al. A prospective study of outcome from protein-energy malnutrition in nursing home residents. *JPEN*，1991，15：400－404.

21. Mathus-Vliegen EMH. Nutritional status，nutrition and pressure ulcers. *Nutr Clin Prat*，2001，16：286－291.

22. Schols JM，Kleijer CN. Nutrition in nursing home patients with pressure ulcers；knowing is not yet doing. *Tijdschr Berpleeghuisgeneeskd*，2000，24：9－12.

23. Kerstetter JE，Holthausen BA，Fitz PA. Malnutrition in the institutionalized older adult. *J Am Diet Assoc*，1992，92：1109－1116.

24. Horn SD，Bender SA，Ferguson ML et al. The National Pressure Ulcer Long-Term Care Study：pressure ulcer development in long-term care residents. *J Am Geriatr Soc*，2004，52：359－367.

25. Delmi M，Rapin CH，Bengoa JM et al. Dietary supplementation in elderly patients with fractured neck of the femur. *Lancet*，1990，335：1013－1016.

26. Bourdel-Marchasson I，Barateau M，Rondeau V et al. A multi-center trial of the effects of oral nutritional supplementation in critically ill older inpatients. *Nutrition*，2000，16：1－5.

27. Chernoff RS，Milton KY，Lipschitz DA. The effect of a high protein formula（Replete）on decubitus ulcer healing in long-term tube institutionalized patients. *J Am Diet Assoc*，1990，90：A130.

28. Breslow RA，Hallfrisch J，Goldberg AP. Malnutrition in tubefed nursing home patients

with pressure sores. *JPEN*，1992，15：663－668.

29. Benati G，Delvecchio S，Cilla D，Pedone V. Impact on pressure ulcer healing of an arginine-enriched nutritional solution in patients with severe cognitive impairment. *Arch Gerontol Geriatr Suppl*，2001，33(Suppl 7)：43－47.

30. Heyman H，Van De Looverbosch DE，Meijer EP，Schols JM. Benefits of an oral nutritional supplement on pressure ulcer healing in long-term care residents. *J Wound Care*，2008，17：476－478，480.

31. van Anholt RD，Sobotka L，Meijer EP et al. Specific nutritional support accelerates pressure ulcer healing and reduces wound care intensity in non-malnourished patients. *Nutrition*，2010，26：867－872.

32. Langer G，Schloemer G，Knerr A et al. Nutritional interventions for preventing and treating pressure ulcers. (Cochrane Review). //*The Cochrane Library*，Issue 4. Chichester，UK：John Wiley & Sons，Ltd. 2003.

33. Stratton RJ，Ek AC，Engfer M et al. Enteral nutritional support in prevention and treatment of pressure ulcers：a systematic review and meta-analysis. *Ageing Res Rev*，2005，4：422－450.

34. Houwing RH，Rozendaal M，Wouters-Wesseling W et al. A randomised，double-blind assessment of the effect of nutritional supplementation on the prevention of pressure ulcers in hip-fracture patients. *Clin Nutr*，2003，22：401－405.

35. Hartgrink HH，et al. Pressure sores and tube feeding in patients with a fracture of the hip：a randomized clinical trial. *Clin Nutr*，1998，17：287－292.

36. Schols JM，de Jager-v D Ende MA. Nutritional intervention in pressure ulcer guidelines：an inventory. *Nutrition*，2004，20：548－553.

37. Clark M，Schols JM，Benati G et al. European Pressure Ulcer Advisory Panel. Pressure ulcers and nutrition：a new European guideline. *J Wound Care*，2004，13：267－272.

8.26 糖尿病患者营养支持

E Dardai，*SP Allison*，*M Leon-Sanz*

【学习目的】

- 熟悉糖尿病患者的长期饮食管理。
- 掌握糖尿病患者(包括接受胰岛素治疗)的营养支持原则。
- 掌握胰岛素依赖型和非胰岛素依赖型糖尿病患者的围手术期血糖管理。

8.26.1 概述

发达国家糖尿病患病率日益增长,因此需要肠内和肠外营养支持的糖尿病患者人数也日益增加。

糖尿病分型

糖尿病分型包括4种临床分型[1]。

(1) 1型糖尿病(由于β细胞受损,通常导致胰岛素绝对缺乏)。

(2) 2型糖尿病(由于胰岛素抵抗导致的进行性胰岛素分泌障碍)。

(3) 其他特殊类型的糖尿病,病因有β细胞功能的遗传缺陷、胰岛素作用的遗传缺陷、胰腺外分泌疾病(如囊肿性纤维化)、药物或化学诱发(如艾滋病治疗或器官移植后)。

(4) 妊娠期糖尿病(妊娠期诊断为糖尿病)。

流行病

1型糖尿病的发病率症状增加,一些国家的发病率为0.3%~0.4%。

2型糖尿病的发病率更为迅速,主要由于肥胖症(BMI>30)的发病率上升所致。如英国肥胖发生率从1980年的6%已上升到20%。在大部分欧洲国家,2型糖尿病的发生率在6%左右,并随着年龄的增加而升高[2]。

营养过剩不仅导致糖尿病发展,还会导致由于高血糖、高血脂和高血压引起的并发症。相反,合理的营养保健可以降低并发症。

8.26.2 糖尿病膳食管理

长期营养目标

为了优化糖尿病患者长期健康,营养保健和膳食管理的目标如下。

(1) 使血糖接近正常水平,而没有频发低血糖的风险。

(2) 降低心血管疾病的危险因素。

(3) 适量摄入能量,维持正常的体质指数。

(4) 预防急性和慢性糖尿病并发症。

(5) 提高整体健康和生活质量。

(6) 正确处理疾病急性期表现[3]。

长期膳食管理

目前一些主要的国内和国际协作组织就糖尿病饮食模式达成共识,如下[4]。

(1) 根据能量需要制订能量供给,满足和维持理想体重。

(2) 55%~60%的能量需要主要来源于低糖指数的粗粮。

(3) 每日膳食中应该含有20~30 g的膳食纤维。而每日30~40 g的建议量对于大多数患者来说是有难度的,可能会出现胃肠道不耐受的相关症状。

(4)总脂肪摄入量应控制在总能量的 30% 或更低。饱和脂肪酸<总能量的 7%,尽量减少反式脂肪酸的摄入,胆固醇推荐每日摄入量<200 mg。建议每周至少食用两次鱼类,以增加 ω-3 脂肪酸的摄入量。

(5)蛋白质摄入量为 0.8 g/(kg·d) 或占总能量的 15%。

(6)减少盐的摄入量。

(7)控制饮酒(女性每周 1 次或更少,男性每周 2 次或更少)。

(8)增加绿色和一些根茎类蔬菜和某些水果的摄入(但需避免过多的水果,否则将增加糖分的摄入),以增加维生素、抗氧化物和膳食纤维的摄入量。

8.26.3 糖尿病营养支持

急性疾病时糖尿病患者的营养支持原则与本书其他章节所描述的非糖尿病患者没有区别,但应考虑糖尿病患者特有的代谢特点和床边血糖监测的问题。疾病或创伤所致的应激反应是引起糖尿病和胰岛素抵抗的原因,因此在急性疾病时,非胰岛素依赖型的糖尿病患者可能需要胰岛素,而胰岛素依赖型的糖尿病患者可能需要的胰岛素剂量增加。

高血糖以前被认为是一种生存所需的适应性反应,在重症监护室(ICU)不作为常规监测项目。然而,大量研究显示预后较差的住院患者与其高血糖有关。血糖水平升高的手术患者感染的风险增加。校正疾病严重程度后,心肌梗死、脑外伤、中风或 ICU 的患者出现血糖增高预示着死亡可能性增加。相比糖尿病住院患者,高血糖对非糖尿病患者引起的不良反应更严重[5]。

相关的病理生理机制仍知之甚少。尚不知道葡萄糖是不良结局的可改变的介质还是疾病严重程度的一个标志。

一些研究评估后肯定了重症监护室积极控制血糖的益处,但是各项研究间研究人群(糖尿病患者与非糖尿病患者)、研究设计、血糖目标和胰岛素方案间有显著差异。且研究结果并不是完全一致的。最初的研究支持对非糖尿病患者需严格的血糖控制[6]。对危重患者高血糖积极治疗的概念是在一篇来自在比利时鲁汶某个外科 ICU 中的 1 548 个患者的随机试验的文章中提出的。它比较了 2 种方法:胰岛素注射强化治疗(目标葡萄糖水平,80~110 mg/dl;4.4~61.1 mmol/L)和胰岛素标准治疗(对于葡萄糖水平超过 215 mg/dl;11.9 mmol/L 的患者实施静脉胰岛素管理)。强化治疗组的死亡率比标准治疗组低 42%(4.6% 比 8.0%,$P<0.04$)。强化治疗组的患者在透析率、败血症的发生率、输血次数、机械通气的需求也有显著下降。同时,强化治疗组中住 ICU 5 d 以上的患者死亡率也明显下降[7]。

多名研究者用同样的研究方案重复多次试验,发现强化治疗组死亡率没有显著降低,阳性结果包括减少机械通气的时间和提前出院。另外,至少在 ICU 住过 3 d 的患者能降低住院死亡率。作者强调只有在血糖水平控制在 4.4～6.1 mmol/L(80～110 mg/dl)的患者才能得到积极的预后结果[8]。

然而,这些相关文献后,其他关于内、外科 ICU 的随机试验,以及 2 个 meta 分析,没有发现严格的血糖控制能改善发病率和死亡率,相反发现低血糖发生明显增多[9～12]。

最近,一项"NICE-SUGAR"试验的结果显示,患者入住 ICU 后 24 h 内,开始随机接受 3 d 或 3 d 以上的积极血糖控制或常规血糖控制。积极血糖控制增加了死亡率。血糖目标在不到 10.0 mmol/L(180 mg/dl)的患者比目标在 4.5～6.0 mmol/L(81～108 mg/dl)的患者死亡率更低[13]。meta 分析的结论是积极胰岛素治疗显著提高低血糖的风险,对于重症患者也没有改善死亡率。然而,这一治疗对于外科 ICU 的患者有益[14]。

这些结果公布于众后,一些专业协会修改了之前关于 ICU 的血糖控制的推荐意见。美国临床内分泌协会和美国糖尿病协会修订了新的指南,推荐持续高血糖患者要进行胰岛素治疗,血糖临界值高于 10.0 mmol/L(180 mg/dl)即开始治疗。一旦开始胰岛素治疗,多数危重患者推荐血糖控制在 7.8～10.0 mmol/L(140～180 mg/dl)。对于大多数非危重患者的胰岛素治疗,餐前血糖目标<7.8 mmol/L(<140 mg/dl),随机血糖<10.0 mmol/L(<180 mg/dl),可以安全地实现这些目标[15]。

低血糖(自发的或胰岛素相关的)与危重患者的死亡率相关。严重的低血糖与严重的疾病相关,低血糖是即将死亡的一个标志[16]。

口服补充剂

假如临床上需要,可以给予口服营养补充剂,同时给予常规的口服降糖药或胰岛素。目前已经有了特殊口服营养补充剂,能够降低餐后血糖高峰[17]。

肠内营养

肠内营养的常规技术和原则已在第 6.1 章节中介绍。在血糖监测和血糖控制稳定的情况下,一些非糖尿病配方可用于糖尿病患者。避免过量过快地提供碳水化合物。一种调整碳水化合物含量的多聚配方,缓慢持续滴注可以改善这一问题。

现在有一种可取的方法,用单不饱和脂肪、淀粉糊精麦芽糖代替碳水化合物,并增加膳食纤维[18]。这个方法显示了更好的血糖控制效果和代谢状况的改善[19]。这种方案尤其适用于一些由于神经或机械性的吞咽困难而需要长期家庭肠内营养的患者。一些含有膳食纤维的制剂还可以减缓胃的排空,降低食物的生糖作用和维持肠道功能。

比较不同的糖尿病肠内营养制剂用于非危重住院患者管饲营养时,可以发现血糖和血脂上出现细微差别[20]。但标准和特殊糖尿病配方相比,更支持后者。一项关于使用特殊高蛋白膳食的 50 个高血糖危重患者的研究显示,相比常规高蛋白膳食,两者尽管含有相同脂肪和碳水化合物的能量,但患者的血浆和末梢血糖水平显著下降,胰岛素需要量也显著下降。血糖改善没有影响住 ICU 时间,感染并发症,机械通气或死亡率,也许研究样本量小能够解释结果无差异[21]。

糖尿病患者伴随自主神经损害引起症状性胃张力迟缓或不规则的肠动力障碍,可能需要经幽门后或空肠管饲。现在已有含单不饱和脂肪及膳食纤维的商品化制剂可供选用。

肠外营养

非糖尿病配方的肠外营养应用于糖尿病患者时需根据血糖变化调节胰岛素剂量,且应维持稳定的输注速度[22]。一般而言,当开始全静脉营养(TPN)时,建议适当的管理血糖。碳水化合物和脂肪的混合能够预防和治疗糖尿病患者常见的营养素代谢异常。在 TPN 中加入谷氨酰胺能够改善危重患者的血糖耐受[23]。

胰岛素会被加入输注袋内,尤其现在 TPN 输注袋使用的新材料(EVA,醋酸乙烯)会少量胰岛素的吸附,因此会减少胰岛素的丢失量。静脉胰岛素和营养液同时输注的好处在于停止营养时胰岛素也停止了。当然,当营养液输入被突然终止时,也有可能发生低血糖反应。由于胰岛素在循环中的半衰期仅 3～4 min,因此其作用立即会失去。

稳定期患者以 24 h 连续接受混合配制的肠外营养时,每日两次按需要量皮下注射长效胰岛素是合适的,也许还需要额外调整胰岛素的比例。

然而血糖不稳定的患者尤其在 TPN 最初几日,胰岛素应采用注射泵通过预先计算的剂量连续给药(图 8-26 和表 8-67)。已经介绍了许多计算方法,每个机构都应采取最适合的计算方法[24～26]。

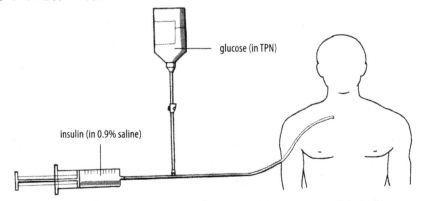

图 8-26　血糖不稳定的糖尿病患者在 TPN 时胰岛素和葡萄糖的输注

表 8-67　血糖水平和相应的胰岛素调整[24]

指导：葡萄糖输注率 ⇨ A g/h（如 25 g/h）
　　　开始用 B u/ml（如：2 u/ml）×C ml/h；如 B×C u/h
　　　B —— 胰岛素浓度（u/ml）
　　　C —— 胰岛素输注速率（ml/min）
　　　⇨ 最初每 h 测一次血糖 —— 当达到稳定后可减少测试频率

血糖(mmol/L)	措　施
<4.0	以 1.0 ml/h 的速率减少胰岛素用量
4.0~6.9	以 0.5 ml/h 的速率减少胰岛素用量
7.0~10.9	维持原速
11.0~15.0	低于上次测定值 → 维持原速
	高于上次测定值 → 以 0.5 ml/h 速率增加胰岛素量
>15.0	低于上次测定值 → 维持原速
	高于上次测定值 → 以 1.0 ml/h 速率增加胰岛素量
假如速率在 0.5 ml/h 或 0 ml/h	→ 减半浓度（B）并重新自 0.5 ml/h 起
假如速率在 4.5 ml/h 或 5 ml/h	→ 加倍浓度（B）并重新自 2.5 ml/h 起

8.26.4　围手术期管理

对围手术期的营养支持,往往会产生不必要的顾虑,其实,管理原则是简单的,总结在以下指南中:

首先试着保证将糖尿病患者列入选择性手术名单中。这样术后患者会由捆定的医生进行监管,而不是随叫随到的其他医护人员。

注意事项

(1) 术后患者由于伴随手术应激,可能需要增加皮下胰岛素的用量。

(2) 术后需要密切监测生命体征,包括尿酮体的检测。

(3) 由于胰岛素水平或高或低,常引起明显的血糖波动,建议尽量不采用胰岛素皮下注射法来调整用量。

原则

(1) 即使胰岛素剂量和食谱保持不变,患者也常有明显的血糖变化。而无胰岛素治疗的患者通常不会发生这种波动。

(2) 在许多患者,并发其他疾病和住院期活动受限将导致血糖升高。

(3) 根据糖尿病患者的整个血糖控制和治疗方案、之前的血糖水平以及治疗后血糖改变的程度,分析和重视每一次血糖的测定结果。也许不需要立即治疗,患者完全可以通过自我胰岛素用量的调整来控制血糖。

除了重症监护室,皮下注射仍是向高血糖患者提供胰岛素的常用方法。

但是单独使用这一方法是不合适的,特别是对于 1 型糖尿病患者需要通过基础胰岛素量替代来抑制酮体生成。应该预先控制胰岛素剂量而不是随着病程变化[27]。

已经论述了许多围手术期高血糖管理方案[28~30]。除了本章所描述外,建议读者进一步阅读其他文献。

值得一提的是,新的胰岛素类似物能够改变围手术期血糖管理,同样适用于 1 型糖尿病患者[31]。新的类胰岛素物质和输送系统较传统方法使用更为灵活,受干扰较少,更安全。一旦患者有能力,他们能够用自行管理血糖水平,调整胰岛素剂量。一个有经验的患者比起未受过训练的员工可能在糖尿病管理中更有效和安全。频繁的血糖测试和适当的反应的重要性不应被过分强调。

【小结】

Ⅰ 型糖尿病患者更容易遇到营养支持的情况,但是由于发达国家和发展中国家肥胖发生率的增加,Ⅱ 型糖尿病患者的数量也日益增长,也出现大量需要营养护理的糖尿病患者。

急性发病期,糖尿病患者的营养支持原则与非糖尿病患者的营养支持原则相同,尽管他们存在特殊的问题,如进行基本营养素输注时需调整碳水化合物和脂肪代谢的比例,尤其是因为外伤的应激反应引起的胰岛素抵抗和高血糖。

糖尿病患者和非糖尿病的应激患者接受营养支持时胰岛素的管理是必需的。根据血糖水平的变化和趋势进行调整。血糖不稳定的患者接受营养支持时,胰岛素应通过允许连续输注并能快速改变剂量的注射泵来调节,而血糖稳定的患者可以通过皮下注射胰岛素,并根据血糖值调节剂量。

推荐阅读文献

1. American Diabetes Association. Diagnosis and classification of diabetes mellitus. *Diabetes Care*,2010,3(Suppl 1):S62 - S69.

2. Wild S,Roglic G,Green A et al. Global prevalence of diabetes:estimates for the year 2000 and projections for 2030. *Diabetes Care*,2004,27:1047 - 1053.

3. Franz MJ,Bantle JP,Beebe CA et al. Evidence-based nutrition principles and recommendations for the treatment and prevention of diabetes and related complications. *Diabetes Care*,2002,25:148 - 198.

4. American Diabetes Association,Bantle JP,Wylie-Rosett J,Albright AL et al. Nutrition

recommendations and interventions for diabetes: a position statement of the American Diabetes Association. *Diabetes Care*, 2008,31(Suppl 1): S61 - S78.

5. Egi M, Bellomo R, Stachowski E et al. Blod glucose concentration and outcome of critical illness: the impact of diabetes. *Crit Care Med*, 2008,36: 2249 - 2255.

6. Malmberg K, Norhammer A, Wedel H, Ryden L. Glycometabolic State at Admission: Important Risk Marker of Mortality in Conventionally Treated Patients With Diabetes Mellitus and Acute Myocardial Infarction: Long-Term Results From the Diabetes and Insulin-Glucose Infusion in Acute Myocardial Infarction (DIGAMI) *Study Circulation*, 1999,99: 2626 - 2632.

7. Van den Berghe G, Wouters P, Weekers F et al. Intensive insulin therapy in the critically ill patients. *N Engl J Med*, 2001,345: 1359 - 1367.

8. Van den Berghe G, Wilmer A, Hermans G et al. Intensive insulin therapy in the medical ICU. *N Engl J Med*, 2006,354: 449 - 461.

9. Arabi YM, Dabbagh OC, Tamim HM et al. Intensive versus conventional insulin therapy: a randomized controlled trial in medical and surgical critically ill patients. *Crit Care Med*, 2008,36: 3190 - 3197.

10. Brunkhorst FM, Engel C, Bloos F et al. Intensive insulin therapy and pentastarch resuscitation in severe sepsis. *N Engl J Med*, 2008,358: 125 - 139.

11. Gandhi GY, Murad MH, Flynn DN et al. Effect of perioperative insulin infusion on surgical morbidity and mortality: systematic review and meta-analysis of randomized trials. 7. *Mayo Clin Proc*, 2008,83: 418 - 430.

12. Wiener RS, Wiener DC, Larson RJ. Benefits and risks of tight glucose control in critically ill adults: A meta-analysis. *JAMA*, 2008,300: 933 - 944.

13. NICE-SUGAR Study Investigators. Intensive versus conventional glucose control in critically ill patients. *N Engl J Med*, 2009,360: 1283 - 1297.

14. Griesdale DE, de Souza RJ, van Dam RM et al. Intensive insulin therapy and mortality among critically ill patients: a meta-analysis including NICE-SUGAR study data. *CMAJ*, 2009,180: 821 - 827.

15. Moghissi ES, Korytkowski MT, DiNardo M et al. American Association of Clinical Endocrinologists; American Diabetes Association. American Association of Clinical Endocrinologists and American Diabetes Association consensus statement on inpatient glycemic control. *Endocr Pract*, 2009,15: 353 - 569.

16. Egi M, Bellomo R, Stachowski E et al. Hypoglycemia and outcome in critically ill patients. *Mayo Clin Proc*, 2010,85: 217 - 224.

17. Gonzalez-Ortiz M, Martinez-Abundis E, Hernandez-Salazar E et al. Effect of a nutritional liquid supplement designed for the patient with diabetes mellitus (Glucerna SR) on the postprandial glucose state, insulin secretion and insulin sensitivity in healthy subjects.

Diabetes Obes Metab，2006，8：331－335.

18. Pohl M，Mayr P，Mertl-Roetzer M et al. Glycemic Control in Patients With Type 2 Diabetes Mellitus With a Disease-Specific Enteral Formula：Stage Ⅱ of a Randomized，Controlled Multicenter Trial. *JPEN J Parenter Enteral Nutr*，2009，33：37－49.

19. Elia M，Ceriello A，Laube H et al. Enteral nutritional support and use of diabetes-specific formulas for patients with diabetes：a systematic review and meta-analysis. *Diabetes Care*，2005，28：2267－2279.

20. Leon-Sanz M，Garcia-Luna PP，Sanz-Paris A et al. Glycemic and lipid control in hospitalized type 2 diabetic patients：evaluation of 2 enteral nutrition formulas（low carbohydrate-high monounsaturated fat vs high carbohydrate）. *JPEN J Parenter Enteral Nutr*，2005，29：21－29.

21. Mesejo A，Acosta JA，Ortega C et al. Comparison of a high-protein disease-specific enteral formula with a high-protein enteral formula in hyperglycemic critically ill patients. *Clin Nutr*，2003，361：1088－1097.

22. Ziegler TR. Parenteral nutrition in the critically ill patient. *N Engl J Med*，2009，361：1088－1097.

23. Dechelotte P，Hasselmann M，Cynober L et al. L-alanyl-L-glutamine dipeptide-supplemented total parenteral nutrition reduces infectious complications and glucose intolerance in critically ill patients：the French controlled，randomized，double-blind，multicenter study. *Crit Care Med*，2006，34：598－604.

24. Woolfson AM. An improved method for blood glucose control during nutritional support. *JPEN*，1981，5：436－440.

25. Wilson M，Weinreb J，Hoo GW. Intensive insulin therapy in critical care：a review of 12 protocols. *Diabetes Care*，2007，30：1005－1011.

26. Dossett LA，Collier B，Donahue R et al. Intensive insulin therapy in practice：can we do it? *JPEN*，2009，33：14－20.

27. Inzucchi SE. Clinical practice. Management of hyperglycemia in the hospital setting. *N Engl J Med*，2006，355：1903－1911.

28. Markovitz LJ，Wiechmann RJ，Harris N et al. Description and evaluation of a glycemic management protocol for patients with diabetes undergoing surgery. *Endocr Pract*，2002，8：10－18.

29. Leahy JL. Insulin management of diabetic patients on general medical and surgical floors. *Endocr Pract*，2006，12：86－90.

30. Lipshutz AK，Gropper MA. Perioperative glycemic control：an evidence-based review. *Anestheliology*，2009，110：408－421.

31. Killen J，Tonks K，Greenfield J，Story DA. New insulin analogues and perioperative care of patients with type 1 diabetes. *Anaesth Intensive Care*，2010，38：244－249.

8.27　家庭营养支持

M Pertkiewicz，T Naber，Stanley J Dudrick，A Van Gossum

【学习目的】

- 掌握家庭营养支持的适应证。
- 熟悉特殊情况下如何成功开展家庭营养支持。
- 知道长期家庭营养支持中的困难。
- 知道家庭营养支持经济学理论。

8.27.1　概述

有时候严重的胃肠道疾病影响营养素的摄入或吸收,使患者无法通过正常饮食获取足够的营养。如果胃肠道功能的损害是永久的,那么就必须采取长期人工营养支持(按照 ESPEN 指南)[1,2]。如果出现短暂或永久的肠功能衰竭或上消化道功能障碍(主要由于吞咽障碍或长期家庭肠内营养不耐受),可以选择肠外营养(parenteral nutrition,PN)。家庭人工营养支持(home artificial nutrition,HAN)已经成为多数发达国家常规的治疗手段,具有经济(比住院花费少)、改善生活质量、回归家庭、社会及工作生活最优化等益处[3]。有人提出建议对于急性或慢性上消化道功能不全的患者实施营养支持应类似于急性或慢性肾功能衰竭行透析疗法的原则,有相关组织机构扶持和基金资助[4]。

8.27.2　家庭肠外营养(HPN)

40 多年来,家庭肠外营养支持(home parenteral nutrition,HPN)已经提供于那些因严重胃肠道功能紊乱而长期不能经口或肠内营养来满足营养需求的患者。许多患者能够经口摄入少量食物,但不能够满足日常需要量和维持水电解质平衡。其中一部分患者肠道功能可逐渐恢复,在数月或数年后逐步减少或脱离家庭肠外营养支持[4,5]。

HPN 主要的适应证

(1) 短肠综合征(80%为成人)。

(2) 肠道动力性障碍。

(3) 难治性腹泻/吸收不良。

(4) 胃肠道瘘。

对于成人,常见的良性疾病适应证

(1) 克罗恩病。

(2) 肠系膜血管疾病。

(3) 手术后状态或并发症。

(4) 慢性肠道假性梗阻。

(5) 放射性肠炎。

(6) 腹部外伤。

然而,HPN 最常见的适应证是用于无法治愈的癌症患者(由于癌症腹腔转移出现肠梗阻),经口或肠内营养常不能满足营养需求,营养不良导致的死亡风险远比肿瘤本身要大。

儿童疾病常见的适应证

(1) 肠闭锁。

(2) 难治性腹泻。

(3) 坏死性小肠结肠炎。

(4) 肠道先天性吸收不良。

HPN 不能用于以下情况

(1) 难以治愈的癌症患者处于生命末期;卡式评分低于 50 的患者使用 HPN 还存在争议。

(2) 需要住院治疗的患者。

(3) 如果患者、家庭以及护理人员不能掌握相关的技术和实施步骤来保证 HPN 的安全性和有效性,除非给予训练以及在家庭护士的监督下。

HPN 要求患者和(或)家属以及卫生保健专业人员积极参与,熟悉有关 HPN 的方法、并发症及管理措施。在郊区实施同样如此,当地通常由专业家庭护理机构提供 HPN。

HPN 参与者或家庭护理人员必须接受 HPN 专家的培训和监督,为了确保他们熟悉 HPN 的技术和导管护理有关的并发症、PN 液的配制(需要时)、输注技术、储存方法。他们必须学会如何避免并发症的发生以及并发症的处理。所有这些规定和原则应写入 HPN 患者手册中,包括每一步骤的详细说明。

对患者及护理人员进行的有关 HPN 的培训工作应认真而专业。当他们完全能胜任并充满信心时患者方可出院。所有接受 HPN 的患者应定期评估其代谢状态、营养状况和一般情况。

那些预后极差和改善概率渺茫的患者若要停止 HPN 应在患者和(或)家庭成员共同讨论后,并符合现行法律的基础上才可执行。PN 停止后所有其他治疗应重新评估制定,确保患者能适应[6,7]。

HPN 应用方法

（1）永久性置管：通常是皮下隧道 Broviac 或 Hickman 导管（最长的报道可放置 15 年）。

（2）完全植入式装置：用于长期静脉输注，尤其是儿童。

（3）动-静脉瘘：在少数治疗中心也作为肠外营养液输注途径。

HPN 液体的配制

HPN 的配制方式有多种。在欧洲，多由监管医院或 PN 公司以"All-In-One"（全合一）营养液的形式提供，装入一个塑料袋里，每周或每 2 周送到患者家中。有些治疗中心（如波兰）需由患者或看护者在家中使用之前自行配制。

最近，开始采用预包装三隔室袋营养液，事先将不同的营养素分别储存，使用前挤压打开各分割腔之间的封条，使不同营养成分彼此混合。产品不需要冷藏，室温下可保存很长一段时间。微量元素在使用之前由患者、家庭护理人员或护士加入营养袋内，微量元素尤其是水溶性维生素混合后几天内容易变质。

患者住房的改装包括提供储存室，冰箱和输注营养液的干净区域。大量研究发现 HPN 并发症的发生率非常相似，提示经验比任何形式的组织机构更为重要。通常在晚上输注营养液，这样白天患者就可以自由地过正常生活。

预计总能量为每日 20～35 kcal/kg，需考虑到患者摄入的营养素量。对于长期 HPN 患者，脂肪用量推荐不超过每日 1 g/kg（或 3 000 kcal/周）。电解质和水分应该出入平衡。微量元素和维生素需常规加入营养液中[1]。

HPN 并发症

HPN 并发症的发生率明显低于医院内 PN 的并发症发生率。一旦出现并发症，或怀疑有并发症或其他问题时，患者必须致电 HPN 提供部门，或直接入院治疗，虽然有些并发症可以在门诊治疗。有时一些不能预见的问题必须解决，包括社会心理和性问题，家庭和公众的误解，以及家庭条件困难。HPN 志愿者组织能对此提供非常有价值的帮助。

HPN 相关并发症包括以下 3 类。

1）中心静脉导管相关

（1）导管相关性感染。

（2）导管相关性血栓。

（3）导管堵塞/移位。

（4）血管通路缺失。

2）代谢性并发症

（1）HPN 相关肝脏疾病。

（2）代谢性骨病。

（3）营养素缺乏。

（4）肾功能不全。

（5）毒性：铬、草酸、铝、镁。

3）社会心理学问题。

4）睡眠障碍。

5）社会职业康复能力受损。

6）生活质量改变。

生活质量

超过 80% 的原发病为良性疾病的 HPN 患者的生活质量比较好。HPN 患者的生存率高，主要取决于患者入院时的年龄，以及原发和伴随疾病。非癌症引起的短肠患者 5 年生存率大约超过 70%。曾报道 HPN 最长生存期近 30 年。HPN 是一项挽救生命的治疗，否则许多患者只能面对死亡。HPN 的费用从每日 50~400 美元不等，明显低于住院治疗费用，由世界各地（遗憾的是还未覆盖全世界）的国家卫生保健预算或保险公司支付[2]。

8.27.3　家庭肠内营养(HEN)

家庭肠内营养技术（home enteral nutrition，HEN）已经发展用于长期家庭营养治疗中[8,9]。HEN 可用于：

1）胃肠道完整，由于上消化道功能或结构改变而不能经口进食或因为其他原因导致经口摄入不足，但不再需要住院治疗的患者。包括：

（1）神经系统疾病引起吞咽困难（休克，CNS 疾病所致吞咽功能损害如运动性神经元疾病、多发性硬化症）。

（2）上消化道机械性梗阻的患者（肠道失迟缓症、肿瘤、良性的食管狭窄）。

（3）神经性厌食症（少见）。

2）局部肠道功能受损的患者。

（1）存在吸收不良的状态，可以从预消化食物中获益（如放射性肠炎）。

（2）各种疾病引起的慢性营养不良。

（3）某些胃肠道功能衰竭的患者，如短肠患者可从晚间输注肠内营养中获益。而 HPN 是用于严重慢性胃肠道衰竭患者。

（4）某些短肠综合征患者。

一旦选定 HPN 后，患者或看护员需接受培训，内容包括评估导管的位置，合适的体位，清洗技术，导管、皮肤和导管出口处的护理，配方的输注和保存，导管的冲洗，加药，以及肠内营养输液泵的维护和操作。

（1）最初，应用鼻胃管、经皮咽造瘘术、外科胃或空肠造瘘术实施肠内营养。

（2）如今，经皮内镜下胃造瘘（percutaneous endoscopic gastrostomy，PEG），经皮内镜下胃造瘘-空肠喂养（percutaneous endoscopic gastrostomy with jejunal tube extension，PEG - J）或经皮内镜下空肠造瘘（percutaneous endoscopic jejunostomy，PEJ）成为长期 HEN 最常用的途径[10]。

（3）对于这些患者，导管的放置可在透视或超声引导下进行，采用 Seldinger 技术或经腹腔镜。

根据导管放置的位置和胃肠道动力情况，可选择推注法或连续泵滴注法。必须进行定期监测，包括营养评估，一般情况及代谢状态评价[11]。

HEN 并发症

长期 HEN 后主要并发症包括：

1）导管相关

（1）导管移位。

（2）PEG 或 PEJ 造口感染。

2）消化道耐受情况：腹泻、腹胀、便秘、呕吐。

3）吸入性肺炎。

HEN 花费不大（在欧洲每日 5～30 美元），成本效价比高，简单易用，并发症低于 HPN。在大多数欧洲国家，HEN 是由专业的商业机构来提供的。令人惊讶的是，一些国家所有 HEN 的费用是由国家卫生保健预算或保险公司承担，而在另一些国家，则由患者自己支付费用。

8.27.4　如何开始家庭营养支持

家庭营养支持的开展必须包括以下几部分：具有长期 PN 或 EN 经验的医院，支持小组，合适的途径、设备和配方，合理的流程，对可能出现的并发症的认识及处理，现行法律规定。严格的操作方案可预防 HAN 相关性并发症[1]。没有上述这些，营养治疗结果是糟糕的。但在一些没有家庭营养支持的国家要满足这些条件是困难的。专业的静脉输液公司通常对数量较少的患者不感兴趣。因此，开始阶段应由一个医院来承担 HAN 配制工作，根据出版的文献报道已证明许多国家开展 HAN 具有效价比高和挽救生命的优点，因此 HAN 费用应由国家卫生保健预算来承担。与有 HAN 应用经验的医院中心治疗合作，或定期去该中心培训，将有助于减少发生不必要的错误、并发症以及相应的病死率和费用。开展 HPN 需具备的组织机构标准和护理水平经验远高于简单安全的 HEN。

【小结】

家庭肠内和肠外营养支持在全世界日益普及。本章节总结了主要是有关家庭营养支持的一般原则和适应证。此外,还包括如何开始家庭营养支持的一些建议。

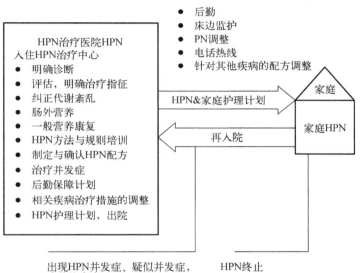

图 8 - 27　**家庭静脉营养的流程**

~~~~~~~~~~ **推荐阅读文献** ~~~~~~~~~~

1. Staun M，Pironi L，Bozzetti F et al. ESPEN Guidelines on parenteral Nutrition：home parenteral nutrition（HPN）in adult patients. *Clin Nutr*，2009，28：467 - 479.

2. Van Gossum A，Bakker H，Bozzetti F et al. Home parenteral nutrition in adults：a European multicentre survey in 1997. ESPEN-Home Artificial Nutrition Working Group. *Clin Nutr*，1999，18：135 - 140.

3. Stratton R，Elia M. A cost-utility analysis in patients receiving enteral tube feeding at home and in nursing homes. *Clin Nutr*，2008，27：416 - 423.

4. Bozzetti F，Staun M，Van Gossum A，eds. Home parenteral nutrition. *Wallingford*：Cabi Int. 2006.

5. Buchman AL，Scolapio J，Fryer J. AGA technical review on short bowel syndrome and intestinal transplantation . *Gastroenterology*，2003，124：1111－1134.

6. Howard L，Ashley C. Management of complications in patients receiving home parenteral nutrition *Gastroenterology*，2003，124：1651－1661.

7. Richards DM，Deeks JJ，Sheldon TA，Shaffer JL. Home parenteral nutrition：a systematic review. *Health technology assessment*，1997，1：1－59.

8. Hebuterne X，Bozzetti F，Moreno Villares JM et al. ESPEN-Home Artificial Nutrition Working Group. Home enteral nutrition in adults：a European multicentre survey. *Clin Nutr*，2003，22(3)：261－266.

9. Paccagnela A，Baruffi C，Pizzolato D et al. Home enteral in adults：a five year（2001－2005）epidemiological analysis. *Clin Nutr*，2008，27：378－385.

10. De Legge M. Enteral access in home care. J Parenteral Enteral Nutr 2006；30(1 Suppl)：S13－S20.

11. Iyer K，Crawley T. Complications of enteral access. *Gastrointest Endosc Clin N Am*，2007，17：717－729.

索引 医学常用缩略语